Leitfaden zur Vorbereitung

auf die

Apotheker-Gehülfen-Prüfung

von

Dr. Fr. Elsner,
Apotheker.

Mit einer Zusammenstellung
der gesetzlichen Bestimmungen über die Rechte und Pflichten
der Deutschen Apotheker-Gehülfen
von
Dr. H. Böttger,
Redacteur der Pharmaceutischen Zeitung.

Dritte, sehr vermehrte und verbesserte Auflage.
Mit zahlreichen in den Text gedruckten Holzschnitten.

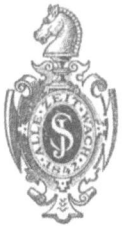

BERLIN.
Verlag von Julius Springer.
1886.

ISBN-13: 978-3-642-98706-9 e-ISBN-13: 978-3-642-99521-7
DOI: 10.1007/ 978-3-642-99521-7

Softcover reprint of the hardcover 3rd edition 1886

Vorrede.

Das vorliegende Buch hat zunächst den Zweck, die Richtung anzudeuten, nach welcher Seite hin sich das erste Studium der pharmaceutischen Hülfswissenschaften zu bewegen hat. Nachdem das Studium der grösseren Specialwerke vollendet, soll es zum Schluss eine gedrängte Uebersicht über den ganzen Lehrstoff bieten, dessen der angehende Pharmaceut für seine erste Prüfung bedarf. Der Principal wird es als Unterlage für seine Lehrstunden wohl benutzen können.

Es sei zunächst bemerkt, dass das ganze Buch auf dem Boden der Pharmacopöe steht, und dass ausser rein officinellen Körpern nur solche kurz erwähnt sind, deren Kenntniss oder Abstammung von jedem gebildeten Manne vorausgesetzt zu werden pflegt.

Was nun die Ausführung des Buches anbetrifft, sei bemerkt, dass bei der Bearbeitung des ersten Theiles dem Verfasser vorzugsweise Müller-Pouillet's Lehrbuch und Crüger's Grundzüge der Physik als Unterlage gedient haben. Zur Entwicklung des zweiten Theiles wurde des Verfassers Grundriss der Pharmacie benutzt, jedoch mit Ausschluss der Typentheorie. Dem dritten Theil, besonders was die Skizzirung ausländischer Pflanzen anbetrifft, wurde Berg's pharmaceutische Botanik zu Grunde gelegt. Die Bearbeitung des vierten Theiles wurde von Herrn Dr. Böttger in Bunzlau freundlichst übernommen.

Mängel, welche sich bei der Benutzung des Buches herausstellen sollten, oder Abänderungen, welche für eine folgende Auflage wünschenswerth erscheinen dürften, bitte ich allerseits, mir mitzutheilen; ich werde nach Kräften für Verbesserungen bestrebt sein.

Leipzig-Schönefeld, September 1877.

Der Verfasser.

Vorrede zur zweiten Auflage.

Aus der günstigen Aufnahme, welche die erste Auflage dieses Buches gefunden hat, glaube ich schliessen zu dürfen, dass das Arrangement im Allgemeinen ein richtiges gewesen ist. Dasselbe ist deshalb auch bei der neuen Auflage beibehalten worden.

Bei der Revision des chemischen Theiles wurde diesmal der Grossindustrie eine besondere Theilnahme zugewendet und neuen Fabrikationsmethoden für pharmaceutisch wichtige Präparate wurden durch Aufnahme in das Buch gebührende Rücksicht geschenkt.

Der botanisch-pharmacognostische Theil wurde mit Illustrationen reichlich versehen. Hierbei wurde von dem Grundsatze ausgegangen, neben den Giftpflanzen zunächst nur ausländische Pflanzen zu berücksichtigen, da der angehende Pharmaceut die inländischen ja in seinem Herbarium zu haben pflegt. Aus demselben Grunde wurde auch das Hauptgewicht nicht auf die Pflanzenanalyse gelegt, sondern auf eine möglichst vollständige Wiedergabe des Gesammttypus.

Neu eingeschoben ist ein kurzer Grundriss der pharmaceutischen Buchführung.

Die Durchsicht des letzten Theiles wurde wiederum von Herrn Dr. Böttger, dem bewährten Kenner des pharmaceutischen Rechts, freundlichst vollzogen.

Sämmtliche Theile sind durchweg vermehrt und verbessert worden.

Mehrfach bin ich interpellirt und auf Fehler der ersten Auflage aufmerksam gemacht worden. Indem ich den geehrten Fachgenossen dafür meinen verbindlichsten Dank sage, werde ich auch fernerhin diesbezügliche Mittheilungen gern entgegennehmen, sichere Abhülfe versprechend.

Leipzig-Schönefeld, Juni 1879.

Der Verfasser.

Vorrede zur dritten Auflage.

Die neue Auflage ist einer völligen Umarbeitung der vorigen gleich zu achten, da sämmtliche Theile den Verhältnissen entsprechend erweitert und neue Theile eingefügt worden sind.

Der Physik wurde die „Akustik" einverleibt; dem Kapitel „Magnet-Elektricität" wurde mit Rücksicht auf die mannigfachen Entdeckungen der Neuzeit besondere Sorgfalt gewidmet.

Der chemisch-pharmaceutische Theil wurde der neuen Pharmacopöe adaptirt, indessen fanden auch alle nicht officinellen Arzneimittel, deren die Neuzeit ja so viel hervorgebracht hat, Aufnahme und Besprechung. Der Prüfung der Körper wurde in hervorragender Weise Aufmerksamkeit geschenkt und der Maasanalyse ein besonderes Kapitel gewidmet.

Der botanisch-pharmacognostische Theil wurde ganz umgearbeitet und der Bearbeitung Luerssens Med. pharm. Botanik, welche zum eingehenderen Studium nicht genug empfohlen werden kann, zu Grunde gelegt.

Ganz neu eingefügt ist der Abschnitt: die Apotheke und die in ihr vorkommenden Arbeiten, ein Abschnitt, dessen Fehlen von der Kritik bisher mit Recht bemängelt wurde.

Der Abschnitt: Pharmaceutische Buchführung hat nur geringe Veränderungen erfahren, da das Mitgetheilte sich als praktisch bewährt hat und vielen Geschäften zum praktischen Gebrauch dient.

Den Theil: Gesetzliche Bestimmungen hat Herr Dr. Böttger wiederum zu bearbeiten die Güte gehabt und hat derselbe diese Bearbeitung mit bekannter Sorgfalt und Gründlichkeit durchgeführt.

Kritischen Erinnerungen habe ich nach Möglichkeit Rechnung zu tragen gesucht und werde auch zukünftig berufenen Stimmen gern Gehör geben.

Leipzig-Schönefeld, Mai 1886.

Der Verfasser.

INHALT.

I. Physikalischer Theil.

Seite

Einleitung 3
  Allgemeine Eigenschaften der Körper 3
    Parallelogramm der Kräfte, Hebel 5. Rolle, Rad an der Welle, Schiefe Ebene 6. Keil, Schraube, Zusammengesetzte Maschinen: Goldene Regel der Mechanik 7. Schwerpunkt, Waage, Parallelogramm der Geschwindigkeit 8. Fallgesetze 9. Pendelgesetze 10.
  Gleichgewicht und Bewegung flüssiger Körper 11
    Hydraulische Presse 11. Real'sche Extractpresse, Turbinen 12. Archimedisches Gesetz, Specifisches Gewicht 13. Mohr'sche Waage, Aräometer 14. Wellenbewegung, Molekularwirkungen 15. Krystallisation, Diffusion 16.
  Gleichgewicht und Bewegung der Gase 17
    Schwere und Druck der Luft, Taucherglocke, Barometer 17. Saug- und Stechheber 18. Constantes Niveau, Saug- und Druckpumpe, Luftpumpe, Feuerspritze, Spritzflasche 19. Pneumatisches Röhrensystem, Luftballons 20. Gasometer, Gebläsevorrichtungen 21.

Von der Wärme 22
  Erregung 22. Verbreitung 23. Wirkungen der Wärme . 24
    Thermometer, Pyrometer, Compensationspendel 24. Meteorologisches, Schmelz-, Siede- und Erstarrungspunkt, Sublimation 25. Destillation, Verdampfen, Vacuumapparat, Papin'scher Topf 26. Dampfmaschine 27. Locomotive 28.

Vom Licht (Optik) 29
    Emanations- und Undulationstheorie, Geschwindigkeit des Lichtes, Schatten 29.
  Von den Farben 30
    Spectralanalyse, Achromasie 31. Morgen- und Abendroth, Farbe des Himmels, Regenbogen 32.
  Von der Reflexion des Lichtes (Katoptrik) 33
    Spiegel, Brennpunkt und Brennweite, Physische und geometrische Bilder 34.
  Von der Brechung des Lichtes (Dioptrik) 34
    Fata morgana, Loupen 34. Camera obscura, Sonnenmikroskop, Hydro-Oxygengas-Mikroskop 35.
  Vom Auge und vom Sehen 35
    Das Auge, Accommodationsvermögen, Myopie und Presbyopie, Irradiation, das Sehen 36. Perspective, Stereoskop, Loupe und Mikroskop 37. Refractoren und Reflectoren 38.
  Interferenz, Beugung und Polarisation des Lichtes . . . 38
    Nobert'sche Gitter, dünne Blättchen 39. Polarisationsapparat, Saccharimeter 41.

Inhalt. VII

	Seite
Chemische Wirkungen des Lichtes	41

Photographischer Prozess 42.

Vom Schall. (Akustik) 42
Entstehung, Fortpflanzung und Geschwindigkeit des Schalles 42. Zurückwerfung des Schalles, Echo, Schallgewölbe, Geräusche, Töne 43. Tonleitern, Unreinheit der Töne 44. Schwebende Temperatur, Obertöne, Klangfarbe; die musikalischen Instrumente 45. Interferenz, Grenze der Hörbarkeit 46.

Magnetismus und Elektricität 46
  Magnetismus 46
    Inklination, Deklination, Intensität; isoklinische, isogonische und isodynamische Linien; Kompas, Bussole, Steuern 47.
  Reibungselektricität 48
    Erregung und Leitung, Arten der Elektricität 48. Elektroskop, Elektrometer, Elektrische Vertheilung, Elektrophor, Condensatoren, Kleist'sche Flasche und Franklin'sche Tafel 49. Elektrisirmaschine 50. Dampfelektrisirmaschine, Gewitter, Blitzableiter 51.
  Berührungselektricität oder Galvanismus 52
    Elektromotorische Kraft, Galvanischer Strom, Volta'sche Säule 52. Konstante Ketten und Batterien, Stromstärke, Leitungswiderstand 53. Elektrisches Licht, Elektrolyse, Galvanoplastik, Elektrochemische Theorie 55.
  Magnetelektricität. Elektromagnetismus 55
    Ampère'sches Gesetz, Galvanometer und Tangentenbussole, Elektromagnet 55. Telegraph 56. Elektrische Uhr, Inducirte Ströme 57. Inductionsapparat 58. Magnetelektricität, Rotationsapparat 59. Continuirliche Ströme, Gramme'scher Ring 59. Dynamoelektrische Maschinen, Accumulatoren, Telephon 61. Mikrophon 62. Diamagnetismus, Thermoelektrischer Strom, Thermosäule, Thierische Elektricität, Nordlicht 63.

II. Pharmaceutische Chemie.

Einleitung 67
Metalloide 75
  Wasserstoff 75. Chlor 76. Brom 81. Jod 82. Sauerstoff 85. Schwefel 88. Stickstoff 93. Phosphor 97. Arsen 101. Antimon 104. Bor 109. Kiesel 111. Kohlenstoff 112.

Leichtmetalle:

Alkalimetalle 115
  Kalium 116. Natrium 131. Lithium 141. Ammonium 143.
Alkalisch-Erdmetalle 147
  Baryum 147. Calcium 148. Magnesium 152.
Erdmetalle 155
  Aluminium 155.

Schwermetalle:

Unedle 159
  Eisen 159. Mangan 170. Chrom 171. Zink 172. Kupfer 177. Blei 181. Wismuth 184.
Edle 186
  Silber 186. Quecksilber 189. Gold, Platin 196.

VIII *Inhalt.*

Seite

Complicirtere Kohlenstoffverbindungen 197
    Kohlenwasserstoffe 200. Alkohole 205. Aether 212. Aldehyde und Ketone 213. Säuren 215. Zusammengesetzte Aether 226. Fette, Seifen, Pflaster 229. Amide und Amine der Fettkörper 231. Zuckerarten und verwandte Stoffe 233. Pectinstoffe, Glucoside und Bitterstoffe 239. Aromatische Verbindungen 241. Kohlenwasserstoffe 242. Phenole 243. Alkohole 247. Aldehyde und Ketone, Säuren 248. Styrolverbindungen 252. Benzolderivate mit mehreren Benzolkernen 254. Pyridin- und Chinolinbasen 255. Kampher und ätherische Oele 256. Alkaloide 258. Proteinstoffe 273.

Reagentien 277
    Tabelle zur Erkennung der officinellen Chemikalien 280.

Die Maassanalyse 284
    Sättigungsanalysen 284. Fällungsanalysen 285. Oxydations- und Reduktionsanalysen 286.

III. Pharmacognosie
im Rahmen der pharmaceutischen Botanik.

Allgemeines 291
    Systeme 301
Die officinellen Gewächse 303

I. Abtheilung: Kryptogamen.
I. Gruppe: Thallophytae.
I. Klasse: Protophyta.

1. Reihe: Chlorophyllhaltige Formen 303
1. Ordnung: Chlorophyllophyceae 303
2. Ordnung: Cyanophyceae 303
    2. Reihe: Chlorophyllfreie Formen 303
3. Ordnung: Schizomycetes 303
    Fam. Bacteriaceae 303.
4. Ordnung: Saccharomycetes 303

II. Klasse: Zygosporeae.

1. Reihe: Kopulation durch bewegliche Zellen 304
5. Ordnung: Zoosporeae 304
6. Ordnung: Mycomycetes 304
    2. Reihe: Kopulation durch unbewegliche Zellen 304
7. Ordnung: Conjugatae 304
    Fam. Diatomaceae 304.
8. Ordnung: Zygomycetes 304
    Fam. Mucorineae 304.

III. Klasse: Oosporeae.

9. Ordnung: Coenobieae 304
    Fam. Volvocinae 304.
10. Ordnung: Sphaeropleeae 304
11. Ordnung: Coeloblasteae 304
    Fam. Vaucheriaceae, Saprolegniaceae, Peronosporeae 304.

Inhalt. IX

12. Ordnung: Oedogoniaceae .... Seite 304
    Fam. Confervaceae, Chroolepideae, Ulvaceae 304.
13. Ordnung: Characeae 304
    Fam. Chareae, Nitelleae 304.
14. Ordnung: Fucoideae 304
    Fam. Laminarieae, Fucaceae 305.

IV. Klasse: Carposporeae.
1. Reihe: Chlorophyllhaltige Formen 305
15. Ordnung: Coleochaeteae 305
16. Ordnung: Florideae 305
    Fam. Gigartineae 305, Corallineae 306.
2. Reihe: Chlorophyllfreie Formen 306
17. Ordnung: Ascomycetes 306
    1. Unterordnung: Gymnoasci 306
    2. Unterordnung: Perisporiacei 306
    3. Unterordnung: Pyrenomycetes 306
       Fam. Nectrieae 306.
    4. Unterordnung: Discomycetes 307
       Fam. Pezizeae, Helvellaceae 307.
    5. Unterordnung: Lichenes 307
       Fam. Ramalineae 307, Roccelleae, Parmeliaceae 308.
    6. Unterordnung: Tuberacei 308
18. Ordnung: Basidiomycetes 308
    1. Unterordnung: Aecidiomycetes 308
       Fam. Uredinae, Ustilagineae 308.
    2. Unterordnung: Tremellini 308
    3. Unterordnung: Gasteromycetes 308
    4. Unterordnung: Hymenomycetes 308
       Fam. Polyporei 309.

II. Gruppe: Muscineae.
V. Klasse: Hepaticae.
19. Ordnung: Ricciaceae 310
20. Ordnung: Anthocerotae 310
21. Ordnung: Marchantiaceae 310
22. Ordnung: Jungermanniaceae 310

VI. Klasse: Frondosi.
23. Ordnung: Andreaeaceae 310
24. Ordnung: Sphagnaceae 310
25. Ordnung: Stegocarpae 310
    Fam. Polytricheae 310.

III. Gruppe: Cryptogamae vasculares.
VII. Klasse: Filicinae.
26. Ordnung: Filices 311
    Fam. Polypodiaceae 311.

VIII. Klasse: Equisetinae.
27. Ordnung: Equisetaceae 311
    Fam. Equisetaceae 312.

IX. Klasse: Lycopodinae.

28. Ordnung: Lycopodiaceae 312
    Fam. Lycopodiaceae 312.
29. Ordnung: Isoëteae 312
30. Ordnung: Selaginellae 312

II. Abtheilung: Phanerogamen.
I. Gruppe: Gymnospermae.
I. Klasse: Gymnospermae.

1. Ordnung: Coniferae 313

II. Gruppe: Angiospermae.
I. Klasse: Monocotyledonae.

2. Ordnung: Spadiciflorae 316
    Fam. Aroideae 316, Palmae 317.
3. Ordnung: Glumaceae 318
    Fam. Cyperaceae 318, Gramineae 319.
4. Ordnung: Liliiflorae 320
    Fam. Liliaceae 320.
        Unterfam. Smilaceae 320, Colchicaceae 321, Lilieae 323.
    Fam. Irideae 324, Bromeliaceae 325.
5. Ordnung: Scitamineae 325
    Fam. Zingiberaceae 325, Marantaceae 327.
6. Ordnung: Gynandrae 327
    Fam. Ophrydeae 327.

II. Klasse: Dicotyledoneae.
I. Unterklasse: Choripetalae (Dialypetalae).

7. Ordnung: Amentaceae 329
    Fam. Cupuliferae 329, Juglandeae, Salicaceae, Piperaceae 330.
8. Ordnung: Urticineae 331
    Fam. Moraceae, Artocarpeae, Cannabineae 332.
9. Ordnung: Centrospermae 333
    Fam. Polygoneae 333, Chenopodiaceae, Caryophyllaceae 334.
10. Ordnung: Polycarpieae 334
    Fam. Laurineae 334, Berberideae, Menispermeae 338, Myristicaceae 339, Magnoliaceae 341, Unterfam. Wintereae 341,
    Fam. Ranunculaceae 342.
11. Ordnung: Cruciflorae 342
    Fam. Papaveraceae 342, Cruciferae 344.
12. Ordnung: Cistiflorae 345
    Fam. Violaceae, Droseraceae, Bixaceae, Canellaceae, Hypericaceae Ternstroemiaceae, Clusiaceae 345, Dipterocarpaceae 346.
13. Ordnung: Columniferae 346
    Fam. Tiliaceae 346, Buettneriaceae, Malvaceae 347.
14. Ordnung: Gruinales 349
    Fam. Linaceae 349, Zygophylleae, Rutaceae, Aurantiaceae 350, Simarubeae 353, Burseraceae, Anacardiaceae 354.
15. Ordnung: Aesculinae 354
    Fam. Sapindaceae, Erythroxylaceae 354, Polygalaceae 355.
16. Ordnung: Frangulinae 355
    Fam. Rhamnaceae 355, Ampelideae 356.

Inhalt. XI

	Seite
17. Ordnung: Tricoccae	356
Fam. Euphorbiaceae 357.	
18. Ordnung: Umbelliflorae	359
Fam. Umbelliferae 359, Araliaceae 365.	
19. Ordnung: Saxifraginae	366
Fam. Ribesiaceae, Balsamifluae 366.	
20. Ordnung: Passiflorinae	366
Fam. Papayaceae 366.	
21. Ordnung: Myrtiflorae	367
Fam. Myrtaceae 367.	
22. Ordnung: Thymelacinae	369
Fam. Thymelaeaceae 369.	
23. Ordnung: Rosiflorae	369
Fam. Rosaceae 369, Pruneae (Amygdaleae) 372.	
24. Ordnung: Leguminosae	373
Fam. Papilionaceae 373, Caesalpinieae 381.	
25. Ordnung: Hysterophytae	382
Fam. Aristolochiaceae 382.	

II. Unterklasse: Gamopetalae (Sympetalae, Monopetalae).

26. Ordnung: Bicornes	383
Fam. Ericaceae 383.	
27. Ordnung: Diospyrinae	383
Fam. Sapotaceae, Ebenaceae 383, Styraceae 384.	
28. Ordnung: Tubiflorae	384
Fam. Convolvulaceae 384, Boragineae 385, Solanaceae 386.	
29. Ordnung: Labiatiflorae	388
Fam. Scrophulariaceae 388, Labiatae 390, Verbenaceae, Plantagineae 393.	
30. Ordnung: Contortae	393
Fam. Oleaceae 393, Gentianeae 394, Loganiaceae 396, Apocynaceae 397.	
31. Ordnung: Campanulaceae	397
Fam. Lobeliaceae 397, Cucurbitaceae 398.	
32. Ordnung: Rubiinae	399
Fam. Rubiaceae 399.	
33. Ordnung: Aggregatae	402
Fam. Valerianeae, Dipsaceae 402, Compositae 403.	

Pharmaceutische Zoologie.

Mammalia	410
Digitata 410, Ungulata, Bisulca 411. Pinnipedia 412.	
Pisces	412
Osteacanthi, Chondracanthi 413.	
Insecta	414
Coleoptera, Heteromera, Hymenoptera Monotrocha 414. Hemiptera, Aptera 415.	
Vermes	416
Annulata 416.	
Amorphozoa	416
Spongiae 416.	

IV. Die Apotheke und die in ihr vorkommenden Arbeiten der Receptur und Defektur.

Seite

Die Apotheke 419
    Officin, Laboratorium 419, Medicinalkeller, Vorraths- (Material-) Kammer 420. Stosskammer, Glaskammer, Kräuter- und Trockenboden 421.
Die Arbeiten der Receptur 422
Die Arbeiten der Defektur 431

V. Pharmaceutische Buchführung.

Buchführung für mittlere und kleinere Geschäfte 441

VI. Gesetzliche Bestimmungen.

über die Rechte und Pflichten der deutschen Apothekergehülfen.
Prüfungsordnung 457
Cirkularverfügung für Preussen 463
Zusammenstellung von Aufgaben für Sachsen. 466

Die reichsgesetzlichen Bestimmungen.

Der Apothekergehülfe in gewerbegesetzlicher Beziehung 468
   „   „   „ handelsgesetzlicher   „ 472
   „   „   „ strafgesetzlicher   „ 474
   „   „   „ medicinalpolizeilicher   „ 476

Die landesgesetzlichen Bestimmungen.

Preussen 477. Bayern 488. Sachsen 491. Württemberg 493. Baden 496. Hessen 498. Thüringen 499. Braunschweig 501.
Der Apothekergehülfe in militärpharmaceutischer Beziehung 502
Register 507

I.
PHYSIKALISCHER THEIL.

Einleitung.

Alles, was wir sinnlich wahrnehmen, ist Natur. Die Naturwissenschaft zerfällt in Naturbeschreibung (Naturgeschichte, Zoologie, Botanik, Mineralogie) und Naturlehre (Physik, Chemie). Physik ist die Lehre von den Kräften, welche Veränderungserscheinungen in der anorganischen Natur hervorrufen, soweit sich solche nicht auf materielle Veränderungen der Körper erstrecken. Die Kräfte wirken nach Gesetzen, welche durch Beobachtung oder durch Versuch ermittelt werden; die Motive (das innere Wesen) sind nur durch Hypothesen zu erklären, die, wenn ihre Richtigkeit für eine Reihe entsprechender Thatsachen ausser Zweifel gestellt ist, zur Theorie erhoben werden. Fundamentalgesetze sind die von der Erhaltung des Stoffes und der Kraft.

Allgemeine Eigenschaften der Körper.

Körper haben räumliche Ausdehnung nach drei Richtungen hin; sie sind raumerfüllend und undurchdringlich. Die Trägheit (das Beharrungsvermögen) lässt jeden Körper so lange in demselben Zustande der Bewegung oder der Ruhe verharren, bis eine andere Kraft ihn daraus erlöst; einer solchen Kraft steht seitens des trägen Körpers ein gewisser Widerstand entgegen (Beschleunigungswiderstand), welchem die Masse des Körpers selbst proportional ist. Die Theilbarkeit der Körper geht nicht bis ins Unendliche. Die kleinsten Theile, welche sich der sinnlichen Wahrnehmung als solche allerdings entziehen, heissen Moleküle (Massentheilchen), und diese sind aus Atomen gebildet, welche nicht weiter theilbar sind. Sowohl die Atome, als wie auch die Moleküle berühren sich nicht direct, sondern sind von einer Wärmesphäre (dem Weltäther) umgeben und werden durch besondere Kräfte zusammengehalten oder von einander entfernt (Ausdehnbarkeit). Körper, deren Moleküle aus gleichartigen Atomen bestehen, heissen einfache (Elemente), zum Unterschiede von den zusammengesetzten, deren Moleküle aus ungleichartigen Atomen bestehen. Diejenige Kraft, welche das Zusammenhalten der Moleküle bedingt, heisst Cohäsion, während die

Expansionskraft die Entfernung der Moleküle von einander bewirkt; während Körperatome sich gegenseitig anziehen, stossen sich die Atome des sie umgebenden Aethers gegenseitig ab, während letztere selbst von den ersteren angezogen werden. Durch das Vorherrschen der einen oder der anderen Kraft wird der **Aggregatzustand** eines Körpers bedingt; dieser ist **fest**, wenn der Körper eine von seinem Aufenthaltsort unabhängige Form einnimmt, die Moleküle in einer bestimmten gegenseitigen Lage zu einander verharren, und die Cohäsionskraft überwiegt; er ist **flüssig**, wenn der Körper eine von seinem Aufbewahrungsort abhängige Form einnimmt, die Moleküle leicht verschiebbar sind und Cohäsion und Expansion fast gleichkräftig in ihm wirken; **gasförmig** ist er, wenn die Moleküle sich durchaus abstossen, die Expansionskraft vorherrscht. Durch Zuführung stärker wirkender Kräfte sind die genannten zu überwinden und die Aggregatzustände zu verändern; so wirkt Wärme **cohäsionswidrig**, während Kälte und Druck **expansionswidrig** wirken. Wird soviel Wärme zugeführt, dass nicht blos die Cohäsion der Moleküle, sondern auch die der sie bildenden Atome aufgehoben (die chemische Verbindung zerrissen) wird, so heisst der Vorgang **Dissociation**. — **Festigkeit** ist die Kraft, mit welcher ein fester Körper der Trennung seiner Theilchen widersteht; **absolute Festigkeit** ist die Kraft, mit welcher er dem Zerreissen, **relative** diejenige, mit welcher er dem Zerbrechen Widerstand leistet. **Elasticität** ist die Eigenschaft der Körper, vermöge welcher ihre Theile in die frühere Gleichgewichtslage zurückkehren, wenn ein auf ihnen befindlicher Druck, durch welchen sie verschoben wurden, wieder entfernt wird. **Adhäsion** ist Flächenanziehung d. h. die Kraft, mit welcher die Berührungsflächen verschiedener Körper zusammengehalten werden und welche reibungswidrig wirkt (Kitten, Leimen). Eine der Haupteigenschaften aller Körper ist die **Schwere** d. h. der Druck, der auf die Unterlage derselben von ihnen ausgeübt wird; dieser Druck ist die Folge der Anziehung, welche die Erde selbst auf alle ihr angehörigen Körper, mit Einschluss des Mondes, ausübt, und unter deren Einwirkung seitens der Sonne die Erde selbst steht. Diese gegenseitige Anziehung im Planetensystem heisst **allgemeine Schwere** (Gravitation) und erfolgt nach dem Gesetz: **zwei Körper ziehen einander an mit einer Kraft, die direct proportional ihrer Masse und umgekehrt proportional dem Quadrat ihrer Entfernung ist.** (Newton.) Die Schwere eines Körpers wird durch das Gewicht, seine räumliche Ausdehnung durch das Maass bestimmt; beide harmoniren mit einander, so dass auch das Gewicht ein Maass für seine Masse ist. Als Grundmaass gilt das **Meter**, der zehnmillionste Theil eines Erdquadranten (gemessene Entfernung von Dünkirchen bis Barcelona); dieser ist nach dem Decimalsystem vervielfacht und in kleinere Theile gebracht, oder für Flächenmessungen quadratirt; als Körper- resp. Hohlmaasseinheit gilt der Cubus eines zehntel Meters, das **Liter**. Ein Liter Wasser wiegt ein Kilo = 1000 Gramm, nebst dessen decimalen Unterabtheilungen das Gewicht der Körper bestimmt wird. Gleiche Volumina der Körper haben verschiedene

Gewichte, welche man ohne vergleichende Rücksicht die absoluten Gewichte nennt, während das specifische Gewicht eines Körpers angiebt um wie viel leichter oder schwerer ein Volumen desselben, als ein gleiches Volumen Wasser ist. Ist P das absolute Gewicht eines Körpers, p das eines gleich grossen Volumen Wassers, so ist das specifische Gewicht $S = \dfrac{P}{p}$.

Gleichgewicht und Bewegung fester Körper.
(Statik und Dynamik.)
Vom Parallelogramm der Kräfte.

Wirken zwei Kräfte von gleicher Stärke von entgegengesetzten Seiten auf einen Körper ein, so bleibt derselbe in Ruhe; wirken zwei Kräfte von gleicher Stärke von einer Seite auf einen Körper ein, so üben sie dieselbe Wirkung aus, wie eine Kraft von doppelter Stärke. Wirken mehrere Kräfte auf einen Punkt ein, so heissen die Einzelkräfte Seitenkräfte (Componenten), während ein Ersatz der Gesammtkraftwirkung als Resultirende bezeichnet wird. Wirken zwei Kräfte gleichzeitig, aber in verschiedenen Richtungen unter einem Winkel auf einen Körper ein, so bewegt sich dieser längs der Diagonale eines Parallelogramms, dessen Seiten die Grösse und die Richtungen der beiden Kräfte darstellen. Um das Parallelogramm der Kräfte zu construiren, event. die Resultirende zweier Seitenkräfte zu finden, stelle man zwei Linien unter dem, der Richtung entsprechenden, Winkel zusammen, schneide auf jeder die, der entsprechenden Kraft proportionale Länge ab, lege die Parallelen und ziehe die Diagonale, so ist mit Berechnung dieser gleichzeitig die Resultirende gefunden. Wirken mehrere Kräfte auf einen Punkt, so wird erst die Resultirende für zwei derselben gesucht, diese mit der dritten Kraft vereint berechnet u. s. w. Durch Substitution einer Kraft durch eine andere, oder mehrerer schwächeren Kräfte durch eine stärkere Kraft lassen sich die verschiedensten Systeme herstellen. Gleichgewicht tritt ein, wenn eine der Resultirenden gleichwerthige Kraft in der Richtung derselben über den Angriffspunkt hinaus zur Wirkung gelangt.

Ein **Hebel** ist eine, um einen festen Punkt (Axe, Hypomochlium) drehbare, unbiegsame Stange, an welcher man unterscheidet den Drehpunkt, die Arme und die Angriffspunkte; sind diese auf beiden Seiten vorhanden, so heisst der Hebel zweiarmig, einarmig dagegen, wenn sie nur auf einer Seite vorhanden sind. Ein zweiarmiger Hebel kann gleich- oder ungleicharmig sein. Ein gleicharmiger Hebel ist im Gleichgewicht, wenn die Kraft gleich der Last ist; ein ungleicharmiger Hebel ist im Gleichgewicht, wenn Last und Kraft den entsprechenden Hebelarmen umgekehrt proportional sind. Das Product aus der wirkenden Kraft und ihrem Hebelarme heisst statisches Moment; sobald dasselbe auf beiden Seiten gleich gross ist, ist jeder Hebel im Gleichgewicht (Hebebaum, Schnellwage). Ist der kurze Arm eines Hebels 0,5 m lang und mit 50 Ko. belastet, bedarf es, wenn der lange Arm 2,5 m lang ist, einer Kraft von 10 Ko., um Gleichgewicht zu erhalten. Während beim zweiarmigen Hebel der feste Drehpunkt einen gewissen Druck aushält, welcher der Summe der an beiden Armen wirkenden Kräfte gleich ist, wirken beim einarmigen Hebel Last und Kraft in entgegengesetzter Richtung, und müssen den Hebelarmen, von denen hier der kleinere als ein Theil des grösseren anzusehen ist, umgekehrt proportional sein, wenn der Hebel im Gleichgewicht sein soll. Ist z. B. eine Schiebkarre, deren Länge 2 m beträgt, in Einviertelentfernung von der Radaxe mit 50 Ko. belastet, so muss Jemand, der diese Last heben, resp. den Hebel im Gleichgewicht bringen will, eine Kraft von 12,5 Ko. dazu verwenden, denn $2 : 0,5 = 50 : 12,5$ (Schneidelade, Nussknacker). Bei der **Brückenwage** sind zwei einarmige Hebel derart mit einem ungleicharmigen verbunden, dass die Last mit einem Zehntel im Gleichgewicht erhalten wird. — Wirken Kräfte nicht rechtwinkelig auf einen Hebel ein, so geht ein Theil derselben verloren. Um das statische Moment für eine derartig schräg angreifende Kraft zu finden, hat man dieselbe mit dem vom Drehpunkte des Hebels auf die Richtung der Kraft gefällten Perpendikel zu multipliciren.

Die **Rolle** ist eine um eine Axe drehbare Scheibe mit ausgehöltem Rande zur Aufnahme eines Seiles, welche hebelförmig wirkt und zur Umsetzung der Bewegungsrichtung dient. Bei der **festen Rolle** wirkt der Halbmesser der Scheibe als Hebelarm; sie ist im Gleichgewicht, wenn die Kraft gleich der Last ist. Bei der **beweglichen Rolle** tritt Gleichgewicht ein, wenn die Kraft der Hälfte der Last gleich ist; sie wirkt wie ein einarmiger Hebel, dessen kurzer Arm (der Last) der Halbmesser, dessen langer Arm (der Kraft) der Durchmesser ist. Aus mehreren in eine Scheere gefügte Rollen besteht die **Flasche**; eine Vereinigung von einer Flasche mit unbeweglichen Rollen mit einer solchen mit beweglichen Rollen heisst ein **Flaschenzug**. Am Flaschenzuge verhält sich beim Gleichgewicht die Kraft zur Last, wie Eins zur Anzahl der Rollen.

Das **Rad an der Welle** ist eine mit Rad versehene Walze, welche um eine gemeinschaftliche Axe drehbar ist. An dem Umfange der Welle wirkt die Last, am Umfange des Rades die Kraft. Der ganze Apparat wirkt als ungleicharmiger Hebel, dessen Arm der Kraft der Halbmesser des Rades, dessen Arm der Last der Halbmesser der Welle bildet, und es verhält sich beim Gleichgewicht die Kraft am Wellenrade zur Last, wie der Halbmesser der Welle zu dem des Rades. Anstatt des Rades selbst dienen oft Theile desselben als Angriffspunkte, Speichen, Spillen oder Kurbeln (Winde, Spillwerk mit aufrechter Haspel, Mühlenflügel mit liegender Achse). —

Die **schiefe Ebene** ist eine Ebene, welche mit einer horizontalen Ebene einen spitzen Winkel bildet. Man benutzt sie, um Lasten auf ihr fortzuschaffen. Die der Länge der schiefen Ebene parallel wirkende Kraft verhält sich beim Gleichgewicht zur Last, wie die Höhe der Ebene zu ihrer Länge. Die der Basis parallel wirkende Kraft verhält sich zur Last, wie die Höhe zur Basis. Der Druck der Last verhält sich zum Gewicht derselben, wie die Basis der schiefen Ebene zur Länge derselben. Die Reibung ist proportional dem Druck (Schrotleiter).

Der **Keil** ist eine bewegliche (doppelte) schiefe Ebene. Bei seiner Anwendung verhält sich die Kraft zur Last (zum Widerstand), wie die Breite des Rückens zur Länge der Seiten (Meissel, Beil, Nagel).

Die **Schraube** ist eine spiralförmig um einen Cylinder gewundene schiefe Ebene. Liegt das Gewinde dem Cylinder ausserhalb auf, so hat man eine Schraubenspindel; ist das Gewinde einem hohlen Cylinder vertieft eingeschnitten, so hat man eine Schraubenmutter; aus der Vereinigung beider gestaltet sich erst die Wirksamkeit. Die Höhe eines Schraubenganges (einer einmaligen Umwindung) entspricht der Höhe, die Länge desselben der Länge einer schiefen Ebene; somit erfordert die Schraube um so weniger Kraft, je niedriger ihre Gänge sind. Da der Basis der schiefen Ebene der Umfang des Schraubencylinders entspricht, die Kraft aber meistens diesem parallel wirkt, so verhält sich beim Gleichgewicht die Kraft zur Last, wie die Höhe eines Schraubenganges zum Umfang des Cylinders (Pressen, Befestigungsschrauben, Mikrometerschrauben).

Die vorbeschriebenen Maschinen dienen dazu, als Vorrichtungen eingeschaltet zu werden, um durch potenzirte Kraft einen Widerstand zu überwinden (eine Last zu heben); hierbei kommen in Berücksichtigung die Kraft und die Strecke, welche einander stets proportional sind. Als Maass der Arbeit gilt das Meterkilogramm, d. h. diejenige Kraft, welche erforderlich ist, 1 Kilogramm 1 Meter hoch zu heben. Man erhält die die Arbeitsgrösse ausdrückende Zahl durch die Multiplication derjenigen, welche den nach Kilogrammen gemessenen Druck anzeigt mit derjenigen, welche die nach Metern gemessene Strecke anzeigt. Das, was an Kraft gespart wird, wird an der Strecke verloren (goldene Regel der Mechanik).

Die Leistungen der vorbeschriebenen sechs einfachen Maschinen werden auf die zusammengesetzten Maschinen übertragen. Zwischenmaschinen zur Uebertragung der Bewegung sind: der Riemen ohne Ende, gezahnte Räder, die Schraube ohne Ende; Zwischenmaschinen zur Verwandlung der Bewegungsart sind: das Excentrikwerk, die Daumenwelle, gezahnte Stangen mit Getriebe; Zwischenmaschinen zur Regulirung der Bewegung sind: Regulatoren. Die Haupttheile an zusammengesetzten Maschinen sind die durch die verschiedensten Motoren getriebenen Kraftmaschinen (Tretbrett, Mühlenflügel, Wasserrad) und die die werthvollsten Leistungen ausführenden Arbeitsmaschinen (Spule, Mühlstein, Säge). Die Leistung jeder Maschine wird verringert durch die Hindernisse der Bewegung (Reibung, Steifheit der Seile und Widerstand des Mittels). — Die Reibung, welche eine gleitende oder eine wälzende sein kann, ist unabhängig von der Ausdehnung der reibenden Flächen, aber proportional dem auf dieselben wirkenden Drucke. Reibungscoëfficient ist diejenige Zahl, welche angiebt, wie viel der Kraft zur Ueberwindung der Reibung verwendet werden muss. Die wälzende Reibung beträgt auf ebenem Landwege etwa 0,5, auf der Chaussée 0,05, auf der Eisenbahn 0,005 von der Last, bei Steigungen (auf schiefer Ebene) wesentlich mehr. Anwendung der Reibung zur Uebertragung der Bewegung (Transmission), sowie als Hinderniss (Festhalten von Geflechten, Geweben, Nähten, Nägeln, Schrauben etc.)

Der **Schwerpunkt** eines Körpers ist derjenige, um welchen die Masse desselben ruht; der ganze Körper ruht, sobald der Schwerpunkt unterstützt ist. Der Schwerpunkt regelmässiger und homogener Körper liegt stets in der Mitte, derjenige ungleich dichter aber stets im dichteren Theil. Ein Körper ist in jeder Lage im Gleichgewicht, wenn der Schwerpunkt unterstützt ist; er befindet sich im stabilen Gleichgewicht, wenn er an einem dicht über seinem Schwerpunkt befindlichen Punkte, im labilen, wenn er in einem dicht unter seinem Schwerpunkte befindlichen Punkte aufgehängt ist. Ein an mehreren Punkten unterstützter Körper steht so lange fest, als sein Schwerpunkt lothrecht über der Unterstützungsfläche liegt, und um so fester, je grösser die Unterstützungsfläche und je tiefer der Schwerpunkt ist. —

Die **Wage** ist eine Anwendung des gleicharmigen Hebels, besteht aus Wagebalken mit Zunge, Scheere und Schalen und wird zum Wägen benutzt. Eine gute Wage muss richtig und empfindlich sein. Sie ist richtig, wenn beide Hebelarme gleiches Gewicht haben (bei Abnahme der Schalen ersichtlich), wenn beide Arme gleich lang sind (beim Vertauschen der gleich belasteten Schalen ersichtlich), wenn die drei Aufhängepunkte in einer geraden Linie liegen (durch einen ausgespannten Faden zu ermitteln), und wenn der Balken die nöthige Stärke besitzt (weil beim Biegen eines Armes eine Verkürzung desselben eintritt); empfindlich ist sie, wenn der Schwerpunkt möglichst nahe unter der Achse liegt (liegt er in der Achse, ist der Wagebalken in jeder Stellung im Gleichgewicht; liegt er über der Achse, ist der Balken im labilen Gleichgewicht und schlägt bei der kleinsten Belastung um), wenn die Arme möglichst lang sind (weil die Kraftwirkung an langen Hebelarmen eine grössere ist, als an kurzen), wenn die Arme möglichst leicht sind (weil um so weniger Kraft erforderlich ist, diese in Bewegung zu setzen); wenn die Achsen möglichst scharf und blank sind (um den Einfluss der Reibung abzuschwächen). —

Parallelogramm der Geschwindigkeit.

Ein Körper ist in Ruhe, wenn die auf ihn einwirkenden bewegenden Kräfte sich das Gleichgewicht halten und ist in Bewegung, sobald er seine Stellung zu ruhenden Körpern ändert. Ein Körper, welcher in Bewegung ist, muss sich mit gleichmässiger Geschwindigkeit und in derselben Richtung so lange fortbewegen, als keinerlei Kräfte auf ihn einwirken (Gesetz der Trägheit). Werden einem Körper zwei Bewegungen in verschiedenen Richtungen ertheilt, so ist sein Weg die Diagonale des aus den Einzelwegen construirten Parallelogrammes.

Die Bewegung ist gleichförmig, wenn in gleichen Zeiten gleiche Strecken zurückgelegt werden, ungleichförmig in entgegengesetzten Fällen; eine ungleichförmige Bewegung heisst beschleunigt, wenn in jedem folgenden Zeittheile eine grössere Strecke, verzögert, wenn in jedem folgenden Zeittheile eine kleinere Strecke zurückgelegt wird.

Fallgesetze. Ein fallender Körper erhält durch die Schwerkraft der Erde eine gewisse Geschwindigkeit, welche für die Secunde ca. 10 m beträgt. Die Geschwindigkeit eines fallenden Körpers ist stets der verflossenen Fallzeit proportional. Wird als Geschwindigkeit der Weg in einer Secunde angesehen, so ist die Fallstrecke der ersten Secunde die Hälfte von der Geschwindigkeit am Ende dieser Secunde, das ist 5 m. Die Fallstrecken der folgenden Secunden wachsen, wie die ungeraden Zahlen und verhalten sich von Anfang an, wie die Quadrate der Fallzeiten (ohne Rücksicht auf den Widerstand der Luft).

Es fällt mithin ein Körper
in der 1. Secunde 1×5 m $= 5$ m
,, ,, 2. ,, 3×5 ,, $= 15$,,
,, ,, 3. ,, 5×5 ,, $= 25$,,
,, ,, 4. ,, 7×5 ,, $= 35$,, u. s. w.

so dass, wenn die Fallräume der einzelnen Secunden addirt werden, sich ergiebt, dass der durchlaufene Raum
in 1 Secunde $1 \times 1 \times 5$ m $= 5$ m
,, 2 Secunden $2 \times 2 \times 5$,, $= 20$,,
,, 3 ,, $3 \times 3 \times 5$,, $= 45$,,
,, 4 ,, $4 \times 4 \times 5$,, $= 80$,, u. s. w. beträgt.

Unter Endgeschwindigkeit versteht man diejenige Geschwindigkeit, mit der sich ein Körper gleichförmig fortbewegen würde, wenn die Schwere plötzlich zu wirken aufhörte; diese ist
nach der 1. Secunde 2×5 m $= 10$ m
,, ,, 2. ,, 4×5 ,, $= 20$,,
,, ,, 3. ,, 6×5 ,, $= 30$,,
,, ,, 4. ,, 8×5 ,, $= 40$,, u. s. w.

Es componirt sich mithin die Strecke aus der Endgeschwindigkeit der vorigen Secunde und der Wirkung der Schwerkraft für die begonnene Secunde selbst.

Z. B. Endgeschwindigkeit der 3. Secunde . . $= 30$ m
Wirkung der Schwere für die 4. Secunde $= 5$,,
$\overline{\qquad\qquad}$
35 m
Da der Körper aber bis dahin bereits gefallen war 45 ,,
$\overline{\qquad\qquad}$
so ist die Gesammtstrecke . . . . $= 80$ m.

Wird ein Körper abwärts geworfen, so tritt der Fallgeschwindigkeit noch die Wurfgeschwindigkeit hinzu.

Wird ein Körper senkrecht in die Höhe geworfen, so steigt

er mit abnehmender Geschwindigkeit und fällt schliesslich wieder zur Erde; Steige- und Fallzeiten sind einander gleich. Die Geschwindigkeit am Anfange des Steigens ist ferner gleich der Geschwindigkeit am Ende des Fallens; es muss deshalb einem Körper, welcher eine bestimmte Strecke steigen soll, diejenige Anfangsgeschwindigkeit gegeben werden, mit welcher er beim Fall aus gleicher Höhe als Endgeschwindigkeit ankommen würde. Die Abnahme der Geschwindigkeit beim Steigen beträgt für jede Secunde 10 Meter, welche die Schwerkraft raubt, und man findet die Anfangsgeschwindigkeit durch Multiplication der Steigezeit mit 10, die Steigezeit durch Division der Anfangsgeschwindigkeit durch 10.

Ein **horizontal** geworfener Körper wird von der Anfangsrichtung stetig abgelenkt und erreicht die Erde in derselben Zeit, in der er sie beim freien Fall erreicht hätte; seine Bahn ist eine Parabel, und die Entfernung vom Anfangspunkt ist ausschliesslich durch die Wurfkraft bedingt (Parallelogramm der Geschwindigkeit). — Ein **schräg aufwärts** geworfener Körper beschreibt ebenfalls eine Parabel, deren Scheitel um so höher liegt, je stärker die Wurfkraft und je grösser der Elevationswinkel ist; die grösste Wurfweite ist, wenn der letztere 45° beträgt. Schwere Wurfgeschosse werden durch den Widerstand der Luft von ihrer Bahn gebeugt und beschreiben eine **ballistische Curve**.

Unter **lebendiger Kraft** eines in Bewegung begriffenen Körpers versteht man das Product seines Gewichtes in die Höhe, zu welcher er vermöge seiner Geschwindigkeit vertical aufsteigen würde. Die lebendige Kraft ist dem Quadrat der Geschwindigkeit des Körpers proportional.

Ein Körper, welcher von einem festen Mittelpunkt angezogen wird, und dabei eine **seitliche Bewegung** erhält, geräth in **Centralbewegung**. Die vom Mittelpunkt aus wirkende Anziehungskraft heisst **Centripetalkraft** im Gegensatz zur **Tangentialkraft**, welche den rotirenden Körper in der Richtung einer, mit dem entsprechenden Radius des Kreises einen rechten Winkel bildenden, Tangente fortzuschleudern bestrebt ist. Diese Kraft wirkt der Schwerkraft entgegen und ist am Aequator am grössten (**Centrifugalkraft, Centrifugalmaschine**). Infolge der Wirkung der Centrifugalkraft, welche bei der Erdbildung die Hauptmasse in die Aequatorgegend schleuderte, entstand die Abplattung der Pole; aus demselben Grunde wiegen die Körper am Aequator etwas weniger, als an den Polen, ausserdem aber, weil infolge der weiteren Entfernung vom Mittelpunkte die Schwerkraft hier geringer wirkt.

Pendelgesetze. Ein in Schwingungen versetzter, aufgehängter Körper heisst ein **Pendel**. Eine an einem annähernd gewichtlosen Faden oder Draht aufgehängte, durch die Schwerkraft in Schwingungen versetzte Kugel bildet ein **einfaches Pendel**; sein **Schwingungsbogen** ist die Amplitude der Oscillation, die **Schwingungszeit** diejenige, in welcher der Bogen vollendet wird. Pendelschwingungen eines Pendels sind von gleicher Zeitdauer (isochron). Die Schwingungsdauer eines Pendels ist unabhängig von der Materie, aus der er besteht. Je länger ein Pendel ist, desto langsamer sind seine Schwingungen. Die Schwingungsdauer zweier Pendel sind den Quadraten aus ihren Längen proportional. Die Schwingungen eines Pendels sind um so langsamer, je weiter dasselbe vom Mittelpunkte der Erde entfernt ist, also je geringer die Schwerkraft auf das Pendel einzuwirken vermag. Ein Pendel beharrt stets in derselben Schwingungsebene. Das letzte Gesetz dient zur Begründung des Foucault'schen Versuches, um die Erdumdrehung um ihre Achse nachzuweisen. (Ein über eine Scheibe aufgehängtes Pendel bleibt in derselben Schwingungsebene, möge die Scheibe mit Hülfe einer Centrifugalmaschine gedreht werden wohin man wolle; ein über einem Erdpol aufgehängtes Pendel verharrt ebenfalls in gleicher Schwingungsebene, indessen vollendet eine auf der Erde gezeichnete Linie infolge der Achsendrehung in 6 Stunden einen Viertelkreis, so dass es dem Beobachter erscheint, als ob das Pendel seine Schwingungsebene um ein Viertel verschoben hätte. Diese Beobachtung ist am Pol zwar nicht gemacht worden, ist aber an allen, zwischen Pol und Aequator liegenden Punkten, unter Rücksichtnahme auf den betreffenden Breitengrad zu machen und thatsächlich 1851 zuerst in Paris gemacht worden.) —

Das zusammengesetzte Pendel besteht aus einer Stange mit einer daran befindlichen verschiebbaren Scheibe, um das Pendel selbst beliebig verlängern oder verkürzen zu können. Ein solches Pendel schwingt schneller als ein gleich langes Fadenpendel. Wird aber von der Länge eines materiellen Pendels gesprochen, so wird damit die Länge eines Fadenpendels gemeint, welches mit jenem gleiche Schwingungen macht, also kürzer ist; wird die Länge dieses idealen Pendels auf das materielle übertragen, so bildet der untere Endpunkt der Linie den Schwingungspunkt des letzteren und seine wirkliche Länge ist die Entfernung zwischen Schwingungs- und Aufhängepunkt (Penduluhr).

Gleichgewicht und Bewegung der Flüssigkeiten.
(Hydrostatik und Hydraulik.)

Tropfbar flüssige Körper besitzen geringe Cohäsion und nehmen die Form des Gefässes an, in welchem sie aufbewahrt werden. Jeder Druck, welcher auf einen Theil ihrer Oberfläche ausgeübt wird, verbreitet sich nach allen Seiten hin gleichmässig fort. Bei der hydraulischen (Brahma'schen) Presse wird der in einem starken Wasserbehälter auf- und abgehende Presscylinder von einer, in Verbindung mit dem Wasserbehälter stehenden, Druckpumpe in die Höhe getrieben. Wird nun, beispielsweise mittelst des an der Druckpumpe befindlichen Hebels auf den Kolben derselben ein Druck von 5 Centnern ausgeübt, und ist die Fläche des Presscylinders 200 Mal so gross, wie die des Kolbens, so wird jener mit einem 200 Mal so grossen Druck, also mit einem Druck von 1000 Centnern, nach oben getrieben. (Wassersäulenmaschine).

Die Oberfläche einer Flüssigkeit im Zustande der Ruhe bildet eine wagerechte Ebene (Libelle). Der Wasserspiegel des Meeres muss, da man alle einzelnen Theile als unter dem Einfluss der Schwere stehend, und nach dem Mittelpunkt der Erde gerichtet, ansehen darf, als Theil einer Kugelfläche erscheinen.

Der Druck, den der Boden eines mit Wasser gefüllten Gefässes auszuhalten hat, ist von der Form desselben ganz unabhängig; er ist gleich dem Gewichte einer Wassersäule, deren Grundfläche der Bodenfläche gleich ist, und deren Höhe vom Boden bis zur Oberfläche des Wassers reicht. Die Real'sche Extractpresse ist ein starkes cylindrisches Gefäss, in welches zwei durchlöcherte Böden passen, zwischen die der auszuziehende Körper gelegt wird; dem Gefässe wird ein mit schornsteinartiger Röhre versehener Deckel wasserdicht aufgeschraubt und durch diesen Gefäss und Röhre selbst gefüllt; am Boden ist ein Hahn angebracht, durch welchen die Extractflüssigkeit abgelassen wird.

In communicirenden Röhren ist die Flüssigkeitssäule gleich hoch (Canalwage, Springbrunnen); die Höhen verschieden schwerer Flüssigkeiten verhalten sich umgekehrt, wie ihre specifischen Gewichte.

Der Druck auf die Seitenwand eines mit Wasser gefüllten Gefässes ist um so grösser, je tiefer die gedrückten Theile unter dem Wasserspiegel liegen. Einer kleinen, einem feststehenden, mit Flüssigkeit gefüllten Gefässe seitwärts möglichst tief unter dem Niveau angebrachten Oeffnung entfliesst die Flüssigkeit mit einer Geschwindigkeit, welche ein freifallender Körper erlangen würde, wenn er vom Niveau der Flüssigkeit bis zur Ausflussöffnung herabfiele. Die Ausflussgeschwindigkeit hängt ausschliesslich von der Tiefe der Oeffnung unter dem Niveau, nicht aber von der Natur der Flüssigkeit ab. Ausflussgeschwindigkeiten unter einander verhalten sich wie die Quadratwurzeln der Druckhöhen. Ansatzrohre, insbesondere kurze, konische, vermehren die Ausflussmenge, während die Ausflussgeschwindigkeit vermindert wird. — Befindet sich in einem leicht aufgehängten, mit Wasser gefüllten Gefässe unten eine Seitenöffnung, so ist mit der fehlenden Wand auch ein Theil des Wasserdruckes entfernt; dadurch wird natürlich der Druck des Wassers nach der entgegengesetzten Wand vergrössert, eine Reaction tritt ein und das Gefäss bewegt sich nach dieser Seite hin. Das Segner'sche Reactionsrad besteht aus einem, um seine Achse drehbaren, mit Wasser gefüllten, Cylinder, aus dessen unterem Theile mehrere wagerechte, nach einer Seite hin umgebogene, offene Röhren münden; hier wirkt die Reaction auf die, den Röhrenöffnungen gegenüberliegenden Wände, und treibt mit vereinter Kraft den Cylinder rückwärts um seine Achse. (Turbinen.)

Die den Wasserfällen innewohnende lebendige Kraft kommt bei ihrer Anwendung zu Leistungen aller Art nie zur völligen Ausnutzung (theoretischer Effect), weil Bewegungshindernisse und dem abfliessenden Wasser verbleibende Geschwindigkeit beschränkend einwirken. Auf unterschlächtige Wasserräder, welche dort zur Verwendung kommen, wo bedeutende Wassermassen, aber geringes Gefälle vorhanden, wirkt die Kraft druckförmig, während auf oberschlächtige Wasserräder die Kraft stossartig wirkt.

Auch im Innern der Flüssigkeiten findet ein gewisser Druck statt, die jede einzelne Schicht von der umgebenden Masse erleidet. So wird jede horizontale Schicht von der auf ihr lastenden Wassersäule gedrückt; dieser Druck wird jedoch von einem gleich starken, von den benachbarten Schichten herrührenden, oder von unten herauf wirkenden Druck compensirt. Dieser auf die untere Fläche eines jeden in Wasser eingetauchten Körpers wirkende Druck wird Auftrieb genannt.

Das archimedische Gesetz. Infolge des Auftriebes muss jeder in eine Flüssigkeit getauchte Körper einen Theil seines Gewichtes verlieren und zwar ist der Gewichtsverlust gleich dem Gewicht der verdrängten Flüssigkeitsmenge. Wiegt ein Raumtheil eines in Wasser getauchten Körpers ebensoviel, wie ein Raumtheil Wasser, so schwebt derselbe im Wasser, wie das verdrängte Stück Wasser selber schwebte; wiegt der Körper mehr, als ein gleiches Volum Wasser, so überwiegt die Schwere des Körpers den Auftrieb des Wassers, und er sinkt unter. Ein Körper schwimmt, wenn ein Volum Wasser mehr wiegt, als ein Volum des Körpers, oder, wenn schon ein eingetauchter Theil soviel Wasser verdrängt, als der ganze Körper wiegt.

Das specifische Gewicht ist diejenige Zahl, welche angiebt, um wie viel Mal schwerer oder leichter ein Volumen eines Körpers ist, als ein gleiches Volumen Wasser. Um das specifische Gewicht eines festen Körpers zu ermitteln, wird erst sein absolutes Gewicht bestimmt, sodann sein Gewichtsverlust in Wasser (durch Anhängen an die hydrostatische Waage und Regulirung des Gleichgewichts) und angegeben, wie viel Mal so gross das absolute Gewicht ist, als der Gewichtsverlust. (Ist a der Gewichtsverlust, g das absolute Gewicht, so ist das specifische Gewicht $= \frac{g}{a}$). Körper, welche specifisch leichter sind, als Wasser, werden an schwereren befestigt; bei der Berechnung wird der Gewichtsverlust der letzteren vom Gesammtgewichtsverlust subtrahirt. — Die Nicholson'sche Senkwage besteht aus einem unten und oben conisch zugespitzten, geschlossenen, hohlen Blechcylinder, an dessen Spitze ein mit einem markirten Draht befestigter Teller und an dessen Ende ein mit Blei beschwertes Körbchen vorhanden ist. Behufs Ermittelung des specifischen Gewichtes eines festen Körpers wird dieser, nachdem die Wage in Wasser gehängt ist, auf den Teller gelegt und ihm soviel Schrot beigelegt, bis das Instrument bis an die Drahtmarke untersinkt; nun wird der Körper entfernt und durch Gewichtsstücke sustituirt, das absolute Gewicht festgestellt. Nach Entfernung der Gewichte wird der Körper in das Körbchen gelegt und der Teller wiederum mit Gewichten belastet, bis das Instrument bis an die Marke untersinkt, der Gewichtsverlust des Körpers im Wasser festgestellt (ein gleiches Volum Wasser gewogen). Aus beiden Momenten ergiebt sich das specifische Gewicht, wie vorhin. — Das specifische Gewicht flüssiger Körper kann ebenfalls auf verschiedene Weise .gefunden werden. Das **Picnometer** ist eine Flasche, welche bei einer bestimmten Temperatur eine bestimmte Menge destillirtes Wasser (10, 25, 50, 100 Gramm) fasst; ist die Tara bekannt, so wird die Flasche mit der fraglichen Flüssigkeit von derselben Temperatur gefüllt und gewogen. das specifische Gewicht wird hier durch einfache Vergleichung gefunden; (Hält die Flasche 10 Gramm Wasser, so wird, wenn sie mit englischer Schwefelsäure gefüllt ist, der Inhalt 18,47 Gramm schwer sein, was für jedes Gramm das specifische Gewicht von 1,847 bedeutet.) Lässt man einen an der **hydrostatischen Wage** befestigten Körper in Wasser oder in eine andere Flüssigkeit völlig eintauchen, so wird überall dasselbe Volumen verdrängt, es werden aber zur Wiederherstellung des Gleichgewichtes verschiedene Gewichtsmengen gebraucht werden; wählt man nun zum Eintauchen z. B. einen Glasstab, der genau 10 Gramm Wasser verdrängt, so ist auch hier durch Vergleichung das specifische Gewicht der fraglichen Flüssigkeit leicht zu finden.

Bei der **Mohr'schen Wage** ist der Arm des Wagewalkens, welcher zum Aufhängen des Körpers (wozu Mohr ein kleines Thermometer zur gleichzeitigen Reduction von Temperaturdifferenzen benutzt) bestimmt ist, in 10 gleiche Theile abgetheilt und nummerirt. Als Ausgleichungsgewichte dienen Haken, welche so schwer sind, als die vom Thermometer verdrängte Wassermasse ist, und die Decimalen dieser Haken (0,1, 0,01 und 0,001). Werden die Haken nun richtig über die Theilstriche des Wagebalkenarms gehängt, so lässt sich das specifische Gewicht der betreffenden Flüssigkeit direct ablesen. — Endlich lässt sich das specifische Gewicht der Flüssigkeiten durch **Aräometer** (Senkspindeln) ermitteln. Diese bestehen aus einer langen verschlossenen Glasröhre, an welche eine gläserne Schwimmblase und eine Kugel angeblasen ist, welche zur Aufnahme von Schrot oder Quecksilber dient und das Aufrechtschwimmen der Spindel bewirkt. Die Anwendung der Aräometer gründet sich darauf, dass ein Körper um so tiefer in eine Flüssigkeit taucht, je leichter sie ist, und zwar genau so tief, bis der eingetauchte Theil ein Flüssigkeitsvolumen verdrängt hat, welches ebensoviel wiegt, als das ganze Instrument. In dem röhrigen Theile des Aräometers befindet sich die Scala, welche die Punkte angiebt, bis zu welchen das Instrument in Flüssigkeiten von bekanntem specifischem Gewicht eintaucht, sodass dieses direct abgelesen werden kann. Aräometer, welche den Gehalt einer Flüssigkeit an gelösten Stoffen angeben, heissen **Procentaräometer** (Saccharometer, Galactometer, Alkoholometer, Säuren- und Laugenspindeln). Bei der Anwendung der Aräometer muss stets Rücksicht auf die Temperatur der Flüssigkeit genommen werden, da Wärme sie leichter, Kälte sie aber schwerer macht (ausdehnt und zusammenzieht) und die Aräometer selbst nur für eine bestimmte Temperatur maassgebend sind, sodass bei einer Differenz Correction einzutreten hat, für welche ausgerechnete Tabellen existiren.

Wellenbewegung. Sobald das Gleichgewicht einer ruhenden Wasserfläche gestört wird, entstehen Wellen. Der sich erhebende Theil des Wassers heisst Wellenberg, der sich vertiefende Wellenthal. Am Fortschreiten der Wellen nimmt die ganze Wassermasse nicht Theil. Eine, eine feste Wand treffende, Welle wird reflectirt; ist eine Oeffnung in der Wand, so bilden sich hinter derselben zwei neue Wellensysteme, die ursprüngliche Welle ist gebeugt (Inflexion); wenn sich zwei Wellensysteme durchkreuzen, entsteht, wo sich Berg und Thal treffen, eine ruhende, ebene Fläche (Interferenz).

Molekularwirkungen. Wie zwischen festen Körpern untereinander, findet auch Adhäsion zwischen festen und flüssigen Körpern statt (Haften der Tinte in der Feder). Diese aber ist verschieden. Ein in Wasser getauchter Glasstab wird nass, weil die Adhäsion grösser ist als die Cohäsion der Wassertheilchen unter sich; ein in Quecksilber getauchter Glasstab wird nicht verquickt, weil die Cohäsion der Quecksilbertheilchen unter einander überwiegt. Die Cohäsion der Flüssigkeit lässt sich dadurch messen, dass man unter eine geschliffene Glasplatte, welche dem Arm einer Wage im Gleichgewicht angehängt ist, die Flüssigkeit bis zur Berührung schiebt, und die am andern Arm der Wage aufgehängte Schale so lange vorsichtig mit Gewichten belastet, bis die Platte abreisst (der Molekülarzusammenhang der Flüssigkeit gestört, die Cohäsion der Theile überwunden ist). Durch derartige Erscheinungen werden Abweichungen von der wagerechten Form einer Flüssigkeitsoberfläche hervorgerufen. Eine Flüssigkeit, welche die Wände ihres Aufbewahrungsgefässes benetzt, steht an denselben höher, als in der Mitte; eine Flüssigkeit, deren Cohäsion jedoch stärker ist als die Adhäsion an dass Gefässs, die solches also nicht benetzt, steht an den Wänden tiefer (ist deprimirt). Ganz enge Röhren (Haarröhrchen) üben eine ganz bedeutende Adhäsion auf Flüssigkeiten aus; in dieselben eingetaucht, steigen sie hoch in den Röhrchen in die Höhe (Capillarität). Die Höhe, bis zu welcher sie steigen, ist abhängig von der Natur der Flüssigkeit und umgekehrt proportional dem innern Durchmesser des Röhrchens (Wirkung des Lösch- und Filtrirpapiers, der Lampendochte). Ueberwiegt die Adhäsion einer Flüssigkeit die Cohäsion eines festen Körpers, so erfolgt eine Lösung desselben; die Cohäsion der Moleküle wird ganz aufgehoben und letztere lagern sich mitten unter die Moleküle der Flüssigkeit. Wird durch irgend welchen Umstand die Adhäsionkraft der Flüssigkeit überwunden und die Cohäsion der Körpertheilchen wieder in Wirksamkeit gebracht, so äussert sich bei den meisten das Bestreben, sich zu regelmässig begrenzten Formen zusammenzulagern, zu krystallisiren*).

---

*) Die verschiedenen Krystallformen hat man in Systeme gebracht, welche nach Zahl und Lage der Achsen unterschieden werden. Unter Achsen versteht man gedachte Linien, welche den Mittelpunkt eines Krystalles durchschneiden und die Mittelpunkte zweier gegenüberliegenden Begrenzungselemente (Ecken, Kanten oder Flächen) mit einander verbinden. Treten an Stelle von

Diffusion. Endosmose. Dialyse.

Werden zwei Flüssigkeiten, deren Moleküle unter einander grössere Anziehung besitzen, als je zur andern Flüssigkeit, über einander geschichtet, so bleiben sie ungemischt (Oel und Wasser); schichtet man aber sonst mischbare Flüssigkeiten über einander (Wasser und Weingeist), so findet allmälig ein Durchdringen der Mischung von selbst statt; dieser Vorgang heisst **Diffusion**. Werden aber zwei Flüssigkeiten einfach durch eine poröse Wand (Blase, Thoncylinder) von einander getrennt, so erfolgt auch hier ein Austausch beider Flüssigkeiten; dieser Vorgang heisst **Endosmose** (Diosmose, Eindringen des Wassers in die Pflanzenwurzeln und Austausch der Säfte in der Pflanze selbst). Das Diffusionsvermögen ist für verschiedene Körper verschieden und für krystallisirbare grösser, als für nicht krystallisirbare (Colloidsubstanzen); um diese von einander zu trennen, bringt man sie in den **Dialysator** und der Vorgang selbst wird mit **Dialyse** bezeichnet.

Kanten oder Ecken Flächen, so entsteht eine **Abstumpfung**. **Hemiëdrie** ist Bildung einer unvollendeten Form.

Das **reguläre** (gleichachsige) System kennzeichnet sich in seinen Gliedern durch Vorhandensein von drei gleichen, rechtwinklich zu einander stehenden Achsen, von welchen jede als Hauptachse angesehen werden kann. Hierher gehört das reguläre **Octaëder** (Alaun), das **Hexaëder** (Würfel, Jodkalium), das **rhombische Dodecaëder** (Phosphor): als Hemiëder das **Hemioctaëder** (Tetraëder, Schlippe'sches Salz).

Das **quadratische** (pyramidale) System hat ebenfalls drei rechtwinklig zu einander stehende Achsen; von ihnen ist aber eine, die Hauptachse, länger als die beiden andern unter sich gleich langen Achsen. Hierher gehört das **quadratische Octaëder** (Quecksilberbijodid), die **quadratische Säule** oder **Tafel** (Ferrocyankalium).

Beim **rhombischen** (orthotypischen) System stehen drei Achsen rechtwinklig zu einander, sind aber sämmtlich ungleich lang. Hierher gehört das **rhombische Octaëder** (Schwefel aus Schwefelkohlenstoff krystallisirt), das **rhombische Prisma** (gerade rhombische Säule, Magnesium- und Zinksulfat).

Beim **klinorhombischen** (monoklinischen) System sind drei ungleich lange Achsen vorhanden, von denen zwei schiefwinklig zu einander geneigt liegen, während die dritte rechtwinklig auf ihnen steht. Hierher gehört die **schiefe rhombische Säule** (nach dem Schmelzen erkalteter Schwefel) und das **klinorhombische Octaëder** (Borax).

Beim **klinorhomboïdischen** (triklinischen) System sind drei ungleich lange und schief zu einander stehende Achsen vorhanden. Hierher gehört die **schiefe Rhomboëdsäule** (Kupfersulfat).

Beim **rhomboëdrischen** (hexagonalen) System sind vier Achsen vorhanden, von denen drei gleich lange im Winkel von 60° sich durchschneiden, während die Hauptachse senkrecht durch dieselben geht, rechte Winkel mit ihnen bildend. Hierher gehört die **hexagonale Doppelpyramide** (Dihexaëder, Quarz); als Hemiëdrie das **Rhomboëder** (Natronsalpeter).

Ein Körper, welcher in zwei verschiedenen Formen zu krystallisiren vermag, heisst **dimorph** (Schwefel); krystallisirt er in noch mehr Formen, heisst er **polymorph**. Körper, welche bei verschiedener Zusammensetzung gleiche Krystallform besitzen, heissen **isomorph** (Magnesium- und Zinksulfat); ein Krystall eines solchen Körpers in die Lösung eines isomorphen hineingelegt, wächst weiter, sodass man durch abwechselndes Einlegen in verschiedene Lösungen einen schilderhausartig geschichteten Krystall erhalten kann.

Gleichgewicht und Bewegung der Gase.
(Aërostatik und Aërodynamik.)

Die Moleküle der Gase sind ohne Cohäsion. Das Bestreben der Gase, sich von einander zu entfernen oder im Raume zu verbreiten, heisst **Tension** (Spannkraft, Expansivkraft; eine unter die Glocke einer Luftpumpe gelegte verschlossene Blase quillt auf, sobald der Druck der sie umgebenden Luft vermindert wird). Die Spannkraft der Luft wächst mit ihrer Dichtigkeit (Mariotte'sches Gesetz) und diese mit der Verkleinerung des Raumes (Knallbüchse). Auf die Spannkraft verdichteter Luft als **Widerstand leistende** Kraft ist die Anwendung der **Taucherglocke** gegründet; auch die **Compressionspumpe**, welche dem Raume unter der Taucherglocke unaufhörlich frische Luft zuführt, wird nach diesem Princip benutzt. Die Anwendung der Spannkraft verdichteter Luft als **bewegende** Kraft findet statt bei der **Spritzflasche**, dem **Heronsbrunnen** und der **Windbüchse**. —

Die **Schwere** der Luft lässt sich ermitteln dadurch, dass man einen mit Hahn verschliessbaren Ballon luftleer pumpt, wägt, mit Luft füllt und von neuem wägt. Durch Vergleich eines so gewogenen Volumen Luft mit einem gleichen Volumen Wasser ist das specifische Gewicht derselben auf 0,0013 berechnet. Das Gewicht der oberen Luftschichten drückt auf die unteren; der Druck wird aber nach allen Richtungen hin verbreitet, sodass derselbe von allen Seiten her ausgeübt wird (die Luft drückt von unten und lässt Wasser nicht aus einem umgeschütteten Glase laufen, sobald nur ein feines Stückchen Papier dieses vor dem Eindringen der Luft schützt; engen, mit Wasser gefüllten, unten seitlich gebogenen Röhren entläuft kein Wasser, sobald sie oben verschlossen sind, da der seitliche Luftdruck grösser ist, als die Schwere der Wassersäule; eine auf eine Spritze ohne Canüle gespannte Membran wird vom oberen Luftdruck hineingepresst, sowie durch Zurückziehen des Stempels unter der Membran der untere Luftdruck vermindert wird). Die Grösse des **Luftdruckes** wird mit dem **Barometer** gemessen.

Das **Barometer** ist auf den **Toricelli'schen Versuch** gegründet. Toricelli füllte 1643 eine 32 Pariser Zoll lange, unten verschlossene Glasröhre mit Quecksilber und stürzte sie in Quecksilber um; das Quecksilber in der Röhre fiel soweit, dass eine Säule von 28 Zoll = 760 mm stehen blieb, welche der Luft das Gleichgewicht hielt. Der über dem Quecksilber verbleibende luftleere Raum heisst die **Toricelli'sche Leere**. Nach dieser ursprünglichen Form des Barometers sind die späteren construirt. Das **Kugelbarometer** ist eine 3—6 mm weite, 86 cm lange, oben geschlossene, unten umgebogene und mit einer offenen Kugel versehene Glasröhre, welche überall gleich weit ist und mit ganz reinem Quecksilber gefüllt wird; bei der Füllung wird die Luft durch Auskochen des Quecksilbers in der Röhre entfernt, sodass auch beim Umdrehen des Instrumentes Blasen nirgends zu sehen sein dürfen. Die Scala befindet sich am oberen Theil des Brettes, auf welchem das Barometer selbst befestigt ist und ist in Centi- und Millimeter getheilt; häufig ist auch seitwärts ein verschiebbarer Zeiger vorhanden, um die Quecksilberhöhe von einer zur andern Beobachtung zu fixiren. 760 mm ist die Marke, vom Quecksilberspiegel in der Kugel ab gemessen, am Quecksilberspiegel oben in der Röhre. Das **Heberbarometer** ist eine zweischenklige, am langen Schenkel verschlossene, am kürzeren offene, überall gleich weite, mit Quecksilber gefüllte Röhre, deren Scala durch ein Triebwerk verschiebbar ist und zwei Ablesungen ermöglicht. Der Nullpunkt liegt am Quecksilberspiegel des kleinen Schenkels, während am oberen Spiegel der längeren Röhre 760 mm steht; mit dem Steigen in dem einen Schenkel ist somit ein Fallen im andern vereinigt und so eine gegenseitige Beobachtungscontrolle ermöglicht. — Das **Aneroidbarometer** ist in Uhrform compensirt. Eine, aus ganz dünnen Blech angefertigte, möglichst luftleer gemachte, überall verschlossene Röhre liegt ringförmig unter der sie umgebenden Scala so, dass sich ihre Enden nicht völlig berühren. Diese werden sich bei zunehmendem Luftdruck einander nähern, bei abnehmendem Luftdruck von einander entfernen. Die Bewegung der beiden Enden wird durch Hebel und Triebwerk einem die Scala bespielenden Zeiger übertragen, der ausserdem durch eine Spiralfeder in besonderer Spannung erhalten wird. Die Scala selbst wird durch Vergleichung erhalten.

Das Barometer dient zum **Messen des Luftdruckes**, zu **Höhenmessungen** und als **Wetterglas**. Da bei normalem Barometerstand der Luftdruck einer Quecksilbersäule von 760 mm das Gleichgewicht hält, eine so hohe Säule mit 1 qcm Grundfläche aber 1026 g wiegt, so drückt die Luft auf jedes Quadratcentimeter Flächenraum mit einer Kraft von 1026 g. Dieser Druck wird als **Atmosphärendruck** oder als Druck einer Atmosphäre bezeichnet. Da die oberen Luftschichten auf die unteren drücken, so müssen diese dichter sein als jene, mithin muss auch der Luftdruck am Meeresspiegel ein grösserer sein, als in hohen Regionen; thatsächlich sinkt das Quecksilber im Barometer bei fortschreitendem Steigen in die Höhe für je 11,5 m um 1 mm, sodass dadurch ein Mittel für Höhenmessungen gegeben ist. — Als Wetterglas ist ein Barometer nur soweit zuverlässig, als schnelles Fallen des Quecksilbers, infolge verringerter Expansionskraft der Luft, Sturm ankündigt. (Obgleich bei trockner, dicker Luft das Quecksilber steigt, und wenn der aufgelöste Wasserdunst sich zu condensiren beginnt, somit Regen bevorsteht, dasselbe fällt, ereignet es sich doch auch, dass es bei hohem Barometerstande regnet, und sind hier verschiedene Windströmungen mit zu berücksichtigen.)

Auf den Gesetzen vom Druck der Luft und deren Spannung beruht die Anwendung folgender Körper.

Stechheber und **Pipetten** sind bauchförmig erweiterte Röhren, die oben mit dem Finger verschlossen werden können. Bei beiden hindert der gegen die untere Oeffnung wirkende Luftdruck das Herauslaufen der Flüssigkeit.

Das constante Niveau (bei Wasserbädern, Oellampen etc.) wird dadurch hergestellt, dass in den eigentlichen Behälter ein mit der gleichen Flüssigkeit gefülltes Gefäss mit der Oeffnung nach unten hinein gestürzt wird resp. eintaucht. Bei normaler Höhe der Flüssigkeit im Behälter ist die Oeffnung des eingetauchten Gefässes durch Flüssigkeit gesperrt und wird nur frei, wenn das Niveau im Behälter (durch Verzehrtwerden etc. der betreffenden Flüssigkeit) sinkt. Alsdann aber tritt Luft in das umgestürzte Gefäss; der Atmosphärendruck wird überwunden, und es fliesst nun soviel Flüssigkeit aus, bis das Niveau die Oeffnung wieder versperrt resp. normale Höhe erreicht hat.

Der Saugheber ist eine gebogene Röhre mit ungleich langen Schenkeln; beim Gebrauch muss die Mündung des äusseren tiefer liegen, als die des eingetauchten. Durch Ansaugen des äusseren Schenkels wird die Luft aus diesem entfernt resp. der Luftdruck verdünnt; der die Flüssigkeit belastende Druck treibt diese in den Heber und da die Wassersäule im längeren Schenkel auch länger und schwerer ist, als die im kürzern, läuft sie kraft dieser Schwere aus.

Die Saugpumpe besteht aus dem, unten siebartig offenen, oben mit Klappenventil versehenen Saugrohre, dem ein zweites, oben seitwärts mit Ausflussrohr versehenes Brunnenrohr aufgepasst ist, nebst in dem letzteren auf- und abgehenden, dicht schliessenden, durchbohrten, oberhalb ebenfalls mit Klappenventil versehenen Kolben.

Beim Aufziehen des Kolbens entsteht ein luftverdünnter Raum und der Luftdruck auf die Wasserfläche des Brunnens treibt das Wasser durch das Bodenventil aus der Saugröhre in die verlängerte Brunnenröhre; beim Niedergang des Kolbens drückt die emporgehobene Wassermasse das Bodenventil zu, stösst das Kolbenventil auf, und gelangt somit in die Höhe. Jeder neue Kolbenstoss hebt neue Wassermassen, die ihren Abfluss durch dass Abflussrohr finden. Da der Luftdruck einer Wassersäule von 10,3 m das Gleichgewicht hält, darf sich der Kolben nie höher, als so, über den Wasserspiegel im Brunnen heben, weil mit der bezeichneten Höhe das Wasser im Rohr stehen bleiben würde (bei gewöhnlichen Pumpen schon bei 7 m).

Die Druckpumpe dient dazu, Wasser auf grössere Höhen zu heben. Sie besitzt ein kurzes Saugrohr mit Bodenventil, einen massiven, dicht schliessenden Kolben in dem Aufsatzrohr und am Grunde desselben, anstatt des Ausflussrohres, ein Steigerohr. Hier wird beim Aufziehen des Kolbens in Folge des verminderten Luftdruckes das Wasser durch das geöffnete Klappenventil aufwärts getrieben, beim Niedergang des Kolbens einmal das Ventil geschlossen, dann aber das Wasser seitwärts in das Steigerohr und dort in die Höhe gepresst. In der Feuerspritze treiben zwei abwechselnd wirkende Druckpumpen das Wasser in den Windkessel und bewirken hier eine Compression der Luft, durch welche der Strahl, wie bei der Spritzflasche, hinausgepresst wird.

Die **Luftpumpe** dient dazu, die Luft in einem abgesperrten Raume zu verdünnen. (Otto v. Guerike 1650.)

Die **Ventilluftpumpe** besteht aus einem Stiefel mit Bodenventil, einem im Stiefel auf- und abgehenden, unten mit Klappenventil, oben mit einer Oeffnung versehenen Kolben, dem Teller mit Recipienten und einem Teller und Stiefel verbindendem Rohr. Beim Aufziehen des Kolbens ist das Kolbenventil wegen des äusseren Luftdruckes geschlossen, dagegen entsteht im Stiefel ein luftverdünnter Raum, welcher eine Oeffnung des Stiefelventils und ein Eindringen der Luft aus dem Recipienten in den Stiefel bewirkt; beim Niedergang des Kolbens schliesst sich das Stiefelventil, wogegen sich das Kolbenventil öffnet, und die im Stiefel befindliche Luft durch die obere Kolbenöffnung in die Atmosphäre entweichen lässt. Mit jedem neuen Auf- und Niedergang des Kolbens werden neue Luftmassen aus dem Recipienten entfernt; die Grenze der Luftverdünnung ist durch ein Barometer festzustellen. Eine mit zwei Stiefeln nebst Kolbenzeug versehene Luftpumpe, deren Kolbenstangen durch Zahn- und Hebelwerk miteinander correspondiren, übt doppelte Wirkung aus.

Bei der **Hahnluftpumpe** ist der Kolben massiv. Unterhalb des Tellers, am Verbindungsrohr, befindet sich ein doppelt durchbohrter (Vierwege-, Senguerd'scher) Hahn, der einmal quer durchbohrt ist, dann so, dass das zweite Bohrloch an der äusseren Spitze beginnt, und im innern Theil, 90° von der Querbohrlochmündung endigt. Ist der Hahn geöffnet und man zieht den Kolben aufwärts, so gelangt Luft aus dem Recipienten durch die Verbindungsröhre in den Stiefel; wird der Hahn um 90° gedreht, so ist der Recipient abgesperrt und der Stiefel correspondirt mit der äussern Luft. In dieser Stellung wird der Kolben niedergestossen und so die aufgesogene Luft von demselben in die Atmosphäre getrieben. Durch ferneres, abwechselndes Umdrehen des Hahnes und entsprechendes Auf- und Abtreiben des Kolbens kann die Luft im Recipienten auf das möglichste Maass verdünnt werden.

Praktische Anwendung findet die Luftpumpe in Laboratorien zum **Evacuiren**, um bei niedriger Temperatur und unter geringem Druck abzudampfen oder zu destilliren, um gewisse Verbindungen vor Zersetzung zu schützen. Ferner beim **pneumatischen Röhrensystem** zur Paquetbeförderung. Diese selbst geschieht mittelst Cylinder, welche durch die Röhren gleiten. Ihre Bewegung erfolgt einerseits durch comprimirte Luft, welche aus angeschraubten Ballons in die Röhren gelassen wird, andererseits durch Aussaugen der Luft aus den Röhren durch luftleer gepumpte und angeschraubte Ballons.

Im luftleeren Raum kann kein Thier leben, kein Feuer brennen, kein Schall tönen, ist die Fallgeschwindigkeit für alle Körper gleich, geräth Wasser bei 0° ins Kochen.

In chemischen Laboratorien findet vielfach die **Wasserluftpumpe** zu beschleunigten Filtrationen Verwendung. Die einfachste Form dieses Apparates besteht aus zwei Gefässen, von denen eins sehr hoch, das andere tief steht, und die einerseits unter sich durch einen heberartig wirkenden Gummischlauch verbunden sind, während das obere Gefäss durch Gummischlauch mit der Flasche verbunden ist, durch deren luftdicht schliessenden Gummistöpsel ein Trichter geht, und in die hinein filtrirt werden soll. Das hochstehende Gefäss ist mit Wasser gefüllt. Wird der Heber angesogen, so fliesst das Wasser in das untenstehende Gefäss; gleichzeitig entsteht in der obern Flasche, wie auch in dem mit derselben verbundenen Filtrirapparat ein luftverdünnter Raum, der saugend auf die im Filter befindliche Flüssigkeit wirkt. Wo Wasserleitung, also grosser Druck vorhanden ist, lässt sich durch Einschaltung geeigneter Zwischenapparate die Verdünnung der Luft ausserordentlich weit treiben, der Druck selbst durch ein eingeschaltetes Manometer messen.

Luftballons. Mit Gasen gefüllte Ballons, die specifisch leichter sind, als die atmosphärische Luft ist, schwimmen in derselben. Montgolfier füllte sie 1783 mit erhitzter Luft, Charles mit Wasserstoff, Green mit Leuchtgas. (Anemometer.)

Um den Druck der Gase in verschlossenen Räumen zu messen (z. B. im Mineralwasserapparat) bedient man sich der Manometer. Bei geringerem Druck wendet man Flüssigkeitssäulen an, welche in doppelt gebogenen Röhren enthalten sind und berechnet den Druck nach dem Steigen und Sinken derselben. Zeigermanometer kommen bei grösserem Druck zur Verwendung; bei ihnen drückt das Gas gegen die Mitte einer elastischen Platte und diese überträgt durch Hebel- und Räderwerk die Bewegung einem Zeiger. Sicherheitsventile lassen Gase entweichen, wenn die Spannung grösser wird, als für den Apparat dienlich ist.

Gasometer sind Behältnisse, die zum Auffangen und Aufbewahren der Gase dienen. Aus kleineren Gasometern wird das Gas durch den Druck einer Wassersäule getrieben. Grosse Mengen Gas werden über Wasser unter sehr schweren Metallglocken aufgefangen und durch den Druck dieser ausgetrieben.

Gebläse sind Instrumente, welche den Zweck haben, Luftzug nach einer Richtung hin zu concentriren (Blasebalg). — Feste Körper besitzen das Vermögen, Gase auf ihrer Oberfläche zu verdichten (Glas ist stets mit einer condensirten Lufthülle überzogen, daher das Auskochen des Quecksilbers bei dem Bau der Barometer); poröse Körper besitzen ein noch viel höheres Absorptionsvermögen für Gase (Kohle, Platinmoor). Körper, welche leicht Wasserdampf aus der Luft anziehen, heissen hygroscopisch. — Auch Flüssigkeiten vermögen Gase zu absorbiren. Das Absorptionsvermögen derselben hängt ab von der Natur der Flüssigkeit und des Gases und ist dem Drucke proportional; mit steigender Temperatur nimmt es ab. Jede Gasabsorption ist von Wärmeentwicklung (und Volumzunahme) begleitet. Flüssigkeiten, welche Gase unter hohem Druck absorbirt haben, entlassen diese zum Theil wieder, wenn der Druck aufhört (kohlensaure Wässer). — Das Volumen eines Gases ist dem darauf lastenden Drucke umgekehrt proportional. (Mariotte'sches Gesetz.) — Gase, die über einander geschichtet sind, diffundiren allmälig.

VON DER WÄRME.

Nach der heutigen Anschauung wird die Wärme als eine besondere Art der Bewegung, und der Wärmezustand der Körper als ein bestimmter Bewegungszustand ihrer Moleküle aufgefasst und zwar als **Intramolekularbewegung**. — (Das gilt für die **fühlbare Wärme**, während die **strahlende Wärme** durch Aetherschwingungen verbreitet wird.) Man stellt sich vor, dass bei festen Körpern die Moleküle um eine feste Gleichgewichtslage schwingen, bei flüssigen Körpern eine solche zwar nicht mehr vorhanden, die Entfernungen der Moleküle von einander aber doch an gewisse Abstände gebunden sei, während bei Gasen und Dämpfen die Moleküle gradlinig sich fortbewegen oder kreisen und sowohl gegenseitig, als wie von begrenzenden Wänden zurückgeworfen werden. Die zur Ueberwindung der Molekularattraction (bei festen Körpern) nöthige Wärmeleistung wird als **innere Arbeit** bezeichnet, während die zur Ueberwindung des Atmosphärendruckes (bei flüssigen Körpern) als **äussere Arbeit** bezeichnet wird. Da durch mechanische Mittel (Druck, Reibung, Kraftverwendung) Wärme erregt wird, so lässt sich diese als eine Umwandlung von Massen- in Molekularbewegung betrachten, während umgekehrt die Leistung einer mechanischen Arbeit durch Wärme eine Umwandlung der Molekular- in Massenbewegung sein würde. Das zwischen Wärme und Kraft bestehende Verhältniss würde durch eine bestimmte Zahl ausgedrückt werden können, diese das **mechanische Aequivalent** der Wärme sein. Die weitere Ausführung dieser Lehre gehört in das Gebiet der **mechanischen Wärmetheorie**.

Erregung der Wärme.

Als Hauptwärmequelle ist die **Sonne** anzusehen. Sonnenstrahlen sind um so wirksamer, je mehr ihr Einfallswinkel dem rechten genähert ist. — Von nicht unerheblicher Wirkung ist die **Erdwärme** (Sprudel, Geyser). — Wärme wird ferner bei jedem **chemischen Process** entwickelt (Kalklöschen). Das Verbrennen der Körper im gewöhnlichen Sinne ist ein Oxydationsprocess, welcher gleichzeitig unter Lichtentwicklung vor sich geht; hierzu nöthig ist stets eine höhere Temperatur und Zutritt von Luft (Zug); auf Abkühlung und Absperrung der Luft gründet sich das Löschen. Auch die Quelle der thierischen Wärme ist der chemische Process, insofern der mit der Nahrung eingenommene Kohlenstoff im Körper zu Kohlensäure oxydirt wird. — **Electricität** und **Galvanismus** können Wärme erregen. — Endlich kann durch **Druck und Reibung** Wärme erzeugt werden. (Pneumatisches Feuerzeug, Heisswerden der Wagenachsen, Streichhölzer.)

Verbreitung der Wärme.

Die Wärme pflanzt sich fort durch Leitung oder durch Strahlung. Das Leitungsvermögen ist für verschiedene Körper ungleich. Gute Wärmeleiter theilen ihren einzelnen Theilen Wärme schneller mit, als schlechte; gute Wärmeleiter sind schlechte Wärmehalter, und umgekehrt. (Metalle sind gute, Pelz, Federn, Wolle, Stroh, Holz, Flüssigkeiten und Gase sind schlechte Wärmeleiter.) — Die Verbreitung der Wärme, bei welcher ein Körper einem entfernten Körper Wärme zusendet, heisst Strahlung; Wärmestrahlen schwingen in gerader Richtung. Auch das Wärmestrahlungsvermögen ist für verschiedene Körper ungleich, und zwar senden dunkle und rauhe Flächen mehr Strahlen aus, als helle und glatte; umgekehrt nehmen jene auch wieder mehr Strahlen in sich auf, als diese (Bekleidungsmaxime für Winter und Sommer). Wärmestrahlen brauchen aber nicht blos absorbirt zu werden, sie können auch reflectirt, diffundirt und theilweise durchgelassen werden. Beim reflectirten Strahl ist der Einfallswinkel dem Reflectionswinkel gleich. (Setzt man zwei metallene Hohlspiegel gegenüber und bringt in den Brennpunkt des einen eine Flamme, in den Brennpunkt des anderen Zunder, so wird der Zunder entzündet; an anderen Stellen, als am Brennpunkt, wo die reflectirten Strahlen concentrirt sind, findet keine merkliche Erwärmung statt. Das Differenzialthermometer, was vorzugsweise zur Beobachtung dieser Thatsache dient, ist eine U-förmige Röhre, an beiden Enden mit hohlen Kugeln, und in der Mitte mit etwas Flüssigkeit versehen; sind beide Kugeln, von denen übrigens, um sie empfindlicher zu machen, eine stets geschwärzt ist, gleich temperirt, ist die Flüssigkeit im Gleichgewicht; ist dagegen eine Kugel nur unbedeutend wärmer als die andere, so treibt die ausgedehnte Luft die Flüssigkeit nach der kälteren Seite hin.) — Diffusion nennt man die Verbreitung der Wärmestrahlen auf der Oberfläche der Körper. — Körper, welche Wärmestrahlen durchlassen, ohne sonderlich davon aufzunehmen, heissen diathermane (Steinsalz) im Gegensatz zu athermanen, welche dieselben nicht durchlassen (Russ); solche Körper, welche einen Theil der Strahlen absorbiren, den andern durchlassen, liegen in der Mitte. — Zweifellos stehen die Erscheinungen der Wärme mit denen des Lichtes in enger Beziehung. Wird z. B. das Licht durch ein Prisma aus Steinsalz gebrochen, so ist ausserhalb des sichtbaren Spectrums jenseit Roth mittels des Thermometers Wärme zu beobachten. Es ist somit ein Theil der Lichtwellen so abgelenkt, dass die letzteren nicht mehr sichtbar sind; diese dunklen Lichtwellen sind aber in Wärmewellen verwandelt. Da aber das rothe Licht die längste Wellenlänge besitzt, müssen die nicht sichtbaren Strahlen noch länger sein, und es scheint daher, als ob Licht- und Wärmewellen sich nur durch ihre Länge von einander unterschieden, sodass jene die kürzeren, letztere die längeren wären, zugleich aber in kürzeren Intervallen schwängen.

Wirkungen der Wärme.

Vermehrte Wärme dehnt die Körper aus, verminderte Wärme zieht zie zusammen. Auf dieses Gesetz ist das Thermometer (Cornel. Drebbel 1600), welches zum Messen der Wärme dient, basirt. Das Thermometer ist eine luftleer gemachte, mit Quecksilber gefüllte, gleichmässig hohle, überall verschlossene Glasröhre, welche unten in eine Kugel ausmündet. Das Instrument ist auf einer Scala befestigt, welche derartig normirt ist, dass die Stelle, an welcher das Quecksilber constant in der Röhre stehen bleibt, wenn dieselbe in schmelzendes Eis getaucht wird, mit Gefrier-, Eis-, oder Nullpunkt, diejenige Stelle aber, an welcher das Quecksilber constant stehen bleibt, wenn sie in kochendes Wasser gehalten wird, mit Koch- oder Siedepunkt bezeichnet wird. Diese Entfernung heisst der Fundamentalabstand und ist am Réaumur'schen Thermometer in 80, beim Celsius'schen in 100 gleiche Theile getheilt; in ebenso grosse Theile ist ferner der Abstand vom Nullpunkt bis zur Kugel gebracht; jene Theile heissen Wärme- oder Plusgrade, diese Kälte- oder Minusgrade. Beim Fahrenheit'schen Thermometer liegt der Eispunkt bei 32° Celsius; die Entfernung von hier bis zum Siedepunkt ist in 180 Grade getheilt; der Nullpunkt liegt bei — 18° Celsius. — Zur Messung von Temperaturen, die tief unter dem Gefrierpunkte liegen, bedient man sich eines Weingeistthermometers, da Quecksilber bei — 39° C. gefriert; zur Messung sehr hoher Temperaturen bedient man sich der Pyrometer (Platinastangen, deren lineare Ausdehnung durch ein Zeigerwerk angegeben wird), da Quecksilber bei 360° C. siedet.

Bei der Erwärmung fester Körper unterscheidet man die lineare von der kubischen. Diejenige Zahl, welche angiebt, um den wievielten Theil seiner Länge ein Körper beim Erwärmen von 0° auf 1° sich ausgedehnt hat, heisst der Coëfficient der Längenausdehnung; der Ausdehnungscoëfficient für die kubische Ausdehnung ist dreimal so gross wie der für die lineare. Auf der Ungleichheit der Ausdehnungscoëfficienten für Stahl und Zink beruht die Construction des rostförmigen Compensationspendels der Chronometer, welches der Einwirkung der Temperatur Widerstand leistet. Die meisten Flüssigkeiten dehnen sich von 0—100° nicht regelmässig aus. Völlig abnorm sind die Ausdehnungsverhältnisse des Wassers. Dieses dehnt sich aus, wenn es über 4° C. erwärmt wird, es dehnt sich aber auch aus, wenn es sich unter 4° C. abkühlt und nimmt einen grösseren Raum ein, wenn es zu Eis gefriert. Das Wasser hat seine grösste Dichtigkeit bei 4° C.; das specifische Gewicht des Eises ist 0,9, und es schwimmt deshalb das Eis auf dem Wasser und das Wasser friert deshalb nicht von Grund aus, sondern nur an der kälteren, specifisch leichteren Oberfläche.

Der Ausdehnungscoëfficient für alle Gase ist fast derselbe; Gase dehnen sich der Temperaturerhöhung stets proportional aus. In Folge

Aggregatzustand. Calorie.

der Ausdehnung der Luft durch die Wärme entstehen Bewegungen derselben, welche als Zug und als Wind wahrgenommen werden. Zug entsteht, wenn eine erwärmte Luftsäule vermöge ihres specifischen leichteren Gewichtes nach oben steigt und unten durch kältere Luftströmung ersetzt wird (Schornsteine). An Küstengegenden steigt bei Tage von dem wämeren Lande die Luft empor, während von der kälteren See die Luft landeinwärts strömt (Seewind), während Nachts das Umgekehrte eintritt (Landwind). Während von der heissen Zone fortwährend Luftströme in die Höhe steigen und sich nach den Polen hinbegeben (Aequatorialströme), ziehen von den Polen unausgesetzt die Polarströme dorthin. Die Polarströme werden in Folge der Achsendrehung allmälig in Ostwinde (unterer Passat) verwandelt, während aus den Aequatorialströmen ein Westwind (oberer Passat) wird. —

Vermehrte Wärme vermag eine Aenderung des Cohäsionszustandes hervorzurufen. Die meisten festen Körper werden durch Zuführung von Wärme geschmolzen, Flüssigkeiten werden in gasförmige Körper übergeführt. Die bestimmte Temperatur, bei welcher ein Körper schmilzt, ist sein Schmelzpunkt, die bestimmte Temperatur, bei welcher ein Körper gasförmig wird, ist sein Siedepunkt. Beim Uebergang eines Körpers aus dem festen in den flüssigen, und beim Uebergang eines flüssigen Körpers in Gaszustand wird Wärme gebunden (latent; Schmelzungswärme). (Ein in schmelzendes Eis getauchtes Thermometer zeigt, trotzdem ununterbrochene Wärmezuführung stattfindet, so lange 0°, als noch ein Stückchen Eis vorhanden ist; ein in kochendes Wasser getauchtes Thermometer zeigt unaufhörlich 100°.) Umgekehrt wird Wärme frei, wenn ein gasförmiger Körper flüssig oder ein flüssiger Körper fest wird (kaltes Wasser lässt sich durch Dampfheizung selber zum Kochen bringen, der Dampf wird vom Wasser absorbirt; beim Löschen des Kalkes geht Wasser mit dem Kalk eine feste Verbindung ein). Beim Erstarren geschmolzener Körper ist die frei werdende Wärme nicht überall bemerkbar, besonders wenn die Erstarrung langsam vor sich geht, da alsdann die Wärme allmälig in die Umgebung übergeht. Carbolsäure, unterschwefligsaures Natron und andere Körper vermögen bei ruhigem Stehen tief unter ihrem Erstarrungspunkt flüssig zu bleiben; die kleinste Erschütterung genügt aber, sie fest werden zu lassen und steigt hierbei die Temperatur wiederum weit über ihren eigentlichen Erstarrungspunkt hinaus. Diejenige Wärmemenge, welche nöthig ist, um ein Kilo Wasser um 1° C. höher zu erwärmen, heisst eine Calorie und wird als Maass für latente Wärme benutzt. Die Bindung von Wärme, welche beim Auflösen von Salzen oft in hohem Grade stattfindet, wird praktisch benutzt zu künstlichen Kältemischungen (Gefrierapparate). — Wenn ein fester Körper durch Zuführung von Wärme direkt vergast und die Dämpfe durch Abkühlung wieder zu festen Körpern condensirt werden, heisst dieses Verfahren eine Sublimation. — Eine Flüssigkeit, welche bei gewöhnlicher oder nur schwach erhöhter Temperatur gasförmig wird, verdunstet (Abdampfen).

Jede Verdunstung erzeugt Kälte (Verdunstungskälte; Alkarazas, Gefühl beim Tragen nasser Kleider). Wird eine Flüssigkeit bei hoher Temperatur ins Sieden gebracht, und werden die dabei entweichenden Dämpfe durch Abkühlung zu Flüssigkeiten wieder condensirt, so heisst dieses Verfahren Destillation. Beim Erhitzen des Wassers bemerkt man zuerst aufsteigende Blasen von heissem Wasserdampfe, welche von dem kälteren Wasser verdichtet werden (Singen); erst später, wenn die ganze Masse gleichmässig erwärmt ist, steigen die Blasen bis zur Oberfläche empor und versetzen die ganze Flüssigkeit in eine wallende Bewegung (Sieden). Dies tritt dann ein, wenn der auf der Flüssigkeit lastende Druck der Atmosphäre überwunden ist. Für Wasser ist bei gewöhnlichem Barometerstand von 760 mm der Siedepunkt bei 100° C.; bei niedrigerem Barometerstand resp. unter geringerem Atmosphärendruck siedet das Wasser bei geringerer Temperatur und man wendet Mittel an, den Siedepunkt hier künstlich zu erhöhen. (Wird in einem Kolben Wasser zum Sieden gebracht, der Kolben verschlossen, umgedreht und nun mit kaltem Wasser begossen, so erfolgt bei jedem neuen Wasserguss ein neues Aufkochen des Wassers, bis die Temperatur desselben auf ein Minimum abgekühlt ist; der obere Theil des umgestürzten Kolbens ist mit Wasserdampf erfüllt, welcher durch die Abkühlung zu Wasser verdichtet wird und momentan einen luftverdünnten Raum entstehen lässt, so dass nur ein geringer Druck zu überwinden ist. Construction der Vacuumapparate.) Wird Wasser in einem fest verschlossenen Gefässe erhitzt, so vermehren die entwickelten Dämpfe den Druck, vermögen eventuell mangelnden Atmosphärendruck zu ersetzen (Papin'scher Topf). Ein abgeschlossener Raum kann bei einer bestimmten Temperatur nur eine bestimmte Menge Wasserdampf enthalten (Sättigungsmenge); überschüssiger Dampf wird in kleinen Tröpfchen an kalten Gegenständen niedergeschlagen. Je wärmer ein Raum ist, desto mehr Dampf vermag er aufzunehmen, und je kälter er ist, desto weniger nimmt er auf. Zur Bestimmung des Feuchtigkeitsgehalts der Luft dienen Hygrometer. Wird die mit Wasserdampf gesättigte Luft abgekühlt, so wird der Dampf zu feinen Bläschen condensirt; es entstehen an der Erdoberfläche Nebel, in den höheren Schichten Wolken. Vermögen sich die condensirten Dämpfe nicht mehr in der Schwebe zu halten, so fallen sie als Regen herab; ist die Lufttemperatur bis zum Gefrierpunkt gesunken, so erstarrt der condensirte Wasserdampf zu Schnee. Hagelkörner sind gefrorene Regentropfen. Thau entsteht durch die Abkühlung des Wasserdampfes durch feste Körper, die durch Wärmeausstrahlung der Erde vorzugsweise bei nächtlich heiterem Himmel geschieht; Reif ist als gefrorner Thau zu betrachten.

Der in einem geschlossenen Raume befindliche Wasserdampf übt eine gewisse Spannkraft aus, welche mit zunehmender Temperatur steigt. Gespannte Wasserdämpfe werden angewandt in chemischen und pharmaceutischen Laboratorien zur Bewegung von Maschinen. Dampfmaschinen, welche mit Dampf getrieben werden, dessen Spannung geringer ist als der Druck von 2 Atmosphären, heissen **Niederdruckmaschinen**, zum Unterschiede von **Hochdruckmaschinen**, bei welchen eine Spannung des Dampfes angewendet wird, welche dem Druck von mehr Atmosphären gleich ist.

Der für einen oder andern Betrieb nothwendige Dampf wird im **Dampfkessel** erzeugt. Dieser ist meist von cylindrischer Form, aus genieteten Eisen- oder Kupferplatten bestehend und in den Herd eingemauert. Seine Hauptbestandtheile sind folgende: das **Speiserohr**, zum Einfüllen des Wassers, was meist mittelst einer vom Dampfkessel selbst in Betrieb zu setzenden Dampfpumpe besorgt wird; das **Dampfrohr**, welches den entwickelten Dampf seinem Bestimmungsort zuführt; das **Wasserstandsrohr**, welches den Stand des Wassers im Kessel anzeigt; die **Probirhähne**, von welchen einer mit dem oberen Drittel des Dampfkesselraumes correspondirt und beim Oeffnen Dampf entweichen lassen muss, während der andere mit dem unteren Theil correspondirt und beim Oeffnen Wasser auslaufen lassen muss; das **Manometer**, welches anzeigt, wie viel Atmosphärendruck im Kessel vorhanden ist; das **Sicherheitsventil**, welches bei einem Druck, welcher die Leistungsfähigkeit des Kessels übersteigt, gehoben wird und überflüssigen Dampf entweichen lässt; das **Mannloch**, durch welches sich Jemand in den Kessel begeben kann, um ihn zu reinigen. Die Dicke der Kesselwände muss zum Durchmesser des Kessels und zu dem Drucke, der entwickelt werden soll, in gesetzlichen Verhältnissen stehen. Gefahr tritt ein bei zu hohem Druck und bei zu wenig Wasser im Kessel (Glühend- resp. Weichwerden der Wände und Platzen in Folge stürmischer Dampfbildung beim Einpumpen frischen Wassers).

Jede **Dampfmaschine** besitzt als Hauptbestandtheile (Kraftmaschine) den Dampfcylinder und die Steuerkammer. Der **Dampfcylinder** ist ein starker, sorgfältig ausgebohrter Cylinder von Gusseisen, in welchem sich mit möglichst geringer Reibung der **Dampfkolben** auf- und abbewegt; die **Kolbenstange**, an welcher der Kolben befestigt ist, geht durch den oberen Boden des Cylinders dampfdicht durch und bewegt den Balancier oder die Kurbel, welche die Bewegung fortleiten. Die **Steuerkammer** ist ein kleiner cylindrischer Raum, welcher sich seitwärts vom Dampfcylinder befindet. Dieser Raum steht an einer Seite mit dem Dampfkessel in Verbindung und empfängt von dort seine Speisung; auf der anderen Seite hat er drei Rohre, von denen das obere und das untere in den Dampfcylinder münden, das mittlere (bei den Hochdruckmaschinen) in's Freie führt. In dem Raume geht der **Schieber** an der Schieberstange, welche dampfdicht durch den oberen Boden geht und durch den Balancier resp. die Kurbel bewegt wird, auf und ab. Der Schieber ist ein muschelförmiger Kasten, der gerade so gross ist, dass, wenn er oben ist, er den oberen und mittleren Dampfweg bedeckt und so dem Dampf den Eintritt zu dem Dampfcylinder durch den unteren Dampfweg gestattet, wenn er aber unten ist, den unteren und mittleren Weg bedeckt und den Dampf durch den oberen

Weg in den Dampfcylinder eintreten lässt. Ist die Maschine in Thätigkeit, so wird mit jedem Eintreten des Dampfes in den unteren oder oberen Theil des Dampfcylinders der Kolben nach entgegengesetzter Richtung hin fortgetrieben werden, gleichzeitig aber wird auch der in diesem Theil des Cylinders befindliche Dampf durch den momentan bedeckten Dampfweg in den Schieber gedrückt werden und von hier als ausgenutzt durch den Mittelweg in's Freie gelangen.

Die Hochdruckmaschine hat gewisse Zwischenmaschinen zur Uebertragung der Bewegung; vor allen Dingen ist nöthig, dass die auf- und niedergehende Bewegung (des Kolbens) in eine radförmige verwandelt werde. Dazu dient eine Kurbel mit Bläuelstange. Die Bläuelstange ist am oberen Ende der Kolbenstange gelenkartig befestigt und setzt die Hauptwelle der Maschine in Bewegung; die Gleichmässigkeit der Bewegung wird einerseits durch ein Schwungrad, andererseits durch den von zwei Kegelrädern getriebenen Centrifugalregulator, welcher ausserdem mit der Drosselkappe (im Dampfrohr) in Verbindung steht, geregelt. Zwei an der Hauptwelle angebrachte excentrische Scheiben dienen zur Bewegung des Schiebers und der Druck- und Speisepumpe, welche dem Kessel das nöthige Wasser zuführt.

Die Locomotive ist eine Hochdruckmaschine mit liegenden Cylindern. Der Feuerraum befindet sich in einer Höhlung des Dampfkessels, und durch denselben gehen eine Menge offener Rohre, die sich im Schornstein vereinigen, und durch welche Rauch und heisse Luft abziehen. Der Dampf sammelt sich vorzugsweise in einer kuppelartigen Erhöhung des Dampfkessels (dem Dom) an, von wo er durch ein längeres Rohr abgeführt wird in ein ungefähr an der Mitte des Kessels befindliches Kästchen. Von hier führen ihn zwei Arme rechts und links in die Steuerkammern der beiden Cylinder. Das längere Dampfrohr ist mittelst einer an einer Hebelstange befindlichen Klappe zu verschliessen, sodass der Maschinist in seiner Gewalt hat, mit halbem oder ganzem Dampf zu fahren, oder die Maschine zum Stillstand zu bringen. Die Aenderung im Gange der Maschine wird durch die Steuerung bewirkt, eine hebelartige Vorrichtung, welche die Schieber in den beiden Steuerkammern in die entgegengesetzte Stellung umlegt.

Bei der Niederdruckmaschine steht der mittlere Dampfweg der Steuerkammer nicht mit der atmosphärischen Luft in Verbindung, sondern mit einem Condensator, in welchem der abziehende Dampf durch Einspritzen von kaltem Wasser verdichtet wird. Der verdichtete Dampf wird nebst der angesammelten Luft mittelst der Luftpumpe in den Wasserbehälter und von hier mittelst der Speisepumpe in den Dampfkessel weiter geschafft. Eine dritte Pumpe, die Kaltwasserpumpe, führt frisches Wasser von ausserhalb dem Condensator zu. Sämmtliche Pumpen werden vom Balancier in Betrieb gebracht. Der Balancier ist ein Wagebalken, dem die Bewegung auf einer Seite durch die Kolbenstange mitgetheilt wird und welche diese auf der andern Seite der Bläuelstange überträgt. Diese bewirkt die Umdrehung der

Kurbel, während die Bewegung durch Schwungrad und Regulator wie bei der Hochdruckmaschine regulirt wird. Die Führung des Schiebers geschieht durch eine von der Kurbel gedrehte excentrische Scheibe; die Gradeführung der Kolbenstange wird durch ein mechanisches Parallelogramm bewirkt. —

Werden zwei **gleichartige Körper** von verschiedener Temperatur mit einander gemischt, so findet eine Ausgleichung derselben statt nach der Formel $\frac{a° + b°}{2}$. Werden aber **verschiedenartige Körper** von verschiedenen Temperaturen mit einander gemischt, so findet die Ausgleichung nicht im arithmetischen Mittel statt; die Körper enthalten mithin ungleiche Wärmemengen. Diejenige Wärmemenge, welche erforderlich ist, 1 Kilogramm Wasser um 1° zu erhöhen, heisst eine **Calorie**; diejenige Zahl der Calorien, welche erforderlich ist, von einer andern Substanz 1 Kilo um 1° zu erhöhen, heisst die **specifische Wärme** des Körpers. Die specifische Wärme einfacher Gase steht in umgekehrtem Verhältniss zu ihrer Dichtigkeit. Das Product aus der specifischen Wärme eines Elementes und seinem Atomgewicht ist fast überall die gleiche Zahl (**Atomwärme**); mithin sind Atomgewicht und specifische Wärme der Elemente einander umgekehrt proportional.

VOM LICHT.

Nach der von Newton aufgestellten **Emanationstheorie** sollte von den leuchtenden Körpern ein imponderabler Lichtstoff mit ungeheurer Geschwindigkeit (für die Secunde 42,000 Meilen) fortgeschleudert werden; diese Lichtmassen sollten von festen Wänden zurückgeworfen und durch Anziehung seitens durchsichtiger Körper gebrochen werden können. Da sich jedoch gewisse Erscheinungen (der Interferenz) durch diese Theorie nicht hinreichend erklären lassen, sucht man für das Wesen des Lichtes in der nunmehr überwiegend geltenden, von Huyghens aufgestellten **Undulations- (Vibrations-) theorie**, Erklärung. Demzufolge wird der im ganzen Weltraum verbreitete gewichtlose Aether von den leuchtenden Körpern in Schwingungen versetzt, welche in den beleuchteten Körpern gleiche Schwingungen erregen. Nicht die Aethertheile sollen hier fortgepflanzt werden, sondern nur deren Bewegung; Zurückwerfungs- und Interferenzerscheinungen gleichen denen der Wasserwellen; die Brechung ist aus der verlangsamten Bewegung im dichteren Stoffe herzuleiten. Die Schwingungen des Aethers gelten als transversale; durch verschieden lange Wellen von verschiedener Schwingungsdauer werden die verschiedenen Farben erzeugt, und zwar besitzen die rothen Strahlen die grösste, die violetten Strahlen die kleinste Wellenlänge und Schwingungsdauer. (Roth hat 100,000 Wellen im 69 mm und vollführt in 1 Secunde 452 Billionen Schwingungen.)

Die **Verbreitung** des Lichts geschieht in geraden Linien (Optische Kammer). Eine gerade Linie, in welcher sich das Licht verbreitet, heisst ein **Lichtstrahl**. Die einzelnen Aetherpünktchen desselben schwingen in Ebenen, welche rechtwinklig zur Punktreihe stehen, und verfolgen dabei wellenförmige oder gerade Bahnen. Beim **polarisirten Licht** liegen die gradlinigen Bahnen in einer Ebene (sind sämmtlich parallel zu einander). — Man unterscheidet am Licht zunächst **Farbe** und **Intensität**. Einfarbig oder homogen ist es, wenn die Schwingungsdauer aller Aethertheilchen die gleiche ist. Gemischtes Licht (z. B. das Licht der Sonne) ist durch ein Prisma zu zerlegen. Die Geschwindigkeit des Lichtes beträgt 3,400,000 Kilometer für die Secunde; es gelangt von der Sonne zur Erde in 8 Minuten. Die **Lichtstärke nimmt in demselben Verhältniss ab, in welchem die Quadrate der Entfernungen zunehmen** (Photometer) und wird um so grösser sein, je mehr der Einfallswinkel sich dem rechten nähert. Der Raum hinter einem undurchsichtigen Körper, welcher gar nicht beleuchtet ist, heisst **Schatten** (Kernschatten); ist der Raum jedoch theilweise beleuchtet, so heisst er Halbschatten.

Von den Farben.

Wenn durch ein in die verschlossene Fensterlade eines dunkeln Zimmers gebohrtes Loch ein Sonnenstrahl auf eine dahinter befindliche helle Fläche fällt, so erscheint dortselbst ein rundes, weisses Sonnenbild. Lässt man aber den Lichtstrahl durch ein Glasprisma gehen, so wird er zerlegt und es erscheint ein **Spektrum**, ein Längsstreifen, welcher von über einander in folgender Ordnung geschichteten Farben gebildet ist; Roth, Orange, Gelb, Grün, Blau, Dunkelblau, Violett. (Farbenzerstreuung, Dispersion.) Aus diesen Farben und deren Abstufungen und Uebergängen in einander ist das weisse Sonnenlicht zusammengesetzt und man kann wiederum ein weisses Sonnenbild erzeugen, wenn man das Spektrum in einem Brennglase auffängt und die zum Auffangen bestimmte Fläche dann in dessen Brennpunkt stellt. Jene Farben heissen **Grundfarben**, weil sie sich nicht weiter zerlegen lassen. Wird z. B. in die Fläche, auf welcher das Spektrum vorhanden, ein Loch in Roth gebohrt, und nun ein Prisma vor dasselbe gehalten, sodass die rothen Strahlen dieses passiren müssen, so werden sie zwar gebrochen, aber nicht in der Farbe verändert. Wird die Fläche mit dem Spektrum so durchbohrt, dass alle andern Farben das Bohrloch passiren und nur Roth zurückgehalten wird, und werden jene Farben mit einer Sammellinse vereinigt, so erscheint ein grünes Bild. Dieses Grün ist eine **gemischte Farbe und zwar die Complementärfarbe zu Roth**. Behält man in derselben Weise Orange aus dem Spektrum zurück, so erscheint der gesammelte Rest blau, beim Fehlen des Gelb violett. Da

Weiss eine Vereinigung sämmtlicher Grundfarben ist, so wird man es auch durch Vereinigung einer Grundfarbe mit der zu ihr gehörigen Complementärfarbe erhalten müssen (Feuerwerkskörper).

Die Schichtung der Farben über einander muss der verschieden grossen Brechbarkeit von der Bahn des ursprünglichen Lichtstrahles derselben zugeschrieben werden, und zwar sind die rothen Strahlen am wenigsten, die violetten am meisten (dem ungleichen Dispersionsvermögen) abgelenkt. Nach beiden Seiten hin schwingen aber noch Strahlen, welche dem Auge unsichtbar bleiben und nur an ihrer Wirkung zu erkennen sind; diejenigen, welche jenseit Violett liegen, zeichnen sich durch ihre chemische, diejenigen, welche jenseit Roth liegen, durch ihre thermische Wirksamkeit aus. —

Betrachtet man das durch die Sonne erzeugte Spektrum genauer, so findet man, dass in den Farben dunkle Linien vorhanden sind, resp. an deren Stelle Farben fehlen. Vermöge eines Fernrohres, auf dessen Objectiv das Spectrum geworfen wird, lassen sich über 10000 solcher Linien unterscheiden, von denen die 8 bedeutendsten mit den ersten Buchstaben des lateinischen Alphabetes bezeichnet sind und nach ihrem Entdecker Frauenhofer'sche Linien genannt werden. Während alle glühenden, festen oder tropfbar flüssigen Körper (Platina, Drummond'sches Kalklicht) Spectra ohne alle Linien geben, zeigen Spectra, welche durch glühende Gase erzeugt werden, helle und gefärbte Streifen, die für jedes Element bestimmte Farbe und Stellung im Spectrum haben und für das betreffende Element charakteristisch sind (Spectralanalyse).

Wird eine gefärbte Flamme von Strahlen einer starken Lichtquelle durchbrochen, so werden hier die gleichfarbigen Strahlen absorbirt und es entstehen im Spektrum dort dunkle Linien, wo die farbige Flamme allein helle erzeugt hätte. Die Frauenhofer'schen Linien denkt man sich so von gasigen Körpern der Sonnenatmosphäre, welche den glühenden Kern umgiebt, hervorgerufen.

Da das Prisma in der beschriebenen Weise lichtbrechend wirkt, sieht man durch dasselbe alle Gegenstände mit farbigen Rändern umgeben. Das Farbenzerstreuungsvermögen ist aber nicht für alle Prismen gleich; so z. B. wirkt ein mit Schwefelkohlenstoff gefülltes Prisma ausserordentlich stark, ein Prisma von Flintglas doppelt so stark als eins von Crownglas (bleifrei), obgleich das Brechungsvermögen für beide gleich stark ist. Es wird deshalb ein Prisma von Flintglas, dessen brechender Winkel nur halb so gross ist als der eines Crownglasprisma, ein ebenso grosses Spectrum entwerfen wie dieses. Verbindet man nun ein Crownglasprisma, dessen brechender Winkel unten liegt, mit einem Flintglasprisma, dessen halb so grosser Brechungswinkel oben liegt, so ist hierdurch die Farbenzerstreuung ganz aufgehoben, während die Hälfte der Brechung geblieben ist, das Prisma ist achromatisch, d. h. man sieht durch dasselbe die Körper ohne farbigen Ränder. Nach demselben Princip sind die achromatischen Linsen construirt (Combination einer concaven Linse von Crownglas mit einer schwach convexen von Flintglas), welche die verschieden gebrochenen farbigen Strahlen in einem Punkte zu weissem Lichte vereinigen.

Die natürlichen Farben der Körper, welche vom weissen Sonnenlicht getroffen werden, entstehen dadurch, dass ein Theil der farbigen Strahlen von ihnen absorbirt resp. zu ihrer Erwärmung verwandt wird, während nur dasjenige Licht zurückgeworfen wird, welches unserm Auge als Farbe erscheint. Gefärbte durchsichtige Körper (Glas, Flüssigkeiten) lassen nur gleich gefärbtes Licht durch, während halbdurchsichtige Körper (Goldblättchen, Milchglas, Bilsenkrautöl) andere Strahlen durchlassen, als wie sie zurückwerfen. Atmospärische Luft reflektirt die blauen Strahlen und lässt (bei grosser Feuchtigkeit) die rothen hindurch. — (Fluorescenz- und Phosphorescenzerscheinungen, erregt durch blaue, violette und ultraviolette Strahlen).

Subjektive Farben sind solche, welche nicht von einem fremden Körper ausgehen, sondern im eigenen Auge durch eine Reizung der Netzhaut entstehen, wenn man z. B. einen kleinen Körper bei scharfer Beleuchtung angestrengt fixirt, die Augen schliesst und nach dem Wiederöffnen derselben einen Farbenwechsel des betrachtenden Gegenstandes oder seiner Umgebung, oder wenn man auf eine ganz andere Fläche sieht, ein Nachbild des Körpers empfindet.

Die blaue Farbe des Himmels rührt von der atmosphärischen Luft her; diese ist ein blaues Gas, welches zwar den grössten Theil der Lichtstrahlen durchlässt, aber doch einen kleinen Theil reflektirt. Je dünner die Luft ist, desto weniger Licht reflektirt sie, desto blauer ist der Himmel. Abgeschwächt wird die Farbe durch die in der Atmosphäre schwebenden Wasserdämpfe. Von diesen sind auch gewisse Nuancirungen abzuleiten. Sobald infolge allgemeiner Abkühlung die Wasserdämpfe in Nebelform übergehen, die Strahlen der untergehenden Sonne einen langen Weg zurückzulegen haben und nur die rothen oder orangen Strahlen durchgelassen werden, erscheint das Abendroth. Morgenroth tritt ein, wenn die Sonnenwärme nicht im Stande ist, die Bildung der Morgennebel zu verhindern. Sind im ersteren Falle bereits vor dem Untergang der Sonne grosse Dampfmassen verdichtet, so erscheint das Abendroth lehmfarben (Vorzeichen von Regen); geht im letzteren Falle eine mit der Wärmestrahlung der Sonne im Verhältniss stehende Dampfbildung ohne Nebelbildung vor sich, so erscheint infolge des kürzeren Weges, den die Strahlen zu durchlaufen haben, der Himmel grau (Vorzeichen für gutes Wetter).

Ein Regenbogen wird nur dann gesehen, wenn vor dem Beschauer Regentropfen fallen, hinter dem Beschauer die Sonne steht, und zwar so, dass die Verlängerung einer von der Sonne durch das Auge des Beschauers gezogen gedachte Linie den Mittelpunkt des Kreises trifft, von welchem der Regenbogen ein Theil ist. Die Entstehung desselben hat darin ihren Grund, dass Sonnenstrahlen, welche auf einen Regentropfen fallen, von der dunkleren Rückwand desselben reflektirt und beim Austreten aus der Vorwand dem Beschauer entgegen gebrochen werden. Von den höher gelegenen Tropfen dringt der unterste rothe Lichtstrahl ins Auge, wie umgekehrt von den unteren Tropfen der violette. Im Nebenregenbogen folgen die Farben in umgekehrter Ordnung auf einander. Dieser entsteht in höher gelegenen Tropfen durch Strahlen, welche von der Hinterwand zweimal reflektirt werden, bevor sie austreten und gebrochen werden.

Von der Reflexion des Lichtes.
(Katoptrik.)

Lichtstrahlen, die einen undurchsichtigen Körper treffen, werden von diesem reflektirt. Ist ein solcher Körper glatt polirt, so heisst er ein Spiegel. Eine zur Spiegelebene senkrecht gedachte Linie heisst das Einfallsloth und liegt mit einem einfallenden und dem reflektirten Strahl in derselben Ebene. Der Reflexionswinkel ist dem Einfallswinkel gleich. In ebenen Spiegeln erscheinen die Bilder von gleicher Grösse mit den Gegenständen so weit hinter dem Spiegel, als letztere vor demselben stehen. Diese Spiegelbilder sind keine wirklichen (physische), sondern scheinbare (geometrische). Um das Bild eines leuchtenden Punktes in einem Planspiegel zu finden, fällt man von jenem ein Loth zur Fläche und verlängert dieses um sich selbst. Stellt man zwei Planspiegel in einem Winkel von 60° zusammen, so erscheinen in demselben durch Rückspiegelung fünf Bilder (Kaleidoscop). Parallele Planspiegel erzeugen unendliche, allmälig schwächer werdende Bilder.

Polirte Kugelabschnitte heissen Hohlspiegel; ist die äussere Fläche polirt, hat man einen Convexspiegel, ist die innere Fläche polirt einen Concavspiegel. Beide werfen die Lichtstrahlen eigenthümlich zurück. Die Strahlen, die einen Convexspiegel treffen, werden so reflektirt, als ob sie von einem Punkte kämen, der näher hinter dem Spiegel, als der leuchtende Punkt vor demselben liegt (Zerstreuungsspiegel). Convexspiegel zeigen verkleinerte, aufrechte, geometrische Bilder nahe der Oberfläche und finden selten Anwendung. Beim Concavspiegel kommen verschiedene Strahlen in Betracht. Eine Linie, welche von dem Mittelpunkt der Kugel, deren Abschnitt der betreffende Hohlspiegel ist, bis auf den Mittelpunkt des Spiegels selbst gedacht werden kann, heisst die Achse desselben. Der Mittelpunkt dieser Linie ist der Brennpunkt (Focus). Strahlen, welche vom gedachten Centrum auf den Spiegel fallen, bilden Halbmesser und fallen in sich selbst zurück. Strahlen, welche parallel der Achse auf den Spiegel fallen, werden so reflektirt, dass sie im Brennpunkt vereinigt erscheinen und auch hier die entsprechende Wärme concentriren. Umgekehrt werden Strahlen, die vom Brennpunkt aus auf den Spiegel fallen, parallel der Achse reflektirt (Leuchtfeuer). Von einem Gegenstande, welcher sich zwischen Brennpunkt und Spiegel (innerhalb der Brennweite) befindet, erscheint hinter dem Spiegel ein aufrechtes, vergrössertes, geometrisches Bild. Von einem ausserhalb der Brennweite befindlichen Gegenstande entsteht vor dem Spiegel ein umgekehrtes, physisches Bild, welches um so grösser und entfernter scheint, je näher der Gegenstand dem Brennpunkte zu liegt. Dieses Bild lässt sich sowohl auf einem Schirm auffangen als wie auch vom geeigneten Standpunkt aus mit dem Auge in der Luft schwebend betrachten (Luftbilder).

Von der Brechung des Lichtes.
(Dioptrik.)

Ein schräg auffallender Lichtstrahl wird beim Uebergang aus einem durchsichtigen Körper in einen andern gebrochen, d. h. er verändert seine Richtung. Strahlen, welche auf die Trennungsfläche zweier durchsichtiger Körper senkrecht fallen, werden nicht gebrochen. Diejenige gedachte Linie, welche einen schräg auffallenden Strahl rechtwinklig zur Trennungsfläche trifft, event. durchschneidet, heisst das Einfallsloth; der von dem Einfallsstrahl und dem Einfallsloth gebildete Winkel heisst der Einfallswinkel, zum Unterschiede vom Brechungswinkel, welcher vom Einfallsloth und dem gebrochenen Strahl gebildet wird. Beim Uebergang der Strahlen in einen dichteren Körper ist der Brechungswinkel kleiner, beim Uebergang in einen minder dichten, grösser als der Einfallswinkel. Je grösser der Einfallswinkel ist, desto grösser ist auch der Brechungswinkel. Der Einfallswinkel, dessen Brechungswinkel 90° beträgt, heisst der Grenzwinkel der Brechung; der Grenzwinkel für Wasser und Luft ist 48°. Tritt ein Strahl von unten in Wasser und pflanzt sich derart fort, dass er mit dem Einfallsloth einen Winkel von 48° macht, so macht er bei seinem Austritte in die Luft einen rechten Winkel mit dem Loth, wird resp. parallel der Trennungsfläche sich bewegen. Strahlen, welche mit dem Einfallslothe einen grösseren Winkel bilden, gehen nicht in die Luft über, sondern durch das Wasser zurück; sie werden an der Grenzfläche des Wassers gespiegelt und von hier nach entgegengesetzter Richtung nach unten hin zurückgeworfen (totale Reflexion). Aus dem Uebergange von Strahlen aus dickeren in dünnere (wärmere) Luftschichten erklären sich die Erscheinungen der Fata Morgana. — Eine praktische Anwendung findet die Brechung des Lichtes in der Anwendung geschliffener Gläser. Gläser mit spärisch geschliffenen Oberflächen heissen Linsen und man unterscheidet nach ihrem Aeusseren biconvexe, planconvexe und concav-convexe (Sammel-) Linsen, und biconcave, planconcave und convex-concave (Zerstreuungs-) Linsen. Die Krümmungen sind Kugelflächen, und eine gedachte Linie, welche die Mittelpunkte der zwei Kugeln, deren Theilflächen die Linse begrenzen, mit einander verbindet, heisst die Achse derselben.

Strahlen, welche mit der Achse parallel auf eine convexe Linse fallen, werden so gebrochen, dass sie sich hinter derselben in einem Punkte vereinigen und hier grosse Wärme entwickeln; dieser Punkt heisst der Brennpunkt (Brennglas). Die von dem Brennpunkt aus auf eine derartige Linse fallenden Strahlen laufen beim Austritt mit der Achse parallel. Ein innerhalb der Brennweite befindlicher Körper erscheint dem durch die Linse sehenden Auge aufrecht, vergrössert und weiter entfernt (Loupe). Das Vergrösserungsvermögen einer solchen Loupe ist um so stärker, je näher der Brennpunkt liegt, je gekrümmter ihre Flächen sind. Ein ausserhalb der Brennweite befindlicher Körper erzeugt hinter der convexen Linse ein umgekehrtes, verkleinertes, physisches Bild (Camera obscura), welches um so grösser wird und sich um so mehr zu entfernen scheint, als der Körper sich dem Brennpunkt nähert. — Das Sonnenmikroskop ist so in einer, ein Zimmer völlig verdunkelnden Fensterlade angebracht, dass die mittelst eines schräg gestellten, draussen befestigten Spiegels gesammelten Sonnenstrahlen durch das Instrument auf eine Sammellinse (es können auch zwei hintereinander zur Verstärkung sein), und von hier auf das im Brennpunkte befindliche Beschauungsobject geworfen werden. Der so stark beleuchtete Körper wird nun mittelst einer hinter demselben in einer Fassung befindlichen Sammellinse sehr stark vergrössert auf eine gegenüberliegende weisse Fläche geworfen.

Wird zur Beleuchtung anstatt des Sonnenlichtes das Drummondsche Licht benutzt (durch Knallgasgebläse erhitzter Kalkcylinder) so heisst das Instrument Hydro-Oxygengas-Mikroskop. — Bei der Laterna magica geschieht die Beleuchtung mittelst einer vor einem Hohlspiegel aufgestellten Lampe: die beiden Sammellinsen bewirken eine grössere Schärfe des Bildes.

Von den parallel der Achse auf eine Concavlinse fallenden Strahlen werden diejenigen, die durch den Mittelpunkt derselben gehen (Hauptstrahlen) nicht gebrochen; alle andern divergiren beim Austritte so, dass sie aus einem Punkte, dem Zerstreuungspunkte, zu kommen scheinen. Körper, welche durch eine Zerstreuungslinse betrachtet werden, erscheinen aufrecht, verkleinert und näher gerückt (geometrisches Bild).

Vom Auge und vom Sehen.

Der Augapfel, welcher in der Augenhöhle liegt und durch Muskeln nach allen Seiten hin bewegt werden kann, ist von einer festen, harten, an der Vorderseite durchsichtigen Haut, der Hornhaut (cornea) umgeben; der nicht durchsichtige weisse Theil dieser Haut heisst harte Haut (sclerotica). Unter derselben, im Innern des Auges, liegt eine von Adern reich durchsetzte schwarze Haut, die Aderhaut (choroidea). Diese Haut erfüllt denselben Zweck wie die innere Schwarzfärbung der Fernrohre, eine Verhinderung der Reflexion und dadurch bedingte Unreinheit des Bildes. Die Aderhaut geht vorn in die Regenbogenhaut (iris) über, deren kreisförmige Oeffnung Pupille heisst. Hinter Iris und Pupille liegt die Krystallinse, ein durchsichtiger, biconvexer

Körper, der mittelst des Strahlenkörpers (ligamentum ciliare) an der äusseren Augenwand befestigt ist. Der Raum zwischen Linse und Hornhaut ist mit der wässrigen Flüssigkeit (humor aqueus), der Raum hinter der Linse mit dem gallertartigen Glaskörper (humor vitreus) angefüllt. Iris und Pupille gegenüber an der innern hintern Wand des Auges tritt der Sehnerv (nervus opticus), vom Gehirn kommend, in das Auge und breitet sich netzartig über die Aderhaut aus — Netzhaut (retina), die Empfindung vermittelnd. So ausgerüstet wirkt das Auge wie eine Camera obscura; die von den beleuchteten Gegenständen kommenden Strahlen werden von der Sammellinse auf die Netzhaut geworfen und erzeugen hier kleine, umgekehrte Bilder. Das trotzdem die Körper aufrecht und in ihrer natürlichen Grösse gesehen werden, liegt daran, dass man von Kindheit an vermöge des Tastsinnes die wirkliche Lage der Dinge begreifen gelernt hat und so während des Sehens eine unbewusste Uebersetzung eintritt, theils auch daran, dass man nach dem Eindruck und der Richtung der Lichtstrahlen sichtlich zu empfinden gewohnt ist.

Damit das Bild eines Gegenstandes nicht vor oder hinter der Netzhaut entstehe, muss sich das Auge, vermöge entsprechender Krümmung der Linse, den verschiedenen Entfernungen anpassen (Accommodationsvermögen). Das Accommodationsvermögen kann aber gestört werden oder von Geburt an mangelhaft sein. Während die normale Sehweite ca. 25 cm beträgt, ist dieselbe bei der Kurzsichtigkeit (Myopie) geringer, bei der Weitsichtigkeit (Presbyopie) grösser; beide lassen sich rektificiren durch Brillengläser. Beim Kurzsichtigen fallen die Bilder vor die Netzhaut: concave Gläser, welche die Strahlen zunächst divergiren, werfen nach ihrer Vereinigung das Bild auf die Netzhaut. Beim Weitsichtigen fallen die Bilder hinter die Netzhaut; convexe Gläser sammeln die Strahlen und vereinigen sie als Bild ebenfalls auf der Netzhaut. Zur deutlichen Wahrnehmung eines Bildes gehört ausserdem noch eine gehörige Grösse, Beleuchtung und Zeitdauer.

Die Lichtempfindung hält länger an als das Netzhautbild; ein schnell bewegter Körper scheint gleichzeitig auf seiner ganzen Bahn gesehen zu werden (Raketen, Thaumatrop, Stroboskop, Zoëtrop). Helle Gegenstände auf dunklem Grunde erscheinen grösser, dunkle Gegenstände auf hellem Grunde kleiner als sie sind (Irradiation), infolge der Ausbreitung des Lichteindruckes auf die Umgebung der getroffenen Stellen der Netzhaut.

Das einfache Sehen mit beiden Augen hat seinen Grund in der Vereinigung der beiden Sehnerven im Gehirn und dem dadurch bewirkten einfachen Lichteindruck. Man sieht aber einen Gegenstand nur dann einfach, wenn beide Augenachsen auf denselben gerichtet sind und die Bilder entsprechende Stellen der Netzhaut treffen. Die Entfernung der Körper lernt man durch Uebung schätzen (mit Beziehung auf die Grösse des Netzhautbildes); die Grösse eines Körpers wird nach dem Sehwinkel geschätzt. Alle unter gleichem Sehwinkel befindlichen Körper erscheinen gleich gross, sowie gleich grosse Körper unter abnehmendem Sehwinkel kleiner erscheinen (Perspective). Bei näher liegenden Körpern sind die in beiden Augen entstehenden Bilder nicht völlig gleich, sondern man sieht mit dem linken Auge etwas mehr von der linken, mit dem rechten etwas mehr von der rechten Begrenzungsfläche der beschauten Körper, und ist daher im Stande, diese von Flächen zu unterscheiden, sie überhaupt plastisch wahrzunehmen. Beim Stereoskop werden zwei, jedem Auge speciell entsprechende Bilder durch halbirte Sammellinsen betrachtet und müssen um so mehr verkörpert erscheinen, als, abgesehen von einer nebensächlichen Vergrösserung, diese die Bilder an gemeinsamer Stelle entstehen lassen.

Die Loupe oder das einfache Mikroskop ist eine biconvexe Linse, welche Gegenstände vergrössert zeigt, die man innerhalb der Brennweite betrachtet. Die Vergrösserung ist eine so vielfache als die Brennweite der Linse in der Sehweite des Auges enthalten ist. Vergrösserung nach einer Richtung hin heisst linear, nach zwei Richtungen hin Flächenvergrösserung. — Das zusammengesetzte Mikroskop besteht aus zwei, in einer verschiebbaren, innen geschwärzten Röhre angebrachten Convexlinse. Die dem Auge zugekehrte Linse heisst das Okular, die dem Beobachtungsobjekt zugekehrte das Objectiv. Das Object befindet sich ausserhalb der Brennweite des Objektives, jedoch in der Nähe des Brennpunktes. Das Objektiv bewirkt ein vergrössertes Bild im Innern der Röhre, innerhalb der Brennweite des Okulars, in der Nähe dessen Brennpunktes und wird von diesem gleichsam wie durch eine Loupe nochmals vergrössert. So erscheint es dem Auge. Zwei Linsen von grösserer Brennweite haben dieselbe Wirkung wie eine Linse von kürzerer Brennweite, geben aber ein helleres Bild; man construirt deshalb häufig Okular und Objectiv aus mehreren Linsen. Die Beleuchtung des Objektives geschieht mittelst eines Hohlspiegels, welcher die Lichtstrahlen durch eine Oeffnung des Tischchens sendet. Die Vergrösserung eines Mikroskopes ist das Product der Vergrösserungen von Okular und Objektiv. — Die gewöhnlichen Mikroskope gewähren Vergrösserungen bis zu 1000 linear. Durch Einschaltung eines Wasser- oder Oeltropfens zwischen Deckgläschen und Objektiv (Immersion) werden jedoch noch erheblich stärkere Vergrösserungen erhalten. — Als Maass für Vergrösserungen dient das Glasmikrometer, welches sowohl auf den Objekttisch gelegt, wie vor dem Okular angebracht werden kann. — Zur Prüfung der Güte oder Leistungsfähigkeit eines Mikroskopes dienen Testobjekte (Diatomeen, Nobert'sche Gitter).

Die Fernrohre werden eingetheilt in Refraktoren (Diopter) und Reflektoren (Spiegelteleskope); zu den ersteren gehören folgende drei Arten. Das astronomische Fernrohr besteht aus einem Okular von geringer, und einem Objectiv von grosser Brennweite; beide können durch Auszüge einander genähert oder von einander entfernt werden.

Das Objektiv erzeugt im Innern des Rohres, nahe dem Brennpunkte, ein umgekehrtes Bild, welches vom Okular vergrössert wird. Die Brennpunkte beider Biconvexgläser fallen zusammen in einem Punkt. Die Vergrösserung ist eine sovielmalige, als die Brennweite des Okulars in der des Objektivs enthalten ist. Das Erdfernrohr erzeugt aufrechte Bilder, was durch eine Verlängerung des Tubus und Einschaltung einer dritten biconvexen Linse bewirkt wird. Das holländische oder galiläische Fernrohr (Opernglas, Krimstecher) besitzt als Okular eine biconcave Linse, als Objektiv eine biconvexe Linse von erheblicher Brennweite. Das Okular mit seinem Zerstreuungspunkte befindet sich innerhalb der Brennweite des Objektivs, indessen liegt der Zerstreuungspunkt des ersteren dem Brennpunkte des letzteren möglichst nahe. Das durch das Objektiv erzeugte, umgekehrte Bild würde vor dem Okular entstehen; die Strahlen werden aber bereits vorher von demselben aufgefangen und so reflektirt, dass nunmehr ein aufrechtes, vergrössertes Bild im Innern des Rohres entsteht, welches vom beschauenden Auge wahrgenommen wird. Die Vergrösserung ist eine sovielmalige, als die Zerstreuungsweite des Okulars in der Brennweite des Objektivs enthalten ist. — Das Newton'sche Teleskop bildet einen weiten, oben offenen, unten durch einen metallenen Hohlspiegel verschlossenen Tubus. Das vom Hohlspiegel erzeugte Bild wird von diesem auf einen im Winkel von 45° befestigten Spiegel im Innern des Rohres geworfen und wird hier durch das in einer Seitenöffnung des Tubus angebrachte, als Loupe wirkende Ocular (Biconvexlinse) betrachtet. In ähnlicher Weise sind auch andere Spiegelteleskope (von Herschel und Gregory) construirt.

Interferenz, Beugung und Polarisation des Lichtes.

Einfarbige Strahlen, die von derselben Lichtquelle herstammen, und auf ihrem Wege in einem sehr spitzen Winkel zusammentreffen, heben einander auf und erzeugen Dunkelheit, wenn ihre Wege um ein ungerades Vielfaches einer halben Wellenlänge verschieden sind; bei der Differenz eines geraden Vielfachen verstärken sie einander. Dieses Zusammenwirken zweier Lichtstrahlen wird mit dem Namen Interferenz bezeichnet.

Lichtstrahlen, die durch eine feine Oeffnung gehen, werden bei ihrem Austritt zum Theil von der geraden Bahn abgelenkt, sie erleiden eine Beugung. Man erblickt Beugungsfiguren (helle und dunkle Ringe), wenn man das auf einer runden glänzenden Oberfläche befindliche kleine Sonnenbild durch eine mit der Nadel gestochene Oeffnung betrachtet, oder, (helle und dunkle Streifen, die hellen von der Mitte nach den Seiten zu an Intensität abnehmend) wenn man durch einen schmalen Spalt Sonnenstrahlen horizontal auf einen, in einem dunkeln Zimmer aufgestellten, weissen Schirm fallen lässt. Sehr schöne Beugungserscheinungen beobachtet man beim Passiren der Strahlen durch feine in Glas radirte parallele Linien (Nobert'sche Gitter), sowie beim Sehen durch den Bart einer zarten Vogelfeder nach einer Lichtflamme hin. Diese Erscheinungen werden dadurch erklärt, dass man den Austritt des Strahlenbündels mit dem Ausfluss eines Wasserstrahles vergleicht. So, wie die mittleren Theile des Wassers getroffen werden, um nach dem Austritt durch die Oeffnung zum Mittelpunkte neuer Wellen werden, ist es auch für die austretenden Aethertheilchen anzunehmen, sodass dieselben Mittelpunkte neuer Wellen werden, bei denen das Wellenthal der einen mit dem Wellenberge der anderen zusammentrifft, die einander verstärken, wo die Schwingungszustände dieselben sind, und auslöschen, wo das Gegentheil stattfindet.

Lässt man bei den oben angeführten Versuchen durch Anwendung gefärbter Gläser nur einfarbiges Licht auf den Schirm fallen, so kann man beobachten, dass die entstehenden Spektren verschieden gross sind. Diese Differenzen geben Momente zur Ermittelung der Länge der Lichtwellen und ihrer Schwingungsdauer. Es beträgt

für:	Die Wellenlänge in $\frac{1}{10000}$ Millimetern:	Die Schwingungszahl für eine Secunde:
Roth	69	452 Billionen
Orange	66	472 ,,
Gelb	59	528 ,,
Grün	48	650 ,,
Blau	43	725 ,,
Violett	40	780 ,,

Merkwürdig glänzende Farbenerscheinungen bemerkt man an dünnen Blättchen (Seifenblasen, Insektenflügeln etc.). Diese Farben entstehen durch Interferenz. Fallen Lichtstrahlen auf eine dünne Schicht eines durchsichtigen Körpers, so werden sie theilweise von der oberen Fläche reflektirt, theils gehen sie hindurch und werden von der unteren Fläche reflektirt. Der von der unteren Fläche reflektirte Strahl wird aber in dieselbe Richtung mit einem anderen, von der oberen Fläche reflektirten Strahl gerathen, diesen einholen und es wird je nach der Differenz der durchlaufenen Wege eine Verstärkung oder eine Aufhebung (Erlöschen) eintreten. Löschen nun bei dieser Gelegenheit sich beispielsweise rothe Wellen des zusammengesetzten Tageslichtes gegenseitig aus, so wird unserem Auge die Ergänzungsfarbe für Roth, Grün, sichtbar. In ähnlicher Weise entsteht das gesammte Farbenspiel, dessen Wechsel durch die ab- und zunehmende Dicke des Blättchens, wie bei der Seifenblase, dem Collodiumhäutchen etc. noch lebhafter wird.

Während beim gewöhnlichen Lichtstrahl die Oscillationen der Aethertheilchen nach allen möglichen senkrecht zur Axe stehenden Richtungen erfolgen, ist es durch bestimmte Mittel zu bewirken, dass die Oscillationen nur nach einer einzigen Richtung hin erfolgen; ein solcher Strahl heisst linear polarisirt und seine Axe zeigt sowohl in der Schwingungsebene, als wie in der zu ihr stehenden Senkrechten vom gewöhnlichen Strahl abweichende Eigenschaften. Die Polarisation kann durch Reflexion oder durch einfache oder doppelte Brechung des Lichtes in Krystallen erfolgen. Die Reflexionserscheinungen werden aus der Beschreibung des Polarisationsapparates erhellen. Dieser Apparat besteht aus einem runden Gestell, welches von zwei Säulen getragen wird, zwischen welchen eine um ihre Achse, gleich einem Toilettenspiegel drehbare Glasplatte angebracht ist, welche in einem Winkel von 35,5° zur Vertikalen befestigt wird. Den unteren Boden bildet ein Spiegel, den oberen Boden eine Glasplatte (das Tischchen). Auf diesem Gestelle steht ein zweites, kleineres, welches ebenfalls eine um ihre Achse drehbare, hinten geschwärzte Glasplatte (Metallspiegel üben keine polarisirende Wirkung aus) trägt und mit dieser zusammen kreisförmig gedreht werden kann. Fällt nun ein Lichtstrahl auf die untere drehbare Glasplatte — den Polarisationsspiegel — so geht ein nicht in Betracht kommender Theil hindurch; ein Theil jedoch wird reflektirt, auf den untern Boden geworfen und wird von diesem auf die obere drehbare geschwärzte Glasplatte zurückgeworfen; dieser Strahl ist polarisirt. Er unterscheidet sich von gewöhnlichen Lichtstrahlen dadurch, dass diese die Aetherwellen nach allen Richtungen hin in Schwingungen versetzen, während jener diese Wirkung nur nach einer Richtung hin ausübt; diese Richtung heisst die Schwingungsebene. Sobald nun die beiden drehbaren Glasflächen des Apparates parallel über einander stehen, erscheint das Gesichtsfeld in der oberen Platte hell; macht man aber eine kleine Drehung im Kreise nach rechts oder links, so wird es trübe, und wird dunkel, sobald eine Viertelkreisdrehung vollendet ist und die Glasflächen gekreuzt zu einander stehen; bei einer Weiterdrehung um 90° erscheint es wieder hell, verdunkelt bis zur Dreiviertelkreisstellung und erhellt wieder nach völliger Vollendung der Kreisdrehung. Mit dem oberen Spiegel ist natürlich auch dessen Polarisationsebene um je 90° gedreht worden und bildet alsdann mit der des unteren Spiegels einen rechten Winkel. Legt man bei gekreuzter Stellung der Spiegel auf das Glastischchen eines Polarisationsapparates ein senkrecht zu seiner Achse geschliffenes Stück Bergkrystall, und betrachtet durch rothes Glas (um einfarbiges Licht zu haben), so erscheint das Bild desselben im oberen (Zerlegungs-) Spiegel hell; es wird aber dunkel, sobald der Zerlegungsspiegel nach links oder rechts gedreht wird, sodass angenommen wird, der Bergkrystall habe die Polarisationsebene der von unten kommenden Strahlen gedreht. Eben dieses Verhalten der Cirkularpolarisation zeigen auch mancherlei Flüssigkeiten, welche in Glascylinder auf das Tischchen gestellt werden, und man nennt diese rechtsdrehend, wenn man zur Hervorbringung des dunkeln Feldes den Zerlegungsspiegel rechts umdrehen muss, linksdrehend im umgekehrten Falle. Da die Flüssigkeitssäulen verhältnissmässig lang sein müssen, wendet man hierzu einen Apparat an, welcher aus einem liegenden, zur Aufnahme der Flüssigkeit bestimmten Glascylinder und aus zwei Nicol'schen Prismen besteht, welche vor und hinter dem Glase liegen und die Polarisationsspiegel vertreten. Da die Ablenkung um so grösser ist, je concentrirter eine Lösung ist, so kann ein solcher Apparat auch zur Ermittelung des Procentgehaltes gewisser Körper dienen (Saccharimeter).

Wie schon bemerkt, kann die Polarisation aber auch durch Strahlenbrechung geschehen, für welche besonders der Kalkspath geeignet ist. Ein Lichtstrahl, welcher auf ein Rhomboeder oder Prisma von Kalkspath fällt, theilt sich in zwei Strahlen, die beide ungleich polarisirt sind. Behufs Verwendung der so polarisirten Strahlen zieht man vor, nur den einen, der in der Richtung des einfallenden Lichtes austritt, zu benutzen, den andern aber zu beseitigen. Man erreicht das, indem man ein vierseitiges Kalkspathprisma zerschneidet, sodass der Hauptschnitt durch die kurzen Diagonalen der beiden rautenförmigen Endflächen geht, und die polirten Schnittflächen mit Canadabalsam wieder aufeinander kittet. Die so hergestellten, in eine Hülse gefassten, bereits oben erwähnten Nicol'schen Prismen, von welchen dasjenige, welches dem unteren Spiegel im Polarisationsapparat entspricht, als Polarisator, das dem oberen entsprechende aber als Analysator bezeichnet wird, bewirken nunmehr dieselben Erscheinungen, wie die gekreuzten Spiegel. — Eine besondere Verwendung findet aber noch die Interferenz des polarisirten Lichtes. Wird zwischen Polarisator und Analysator eine Platte von Bergkrystall eingeschaltet, erscheint dieselbe, durch letzteren betrachtet, lebhaft gefärbt und ändert die Farbe in der Reihe der Farben des prismatischen Spektrums, wenn der Analysator um seine Axe gedreht wird, und zwar giebt es rechtsdrehende und linksdrehende Krystalle, bei denen die Aufeinanderfolge der Farben eine entgegengesetzte ist. Es wird hier jeder gradlinig polarisirte Strahl beim Eintritt in die Quarzplatte in zwei circularpolarisirte Strahlen zerlegt, welche sich mit ungleicher Geschwindigkeit im Krystall fortpflanzen. Diese Eigenschaft des Bergkrystalls benutzt man, um sehr geringe Drehungen im Polarisationsapparat zu erkennen. Fügt man zwei senkrecht zur Axe geschnittene Quarzplatten, von denen die eine links-, die andere rechtsdrehend ist, so erscheint eine solche Platte zwischen parallel gestellten Nicols purpurviolett. Bei ganz geringer Drehung des Analysators nimmt jedoch die eine Hälfte röthliche, die andere bläuliche Färbung an und verändert die Farbe immer mehr bei weiterer Drehung. Hat man nun die Nicols mit völlig neutralem Lichte eingestellt, so wird jede noch so schwach drehende Flüssigkeit eine Farbenspaltung hervorrufen, und man kann aus der Grösse des Winkels, um welchen man den Analysator drehen muss, um wieder einfaches Licht zu erhalten, die Grösse der Ablenkung bemessen, die durch die polarisirte Flüssigkeit bewirkt worden ist.

Chemische Wirkungen des Lichtes.

Der Einfluss des Lichtes auf chemische Verbindungen und Zersetzungen ist ganz bedeutend. Chlor und Wasserstoffgas vereinigen sich bei direktem Sonnenlicht unter Explosion. Chlor, in Wasser gelöst, verbindet sich unter dem Einfluss des Sonnenlichtes mit dem Wasserstoff des Wassers zu Salzsäure. Salpetersäure zerfällt in Sauerstoff und Untersalpetersäure. Chlorsilber wird reduzirt. Nur unter dem Einfluss des Lichtes finden die Prozesse statt, welche die Ernährung und das Leben grünender Pflanzen bedingen. Eine ergiebige Anwendung der chemischen Lichtwirkungen wird in der Photographie gemacht. Der photographische Prozess besteht in folgenden Einzelhandlungen: Anfertigung des Negatives (eines Bildes, auf welchem die hellen Stellen des Gegenstandes dunkel und die dunkelen hell erscheinen), wozu nöthig ist, dass in einer dunkeln Kammer eine Glasplatte mit Jodsilber-Collodium oder Bromsilber-Gelatine überzogen und diese in einer Camera belichtet wird. Durch die Belichtung wird das Jod- resp. Bromsilber zersetzt und zwar dort am stärksten, wo die hellsten Stellen des Gegenstandes erscheinen. Durch Begiessen mit Pyrogallussäure im finstern Raume wird das Bild hervorgerufen, wobei das Jod resp. Brom sich von den vom Licht getroffenen Stellen ablöst und das Silber als schwarze Masse zurückbleibt. Durch Abwaschen des unzersetzt gebliebenen Jod- resp. Bromsilbers mit unterschwefligsaurem Natron wird das Bild fixirt, worauf von dem Negativ Positive angefertigt werden, was dadurch geschieht, dass mit Chlorsilber überzogenes Papier (welches nacheinander mit Kochsalz- und Silbernitratlösung getränkt wurde), unter das Negativ gelegt und von der Sonne belichtet wird. Hier findet derselbe Reduktionsprozess wie oben statt. Das Fixiren geschieht durch ein Bad von unterschwefligsaurem Natron, worauf zwischen Fliesspapier getrocknet wird.

VOM SCHALL.
(Akustik.)

Der Schall entsteht durch stehende Schwingungen elastischer Körper und wird durch fortschreitende Schwingungen (longitudinale Luftwellen) fortgepflanzt. In Bezug auf Menschen ist der Schall auf Vorgänge in der Aussenwelt zurückzuführen, welche Empfindungen des Gehörsinnes hervorrufen. (Bau des Ohres: Ohrmuschel, Gehörgang, Trommelfell; Trommelhöhle, eustachische Röhre; Hammer, Amboss, Linse, Steigbügel; Labyrinth mit rundem und ovalem Fenster, Vorhof, drei halbkreisförmige Canäle, Schnecke; Corti'sches Organ, Gehörflüssigkeit, Gehörnerv). — Der Schall verbreitet sich durch feste, flüssige und gasförmige Körper; die Luft leitet den Schall um so besser, je dichter sie ist — im luftleeren Raume kann kein Ton erschallen. Die Geschwindigkeit, mit welcher sich der Schall in der Luft verbreitet, beträgt für die Secunde 333 Meter; die Geschwindigkeit, mit welcher sich der Schall durch Wasser fortpflanzt, ist viermal so gross. Wenn der Schall aus einem Körper in den anderen eintritt, verliert er an Stärke; dasselbe ist der Fall, wenn er ungleich dichte Medien passirt (Gewitterwolken).

Für die Zurückwerfung des Schalles gilt dasselbe Gesetz, wie für alle elastischen Körper; sie werden von einer Fläche unter demselben Winkel zurückgeworfen, unter welchem sie dieselbe getroffen haben. In eng begrenzten Räumen (Zimmern) wird der zurückgeworfene Schall mit dem ursprünglichen zugleich gehört; in weit begrenzten Räumen (Kirchen) wird der zurückgeworfene Schall etwas später gehört, als der ursprüngliche (Nachhallen). Wenn der reflektirte Schall sich ganz deutlich vom ursprünglichen unterscheidet, so ist ein Echo vorhanden. Ein solches kann nur entstehen, wenn die reflektirende Wand mindestens 19 Meter entfernt ist, und zwar erfordert jede einzelne Silbe gleichen Abstand. Repetirende Echos erfordern mehrere zurückwerfende, möglichst parallele Flächen. — Wird im Brennpunkte eines parabolischen Hohlspiegels ein Schall erregt, so wird derselbe von einem in gewisser Entfernung gegenüberstehenden zweiten Hohlspiegel derart reflektirt, dass die Schallwellen im Brennpunkte desselben wieder vereint werden (Schallgewölbe).

Unregelmässig zusammengesetzte Schallreihen werden zum Geräusch, während einfache, stetig fortschreitende Schallwellen Töne hervorrufen. Man unterscheidet am Ton die Höhe, die Stärke und die Klangfarbe. Der Ton kann erregt werden durch zahlreich und regelmässig aufeinander folgende starke Stösse von kurzer Dauer (Sirene), durch schnelle Schwingungen begrenzter Luftmassen (Pfeifen), durch schnelle Schwingungen gespannter biegsamer elastischer Körper (Saiten, Membranen), oder durch schnelle Schwingungen starrer elastischer Körper (Stäbe, Platten). Je grösser in der Sekunde die Zahl seiner Schallwellen ist, desto höher ist der Ton. Gleich hohe Töne haben gleiche Schwingungszahlen und gleiche Wellenlänge; höhere Töne haben grössere Schwingungszahlen, aber kürzere Schallwellen. Die Wellenlängen zweier Töne verhalten sich umgekehrt, wie ihre Schwingungszahlen.

Der tiefste in der Musik gebräuchliche Ton, das Subcontra C_2, macht 16 Schwingungen in der Secunde bei einer Wellenlänge von 20 Metern; jede Octave erfordert die doppelte Anzahl von Schwingungen (Contra C 32 bei einer Wellenlänge von 10 Metern; grosses C 64 bei einer Wellenlänge von 5 Metern etc.). Der Ton a (Ton der Stimmgabel) hat die Schwingungszahl 440 (deutscher Kammerton; französischer nur 435). Die Oktaven werden bezeichnet mit
Subcontra, Contra, Gross, Klein, Eingestrichen, Zweigestrichen etc.
C_2 C_1 C c c' c''

Die Töne der Durtonleiter haben folgende Schwingungszahlen:

Grundton,	Secunde,	Gr. Terz,	Quarte,	Quinte,
C	D	E	F	G
1	$9/8$	$5/4$	$4/3$	$3/2$

Sexte,	Gr. Septime,	Octave.
A	H	C
$5/3$	$15/8$	2

Würde man einfachste ganze Zahlen setzen, so würde folgendes Verhältniss resultiren:

C	D	E	F	G	A	H	C
24	27	30	32	36	40	45	48

In gleich einfacher Weise sind auch die **Wellenlängen** für die einzelnen Töne zu ermitteln. Während z. B. c' 256 Schwingungen macht, macht seine Quinte g $3/2$ Schwingungen. Ein Ton, der 3 Schwingungen macht, während ein anderer nur eine macht, hat aber, wie oben angegeben, $1/3$ der Wellenlänge der anderen; da g aber nur die Hälfte von 3 Schwingungen macht, hat es eine doppelt so grosse oder $2/3$ der Wellenlänge von c'. Die Wellenlänge von c' beträgt 1,25 m, mithin die Wellenlänge für g' $2/3 \times 1{,}25 = 0{,}825$ m. So beträgt die Wellenlänge der Quart $3/4$, die der Terz $4/5$ von der des Grundtons.

Das Verhältniss der Schwingungszahlen zu einander wird **Intervall** genannt. Die Intervallen werden durch folgende Bruchzahlen ausgedrückt;

C	D	E	F	G	A	H	C
	$9/8$	$10/9$	$16/15$	$9/8$	$10/9$	$9/8$	$16/15$

d. h. in gleicher Zeit macht D $9/8$mal so viel Schwingungen, wie C, E $10/9$mal soviel wie D etc. — Das Intervall $9/8$ ist das eines grossen, ganzen Tones, das Intervall $10/9$ das eines kleinen ganzen Tones, das Intervall $16/15$ das eines grossen halben Tones.

Wenn man von irgend einem Ton in denselben Intervallen fortschreitet, so erhält man die entsprechende **Durtonleiter**. Um aber ein solches Fortschreiten möglich zu machen, müssen zwischen die Töne der diatonischen Tonleiter $c\ d\ e\ f\ g\ a\ h\ c'$, welche die fünf grösseren Intervallen geben, noch Halbtöne eingeschaltet werden, sodass die Octave zwölf Halbtöne umfasst (**chromatische Tonleiter**). Zur Einschaltung wird das Intervall 25 : 24 benutzt (kleiner halber Ton) und zwar wird, um vom tiefern Ton auf den höhern zu kommen, mit $25/24$ multiplizirt und dem tiefern Ton die Silbe *is* angehängt, während, um auf den niedern zu kommen, mit $24/25$ multiplizirt und dem hohen Ton die Silbe *es* angehängt wird. Diese Töne sind keineswegs mathematisch gleichwerthig, jedoch von so geringer Abweichung, dass sie in der Musik als gleichwerthig angesehen werden und das Ohr eine Differenz nicht mehr wahrnimmt.

An die **Unreinheit der Töne** ist das menschliche Ohr bis zu einem gewissen Grade gewöhnt, da die Stimmung der Instrumente in fortschreitenden Terzen oder Quinten nicht möglich ist. Wie oben erwähnt, macht die grosse Terz $5/4$ Schwingungen, während der Grundton 1 Schwingung macht; die grosse Terz der ersten macht $5/4 \times 5/4$ Schwingungen und die grosse Terz der zweiten $5/4 \times 5/4 \times 5/4 = 125/64$ Schwingungen macht. Der letztere Ton ist aber gleichzeitig die Oktave des Grundtones, welchem thatsächlich $128/64$ Schwingungen entsprechen.

Sind daher die Terzen rein, so sind die Oktaven unrein, und umgekehrt, und man muss, um dieses Verhältniss auszugleichen, beim Stimmen der Instrumente „den Ton schweben lassen". Diese Vertheilung der Töne, bei welcher die Octaven rein und die zwölf Halbtöne einer Octave ganz gleiche Intervalle erhalten, wird **gleichschwebende Temperatur** genannt.

Unter **Obertönen** versteht man die höheren Töne, welche ein und derselbe Körper geben kann, und deren Schwingungszahlen Vielfache von der Schwingungszahl des Grundtones sind. Höhe, Stärke und Anzahl der Obertöne bestimmen die **Klangfarbe des Instrumentes**.

Unter passenden Umständen vermag ein tönender Körper das Mittönen eines anderen zu erregen. Dieses Mittönen, durch welches der ursprüngliche Ton verstärkt wird, wird als **Resonanz** bezeichnet (Anwendung bei sämmtlichen Musikinstrumenten).

Bei **Saiteninstrumenten** (Geigen, Harfen, Clavieren) wird der Schall durch Transversalschwingungen der Saiten bewirkt. Bei Schwingungen der ganzen Saite verhalten sich die Schwingungszahlen (Tonhöhen) umgekehrt wie die Längen der Saiten. Die Höhe des Tones ist abhängig von der Länge, Dicke und Spannung der Saite. Wie ganze Saiten, so können auch gewisse Theile derselben zum Schwingen gebracht werden; die nach entgegengesetzter Richtung hinschwingenden Theile werden durch ruhende Punkte (Schwingungsknoten) von einander getrennt (Flageolettöne). Der durch Schwingungen einer getheilten Saite hervorgebrachte Ton entspricht der Länge eines der gleichen Theile.

Bei **Blaseinstrumenten** (offene und gedeckte Pfeifen, Trompeten) wird der Schall durch Longitudinalschwingungen der durch Stösse in Bewegung gesetzten Luft bewirkt. Bei Pfeifen verhalten sich die Schwingungszahlen umgekehrt wie die Längen. Die Wellenlänge des Tones einer gedeckten Pfeife ist das Vierfache ihrer Länge, und giebt eine gedeckte Pfeife denselben Ton, wie eine offene Pfeife von der doppelten Länge.

Das **Tönen klingender Instrumente** (Stimmgabeln, Triangel, Zinken der Spieldosen) wird durch Transversalschwingungen elastischer Stäbe hervorgebracht, wogegen durch Longitudinalschwingungen elastischer Stäbe **Zungenwerke** (Zungenpfeifen, Harmonika, auch Oboe und Fagott) zum Tönen gebracht werden. Es verhalten sich in letzterem Falle die Schwingungszahlen zweier Stäbe von gleichem Material und Querschnitt umgekehrt wie ihre Längen. In der Mitte befestigte Stäbe verhalten sich hierbei wie offene, endseitig befestigte Stäbe wie gedeckte Pfeifen. Den Zungenpfeifen ähnlich ist das **menschliche Stimmorgan** construirt. Ueberall ist die Schwingungszahl abhängig von der Gestalt der Luftsäule (bei Blasinstrumenten) oder von der Spannung der Zungen (Stimmbänder).

Lärminstrumente oder gleichartige Scheiben oder Platten (Glocken, Becken, Pauken, Glasscheiben) werden durch stehende Transversalschwingungen zum Tönen gebracht. Die schwingenden Theile sind durch Knotenlinien von einander abgegrenzt, die durch aufgestreuten Sand sichtbar gemacht werden können (Chladni'sche Klangfiguren).

Unter **Klangfarbe** versteht man den besonderen Charakter des Tones oder die Eigenthümlichkeit, welche gleich hohe und gleich starke Töne dennoch verschiedenartig erkennen lässt. Die Klangfarbe ist weder von der Schwingungsdauer, noch von der Schwingungsweite (Amplitüde), sondern einzig von der Schwingungsform abhängig.

Als **Interferenz** der Schallwellen bezeichnet man die Thatsache, dass Luftwellen, welche von einer gemeinschaftlichen Schallquelle auf verschiedenen Wegen fortgeleitet, schliesslich aber durch irgend welche Umstände wieder zusammengeführt werden, den Ton verstärkt oder vernichtet bringen, wenn der Unterschied der Wege eine gerade resp. ungerade Anzahl halber Wellenlängen beträgt.

Die Hörbarkeit der Töne ist begrenzt. Man nimmt an, dass der durch 16 Schwingungen in der Secunde erregte Ton (das Subcontra *C*) der tiefste, der durch 42 240 Schwingungen erregte Ton (das achtgestrichene *e*) der höchste sei, der durch das Gehörorgan empfangen werden könne. Die höchsten Töne erregen Schmerzen im Ohr.

MAGNETISMUS UND ELECTRICITÄT.

Magnetismus.

Das Wesen des Magnetismus ist völlig unbekannt; wir kennen nur einige magnetische Wirkungen und machen davon Anwendung. Die älteste und bekannteste Wirkung, welche zuerst am natürlichen **Magneteisenstein** wahrgenommen wurde, ist die Anziehung des Eisens. An jedem magnetischen Stabe sind zwei Stellen, an welchen vorzugsweise die Wirkung zu Tage tritt; diese Stellen heissen die **Pole** des Magneten. Die Wirksamkeit eines Magneten auf Eisen durchdringt heterogene Körper, event. pflanzt sich durch diese fort. Ein frei schwebender Magnetstab nimmt in der Ruhe die Stellung von Norden nach Süden an; nach ihrer Richtung werden die Pole, welche die äussersten Spitzen bilden, benannt, während der fast unmagnetische Theil der Mitte sein **Indifferenzpunkt** heisst. Ein zerbrochener Magnetstab bildet stets auf der Bruchfläche einen neuen Pol, welcher dem noch vorhandenen entgegengesetzt ist. Bei zwei neben einander frei aufgehängten Magneten stossen die gleichnamigen **Pole** einander ab, während sich die ungleichnamigen anziehen; man nimmt daher zwei verschieden wirkende Kräfte an und nennt diese **Nord-** und **Südmagnetismus**. Bei ihrer Vereinigung hebt die eine Kraft die andere auf, sie neutralisiren sich und werden einzeln unwirksam. Ein Magnet **erregt** Magnetismus, und zwar in der ihm genäherten Hälfte eines Stahl- oder Eisenstückes ungleichnamigen, in der abgewandten Hälfte gleichnamigen. Während jedoch Eisen nach Entfernung des Magneten wieder gewöhnliches Eisen wird, bleibt Stahl dauernd magnetisch (**Coërcitivkraft**). Durch regelrechtes Bestreichen von Stahlstäben mit starken Magneten werden jene ebenfalls zu Magneten (magnetische Vertheilung: **Influenz**); derartige künstliche Magnete können auch in Hufeisenform hergestellt werden. Eine Vereinigung mehrerer Magnete heisst ein **magnetisches Magazin**. Um einem Magneten seine Kraft zu erhalten, wird ein Stück weiches Eisen vor seine Pole gelegt (**Anker**); Abreissen des Ankers, Erschütterung und Wärme schwächen seine Kraft. Die Umfassung eines natürlichen Magneten heisst seine **Armatur**.

Die **Erde wirkt wie ein grosser Magnet**, dessen Pole abseits der geographischen Pole liegen, jedoch wandelbar sind und sich im Laufe der Jahrhunderte von Ost nach West um die geographischen Pole herum zu bewegen scheinen. Eine um ihren Mittelpunkt drehbare, frei schwebende Nadel steht horizontal am Aequator, neigt sich aber mit ihrem Nordpol zur Erde, je weiter sie nach Norden kommt, und mit ihrem Südpol, je weiter sie nach Süden kommt; an zwei bestimmten Stellen der Erde steht sie senkrecht. Der mit der wagerechten Linie gebildete Winkel heisst die **Inklination** und ist für Norddeutschland 60°. Linien, welche die Orte von gleicher Inklination mit einander verbinden, heissen **isoklinische**; die Linie, welche Ortschaften rings um die Erde verbindet, in welchen keine Inklination stattfindet, heisst der **magnetische Aequator**. Eine in der Richtung der Inklinationsnadel aufgestellte Eisenstange wird magnetisch durch den Erdmagnetismus. — Die Pole einer Magnetnadel liegen in der Richtung der magnetischen Pole der Erde; da nun diese nicht mit den geographischen Polen zusammenfallen, so entsteht eine Abweichung vom astronomischen Meridian; diese Abweichung nach rechts oder links heisst die **Deklination** und, für verschieden gelegene Orte verschieden, beträgt sie für Deutschland zur Zeit 12—16°. Linien, welche Orte mit gleicher Abweichung verbinden, heissen **isogonische**. Auch die **Intensität** des Erdmagnetismus ist für verschieden gelegene Orte verschieden; Linien, welche die Orte gleicher Intensität mit einander verbinden, werden **isodynamische** genannt. Inklination, Deklination und Intensität, die magnetischen Constanten eines Ortes, sind nicht von beständiger Grösse; die Differenzen sind tägliche jährliche und säculare. Bedeutende Störungen werden durch Nordlichte und Erdbeben hervorgerufen. — Praktische Anwendung hat die Magnetnadel zur Konstruktion von **Kompas** und **Bussole** gefunden. Beim Kompas ist die Nadel unter der Windrose befestigt und lässt diese Theil nehmen an ihren Drehungen; beim Steuern wird einfach der dem Cours entsprechende Strahl der Windrose in die Richtung des Kiels gebracht. — An der Bussole ist seitwärts ein Fernrohr angebracht, dessen Achse bei gewöhnlicher Aufstellung mit dem magnetischen Meridian parallel läuft; visirt man einen zweiten Punkt mit dem Fernrohr, so zeigt die Nadel auf dem abgetheilten Gradbogen, über welchem sie schwebt, den Winkel an, welchen beide Visirlinien bilden.

Reibungselektricität.

Auch über das Wesen der Elektricität ist nichts Bestimmtes bekannt; auch hier sind nur Wirkungen von Kräften beobachtet, die jedoch vielfache Analogien mit dem Magnetismus bieten und in mannigfacher Beziehung zu demselben stehen. Man unterscheidet zunächst Reibungselektricität und Berührungselektricität (Galvanismus). Erstere wird erregt durch Reiben von Glas, Harz, Schwefel, Bernstein (Elektron), Papier; sind diese Körper elektrisch gemacht, so ziehen sie unelektrische Körper an. Die Uebertragung von Elektricität auf einen zweiten Körper kann sowohl durch direkte Berührung als durch Funkenübertritt aus gewisser Entfernung stattfinden, auch wird Elektricität von Spitzen oder Kämmen aufgesogen. Das Leitungsvermögen für Elektricität ist bei verschiedenen Körpern verschieden gross. Wirkliche Leiter (Metalle, Thierkörper, Wasserdämpfe) empfangen oder verlieren die Elektricität an allen Punkten ihrer Oberfläche, sobald nur ein Punkt berührt wird, während Nichtleiter (Glas, Harz, Seide, trockne Luft) dieselbe nur am berührten Punkt abgeben oder empfangen. Letztere werden angewandt, um Körper zu isoliren und erfüllen diesen Zweck um so besser, je trockner sie sind. Sowie man zwei Arten von Magnetismus hat, hat man auch zwei Arten von Elektricität, welche sich einander gegenüberstehen, Harz- und Glaselektricität oder negative und positive Elektricität. Gleichartig elektrische Körper stossen sich ab, ungleichartig elektrische ziehen sich an. Hierauf gründet sich die Konstruktion des Elektroskopes, mit Hülfe dessen das Vorhandensein von Elektricität ermittelt wird. Am untern Ende eines von einem Glasgefäss umschlossenen, isolirten Drahtes sind zwei neben einander hängende Goldblättchen befestigt; das obere freie Ende des isolirten Drahtes mündet in eine Kugel oder eine Scheibe. Die Goldblättchen divergiren, sobald ein elektrischer Körper sich dem Instrumente von oben nähert; ein unter denselben angebrachter Gradbogen erlaubt, den Winkel zu messen (Elektrometer.) —

Um die Art der Elektricität eines Körpers zu untersuchen, hängt man ein Hollunderkügelchen an einem auf Glas befestigten Aluminiumdraht auf und macht dasselbe durch Berührung mit einer geriebenen Glasröhre positiv elektrisch; bringt man nun den fraglichen Körper in die Nähe des Kügelchens, so wird es abgestossen werden, wenn der Körper gleichnamige, hingegen angezogen werden, wenn er

Elektrophor. Leydener Flasche.

ungleichnamige Elektricität besitzt. — Beim Reiben zweier Körper wird stets einer positiv und einer negativ elektrisch. Glas, mit Seide oder Leinen gerieben, wird positiv, mit Katzenfell oder Wolle gerieben, negativ elektrisch; Harz, mit Seide oder Leinen gerieben, wird negativ, mit Kollodium gerieben, positiv elektrisch. Zwei verschiedene, aber gleich starke Elektricitäten gleichen sich beim Zusammenkommen aus, event. neutralisiren ihre Wirkungen gegenseitig. Eine solche Sättigung findet in allen unelektrischen Körpern statt. Durch die Annäherung eines elektrischen Körpers werden jedoch die gebundenen Kräfte getrennt; die dem **elektrischen Körper gleichartige Elektricität wird** abgestossen und frei, die ihm ungleichartige Elektricität wird von ihm selbst angezogen und gebunden (elektrische Vertheilung).

Hierauf ist die Konstruktion des Elektrophor und der elektrischen Condensatoren gegründet. Ersterer dient dazu, grössere Mengen freier Elektricität zu beschaffen und besteht aus Harzkuchen und Deckel; der Deckel ist von Zinn oder Zink, oder von Pappe mit Stanniol bekleidet und an drei seidenen Schnüren zu heben. Beim Reiben des Harzkuchens mit Thierfell wird derselbe negativ elektrisch; beim Auflegen des Deckels wird die in demselben vorhandene gebundene Elektricität zertheilt: die negative Elektricität des Kuchens bindet die positive des Deckels, während die negative des Deckels frei wird. Beim Aufheben des Deckels wird die negative Elektricität durch Berührung mit der Hand aus demselben entfernt und der isolirt schwebende Deckel zeigt freie positive Elektricität, welche gesammelt und in Condensatoren angehäuft werden kann. — Beim Aufeinanderlegen der beiden Theile findet eine gegenseitige Bindung ihrer Elektricitäten statt und es bleibt deshalb die einmal erregte Elektricität für lange Zeit im Kuchen erhalten (Elektricitätsträger). —

Zu Condensatoren gehören: die Leydener oder Kleist'sche Flasche, die Franklin'sche Tafel und Condensatoren im engeren Sinne; sämmtliche dienen dazu, Elektricitäten zu sammeln, event. zu concentriren. Die Kleist'sche Flasche ist ein cylindrisches Gefäss von dünnem Glase, welches innen und aussen, bis auf einen schmalen Rand, mit Zinnfolie beklebt ist; ein aufrechter, oben in eine Metallkugel mündender Draht berührt die innere Belegung am Grunde und wird durch ein Pappkreuz im Innern des Glases aufrecht erhalten. Wird der Kugel mittelst der Scheibe eines Elektrophors negative Elektricität zugeführt, so verbreitet sich diese zunächst über die innere Belegung und bewirkt in der äusseren eine Vertheilung, insofern hier positive Elektricität befreit wird und durch die Umgebung abzieht, während negative durch die positive Elektricität der inneren Belegung gebunden wird. Umgekehrt wird nach dem Abströmen der positiven Elektricität durch die äussere Belegung die positive Elektricität der inneren Belegung durch die negative Elektricität der äusseren gebunden werden, sodass hier eine Anhäufung der ersteren stattfindet. Somit findet beim Laden in beiden Belegungen eine Sammlung beider

Elektricitäten statt. Beim Entladen wird eine leitende Verbindung zwischen beiden Belegungen hergestellt und es findet eine Ausgleichung der angehäuften Elektricitäten statt. Menschen empfinden diese durch einen **elektrischen Schlag**; mittelst eines **Entladers**, welcher aus einem gekrümmten, durch einen Glasgriff isolirten oder mit Gummi überzogenen Drahte besteht, an dessen Enden gewöhnlich Metallkugeln angebracht sind, kann eine gefüllte Flasche ohne persönliche Gefühlsempfindung entladen werden. Stets ist der Ausgleich von einem **elektrischen Funken** und einem eigenthümlichen Geräusch begleitet. Werden mehrere Kleist'sche Flaschen so zusammengestellt, dass die äusseren Belegungen durch eine Metallplatte (Untersatz), die inneren durch einen die Kugeln verbindenden Draht vereinigt sind, so bilden sie eine **elektrische Batterie**. — Die **Franklin'sche Tafel** ist eine auf beiden Seiten mit Stanniol belegte Glasscheibe, an der jedoch die Ränder unbelegt bleiben müssen, und lässt mit Hülfe elektrischer Pendel (an Leinenfaden aufgehängte Hollundermarkstückchen), die an beiden Seiten angebracht sind, die freiwerdenden Elektricitäten leicht erkennen. — **Condensatoren** im engeren Sinne bestehen aus zwei leitenden, geschliffenen (Metall-) Platten, welche mit einem nicht leitenden (Firniss- oder Lack-) Ueberzug versehen sind und werden gewöhnlich mit Elektroskopen in Verbindung gebracht. Man ladet den Condensator durch Berührung der unteren Platte mit einer schwachen Elektricität, die an und für sich nicht genügt haben würde, die Goldblättchen des betreffenden Elektroskopes zu divergiren, während die obere Platte mit der Hand ableitend berührt wird. Auch hier findet eine Anhäufung resp. Bindung entgegengesetzter Elektricitäten statt. Wird die obere Platte entfernt, so wird die betreffende Elektricität der unteren frei und wirkt nunmehr divergirend auf die Goldblättchen.

Zur continuirlichen Hervorbringung eines elektrischen Stromes bedient man sich der **Elektrisirmaschine** (Hansen und Winkler 1744). Diese besteht aus einer mittelst einer Kurbel drehbaren Glasscheibe oder einem Glascylinder, den mit Amalgam bestrichenen Reibekissen, welche mittelst Federn dem Glase angedrückt werden und dem Konduktor, einer auf Glas ruhenden Messingkugel, welcher die mit Metallspitzen besetzten Zuleitungsringe oder bei den Cylindermaschinen metallische Kämme eingefügt sind. Beim Drehen des Glases wird dieses positiv, das Reibzeug negativ elektrisch; die negative Elektricität wird mittelst einer Kette zur Erde abgeleitet. Die Wirkungen der Berührungselektricität sind mannigfach. Bei der Annäherung der Hand an den Konduktor empfindet man ein Gefühl, als werde dieselbe von Spinngewebe umhüllt; in grösserer Nähe springen Funken über, die Schmerz verursachen. Auf einem von Glasfüssen getragenen Brett (dem Isolirschemel) stehend, mit einer Hand den Konduktor berührend, können Jemand von einem Andern Funken entzogen werden. Hält man dem Konduktor die Zunge entgegen, so empfindet man einen säuerlichen, prickelnden Geschmack, während bei längerem Gebrauch der Maschine ein eigenthümlicher, phosphorartiger Geruch entwickelt wird (Ozon). Mittelst der Elektrisirmaschine werden elektrische Batterien geladen. Der durch Entladen dieser bewirkte elektrische Schlag vermag Menschen zu lähmen, Thiere zu tödten; der hierbei die Luft durchschneidende elektrische Funke vermag brennbare Körper zu entzünden, Metallstreifen zu verbrennen resp. zu schmelzen. Spitzen, welchen Elektricität entströmt, zeigen im Dunkeln leuchtende Strahlen. Die mechanischen Wirkungen zeigen sich im elektrischen Puppentanz, dem elektrischen Glockenspiel, dem elektrischen Flugrad, in der Zersplitterung und Durchbohrung schlechter Leiter. Der mit dem Ausspringen eines Funkens verbundene Schall hat seine Ursache in den dadurch erregten Schwingungen der Luft. Einen luftverdünnten Raum durchströmt die Elektricität lautlos in brillantem Lichte; im absolut luftleeren Raum findet keine Lichterscheinung statt.

Die stärksten Wirkungen lassen sich mit der Armstrong'schen Dampfelektrisirmaschine hervorbringen. Der einem auf Glasfüssen ruhenden Dampfkessel ausströmende Wasserdampf wird durch ein System hölzerner Röhren getrieben und vermöge der Reibung positiv elektrisch, während der Kessel selbst negativ elektrisch wird. —

Auf eine Reibung von Wasserdämpfen dürfte auch die Entstehung der Gewitter, deren elektrische Eigenthümlichkeiten zuerst von Franklin nachgewiesen sind (Drachenversuche), zurückzuführen sein. Thatsächlich geht jedem Gewitter eine schnelle Wolkenbildung resp. Verdichtung von Wasserdämpfen voran. Die Erscheinungen des Gewitters sind Donner und Blitz. Der Blitz ist ein grosser elektrischer Funke, welcher als ein Lichtmeer erscheint, wenn viele kleine Funken von einem zum andern Wasserbläschen überspringen, oder als zackiger Strahl, wenn er von seiner ursprünglichen Bahn abweicht. Ein Blitz, welcher zur Erde fährt, ist von zerstörenden Wirkungen begleitet, welche durch Blitzableiter theilweise paralysirt werden können. Ein Blitzableiter besteht aus einer ununterbrochenen Metallleitung, deren Spitze die Gebäude, welche geschützt werden sollen, erheblich überragt und die gegen Einfluss feuchter Witterung mit einer Schicht edlen Metalles überzogen sein muss; das untere Ende wird in feuchte Erde, einen Brunnen etc. abgeführt. Bewegt sich eine mit negativer Elektricität beladene Wolke in der Gegend des Blitzableiters, so findet eine Vertheilung statt; dem Blitzableiter enströmt positive Elektricität, welche die negative der Wolke bindet, und somit einen Theil ihrer Wirksamkeit abschwächt. Entladet sich aber die Wolke, so folgt der Blitz dem leitenden Körper und wird in die Erde abgeführt. — Der Donner ist ein Ausdruck der durch den Blitz in Schwingungen versetzten Luft, und gelangt deshalb später zur Empfindung, weil das Licht schneller ist, als der Schall.

Berührungselektricität oder Galvanismus.

Berührungselektricität wird erregt, wenn sich zwei Metalle berühren (Galvani's Fundamentalversuch: Galvanismus). Wird auf eine Zinkplatte eine Platte von Kupfer, Platina oder Kohle gelegt, so bewirken sämmtliche Platten nach dem Abheben und mit Beihülfe eines Kondensators eine Reaktion des Elektroskopes, und zwar wird das Zink positiv, die anderen Körper werden negativ elektrisch. Man nimmt hier das Wirken einer elektromotorischen Kraft an, welche die gebundenen Elektricitäten derart trennt, dass auf den Berührungsstellen sich positive Elektricität aus dem Kupfer nach dem Zink und negative vom Zink zum Kupfer begiebt. Eine weitere Erregung von Elektricität findet statt, sobald Metalle oder Kohle von Flüssigkeiten berührt werden, und zwar wird Zink, von verdünnter Schwefelsäure berührt, stets negativ elektrisch, während die Schwefelsäure positiv elektrisch wird.

Stellt man in ein Gefäss mit verdünnter Schwefelsäure eine Zink- und eine Kupferplatte, so nimmt letztere die positive Elektricität der Flüssigkeit auf. Die gegenseitigen Kräfte werden in Spannung erhalten und vermögen sich in der Flüssigkeit nicht auszugleichen. Werden dagegen den Platten Kupferdrähte angelöthet und deren Enden mit einander vereinigt, so findet eine Vereinigung der Elektricitäten statt; die positive Elektricität des Kupfers strömt durch den Draht zum Zink, während die negative Elektricität des Zinkes zum Kupfer strömt. Die sich continuirlich fortbewegende Elektricität heisst ein elektrischer (galvanischer) Strom; ein Apparat von der eben beschriebenen Konstruktion, welcher einen solchen hervorbringt, heisst ein galvanisches Element oder eine einfache galvanische Kette; die Drähte desselben werden Schliessungsdrähte genannt. Als galvanischer Strom im engeren Sinne wird nur der positive, zum Zink gehende Strom bezeichnet. — Eine einfache Kette in anderer Form ist das Volta'sche Element. Dieses besteht aus einer Kupfer- und einer Zinkplatte mit angelötheten Drähten, zwischen denen eine mit verdünnter Schwefelsäure befeuchtete Filzplatte liegt. Eine Vereinigung vieler solcher Elemente ist die Volta'sche Säule, an welcher die Schliessungsdrähte jedoch nur von der untersten und der obersten Platte ausgehen.

Einfache galvanische Ketten erzeugen ungleichmässig starke Ströme, deren Dauer nur kurz ist. Es findet eine Wasserzersetzung statt; der Wasserstoff umlagert die Kupferplatte, während der Sauerstoff Zink löst. Die Zinklösung wird aber vom Wasserstoff reducirt und Zinkmetall auf die Kupferplatte niedergeschlagen, sodass nunmehr ein Strom entsteht, welcher dem ursprünglichen entgegen wirkt. Um starke Ströme von gleichmässiger Intensität und langer Dauer zu erzeugen, wendet man konstante Ketten an. Bei diesen werden für die zwei Metalle zwei verschiedene Flüssigkeiten verwendet, welche durch eine poröse Thonzelle von einander getrennt sind. Bei der Daniell'schen Zink-Kupfer-Kette taucht das Kupfer in koncentrirte Kupfervitriollösung; bei der Bunsen'schen Zink-Kohlen-Kette taucht die Kohle in Salpeter- oder Chromsäurelösung; bei der Grove'schen Zink-Platin-Kette taucht das Platin in koncentrirte Salpetersäure; bei allen taucht das Zink, welches den negativen Pol bildet, in verdünnte Schwefelsäure. Eine Zusammenstellung mehrerer einfacher Ketten, welche derart konstruirt ist, dass überall das Zink der einen mit dem anderen Metall der anderen Kette durch einen Leitungsdraht verbunden ist, heisst eine **galvanische Batterie**; überall geht der positive Strom vom Kupfer durch die Flüssigkeit zum andern Metall, sodass der Poldraht am Zink der negative ist.

Es ist vielfach nothwendig, die **Stromstärke** kennen zu lernen. Zur Schätzung derselben benutzt man eine messbare Wirkung des Stromes, die seiner Stärke proportional ist, und zwar bedient man sich der chemischen (Wasserzersetzung: die Stromstärke ist proportional der Menge des entwickelten Gases) oder der elektromagnetischen Wirkung (Tangentenbussole: die Tangente des Ablenkungswinkels ist der Stromstärke proportional.) **Als Einheit der Stromstärke gilt ein Strom, welcher in 1 Minute 1 ccm Knallgas liefert.**

Die Intensität eines elektrischen Stromes ist in allen Theilen der Leitung gleich gross, oder, was dasselbe sagen will, durch jeden Querschnitt der Leitung fliesst in derselben Zeiteinheit eine gleiche Menge Elektricität.

Eine gewisse Schwächung erleidet ein Strom beim Durchgehen durch eine Leitung (Leitungswiderstand). Der Widerstand ist abhängig von der Substanz des Leiters (der Drähte), unabhängig von der Gestalt des Querschnittes. Bei gleichem Querschnitte ist der Widerstand der Länge proportional, der Grösse des Querschnittes umgekehrt proportional. **Als Einheit des Leitungswiderstandes** (der Drähte) gilt der Widerstand einer Quecksilbersäule von 1 m Länge und 1 qmm Querschnitt (Siemens).

Eine besondere Schwächung erleidet ein Strom ausserdem beim Durchgehen durch Flüssigkeiten. Der Leitungswiderstand solcher ändert sich mit der Temperatur und nimmt bei zunehmender Temperatur ab. Man hat somit einen inneren (wesentlichen; Widerstand innerhalb der Elemente) und einen äusseren Widerstand (Widerstand im Schliessungsbogen oder in der Stromleitung). Die Vereinigung beider bilden den Gesammtwiderstand. Die **elektromotorische Kraft** eines Elementes ist allein abhängig von der Natur der Substanz (wogegen der innere Widerstand gleichzeitig von den Dimensionen derselben abhängig ist.) **Als Einheit für die elektromotorische Kraft gilt diejenige, welche beim Widerstande von $= 1$ die Stromstärke $= 1$ erzeugt.** Das **Ohm'sche Gesetz** lautet: Die Stärke S des Stromes ist gleich der Summe E der elektromotorischen Kräfte, dividirt durch die Summen der Leistungswiderstände W, also:

$$S = \frac{E}{W}.$$

Im Allgemeinen sind, wenn man bei kleinem äusserem Widerstande (kurzem, dickem Leitungsdraht) einen starken Strom haben will, die Elemente **nebeneinander** grossplattig zu verbinden, wogegen bei grossem äusserem Widerstande (langen, dünnen Drähten) die Elemente **hintereinander** (kettenweise) zu verbinden.

Die Wirkungen des Galvanismus sind sehr mannigfach. Beim Oeffnen und beim Schliessen einer zusammengesetzten Kette empfindet man eine Erschütterung; wird ein Strom durch die Augen geleitet, so wird eine blitzartige Lichterscheinung wahrgenommen; wird ein Zinkstück auf die Zunge, ein Silber- oder Kupferstück unter dieselbe gelegt, empfindet man einen bitteren Geschmack. Beim Oeffnen und Schliessen der Berührungsdrähte springt aus diesen ein Funke über; dünne Metalldrähte, oder Kohlenstäbchen im luftverdünnten Raum, welche mit den Drahtenden verbunden werden, gerathen durch einen stärkeren Strom in Glühen (Glühlicht, Edison'sche Lampen); zugespitzte Kohlen, welche mit den Polenden verbunden und einander genähert werden, entwickeln das elektrische Kohlenlicht (Bogenlicht; das negative Ende wird allmählich zugespitzt, das positive ausgehöhlt). — Der galvanische Strom zerlegt zusammengesetzte Körper in ihre Componenten; so wird Wasser zersetzt in Wasserstoff und Sauerstoff, von welchen ersterer vom negativen, letzterer vom positiven Polende abgeschieden wird, und zwar genau in dem voluminösen Verhaltniss (2 : 1), aus welchem sich Wasser wieder reconstruiren lässt; Jodkalium-Stärkekleister-Papier wird an den Stellen gebläut (durch Einwirkung freien Jodes auf Stärke), wo die in Silber ausmündenden Schliessungsdrähte einer Batterie sich berühren. Die Zerlegung chemischer Körper durch Elektricität heisst Elektrolyse; eine Anzahl Metalle sind durch Elektrolyse ihrer feurig-flüssigen Verbindungen entdeckt worden. Derjenige Leiter, durch welchen der Strom eintritt (positiver Pol) wird Anode, der entgegengesetzte Kathode genannt; beide Leiter heissen Elektroden. Die Zersetzungsprodukte heissen Jonen (Anion und Kathion). Praktische Anwendung von der Elektrolyse wird bei der Galvanoplastik und beim Vergolden, Versilbern, Verkupfern und Vernickeln von Gegenständen gemacht. Um einen galvanoplastischen Abdruck eines Körpers zu erhalten, wird erst eine Matrize von demselben gemacht aus Wachs, Stearin oder Guttapercha. Diese wird durch Ueberpinseln mit Graphit oder Bronce leitend gemacht und mit dem vom Zink kommenden Drahte verbunden; der andere Draht wird mit einer Kupferplatte verbunden. Nachdem beide Theile so in ein Kupfervitriolbad gehängt sind, dass sie einander nicht berühren, erfolgt die Reaktion sofort, und der metallische Kupferniederschlag auf der Matrize erhält in zwei Tagen eine solche Stärke, dass er als Platte abgenommen werden kann.

Auf das Verhalten der chemischen Verbindungen zum Galvanismus war die elektro-chemische Theorie gegründet. Man nahm an, dass jede Verbindung aus einem elektropositiven und einem elektronegativen Theile bestände, welche beide wiederum zwei entgegengesetzt elektrische Bestandtheile haben könnten. Während alle Elemente eine Spannungsreihe bilden, an deren Anfang der Sauerstoff als negativster Körper und an deren Ende Kalium als positivster Körper stehen sollten, wurde in den Salzen die Säure als elektronegativer, die Base als elektropositiver Theil betrachtet. Dieser Anschauung war auch die Schreibweise und Nomenclatur entsprechend.

Magnetelektricität. Elektromagnetismus.

Eigenthümlich sind die magnetischen Wirkungen des Galvanismus. Ein um eine frei schwebende Magnetnadel in der Richtung von Norden nach Süden geführter, galvanischer Strom bewirkt eine Ablenkung derselben, die um so grösser ist, je öfter der Strom die Nadel umkreist. Für die Richtung, nach welcher die Ablenkung erfolgt, stellt Ampère folgende Regel auf: der Nordpol wendet sich stets nach der linken Seite einer in der Richtung des positiven Stromes schwimmenden, der Magnetnadel mit dem Gesicht zugewendet gedachten Person. Somit erfolgt die Ablenkung einer innerhalb einer Stromwindung befindlichen Nadel nach entgegengesetzter Richtung, als bei einer ausserhalb der Stromwindung befindlichen. Hierauf beruht das Galvanometer (Multiplicator), welches zum Messen schwacher Ströme benutzt wird. Dieses besteht aus übersponnenem Kupferdraht, welcher in vielen Windungen um eine frei schwebende Magnetnadel geführt ist, mit seinen Enden in Klemmschrauben mündet, um hier Schliessungsdrähte einfügen zu können, und von einer Glasglocke bedeckt ist. Häufig befindet sich über der Drahtrolle eine zweite Magnetnadel schwebend, welche mit ihrem Nordpol über dem Südpol der unteren sich befindet (Astatische Nadeln) und somit in gleicher Richtung mit der untern abgelenkt werden muss. Unter derselben befindet sich eine Gradscheibe zur Bestimmung des Ablenkungswinkels. — Ein Instrument für stärkere Ströme, auf dasselbe Princip basirt, ist die Tangentenbussole. —

Ein Eisenstab, welcher von vielen Windungen eines übersponnenen Kupferdrahtes umgeben ist, wird magnetisch, sobald diese Spiralen ein elektrischer Strom durchläuft. Während ein so zum Elektromagnet gemachter Stahlstab den einmal erregten Magnetismus dauernd behält, verliert weiches Eisen denselben beim Oeffnen der Kette. Die Kraft eines Elektromagnets wächst mit der Stromstärke, der Dicke des Eisenkerns und der Zahl der Windungen. Der Südpol eines Elektromagnets ist stets dasjenige Ende des Stabes, welches dem Beschauer zugewandt, vom positiven Strom in der Richtung der Uhrzeiger umkreist wird. Hauptanwendung findet der Elektromagnetismus bei den elektromagnetischen Telegraphen (Gauss und Weber 1833).

Die vorzüglichsten Bestandtheile des Morse'schen Drucktelegraphen sind: Der Schreibapparat und der Schlüssel. Ersterer besteht aus einem hufeisenförmigen, sehr starken Elektromagneten, über dessen aufwärtsgerichteten Polen der um seine Achse drehbare Schreibhebel mit dem an diesem Ende befindlichen Anker schwebt; am anderen Ende des Hebels befindet sich der Schreibestift, welcher, sobald der Elektromagnet den Anker anzieht, mit seiner Spitze das über eine Rolle laufende Papier ohne Ende berührt und hier bei kürzerer Berührung Punkte, bei längerer Berührung Striche eindrückt. Sobald die Anziehung seitens des Elektromagnets aufhört, wird der Schreibhebel durch eine Feder zurückgezogen, sodass der Schreibstift das Papier nicht mehr berühren kann. Die Rolle, welche das Papier ohne Ende trägt, wird durch ein Uhrwerk, behufs Abwickelung des Papiers, in Bewegung gesetzt. — Den Schlüssel bildet ein um seine Achse drehbarer Hebel, welcher mit jedem seiner zwei Arme eine der Unterlage eingesetzte Klemmschraube abwechselnd zu berühren vermag; durch eine unter dem Druckarm angebrachte Feder wird der andere Arm für gewöhnlich in Berührung mit der entsprechenden Klemmschraube erhalten. Die Messingsäule, in welcher der Hebel mit seiner Stahlachse unterstützt ist, ist durch einen Draht mit der nächsten Station in leitende Verbindung gesetzt. Diejenige Klemmschraube, welche für gewöhnlich nicht von einem Hebelarm berührt ist, steht durch einen Draht mit dem Kupferpol einer galvanischen Batterie in Verbindung, während die andere Klemmschraube durch einen gemeinschaftlichen Draht einerseits mit dem Zinkpol der Batterie, andererseits mit dem Elektromagnet verbunden ist. Dieser Draht ist gleichzeitig mit einer grösseren Metallplatte verbunden, welche in feuchtes Erdreich versenkt ist. Während der dem Achsenträger entspringende Draht die überirdische Verbindung der beiden Stationen bewirkt, bewirkt der Erdmagnetismus, welcher zwischen den versenkten Metallplatten der beiden Stationen obwaltet, den unterirdischen Schluss event. ein Coursiren des Stromes. Sobald nun auf einer Station der Schlüssel niedergedrückt wird, so entsteht ein Strom, welcher vom positiven Pol durch die vom Schlüssel berührte Klemmschraube in diesen und von hier in den Leitungsdraht geht, welcher ihn der andern Station zuführt. Hier langt er zunächst wieder im Schlüssel an, geht, da derselbe in gewöhnlicher Stellung sich befindet, durch die von ihm berührte Klemmschraube in den Elektromagnet, und wird, nachdem er die Windungen desselben durchlaufen, in das feuchte Erdreich abgeführt. So kommt er zur ersten Station zurück, wird von der versenkten Platte aufgesogen, dem hier befindlichen Elektromagnet zugeführt und gelangt endlich zum negativen Pol, einen völligen Kreislauf vollendet habend. Mit dem Augenblicke, in welchem der Strom entsteht, zieht der Elektromagnet den Anker an und bewirkt dadurch einen Druck des Schreibstiftes auf das Papier. Da nun durch einfachen Schlüsseldruck die Entstehung des Stromes bewirkt wird, so ist Absendung und Ankunft einer telegraphischen Depesche hinreichend erklärt.

Durch zweckmässige Verbindung eines Ankers mit Pleuelstange, Kurbel und Schwungrad lassen sich auch **elektromagnetische Motoren** herstellen, indessen steht ihre Kraftleistung in keinem Verhältniss zu dem Verbrauch von Material, welches die Erhaltung des Stromes erfordert. Dagegen findet der Elektromagnetismus noch praktische Anwendung zur Fabrikation der **elektrischen Uhren**, welche für einen Ort überall gleiche Zeit angeben. Diese Uhren besitzen weder Federn noch Pendel, sondern werden durch einen Anker in Bewegung gesetzt, welcher mit einem Hemmungshaken in ein Steigrad greift, welches, mit 60 Zähnen versehen, in einer Minute eine Umdrehung vollendet. Wird der Anker durch Schluss der Kette vom Elektromagnet angezogen, so rückt der Haken über einen Zahn hinweg und bewegt denselben um seine Länge seitwärts, sobald die Kette wieder geöffnet und der Anker nebst Haken durch eine Feder zurückgezogen wird. Oeffnung und Schluss der Kette wird durch eine Normaluhr bewirkt, deren Pendel den Strom in einer Minute 60 Mal unterbricht. Der Strom selbst geht von der Batterie in einen Draht, der auf beiden Seiten des Pendels in Platinplättchen tragende Federn mündet, wird bei der Berührung eines dieser Plättchen auf das Pendel übertragen und geht durch einen von dessen Aufhängepunkt fortlaufenden Draht zum Elektromagnet der elektrischen Uhr, umläuft diesen und kehrt von dort durch den entgegengesetzten Pol in die Batterie zurück. So oft mithin das Pendel ein Plättchen berührt, wird die Kette geschlossen, der Anker in der elektrischen Uhr angezogen und sein Hemmungshaken über einen folgenden Zahn fortbewegt; so oft das Pendel ein Plättchen verlässt, um seine Schwingung nach der andern Seite zu beginnen, wird die Kette wieder geöffnet, der Anker losgelassen und durch die federnde Rückbewegung mittelst des Hemmungshakens das Steigrad um eine Zahnlänge weiter gedreht.

Inductionserscheinungen. Schiebt man über eine mit übersponnenem Kupferdraht vielfach bewickelte Rolle (die Hauptrolle) eine zweite, ebenfalls so präparirte Rolle (die Nebenrolle), verbindet die Drahtenden der äusseren Rolle mit einem Galvanometer und die der inneren mit einem galvanischen Element, so erfolgt beim Eintritt des Stromes und sobald er wieder unterbrochen wird, ein Ausschlag der Nadel — Beweis, dass durch die Nähe eines galvanischen Stromes in einer ihm nahen Leitung galvanische Ströme erzeugt werden. Ein so in der Nebenrolle hervorgerufener galvanischer Strom heisst **inducirt** (Nebenstrom) zum Unterschiede von dem durch das Element hervorgebrachten **inducirenden** (Haupt-) Strom. Wird der Hauptstrom geschlossen, so entsteht im Nebendraht ein Strom von **entgegengesetzter Richtung** (**Schliessungsstrom**); wird dagegen der Hauptstrom geöffnet, so entsteht im Nebendraht ein gleichgerichteter Strom (Oeffnungsstrom). Ein Einschieben der Hauptrolle, während der Strom sie umkreist, wirkt inducirend auf die Nebenrolle, wie ein Schliessen des Stromes, während ein Ausziehen derselben einer Unterbrechung gleich wirkt. Wenn der von einem Strom durchflossene Hauptdraht dem Nebendraht nicht parallel gestellt ist, so wird in letzterem ein Strom von entgegengesetzter Richtung inducirt, sobald der Hauptdraht dem Nebendraht gleichlaufend gestellt wird; ein gleichgerichteter Strom entsteht, sobald beide wieder aus der parallelen Lage entfernt werden.

Die Stärke des Induktionsstromes ist proportional der Stärke des Elementar- (Batterie-)stromes und nimmt zu mit der Länge der Drähte und mit Verminderung des Abstandes der Spiralen von einander.

Jede Windung der Hauptspirale inducirt den ihr benachbarten Windungen im Augenblicke, wenn ein Strom entsteht oder geschlossen wird, einen besonderen Strom, welcher Extrastrom genannt wird. Der Schliessungsextrastrom ist dem inducirenden entgegengesetzt und schwächt denselben, während der Oeffnungsextrastrom dem inducirenden gleichgerichtet ist und ihn verstärkt. Um starke physiologische Wirkungen zu erreichen, muss eine Vorrichtung vorhanden sein, durch welche ein schnelles, continuirliches Oeffnen und Schliessen des Hauptstromes bewirkt werden kann. Hierzu dienen Unterbrechungsapparate (Rheotome).

Bei den für physiologische Zwecke gebräuchlichen Induktionsapparaten ist die Nebenrolle über die Hauptrolle fort verschiebbar; die Drahtenden münden in Messinggewichten, welche von der Person, welche die Wirkungen empfinden soll, in die Hände genommen werden. Von der Hauptrolle, in welcher zur Verstärkung der Wirkung Eisenbündel liegen, welche gleichzeitig einen Elektromagnet bilden, geht ein Drahtende durch das Rheotom zur Batterie. Als Rheotom dient der Unterbrechungshammer, welcher von Eisen, an seiner äusseren Seite mit einem Platinplättchen belegt, an einer aufrechten Feder befestigt und mit einem Draht der Hauptrolle leitend verbunden ist. Dem Hammer gegenüber steht eine Säule, an deren Kopf eine Platinspitze befestigt ist, auf welcher der Hammer in gewöhnlichem Zustande ruht, während dieselbe unten durch einen von der Batterie kommenden Draht mit dieser verbunden ist. Der zweite von der Batterie kommende Draht führt über eine Klemmschraube direkt zu den Windungen der Hauptrolle. Durch diesen Draht wird der Strom eingeführt, umkreist die Hauptrolle und tritt mit dem Drahte gleichzeitig in den federnden Stiel des Hammers über, wird von diesem der gegenüberstehenden Platinspitze übertragen und gelangt durch die Säule in den andern Pol der Batterie zurück. Durch das Schliessen des Hauptstromes werden aber die Eisenbündel in der Hauptrolle magnetisch, ziehen den Hammer an, entfernen ihn von der berührenden Platinspitze und bewirken somit eine Unterbrechung des Stromes. Sowie der Strom unterbrochen ist, hören aber die Eisenstäbe auf, magnetisch zu sein; der Hammer federt auf die Platinspitze zurück, bewirkt einen neuen Schluss der Kette und mit ihm die Entstehung eines neu inducirten Stromes in der Nebenrolle, welcher sich durch ein elektrisches Zucken im Körper der Person, die die leitenden Ketten resp. deren Gewichte in Händen hat, bemerklich macht.

Sowie Elektricität Magnetismus erzeugt, vermag Magnetismus Elektricität zu erregen, **Magnetelektricität**. Beim Einschieben eines Magnetstabes in eine Drahtspirale entsteht in derselben ein Strom; ein Strom von entgegengesetzter Richtung entsteht beim Herausziehen desselben; in gleicher Weise erzeugt ein Elektromagnet in der ihn umkreisenden Spirale **Induktionsströme**, die momentan sind und beim Entstehen und Vergehen des Magnetismus verschiedene Richtung haben. Zur Hervorbringung derartiger Ströme von continuirlicher Dauer dienen **magnet-elektrische Rotationsapparate**. Ein solcher Apparat besteht aus einem magnetischen Magazin, vor dessen Polen zwei durch eine Eisenplatte verbundene, mit reichlichen Spiralen umwundene Eisenkörper mittelst Achse, Schwungrad und Kurbel rotirend bewegt werden können, sodass bald einer, bald der andere den gleichen Pol passirt.

Bei jedesmaliger Umdrehung der Achse entstehen zwei Ströme von verschiedenen Richtungen, welche jedoch mittelst eines an der Achse angebrachten Stromwenders (**Kommutator**) in eine Richtung gelenkt werden können; durch einen anders konstruirten Kommutator wird eine häufige Unterbrechung des Stromes bewirkt. Der Strom geht durch die Enddrähte der Spirale in den Kommutator, wird von hier durch Federn aufgenommen, welche in zwei Klemmschrauben stecken, und geht durch diese in die Drähte, deren Enden die Person, welche magnetelektrisirt werden soll, in die Hände nimmt. Je nachdem die Federn bestimmte Stellen des Stromwenders bei der Umdrehung berühren, wird der Strom weiter (durch die Person) oder zurück (in den Apparat) geschickt, so die periodischen Schläge im Körper bedingend. — Die magnet-elektrischen Ströme zeigen ebenfalls chemische Wirkungen, vermögen Wärme und Licht zu entwickeln und machen Elektromagnete magnetisch.

Die für die **technische Praxis** (Erzeugung von Wärme, Licht und Kraft) gebräuchlichen magnet-elektrischen Maschinen haben mannigfache Konstruktion erlitten. Eine wesentliche Verbesserung dieser Maschinen ist durch Anwendung des **Pacinotti'schen Ringinduktor**, der später in dem **Gramme'schen Ringe** zur höchsten Vollendung gelangte, geschaffen, insofern es hierdurch gelang, anstatt der bisherigen Wechselströme kontinuirliche Ströme von gleicher Richtung zu erzeugen, ohne dass es eines Kommutators bedürfte. Bei diesen Ringinduktoren ist ein Ring von weichem Eisen oder von ausgeglühten Eisendrähten von Kupferspiralen rings umgeben, die sämmtlich mit einander verbunden, nach einer Richtung hin verlaufen. Wenn dieser Ring zwischen zwei Magnetpolen rotirt, so wird zunächst der ganze Eisenkern von Stelle zu Stelle fortlaufend magnetisirt werden. Die gleichen Stellen werden aber sofort wieder entmagnetisirt werden, so wie sie die Pole verlassen haben und weiter fortrücken u. s. w. Gleichzeitig werden in dem Kupferdrahte Strömungen inducirt werden, die mit den einzelnen Windungen der Spirale verschiedene Richtung haben, je nachdem sich die Windungen dem Nord- oder dem Südpole nahe befinden. Und da auch die Pole in dem Ringe selbst fortwährend wechseln, so werden auch die Ströme in den umgebenden Windungen ihre Richtung verändern. Man kann sich also das ganze Drahtsystem von zwei entgegengesetzten Strömen durchflossen denken, soweit es das Verhältniss zwischen dem magnetisirten Eisenringe und den ihm umgebenden Spiralen betrifft. Ausserdem wirken jedoch auch die beiden feststehenden Pole des Magneten inducirend auf das zwischen ihnen rotirende Drahtsystem, und zwar sind die hier inducirten Ströme gleicher Richtung mit den durch die Magnetisirung des Eisenringes inducirten Ströme und vereinigen und verstärken sich mit denselben gerade so, wie es die beiderseitigen Ströme entgegengesetzter Richtung mit einander machen. Diese Ströme werden nun an den neutralen Punkten, wo ihre Richtungen zusammentreffen, aufgefangen und zu einem einzigen starken Strome verbunden. Es geschieht das dadurch, dass statt einer fortlaufenden Drahtspirale eine Reihe einzelner Spiralengruppen (Spulen) neben einander verwendet werden, die mit ihren Drahtenden sowohl unter sich, als wie mit Kupferstreifen (Strahlstücken) verlöthet sind, welche strahlenförmig zur Achse stehen und, in eine Isolirungsschicht eingebettet, jene cylinderförmig umschliessen. Auf diesem Cylinder schleifen zwei federnde Bürsten aus feinem Kupferdraht, welche jedesmal mit denjenigen Strahlstücken in Verbindung sind, welche zu jenen Löthstellen führen, die sich in den neutralen Punkten, d. h. in denjenigen Punkten befinden, durch deren Vereinigung die beiden in dem Drahtsystem entstehenden Summenströme gleichgerichtet werden können. Wenn die federnden Bürsten somit in Berührung mit den federnden Kollektorbürsten sind, so fliessen jedesmal Ströme von gleicher Richtung in die Leitung.

Ausser diesen Maschinen, in welchen die elektrischen Ströme durch Stahlmagnete, oder durch Magnete inducirt werden, welche ihren Magnetismus durch den in einer andern Maschine erzeugten Strom erhalten, giebt es andere, in welchen die inducirenden Magnete aus Kernen von weichem Eisen bestehen, die ursprünglich nur eine ganz geringe Spur von Magnetismus besitzen, der jedoch genügt, einen schwachen Strom in den Spiralen des rotirenden Induktors zu induciren, welcher letztere alsdann zur Verstärkung des Magnetismus der inducirenden Magnete benutzt wird. Dieser Strom wird nämlich durch die die Eisenkerne umgebenden Drahtspiralen geleitet, erhöht den Magnetismus der Eisenkerne, welche immermehr in den Induktorspiralen einen neuen, jedoch stärkeren Strom hervorrufen, der wiederum seinerseits auf den Magnetismus der Eisenkerne zurückwirkt, indem er wie der vorige durch die dieselben umgebenden Drahtspiralen geleitet wird. Durch diese Wechselwirkung werden schliesslich, bei einem verhältnissmässig geringen Umfange der einzelnen Theile der Maschine, in den Induktorspiralen Ströme erzeugt, die bei weitem stärker sind als die Ströme, welche man mittelst gleich grosser Maschinen mit Stahlmagneten hervorzubringen im Stande ist. Da der Anfangsmagnetismus in den Magneten dieser Maschinen ohne permanente Magnete ein sehr geringer ist, und die Wirkung hauptsächlich von der Zahl der Drehungen des Induktors vor den Polen der inducirenden Eisenkerne abhängig ist, da also vorzugsweise die angewendete dynamische oder mechanische Kraft, welche während der Rotation des Induktors verbraucht wird, in Betracht kommt, so hat man diesen Maschinen den Namen dynamoelektrische Maschinen gegeben, obgleich dieselben im Grunde nur modificirte magnetelektrische Maschinen sind. (Glaser De Cew: Magnetelektrische und dynamoelektrische Maschinen.)

Für viele Zwecke erscheint es wünschenswerth, Ansammlungen von Elektricität zu besitzen, um Ströme in Leitungen versenden zu können, wo eine elektrische Maschine nicht vorhanden ist. Derartige Anspeicherungen von Elektricität bieten die Sekundair-Batterien oder Accumulatoren, welche als transportable Elektricitätsmagazine zu betrachten sind. Das Planté'sche Element besteht aus zwei Bleiplatten, die in kleiner Entfernung von einander spiralförmig aufgewickelt werden, beiderseits mit Poldrähten versehen sind und in ein Gefäss, welches verdünnte Schwefelsäure enthält, gestellt werden. Faure hat den Accumulator dadurch verbessert, dass er die Platten mit Mennige breiförmig belegt; der Brei wird durch Pergamentpapier und Filz festgehalten. Sobald von einem Paar Bunsen-Elementen ein Strom durch einen der Accumulatoren geschickt wird, wird zunächst am Blei in der verdünnten Schwefelsäure das Blei oxydirt und Superoxyd gebildet, (Wirkung des Bleies als Anode), während dasselbe durch den nascirenden Wasserstoff (Blei als Kathode) reducirt und als metallisch körniger Ueberzug auf der entsprechenden Platte niedergeschlagen wird. Sobald der Strom eingeleitet ist, kann man die Bunsen-Elemente entfernen. Wenn jetzt die Pole des Accumulators mit einander verbunden werden, so entsteht ein langanhaltender Strom im Element selbst, der einerseits immer neue Mengen Superoxyd entstehen lässt, andererseits die Reduktion desselben bewirkt.

Von Instrumenten, welche durch Elektricität bedient werden, haben ausgedehnte Anwendung gefunden das Telephon und das Mikrophon. Beide werden von Rud. Hoffmann in seinem Leitfaden und Repetitorium der Physik folgendermassen beschrieben:

Telephon (Philipp Reis 1860, Graham Bell 1876): Zwei weitentfernte stählerne Stabmagnete SN und $S_1 N_1$ sind an gleichnamigen z. B. Nordpolen mit Drahtspiralen umgeben, deren Drähte im Sinne der Ampère'schen Ströme aufgewickelt und durch Leitungsdrähte verbunden sind. Den genannten Polen gegenüber steht je eine kreisförmige Scheibe A, A_1 aus dünnem Eisenbleche, die in einen Ring aus Holz oder Hartgummi eingespannt ist und transversal schwingen kann. Die

Nordpole N und N_1 induciren in den eisernen Scheiben Südpole s und s_1. Stösst man die Scheibe A mit dem Südpol s gegen den Magnetpol N, so wird er der Drahtspirale genähert und inducirt in derselben einen Strom, der den Pol N verstärkt. Dieser Induktionsstrom, welcher auch die zweite Spirale durchläuft, verstärkt in gleicher Weise den Nordpol N_1 des zweiten Magneten und wirkt dadurch, so wie direkt, selbst anziehend auf den Südpol s_1 der Scheibe A_1. Man ersieht, dass jeder Annäherung der Scheibenmitte s an den Pol N eine Anziehung der Scheibenmitte s_1 an den entsprechenden Pol N_1 zur Folge haben muss. Ebenso folgt auf ein Zurückgehen der Scheibe A ein Zurückgehen der Scheibe A_1; Schwingungen der Scheibe A wiederholen sich genau in Schwingungen der Scheibe A_1. Schallwellen, welche die Scheibe A in Schwingungen versetzen, erzeugen Schwingungen derselben Form, wenn auch von geringerer Intensität, in der Scheibe A_1, welche sich von dieser der benachbarten Luft mittheilen. Auf diese Weise ist eine hörbare Übertragung der Sprache oder der Klänge musikalischer Instrumente auf grosse Entfernung durch den Leitungsdraht, der beide Telephone verbindet, möglich.

Mikrophon. Auf ein Resonanzkästchen A legt man zwei Stäbe eines Leiters, z. B. zwei Stäbe l, l' harter Gaskohle und quer darüber ein drittes Stäbchen aus derselben Substanz. Die beiden Stäbchen l, l' verbindet man mit dem Leitungsdraht eines Telephons und schaltet in die Leitung ein Galvanisches Element ein. Durch leiseste Berührung des Brettchens A oder durch Sprechen in der Nähe werden die Stäbchen in Schwingungen versetzt, welche die Contactstellen dergestalt afficiren, dass der Übergangswiderstand im nämlichen Rythmus geändert wird, in welchem die Schwingungen erfolgen. Hierdurch wird die Stromstärke im Leitungsdraht geändert, in Folge davon die Stärke des Magnetismus im Telephon und hierdurch das Eisenblättchen in Schwingungen versetzt, die der Luft sich mittheilen. Das Mikrophon wird beim Sprechen auf grössere Entfernungen als Aufgabeapparat mit dem Telephon als Empfangsapparat benutzt. Mit einem guten Mikrophon kann man auf Distancen über 300 km deutlich sprechen hören.

Diamagnetismus. Der galvanische Strom bringt auch auf nichtelektrische Körper continuirliche Wirkungen hervor. So lenkt eine um einen Polarisationsapparat gehende Spirale, durch welche ein elektrischer Strom geschickt wird, die Ebene des polarisirten Lichtes nach der Richtung hin ab, nach welcher der positive Strom in der Spirale circulirt. Hängt man Stäbchen nicht magnetischer Körper zwischen den beiden Polflächen eines starken Elektromagneten auf, so stellen sich dieselben rechtwinklig (äquatorial) zur Polaxe, wogegen sich magnetische Körper in die Verbindungslinie der Polaxen (axial) stellen. Aufgehängte Kügelchen werden bei Seite gestossen. Derartige nicht magnetische Körper werden diamagnetisch genannt; zu ihnen gehören Antimon, Wismuth, überhaupt die Mehrzahl der Metalle, Phosphor, Schwefel, Glas, Kalkspath, Salze, Säuren, Zucker, Gummi, Harze,

Fette, Elfenbein, Fleisch und Blut etc. Magnetische Körper sind Eisen, Mangan, Nickel, Cobalt, Arsen, Platin und Sauerstoff.

Thermo-elektrische Ströme werden hervorgerufen, wenn verschiedenartige Metalle an der Löthungsstelle ungleich erwärmt werden. Ein aus zwei an einander gelötheten Metallstreifen construirtes Rechteck, an welchem drei Seiten aus demselben Metall bestehen, heisst ein **thermoelektrisches Element** (am stärksten Wismuth und Kupfer); eine Verkettung mehrerer Elemente bildet eine **Thermosäule**, das empfindlichste Instrument zum Messen der Wärme.

Thierische Elektricität wird hervorgerufen durch vermehrte Erregung von Muskeln und Nerven event. durch die Lebensthätigkeit selbst. Thiere, welche mit besonderen elektrischen Organen versehen sind, sind der Zitteraal, der Zitterwels und der Zitterrochen. Das entsprechende Organ dieser Thiere besteht aus einer Anzahl Säulchen, die aus über einander geschichteten Platten bestehen, welche durch eine schleimige Masse verbunden und durch einen knorpligglasartigen Rand begrenzt sind. Uebrigens sind mit Hülfe starker Multiplicatoren in allen Theilen des Nerven- und Muskelsystems lebender Menschen und Thiere elektrische Ströme nachzuweisen.

Als einen Ausfluss magnet-elektrischer Ströme aus der Erde betrachtet man das **Nordlicht**, dessen Einfluss auf magnetische Messapparate unverkennbar ist und dessen Mittelpunkt stets in der verlängerten Richtung der Inclinationsnadel liegt (magnetischer Zenith). Jemand, dessen Auge durch längeres Aufhalten im Dunkeln auch für schwächere Lichterscheinungen empfindlich ist, vermag von den Polen eines starken Magneten ebenfalls ein strahliges, roth und blau gefärbtes Licht wahrzunehmen.

II.

PHARMACEUTISCHE CHEMIE.

II

MITRALCHE DE SUS CHRSIE

Einleitung.

Chemie ist diejenige Wissenschaft, welche das gegenseitige Verhalten der letzten Theile (der Atome) aller Körper zu einander erkennen lehrt, möge dieses durch Wärme, Bewegung oder Elektricität bedingt sein. Sie hat den praktischen Zweck, die Scheidung zusammengesetzter Körper in ihre Componenten zu bewirken (Analyse) und die Construction zusammengesetzter Körper aus einfachen zu vermitteln (Synthese). Die pharmaceutische Chemie lehrt diejenigen Körper erkennen, darstellen und prüfen, welche als Arzneimittel Verwendung finden, soweit solche nicht dem Thier- oder Pflanzenreich direkt entnommen sind.

Die einfachen Körper heissen Elemente. Diese bestehen aus Massentheilchen (Molekülen), welche wiederum aus Atomen bestehen, welche von einer Wärmesphäre umgeben und in steter Schwingung begriffen sind. Letztere besitzen für jedes Element ein bestimmtes absolutes Gewicht und bedingen durch dieses das Atomgewicht des Elementes selbst. Vereinigen sich mehrere Atome zu einem Molekül, so ist das Molekulargewicht dieser Vereinigung die Summe ihrer Atomgewichte. Jedem Atom wohnt ausserdem eine bestimmte Sättigungscapacität inne, welche bedingt, dass seine eventuelle Anlagerung an andere Atome eine gewisse Beschränkung findet. Diejenige Zahl, auf Wasserstoff $= 1$ bezogen, welche dieser Bedingung Ausdruck giebt, heisst sein Werthigkeitscoëfficient, und es existiren nach der heutigen Anschauung ein- bis sechswerthige Atome. Nur ein einwerthiges Atom vermag sich mit einem andern einwerthigen Atom zu verbinden, eventuell so demselben anzulagern, dass eine Sättigung erfolgt; ein zweiwerthiges Atom würde zwei einwerthige Atome zu seiner Sättigung gebrauchen und umgekehrt, wie sich denn überhaupt nur gleichwerthige Atome mit einander verbinden können. Diejenige Gewichtsmenge eines Elementes, welche ein einwerthiges Atom (z. B. ein Wasserstoffatom) zu binden, oder für ein solches in irgend eine Verbindung einzutreten vermag, heisst sein Aequivalentgewicht. Diese fallen bei den einatomigen Elementen, d. h. bei denjenigen, welche aus einwerthigen Atomen bestehen, mit deren Atomgewichten zusammen; bei den mehratomigen Elementen sind es die, durch Division des Atomgewichts durch den Werthigkeitscoëfficienten erhaltenen Quotienten. Nachstehende Tabelle, in welcher neben die Elemente die Symbole gestellt sind, welche sie bezeichnen, möge hierfür eine Uebersicht geben.

Elemente.	Symbole.	Werthigkeits-coëfficient.	Atomgewicht.	Aequivalentgewicht.
Aluminium	Al	4	27,5	6,88
Antimon	Sb	5	122	24,5
Arsen	As	5	75	15
Baryum	Ba	2	137	68,5
Blei	Pb	4	207	51,75
Bor	B	3	11	3,66
Brom	Br	1	80	80
Cadmium	Cd	2	112	56
Calcium	Ca	2	40	20
Chlor	Cl	1	35,5	35,5
Chrom	Cr	4	52,5	13,125
Eisen	Fe	4	56	14
Gold	Au	3	196,7	65,6
Jod	J	1	127	127
Kalium	Ka	1	39	39
Kohlenstoff	C	4	12	3
Kupfer	Cu	2	63,4	31,7
Lithium	Li	1	7	7
Magnesium	Mg	2	24	12
Mangan	Mn	4	55	13,75
Natrium	Na	1	23	23
Phosphor	P	5	31	6,2
Platin	Pt	4	197,88	49,47
Quecksilber	Hg	2	200	100
Sauerstoff	O	2	16	8
Schwefel	S	6	32	5,33
Silber	Ag	1	108	108
Stickstoff	N	5	14	2,8
Strontium	Sr	2	87,5	43,75
Wasserstoff	H	1	1	1
Wismuth	Bi	3	208	69,33
Zink	Zn	2	65	32,5
Zinn	Sn	4	118	29,5

Obwohl nun die Elemente sich gegenseitig in ihren Aequivalentgewichten vertreten können, treten doch stets bei der Verbindung zweier Elemente konstante Mengen derselben auf, welche in Summa die Atomgewichte derselben bilden, so dass z. B. Wasser nicht als eine

Vereinigung von 1 Wasserstoff und 1 Sauerstoff *(HO)* zu betrachten ist, sondern als eine Vereinigung von 2 Atomen Wasserstoff mit 1 Atom Sauerstoff (mit je 2 Aequivalenten), H^2O. Wie durch Experiment festgestellt ist, vereinigen sich 1 Volumen Wasserstoff und 1 Volumen Chlor zu 2 Volumen Chlorwasserstoff, 1 Volumen Sauerstoff und 2 Volumen Wasserstoff zu 2 (nicht zu 3) Volumen Wasserdampf, 1 Volumen Stickstoff und 3 Volumen Wasserstoff zu 2 (nicht zu 4) Volumen Ammoniakgas. Es findet also unter gegebenen Verhältnissen eine Verdichtung der Komponenten statt, und zwar so, dass aus der Vereinigung verschiedener Stoffe im gasförmigen Zustande stets der Menge nach 2 Volumen — das des Wasserstoffes als 1 gedacht — des neugebildeten Stoffes hervorgehen. Dasselbe findet bei allen anderen Verbindungen statt. Es sind somit die Molekularvolumen aller gasförmigen Körper gleich gross. Gleiche Volumen der Gase enthalten aber auch bei gleichem Druck und gleicher Wärme gleichviel Moleküle (Gesetz von Avogrado), welche sich durch ihre specifische Schwere von einander unterscheiden. Es ist somit das spec. Gewicht eines gasförmigen Elementes dessen **relatives Molekulargewicht**, wenn das Vergleichungsvolumen auf 2 Vol. Wasserstoff ($=$ 1 Molekül) bezogen wird.

Das **wirkliche Molekulargewicht** wird gefunden, wenn das Volumengewicht des Gases (das auf Wasserstoff als Einheit bezogene specifische Gewicht) verdoppelt wird.

Da die Moleküle aus Atomen gebildet werden, so muss das Molekulargewicht eines chemischen Körpers gleich sein der Summe der Gewichte der das Molekül bildenden Atome. Auch die Atomgewichte sind relative Mengen, welche auf Wasserstoff als Einheit zurückzuführen sind. — Man hat ermittelt, dass ein Volumen Sauerstoff 16 mal so schwer ist wie ein gleich grosses Volumen Wasserstoff, während ein eben so grosses Volumen Chlor 35,5 mal so schwer ist wie dieses. Diese Mengen, welche zugleich die geringsten Quanten sind, welche in eine Verbindung eintreten können, bilden somit die **Atomgewichte** der betreffenden Elemente, während die aus den Zusammenlagerungen resultirenden Zahlen, z. B. 16 Gewichte Sauerstoff $+$ 2 Gewichte Wasserstoff $=$ 18 Gewichte ($=$ 2 Volumen) Wasserdampf, die **Molekulargewichte** der entsprechenden Verbindungen repräsentiren.

Mit Bezug auf ihre **Werthigkeit** lassen sich die Elemente folgendermassen eintheilen:

Einatomige: Wasserstoff, Chlor, Brom, Jod, Fluor, Kalium, Natrium, Lithium, Silber.

Zweiatomige: Sauerstoff, Schwefel, Selen, Tellur, Baryum, Calcium, Strontium, Magnesium, Cadmium, Zink, Kupfer, Blei, Quecksilber.

Dreiatomige: Wismuth, Bor, Gold.

Vieratomige: Kohlenstoff, Silicium, Aluminium, Chrom, Eisen, Mangan, Kobalt, Nickel, Zinn, Platin.

Drei- und Fünfatomige: Stickstoff, Phosphor, Arsen, Antimon.

Sechsatomige: Uran, Wolfram, Molybdän.

Addition und Substitution.

Die Werthigkeit eines Elements wird in der Schrift durch Striche oder römische Zahlen über oder neben dem Symbol bezeichnet, z. B.
$$\overset{\text{I}}{H},\ \overset{\text{II}}{O},\ \overset{\text{III}}{Bi},\ \overset{\text{IV}}{C},\ \overset{\text{V}}{N},\ \overset{\text{VI}}{U} \text{ oder } H\!-\!,\ O\!=\!,\ Bi\!\equiv\!,\ C\!\equiv\!\!,\ N\!\equiv\!\!\!,\ U\!\equiv\!\!\!.$$
Einzelne Elemente erscheinen mehrwerthig, z. B. Eisen, welches in gewissen Verbindungen auch sechswerthig erscheint; hier ist anzunehmen, dass ein Auftreten von **Doppelatomen** stattfindet, in welchen sich zwei Werthigkeiten gegenseitig abgesättigt haben, $\equiv Fe + Fe \equiv$.

Mit Bezug auf ihr **allgemeines Verhalten** zu einander werden die Elemente eingetheilt wie folgt:

Haloïde: Wasserstoff, Chlor, Brom, Jod, Fluor, Sauerstoff.

Metalloide: Schwefel, Stickstoff, Phosphor, Arsen, Antimon, Bor, Silicium, Kohlenstoff.

Metalle, und zwar **Leichtmetalle; Alkalimetalle:** Kalium, Natrium, Lithium; **Erdmetalle:** Calcium, Baryum, Strontium, Magnesium, Aluminium.

Schwermetalle; Unedle: Eisen, Mangan, Chrom, Zink, Cadmium, Blei, Wismuth, Kupfer, Zinn. **Edle:** Quecksilber, Silber, Gold, Platin.

Der **Kohlenstoff** pflegt wegen der ungeheuren Anzahl von Verbindungen, die er eingeht, in einem besonderen Theile abgehandelt zu werden; diesen Theil nannte man früher **organische Chemie.**

Sobald sich zwei Elementaratome derart an einander lagern, dass ihre Aequivalente ausgeglichen sind, d. h. sich **gegenseitig abgesättigt** haben, entsteht eine Verbindung ersten Grades, z. B.

$$H-Cl \qquad O=H_2 \qquad Bo\equiv N$$
Chlorwasserstoff, \qquad Wasser. \qquad Borstickstoff.

Es können sich aber auch Atomgruppen derart an einander lagern, dass sie **nicht abgesättigt** werden und Aequivalente zur weiteren Verwendung übrig behalten, z. B.

$$-\overset{\text{V}}{N}\equiv\overset{\text{I}}{H_4} \qquad \overset{\text{IV}}{C}=\overset{\text{II}}{O}=$$
Ammonium, \qquad Kohlenoxyd,
einwerthiges Radikal. \qquad zweiwerthiges Radikal.

Derartige ungesättigte Atomgruppen, welche ihren freien Aequivalenten entsprechend Elementaratome zu vertreten vermögen, heissen **zusammengesetzte Radikale.**

Jede chemische Verbindung wird durch **Addition** oder durch **Substitution** bewirkt, z. B.

$$(N\equiv H_3) + (H-Cl) = (Cl-N\equiv H_4)$$
Ammoniak. \quad Chlor- \quad Chlor-
wasserstoff. \quad ammonium.
$$NH_3 + HCl = NH_4Cl.$$
Addition von HCl zur ungesättigten Atomgruppe NH_3
$$(Ca=(OH)_2) + 2\ (H-Cl) = (Ca=Cl_2) + 2\ (O=H_2)$$
Calcium- \quad Chlor- \quad Calcium- \quad Wasser.
hydroxyd. \quad wasserstoff. \quad chlorid.
$$Ca(OH)_2 + 2(HCl) = (CaCl_2 + 2(H_2O),$$
Substitution von 2 Atomen Hydroxyl durch 2 Atome Chlor.

Sowie die Elemente in der Schrift durch Symbole bezeichnet werden, werden deren Verbindungen durch **Formeln** ausgedrückt. Diese können sein **empirisch**, und geben in dem Falle die Art und Anzahl der Atome im Molekül an, ohne Rücksicht auf deren Lagerung oder Verhalten bei chemischen Umsetzungen, z. B.

$$SO_4 H_2,$$
Schwefelsäure.

oder **rationell**, wenn auf die besondere Gruppirung der Atome, welche aus dem Verhalten zu andern Reagentien ersichtlich ist, Rücksicht genommen wird, z. B. für Schwefelsäure

1. $$\begin{matrix} O= \\ O= \end{matrix} S \begin{matrix} -O-H \\ -O-H \end{matrix}$$

eine Formel, welche ausschliesslich die Absättigung der Aequivalente zeigt;

2. $$(SO_2) = (OH)_2$$

eine Formel, welche den Charakter der Säure (siehe weiter unten) erkennen lässt, und zeigt, dass zwei Atome Hydroxyl vorhanden sind, in denen zwei Wasserstoffatome substituirbar sind

3. $$\left.\begin{matrix} SO_2 \\ H_2 \end{matrix}\right\} O_2$$

eine Formel, welche dasselbe übersichtlicher ausdrückt, insofern die substituirbaren Wasserstoffatome deutlich in die Augen springen

Jede Formel hat ihre Berechtigung, sobald sie ein auf die betreffende Verbindung bezügliches Faktum nach irgend einer Richtung hin aufklärt.

Mit Hülfe der Formeln ist es möglich, den Verlauf eines chemischen Processes durch eine Gleichung auszudrücken.

Diejenigen Verbindungen, welche ein hervorragendes Interesse beanspruchen, sind Säuren, Basen und Salze, und werden sehr gut durch **typische Formeln** erklärt. Nimmt man drei Grundtypen an, nämlich

$$\left.\begin{matrix} H \\ H \end{matrix}\right\}, \qquad \left.\begin{matrix} H \\ H \end{matrix}\right\} O, \qquad \left.\begin{matrix} H \\ H \\ H \end{matrix}\right\} N,$$
Wasserstoff. Wasser. Ammoniak.

nebst deren Multiplen, so würden Säuren Körper sein, welche abzuleiten sind vom Typus Wasser, in welchem die Hälfte des Wasserstoffes durch ein (elektronegatives) Säureradikal vertreten ist, z. B.

$$\left.\begin{matrix} NO_2 \\ H \end{matrix}\right\} O,$$
Salpetersäure.

in den Basen würde an dessen Stelle ein (elektropositives) basisches Radikal vorhanden sein, z. B.

$$\left.\begin{matrix} Ka \\ H \end{matrix}\right\} O,$$
Kaliumhydroxyd,

und die Salze würden an Stelle der einen Hälfte ein saures, an Stelle der andern Hälfte ein basisches Radikal enthalten —

$$\left.\begin{array}{c}NO_2\\Ka\end{array}\right\}O,$$
Kaliumnitrat.

Die Verbindungen von Chlor, Brom und Jod mit Wasserstoff, ableitbar vom Typus Wasserstoff

$$\left.\begin{array}{c}Cl\\H\end{array}\right\} \qquad \left.\begin{array}{c}Br\\H\end{array}\right\} \qquad \left.\begin{array}{c}J\\H\end{array}\right\}$$
Chlor-,   Brom-,   Jodwasserstoff.

nennt man **Haloidsäuren**; diejenigen, welche ein zusammengesetztes sauerstoffhaltiges Radikal haben, heissen **Oxysäuren**; diejenigen endlich, welche an Stelle des Sauerstoffes Schwefel haben, heissen **Sulfosäuren**. Aehnlich werden die Salze bezeichnet. Haloidsäuren, an Stelle deren Wasserstoffes ein Metall tritt, werden zu **Haloidsalzen**;

$$\left.\begin{array}{c}Cl\\Na\end{array}\right\}, \qquad \left.\begin{array}{c}Br\\Ka\end{array}\right\};$$
Natriumchlorid.   Kaliumbromid.

den Oxy- und Sulfosäuren entsprechen die **Oxyd-** und **Sulfosalze**:

$$\left.\begin{array}{c}(CO)\\Ka_2\end{array}\right\}O_2, \qquad \left.\begin{array}{c}CS\\Ka_2\end{array}\right\}S_2,$$
Kaliumcarbonat.   Kaliumsulfocarbonat.

Säuren, deren Radikal einwerthig ist, sind **monohydrisch**, d. h. sie besitzen ein Wasserstoffatom, welches substituirbar ist; Säuren, deren Radikale zwei-, drei- oder mehrwerthig sind, besitzen dem entsprechend substituirbare Wasserstoffatome und heissen darnach **zwei-, drei- oder mehrhydrisch**. Nach der Anzahl der vertretbaren Wasserstoffatome werden die Säuren ferner **ein-, zwei-, drei- oder mehrbasisch** genannt. Einbasische Säuren vermögen nur eine Reihe von Salzen zu bilden;

$$\left.\begin{array}{c}NO_2\\H\end{array}\right\}O \qquad \left.\begin{array}{c}NO_2\\Ka\end{array}\right\}O$$
Salpetersäure.   Kaliumnitrat.

Diese Salze heissen **neutrale Salze**. Zweibasische Säuren vermögen zwei Reihen von Salzen zu bilden; ist sämmtlicher typischer Wasserstoff durch ein basisches Radikal substituirt, so hat man ebenfalls ein neutrales Salz,

$$\left.\begin{array}{c}SO_2\\H_2\end{array}\right\}O_2, \qquad \left.\begin{array}{c}SO_2\\Ka_2\end{array}\right\}O_2;$$
Schwefelsäure.   Kaliumsulfat.

ist aber nur ein Theil desselben ersetzt, so hat man ein **saures Salz**,

$$\left.\begin{array}{c}NO_2\\KaH\end{array}\right\}O_2$$
Saures Kaliumsulfat.

Dreibasische Säuren bilden drei Reihen von Salzen, neutrale, ein- und zweidrittelsaure, je nach dem Verhältniss der substituirten Wasserstoffatome zu den bleibenden.

$$\left.\begin{array}{l}PO\\H\end{array}\right|O_2, \quad \left.\begin{array}{l}PO\\Ka_3\end{array}\right|O_3, \quad \left.\begin{array}{l}PO\\Ka_2H\end{array}\right|O_3, \quad \left.\begin{array}{l}PO\\KaH_2\end{array}\right|O_2,$$

Phosphorsäure.   Neutrales,   eindrittelsaures,   zweidrittelsaures Kaliumphosphat.

Sind in einer mehrbasischen Säure die typischen Wasserstoffatome durch verschiedene basische Radikale substituirt, so entstehen **Doppelsalze**,

$$\left.\begin{array}{l}SO_2\\KaNa\end{array}\right|O_2$$

Sowie die Säuren als ein- und mehrbasisch bezeichnet werden, lassen sich die Basen je nach der Anzahl der substituirbaren Wasserstoffatome als **ein- und mehrsäurig** bezeichnen und es erhellt hier die Bildung **neutraler und basischer Salze**.

$$\left.\begin{array}{l}Pb\\H_2\end{array}\right|O_2 \quad \left.\begin{array}{l}Pb\\(NO_2)_2\end{array}\right|O_2, \quad \left.\begin{array}{l}Pb\\(NO_2)H\end{array}\right|O_2$$

Bleihydroxyd.   neutrales,   basisches Bleinitrat.

Wasserfreie Säuren und Basen heissen **Anhydride**.

$$\left.\begin{array}{l}SO_2\\H_2\end{array}\right|O_2 - \left.\begin{array}{l}H\\H\end{array}\right|O = SO_3$$

Schwefelsäureanhydrid.

$$2\left.\begin{array}{l}Ka\\H\end{array}\right|O - \left.\begin{array}{l}H\\H\end{array}\right|O = Ka_2O$$

Kaliumoxyd.

Was nun die Sättigungsverhältnisse anbetrifft, so wird man bei den vorbeschriebenen Verbindungen stets bemerken, dass die Werthigkeitscoëfficienten auf der einen Seite so gross sind, wie auf der andern, und man nimmt daher an, dass der typische Sauerstoff den typischen Wasserstoff oder dessen Substitute, und zwar jede Hälfte mit einer Hälfte seines Wirkungswerthes, gebunden halte resp. abgesättigt habe.

Wendet man zur Erläuterung dieses Strukturformeln an.

$$\overset{\text{I}}{(NO_2)} - OH, \quad \overset{\text{II}}{(SO_2)}\begin{array}{l}-OH\\-OH.\end{array} \quad \overset{\text{III}}{(PO)}\begin{array}{l}-OH,\\-OH\\-OH\end{array}$$

Salpetersäure.   Schwefelsäure.   Phosphorsäure.

$$\overset{\text{I}}{Ka} - OH, \quad \overset{\text{II}}{Ca}\begin{array}{l}-OH\\-OH,\end{array} \quad \overset{\text{III}}{Bi}\begin{array}{l}-OH\\-OH\\-OH\end{array}$$

Kaliumhydroxyd.   Calciumhydroxyd.   Wismuthhydroxyd.

$$\overset{\text{II}}{SO}\begin{array}{l}-OH\\-OKa\end{array} \quad \left.\begin{array}{l}\overset{\text{III}}{PO}-OH\\-O\\\overset{\text{III}}{PO}-O\\-OH\end{array}\right\}Ca \quad \overset{\text{III}}{Bi}\begin{array}{l}-OH\\-OH\\-ONO_2\end{array}$$

saures Kaliumsulfat.   zweidrittelsaures Calciumphosphat.   eindrittelbasisches Wismuthnitrat.

so begegnet man überall der einwerthigen Gruppe Hydroxyl *(O — H) —*, und kann annehmen, das die Substitution des Wasserstoffes innerhalb dieser vorgehe.

Ausnahmsweise existiren einige Säuren mit kohlenstoffhaltigem Radikal, deren Hydricität und Basicität sich nicht decken; so z. B. ist die Weinsäure

$$\begin{array}{l} C\genfrac{}{}{0pt}{}{=O}{-(OH)} \\ | \\ C\genfrac{}{}{0pt}{}{-H}{-(OH)} \\ | \\ C\genfrac{}{}{0pt}{}{-H}{-(OH)} \\ | \\ C\genfrac{}{}{0pt}{}{=O}{-(OH)} \end{array} = (C_4H_2O_2)\overset{IV}{\equiv}(OH)_4$$

tetrahydrisch, aber nur zweibasisch und vermag mithin auch nur zwei Reihen von Salzen zu bilden. — Was die Erklärung der Formel anbetrifft, so ist jedes Atom C mit einer seiner vier Werthigkeiten mit einem zweiten Atom C enger verbunden: das erste und das letzte Atom C sättigt mit je zwei Werthigkeiten ein Atom Sauerstoff und mit der letzten freien Werthigkeit je ein Atom Hydroxyl, während die beiden inneren Kohlenstoffatome mit den ihnen zur Verfügung stehenden Werthigkeiten je ein Atom Wasserstoff und eine Hydroxylgruppe absättigen. Die erste und die letzte gemeinschaftliche Atomgruppe $-C\genfrac{}{}{0pt}{}{=O}{-(OH)}$ wird Carboxyhydroxyl genannt, und nur in dieser ist der Wasserstoff substituirbar.

$$(C_4H_2O_2)\begin{array}{l}-OK\\-OH\\-OH\\-OK\end{array}$$

Neutrales Kaliumtartrat.

Verbindungen, welche bei gleicher procentischer Zusammensetzung verschiedene chemische und physikalische Eigenschaften besitzen, heissen isomer, z. B.

$$C_3H_6O = \begin{array}{l}C_2H_5\\|\\CH.O\end{array} \quad \text{und} \quad \begin{array}{l}CH_2\\|\\CH\\|\\CH_2OH\end{array}$$

Propylaldehyd.   Allylalkohol.

Verbindungen, welche bei gleicher procentischer Zusammensetzung verschiedene Molekulargrössen haben, heissen polymer, z. B.

C_2H_4O und $C_4H_8O_2$
Aethylaldehyd.   Essigsäure-Aethyläther.

Bei beiden Klassen wird eine richtige Einsicht durch Aufstellung rationeller Formeln erhalten.

Metalloide.

Der Wasserstoff ist seinem Gesammtverhalten gemäss einer Gruppe nicht einzufügen; er ist der Ausgangspunkt aller Betrachtungen in der Chemie und nimmt eine besondere Stellung für sich ein. — Chlor (bei gewöhnlicher Temperatur gasförmig), Brom (flüssig) und Jod (fest) bilden die Gruppe der Halogene (Salzbildner). Sie bilden mit Wasserstoff wirkliche Säuren und mit den Metallradikalen wirkliche Salze (Haloidsalze). Die entsprechenden Salze zeigen dieselbe Krystallform, während das Gesammtverhalten der Elemente selbst zu andern Chemikalien ein sehr ähnliches ist. — Sauerstoff und Schwefel bilden wiederum eine besondere Gruppe, welche vorzugsweise in ihren Wasserstoffverbindungen mancherlei Analogieen zeigt. — Stickstoff (bei gewöhnlicher Temperatur gasförmig), Phosphor (leicht schmelzbar und flüchtig), Arsen und Antimon (metallähnlich) bilden die letzte Gruppe der Metalloide. Obwohl fünfwerthig, kommen auch (ungesättigte) Verbindungen mit dreiwerthigen Radikalen vor. Wie mithin diese Verbindungen in ihrer Zusammensetzung einander sehr ähnlich sind, so findet auch grosse Aehnlichkeit in ihrem Gesammtverhalten zu anderen chemischen Agentien statt.

WASSERSTOFF (Hydrogen),

entdeckt 1766 von Cavendish, benamt von Lavoisier.

$H = 1$ (Aequivalentgewicht 1).

Vorkommen: Frei in der Sonnenatmosphäre (den Protuberanzen), in vulkanischen Gasen, in Petroleumquellen, als Zersetzungsprodukt, im Allgemeinen höchst selten; in Verbindung mit Sauerstoff bildet er Wasser und ist als dieses Bestandtheil der Luft und aller Körper, welche Wasserelemente enthalten; in Verbindung mit Schwefel resp. Stickstoff bildet er bei der Entmischung gewisser Körper auftretendes Schwefelwasserstoff- und Ammoniakgas.

Gewinnung: Durch Zersetzung des Wassers, und zwar
1) beim Fortleiten von Wasserdampf über glühendes Eisen oder glühende Kohlen:

$$C + 2(H_2O) = CO_2 + 2(H_2)$$
$$3Fe + 4(H_2O) = (FeO, Fe_2O_3) + 4(H_2)$$

2) oder durch Zusammenbringen von Zink und Schwefelsäure (oder Eisen und Schwefelsäure):
$$Zn + SO_2(HO_2) + H_2O = SO_4Zn + H_2O + H_2$$
3) oder durch Auflösen von Kalium oder Natrium in Wasser:
$$2Ka + 2(H_2O) = 2(KaHO) + H_2$$
4) durch Anwendung des elektrischen Stromes, wobei der Wasserstoff am negativen Pol abgeschieden wird;
5) oder für technische Zwecke im Grossen durch Erhitzen von Kalkhydrat mit Kohle
$$2Ca(HO)_2 + C = 2(CaO) + CO_2 + 2(H_2)$$

Eigenschaften: Wasserstoff im gewöhnlichen Zustande ist ein farb-, geruch- und geschmackloses, durch Druck und Kälte kondensirbares Gas, welches selbst brennbar ist, das Brennen und Athmen aber nicht zu unterhalten vermag, mit Sauerstoff oder atmosphärischer Luft in bestimmtem Verhältniss gemischt, das höchst explosible Knallgas bildet. Er ist 14 Mal leichter, als atmosphärische Luft und wird deshalb zum Füllen der Luftballons verwendet. Mit Kalium, Natrium, Palladium und Silber geht er Legirungen ein, und wird deshalb von Graham als ein wirkliches Metall bezeichnet. Seine Wirksamkeit in statu nascendi wird benutzt zur Gewinnung von Arsen- und Antimonwasserstoffgas; sein Reductionsvermögen für Sauerstoffverbindungen bei höherer Temperatur wird benutzt zur Reindarstellung von Eisen und Kupfer.

CHLOR,

entdeckt 1744 von Scheele (dephlogistisirte Salzsäure), erkannt und benamt von Davy.

$$Cl = 35,5 \text{ (Aequivalentgewicht 35,5).}$$

Vorkommen: Nirgends frei; an Natrium gebunden, als Kochsalz massenhaft; ebenso an Kalium und Magnesium gebunden als Carnallit.

Gewinnung:
1) Erhitzen von Manganhyperoxyd, Chlornatrium und verdünnter Schwefelsäure:
$$MnO_2 + 3(H_2SO_4) + 2(NaCl) = 2(NaHSO_4) + MnSO_4 + 2(H_2O) + 2Cl$$
$$87 \quad + \quad 294 \quad + \quad 117$$
Einfachste Verhältnisse:
$$4(MnO_2),\ 6(NaCl),\ 8(H_2O)\ \text{und}\ 14(SO_2H_4)$$
2) Erhitzen von Manganhyperoxyd mit Chlorwasserstoffsäure (fabrikmässig):
$$MnO_2 + 4(HCl) = MnCl_2 + 2(H_2O) + 2Cl$$

3) Erhitzen von Kaliumbichromat mit Chlorwasserstoffsäure:

$$Cr_2O_7Ka_2 + 14\,(HCl) = 2\,(KaCl) + 2\,(CrCl_3) + 7\,(H_2O) + 6\,Cl$$
$$295 \quad\quad 511$$

4) Einwirkenlassen von Chlorwasserstoffsäure auf Kaliumchlorat, ohne Erwärmung:

$$ClO_3Ka + 6\,(HCl) = KaCl + 2\,(H_2O) + 6\,Cl$$

5) Uebergiessen von Chlorkalk mit einer Säure (Salzsäure) behufs Räucherungen zur Desinfektion und zu Bleichzwecken;

$$CaClO_2, CaCl_2 + 4\,(HCl) = CaCl_2 + 2\,(H_2O) + 4\,Cl$$

Eigenschaften: Grünes, übel riechendes, giftiges, condensirbares Gas, welches in Wasser leicht und in grossen Mengen löslich ist und zwar ist die grösste Absorptionsfähigkeit bei 10°. Bei 0° krystallisirt wässrigen Lösungen eine Verbindung von Chlor mit 5 Theilen Wasser aus, welche, in verschlossene Röhren gebracht, erst bei 15° wieder schmilzt. Spec. Gew. 2,47 (Luft = 1). Es vereinigt sich mit vielen Elementen direkt, mit einzelnen unter Feuererscheinung. In statu nascendi bildet es ein vorzügliches Oxydationsmittel, indem es wasserhaltigen Körpern Wasserstoff entzieht, damit Salzsäure bildend, und Sauerstoff frei macht. Hierauf beruht seine Wirksamkeit beim Bleichen und Desinficiren.

$$H_2O + 2Cl = 2\,(HCl) + O$$

Erkennung: Freies Chlor bleicht Lakmuspapier und Indigolösung, macht Jod aus Jodkaliumstärke frei, führt schweflige Säure in Schwefelsäure, Eisenoxydul- in Oxydsalze über; Chlormetallsalzlösungen werden durch Silbernitratlösung gefällt, der Niederschlag $(AgCl)$ ist in Ammoniak leicht löslich.

Aqua chlorata.

Das Chlorwasser ist eine bei ca. 10° gesättigte Lösung von Chlor in Wasser und muss ca. 0,4 Proc. enthalten.

Direktes Sonnenlicht wirkt zersetzend auf Chlorwasser ein:

$$2\,(Cl_2) + 2\,(H_2O) = 4\,(HCl) + 2O.$$

Prüfung auf Chlorwasserstoffsäure: Nachdem durch Schütteln mit Quecksilber das Chlor mit diesem verbunden und entfernt ist, darf die Flüssigkeit Lakmuspapier wenig oder gar nicht röthen;

auf Gehalt: 25 g Chlorwasser mit der Lösung von 5 g Jodkalium und etwas Stärkelösung vermischt, sollen zur Bindung des ausgeschiedenen Jodes (Entfärbung) 28,2 cc $^1/_{10}$ Natriumhyposulfitlösung bedürfen. Diese Bestimmung der Pharmacopöe beruht auf Prozessen, die durch folgende Gleichungen ausgedrückt werden:

$$2\,(KaJ) + 2Cl = 2\,(KaCl) + 2J$$

d. h. durch eine gewisse Menge Chlor wird eine entsprechende Menge Jod aus Jodkalium frei gemacht; das freie Jod färbt die stärkehaltige Flüssigkeit blau.

$$2J + 2(Na_2S_2O_3, 5H_2O) = 2(NaJ) + Na_2S_4O_6 + 10(H_2O)$$
$$\underbrace{}_{\substack{254\\127}} \qquad \underbrace{}_{\substack{496\\248}}$$

d. h. gleiche Aequivalente Jod und Natriumhyposulfit wirken derart auf einander ein, dass unter nebensächlicher Bildung von Natriumtetrathionat sämmtliches Jod an Natrium gebunden, das Chlor wieder hergestellt und die Flüssigkeit entfärbt wird. 35,5 Chlor entsprechen 127 Jod und 127 Jod entsprechen 248 Natriumhyposulfit. Werden mithin 24,8 g des letzteren zu 1 l gelöst, so entspricht von dieser Lösung jeder cc. = 0,0127 Jod = 0,00355 Chlor. Werden bei der Prüfung 28,2 cc. der Lösung verbraucht, so enthält das Chlorwasser $28,2 \times 0,00355 = 0,1$ oder in 100 g = 0,4 g Chlor

Aufbewahrung: Vor Licht geschützt, in kleinen, vollgefüllten, mit Glasstöpseln verschlossenen Flaschen, an einem kühlen Orte.

Acidum hydrochloricum HCl.

$$\left.\begin{matrix}Cl\\H\end{matrix}\right\} \text{ oder } H-Cl$$

Vorkommen: Salzsäure im freien Zustande findet sich im Magensaft der Säugethiere, in den Dämpfen der Vulkane und in Flüssen vulkanischen Ursprungs.

Gewinnung: Rohe Salzsäure ist Nebenprodukt bei der Sodafabrikation; sie soll bei einem spec. Gew. von 1,160 — 1,170 30 — 33% wasserfreien Chlorwasserstoff besitzen und frei von Arsenik sein. — Die reine Salzsäure wird erhalten 1) durch Zersetzung von Kochsalz mit arsenfreier Schwefelsäure; der Prozess verläuft bei verschiedenen Temperaturverhältnissen folgendermassen:

bei geringerer Temperatur $2)NaCl + SO_2(HO)_2 = NaCl + SO_4(NaH) + HCl,$
Saures Natriumsulfat.

bei höherer Temperatur $2(NaCl) + SO_2(HO)_2 = SO_4(Na_2) + 2(HCl);$
$\underbrace{}_{117} \quad \underbrace{}_{98}$ Neutrales Natriumsulfat. $\underbrace{}_{73}$ (oder
4×73 Säure von 25% HCl)

das entwickelte Gas wird in einer Mittelflasche gewaschen und in einer Wasser enthaltenden Vorlage aufgefangen; oder 2) durch Rektifikation der rohen Säure unter gewissen Bedingungen. Diese bestehen darin, dass Eisenchlorid, arsenige Säure, schweflige Säure und Chlor, welche in der rohen Säure vorkommen, beseitigt werden.

Die beiden letztgenannten können nie gleichzeitig vorhanden sein.

$$(SO_2 + 2Cl + H_2O = SO_3 + 2(HCl).$$

Eisenchlorid, welches mit Chlordämpfen flüchtig ist, wird durch eingelegte Kupferspähne zu Chlorür reducirt; ebenso wird freies Chlor zurückgehalten; schweflige Säure wird durch Manganhyperoxyd, welches leicht Sauerstoff abgiebt, in Schwefelsäure übergeführt und arsenige Säure wird auf eingestellte blanke Kupferbleche beim längeren Digeriren galvanisch niedergeschlagen.

Eigenschaften: Chlorwasserdampf ist ein coërcibles, nicht brennbares Gas, dessen wässrige Lösungen die officiellen Chlorwasserstoffsäuren sind, und welches durch Elektrolyse in seine Komponenten zerlegt werden kann, wie umgekehrt sich diese unter gewissen Bedingungen zu Chlorwasserstoff direkt vereinigen. Wasser vermag bei 0° 480 Volumen des Gases zu lösen. Die Lösung des reinen Gases ist farblos, schmeckt und reagirt stark sauer, wirkt korrodirend und ist beim Erhitzen völlig flüchtig; rohe Salzsäure ist durch Eisen gelb gefärbt und entwickelt Dämpfe von Chlor und Chlorwasserstoff. Die reine Säure enthält bei einem spec. Gew. von 1,124 25%, die rohe Säure bei einem spec. Gew. von 1,160 — 1,170 30 — 33% Chlorwasserstoff.

Erkennung: Beim Erhitzen mit Superoxyden (Mangan-, Bleisuperoxyd) wird Chlor entwickelt; Silbernitratlösung fällt weisses, in Ammoniak lösliches Chlorsilber; Bleiacetatlösung fällt weisses Bleichlorid.

Prüfung: der reinen Salzsäure auf Gehalt: 2 g Säure sollen durch 13,7 cc volumetrischer Kalilauge gesättigt werden.

$$KaOH + HCl = KaCl + H_2O$$
$$\underbrace{56} \quad \underbrace{36,5}$$

Wenn 56 g $KaOH$ zu 1 l gelöst werden, so entspricht jeder cc $= 0,0365\ HCl$. Beim Verbrauch von 13,7 cc Kalilauge würden also enthalten 2 g Salzsäure $13,7 \times 0,0365 = 0,5\ HCl$, mithin 100 g $0,5 \times 50 = 25$ g HCl. Zur Erkennung des Sättigungspunktes wird die saure Flüssigkeit mit einigen Tropfen Phenolphtaleïnlösung (Indikator) versetzt, welche beim ersten Tropfen überschüssigen Alkalis die Rothfärbung der Flüssigkeit bewirkt.

auf arsenige Säure: 3 cc Salzsäure und 6 cc Wasser werden in einem ca. 3 cm weiten Reagenzgläschen mit Jodlösung bis zur Gelbfärbung vermischt: hierzu wird ein Stückchen Zink gegeben, ein Flöckchen Baumwolle lose darüber geschoben und das Gefäss mit einem Stück Filtrirpapier bedeckt, welches mit einem Tropfen Sibernitratlösung (1:2) befeuchtet ist. Es darf weder sogleich, noch nach einer halben Stunde die befeuchtete Stelle sich gelb färben, noch von der Peripherie aus in braun oder schwarz übergehen, was geschehen müsste, wenn entstehendes Arsenwasserstoffgas metallisches Silber abscheide (die Siberlösung reducirte):

$$2(AsH_3) + 12(NAgO_3) + 3(H_2O) = As_2O_3 + 12(NHO_3) + 12 Ag$$

auf schweflige Säure: bei Anwendung eines mit Bleizucker getränkten Baumwollenstopfens darf derselbe durch Entwickelung von Schwefelwasserstoff und Einwirkung desselben auf das Blei (Bildung von Schwefelblei) nicht geschwärzt werden:

$$SO_2 + 6H = \underbrace{H_2S} + 2(H_2O)$$
$$H_2S + PbO = H_2O + \underbrace{PbS}$$

auf Schwefelsäure: Zusatz von Baryumnitratlösung darf innerhalb der ersten 5 Minuten keine Trübung hervorrufen;

auf freies Chlor: ebenso darf nach Zusatz einiger Tropfen Jodstärkelösung keine Bläuung (durch Jodabscheidung bewirkt) eintreten;

auf Jodwasserstoff: mit der fünffachen Menge Wasser vermischt, darf durch blosse Stärkelöung ebenfalls Bläuung nicht bewirkt werden;

auf Metalle: auch Schwefelwasserstoff darf die verdünnte Säure nicht in der Farbe verändern;

auf Eisen: mit einigen Tropfen Weinsäure, darauf mit Ammoniak im Überschuss versetzt, darf auf Zusatz von Schwefelammonium keine Grünfärbung eintreten. — Rhodankaliumlösung darf keine Röthung hervorrufen.

der rohen Salzsäure auf arsenige Säure: Zehn Gramm Säure mit einem Gramm Zinnchlorür erwärmt, dürfen weder gebräunt, noch durch abgeschiedenes Arsen getrübt werden.

$$6(HCl) + 3(SnCl_2) + As_2O_3 = 3(SnCl_4) + 3(H_2O) + \underbrace{As_2}$$

Aufbewahrung: Vorsichtig, in Glasstöpselgefässen.

Sauerstoffverbindungen des Chlor.

1) Cl_2O, Chlormonoxyd, Unterchlorigsäureanhydrid, rothe Flüssigkeit.

$Cl(OH)$, Unterchlorige Säure $\left(\dfrac{Cl_2O + H_2O}{2}\right)$, nur in wässeriger Lösung bekannt; ihre Salze sind wenig beständig.

2) Cl_2O_3, Chlortrioxyd, Chlorsäureanhydrid, gelbgrünes, kondensirbares Gas.

$ClO(OH)$, Chlorige Säure $\left(\dfrac{Cl_2O_3 + H_2O}{2}\right)$, nur in wässeriger Lösung bekannt.

3) Cl_2O_4, Chlortetroxyd, Unterchlorsäureanhydrid, dunkelgelbes, kondensirbares Gas, sehr explosibel.

— Hydrat unbekannt.

4) — Anhydrid unbekannt.
$ClO_2(OH)$, Chlorsäure, nur in wässeriger Lösung bekannt; ihre Salze heissen Chlorate.
5) Anhydrid unbekannt.
$ClO_3(OH)$, Ueberchlorsäure, farblose, stark rauchende, heftig oxydirend wirkende Flüssigkeit, in wässeriger Lösung beständig.

BROM,

entdeckt 1826 von Balard.

$Br = 80$ (Aequivalentgewicht 80).

Vorkommen: Nirgends frei; neben Jod und Chlor an Basen gebunden, im Meerwasser und in den Meerpflanzen, in Mineralwässern, besonders im Kreuznacher; im Todten Meer; in nordamerikanischen Salzsoolen; in den Stassfurter Abraumsalzen.

Gewinnung: Fabrikmässig aus den bromhaltigen Mutterlaugen von Stassfurt. Diese werden mit Manganhyperoxyd und Chlorwasserstoffsäure behandelt; das freie Chlor zersetzt die Brommetalle, macht event. Brom frei; das befreite Brom wird in Natriumhydroxydlösung aufgefangen, das gebildete Natriumbromid eingedampft und das ausserdem entstehende Natriumbromat durch Glühen mit Kohle in Bromid übergeführt, aus welchem endlich durch Destillation mit Schwefelsäure das Brom rein erhalten wird.

1) $3(Br_2) + 6(Na[HO]) = 5(NaBr) + BrO_3Na + 3(H_2O)$
   Bromid   Bromat
2) $2(BrO_3Na) + 6C = 2(NaBr) + 6(CO) \rightarrow$
   Kohlenoxydgas
3) $2(NaBr) + MnO_2 + 2SO_2(HO)_2 = SO_4Mn + SO_4Na_2 + 2(H_2O) + 2Br$
   Mangansulfat Natriumsulfat

Minder reines Brom wird erhalten dadurch, dass man das chlorhaltige Brom durch Lösungen von Bromeisen oder Bromkalium streichen lässt, wodurch Chlor zurückgehalten wird. Das Rohbrom wird aus Retorten über gepulvertem Bromkalium rektifizirt.

Eigenschaften: Brom bei gewöhnlicher Temperatur ist eine dunkelbraune, übelriechende, giftig und korrodirend wirkende Flüssigkeit von grossem Tensionsvermögen. Spec. Gew. 2,97 bei 15°; Siedepunkt bei 63°; Erstarrungspunkt bei — 7°. Es ist in 32 Theilen Wasser (Aqua bromata) und in Weingeist, Aether, Chloroform und Schwefelkohlenstoff leicht löslich. Brom wirkt schwächer oxydirend (Wasserstoff entziehend), als Chlor und wird von diesem aus seinen Verbindungen verdrängt; Salpetersäure zersetzt sie nicht (Unterschied vom Jod).

Erkennung: Stärke wird durch Brom gelb gefärbt; Silbernitratlösung fällt Bromsalzlösungen gelbliches Bromsilber aus, welches in Salpetersäure fast unlöslich, in Ammoniak schwer löslich ist. Aus den Lösungen der Bromsalze scheidet Chlorwasser Brom ab, welches in Schwefelkohlenstoff mit braunrother Farbe löslich ist.

Prüfung auf Jod: Brom muss in Natriumhydroxydlösung völlig löslich sein; die Lösung, mit rauchender Salpetersäure sauer gemacht, dann mit Schwefelkohlenstoff geschüttelt, darf diesen nicht violett färben. — Eine wässerige Lösung (1 : 40) mit Eisenpulver geschüttelt darf auf Zusatz von Eisensesquichlorid Chloroform nicht bläuen.

Aufbewahrung: Vorsichtig, in sehr gut verschlossenen Glasstöpselflaschen, an einem kühlen Orte, von einem zweiten Glas- oder Metallgefäss umhüllt.

Bromwasserstoff HBr.

Der Salzsäure ähnlich reducirend wirkendes, in Wasser leicht lösliches, coërcibles Gas. Kann erhalten werden durch Einwirkenlassen von Wasser auf Phosphorbromür:

$$PBr_3 + 3(H_2O) = H_3PO_3 + 3(HBr)$$

oder durch Einleiten von Schwefelwasserstoff in Bromwasser:

$$2Br + H_2S = S + 2(HBr)$$

Das spec. Gewicht einer 48%haltigen Säure ist 1,49 bei 15°; der Siedepunkt liegt bei 125°.

Sauerstoffverbindungen des Brom.

Anhydride sind nicht bekannt, von Säurehydraten folgende:
1) *(Br HO)*, Unterbromige Säure, wässrige unbeständige Lösung;
2) *BrO_2 (HO)*, Bromsäure, ebenfalls leicht zersetzbar;
3) *BrO_3 (HO)*, Ueberbromsäure, syrupdicke Flüssigkeit.

JOD,

entdeckt 1812 von Courtois, benamt von Gay-Lussac.

$$\overset{\text{I}}{J} = 127 \text{ (Aequivalentgewicht 127)}.$$

Vorkommen: Nirgends frei; neben Chlor und Brom an Metalle gebunden im Meerwasser und in den Meeresalgen; in Mineralwässern; in Stein- und Braunkohlen, im Chilisalpeter, in Blei- und Silbererzen.

Jod.

Gewinnung: Die Asche der Meertange (Varek oder Kelp) wird ausgelaugt und die Lauge eingedampft. Hierbei krystallisiren aus: Chlorkalium, Chlornatrium, Natriumcarbonat und Kaliumsulfat, gelöst bleiben Jodnatrium und Jodkalium; die Mutterlauge wird mit Schwefelsäure gekocht, um schwefligsaure und kohlensaure Salze zu zersetzen, durch nochmalige Krystallisation von den schwefelsauren Salzen befreit und endlich unter Zusatz von Manganhyperoxyd und Schwefelsäure, wie bei der Gewinnung des Chlors aus Chlornatrium angegeben, erhitzt; das Jod wird in Alludeln condensirt (Jodum Anglicum); oder es wird Chlor in die Jodlauge geleitet und das abgeschiedene Jod durch Umsublimation gereinigt (Jodum resublimatum). — Grosse Mengen von Jod werden aus den in Chili bei der Salpetergewinnung verbleibenden Mutterlaugen gewonnen. Denselben wird mittelst Eisen- und Kupfersulfat Kupferjodür ausgefällt und von diesem Jod durch Glühen mit Braunstein (Manganhyperoxyd) abgeschieden,

$$Cu_2J_2 + 3(MnO_2) = 2(CuO) + Mn_3O_4 + 2J$$
Oxyduloxyd.

Auch wird dortselbst das Jod durch salpetrige Säure (Glühen von Salpeter mit Kohle) frei gemacht:

$$NHO_2 + NaJ = NaNO_2 + J$$

Das jodsaure Natrium geht dabei durch Berührung mit dem Eisen der Auslaugekessel in Jodnatrium über. Die Hauptorte für Jodfabrikation sind Glasgow, Brest, Cherbourg; dortselbst wird auch chilenisches Kupferjodür verarbeitet.

Eigenschaften: Metallisch glänzende, trockene, zerreibliche, rhombische Blätter, deren spec. Gew. 4,95 bei 15° ist, die bei 107° schmelzen, bei 180° sieden, aber auch bei gewöhnlicher Temperatur eigenthümlich riechende, giftige Dämpfe entwickeln, organiches Gewebe vorübergehend braun färben, in Wasser wenig, in 10 Theilen Weingeist (Tinctura Jodi) und leichter noch in Aether, Chloroform, Benzol und Schwefelkohlenstoff löslich sind.

Erkennung: Jod entwickelt beim Erhitzen veilchenblaue Dämpfe und färbt auch in kleinster Menge Stärkekleister blau.

Prüfung auf allgemeine Verunreinigungen: Jod muss in 10 Theilen Weingeist völlig löslich und beim Erhitzen völlig flüchtig sein;

auf Gehalt: 0,2 g Jod, mit Hülfe von 0,5 g Jodkalium in 50 cc Wasser gelöst und mit einigen Tropfen Stärkekleisterlösung vermischt, sollen 15,5 bis 15,7 cc Natriumthiosulfat- (Hyposulfit-) Lösung zur Entfärbung bedürfen;

$$\underbrace{2(S_2Na_2O_2, SH_2O)}_{\substack{496\\248}} + \underbrace{2J}_{\substack{254\\127}} = 2(NaJ) + S_4Na_2O_2 + 10(H_2O).$$

d. h. gleiche Aequivalente Jod und unterschwefligsaures Natrium (Natriumthiosulfat) wirken derart aufeinander, dass unter nebensächlicher Bildung von tetrathionsaurem Natrium $(S_4Na_2O_6)$ alles Jod an Natrium gebunden wird unter Entfärbung der früher blauen Flüssigkeit. Löst man mithin 24,8 g Thiosulfat zu 1 l, so entspricht jeder cc $= 0,0127$ g J, 15,6 cc entsprechen somit $15,6 \times 0,0127 = 0,19812$ in 0,2 g, mithin in 100 g $0,19812 \times 500 = 99,06 \%$.

auf Cyan: 0,5 g Jod werden mit 20 cc Wasser geschüttelt; ein Theil des mit Thiosulfatlösung entfärbten Filtrates, dem ein Körnchen Eisenvitriol, ein Tropfen Eisenchloridlösung und sehr wenig Natronlauge zugesetzt wird, darf nach dem Erwärmen und Ansäuern mit Salzsäure keinen blauen Niederschlag entstehen lassen (siehe Kalium cyanatum).

auf Chlor und Brom: ein anderer Theil des entfärbten Filtrates, welchem nach Zusatz von Ammoniak mittelst Silberlösung das Jodsilber ausgefällt worden, darf im Filtrat durch Zusatz von Salpetersäure wohl getrübt, nicht aber gefällt werden.

Tinctura Jodi

ist eine alkoholische Lösung des Jodes (1 : 10), deren spec. Gewicht 0,895 bis 0,898 betragen soll. 2 g dieser Tinktur ($= 0,2$ g Jod) sollen nach Zusatz von 0,5 g Jodkalium, 25 cc Wasser und etwas Stärkekleister 13,8 bis 14,30 volumetrischer Natriumthiosulfatlösung zur Entfärbung gebrauchen (entsprechend ca. $8,9 \%$ Jod).

Jodwasserstoff HJ.

Der Jodwasserstoff ist ein farbloses, coërcibles Gas, dessen wässerige Lösung, die Jodwasserstoffsäure, höchst unbeständig ist und stark reducirend wirkt.

$$2(HJ) + SO_2(HO)_2 = 2J + SO_2 + 2(H_2O)$$
(Reduction von Schwefelsäure zu schwefliger Säure.)

Man erhält die Säure in Lösung, wenn man zu Phosphor, der in heissem Wasser fein zertheilt ist, so lange Jod schüttet, bis die Flüssigkeit farblos ist, sie dann abwechselnd auf Jod und Phosphor schüttet, bis die nöthige Quantität gelöst ist, die Flüssigkeit destillirt und das bei 127° Uebergehende sammelt:

$$P + 5J + 4(H_2O) = H_3PO_4 + 5(JH)$$
Phosphorsäure

Die so gewonnene Säure enthält bei einem spec. Gewicht von 1,7 57,75 % JH. Eine schwächere Säure erhält man durch Einleiten von

Schwefelwasserstoff in Wasser, in welchem Jod fein vertheilt ist und Abfiltriren vom ausgefällten Schwefel:

$$2J + H_2S = S + 2(HJ)$$

Silbernitratlösung fällt sie; das ausgeschiedene Jodsilber ist unlöslich in Ammoniak.

Sauerstoffverbindungen des Jod.

Von Anhydriden ist nur bekannt:

J_2O_5, Jodpentoxyd, Jodsäureanhydrid, weisses krystallinisches Pulver; von hydratischen Säuren:

1) $JO_2(HO)$, Jodsäure, weisse sechsseitige Tafeln. 2) $JO_3(HO)$, Ueberjodsäure, farblose Prismen.

SAUERSTOFF, Oxygen

entdeckt 1774 von Priestley und Scheele, benamt von Lavoisier.

$\overset{II}{O} = 16$ (Aequivalentgewicht 8).

Vorkommen: Hauptbestandtheil der Luft und des Wassers; in ersterer als mechaniches Gemengtheil zu 21 Volumprocenten, in letzterem chemisch gebunden zu 89 Gewichtsprocenten; ausserdem in allen drei Reichen der Natur vielfach vorhanden und für jedes Leben unersetzliches Element.

Gewinnung:
1) Elektrolyse des Wassers; scheidet sich am positiven Pol ab;
2) Erhitzen von Quecksilberoxyd:

$$2(HgO) = 2Hg + O_2$$

3) oder Manganhyperoxyd:

$$3(MnO_2) = MnO + Mn_2O_3 + O_2$$

4) oder Kaliumchlorat:

$$ClO_3Ka = KaCl + 3O$$

5) oder durch Erhitzen von Manganhyperoxyd oder
6) Kaliumbichromat mit Schwefelsäure:

$$2(MnO_2) + 2(SO_2[HO]_2) = 2(SO_4Mn) + 2(H_2O) + O_2;$$
$$Cr_2O_7Ka_2 + 4(SO_2[HO]_2) = 2(CrKa, 2SO_4) + 4(H_2O) + 3O.$$

7) Erhitzen von übermangansaurem Kalium:

$$4(KaMnO_4) = 2(Ka_2MnO_4) + Mn_2O_3 + 5O$$

8) Zersetzung der über eine grosse Fläche von stark glühenden Körpern (Thonziegeln) verbreiteten Schwefelsäure:

$$H_2SO_4 = SO_2 + H_2O + O$$

9) Zersetzung schwefelsaurer Salze durch Glühen:
$$CuSO_4 = SO_2 + H_2O + O$$
die schwefelige Säure wird durch Wasser absorbirt.
10) Chemische Abscheidung aus der Luft. Man erhitzt unter Luftzufuhr ein Gemenge von Manganoxyd und Natriumhydroxyd:
$$Mn_2O_3 + 4(NaOH) + O = 2(Na_2MnO_4) + H_2O$$
Bei Einwirkung von Wasserdämpfen bei derselben Temperatur findet derselbe Prozess in umgekehrter Ordnung statt:
$$2(Na_2MnO_4) + H_2O = Mn_2O_3 + 4(NaOH) + 3O$$
Natriummanganat.

Eigenschaften: Farb- und geruchloses Gas vom spec. Gew. 1,108 (Luft = 1), welches wenig löslich in Wasser ist, sich durch seine grosse Verwandtschaft zu anderen Elementen auszeichnet (Oxydation) und den Athmungs- und Verbrennungsprozess unterhält (Oxydation von Kohlenstoff zu Kohlensäure). Bei einem Druck von 20 Atmosphären geht es bei $-140°$ in eine farblose Flüssigkeit über. Mit 2 Vol. Sauerstoff bildet es **Knallgas**.

$$\text{Ozon} \quad \begin{matrix} O - \\ | \\ O - \end{matrix} O = 48.$$

Vorkommen: β, aktiver, oder verdichteter Sauerstoff ist eine Modifikation, welche drei Atome im Molekül besitzt, sich durch grössere Wirksamkeit auszeichnet und durch Veränderung des gewöhnlichen (α) Sauerstoffes erhalten werden kann, bisher aber noch nicht isolirt worden ist. Er tritt natürlich auf, wo elektrische Strömungen stattfinden, und bei starker Vegetation; ferner bei der Aufbewahrung des Phosphors in Wasser. Terpentinöl, welches in offenen Gefässen aufbewahrt wird, absorbirt reichlich Sauerstoff und führt denselben in Ozon über (gebleichte Korke).

Gewinnung: Kaliumhypermanganat wird mit conc. Schwefelsäure übergossen oder in dieselbe wird Baryumhyperoxyd eingetragen.

Eigenschaften: Ozonhaltiger Sauerstoff riecht eigenthümlich phosphorartig, führt oxydirbare Körper schnell in die höchste Oxydationsstufe über, entfärbt Indigolösung, macht Jod aus Jodkaliumlösung frei, wirkt giftig. Ozon wird von Wasser gelöst, geht aber nach kurzer Aufbewahrung in die gewöhnliche Modifikation zurück.

Wasserstoffoxyd H_2O

$$H - O - H.$$

Vorkommen: Wasser ist dampfförmig in der Luft suspendirt (Regen, Hagel, Schnee, Reif); es erfüllt Flüsse und Meere, es sprudelt aus Quellen, durchdringt die Gebirgsformationen und stagnirt als Grundwasser. Die künstliche Darstellung von Wasser geschieht durch Verbindung von 2 Vol. Wasserstoff und 1 Vol. Sauerstoff mittelst Elektricität, Platinschwamm (Döbereiner'sches Feuerzeug), oder direkt bei hoher Temperatur.

Eigenschaften: Gutes Wasser ist krystallklar, geruch- und geschmacklos und hat seine grösste Dichtigkeit bei 4°. Jedes Wasser enthält ausser den atmosphärischen Gasen Spuren von denjenigen Körnern, durch die es seinen Lauf nimmt. Schlechtes Wasser ist durch Filtriren durch Sand und Kohle zu verbessern; Kalk und Eisen, welche an Kohlensäure gebunden häufig in grossen Mengen vorkommen, können durch Aufkochen und Abfiltriren entfernt werden. — Wasser, welche einen sehr grossen Gehalt von Salzen oder Gasen besitzen, heissen medicinische oder Heilwässer; hierher gehören die Säuerlinge (kohlensäurereich), die Schwefelwässer (schwefelwasserstoffhaltig), die Jod- und Bromwässer, die Bitterwässer (magnesiareich), die muriatischen (chlornatriumreich) und die Eisenwässer.

Aqua destillata.

Gewinnung: Da chemisch reines Wasser nirgends vorkommt, muss es durch Destillation des rohen Wassers gewonnen werden. Von einem guten Wasser genügt es, das bei der Destillation übergehende erste Viertel zu verwerfen und die beiden folgenden zu sammeln; ein ganz reines Wasser wird erhalten, wenn das rohe Wasser mit Kaliumhypermanganat bis zur beginnenden Röthung (behufs Zerstörung organischer Substanzen) und mit Alaun bis zur schwach sauern Reaktion (um Ammoniak zu binden)

$$2(SO_4)_2, KaAl + 6(NH_3) + 6(H_2O) = SO_4Ka_2 + 2Al(OH)_3 + 3(SO_4[NH_4]_2)$$

vor der Destillation versetzt wird.

Eigenschaften: Krystallklare, geruch- und geschmacklose Flüssigkeit, welche frei von allen Gasen und Salzen sein muss, neutral reagirt, bei 100° und 760 mm Barometerstand siedet. Wasser ist durch Galvanismus in seine Bestandtheile zu zerlegen und durch Verbrennen von Wasserstoff (Oxydation) zu erzeugen. Krystallisationswasser ist eine bestimmte Wassermenge, welche zur Bildung gewisser, mathematisch flach begrenzter Körper nothwendig ist. Viele Salze sind krystallwasserfrei; andere, welche in verschiedenen Formen krystallisiren, enthalten diesen entsprechend verschiedene Mengen Krystallwasser. Beim Erhitzen resp. Verwittern geht das Krystallwasser fort; die Salze zerfallen, werden wasserleer und als solche amorph.

Prüfung auf organische Körper: Silbernitratlösung darf das Wasser nicht grau oder braun färben (Silberreduction);

auf Salze: beim Abdampfen darf keinerlei Rückstand bleiben;

auf Kohlensäure: Kalkwasser darf keine Trübung hervorrufen;

auf Ammoniak: Quecksilberchloridlösung desgleichen.

Wasserstoffhyperoxyd H₂O₂
$HO — OH$.

In Lösung zu erhalten durch Behandlung des Baryumhyperoxydes mit einer Säure:

$$BaO_2 + SO_2(HO)_2 = SO_4Ba + H_2O_2$$

und Abfiltriren vom ausgeschiedenen Barytsalz. Farb- und geruchlose wasserklare Flüssigkeit, welche sich bei starker Erhitzung unter Explosion zersetzt. Die wässerige Lösung wirkt theils oxydirend (starke Bleichwirkung auf vegetabilische Stoffe, Horn, Federn, Haare), theils reducirend (Bleihyperoxyd zu Oxyd, Quecksilberoxyd zu Metall). Eine Lösung vom spec. Gew. 1,455 enthält 3 Gew. % Hyperoxyd und vermag das 10fache ihres Volumens an freiem Sauerstoff abzugeben. —

Man erkennt das Hyperoxyd daran, dass es Jod aus Jodkaliumkleister frei macht (ihn bläut), Indigolösung und Guajaktinktur entfärbt, jedoch nur nach Zusatz von Eisenoxydulsalzlösung. Der Gehalt lässt sich feststellen durch Titriren mit Kaliumhypermanganatlösung von bekanntem Gehalt.

Hydroxyl OH
$(H — O) —$

Das Hydroxyl ist eine ungesättigte, einwerthige, hypothetische Verbindung, welche durch ein anderes einwerthiges Radikal abgesättigt werden kann und in sehr vielen Verbindungen gruppenweise vorhanden ist.

SCHWEFEL,
seit Dioscorides Zeiten bekannt.

$\overset{II}{S} = 32$ (Aequivalentgewicht 5,33).

Vorkommen: Gediegen, krystallisirt oder eingesprengt, auch als Auswurfsstoff von Vulkanen (Sicilien); vererzt, als Kies, Glanz oder Blende; in Sulfaten massig (Gyps, Schwerspath) oder sporadisch (in Gewässern).

Gewinnung: Durch Schmelzen und Aussaigern der Erze oder Destillation derselben (Rückstand Sulfur griseum). Der rohe Schwefel wird durch Destillation gereinigt; hierbei werden die Dämpfe in Kammern geleitet, wo sie sich verdichten (Sulfur sublimatum); die verdichteten Massen schmelzen bei längerem Betriebe und erhöhter Temperatur und werden in Formen abgelassen (Stangenschwefel).

Eigenschaften: Sulfur sublimatum ist ein gelbes, geruch- und geschmackloses Pulver; Stangenschwefel ist bei gewöhnlicher Temperatur hart, spröde, gerieben negativ elektrisch und riecht beim

Pulvern eigenthümlich. Er wird bei 111° dünnflüssig, bei 160—200° dick, darüber hinaus wieder dünnflüssig, bei 400° völlig flüchtig. Der Dampf hat bei 500° ein spec. Gew. von 6,66 (Luft = 1), bei 1000° aber nur 2,22. Man nimmt daher eine Spaltung der Moleküle und gleichzeitig zwei Werthigkeiten für Schwefel an. Das Molekül bei 500° enthält sechs, das Molekül bei 1000° nur noch zwei Atome; die Werthigkeit kann daher VI und II sein. Bei Zutritt von Luft verbrennt Schwefel mit blauer Flamme zu schwefliger Säure; kochendes Leinöl vermag grosse Mengen zu lösen (Ol. Lini sulfurat). Er erscheint in fünf Modifikationen, und zwar rhombisch (Oktaëder, gediegen oder Schwefelkohlenstofflösung auskrystallisirt), monoklinometrisch (Prismen, welche geschmolzenem, halb erkaltetem Schwefel, dessen Decke durchstossen, auskrystallisiren), als Schwefelmilch (durch Säuren Schwefelcalciumverbindungen auszufällen), gefällt (bei Zersetzung der unterschwefligen Säure) und amorph (beim schnellen Erkalten nach starker Erhitzung), von welchen die drei ersteren löslich, die beiden letzteren unlöslich in Schwefelkohlenstoff sind.

Erkennung: Schwefelverbindungen, mit trockener Soda und Kohle vor dem Löthrohr erhitzt, lassen Schwefelnatrium entstehen, welches, mit Wasser befeuchtet, auf Silber einen schwarzen Fleck (von Schwefelsilber) hervorruft.

Prüfung auf Arsen: der mit 20 Theilen Ammoniakflüssigkeit digerirte Schwefel muss ein Filtrat liefern, welches durch überschüssige Salzsäure nur sehr wenig getrübt und durch Schwefelwasserstoff nicht gelb gefärbt wird;

$$As(NH_4)_2O_3 + As(NH_4)_3S_3 + 6(HCl) = 6(NH_4Cl) + 3(H_2O) + As_2S_3$$

Sulfur depuratum.

Gewinnung: Sublimirter Schwefel wird gesiebt und erst mit ammonhaltigem, dann mit destillirtem Wasser digerirt und ausgewaschen, bis das Ablaufende weder sauer, noch alkalisch reagirt, noch Arsen mehr enthält.

Eigenschaften: Trockenes, gelbes, geruch- und geschmackloses Pulver, unlöslich in Wasser, wenig löslich in Weingeist und Chloroform, leicht löslich in Schwefelkohlenstoff.

Prüfung auf mechanische Verunreinigungen: er muss beim Verbrennen bis auf einen sehr geringen Rückstand flüchtig, in Aetzkalilauge völlig löslich sein;

auf schweflige Säure: Wasser, mit ihm angerührt, darf Lackmuspapier nicht röthen;

auf Arsen: wie oben.

Aufbewahrung: in gut verschlossenen Gefässen.

Sulfur praecipitatum.

Gewinnung: Darstellung von 5 fach Schwefelcalcium durch Kochen von Schwefel mit Calciumhydroxyd und Wasser und Fällen des Filtrates mit Chlorwasserstoffsäure:

$$3Ca(HO)_2 + 6S_2 = 2(CaS_5) + S_2O_3Ca + 3(H_2O)$$

Calcium-   Fünffach-   Calciumhydroxyd.   Schwefel-   dithionit.
           calcium.

$$2(CaS_5) + 4(HCl) = 2(CaCl_2) + 2(H_2S) + 2S_2$$

Calcium-   Schwefel-
chlorid.   wasserstoff.

Der gesammelte, gefällte Schwefel wird mit verdünnter Salzsäure digerirt und mit Wasser ausgewaschen, um etwa vorhandene Kalk- und Eisensalze zu entfernen, dann getrocknet.

Eigenschaften: Höchst zartes, gelblich weisses Pulver, welches, zwischen den Fingern gerieben, nicht knirscht.

Prüfung und **Aufbewahrung** wie bei Sulf. depurat.

Schwefelwasserstoff H_2S

Gewinnung: Zersetzung von Schwefelmetallen durch verdünnte Säuren:

$$FeS + SO_4H_2 = SO_4Fe + H_2S$$
Schwefeleisen.

Ein sehr reines Gas wird erhalten durch Erhitzen von Paraffin mit gewaschenem Schwefel.

Eigenschaften: Farbloses, übelriechendes, brennbares, coërcibles, giftiges Gas, welches häufig bei der Fäulniss organischer Substanzen auftritt und in Wasser löslich (Aqua hydrosulfurata); spec. Gew. 1,77 (Luft = 1). Die wässrige Lösung wird bei längerer Aufbewahrung zersetzt:

$$H_2S + O = H_2O + S$$

Ebenso wie Sauerstoff wirken Chlor, Brom und Jod unter Bildung ihrer Wasserstoffsäuren. Als Reagens findet H_2S Anwendung zur Fällung der Schwermetalle aus ihren Lösungen.

Schwefelchlorür S_2Cl_2 und Schefelchlorid SCl_2,

rothgelbe Flüssigkeiten, die durch Einwirkung von Chlor auf Schwefel erhalten werden.

Sulfur jodatum J_2S_2

Gewinnung: Zusammenreiben und Schmelzen von 1 Gwth. Schwefel mit 4 Gewth. Jod.

Eigenschaften: Zerrieben ein schwarzgraues metallglänzendes Pulver.

Prüfung auf allgemeine Verunreinigungen: es muss beim Erhitzen völlig flüchtig sein.

Aufbewahrung: Vorsichtig, in gut verschlossenen Gläsern.

Sauerstoffverbindungen des Schwefels.

Hypothet. Anhydrid:	bekanntes Anhydrid:	Säure:	
1) SO	—	SH_2O_2	Hydromonothionige,
2) —	SO_2	SH_2O_3	Monothionige,
3) —	SO_3	SH_2O_4	Monothion,
4) S_2O_2	—	$S_2H_2O_3$	Dithionige,
5) S_2O_5	—	$S_2H_2O_6$	Dithion,
6) S_3O_5	—	$S_3H_2O_6$	Trithion,
7) S_4O_5	—	$S_4H_2O_6$	Tetrathion,
8) S_5O_5	—	$S_5H_2O_6$	Pentathion

Acidum sulfurosum.

Gewinnung: Schwefeldioxyd oder schweflige (monothionige) Säure wird erhalten durch Auflösen von Kupfer in Schwefelsäure und Condensation des Gases in gebogenen Röhren, welche in einer Kältemischung stecken:

$$Cu + 2SO_2(HO)_2 = SO_4Cu + 4(H_2O) + SO_2$$

Das Gas wird von Wasser leicht absorbirt. — Das Anhydrid entsteht beim Verbrennen des Schwefels (Oxydation) und beim Glühen von Schwefelsäure mit Kohle (Reduction).

Eigenschaften: Das Anhydrid ist ein farbloses, coërcibles, giftiges Gas, dessen wässrige Lösung auf Metallsalzlösungen stark reducirend wirkt; die Säure ist zweibasisch. Ihre Salze entwickeln auf Zusatz von stärkeren Säuren das Anhydrid, welches Jodkaliumstärkepapier bläut.

Acidum subsulfurosum.

Die unterschweflige (dithionige) Säure zerfällt leicht in schweflige Säure und Schwefel; ihre Salze werden erhalten durch Kochen der schwefligsauren Salze mit Schwefel; sie ist zweibasisch.

Acidum sulfuricum H_2SO_4

Gewinnung: Schwefeltrioxyd *(SO₃)*, das Anhydrid der Schwefel-(Monothion-)Säure ist eine asbestartige, sehr hygroskopische Masse, welche durch Destillation der rauchenden Schwefelsäure (Acid. sulfuric. fumans, Vitriolöl) bei sehr starker Abkühlung der Vorlage erhalten werden kann. Die letztgenannte Säure ist eine Lösung von Anhydrid in der Säure *(SH₂O₄ + SO₃ = S₂H₂O₇)* und wird erhalten durch trockene Destillation des entwässerten Eisenvitriols; der Rückstand heisst Caput mortuum:

$$2(FeSO_4) = F_2O_3 + SO_2 + SO_3$$

Eigenschaften: Die rauchende (Nordhäuser) Schwefelsäure ist eine bräunliche, öldicke, starkrauchende Flüssigkeit vom spec. Gew. 1,80 — 1,90.

Acid. sulfuric. crudum, rohe oder **englische Schwefelsäure** wird durch Verbrennen von Schwefel zu schwefliger Säure (auch durch Rösten des Eisenkieses — Pyrit — zu erhalten), Oxydation dieser durch Salpetersäure und Wasserdampf zu Schwefelsäure und Concentration derselben in Platingefässen erhalten; folgende Prozesse wiederholen und ergänzen sich continuirlich:

1) $SO_2 + 2(NO_2[HO]) = SO_2(HO)_2 + 2(NO_2)$
   Salpetersäure. Untersalpetersäure.
2) $3(NO_2) + H_2O = 2(NO_2[HO]) + NO$
   Stickoxyd.
3) $NO + O = NO_2$
4) $NO_2 + SO_2 + H_2O = NO + SO_2(OH)_2$

Eigenschaften: Klare, möglichst farblose, öldicke Flüssigkeit, verkohlt organische Körper und wird selbst durch verkohlende Substanzen dunkel gefärbt, zieht leicht Feuchtigkeit an, reagirt und schmeckt stark sauer, entwickelt beim Vermischen mit Wasser viel Wärme, wird bei — 34° fest, siedet bei 325° und ist völlig flüchtig. Der Anhydridgehalt ist dem specifischen Gewicht proportional; die officinelle Säure hat bei einem spec. Gew. von 1,830 — 1,833 einen Gehalt von 91% SH_2O_4. Kleinste Spuren von Schwefelsäure werden in wässeriger Lösung durch Chlorbarium erkannt (weisses Barymsulfat wird ausgefällt).

Prüfung auf Arsen: mit der 5 fachen Wassermenge vermischt, muss die filtrirte Flüssigkeit, nach ihrer Sättigung mit Schwefelwasserstoff, am warmen Orte stehend, keinen gelben, in Ammoncarbonatlösung löslichen Niederschlag (von Schwefelarsen) geben.

Acidum sulfuricum purum wird aus der englischen Säure durch Beseitigung von Arsen- und Stickstoffverbindungen und anderer, nicht flüchtiger, Verunreinigungen bereitet. Arsen ist, nach gehöriger Verdünnung der Säure, mit Schwefelwasserstoff auszufällen; oder man leitet Chlor ein und verwandelt es in Arsenchlorür *(AsCl_3)*, welches nebst Salzsäure mit den ersten Dämpfen flüchtig ist; man kann auch die sauerstoffärmere, flüchtige Arsenverbindung *(As_2O_3)* durch Zusatz von Kaliumbichromat oder Kaliumhypermanganat in die sauerstoffreichere, nicht mehr flüchtige Arsenverbindung *(As_2S_5)* überführen; hierbei wird gleichzeitig etwa vorhandene SO_2 in SO_3 übergeführt. Stickstoffverbindungen *(NO_2, NO)* zerfallen beim Erhitzen mit Ammoniumsulfat in Wasser und Stickstoff, welcher entweicht.

$$6(NO) + 4(NH_3) = 6(H_2O) + 5N_2$$

Metalle und Salze bleiben im letzten Achtel der Säure, welches bei der Rectifikation zurückbehalten und, vereinigt mit dem (chlorhaltigen) ersten Achtel, was übergegangen, als rohe Säure verbraucht werden kann.

Eigenschaften: Siedepunkt 330°, Erstarrungspunkt 0°, spec. Gew. 1,84, was 97% SH_2O_4 entsprechen würde; zweibasische Säure.

Prüfung auf Selen und Salze: beim Vermischen mit 5 Theilen Weingeist darf kein Niederschlag erfolgen (röthlich: Selen);

auf Metalle: mit Wasser verdünnt, darf Schwefelwasserstoff keinen Niederschlag hervorrufen;

auf Eisen: mit der 20fachen Menge Wasser verdünnt und mit Ammoniak versetzt, darf Schwefelammonium die Flüssigkeit nicht grün oder schwarz fällen (Schwefeleisen);

auf Chlor: die stark verdünnte Säure darf durch Silberlösung nicht gefällt werden (Chlorsilber).

auf Salpetersäure: beim Ueberschichten mit einem gleichen Volumen Eisenvitriollösung darf auf der Berührungsfläche keine braune Zone entstehen;

auf schweflige Säure: 10 cc der Säure mit der 5fachen Menge Wasser vermischt, dürfen durch 3 bis 4 Tropfen volumetrischer Kaliumhypermanganatlösung nicht unmittelbar entfärbt werden (durch Sauerstoffabgabe);

auf Arsen: wie bei der Chlorwasserstoffsäure angegeben, nur dass die Schwefelsäure vor der Prüfung mit der 5fachen Wassermenge zu verdünnen und mit Jodzinklösung zu versetzen ist.

Aufbewahrung: Sämmtliche Säuren sollen in Glasstöpselflaschen vorsichtig aufbewahrt werden.

Sulfuryl SO_2

Das Sulfuryl ist eine ungesättigte Atomgruppe, welche als zweiwerthiges Radikal in zahlreichen Verbindungen angenommen wird.

STICKSTOFF, Nitrogen,

entdeckt 1722 von Rutherford, näher erkannt und Azot genannt von Scheele und Lavoisier, Nitrogen von Chaptal.

$\overset{v}{N} = 14$ (Aequivalentgewicht 2,8).

Vorkommen: In der atmosphärischen Luft zu 79%; im Ammoniak, welches bei Fäulniss stickstoffhaltiger Körper entsteht; im Thier- und Pflanzenleibe; Bestandtheil salpetersaurer Salze; Nebenprodukt bei der Leuchtgasfabrikation.

Gewinnung:
1) aus der Luft, durch Entziehung des Sauerstoffes (Verbrennen von Phosphor unter einer Glasglocke);
2) durch Zersetzung von Stickstoffverbindungen, z. B. Kochen einer Ammoniumnitritlösung;

$$NO_2NH_4 = 2(H_2O) + 2N$$

oder Einleiten von Chlor in Ammoniakflüssigkeit

$$4(NH_3) + 3Cl = 3(NH_4Cl) + N$$

Wenn Ammoniak nicht im Ueberschuss vorhanden bleibt, bildet sich höchst explosibler Chlorstickstoff *(NCl₃)*.

Eigenschaften: Farb- und geruchloses Gas, für sich untauglich zum Athmen, als Beimischung des Sauerstoffes dessen oxydirende Wirkungen abschwächend; spec. Gew. 0,79 (Luft = 1). Stickstoff ist 5 werthig, tritt aber in gewissen Verbindungen auch 3 werthig auf. Man erkennt ihn beim Erhitzen stickstoffhaltiger Körper mit Natronkalk an den Nebeln, welche sich bilden, sobald ein mit Salzsäure befeuchteter Glasstab in die Nähe gebracht wird (Salmiakbildung).

Ammoniak NH_3

Vorkommen: Es bildet sich stets, wo Stickstoff und Wasserstoff in statu nascendi bei Abwesenheit einer Säure zusammentreffen; als Ammoniumsalz in Luft und Wasser.

Gewinnung: Zersetzen der Ammonsalze durch Aetzalkalien oder Erden:

$$2(NH_4Cl) + Ca(HO)_2 = CaCl_2 + 2(H_2O) + NH_3$$

Eigenschaften: Farbloses, stechend riechendes, condensirbares Gas, welches leicht löslich in Wasser ist (Liq. Ammon. caust.). Durch glühende Röhren geleitet, zerfällt es in seine Komponenten; ebenso wirkt Elektricität; spec. Gew. 0,57 (Luft = 1). Kleinste Mengen werden durch Nessler'sches Reagens (alkalische Quecksilberjodid-Jodkaliumlösung) nachgewiesen (gelbes Quecksilberammoniumjodid wird gebildet).

Chlor-, Brom- und Jodstickstoff

sind leicht zersetzbare explosible Verbindungen, welche bei Einwirkung der Haloide auf Ammoniak entstehen.

Sauerstoffverbindungen des Stickstoff.

Stickstoffmonoxyd N_2O.

Stickoxydul oder Lustgas entsteht beim Erhitzen des Ammonnitrates:

$$NO_3NH_4 = 2(H_2O) + N_2O$$

und ist ein coërcibles, farbloses, aufregend wirkendes, brennbares Gas.

Stickstoffdioxyd N_2O_2 (= 2 NO).

Stickoxyd. Farbloses, bei Einwirkung der Salpetersäure auf Metalle entstehendes Gas, welches durch Sauerstoffaufnahme aus der Luft sofort in Stickstofftetroxyd übergeführt wird.

Stickstofftrioxyd N_2O_3.

Salpetrigsäureanhydrid. Die salpetrige Säure *(NHO₂)* ist nur in Salzen bekannt. Ihre Salze werden Nitrite genannt.

Stickstofftetroxyd N_2O_4 ($= 2 NO_2$).

Untersalpetersäure ist eine rothe Flüssigkeit, welche bei $-20°$ farblos krystallisirt, bei $25°$ siedet, durch Wasser in Salpetersäure und Stickoxyd ersetzt wird:

$$3(NO_2) + H_2O = 2(NHO_3) + NO$$

Stickstoffpentoxyd N_2O_5

$$\begin{matrix} O= \\ O= \end{matrix} N - O - N \begin{matrix} =O \\ =O \end{matrix}$$

Salpetersäureanhydrid bildet rhombische Prismen, welche bei $40°$ flüchtig sind und erhalten werden können durch Zersetzung von Silbernitrat durch Chlor oder durch Destillation von Phosphorpentoxyd mit Salpetersäure

$$P_2O_5 + 2(NHO_3) = 2(HPO_3) + N_2O_5$$

Acidum nitricum NHO_3
$(NO_2) - OH$.

Vorkommen: Salpetersäure kommt nur an Basen gebunden vor; salpetersaure Salze (Nitrate) entstehen durch weitere Oxydation der salpetrigsauren Salze (Nitrite), wo stickstoffhaltige Körper bei Gegenwart starker Basen verwesen.

Gewinnung: Die rohe Salpetersäure vom spec. Gew. $1,323-1,331$ mit einem Gehalt von $50-52\%$ reiner Säure wird fabrikmässig gewonnen durch Zersetzung des Salpeters mit Schwefelsäure. Die reine, officinelle Säure wird entweder ebenso gewonnen:

$$\underbrace{NO_3Ka}_{101} + \underbrace{SO_4H_2}_{98}\text{ saures Kalium-} = SO_4KaH + \underbrace{NO_3H}_{63} (= 212, 30\%)$$
$$\text{sulfat}$$

unter Entfernung des ersten chlorhaltigen Theiles des Destillates oder durch Rectifikation der rohen Säure, wobei auch der letzte, gewöhnlich schwefelsäurehaltige Theil zurückgehalten werden muss. Stickstoffverbindungen, die die Säuren röthen, werden durch Kochen mit Wasser in Salpetersäure übergeführt.

Eigenschaften: NHO_3 ist eine farblose, stechend sauer riechende Flüssigkeit; spec. Gew. $1,55$; erstarrt bei $-50°$, siedet bei $86°$, raucht an der Luft. Die officinelle Säure ist eine Auflösung derselben in Wasser, vom spec. Gew. $1,185$ und 30% Gehalt, siedet bei wenig über $100°$; das spec. Gew. nimmt mit steigendem Säuregehalt zu. Die Salpetersäure ist ein kräftiges Oxydationsmittel, löst Metalle und zerstört organische Substanzen unter Gelbfärbung derselben. Freie Säure löst Kupfer unter Entwickelung rother Dämpfe von Stickoxyd, entfärbt Indigolösung beim Kochen unter Zusatz von Schwefelsäure; ihre Salzlösungen werden beim Kochen mit Eisenvitriol und Schwefelsäure durch Ueberführung des Eisenoxydul- in Oxydsalz und Reduktion der Salpetersäure zu Stickoxyd gebräunt.

Prüfung auf Metalle: nach geschehener Verdünnung mit 5 Vol. Wasser darf Schwefelwasserstoffwasser die Säure nicht dunkel fällen;

auf Chlor resp. Salzsäure: Silbernitratlösung darf die verdünnte Säure nicht fällen;

auf Eisen: die verdünnte Säure, mit Ammoniak übersättigt, und mit etwas Weinsäurelösung vermischt, darf durch Schwefelammonium nicht grün oder schwarz gefällt werden;

auf Schwefelsäure: die verdünnte Säure darf durch Baryumnitratlösung in den ersten 5 Minuten nur getrübt werden;

auf Jod: mit dem doppelten Volumen Wasser und etwas Chloroform geschüttelt, darf das letztere nicht violett gefärbt werden;

auf Jodsäure: auch nach Zusatz von etwas geraspeltem Zinn darf beim Erwärmen keine Violettfärbung eintreten.

auf Gehalt: 3 g Säure mit 10 cc Wasser verdünnt und mit etwas Phenolphtaleïnlösung versetzt, müssen 14,3 cc Normalalkalilösung zur Sättigung (Rothfärbung) bedürfen:

$$\underbrace{NHO_3}_{63} + \underbrace{KaOH}_{56} = KaNO_3 + H_2O$$

Jeder cc Alkali entspricht 0,063 g NHO_3. $0{,}063 \times 14{,}3 = 0{,}9009$. $0{,}9009 \times 33{,}3 = 29{,}99\%$.

Aufbewahrung: Vorsichtig, in Glasstöpselflaschen.

Acidum nitricum fumans.

Gewinnung: 2 Theile Salpeter und 1 Theil engl. Schwefelsäure werden der Destillation unterworfen. Hierbei wird zunächst nur eine Hälfte des Salpeters zersetzt unter Bildung von saurem Kaliumsulfat:

$$2(NO_3Ka) + 2(SO_4H_2) = \underline{SO_4KaH} + NO_3Ka + NO_3H$$

Dieses wirkt erst bei höherer Temperatur auf die andere Hälfte des Salpeters ein:

$$SO_4KaH + NO_3Ka = SO_4Ka_2 + NO_3H$$

bewirkt aber unter Bildung des neutralen Sulfates die Zersetzung eines Theils der entstehenden Salpetersäure in Wasser, Sauerstoff und Untersalpetersäure:

$$4(NHO_3) = 2(H_2O) + 2O + 4(NO_2)$$

welche vom Destillat gelöst wird und dieses tiefroth färbt.

Eigenschaften: Klare, tiefrothe Dämpfe ausstossende Flüssigkeit, welche beim Vermischen mit Wasser entfärbt wird und, wie die gewöhnliche Säure, beim Erhitzen völlig flüchtig ist, sie aber an oxydirender Wirkung erheblich übertrifft. Spec. Gew. 1,45—1,50.

Aufbewahrung: Wie die gewöhnliche Salpetersäure.

Acidum chloro-nitricum.

Königswasser ist eine Mischung von 1 Th. Salpetersäure und 3 Th. Salzsäure, welche in der Technik zum Lösen der Edelmetalle benutzt wird. Ihre Wirksamkeit beruht auf der wasserstoffbindenden (oxydirenden) Kraft des freien Chlors und der leicht zersetzbaren Chlorverbindungen (Nitrosylchloride):

$$3(NHO_3) + 9(HCl) = 2(NOCl) + NOCl_2 + 6(H_2O) + 5Cl.$$

PHOSPHOR,

entdeckt 1669 von Brandt und 1670 von Kunkel.

$\overset{III u. V}{P} = 31$ (Aequivalentgewicht 6,2).

Vorkommen: Gebunden in Apatitgesteinen und Phosphoriten (Osteolith und Koprolith), in der Ackerkrume, in Vegetabilien und im Thierleibe, vorzugsweise im Knochengerüst.

Gewinnung: Weissgebrannte Knochen werden mit Schwefelsäure behandelt:

$$(PO_4)_2Ca_3 + 2(SO_4H_2) = 2(SO_4Ca) + (PO_4)_2CaH_4$$

das gebildete saure Calciumphosphat wird mit Kohle geglüht, wobei es zunächst durch Wasserverlust in Calciummetaphosphat übergeht,

$$(SO_4)_2CaH_4 - 2H_2O = (PO_3)_2Ca$$

und wird später reducirt:

$$3(PO_3)_2Ca) + 10C = (PO_4)_2Ca_3 + 10(CO) + 4P$$

Das hierbei gebildete neutrale Calciumphosphat bleibt bei der Destillation zurück, der übergehende Phosphordampf wird unter Wasser verdichtet, während das Kohlenoxyd durch den Apparat entweicht. Da die Knochen ausserdem Calciumcarbonat enthalten, so muss auch dieses, nachdem es von der Schwefelsäure in Sulfat verwandelt worden, ebenfalls im Destillationsrückstand mit verbleiben. Phosphor wird zur Zeit nur in zwei Fabriken (bei Birmingham und in Lyon) hergestellt.

Eigenschaften: Phosphor erscheint in drei Modifikationen:

α P	β P	γ P
krystallisirt, weiss, wachsähnlich; in Schwefelkohlenstoff löslich, leuchtet im Dunkeln, riecht und schmeckt knoblauchartig;	amorph, karmoisinroth; unlöslich; leuchtet nicht; riecht und schmeckt nicht;	schwarz, wenig studirt.
ist stark giftig;	soll nicht giftig sein;	
ist durch Reibung entzündbar, schmilzt bei 44°;	nicht entzündbar; schmilzt bei 260°;	
geht bei längerer Aufbewahrung unter Zutritt des Sonnenlichtes, sowie beim Erhitzen in verschlossenen Röhren auf 250° in β Phosphor über;	geht beim Erhitzen in einer Kohlensäureatmosphäre auf 260° zurück in α P.	

Der gewöhnliche α Phosphor kömmt gewöhnlich in runden Stangen in den Handel, ist unlöslich in Wasser, wenig löslich in Weingeist oder Aether, mehr in fetten und ätherischen Oelen, leicht in Schwefelkohlenstoff, welcher Lösung er in Oktaëdern auskrystallisirt, und enthält häufig Spuren von Schwefel und Arsen. Beim Aufbewahren in feuchter Luft entsteht Ozon neben Bildung von phosphoriger Säure. Durch Salpetersäure und Königswasser wird der Phosphor zu Phosphorsäure oxydirt; kaustische Alkalien lösen ihn unter Bildung von brennbarem Phosphorwasserstoffgas. In Gemengen färbt er beim Verdampfen Silbernitratpapier schwarz und erzeugt im Mitscherlich'schen Apparate bei der Destillation ein im Dunkeln sichtbares Leuchten. Spec. Gew. 2,1.

Wasserstoffverbindungen des Phosphor.

P_2H_6 gasförmiger, P_2H_4 flüssiger, P_2H fester Phosphorwasserstoff.

Haloidverbindungen des Phosphor.

PCl_3 Chlorür, PCl_5 Chlorid, $POCl$ Oxychlorid,
PBr_3 Bromür, PBr_5 Bromid. — PJ_3 Jodür, PJ_5 Jodid.

Phosphor und Schwefel

verbinden sich in mehreren Verhältnissen, theils Flüssigkeiten, theils Krystalle bildend.

Sauerstoffverbindungen des Phosphor.

Die Konstitution dieser Verbindungen findet eine Erklärung in der Annahme, das sich dieselben von der hypothetischen Verbindung

$$O = P \diagup\!\!\!\diagdown \begin{array}{l} H \\ H \\ H \end{array}$$

ableiten, und dass in derselben je ein, zwei oder alle drei Wasserstoffatome durch Hydroxyl vertreten sind. Dementsprechend ist denn auch thatsächlich die unterphosphorige Säure

$$O = P \diagup\!\!\!\diagdown \begin{array}{l} OH \\ H \\ H \end{array}$$

eine einbasische, die phosphorige Säure

$$O = P \diagup\!\!\!\diagdown \begin{array}{l} OH \\ OH \\ H \end{array}$$

eine zweibasische und die Phosphorsäure

$$O = P \diagup\!\!\!\diagdown \begin{array}{l} OH \\ OH \\ OH \end{array}$$

eine dreibasische Säure.

Unterphosphorige Säure
(Anhydrid unbekannt)

bildet eine krystallisirende Flüssigkeit und wird durch Zersetzung des unterphosphorigsauren Baryum mit Schwefelsäure erhalten. Ihre Salze heissen Hypophosphite.

Phosphorigsäureanhydrid P_2O_5

Weisse Flocken, durch Erhitzen von Phosphor im trockenen Luftstrom, aber bei mangelnder Sauerstoffzufuhr zu erhalten.

Phosphorige Säure.

Wird erhalten durch Lösen des Anhydrides in Wasser, oder durch Zersetzen des Phosphorchlorürs durch Wasser:

$$PCl_3 + 3(H_2O) = 3(HCl) + H_3PO_3$$

Stark reducirende Flüssigkeit; ihre Salze heissen Phosphite.

Phosphorsäureanhydrid P_2O_5

Flocken, welche durch Verbrennen des Phosphors in einem Strome trockenem Sauerstoffgases erhalten werden.

Acidum phosphoricum PO_4H_3
Phosphorsäure. Orthophosphorsäure.

$$O = P \equiv (OH)_3$$

Gewinnung:

1) Auflösen des Anhydrides, welches durch Verbrennen des Phosphors unter einer Glasglocke in Gestalt von weissen Flocken erhalten wird, in Wasser (zu Metaphosphorsäure) und Kochen der Lösung:

$$P_2O_5 + H_2O = 2(HPO_3)$$
$$\text{Metataphosphorsäure}$$
$$PHO_3 + H_2O = PO_4H_3$$

2) Durch Oxydation von Phosphor an der Luft; Phosphorstangen werden auf einem Trichter neben einander ausgebreitet, die ablaufende Flüssigkeit, welche phosphorigsäurehaltige Phosphorsäure ist, wird durch Erhitzen mit Salpetersäure in reine Phosphorsäure übergeführt;

$$PO_3H_2 + 2(NO_3H) = H_2O + 2(NO) + PO_4H_3$$
entweicht.

3) Weiss gebrannte Knochen werden mit verdünnter Schwefelsäure ausgezogen; die saure Calciumphosphatlösung wird vom ausgeschiedenen Calciumsulfat abgegossen, concentrirt und der letzte Kalkrest mittelst Schwefelsäure und Weingeist ausgefällt:

$$Ca_3(PO_4)_2 + 3(H_2SO_4) = 3(CaSO_4) + 2(H_3PO_4)$$

Die Säure wird vom Weingeist aufgenommen, welche abdestillirt wird.

4) Durch Eintragen von Phosphor in erwärmte Salpetersäure und Verjagen überschüssiger Salpetersäure nach geschehener Lösung durch Kochen.

$$3P + 5(NO_3H) + 2(H_2O) = 5NO + 3(PO_3H_4)$$
$$\underbrace{93}\quad \underbrace{(25\%\ N_2O_5)}\qquad\qquad \underbrace{1245\ (20\%)}$$
$$1260$$

5) Phosphor wird mit der nöthigen Wassermenge übergossen und tropfenweis Brom zugesetzt: in dem gebildeten Phosphorbromid ist der überschüssige Phosphor leicht löslich und kann nun durch Zusatz von Salpetersäure oxydirt werden, wobei gleichzeitig Brom wasserstoff entsteht, aus welchem jedoch durch die Salpetersäure Brom frei gemacht wird, welches auf immer neue Mengen Phosphor einwirkt, bis zuletzt am Schluss der Operation überschüssige Salpetersäure, Brom und Bromwasserstoff durch Kochen verjagt werden

$$5Br + P = PBr_5$$
$$PBr_5 + 4(H_2O) = 5(BrH) + PO_4H_3$$
$$6(BrH) + 2(NHO_3) = 6Br + 4(H_2O) + 2(NO)$$

Aus jeder Phosphorsäure ist Arsen, wenn es vorhanden, durch Schwefelwasserstoff auszufällen; letzterer ist durch Erhitzen zu entfernen und die Säure auf das vorgeschriebene specifische Gewicht zu bringen.

Eigenschaften: Farb- und geruchlose, saure Flüssigkeit vom spec. Gew. 1,20 (20% PO_4H_3), aus welcher beim Eindampfen Krystalle erhalten werden können; sie geht dabei über in

Pyrophosphorsäure:

$$2(PO_4H_3) - H_2O = P_2O_7H_4$$

eine syrupdicke, saure Flüssigkeit, welche zwei- auch vierbasisch wirkt und bei weiterem Erhitzen übergeht in

Metaphosphorsäure:

$$P_2O_7H_4 - H_2O = 2(PO_3H)$$

eine glasige Masse, welche als

Acidum phosphoricum glaciale

officinell ist, einbasisch wirkt und beim Kochen der wässerigen Lösung in gewöhnliche Phosphorsäure zurückgeht. — Die gewöhnliche Phosphorsäure giebt, nach geschehener Neutralisation, mit Silbernitratlösung einen gelben, in Ammoniak und in Salpetersäure löslichen Niederschlag und koagulirt Eiweiss nicht; Pyrophosphorsäure wird durch Silbernitrat weiss gefällt und koagulirt ebenfalls Eiweiss nicht; Metaphosphorsäure wird zwar auch durch Silbernitrat weiss gefällt, koagulirt aber Eiweiss. Die gewöhnliche dreibasische Säure bildet drei Reihen von Salzen (Phosphate), deren Lösungen durch Zusatz von Magnesiumsulfat,

Ammoniumchlorid und Ammoniumhydroxyd gefällt werden (weisses, in Säuren lösliches basisches Ammonium-Magnesiumphosphat). Chlorbarium ruft in alkalischen Lösungen einen weissen, in Salpetersäure löslichen Niederschlag hervor. Eisenchlorid im Ueberschuss fällt in Salzsäure lösliches, in Essigsäure unlösliches phosphorsaures Eisenoxyd.

Prüfung auf Salzsäure und phosphorige Säure: die Säure darf durch Silbernitratlösung weder kalt, noch erwärmt gefällt werden:

auf Metalle: durch Vermischen mit Schwefelwasserstoffwasser darf nach längerem Stehen weder ein gelber (Arsen), noch ein dunkler Niederschlag hervorgerufen werden;

auf Schwefelsäure: mit dem 3fachen Vol. Wasser verdünnt, darf Baryumnitrat keine Trübung bewirken;

auf Kalk: nach dem Uebersättigen mit Ammoniak darf oxalsaures Ammonium keine Fällung bewirken;

auf Phosphate der Alkalien und alkalischen Erden: beim Vermischen mit dem 4fachen Volumen Alkohol darf keine Trübung eintreten;

auf Salpetersäure: nach dem Vermischen mit einem halben Volumen Schwefelsäure darf beim Schichten von Eisenvitriollösung darüber auf der Berührungsfläche keine braune Zone entstehen;

auf Arsen: mit gleichem Volumen verdünnter Schwefelsäure und einigen Tropfen Jodlösung vermischt, wird verfahren, wie bei Prüfung der Salzsäure angegeben.

ARSEN,

als Metall von Albertus Magnus im 13. Jahrhundert erkannt, von Schröder 1694 dargestellt.

III u. V

$As = 75$ (Aequivalentgewicht 15).

Vorkommen: Gediegen als Scherbenkobalt; vererzt als Arsenblüthe (As_2O_3), Operment und Realgar $(As_2S_2 + As_2S_3)$, weicher $(FeAs_2)$ und harter $(FeAsS)$ Arsenkies (Mispickel); im Eisenpecherz, im Pharmacolith, Kupferglimmer, Linsen- und Olivenerz; im Glanzkobalt, Kupfernickel u. a. m.

Gewinnung: Rösten des Arsenikkieses bei Abschluss der Luft oder Umsublimation des Scherbenkobaltes:

$$FeAs_2 . FeS_2 = 2(FeS) + 2As.$$

Eigenschaften: Stahlgrau glänzendes, sprödes Metall, krystallisirt in Rhomboëdern, ist erhitzt, ohne zu schmelzen, flüchtig, verbrennt bei Luftzutritt zu Trioxyd unter Verbreitung von Knoblauchgeruch, wird durch Feuchtigkeit an der Oberfläche oxydirt, ist in Salzsäure schwer, in Salpetersäure leicht löslich; spec. Gew. 5,8, wirkt scheinbar auch dreiwerthig.

Arsenwasserstoff AsH_3

$$3H \equiv As - As \equiv H_3$$

Metalle, welche bei Anwesenheit von Säuren Wasser zersetzen, bewirken bei gleichzeitiger Anwesenheit von Arsenlösung die Entwickelung von Arsenwasserstoffgas:

$$6Zn + 6(SO_4H_2) + As_2O_3 = 6(SO_4Zn) + 3(H_2O) + 2(AsH_3)$$
$$\text{Zinksulfat.}$$

Im Marsh'schen Apparat erzeugt, lagert sich beim Erhitzen der zur Spitze ausgezogenen Gasleitungsröhre hinter der erhitzten Stelle ein schwarzbraun glänzender Spiegel von metallischem Arsen ab; ein ähnlicher Fleck lagert sich auf einem seitwärts in das entzündete Gas gehaltenen Porcellanplättchen ab und ist löslich in Natriumhypochlorit und Ammoncarbonat, unlöslich in Salzsäure; in Silbernitratlösung geleitet, findet eine völlige Zersetzung statt unter Bildung von arseniger Säure:

$$AsH_3 + 6(NO_3Ag) + 3(H_2O) = 6(NO_3H) + 6Ag + As(OH)_3,$$

welche im Filtrate durch Schwefelwasserstoff nachgewiesen werden kann (gelber Niederschlag von Schwefelarsen). — Höchst giftig!

Arsentrichlorid $AsCl_3$ Arsentrijodid AsJ_3

Ersteres ist eine farblose, syrupdicke Flüssigkeit, welche durch Verbrennung von Arsen in Chlorgas oder durch Destillation des Quecksilberchlorids mit Arsensulfür gewonnen wird; letzteres bildet purpurrothe, hygroskopische Krystalle und wird aus den Elementen direkt bereitet; beide wirken ätzend und sind höchst giftig.

Sauerstoffverbindungen des Arsen.

Acidum arsenicosum.

Arsentrioxyd As_2O_3

$$O = As = As = O$$
$$| |$$
$$O O$$
$$| |$$
$$O = As = As = O$$

Vorkommen: Das Arsenigsäureanhydrid kommt als Arsenblüthe natürlich vor.

Gewinnung: Der weisse Arsenik wird hüttenmännisch gewonnen durch Rösten arsenhaltiger Erze und Kondensation der Dämpfe im Giftthurm, oder in Gifthütten durch Rösten von Arsenkies bei Zutritt der Luft. (Hauptproduktionsorte: Freiberg in Sachsen, Reichenstein in Oberschlesien und in England.)

Eigenschaften: Giftmehl, häufig verunreinigt mit Schwerspath, Sand, oder sublimirt, in amorphen, glasigen Krusten, welche beim Aufbewahren krystallinisch, porcellanartig werden. Der Arsenik bildet bei vorsichtigem Erhitzen in enger Glasröhre ein wässeriges Sublimat, wird beim Erhitzen mit Kohle reducirt und verbreitet dabei Knoblauchgeruch; er ist schwer löslich in Wasser, leicht in Säuren und Alkalilösungen; oxydirende Substanzen führen ihn in Pentoxyd über; Schwefelwasserstoffgas fällt aus seinen Lösungen gelbes Trisulfid, welches in Schwefelammon, auch in kohlensauren Alkalilösungen löslich, unlöslich in Salzsäure ist; mit Magnesia und alkalischen Erden werden in Wasser unlösliche Salze gebildet ($As_2Mg_3O_6$), die jedoch bei Zusatz von Chlorammonium in Lösung gebracht werden; ähnlich wirkt feuchtes Ferricumhydroxyd ($As_2Fe_2O_6$), worauf deren Anwendung als Antidot bei Vergiftungen beruht; mit Salz- oder Schwefelsäure angesäuerte Lösungen der arsenigen Säure werden beim Erhitzen mit Zinn oder Zink reducirt — unter Entwickelung von Arsenwasserstoff wird metallisches Arsen ausgeschieden; ein in, mit Salzsäure angesäuerter, Arseniklösung gestellter blanker Kupferstab wird mit schwarzem Arsenikkupfer bedeckt; arsenigsaure Salze (Arsenite), in den Marsh'schen Apparat gebracht, gewähren die beim Arsenwasserstoff beschriebenen Reaktionen. Glycerin, konzentrirte Salz- und Schwefelsäure lösen bei einer Temperatur von 80—100° grosse Mengen Arsenik, welcher beim Erkalten der Lösungen in sehr schönen Formen wieder auskrystallisirt. In der wässrigen, sauer reagirenden Lösung des Anhydrides wird die dreibasische arsenige Säure $As(OH)_3$ als vorhanden angenommen.

Prüfung auf allgemeine Verunreinigungen: Arsen muss beim Erhitzen völlig flüchtig und in 15 Theilen heissem Wasser zwar schwer, aber völlig löslich sein;

auf Schwefelarsen: in 10 Theilen warmer Ammoniakflüssigkeit gelöst darf nach dem Uebersättigen mit Salzsäure Gelbfärbung nicht entstehen.

Aufbewahrung: Sehr vorsichtig bei den direkten Giften.

Arsenpentoxyd As_2O_5

$$2O = As - O - As = O_2$$

Arsentrioxyd wird durch Erhitzen mit Salpetersäure in Arsensäure übergeführt, aus welcher beim Eindampfen und schwachem Glühen das Anhydrid resp. Pentoxyd erhalten werden kann. Bei stärkerem Erhitzen (180°) entsteht, wie bei der Phosphorsäure, Pyroarsensäure, bei noch weiterem Erhitzen (200°) Metaarsensäure, die beim Erhitzen in wässeriger Lösung wieder in Orthoarsensäure zurückgeht. Die Arsensäure ist eine dreibasische Säure, $AsO(OH)_3$, welche leicht löslich in Wasser ist, und deren Salze Arseniate heissen. Aus ihren Lösungen fällen Magnesiumhydroxyd und Ferricumhydroxyd ebenfalls unlösliche Verbindungen: Schwefelwasserstoff fällt erst nach längerer Zeit gelbes Trisulfid aus; im Marsh'schen Apparat wird ebenfalls Arsenwasserstoff entwickelt; Ammoniumhydroxyd, Ammoniumchlorid und Magnesiumsulfat rufen einen weissen, krystallinischen Niederschlag hervor ($AsO_4 . NH_4 . Mg , 6H_2O$). Das Anhydrid wirkt ätzend und die Säure so giftig, wie die vorbeschriebene. Während die Arsenite bei der Destillation mit konzentrirter Salzsäure flüchtiges Chlorarsen entwickeln, geschieht solches bei den Arseniaten nicht.

Schwefelverbindungen des Arsen.

Arsendisulfid $As_2 S_2$ **Arsentrisulfid $As_2 S_3$**
Realgar.   Operment, Rauschgelb.

Beide kommen natürlich vor, werden aber auch künstlich gewonnen: ersteres durch Destillation von Arsen- und Schwefelkies, letzteres durch Schmelzen von Arsen- und Schwefel. Ersteres bildet gelbrothe durchscheinende Krystalle oder rubinrothe Massen, letzteres goldgelbe glänzende Blättchen oder ein citrongelbes Pulver. Auch der durch Schwefelwasserstoff in Arsensäurelösungen entstehende Niederschlag ist Trisulfid. Alle Schwefelverbindungen des Arsen werden beim Schmelzen mit Cyankalium und Natriumcarbonat unter Bildung eines Arsenspiegels reducirt und sind höchst giftig.

ANTIMON,

zuerst rein dargestellt von Basilius Valentinus im 15. Jahrhundert.
$$Sb \stackrel{III\,u.\,V}{=} 122 \text{ (Aequivalentgewicht 24,5).}$$

Vorkommen: Meist vererzt als Weiss-, Grau- oder Rothspiessglanzerz mit Sauerstoff resp. Schwefel.

Gewinnung: Das durch Aussaigern der Erze erhaltene Antimonsulfid wird mit Kohle, Eisen und Natriumsulfat geschmolzen:

$$Sb_2S_3 + SO_4Na_2 + 2C + 3Fe = Na_2S, 3FeS + 2(CO)_2 + 2Sb$$

(Niederschlagarbeit), Verunreinigungen gehen in die Schlacke; oder es wird in Flammenöfen geröstet (Schwefel zu schwefliger Säure verbrannt) und das gewonnene Trioxyd mit Kohle und Natriumcarbonat geglüht:

$$2(Sb_2O_3) + (CO_3Na_2) + 3C = 2(CO_3Na_2) + 3(CO_2) + 4Sb$$

(Röstarbeit.) Für pharmaceutische Zwecke wird ein genügend reines Metall durch Schmelzen des schwarzen Schwefelantimon mit Natriumcarbonat erhalten:

$$4(Sb_2S_3) + 9(CO_3Na_2) = 3(S_2O_3Na_2) + 6(Na_2S) + 9(CO_2) + 8Sb$$

und findet sich als Regulus unter der Schlacke.

Eigenschaften: Unreines Metall bildet grosse, reines kleine Rhomboeder; bläulich silberglänzend, spröde, schmilzt bei 450°, verbrennt, höher erhitzt, unter Lichtentwicklung zu Antimontrioxyd, verbindet sich mit allen Nichtmetallen; unlöslich in Wasser, Salz- und Schwefelsäure (kalt); Salpetersäure oxydirt es, ohne es zu lösen; Königswasser löst es zu Pentachlorid; die Lösungen werden durch Wasser zersetzt, Weinsäure löst die Niederschläge wieder; Schwefelwasserstoff fällt rothes Trisulfid, welches löslich in Salzsäure, unlöslich in Ammoncarbonat ist. Spec. Gew. 6,7.

Antimonwasserstoff SbH_3

$$3H \equiv Sb = Sb \equiv H_3$$

Metalle, welche bei Gegenwart von Säuren Wasser zersetzen, bedingen bei Gegenwart von Antimonlösung die Bildung von Antimonwasserstoff, welcher, im Marsh'schen Apparat entwickelt und angezündet, zu Antimonoxyd verbrennt, beim Erhitzen der zur Spitze ausgezogenen Gasleitungsröhre zersetzt wird und einen Antimonspiegel unmittelbar an der erhitzten Stelle abscheidet; wird später Schwefelwasserstoff durch die Röhre getrieben, so verwandeln sich die Spiegel in orangerothe Flecke; auf einem seitwärts in das entzündete Gas gehaltenen Porzellanplättchen lagert sich ein sammtschwarzer Fleck ab, welcher unlöslich in Natriumhypochlorit, löslich in Salzsäure ist, mit Schwefelammonium benetzt und eingetrocknet, orangerothes Schwefelantimon zurück lässt. In Silberlösung geleitet, wird schwarzes Antimonsilber ($SbAg_3$) völlig ausgefällt.

Antimontrichlorid $SbCl_3$ Antimonpentachlorid $SbCl_5$

Antimonchlorür.   Antimonchlorid.

Liquor Stibii chlorati.

Spiessglanzbutter.

Gewinnung: Das Chlorür wird als wasserleere, farblose Krystallmasse bei der trockenen Destillation von Antimonsulfür und Quecksilberchlorid erhalten. Der Liquor wird erhalten durch Destillation einer durch Glaswolle filtrirten Lösung von Antimonsulfür in Salzsäure, bis ein Tropfen des Destillates (wässrige Salzsäure) anfängt, Wasser zu trüben, somit das Uebergehen von Antimon anzeigend:

$$Sb_2S_3 + 6(HCl) = 2(SbCl_3) + 3(H_2S) \text{ (entweicht)}.$$

Der Rückstand wird mit Salzsäure bis zum spez. Gew. 1,34—1,36 verdünnt (= 33 % $Sb\,Cl_3$).

Eigenschaften: Klare, goldgelbe, mit Weingeist klar mischbare, mässig erhitzt, völlig flüchtige Flüssigkeit, welche mit 4—6 Theilen Wasser vermischt, einen in Weinsäure löslichen, voluminösen Niederschlag (Algarothpulver, Antimonoxychlorid, $3\,(Sb\,OCl)$) giebt.

$$3(SbCl_3) + 3(H_2O) = \underbrace{SbCl_3 , Sb_2O_3} + 6(HCl)$$

Prüfung auf Blei: mit 4 Th. Wasser vermischt, darf das mit Weinsäure versetzte Filtrat durch Natriumsulfat nicht gefällt, auf Kupfer: auch durch Ammonlösung nicht gebläut werden.

Das Chlorid wird durch Einleiten von Chlor in geschmolzenes Chlorür oder durch Verbrennen von Antimon in Chlorgas erhalten.

Sauerstoffverbindungen des Antimon.

Antimonoxyd
Antimonigsäureanhydrid.

Antimontrioxyd Sb_2O_3
Stibium oxydatum.

$$\begin{array}{c} O = Sb = Sb = O \\ |\quad\quad | \\ O \quad\quad O \\ |\quad\quad | \\ O = Sb = Sb = O \end{array}$$

Natürlich als Weissspiessglanzerz. — Antimontrichloridlösung wird durch Wasser zersetzt und Chlor durch Natriumcarbonat entfernt, der Niederschlag gut ausgewaschen:

$$4(SbCl_3) + 5(H_2O) = 2(SbOCl) + Sb_2O_3 + 10(HCl)$$
$$2(SbOCl) + Sb_2O_3 + Na_2CO_3 = 2(NaCl) + CO_2 + 2(Sb_2O_3)$$

Gelbliches Pulver, bräunt feuchtes Curcumapapier, ist unlöslich in Wasser und Salpetersäure, löslich in Salzsäure und in Kaliumhydroxydlösung, flüchtig bei Abschluss der Luft. — Die antimonige (auch metaantimonige) Säure $Sb\,O\,(OH)$ wird in Lösung erhalten beim Zerlegen des Trichlorides durch kalte Sodalösung; sie wirkt einbasich und bildet mit den Alkalien Salze, verhält sich aber Säuren gegenüber wie eine Basis ($SO_4\,(Sb\,O)_2$ Antimonylsulfat).

Antimonpentoxyd Sb_2O_5
Antimonsäureanhydrid.

$$2Sb \equiv O_5$$

Wird erhalten durch Erhitzen der Pyroantimonsäure:

$$Sb_2O_7H_4 - 2(H_2O) = Sb_2O_5$$

oder Lösen von Antimon in überschüssiger starker Salpetersäure und Eindampfen bis zur Entfernung sämmtlicher Salpetersäure.

Gelbliches, in Säuren schwer lösliches Pulver, geht beim Erhitzen in Antimonylantimoniat über:

$$2(Sb_2O_5) = 2(SbO . SbO_2) + O_2$$

Beim Schmelzen des Antimon mit Kaliumnitrat wird Kaliumantimoniat (Kali stibicum) gebildet, welches nach dem Auswaschen der Schmelze zurückbleibt. Die dem Anhydrid entsprechende Antimonsäure $H_3 Sb O_4$ wird durch Einträufeln von $Sb_2 Cl_5$ in kaltes Wasser und Trocknen des auf Glasplatten gestrichenen Niederschlages erhalten. Sie geht beim Erhitzen auf 100° über in

Pyroantimonsäure $H_4 Sb_2 O_7$

$(2 (H_3 Sb O_4) - H_2 O = H_4 Sb_2 O_7)$, welche bei weiterem Erhitzen auf 200° in

Metaantimonsäure $H Sb O_3$

übergeht. Dieselbe war früher als Acidum stibicum offizinell. Sie ist einbasisch; ihre Salze heissen Antimoniate.

Schwefelverbindungen des Antimon.

Stibium sulfuratum nigrum $Sb_2 S_3$

Antimonsulfür. — Antimontrisulfid.

$$\begin{array}{c} S = Sb = Sb = S \\ || \\ SS \\ || \\ S = Sb = Sb = S \end{array}$$

Vorkommen: Grauspiessglanz (Hauptfundort: Ungarn) wird durch Aussaigern von der begleitenden Gangart getrennt (Antimonium) und wird von Arsen durch Schmelzen mit Schwefelleber, vom Eisen durch Maceration mit verdünnter Schwefelsäure befreit.

Eigenschaften: Schwere, schwarze, auf dem Bruche strahlig-krystallinische Masse oder lävigirt als färbendes Pulver vom spec. Gew. 4,6, welches unlöslich in Wasser und Weinsäure ist, durch Salzsäure unter Schwefelwasserstoffentwickelung zu Trichlorid gelöst, durch Salpetersäure unter Bildung von Schwefelsäure zu Trioxyd oxydirt wird, löslich in Schwefelkalium und Ammoniumsulfhydrat ist, aus diesen Lösungen durch Säuren wieder gefällt wird:

$$Sb_2S_3 + 3(Ka_2S) = 2(SbS_3Ka_3) \text{ (Kaliumsulfantimonit)}$$
$$2(SbS_3Ka_3) + 6(HCl) = 2(KaCl) + 3(H_2S) + Sb_2S_3$$

Es ist bei Abschluss der Luft unzersetzt flüchtig: bei Zutritt der Luft verbrennt der Schwefel zu schwefliger Säure, während Antimontrioxyd zurückbleibt.

Prüfung auf allgemeine Verunreinigungen: es muss in 10 Theilen kochender Salzsäure fast völlig löslich sein.

Stibium sulfuratum rubeum $Sb_2 S_3$ ($Sb_2 O_3$).

Gewinnung: Mineralkermes. Beim Kochen von Antimontrisulfid mit Alkalien entsteht Trioxyd nebst Schwefelalkalimetall, welches wieder neue Mengen Trisulfid löst, damit Alkalimetasulfantimonit bildend; es wird aber von der siedenden Mischung mehr gelöst, als es nach dem Erkalten in Lösung zu halten vermag, und dieses Mehr wird deshalb wieder ausgeschieden; gleichzeitig fällt Trioxyd in dem Maasse mit aus, als es durch den Uebergang aus dem amorphen in den krystallinischen Zustand unlöslicher wird:

$$Sb_2S_3 + 2(Sb_2S_3) + 6(Na_2O) = 6(Na_2S) + Sb_2O_3 + Sb_2O_3$$
<small>fällt beim   wird   bleibt fällt wegen
Erkalten   zersetzt;   gelöst; Mangel an
unzersetzt;   freiem Alkali.</small>

Eigenschaften: Rothbraunes Pulver mit mikroskopischen Antimontrioxydkrystallen untermischt, welche durch Weinsäurelösung entfernt werden können. Direktes Sonnenlicht wirkt zersetzend, daher

Aufbewahrung: in dunklen, gut verschlossenen Gefässen.

Hepar Antimonii.

Spiessglanzleber wird erhalten durch Zusammenschmelzen von Antimontrisulfid mit Kaliumcarbonat oder durch Verpuffen desselben mit Natriumcarbonat.

Stibium sulfuratum aurantiacum $Sb_2 S_5$.

$$2S \equiv Sb - S - Sb \equiv S_2$$

Antimonpentasulfid.

Gewinnung: Zur Bereitung des Goldschwefels wird zunächst das Schlippe'sche Salz (Natriumsulfantimoniat) dargestellt durch Schmelzen von Natriumsulfat, Antimontrisulfid, Kohle und Schwefel, Auskochen der Schmelze und Krystallisirenlassen des Filtrates:

$$3(SO_4Na_2) + Sb_2S_3 + 2S + 12C = 2(SbS_4Na_3) + 12(CO) \text{ (entweicht)}$$
Schlippe'sches Salz.

oder nach Mitscherlich durch Kochen von Schwefel, Trisulfid und frisch bereiteter Natriumhydroxydlösung (aus Calciumoxyd, Natriumcarbonat und Wasser), unter fortwährendem Ersatz des verdunstenden Wassers, Filtriren und Krystallisirenlassen:

$$9(CO_3Na_2, 10H_2O) + 9(CaO) + 4(Sb_2S_3) + 8S = 5(SbS_4Na_3, 9H_2O) +$$
$$+ 3(SbO_3Na) + 9(CO_3Ca) + 45(H_2O)$$
unlösliches
Natrium-
metaantimoniat.

Schlippe'sches Salz bildet gelbliche vierseitige Prismen, ist unlöslich in Weingeist und Aether, leicht löslich in Wasser, reagirt alkalisch und wird durch Säuren zersetzt unter Abscheidung des Goldschwefels:

$$2(SbS_4Na_3) + 3(SO_4H_2) = 3(SO_4Na_2) + Sb_2O_5 + 3(H_2S) \text{ (entweicht)}.$$

Eigenschaften: Orangefarbenes, geruchloses, in Wasser und Weingeist unlösliches, in Ammon-, freien und Schwefelalkalilösungen lösliches Pulver, welches, in engen Röhren erhitzt, unter Zurücklassung von Trisulfid Schwefel sublimiren lässt, in heisser Salzsäure, unter Zurücklassung von Schwefel, zu Trichlorid gelöst, unter Einwirkung von Licht und feuchter Luft unter Bildung von Trioxyd zersetzt wird.

Prüfung auf allgemeine Verunreinigungen: es muss in Schwefelammonium völlig löslich sein;

auf Salzsäure: mit 20 Th. Wasser geschüttelt darf das Filtrat durch Silberlösung nicht getrübt werden;

auf Schwefel: beim Erwärmen in 200 Th. Ammoniakflüssigkeit darf nur ein höchst geringer Rückstand bleiben;

auf Schwefelarsen: der aus einer Lösung in Schwefelammonium mittels Salzsäure gefällte, gut ausgewaschene Niederschlag, mit der 10 fachen Menge kohlensaurer Ammonlösung (1:20) geschüttelt, muss ein Filtrat geben, welches weder durch Salzsäure,

auf arsenige Säure: noch durch Schwefelwasserstoffwasser gelb gefällt wird.

Aufbewahrung: Vor Licht geschützt in gut verschlossenen Gefässen.

BOR,

zuerst rein dargestellt 1807 von Davy, 1808 von Gay-Lussac und Thénard.

$\overset{\text{III}}{B} = 11$ (Aequivalentgewicht 3,36).

Vorkommen: Nirgends frei; oxydirt in den Dämpfen der Lagunen; gebunden an Basen im **Tinkal**, im **Boracit**, im **Borocalcit**, im **Boronatrocalcit**, im **Stassfurtit** u. A.

Gewinnung: Schmelzen des Borsäureanhydrides mit Natrium und Auslaugen der Schmelze;

$$2(B_2O_3) + 6Na = 2(BO_3Na_3) + 2B \text{ (kohleähnlich)}$$

oder Schmelzen des Borsäureanhydrides mit Aluminium und Behandlung der Schmelze mit Natriumhydroxydlösung und Salzsäure nach einander.

$$B_2O_3 + 2Al = Al_2O_2 + 2B \text{ (diamantähnlich)}.$$

Eigenschaften: Bor kommt in zwei allotropischen Zuständen vor; das amorphe Bor verbrennt bei Zutritt der Luft mit glänzender Flamme, schmelzbar ist es nicht; das krystallisirte Bor besitzt mit dem Diamante gleiche Härte; spec. Gew. 2,68; beide sind in Säuren und Alkalilösungen unlöslich.

Bortrichlorid BCl_3.   Bortrioxyd B_2O_3

Acidum boracicum $B(OH)_3$

Borsäure.

Gewinnung: Rohe Borsäure wird durch Verdichtung der, Toscanas Lagunen entweichenden, borsäurehaltigen Wasserdämpfe und Eindampfen der concentrirten Lösungen gewonnen; reine Borsäure erhält man durch Zersetzung einer Natriumboratlösung durch Salpetersäure und Umkrystallisiren der beim Eindampfen sich ausscheidenden Säure:

$$B_4O_7Na_2 + 2(NO_3H) + 5(H_2O) = 2(NO_3Na) + 4B(OH)_3.$$

Die Borsäure kommt auch natürlich vor als Sassolin (auf den Liparischen Inseln) und wird zur Zeit in grossen Mengen aus dem von Chili eingeführten Borocalcit gewonnen.

Eigenschaften: Weisse, schuppige, glänzende Blättchen, welche bitter schmecken, beim Erhitzen schmelzen und zu einer glasförmigen Masse erstarren, in 26 Theilen kaltem, in 3 Theilen heissem Wasser auch in Weingeist und in Glycerin löslich und in diesen Lösungen flüchtig sind; die wässrige Lösung bräunt Curcumapapier, die weingeistige verbrennt mit grüner Flamme. Die Borsäure ist dreibasisch, verliert aber beim Erhitzen Wasser und wird zur einbasischen Monohydroxylborsäure $BO.OH$; mehrere Atome derselben verlieren bei weiterem Erhitzen noch mehr Wasser und gruppiren sich zur zweibasischen Pyroborsäure. $B_4O_5(OH)_2$.

$$B(OH_3) - H_2O = BO.OH. \qquad 4BO.OH - H_2O = B_4O_5(OH)_2$$

Die Salze der Borsäure heissen Borate.

Prüfung auf Metalle: eine wässrige Lösung (1 : 50) darf durch Schwefelwasserstoffwasser nicht dunkel gefärbt werden;
  auf Schwefelsäure: die wässrige Lösung darf weder durch Baryumchlorid,
  auf Salzsäure: noch durch Silbernitrat weiss gefällt,
  auf Eisen: noch durch Sehwefelcyankalium blutroth,
  auf Kupfer: noch durch Ammoniak blau gefärbt werden.

KIESEL, SILICIUM,

zuerst rein dargestellt 1823 von Berzelius.

$\overset{\text{IIII}}{Si} = 28$ (Aequivalentgewicht 7).

Vorkommen: In fast allen Gesteinarten; nirgends frei.

Gewinnung: Glühen von Kieselfluornatrium mit Natriummetall und Auslaugen der Schmelze:

$$Na_2SiF_6 + 4Na = 6(NaF) + Si$$

(amorphes, braunes Pulver, verbrennt an der Luft erhitzt, zu SiO_2), oder durch Schmelzen der vorbenannten Stoffe unter Zusatz von Zink und Ausziehen der erkalteten Schmelze mit Salzsäure (krystallisirt), stahlgraue Oktaëder, welche unverbrennlich sind. Beide Modifikationen sind unlöslich in Säuren, löslich in Aetzalkalien.

Siliciumwasserstoff SiH_4

Wie Arsenwasserstoffgas, durch Zersetzen von Magnesium-Silicium mittelst verdünnter Salzsäure.

$$SiMg_2 + 4(HCl) = 2(MgCl_2) + SiH_4.$$ Farbloses Gas.

Siliciumchlorid.   Siliciumfluorid.

Kieselfluorwasserstoff H_2SiFl_6

Wird erhalten in Lösung durch Destillation von Flussspath (CaF_2), Quarzsand (SiO_2) und Schwefelsäure, ist zweibasisch; die Salze heissen Silicofluoride.

Kieselsäureanhydrid SiO_2

Fast rein im Bergkrystall und im Quarzsand; gefärbt im Amethyst, Topas; amorph in fast allen Halbedelsteinen, im Feuerstein, im Kieselgur. Künstlich als weisses Pulver durch Glühen der gefällten Kieselsäure.

Kieselsäure $Si(OH)_4$

Die Orthokieselsäure ist ein integrirender Bestandtheil der Ackerkrume, welcher sie durch Verwittern der Feldspathgesteine (Orthoklas etc.) zugeführt wird, geht aus dem Erdboden in die Pflanze und aus dieser in den thierischen Organismus über. — Durch Zusammenlagerung mehrerer Moleküle unter gleichzeitigem Austritt von Wasser entstehen anhydrische Kieselsäuren von verschiedener Basicität, die in vielen natürlich vorkommenden Mineralien angenommen werden müssen. Die Salze der Kieselsäure heissen Silicate. Sie gewähren alle beim Schmelzen mit Phosphorsalz ein Kieselskelett.

KOHLENSTOFF.

$\overset{IV}{C} = 12$ (Aequivalentgewicht 3).

Vorkommen: Als Diamant, klar und gefärbt, krystallisirt mit gekrümmten Flächen, verbrennt zu Kohlensäure, ist unschmelzbar und unlöslich, spec. Gew. 3,5, härtester Körper; als Graphit (Plumbago) derb natürlich, krystallisirt aus Eisen, leitet Elektricität (Diamant nicht), spec. Gew. 2,25; als Kohle amorph, durch Verbrennung resp. Entmischung organischer Körper bei mangelndem Luftzutritt (in Meilern Carbo vegetabilis, in Retorten Carbo animalis, Ebur ustum Retortenkohle der Gasfabriken; Braunkohle, Steinkohle, Anthracit). Poröse Kohle besitzt ein bedeutendes Absorptionsvermögen für Gase, riechende und färbende Stoffe, Alkaloide; Kohle welche im Gebrauch unwirksam geworden ist, ist durch Ausziehen mit lösenden Substanzen, sowie durch Ausglühen wieder wirksam zu machen.

Carbo pulveratus.

Aschefreies, schwarzes, trockenes, geruchloses, aus leichten Holzarten bereitetes Pulver, welches gut verschlossen aufbewahrt werden soll.

Kohlenstofftetrachlorid $ClCl_4$, Bikohlenstoffhexachlorid C_2Cl_6

Kohlenoxyd CO

$$= (C = O).$$

Das Carbonyl ist eine ungesättigte Atomgruppe mit zwei freien Verwandtschaftswerthen, und bildet sich überall da, wo Körper bei beschränktem Luftzutritt verbrennen, sowie bei der Reduktion schwer reducirbarer Metalle. Man erhält es als farb- und geruchloses, brennbares, giftiges Gas beim Leiten von Kohlensäure über glühende Kohlen oder glühendes Eisen:

$$CO_2 + C = 2CO.$$

oder durch Erhitzen von Oxalsäure mit Schwefelsäure, wobei man die mitentwickelte Kohlensäure durch Natronlauge absorbiren lässt.

$$H_2C_2O_4 = CO_2 + H_2O + CO.$$

Spec. Gew. 0,097 (Luft = 1). Es vereinigt sich im direkten Sonnenlicht mit Chlor zu

Carbonylchlorür $COCl_2$, Phosgengas.

Kohlendioxyd CO_2

$$O = C = O.$$

Vorkommen: Das Kohlensäureanhydrid ist ein Gemengtheil der atmosphärischen Luft und in Quellwässern vorhanden; es entströmt an einzelnen Gegenden der Erde, findet sich in Gährungsräumen, Kellern und unbenutzten, unterirdischen Gängen; es entsteht beim Athmen, bei der vollkommenen Verbrennung organischer Substanzen und bei der Reduktion leicht reducirbarer Metalle.

Gewinnung: Durch Zersetzung der Carbonate mittelst Mineralsäuren:

$$CO_3Ca + SO_4H_2 = SO_4Ca + H_2O + CO_2.$$

Bei der Bereitung künstlicher Mineralwässer wird das gewaschene und gereinigte Gas unter einem Drucke von sechs Atmosphären dem vorbereiteten Wasser imprägnirt.

Eigenschaften: Farb- und geruchloses, sauer reagirendes, nicht brennbares, giftiges Gas, welches durch Druck und Kälte zur Flüssigkeit zu komprimiren ist, die beim Verdampfen zu einer schneeartigen Masse erstarrt, welche auf der Haut Brandwunden erzeugt, und, mit Aether vermischt, zur Erzeugung der niedrigsten Temperaturen benutzt werden kann (— 99°); Wasser löst das Gas, um so mehr, je kälter ersteres ist; spec. Gew. 1,52 (Luft = 1). Das Hydrat, die eigentliche Kohlensäure $CO(OH)_2$ ist eine zweibasische Säure, welche jedoch nur in ihren Salzen, den Carbonaten, bekannt ist.

Carboneum sulfuratum CS_2

$$S = C = S$$

Kohlenstoffdisulfid.

Gewinnung: Schwefelkohlenstoff wird fabrikmässig durch Leiten von Schwefeldämpfen über glühende Kohlen dargestellt; das Destillat wird rektificirt.

Eigenschaften: Wasserklare, stark lichtbrechende, übelriechende Flüssigkeit, wenig löslich in Wasser, leicht in Weingeist, Aether und Oelen, löst Fette, Harze, Kautschouk, Phosphor, Schwefel, Jod, siedet bei 46°, verbrennt mit blauer Flamme zu Kohlen- und schwefliger Säure; spec. Gew. 1,27. — Schwefelkohlenstoff verbindet sich mit den Schwefelalkalien zu Solfocarbonaten. Wird einer solchen Lösung Bleiacetat zugesetzt, so scheidet sich Bleisulfocarbonat aus, aus welchem durch Behandlung mit Schwefelwasserstoff die Sulfocarbonsäure erhalten werden kann. Sulfocarbonsaure Alkalien entwickeln in Berührung mit sauren Salzen und der nöthigen Feuchtigkeit Schwefelkohlenstoff.

Cyan CN.

$$\begin{array}{c} C - C \\ ||| \quad ||| \\ N = N \end{array}$$

Das Cyan $(N \equiv C)$ — ist eine ungesättigte Atomgruppe mit einer freien Verwandtschaftseinheit. Freies Cyan (Dicyan) besteht aus zwei Atomen Monocyan, welche sich gegenseitig abgesättigt haben. Es bildet ein giftiges, coërcibles Gas, welches, entzündet, zu Kohlensäure unter Abscheidung von Stickstoff verbrennt, und durch Erhitzen des Cyanquecksilbers zu erhalten ist.

Cyanwasserstoff CNH (HCy).
Acidum hydrocyanicum.

Blausäure, welche nirgends frei vorkommt, wird erhalten durch Destillation des Ferrocyankalium mit Schwefelsäure

$$2(FeCy_2, 4KaCy) + 3(H_2SO_4) = 3(Ka_2SO_4) + 2(FeCy_2, KaCy) + 6(HCy)$$

oder durch Zersetzung von Cyankalium mit Chlorwasserstoffsäure

$$KaCy + HCl = KaCl + HCy$$

und bildet, wasserfrei, eine bei 36° siedende, bei —15° krystallisirende Flüssigkeit von bittermandelähnlichem Geruch, welche brennbar, in Wasser, Weingeist und Aether löslich ist, höchst giftig wirkt, mit Basen Salze bildet. Ihre wässrige Lösung, die gebräuchliche Blausäure der Apotheken mit 2% HCy, giebt, nachdem sie mit Kaliumhydroxyd alkalisch gemacht ist, mit chlorürhaltiger Eisenchloridlösung auf Zusatz von Salzsäure einen Niederschlag von Berliner Blau.

Aqua Amygdalarum amararum.

Gewinnung: Das Bittermandelwasser enthält Blausäure an Bittermandelöl gebunden ($0,1\%$) und wird durch Destillation von bittern von fettem Oel befreiten Mandeln mit weingeisthaltigem Wasser gewonnen. Die bittern Mandeln enthalten Amygdalin, welches bei Einwirkung von Emulsin (Pflanzeneiweiss der Mandeln) unter Aufnahme von Wasserelementen sich spaltet:

$$\underset{\text{Amygdalin.}}{C_{20}H_{27}NO_{11}} + 2(H_2O) = \underset{\text{Zucker.}}{2(C_6H_{12}O_6)} + \underset{\substack{\text{Bitter-}\\\text{mandelöl.}}}{C_7H_6O} + CNH$$

Eigenschaften: Das Destillat ist trübe; das ätherische Oel wird von Weingeist nicht gelöst; Ammoniak zersetzt die Verbindung. Nach dem Ausfällen der Blausäure mit Silbernitrat muss der Bittermandelölgeruch fortdauern. 1000 Th. sollen 1 Th. HCy enthalten.

Prüfung auf Blausäuregehalt: 27 g Bittermandelwasser werden mit 54 g Wasser und frisch bereitetem Magnesiahydrat bis zur Undurchsichtigkeit und mit einigen Tropfen chromsaurer Kalilösung (als Indicator) vermischt, worauf man so lange volumetrische Silberlösung hinzulässt, bis die nach jedesmaligem Zusatze entstehende rothe Färbung von Silberchromat nicht mehr verschwindet, mithin sämmtliche Blausäure als weisses Silbercyanid ausgefällt ist.

$$Cy_2Mg + 2(NO_3Ag) = Mg(NO_3)_2 + 2(AgCy)$$

Da das Aequivalent der Blausäure 27 ist, so muss, wenn 27 cc Lösung genommen werden, jeder cc Silberlösung = 0,01 g Blausäure entsprechen und man wird 10 cc derselben gebrauchen müssen, wenn das Bittermandelwasser die vorschriftsmässige Stärke hatte. — Ein zu starkes Wasser muss verdünnt werden, was mit Hülfe der Formel

$$\frac{p \cdot r}{0,1} = x,$$

in welcher p den gefundenen Prozentgehalt, r die Menge des Wassers und x diejenige Menge, bis zu welcher dasselbe zu verdünnen ist, bewirkt werden kann.

Aufbewahrung: Vorsichtig, in gut verschlossenen Gefässen.

Aqua Laurocerasi.

Man gewinnt es durch Destillation frischer, zerquetschter Zweige und Blätter des Kirschlorbeerbaumes mit weingeisthaltigem Wasser. Das in diesem Vegetabil enthaltene Glucosid Laurocerasin erleidet eine ganz ähnliche Spaltung, wie das Amygdalin der Mandeln. Gehalt und Prüfung wie bei Aqua Amygdalar. amar.

Cyansäure CN θ H.   Sulfocyansäure CN SH.

Complicirtere Kohlenstoffverbindungen folgen als Theil für sich am Schlusse dieses Theiles.

Alkalimetalle.

Alkalimetalle besitzen ein leichtes spec. Gewicht, zersetzen Wasser unter Bildung von Hydroxyd und Wasserstoff, sind leicht oxydirbar; die Lösungen der Hydroxyde zerstören organisches Gewebe, reagiren alkalisch, bilden mit Fettsäuren wasserlösliche Seifen; ihre Salzlösungen sind weder durch Schwefelwasserstoff, noch durch Schwefelammonium, noch durch Ammoncarbonat fällbar.

KALIUM,

entdeckt 1807 von Davy.

$\overset{\text{I}}{Ka} = 39{,}2$ (Aequivalentgewicht 39,2).

Vorkommen: An Kieselsäure gebunden neben Thonerde in den Feldspathgesteinen, aus welchen es durch Verwittern in die Ackerkrume gelangt, von dort in die Vegetabilien übergeht, so schliesslich den Thierkörpern zugeführt wird; ferner an Chlor gebunden, im Stassfurter Abraumsalz; in allen Gewässern.

Gewinnung: Glühen des Kaliumcarbonates mit Kohle, und Auffangen der Dämpfe in sauerstofffreier Flüssigkeit (Petroleum):

$$CO_3 Ka_2 + 2C = 3(CO) + 2Ka$$

Eigenschaften: Silberweisses, weiches, bei 0° sprödes, bei 62° schmelzendes, in hoher Temperatur flüchtiges Metall, welches Wasser unter Licht- und Wärmeentwickelung zersetzt:

$$Ka + H_2O = KaHO + H \text{ (entzündet sich)},$$

an der Luft leicht oxydirt und daher unter Petroleum aufbewahrt werden muss. Spec. Gew. 0,863; bewirkt violette Flammenfärbung und eine rothe und eine blaue Linie im Spektrum. Concentrirte Lösungen der Salze werden durch Platinchlorid als Doppelsalz (Kaliumplatinchlorid), sowie durch Weinsäure, gefällt.

Kalium chloratum KaCl.

Chlorkalium. Kaliumchlorid.

Kaliumchlorid sehr verbreitet in der Natur, im Stassfurter Abraumsalz (Sylvin).

Kalium bromatum KaBr.

Bromkalium. Kaliumbromid.

Vorkommen: Im Meerwasser, neben Chlor- und Jodsalzen; im Stassfurter Salz; in Mineralwässern.

Gewinnung: Auflösen von Brom in Kaliumhydroxydlösung, Eindampfen, Glühen des Rückstandes mit Kohle, behufs Ueberführung des mitgebildeten Bromates in Bromid, und Krystallisation des Filtrates:

$$6(KaHO) + 6Br = 5(KaBr) + BrO_3 Ka + 3(H_2O)$$
$$BrO_3 Ka + 3C = 3(CO) + KaBr$$

oder, Zusatz von Brom zu in Wasser vertheiltem Eisen, Zersetzen des Eisenbromürs durch Kaliumcarbonat und Krystallisation des Filtrates:

$$FeBr_2 + CO_3 Ka_2 = CO_3 Fe + 2(KaBr).$$

Nach einer neueren Methode wird Baryum- oder Calciumhydroxyd in breiförmigem Zustande Brom tropfenweise zugesetzt, um Brombaryum (Calcium) und das Bromat dieser Metalle zu bilden.

$$6(Ba[OH]_2) + 12Br = (BrO_3)_2Ba + 5(BaBr_2) + 6(H_2O)$$

Um letzteres in Bromid überzuführen, wird gelinde mit Kohle geglüht, ausgelaugt und das Filtrat mit Kaliumsulfatlösung versetzt; die vom Baryumsulfat abfiltrirte Flüssigkeit wird zur Krystallisation gebracht.

Eigenschaften: Weisse, glänzende, luftbeständige Würfel, löslich in Wasser und verdünntem Weingeist; der wässrigen Lösung scheidet Chlor Brom aus; ebenso verhalten sich starke Mineralsäuren; Silbernitratlösung fällt daraus Bromsilber, welches in Ammoniak wenig löslich ist.

Prüfung auf Bromat: das zerriebene, auf eine weisse Porcellanplatte ausgebreitete Salz mit verdünnter Schwefelsäure betupft, darf nicht gelb gefärbt werden (Bromabscheidung);

auf Jodkalium: wässrige Lösung (1 : 10), der einige Tropfen Eisenchlorid zugesetzt sind, darf Chloroform beim Schütteln nicht violett färben;

auf Kaliumcarbonat: in etwas feuchtes rothes Lakmuspapier gewickelt, dürfen die Krystalle kleine Bläuung bewirken;

auf Sulfat: wässrige Lösung (1 : 10) darf durch 4 Tropfen Baryumnitratlösung nicht getrübt werden;

auf Chlorkalium, wovon 3 % als Verunreinigung gestattet werden: durch Titriren mit Silberlösung, von welcher für 0,3 g des Salzes nicht mehr als 25,7 cc bis zum Eintritt der Röthung (Ausfällung von Silberchromat nach völliger Ausfällung des Brom- und Chlorsilbers)

$$\underbrace{KaBr}_{119} + \underbrace{AgNO_3}_{170} = KaNO_3 + AgBr$$

$$\underbrace{KaCl}_{74,5} + \underbrace{AgNO_3}_{110} = KaNO_3 + AgCl.$$

Da 119 $KaBr$ 170 $NAgO_3$ zersetzen, diese aber nur 74,5 $KaCl$ zur Zersetzung erfordern, so muss eine Mischung beider Salze auch eine Durchschnittsziffer für den verminderten Wirkungswerth der Silberlösung geben. Da jeder cc Silberlösung 0,0119 g $KaBr$ entspricht, so werden 0,3 g dieses Salzes $\dfrac{0,3}{0,0119} = 25,2$ cc zur Zersetzung (Fällung des $AgBr$) gebrauchen. Da $KaCl$ aber stärker wirkt, so wird bei Gegenwart desselben mehr Silberlösung bis zum Eintritt der Reaktion gebraucht werden und dieses Mehr entspricht beim Verbrauche von 25,7 cc Silberlösung ca. 3 % $KaCl$.

auf Natronsalze: bewirken beim Glühen in einer Weingeistflamme Gelbfärbung derselben.

auf Chlor: mit Kaliumbichromat und Schwefelsäure destillirt, darf das (bromhaltige) Destillat durch Ammon nicht gelb gefärbt werden (Bromammonlösung bleibt farblos, beigemischte Chlorochromsäure lässt gelb gelöstes Ammoniumchromat entstehen).

Aufbewahrung: Vorsichtig, in gut verschlossenen Gefässen.

Kalium jodatum KaJ.

Kaliumjodid. Jodkalium.

Vorkommen: Im Meerwasser und in Mineralwässern.

Gewinnung: Wie Bromkalium, nur dass das entsprechende Eisenjodür durch Zusatz von mehr Jod in Jodürjodid zu verwandeln ist; die Zersetzung geschieht mit Bicarbonatlösung.

$$2(FeJ_2) + J = FeJ_2FeJ_3$$
$$2(FeJ_2FeJ_3) + 10(CKaHO_3) = 2(Fe[HO]_2, Fe[HO]_3) + 10(CO_2) + 10(KaJ)$$
$$\text{Ferricum-Ferrosumhydroxyd.}$$

Ein mit Kaliumjodat verunreinigtes Jodid ist durch Auflösen in siedendem Weingeist, Abdestilliren des grösseren Theils und Auskrystallisiren des Rückstandes von jenem zu befreien (oder durch Glühen mit Kohle). Oder nach der bei Bromkalium zuerst angegebenen Methode (Lösen in Kalilauge, Glühen des Trockenrückstandes mit Kohle u. s. w.

Grosse Quantitäten Jodkalium werden auch aus dem aus Chili eingeführten Kupferjodür (aus den Mutterlaugen der Salpeterraffinerieen) bereitet. Dasselbe in Wasser vertheilt, wird durch Schwefelwasserstoff zersetzt, das Filtrat mit Jod geschüttelt, um Schwefelwasserstoff zu zersetzen und die vom Schwefel abfiltrirte Flüssigkeit mit Kaliumbicarbonat neutralisirt und eingedampft.

Eigenschaften: Farblose, wenn rein, an der Luft nicht feucht werdende Würfel, welche in drei Viertheilen Wasser und in 12 Theilen Weingeist zu einer kaum alkalisch reagirenden Flüssigkeit löslich sind, unzersetzt schmelzen, bei sehr hoher Temperatur flüchtig sind; Jodkaliumlösungen vermögen sehr viel Jod zu lösen; Chlorwasser, starke Mineralsäuren, auch Eisenchlorid machen Jod aus ihnen frei (Chloroform wird beim Schütteln violett gefärbt, Stärkekleister wird gebläut); Quecksilberchloridlösung fällt rothes Quecksilberiodid aus (Bromkalium nicht); Kaliumpermangatlösung wird entfärbt (durch Bromkalium nicht).

Prüfung auf Natronsalze: bewirken beim Erhitzen in Weingeistflamme Gelbfärbung derselben;

auf Carbonat: enige Stücke des Salzes in feuchtes rothes Lakmuspapier gewickelt, dürfen dasselbe nicht bläuen;

auf Metalle: die wässrige Lösung des Salzes (1:20) darf durch Schwefelwasserstoffwasser nicht dunkel gefärbt werden;

auf Jodid: dieselbe darf nach Hinzufügung von verdünnter Schwefelsäure Stärkelösung nicht bläuen;

auf Nitrat: dieselbe in Wasserstoffmischung (Zink und Salzsäure) gebracht, darf Stärkelösung nicht bläuen (Salpetersäure wird zu salpetriger Säure reducirt, welche Jodabscheidung bewirkt);

auf Sulfate: 20 cc derselben Lösung mit 10 Tropfen Baryumnitratlösung versetzt, dürfen innerhalb der nächsten 5 Minuten nicht getrübt werden;

auf Cyankalium: andere 20 cc der Lösung, mit etwas Eisenoxydul- und Oxydsalzlösung und Aetznatronlauge versetzt, dürfen nach dem Erwärmen beim Uebersättigen mit Salzsäure nicht gebläut werden (Berliner Blau);

auf Chlor- und Bromkalium, ($0,5\%$ gestattet): 0,2 g des Salzes in 2 cc Ammoniakflüssigkeit gelöst, und mit 13 cc vol. Silberlösung geschüttelt, müssen ein Filtrat geben, welches nach dem Uebersäuern mit Salpetersäure innerhalb der nächsten 10 Minuten nicht so stark getrübt werden darf, dass dasselbe undursichtig erscheint. (AgJ, weil unlöslich in Ammoniak, fällt aus, während $AgCl$ gelöst bleibt und durch NHO_3 ausgefällt wird).

$$AgNO_3 + KaJ = KaNO_3 + AgJ$$
$$\underbrace{}_{177} \quad \underbrace{}_{166}$$
$$0{,}0166 \times 13 = 0{,}2158 \times 500 = 107{,}9$$

Die Ueberprozente kommen den fremden Salzen zu gute.

Aufbewahrung: Wie das Vorige.

Kaliumoxyd Ka_2O

bildet sich beim Lagern des Kalium in trockener Luft; weisses Pulver.

Kali causticum fusum KaHO.

Kaliumhydroxyd.   Aetzkali.

Gewinnung: Eindampfen der Aetzkalilauge in silbernen Kesseln und Ausgiessen in Formen. — Rohes Aetzkali wird gewonnen durch Glühen des rohen Kaliumsulfates mit Kohle und Kalkstein und Auslaugen der Schmelze:

$$SO_4Ka_2 + 5C + CO_3Ca = 6(CO) + CaS + Ka_2O$$
$$Ka_2O + H_2O = 2(KaHO)$$

Eigenschaften: Weisse, auf dem Bruch krystallinische, sehr ätzend wirkende, an der Luft leicht zerfliessende, in 2 Theilen Wasser lösliche Stängelchen.

Aufbewahrung: Wie Voriges.

Liquor Kali caustici.

Aetzkalilauge.

Gewinnung: Eintragen von Kaliumcarbonat in kochenden Kalkbrei (Calciumhydroxyd) und Eindampfen der abgegossenen Lauge:

$$CO_3Ka_2 + Ca(OH)_2 = CO_3Ca + 2(KaOH).$$

Eigenschaften: Farblose, klare, sehr ätzende Flüssigkeit vom spec. Gew. 1,142 — 1,146 (15% $KaOH$), neutralisirt Säuren, zieht begierig Kohlensäure und Feuchtigkeit an und giebt, mit Weinsäure versetzt, einen weissen Niederschlag von Kaliumbitartrat.

Prüfung auf Kohlensäure: mit der vierfachen Menge Kalkwasser gekocht, darf das Filtrat beim Eingiessen in Salpetersäure nicht brausen; es darf mithin soviel Kohlensäure als das entsprechende Quantum Kalk zu binden vermag, in der Aetzkalilauge vorhanden sein;

auf Sulfat: 1 Th. Lauge mit 15 Th. Wasser verdünnt und mit Essigsäure übersättigt, darf durch Baryumnitratlösung nicht weiss gefällt werden (Trübung erlaubt);

auf Chlorkalium: mit Salpetersäure übersättigt darf Silbernitratlösung keinen weissen Niederschlag hervorrufen;

auf Nitrat: nach geschehener Sättigung von 2 Vol. Aetzkalilauge mit verdünnter Schwefelsäure, und mit 1 Vol. konc. Schwefelsäure vermischt, darf beim Aufschichten von 2 Vol. schwefelsaurer Eisenoxydullösung keine braune Zone entstehen.

Aufbewahrung: Vorsichtig in Glasstöpselflaschen.

Kalium sulfuratum Ka_2S.

Kalium und Schwefel verbinden sich in mehreren Verhältnissen mit einander. Kaliummonosulfid Ka_2S wird erhalten durch Glühen des Kaliumsulfates mit Kohle. Officinelles Schwefelkalium (Schwefelleber) enthält mehrere Verbindungsstufen, daneben Sulfat und Hyposulfit des Kalium. Das zum innerlichen Gebrauche bestimmte Salz wird durch Zusammenschmelzen von gereinigtem Schwefel und reinem Kaliumcarbonat erhalten, während das zum Bade bestimmte aus Rohstoffen bereitet wird. — Es ist frisch leberbraun, später grün werdend, riecht eigenthümlich, reagirt alkalisch, ist in Weingeist nicht völlig löslich; die wässrige Lösung entwickelt auf Zusatz von Säuren reichlich Schwefelwasserstoff unter Ausscheidung von Schwefel. — Das reine Salz soll in zwei Theilen Wasser und Weingeist löslich sein, das rohe braucht es nicht völlig zu sein. — Die Aufbewahrung geschieht in gut verschlossenen Gefässen.

Kalium cyanatum Ka Cy.
Cyankalium. Kaliumcyanid.

Man bereitet es durch Sättigung einer weingeistigen Aetzkalilösung mit Blausäure und Abpressen des ausgeschiedenen Salzes:
$$KaOH + CNH = CNKa + H_2O$$
oder durch Schmelzen des entwässerten gelben Blutlaugensalzes:
$$Ka_4FeCy_6 = FeC_2 + 2N + 4(KaCy)$$
Kohlenstoffeisen

Weisses, sehr hygroskopisches, höchst giftiges Salz, welches beim Glühen fast alle Oxyde und Schwefelverbindungen der Schwermetalle reducirt; aus der Lösung wird nach Zusatz von chlorürhaltiger Eisenchloridlösung und Salzsäure Berliner Blau gefällt.

Kalium sulfocyanatum Ka Cy S.
Thiocyansaures Kalium.

Rhodankalium bildet wasserhelle, prismatische Krystalle, die durch Zusammenschmelzen von entwässertem Ferrocyankalium, Kaliumcarbonat und Schwefel, Auslaugen und Krystallisirenlassen erhalten werden. Die wässerige Lösung färbt Lösungen der Eisenoxdsalze tief roth.
$$6(KaCyS) + Fe_2Cl_6 = 6(KaCl) + Fe_2(SCy)_6$$
Eisenrhodanid.

Kalium ferrocyanatum Ka$_4$ Fe Cy$_6$
Ferrocyankalium.

$$\begin{array}{l} 2\,Ka = 3(CN) - \\ 2\,Ka = 3(CN) - \end{array} Fe = Fe \begin{array}{l} - (CN)_3 = Ka_2 \\ - (CN)_3 = Ka_2 \end{array}$$
$$+ 6H_2O$$

Gewinnung: Das gelbe Blutlaugensalz wird erhalten durch Schmelzen von rohem Kaliumcarbonat mit Eisen und stickstoffhaltigen Substanzen (Blut), Auslaugen und Krystallisirenlassen. Beim Schmelzen entsteht zunächst Cyankalium und Schwefeleisen (Schwefel aus den Sulfaten der Pottasche); beim Auflösen setzt sich ein Theil dieser Verbindungen um zu Eisencyanür ($Fe\,Cy_2$) und Schwefelkalium, wovon sich ersteres mit dem andern Theil des Cyankalium zu Blutlaugensalz ($Fe\,Cy_2\,4\,Ka\,Cy$) verbindet und auskrystallisirt, während letzteres in der Mutterlauge verbleibt.

Eigenschaften: Grosse, zähe, zusammenhängende, luftbeständige gelbe Säulen oder Tafeln, löslich in 4 Theilen kaltem, in 2 Theilen heissem Wasser, unlöslich in Weingeist; beim Erhitzen mit verdünnter Schwefelsäure entsteht Blausäure. Die wässrige Lösung fällt Ferrosalzlösungen weiss, Ferrisalzlösungen blau (Berliner Blau).

Prüfung auf Kohlensäure; beim Uebergiessen mit verdünnter Schwefelsäure darf kein Aufbrausen stattfinden;
auf Schwefelsäure: eine sehr schwache wässrige Lösung darf durch Chlorbarium nicht getrübt werden.

Kalium ferricyanatum $Ka_3 FeCy_6$ (halbirte Formel).
Ferricyankalium.

$$\begin{array}{l}Ka - 3\,(CN) = \\ 2Ka = 3\,(CN) -\end{array} Fe - Fe \begin{array}{l}- (CN)_3 = Ka_2 \\ = (CN)_3 - Ka\end{array}$$

Rothes Blutlaugensalz wird durch Einleiten von Chlor in gelbe Blutlaugensalzlösung und Auskrystallisirenlassen erhalten (Kaliumentziehung).

$$Ka_4 FeCy_6 + Cl = KaCl + Ka_3 FeCy_6$$

Es bildet braunrothe, rhombische Prismen, ist in Wasser löslich, unlöslich in Weingeist; die wässrige Lösung fällt Ferrosalze blau (Turnbulls Blau).

Kali chloricum $Ka\,Cl\,O_3$
Kaliumchlorat.   Chlorsaures Kali.

$$Cl - O - O - O\,Ka.$$

Gewinnung: Chlor wird in eine warme Lösung des Kalium carbonates geleitet, bis sie gesättigt ist:

$$3(CO_3 Ka) + 6Cl = 5(KaCl) + 3(CO_2) + KaClO_3;$$

das auskrystallisirende Salz wird gesammelt, die chlorkaliumhaltige Mutterlauge durch Calciumchlorat zersetzt (Einleiten von Chlor in Kalkbrei), das Kaliumchlorat krystallisirt dem heissen Filtrat aus.

$$6(Ca[OH]_2) + 12Cl = 5(CaCl_2) + 6(H_2O) - Ca(ClO_3)_2$$
$$Ca(ClO_3)_2 + 2(KaCl) = CaCl_2 + 2(KaClO_3)$$

Eigenschaften: Farblose, glänzende, luftbeständige, sechsseitige Blättchen, löslich in 3 Theilen kochendem, in 16 Theilen kaltem Wasser, geben beim Erhitzen Sauerstoff ab, explodiren bei Stoss oder Reibung für sich, leichter noch in Gemeinschaft leicht oxydirender Körper (Schwefel, Kohle, Phosphor, Zucker) auch bei Einwirkung von Schwefelsäure; die Lösung reagirt neutral, entfärbt Indigolösung und entwickelt beim Erhitzen mit Salzsäure reichlich Chlor (wird grüngelb gefärbt).

Prüfung auf Chlor: die wässrige Lösung (1 : 20) darf durch Silbernitrat nur sehr gering getrübt werden;

auf Metalle: Schwefelwasserstoffwasser darf sie nicht dunkel fällen;

auf Kalk: oxalsaures Ammon darf sie nicht trüben;

auf Nitrat: die wässerige Lösung des geschmolzenen Salzes darf nicht alkalisch reagiren,

$$KaClO_3 = KaCl + 3O$$
$$2(NKO_3) = N_2O_5 + Ka_2O$$

Liquor Kalii hypochlorosi $Cl\,Ka\,O + Aq.$

Eau de Javelle, durch Einleiten von Chlor in kalte Kaliumcarbonatlösung:

$$2(CO_3 Ka_2) + 2Cl + H_2O = KaCl + 2(CO_3 KaH) + ClOKa$$

oder durch Vermischen von Chlorkalk- mit Pottaschelösung und Abgiessen nach geschehenem Absetzen:

$$CaOCl_2 + CO_3Ka_2 = CO_3Ca + KaCl + ClOKa.$$

Wirkt bleichend.

Kalium carbonicum Ka_2CO_3

Neutrales Kaliumcarbonat.

$$CO \genfrac{}{}{0pt}{}{-OKa}{-OKa}$$

Vorkommen: Kohlensaures Kali ist in allen Pflanzen und Hölzern enthalten und wird aus diesen durch Auslaugen ihrer Asche (besonders Schlempekohle von der Rüben-Melasse) (Pottasche), Eindampfen und Glühen erhalten; auch Stassfurter Abraumsalz wird dazu verarbeitet; endlich wird neuerdings aus den Waschwässern (Suintwater) der Wollwäschereien Pottasche gewonnen. (Illyrische, Amerikanische [Stein- oder Perlasche] und Russische Handelssorten.)

Eigenschaften: Rohe Pottasche besteht aus weissen, bläulich oder grünlich gefärbten, amorphen, alkalisch reagirenden hygroskopischen Massen, welche mit Chlorat, Sulfat und Silikat, sowie mit Kupfer, Eisen-, Mangansalzen, auch mit Wasser und Natriumsalz bis zu 35% verunreinigt sind. Die rohe Pottasche muss zum pharmaceutischen Gebrauch soweit gereinigt werden, dass die Verunreinigungen bis auf 10% entfernt werden. Es geschieht dies durch Auflösen, Filtriren und Concentriren der Lösung, aus welcher beim Erkalten die fremden Salze zuerst auskrystallisiren und entfernt werden. — Das chemisch reine Salz, welches mindestens 95% Carbonat enthalten soll, wird entweder durch Glühen des Bicarbonates, oder des wein- oder oxalsauren Salzes erhalten:

$$2(KaHCO_3) = H_2O + CO_2 + KaCO_3$$
Bicarbonat.

$$2(C_2HO_4KaH) = 2(H_2O) + 2(CO) + CO_2 + Ka_2CO_3$$
saures oxal-
saures Kalium

$$2(C_4H_4O_6KaH) = 5(H_2O) + 4(CO) + 3C + Ka_2CO_3.$$
saures wein-
saures Kalium

Das rohe Carbonat der Apotheken ist in gleichen Theilen Wasser fast völlig, das reine Carbonat durchaus klar löslich. Beide Lösungen reagiren stark alkalisch, brausen mit Säuren und gewähren mit Weinsäure einen weissen krystallinischen Niederschlag (von Weinstein).

Prüfung auf Natronsalze: in Weingeistflamme erhitzt darf dieselbe nicht gelb gefärbt erscheinen;
auf Eisen: eine wässerige Lösung (1:20) darf durch Schwefelammonium nicht dunkel gefärbt,
auf Calcium und Magnesiumsalze: durch Ammoncarbonat nicht getrübt werden;

auf Schwefelkalium: der durch Silbernitratlösung entstehende weisse Niederschlag ($Ag_2\,CO_3$) darf beim Erwärmen nicht geschwärzt werden ($Ag_2\,S$);

auf Cyankalium: beim Vermischen mit Eisenoxyd- und Oxydulsalz und Erwärmen darf Salzsäure keine Bläuung bewirken;

auf Nitrat: 2 Vol. der Lösung mit verdünnter Schwefelsäure gesättigt, und mit 1 Vol. konc. Schwefelsäure vermischt, dürfen beim Ueberschichten mit 2 Vol. schwefelsaurer Eisenoxydullösung keine braune Zone erkennen lassen;

auf Chlorid: mit Salpetersäure übersättigt, darf Silbernitratlösung keinen Niederschlag bewirken;

auf Sulfat: ebensowenig Barytlösung;

auf Metalle: die mit Essigsäure angesäuerte Lösung darf durch Schwefelwasserstoffwasser nicht gebräunt werden;

auf Gehalt: durch Titriren; 2 g des Salzes in 50 cc Wasser gelöst müssen zur Sättigung, also bis die durch Cochenille als Indikator bewirkte violette Färbung in gelb übergeht, 24,4 cc Vol. Salzsäure gebrauchen;

$$\underbrace{Ka_2CO_3}_{138} + \underbrace{2(HCl)}_{73} = 2(KaCl) + H_2O + CO_2$$

½ Aeq. 69   36,5

somit $0{,}069 \times 27{,}4 = 1{,}8906 \times 50 = 94{,}53\%$

Die rohe Pottasche braucht nur 26 cc Normalsäure für 2 g zur Sättigung zu erfordern.

Aufbewahrung: In gut verschlossenen Gefässen.

Kali bicarbonicum Ka HCO_3

Kaliumbicarbonat.   **Doppeltkohlensaures Kalium.**

$$CO\genfrac{}{}{0pt}{}{-OH}{-OKa}$$

Gewinnung: Einer mit Kohlensäure gesättigten, reinen Kaliumcarbonatlösung krystallisirt das Bicarbonat beim Eindampfen aus und wird durch Umkrystallisiren gereinigt.

Eigenschaften: Durchscheinende, farblose, schiefe, in 4 Theilen Wasser lösliche, in Weingeit unlösliche Säulen, deren Lösung neutral reagirt und beim Kochen Kohlensäure entweichen lässt.

Prüfung auf einfaches Carbonat: 5 g des Salzes werden mit 5 cc Wasser übergossen; das nach 10 Minuten langem Stehen Abgegossene wird auf 50 cc gebracht und mit 2 Tropfen Quecksilberchloridlösung versetzt; der hierdurch bewirkte Niederschlag muss weiss, aber nicht rothbraun sein.

auf andere Verunreinigungen wie das Vorige.

Kali nitricum $KaNO_3$
Kaliumnitrat. **Salpetersaures Kalium.**

Vorkommen: Salpeter efflorescirt in Aegypten, Ungarn, Indien dem Boden aus; die salpeterhaltige Erde wird ausgelaugt und zur Krystallisation gebracht. In Salpeterplantagen werden stickstoffhaltige Körper unter Zusatz von Kalkerde zum Faulen gebracht und nach Beendigung des Entmischungsprocesses ausgelaugt; das gebildete Calciumnitrat wird durch Kaliumcarbonat in Salpeter umgesetzt:
$$(NO_3)_2Ca + CO_3Ka_2 = CO_3Ca + 2(KaNO_3)$$
Da statt der Kalkerde Bauschutt etc., statt des Kaliumcarbonates Holzasche verwendet wird, finden sich auch deren Verunreinigungen im rohen Salpeter wieder. In geringen Mengen kommt Salpeter in Brunnenwässern vor.

Gewinnung: Umsetzung des Chili- (Natron-)salpeters mittelst Pottasche:
$$2(NO_3Na) + CO_3Ka_2 = CO_3Na_2 + 2(NO_3Ka)$$
oder mit Chlorkalium;
$$NaNO_3 + KaCl = NaCl + KaNO_3$$
Da sowohl Natriumcarbonat, als auch Natriumchlorid in der kochenden Flüssigkeit viel weniger löslich sind, als Salpeter, so werden jene ausgeschieden und durch Krücken entfernt. — Behufs der Reinigung wird der Salpeter in einem Deplacirungstrichter mit gesättigter Salpeterlösung übergossen; diese löst fremde Salze und führt sie hinweg. Die Salze der Alkalischerdmetalle werden durch reine Kaliumcarbonatlösung als Carbonate niedergeschlagen und durch Abgiessen der Salpeterlösung entfernt. Zuviel zugesetzte Pottasche wird durch Salpetersäure neutralisirt.

Eigenschaften: Durchsichtige, farblose, luftbeständige rhombische Prismen, oder ein weisses krystallinisches Pulver, welches auf Kohle geworfen, mit violetter Flamme verpufft, in 4 Theilen kaltem, in weniger als 0,5 Theilen kochendem Wasser löslich, fast unlöslich in Weingeist ist; Gegenwart von Chlornatrium erhöht die Löslichkeit. Die wässrige Lösung darf weder blaues noch rothes Lakmuspapier in der Farbe verändern.

Prüfung auf Metalle: eine wässerige Lösung (1 : 20) darf weder durch Schwefelwasserstoffwasser dunkel gefärbt,
auf Schwefelsäure: noch durch Baryumnitrat,
auf Chlor: noch durch Silbernitrat stark getrübt werden.

Kali sulfuricum Ka_2SO_4
Kaliumsulfat. **Schwefelsaures Kalium.**

$$SO_2{-OKa \atop -OKa}$$

Gewinnung: Fabrikmässig durch Zersetzung des in dem Stassfurther Abraumsalz enthaltenen Silvin (Chlorkalium) mittelst Schwefelsäure:
$$2(KaCl) + SO_4H_2 = 2(HCl) + Ka_2SO_4$$

Eigenschaften: Weisse, harte Prismen. löslich in 10 Theilen kaltem, in 4 Theilen heissem Wasser, unlöslich in Weingeist.

Prüfung auf freie Säure: die Lösung (1 : 20) muss neutral reagiren; auf Schwermetalle: darf weder durch Schwefelammonium, auf Kalk: noch durch oxalsaures Ammonium gefällt werden; auf Chloride und Nitrate: wie Kal. carbon.

Kali bisulfuricum KaH SO_4
Kaliumbisulfat. Doppeltschwefelsaures Kalium.

$$SO_2 \genfrac{}{}{0pt}{}{-OKa}{-OH}$$

Monoklinometer, leicht löslich in Wasser, Nebenprodukt der Fabriken.

Liquor Kali arsenicosi As(OKa)$_3$

Arsenige Säure und Kaliumcarbonat werden durch Kochen in Wasser gelöst; die Lösung wird mit Melissengeist versetzt und soll soviel Kaliumarsenit enthalten, dass 100 Theile Flüssigkeit 1 Theil Arsentrioxyd entsprechen.

$$3(CO_3Ka_2) + 2(As[OH]_3) = 3(CO_2) + 3(H_2O) + 2(As[OKa]_3).$$

Prüfung auf Gehalt: durch Titriren; 5 g Liquor mit 20 cc Wasser, 1 g Soda und etwas Stärkelösung vermischt, verbrauchen 10 cc $^1/_{10}$ Vol. Jodlösung ohne bleibende Färbung; erst der folgende 0,1 cc darf bleibende Bläuung (durch freies Jod) bewirken.

$$\underbrace{As_2O_3}_{198} + \underbrace{4J}_{608} + 4(H_2O) = 4(JH) + As_2O_5$$

oder 49,5 : 127,

mithin jeder cc $^1/_{10}$ Jodlösung = 0,00495 As_2O_3. 0,00495 × 10,1 = 0,49995 × 20 = 0,999 (oder rund 1)%.

Aufbewahrung: Die giftige Fowler'sche Lösung ist sehr vorsichtig aufzubewahren.

Kalium bichromicum $Ka_2 Cr O_7$
Kaliumbichromat.

Gewinnung: Fabrikmässig (England, Nordamerika) durch Schmelzen von gemahlenem Chromeisenstein (Cr_2O_3FeO), Kalk und Pottasche, wobei neben Eisenoxyd und Silikaten Kalium- und Caliumchromat entstehen. Die Schmelze wird mit Kaliumsulfatlösung ausgezogen, um auch das Calciumchromat in Kaliumchromat überzuführen. Die vom ausgeschiedenen Calciumsulfat abgelassene Flüssigkeit wird concentrirt, mit Salpetersäure versetzt, um das Monochromat in Bichromat zu verwandeln (höher zu oxydiren) und dann zur Krystallisation gebracht.

$$2(CrO_4Ka_2) + 2(NO_3H) = Cr_2O_7Ka_2 + 2(NO_3Ka) + H_2O.$$

Eigenschaften: Dunkelrothe, luftbeständige, vierseitige Tafeln oder Säulen, welche ohne Zersetzung schmelzen, löslich in (10 Theilen) Wasser, unlöslich in Weingeist sind, beim Erhitzen mit Schwefelsäure reichlich Sauerstoff entwickeln; die wässrige Lösung reagirt sauer. Das gelbe chromsaure Kali (Monochromat) CrO_4Ka_2 ist das neutrale Salz der zweibasischen Chromsäure, CrO_4H_2; das saure Salz dieser Säure würde mithin eigentlich nach der Formel CrO_4KaH zusammengesetzt sein, allein diese Verbindung existirt nicht. Die Formel für das rothe, Bichromat, resultirt vielmehr, wenn man von 2 Atomen dieses gedachten Salzes 1 Atom Wasser abzieht:

$$2(CrO_4KaH) - H_2O = Cr_2O_7Ka_2$$

Die Salze der Schwermetalle und der alkalischen Erden, mit Ausnahme der Strontianverbindungen, geben mit chromsauren Salzen Niederschläge, welche meist charakteristisch gefärbt sind. Beim Erhitzen der Chromatlösung mit Salzsäure entsteht Chromchlorid, welches die Flüssigkeit grün färbt.

Kalium hypermanganicum crystallisatum $Ka_2Mn_2O_8$

Kaliumhypermanganat. Uebermangansaures Kalium.

$$\begin{matrix}2O\\KaO\end{matrix} \equiv Mn - O - O - Mn \equiv \begin{matrix}O_2\\OKa\end{matrix}$$

Gewinnung: Manganhyperoxyd, Kaliumchlorat und Kaliumhydroxyd werden mit Wasser digerirt, eingetrocknet, geglüht; der Glührückstand wird mit Wasser ausgezogen und das Filtrat zum Krystallisiren gebracht:

$$3(MnO_2) + ClO_3Ka + 6(KaOH) = KaCl + 3(H_2O) + 3(MnO_4Ka_2)$$
Kaliummanganat.

$$3(MnO_4Ka_2) + 3(H_2O) = MnO(OH)_2 + 4(KaOH) + Mn_2O_8Ka_2$$
Manganhyperoxydhydrat.

Eigenschaften: Dunkelbraune, stahlglänzende, nadelförmige oder prismatische Krystalle, löslich in 20,5 Theilen kaltem, in 2 Theilen heissem Wasser, auch in Weingeist; die Lösungen wirken heftig oxydirend und werden durch oxydirbare Körper wie Eisenoxydulsalz, schweflige Säure, Oxalsäure, Weingeist u. s. w. entfärbt. Leicht verbrennliche Substanzen explodiren beim Zusammenreiben mit dem Salze.

Prüfung auf Sulfate: eine durch Erhitzen entfärbte Lösung von 0,5 des Salzes in 2 g Weingeist und 25 g Wasser darf weder durch Baryumnitrat,
auf Chloride: noch durch Silbernitrat weiss gefällt,
auf Nitrat: noch durch Zusatz von Zink- und verdünnter Schwefelsäure durch Jodzinkstärkelösung blau gefärbt werden.

Aufbewahrung: In gut verschliessbaren Glasstöpselgefässen.

Kalium aceticum $C_2H_3O_2Ka$.

Kaliumacetat. Essigsaures Kalium.

$$CH_3 - CO - OKa.$$

Gewinnung: Durch Neutralisation erwärmter, verdünnter Essigsäure durch Kaliumbicarbonat und Eindampfen zur Trockne.

$$C_2H_4O_2 + CO_3KaH = H_2O + CO_2 + C_2H_3O_2Ka.$$

Eigenschaften: Sehr weisses, krystallinisches, hygroskopisches, schwach alkalisches Pulver, löslich in 0,36 Theilen Wasser und in 1,4 Theilen Weingeist. Die fast neutrale wässrige Lösung vom spec. Gew. 1,180 ist als Liquor Kalii acetici offizinell (34% Acetat) und wird durch Eisenchlorid tief roth gefärbt.

Prüfung auf Metalle: die wässrige Lösung (1 : 20) darf weder durch Schwefelwasserstoffwasser,
    auf Eisen: noch durch Schwefelammonium,
    auf Sulfate: noch durch Baryumnitrat gefällt,
    auf Chloride: noch durch Silbernitrat erheblich getrübt werden.

Aufbewahrung: In gut verschlossenen Gefässen.

Kalium tartaricum $(C_4H_4O_6Ka_2)_2 + H_2O$.

Kaliumtartrat. Weinsaures Kalium.

$$C_2H_2(OH)_2 \genfrac{}{}{0pt}{}{-CO - OKa}{-CO - OKa}$$

Gewinnung: Heisse Weinstein- (Kaliumbitartrat-) Lösung wird mit Kaliumbicarbonatlösung neutralisirt und das Filtrat zur Krystallisation gebracht.

$$C_4H_4O_6KaH + CO_3KaH = H_2O + CO_2 + C_4H_4O_6Ka_2$$

Eigenschaften: Farblose, durchscheinende, luftbeständige, rhombische Säulen, löslich in 1,4 Theilen Wasser zu einer neutralen Flüssigkeit, unlöslich in Weingeist; Säuren fällen die Lösungen. Je zwei Moleküle dieses Salzes enthalten ein Molekül Krystallwasser. Beim Erhitzen auf Platinbleche werden Dämpfe entwickelt, die nach gebranntem Zucker riechen; der kohlige Rückstand in Wasser vertheilt bräunt Lakmuspapier (CKa_2O_3).

Prüfung auf Eisen: die wässrige (1 : 20) Lösung darf weder durch Schwefelammonium,
    auf Kalk: noch durch Ammoniumoxalat,
    auf Metalle: noch, nach dem Ansäuern mit Salzsäure, durch Schwefelwasserstoffwasser,
    auf Schwefelsäure: oder durch Chlorbaryum gefällt,
    auf Chlor: oder durch Silbernitrat stark getrübt werden;
    auf Ammonium-Verbindungen: beim Erhitzen mit Aetznatronlauge darf Ammoniak nicht entwickelt werden (Bräunung feuchten Curcumapapiers).

Tartarus depuratus $C_4H_4O_6KaH$.

Kaliumbitartrat. Doppeltweinsaures Kalium.

$$C_2H_2(OH)_2 \genfrac{}{}{0pt}{}{-CO-OKa}{-CO-OH}$$

Gewinnung: Der rohe Weinstein wird beim Lagern der Weine bei zunehmendem Alkoholgehalt ausgeschieden und setzt sich an den Fasswänden ab. Derselbe wird in kochendem Wasser gelöst, mit Eiweiss und Thierkohle geklärt und entfärbt; das Filtrat wird zur Krystallisation gebracht. Um ihn vom Kalk zu befreien, werden die Krystalle mit verdünnter Salzsäure ausgezogen, und schliesslich in einem Verdrängungstrichter von dieser durch Abspülen mit Wasser befreit.

Eigenschaften: Weisse, harte, rhombische Säulen oder ein blendend weisses, lockeres, säuerlich schmeckendes Pulver, löslich in 192 Theilen kaltem, in 20 Theilen heissem Wasser, unlöslich in Weingeist, löslich in Kaliumhydroxyd- und carbonatlösung.

Prüfung auf Chloride und Sulfate: 5 g Weinstein werden mit 10 g Wasser geschüttelt; das Filtrat wird mit Salpetersäure angesäuert und geprüft, wie bei Kal. tartaric. angegeben;

auf Kalk: man schüttelt 1 g Weinstein mit 5 g verdünnter Essigsäure, lässt ½ Stunde stehen, vermischt mit 25 g Wasser und versetzt das Filtrat mit 8 Tropfen Ammoniumoxalatlösung; innerhalb einer Minute darf keine Trübung eintreten;

auf Metalle: eine Lösung des Weinsteins in Ammoniakflüssigkeit darf durch Schwefelammonium nicht dunkel gefärbt (Eisen) oder gefällt (Blei) werden.

Tartarus natronatus $C_4H_4O_6NaKa, 4(H_2O)$.

Natrium-Kaliumtartrat. Weinsaures Natrium-Kalium.

Gewinnung: Kaliumbitartrat und Natriumcarbonat werden in berechneter Menge heiss gelöst, das Filtrat wird zur Krystallisation gebracht:

$2(C_4H_4O_6.KaH) + CO_3Na, 10(H_2O) = CO_2 + 3(H_2O) + 2(C_4H_4O_6.NaKa, 4H_2O)$
376 : 286

Eigenschaften: 6—12seitige, durchsichtige rhomboëdrische Säulen, die beim Erhitzen im Wasserbade zu einer farblosen Flüssigkeit schmelzen, löslich in 1,4 Theilen kaltem, in 0,33 Theilen heissem Wasser, unlöslich in Weingeist sind. Die gesättigte Lösung scheidet auf Zusatz von Essigsäure Weinstein aus, der in Salzsäure und in Natronlauge leicht löslich ist.

Prüfung auf Eisen und Kalk: die wässrige Lösung (1 : 10) darf weder durch Schwefelammonium, noch durch Ammoniumoxalat gefällt werden;

auf Metall: nach Zusatz von Salzsäure, bis der ausgeschiedene Weinstein wieder gelöst ist, darf Schwefelwasserstoffwasser keine dunkle,

auf Sulfat: Chlorbaryum keine weisse Fällung bewirken;

auf Chlorid: ebensowenig Silbernitrat in der mit Salpetersäure angesäuerten wässrigen Lösung;

auf Ammoniumsalze: wie Kalium tartaricum.

Tartarus boraxatus
$$C_8H_6O_{11}(Bo_2O_3)Ka_2H_2 + C_8H_6O_{11}(Bo_2O_2)Ka_2Na_2$$
Natrium-Kalium-Boryltartrat.

Gewinnung: Der Boraxweinstein wird erhalten durch Zusatz von reinem Weinstein zu einer heissen Natriumboratlösung, Eindampfen, bis das Herausgenommene sich formen lässt und Trocknen der geformten Kuchen. Hierbei tritt Borsäure in die Weinsteinsäure unter Abscheidung von Wasser, Borweinsteinsäure bildend; der Boraxweinstein ist somit Natrium-Kaliumborotartrat mit Kaliumbiborotartrat, während die letztere Verbindung allein den Borsäureweinstein (crème du tartre soluble) bildet.

Eigenschaften: Weisses, sauer schmeckendes, hygroskopisches, in gleichen Theilen Wasser lösliches Pulver (Rückstand zeigt Weinstein an).

Prüfung auf Calciumtartrat: die gesättigte Lösung darf durch verdünnte Essig- oder Schwefelsäure nicht gefällt werden;

auf Metalle: die wässrige Lösung darf weder durch Schwefelammon, noch durch Schwefelwasserstoffwasser verändert werden;

auf Kalk, Ammoniumsalze, Chloride und Sulfate: wie Kal. tartaric.

Aufbewahrung: In sehr gut verschlossenen Gefässen.

Tartarus ferratus.

Schmutzig-grünes, später braun werdendes Pulver, welches beim Glühen unter Entwickelung eines eigenthümlichen Geruches und Hinterlassung eines stark alkalischen Rückstandes verbrennt, in 16 Theilen kaltem Wasser zum grössten Theil löslich ist, und erhalten wird durch Digestion eines Breies von Weinstein, Eisenfeilspähnen und Wasser, Trocknen und Pulvern oder Formen (Stahlkugeln).

Tartarus stibiatus $2(C_4H_4O_6(SbO)Ka), H_2O$.
Antimonylkaliumtartrat. Brechweinstein.

$$C_2H_2(OH_2) \genfrac{}{}{0pt}{}{-CO - OKa}{-CO - O(SbO)}$$

Gewinnung: Antimonoxyd wird mit Weinstein und Wasser gekocht:
$$2(C_4H_4O_6KaH) + Sb_2O_3 = 2(C_4H_4O_6[SbO]Ka) + H_2O$$

die Lösung wird zur Krystallisation gebracht; die durch Umkrystalliren gereinigten Krystalle werden zerrieben, oder gelöst und in Alkohol gegossen, wodurch ein wasserfreies Salz erhalten wird.

Eigenschaften: Farblose, durchsichtige rhombische Oktaëder oder ein blendend weisses, krystallinisches, metallisch schmeckendes Pulver, unlöslich in Weingeist, löslich in 17 Theilen kaltem, in 3 Theilen heissem Wasser zu einer kaum sauer reagirenden Flüssigkeit, beim Erhitzen unter Entwickelung eigenthümlicher Dämpfe verkohlend; die wässrige Lösung wird durch Schwefelwasserstoff orange gefällt.

Prüfung auf Arsen: eine Lösung von 0,5 g in 10 g kalter Salzsäure darf nach Zuthun von 2 Trofen frischem Schwefelwasserstoffwasser innerhalb 4 Stunden keinen gelben Niederschlag (von Schwefelarsen) geben.

Aufbewahrung: Vorsichtig.

NATRIUM,

zuerst rein dargestellt 1807 von Davy.

$\overset{1}{Na} = 23$ (Aequivalentgewicht 23).

Vorkommen: Neben Kalium in den Feldspathgesteinen, aus welchen es beim Verwittern in die Ackerkrume und aus dieser in die Vegetabilien gelangt, theils aber auch von der Bodenfeuchtigkeit gelöst, den fliessenden Gewässern zugeführt wird. Als Chlornatrium zu 3 % im Meerwasser; Steinsalzlager, Efflorescenzen, Soolen.

Gewinnung: Wie Kalium.

Eigenschaften: Auf frischem Schnitte silberweiss; spec. Gew. 0,972; schmilzt bei 95°, zerzetzt Wasser ohne Feuererscheinung. Alle Natriumverbindungen färben die Weingeistflamme gelb.

Natrium chloratum NaCl.

Chlornatrium. Natriumchlorid.

Vorkommen: In allen drei Naturreichen verbreitet; als Steinsalz massig.

Gewinnung: Bergmännisch (Steinsalz), hüttenmännisch (Soolsalz) und salinisch (Seesalz.) Das Steinsalz ist meist sehr rein. Das Seesalz ist mit Kalium-, Calcium- und Magnesiumchlorid, mit Sulfaten und Wasser häufig verunreinigt. Man entfernt die Alkalischerdmetalle durch Fällen einer gesättigten Lösung mit Natriumcarbonat; ein etwaiger Ueberschuss ist nach dem Abfiltriren durch Saturation mit Salzsäure (Chlornatriumbildung) zu entfernen. Sulfate können mit Chlorbaryum ausgefällt werden; Ueberschuss vom Baryumsalz wird durch Natriumcarbonat ausgefällt, im Uebrigen verfahren wie oben.

Eigenschaften: Kleine, weisse Würfel, in 2,7 Th. Wasser löslich, wenn rein, luftbeständig, verknistern beim Erhitzen, schmecken salzig, reagiren in Lösung neutral, werden durch Silbernitratlösung weiss gefällt; der Niederschlag *(AgCl)* ist in Ammon löslich, unlöslich in Salpetersäure.

Prüfung auf Metalle: wässerige Lösungen dürfen weder durch Schwefelwasserstoffwasser, noch durch Schwefelammonium,
auf Kalk: noch durch Ammonoxalat,
auf Sulfate: noch durch Baryumnitrat,
auf Magnesia: noch durch Ammoniakflüssigkeit und Natriumphosphat getrübt werden.

Natrium bromatum NaBr.
Bromnatrium. Natriumbromid.

Gewinnung: Aus den entsprechenden Natriumsalzen wie Kalium bromatum.

Eigenschaften: Weisses, krystallinisches, luftbeständiges Pulver, welches in 1,8 Th. Wasser und in 5 Th. Weingeist löslich ist. Die wässrige Lösung, mit Chlorwasser und Aether geschüttelt, färbt diesen roth (Bromabscheidung).

Prüfung auf Kaliumsalze: eine Weingeistflamme, in welcher kaliumhaltiges Bromnatrium erhitzt wird, erscheint, durch blaues Glas gesehen, roth;
auf Bromat: das auf einer weissen Porzellanplatte ausgebreitete Salz darf beim Betupfen mit 1 Tropfen verdünnter Schwefelsäure nicht sofort gelb gefärbt werden (Bromabscheidung);
auf freies und kohlensaures Alkali: in feuchtes, rothes Lakmuspapier gewickelt, darf solches nicht gebläut werden;
auf Jodid: 20 cc einer wässerigen Lösung (2 : 40) mit etwas Eisenchlorid und Chloroform geschüttelt, dürfen dasselbe nicht violett färben (Jodabscheidung);
auf Sulfat: 20 cc derselben Lösung dürfen durch 4 Tropfen Baryumnitratlösung nicht getrübt werden;
auf Gehalt resp. Chlorid: durch Titriren; 10 cc einer Lösung $(3 + 100)$ mit etwas Kaliumbichromat (als Indicator) versetzt, dürfen nicht mehr als höchstens 29,6 cc $^1/_{10}$ vol. Silberlösung bis zur dauernden Röthung (Ausscheidung von Silberchromat, nachdem sämmtliches $Ag\,Br$ ausgefällt) erfordern:

$$\underbrace{NAgO_3}_{177} + \underbrace{NaBr}_{103} = NNaO_3 + AgBr$$

Da in 10 cc 0,3 g $NaBr$ enthalten sind, so würden diese zur völligen Zersetzung $\frac{0,3}{0,0103}$ = 29,1 cc Silberlösung gebrauchen; die übrigen 0,5 cc sind für Chlornatrium limitirt (ca. 2%).

Natrium jodatum Na J.

Jodnatrium. Natriumjodid.

Gewinnung: Aus den entsprechenden Natriumverbindungen wie Jodkalium.

Eigenschaften: Brom- und Jodnatrium krystallisiren bei gewöhnlicher Temperatur in farblosen Monoklinometern mit 2 At. H_2O, über 35° in wasserfreien Würfeln. Die letzteren werden von der Pharmacopöe verlangt und bilden, zerrieben, ein weisses krystallinisches, hygroskopisches Pulver, welches in 0,9 Th. Wasser und in 3 Th. Weingeist löslich ist. Die wässrige Lösung, mit Chlorwasser und Chloroform geschüttelt, färbt letzteres violett.

Prüfung auf Metalle: die wässerige Lösung (1 : 20) darf durch Schwefelwasserstoffwasser nicht dunkel gefärbt werden;

auf Jodid: mit verdünnter Schwefelsäure und Chloroform geschüttelt, darf dasselbe nicht violett gefärbt werden;

auf Nitrat: mit Zink, Salzsäure und Stärkelösung vermischt, darf keine Bläuung eintreten;

auf Sulfat: 20 cc der wässrigen Lösung dürfen durch 10 Tropfen Barytlösung binnen $3/4$ Stunden kaum getrübt werden;

auf Cyanid: 20 cc mit oxydhaltiger Eisenoxydulsalzlösung und etwas Aetznatronlauge erwärmt, dürfen nach dem Uebersättigen mit Salzsäure nicht gebläut werden;

auf Chlorid und Bromid: 0,2 g des Salzes in 2 cc Salmiakgeist gelöst, und mit 14 cc $^1/_{10}$ vol. Silberlösung versetzt, müssen ein Filtrat geben, welches nach dem Uebersättigen mit 2 cc Salpetersäure innerhalb 10 Minuten nicht undurchsichtig getrübt erscheint. (AgJ, weil unlöslich in Ammoniak, fällt aus, während $AgCl$ gelöst bleibt und durch NHO_3 ausgefällt wird).

$$\underbrace{A_3NO_3}_{177} + \underbrace{NaJ}_{150} = NaNO_3 + AgJ$$

$$0,015 \times 14 = 0,21 \times 500 = 105$$

Die Ueberprozente sind für fremde Salze limitirt.

Na_2O Natriumoxyd und NaHO Natriumhydroxyd

entsprechen den betreffenden Kaliumverbindungen.

Liquor Natri hydrici NaOH.
Natriumhydroxydlösung. Aetznatronlauge.

Gewinnung: Der Aetzkalilauge entsprechend durch Kochen von Kalkbrei mit Sodalösung:

$Na_2CO_3, 10H_2O + Ca(HO)_2 = CaCO_3 + 10(H_2O) + 2(NaOH)$

Eigenschaften: Klare, farblose Flüssigkeit mit ca. 15% Hydroxydgehalt; spec. Gew. 1,159—1,163.

Prüfung auf Thonerde: nach dem Uebersättigen mit Salzsäure darf Ammoniakflüssigkeit keinen gelatinösen Niederschlag hervorrufen. —

Aufbewahrung: Wie Aetzkalilauge.

Im Uebrigen wie bei Liq. Kali hydrici angegeben.

Liquor Natrii chlorati ClONa + H$_2$O.
Natriumhypochloritlösung.

Gewinnung: Eau de Labarraque. Durch Vermischen von Chlorkalkbrei mit Sodalösung und Abgiessen der geklärten Flüssigkeit:

$CaCl_2, Cl_2O_2Ca + 2(CO_3Na_2) = CO_3Ca + 2(NaCl) + 2(ClONa)$

Eigenschaften: Klare, farblose, schwach nach Chlor riechende Flüssigkeit, welche oxydirend, desinficirend und bleichend wirkt und circa 5% wirksames Chlor enthalten muss.

Natrium carbonicum CO$_3$Na$_2$, 10H$_2$O.
Natriumcarbonat. Kohlensaures Natrium.

$$CO = \genfrac{}{}{0pt}{}{ONa}{ONa}$$

Vorkommen: Soda. In den Natronseen (Trona, Aegypten, Urao, Mexiko, Columbien). Die in Spanien durch Einäschern von Strandpflanzen erhaltene Soda kommt unter dem Namen Barilla, die in gleicher Weise in Frankreich erzeugte Soda als Salicor- oder Blanquettesoda, die aus Fucusarten erzeugte als Kelp- oder Varecsoda in den Handel.

Gewinnung: Fabrikmässig. Nach dem Leblanc'schen Verfahren wird Natriumchlorid in Sulfat, dieses in Sulfid und letzteres durch Reduktion (Glühen mit Kohle und Kreide) in Carbonat verwandelt:

$2(NaCl) + SO_4H_2 = SO_4Na_2 + 2(HCl)$ (Nebenprodukt),
$SO_4Na_2 + 4C = 4(CO) + Na_2S$
$Na_2S + CO_3Ca = CaS + Na_2CO_3$

Die Schmelze wird ausgelaugt und zur Krystallisation gebracht. Nach dem Hofmann'schen Verfahren (Ammoniakprozess) wird konzentrirte Natriumchloridlösung durch Ammonbicarbonat gefällt, und das gefällte Bicarbonat durch Glühen in Carbonat verwandelt. Das beim ersten Prozess mit entstehende Ammonchlorid wird durch Aetzkalk in Hydroxyd übergeführt, welches durch die beim zweiten (Glüh-) Prozess frei werdende Kohlensäure wieder in Ammonbicarbonat zu neuer Nutzanwendung verwandelt wird.

$$2(NaCl) + 2(CO_3[NH_4]H) = 2(CO_3NaH) + 2(NH_4Cl)$$
$$2(CO_3[NaH]) = H_2O + CO_2 + CO_3Na_2$$
$$2(NH_4Cl) + Ca(OH)_2 = CaCl_2 + 2(NH_4OH)$$
$$NH_4OH + CO_2 = CO_3(NH_4)H$$

Endlich wird aus **Kryolith** ($Al_2Fl_6, 6NaFl$) durch Glühen mit Kalk und Zersetzen der Lösung mittelst Kohlensäure, und aus dem **Bauxit**, durch Aufschliessen mit Kohle und Natriumsulfat, neben Thonerde, Soda gewonnen.

Eigenschaften: Grosse, farblose an der Luft verwitternde Krystalle, in 3 Th. Wasser zu einer alkalischen Flüssigkeit löslich, in Weingeist unlöslich; die Lösung braust bei Säurezusatz und wird durch Alkalischerdmetallsalze gefällt; es sollen mindestens 32 % reines, wasserleeres Salz vorhanden sein.

Prüfung auf Gehalt: geschieht in der bei der Pottasche angegebenen Weise durch Titriren; 5,3 g Soda sollen mindestens 32 cc Vol. Salzsäure zur Sättigung gebrauchen:

$$CO_3Na_2 + 2(HCl) = 2(NaCl) + H_2O + CO_2$$
$$106 : 73$$
$$53 : 36,5$$

Da 5,3 g dem Aequivalent der wasserleeren Soda entsprechen, muss jeder cc Normalsalzsäure 1 %, mithin 32 cc den Prozentgehalt direkt angeben.

Natrium carbonicum purum.

Gewinnung: Umkrystallisation der käuflichen Soda.

Eigenschaften: Durchscheinende, farblose, an der Luft verwitternde Krystalle, löslich in 1,8 Th. kaltem, in 0,3 Th. heissem Wasser, unlöslich in Alkohol. 100 Th. enthalten 37 Th. wasserfreies Natriumcarbonat.

Prüfung auf Metalle: die wässerige Lösung (1 : 50) darf durch Schwefelammonium nicht dunkel gefärbt (Eisen), auch nach dem Ansäuern mit Essigsäure durch Schwefelwasserstoffwasser nicht dunkel gefällt werden (Kupfer, Blei);

auf Schwefel: darf durch Baryumnitrat nicht getrübt werden;

auf Chlorid: die mit Salpetersäure angesäuerte Lösung darf durch Silbernitratlösung nicht getrübt werden;

auf Arsen: 2 g des in 10 cc verdünnter Schwefelsäure gelösten Salzes werden mit Jodlösung schwach gelb gefärbt und mit Zink in Berührung gebracht. Das Gefäss wird mit Baumwolle locker verschlossen und mit Fliesspapier bedeckt, welches in Silbernitratlösung (1 : 2) getränkt ist. Eventuell entwickeltes Arsenwasserstoffgas bewirkt Reduction der Silberlösung, die sich binnen $^1/_2$ Stunde durch Gelbfärbung der mit Silberlösung befeuchteten Stelle, oder durch eine von der Peripherie ausgehenden Bräunung kennzeichnen würde; auf Gehalt: wie bei der Rohsoda angegeben; es müssen 37 cc Salzsäure zur Sättigung verbraucht werden.

Natrium carbonicum siccum.

Durch Verwittern der reinen Soda zu erhalten; rohe Soda, von ihrem Krystallwasser befreit, bildet als calcinirte Soda einen Handelsartikel.

Natrium bicarbonicum NaHCO$_3$

Natriumbicarbonat. Doppelkohlensaures Natrium.

$$CO \genfrac{}{}{0pt}{}{-\;ONa}{-\;OH}$$

Gewinnung: Wird gesättigter Sodalösung Kohlensäure zugeführt, so krystallisirt das Bicarbonat aus. Das Salz des Handels wird fabrikmässig bereitet durch Einleiten von Kohlensäure in ausgebreitete verwitterte Soda.

Eigenschaften: Weisse, luftbeständige Krystallmassen von mild alkalischem Geschmack, löslich in 13,8 Th. kaltem Wasser, unlöslich in Weingeist; die wässerige Lösung wird durch Magnesiumsulfat nicht gefällt.

Prüfung auf Kaliumsalze: beim Glühen in Weingeistflamme erscheint dieselbe, durch blaues Glas betrachtet, roth;

auf Ammoniumsalze: beim Erhitzen mit Aetznatronlauge wird Ammoniak entwickelt (Dämpfe bräunen Curcumapapier);

auf einfaches Carbonat: 2 g werden mit 15 cc Wasser übergossen; die nach 10 Minuten abgegossene Lösung darf auf Zusatz von 5 g Quecksilberchloridlösung innerhalb 5 Minuten keinen rothen Niederschlag (wohl aber einen weissen) entstehen lassen;

auf Metalle, Chloride, Sulfate wie bei Soda angegeben.

Natrium nitricum NO$_2$ONa.

Natriumnitrat. Salpetersaures Natrium.

Gewinnung: Kubischer oder Chilisalpeter efflorescirt in Chili, Peru, Bolivien, der Costa rica dem Boden und bildet massige Lager. Durch wiederholtes Umkrystallisiren wird er gereinigt. Hauptausfuhrorte: Iquique, Tocopilla, Mejillon.

Eigenschaften: Farblose, durchsichtige, wasserfreie, luftbeständige rhombische Krystalle, schmecken bitter kühlend, verpuffen auf Kohlen, löslich in 1,5 Th. Wasser und in 50 Th. Weingeist; entwickeln beim Auflösen grosse Kälte.

Prüfung auf Metalle, Chlorid und Sulfat: wie das Carbonat;
auf Jodid: mit Chloroform, Zinkpulver und verdünnter Schwefelsäure geschüttelt (Wasserstoffentbindung, Wasserbildung und Jodbefreiung) darf sich ersteres nicht violett färben:

$$2(JO_3Na) + SO_4H_2 + 10H = SO_4Na_2 + 6(H_2O) + 2J.$$

Natrium sulfuricum SO_4Na_2, $10H_2O$.
Natriumsulfat. Schwefelsaures Natrium.

Vorkommen: Glaubersalz. Thenardit (wasserfrei), Mirabilit, Glauberit (mit Kalk); in vielen Gewässern.

Gewinnung: Als Nebenprodukt der Sodafabrikation oder durch Wechselzersetzung von Chlornatrium und Magnesiumsulfat (Kieserit) aus dem Stassfurther Abraumsalz:

$$2(NaCl) + SO_4Mg = MgCl_2 + Na_2SO_4$$

Dieser Lösung krystallisirt bei grosser Kälte fast reines Glaubersalz aus.

Eigenschaften: Farblose, durchsichtige Säulen; schmelzen in der Wärme; von Wasser werden gelöst bei 0° 12, bei 18° 48, bei 25° 100, bei 30° 322 Theile Salz; die Lösungen reagiren neutral; über 33° Gelöstes krystallisirt wieder aus. An trockener Luft verwittert es und zerfällt zu schneeweissem, wasserleeren

Natrium sulfuricum siccum.

Prüfung auf Kalk: die wässerige Lösung (1 : 20) darf weder durch Ammonoxalat,
auf Magnesia: noch durch Ammoniak und Natriumphosphat getrübt werden;
auf Metalle und Chlorid: wie Natrium carbonicum.

Natrium subsulfurosum $S_2O_3Na_2$, $5H_2O$.
Natriumthiosulfat. Unterschwefligsaures Natrium.

$$SO_2 \begin{matrix} - ONa \\ - SNa \end{matrix}$$

Gewinnung: Fabrikmässig. Das beim Auslaugen der Rohsoda zurückbleibende Schwefelcalcium wird durch Einwirkung von schwefliger Säure in Thiosulfat verwandelt; die Lösung desselben wird durch Natriumsulfat zersetzt, vom ausgeschiedenen Calciumsulfat abgelassen und zur Krystallisation gebracht.

Es ist das Salz der in reinem Zustande nicht bekannten Thioschwefelsäure:

$$SO_2 \genfrac{}{}{0pt}{}{-OH}{-SH}$$

während das eigentliche Natriumhyposulfit, das Salz der hydroschwefligen Säure (SO_2H_2), die Formel SO_2NaH führt.

Eigenschaften: Farb- und geruchlose, salzig bitter schmeckende, durchsichtige, luftbeständige Säulen, die in Wasser zu einer schwach alkalisch reagirenden Flüssigkeit löslich sind. Das Salz löst viele in Wasser sonst schwer lösliche Salze; die wässerige Lösung, mit Schwefelsäure vermischt, haucht schweflige Säure aus und scheidet Schwefel ab unter Bildung von Natriumsulfat:

$$S_2O_3Na_2 + SO_4H_2 = S + SO_2 + SO_4Na_2 + H_2O.$$

Es nimmt bei Bleichprozessen die letzte Spur Chlor weg (Antichlor):

$$2(Na_2S_2O_3) + 2Cl = 2(NaCl) + Na_2S_4O_6$$
Natriumtetrathionat.

2 Th. dieses Salzes lösen 1 Th. Jod zu einer farblosen Flüssigkeit (Anwendung in der Maassanalyse):

$$\underbrace{2(Na_2S_2O_3 . 5H_2O)}_{\substack{496 \\ 248}} + \underbrace{2J}_{\substack{254 \\ 127}} = 2(NaJ) + Na_2S_4O_6 + 10(H_2O)$$

Aufbewahrung: In gut verschlossenen Gefässen.

Natrium phosphoricum $PO_4Na_2H, 12H_2O$.

Dinatriumhydrophosphat. Phosphorsaures Natrium.

$$PO \genfrac{}{}{0pt}{}{\genfrac{}{}{0pt}{}{-ONa}{-ONa}}{-OH}$$

Gewinnung: Sättigung einer Natriumcarbonatlösung mit officineller Phosphorsäure:

$$CO_3Na_2 + PO(OH)_3 = H_2O + CO_2 + PO_4Na_2H$$

Eigenschaften: Farblose, durchscheinende, leicht verwitternde Klinorhomboëder, schmecken mild salzig, schmelzen bei 40°, löslich in 5,8 Th. kaltem, in 2 Th. heissem Wasser zu einer alkalischen Flüssigkeit, welche leicht Kohlensäure absorbirt; die Lösung wird durch neutrales Silbernitrat gelb gefällt und liefert ein saures Filtrat:

$$PO_4Na_2H + 3(NO_3Ag) = 2(NO_3Na) + NO_3H + PO_4Ag_3$$

der Niederschlag ist löslich in Salpetersäure und in Ammoniakflüssigkeit.

Prüfung auf Metalle, Sulfat, Chlorid, Kalk, Arsen wie bei Natrium carbonicum und sulfuricum angegeben.

Aufbewahrung: Wie das Vorige.

Natrium pyrophosphoricum $P_2O_7Na_4$, $10H_2O$.
Natriumpyrophosphat. Pyrophosphorsaures Natrium.

$$O = P \underset{O}{\overset{(ONa)_2}{\equiv}}$$
$$O = P \overset{\equiv O}{(ONa)_2}$$

Gewinnung: Natrium phosphoricum lässt man verwittern und erhitzt es dann so lange, bis eine herausgenommene Probe Silbernitratlösung weiss fällt, löst es sodann in Wasser und bringt es zur Krystallisation. Es vereinigen sich hierbei 2 Mol. unter Austritt von 1 Mol. Wasser.

Eigenschaften: Farblose, luftbeständige Krystalle von der Form des Vorigen, verlieren beim Erhitzen Wasser, schmelzen und erstarren beim Erkalten zu einer durchscheinenden Krystallmasse; löslich in 10 Th. kaltem Wasser zu einer alkalischen Flüssigkeit, welche auf Zusatz von Silbernitrat einen weissen Niederschlag und ein neutrales Filtrat liefert:

$$PO_7Na_4 + 4(NO_3Ag) = 4(NO_3Na) + P_2O_7Ag_4$$

Prüfung: Wie das Vorige.

Natrium boracicum, $Na_2B_4O_7$, $10H_2O$.
Natriumbiborat.

Gewinnung: Borax. Natürlich (Tinkal) in und an asiatischen Seen. Künstlich durch Sättigung der Borsäure. Die Borsäure ist zu betrachten als eine Zusammenlagerung von 4 Molekülen hydratischer Säure minus 5 Mol. Wasser:

$$4(Bo[OH_3]) - 5(H_2O) = H_2Bo_4O_7$$

Eigenschaften: Harte weisse Krystalle, welche in 17 Th. kaltem, im halben Gewichte kochenden Wasser, sehr reichlich in Glycerin, nicht aber in Spiritus löslich sind, sich beim Erhitzen stark aufblähen und zu einer glasigen Masse schmelzen, welche durch Metalloxyde eigenthümlich gefärbt wird. Die wässerige Lösung bräunt Curcumapapier und fällt die meisten Salzlösungen.

Prüfung auf Erdalkalien: die wässerige Lösung (1 : 50) darf durch Ammoncarbonat nicht getrübt werden;

auf Carbonate: auch darf sie auf Zusatz von Säure nicht aufbrausen;

auf Metalle, Chloride, Sulfate: wie bei Natr. carbon. angegeben.

Natrium silicicum Na_2SiO_3
Natriumsilicat. Natronwasserglas.

$$\begin{array}{ccc} O - & Si & - O \\ | & \| & | \\ Na & O & Na \end{array}$$

Gewinnung: Zusammenschmelzen von Quarzsand, Natriumsulfat und Kohle. Officinell ist die Lösung des Salzes vom spec. Gewicht

1,30—1,40, welche auf Zusatz einer Säure gelatinöse Kieselsäure abscheidet. Mit Säure zur staubigen Trockene eingedampft bleibt beim Ausziehen des Rückstandes die Kieselsäure als weisses Pulver zurück.

Prüfung auf Metalle: der wässerige Auszug darf durch Schwefelwasserstoffwasser nicht gebräunt werden.

Natrium aceticum $NaC_2H_3O_2$, $3H_2O$.
Natriumnacetat. Essigsaures Natrium.

$$CH_3 - CO.ONa.$$

Gewinnung: Der bei der trockenen Destillation des Holzes gewonnene Holzessig wird mit Aetzkalk gesättigt, das essigsaure Calcium wird mit Glaubersalz zerlegt; die vom schwefelsauren Calcium abfiltrirte Lösung des essigsauren Natriums wird eingedampft und geglüht, die Schmelze ausgezogen, das Filtrat zur Krystallisation gebracht (Rothsalz). Das reine Salz wird durch Umkrystallisiren erhalten.

Eigenschaften: Farblose, durchsichtige, leicht verwitternde Prismen, welche bei 70° schmelzen, bei 120° ihr Krystallwasser verlieren und sich beim Glühen unter Entwicklung von Acetongeruch zersetzen. Sie sind in 1,4 Th. Wasser zu einer schwach alkalischen Flüssigkeit löslich, auch in 23 Th. kaltem, in 2 Th. kochendem Weingeist. Die wässrige Lösung wird durch Eisenchlorid dunkelroth gefärbt.

Prüfung auf Metalle, Kalk, Sulfate und Chloride: wie bei Natr. carbon. und N. sulfur. angegeben (Lösung 1 : 20).

Natrium benzoicum $NaC_7H_5O_2$
Natriumbenzoat. Benzoesaures Natrium.

$$C_6H_5 - CO.ONa.$$

Gewinnung: Sättigen kochender Sodalösung mit sublimirter Harzbenzoesäure und Eindampfen:

$$\underbrace{Na_2CO_3, 10H_2O}_{286} + \underbrace{2(C_7H_6O_2)}_{244} = 2(NaC_7H_5O_2) + CO_2 + 10(H_2O)$$

Eigenschaften: Weisses grobkörniges Pulver, welches in 1,5 Th. Wasser, schwerer in Weingeist löslich ist. Beim Erhitzen des Pulvers hinterbleibt ein kohliger, mit Säuren aufbrausender Rückstand. Aus der wässerigen Lösung (1 : 10) scheidet Salzsäure Benzoesäure als Krystallbrei ab, der in Aether löslich ist.

Prüfung auf Chlorid: der durch Salpetersäure entstehende Niederschlag wird in Weingeist gelöst, die Lösung darf durch Silbernitrat nicht getrübt werden;

auf Sulfat: ebensowenig darf die wässerige Lösung (1 : 20) durch Baryumnitratlösung getrübt werden.

Natrium salicylicum $(NaC_7H_5O_3)_2$, H_2O.
Natriumsalicylat. Salicylsaures Natrium.

$$C_6H_4 \genfrac{}{}{0pt}{}{-OH}{-CO.ONa}.$$

Gewinnung: Eine kochende Lösung des Bicarbonates wird durch Salicylsäure gesättigt; die Lösung wird zum Trocknen eingedampft; aus Weingeist krystallisirt ein wasserfreies Salz:

$$\underbrace{2\,(NaHCO_3)}_{168} + \underbrace{2\,(C_7H_6O_3)}_{276} = (NaC_7H_5O_3)_2,\ H_2O + H_2O + 2\,(CO_2)$$

Eigenschaften: Weisse glänzende Schuppen, welche in 0,9 Th. Wasser und in 6 Th. Weingeist löslich sind, auch in Schwefelsäure farblos löslich sein dürfen. Die wässrige Lösung wird durch Eisenchlorid tief violett gefärbt; Salzsäure scheidet die Salicylsäure in weissen, ätherlöslichen Krystallen wieder ab.

Prüfung auf Neutralität: die wässrige Lösung (1:20) darf Lakmuspapier nicht röthen;
auf Chlorid und Sulfat: wie Natr. benzoic.

Natrium santonicum $(C_{15}H_{19}O_4Na)_2$, $7H_2O$.
Natriumsantonat. Santonsaures Natrium.

Gewinnung: Weingeistige Santoninlösung wird durch weingeistige Aetznatronlösung zersetzt (bis zur völligen Entfärbung); das entstandene Santonat wird durch Aether abgeschieden und getrocknet und enthält nur 1 Mol. Wasser; aus Wasser umkrystallisirt enthält es 7 Mol.

Eigenschaften: Farblose, durchscheinende Blättchen von bittersalzigem Geschmacke und alkalischer Reaction, löslich in 3 Th. kaltem Wasser, in 12 Th. Weingeist, leichter in den heissen Vehikeln; die wässerige Lösung scheidet auf Zusatz von Säuren Santonin ab; weingeistige Aetzkalilauge färbt die Krystalle roth, Licht verändert sie kaum merklich.

Aufbewahrung: Vorsichtig.

LITHIUM,

entdeckt 1817 von Arfvedson, rein dargestellt von Davy.

$$\overset{\text{\tiny I}}{Li} = 7\ \text{(Aequivalentgewicht 7)}.$$

Vorkommen: Gebunden als Aschenbestandtheil, sehr verbreitet; im Petalith, Lepidolith, Spodumen (Thonerdesilicate); im Triphyllin neben Eisen-, Mangan-, Kalium- und Natriumphosphaten.

Gewinnung: Durch Elektrolyse aus der feurig-flüssigen Chlorverbindung.

Eigenschaften: Silberweisses, weiches Metall, schmilzt bei 180°, ist aber schwer flüchtig und zersetzt Wasser ohne Lichtentwickelung; spec. Gew. 0,59. Lithiumverbindungen bewirken carmoisinrothe Flammenfärbung und rufen im Spektrum eigenthümlich schöne, bestimmte Linien hervor. Die Lösungen der Salze werden durch phosphorsaures Natrium gefällt.

Lithiumchlorid Li Cl.

Gewinnung: Triphyllin wird mit Salzsäure ausgezogen, Ferrosumsalz durch Kochen mit Salpetersäure in Ferricumsalz übergeführt, Ferricumphosphat durch Aetzammon, und aus dem Filtrat Mangan durch Schwefelammon ausgefällt, Filtrat zur Trockne gebracht und geglüht, um Ammon zu entfernen. Der Glührückstand *(KaCl, NaCl, LiCl)* wird mit Aether und Alkohol zu gleichen Theilen ausgezogen und der Auszug abdestillirt; Rückstand Lithiumchlorid.

Eigenschaften: Hygroskopische, angenehm salzig schmeckende Krystalle, deren wässerige, concentrirte Lösungen durch Natriumborat und -phosphat gefällt werden.

Lithium carbonicum Li_2CO_3

Lithiumcarbonat. Kohlensaures Lithium.

Gewinnung: Fällung einer concentrirten Lithiumchloridlösung durch Ammoncarbonat und Ammon.

Eigenschaften: Weisses, geruchloses Pulver von alkalischer Reaction, in Wasser und Weingeist ziemlich schwer löslich, schmilzt beim Erhitzen und erstarrt beim Erkalten zu einer krystallinischen Masse.

Prüfung auf Chloride: die mit Hülfe einiger Tropfen Salpetersäure bewirkte wässerige Lösung (1 : 50) darf weder durch Silber-,
auf Sulfate: noch durch Baryumnitrat getrübt,
auf Eisen und Mangan: und nach dem Uebersättigen mit Ammoniak weder durch Schwefelammonium dunkel,
auf Kalk: noch durch Ammonoxalat weiss gefällt werden;
auf fremde Alkalien: die Lösung von 0,19 Salz in wenigen Tropfen verdünnter Schwefelsäure darf durch 4 g Weingeist nicht gefällt werden.

AMMONIUM.

Am $(= \overset{\text{\tiny I}}{N}H_4) = 18$ (Aequivalentgewicht 18).

Vorkommen: Das Ammon ist eine ungesättigte Verbindung von Stickstoff und Wasserstoff mit einer freien Werthigkeit; es spielt die Rolle eines einatomigen Radikales und vermag solche in Verbindungen zu vertreten. Es ist angeblich von Weyl isolirt worden und soll eine unbeständige, blaue Flüssigkeit bilden, welche ein metallisches Lustre besitzt. Bekannter ist es als Quecksilberamalgam:

$$Hg + Ka + NH_4Cl = NaCl + (Hg - NH_4).$$

Ammonium chloratum NH₄Cl.
Ammoniumchlorid. Chlorammonium.

Gewinnung: Salmiak. Die bei der trockenen Destillation animalischer Substanzen (Spodiumfabrikation) oder Steinkohlen (Gasbereitung) gewonnenen wässerigen Flüssigkeiten enthalten Carbonate des Ammon. Sie werden entweder mit Aetzkalk versetzt, das reine Ammoniak wird in Salzsäure geleitet:

$$CO_3NH_4 + Ca(OH)_2 = CO_3Ca + 2(NH_3) + 2(H_2O)$$
$$2(NH_3) + 2(HCl) = 2(NH_4Cl)$$

oder sie werden mit Gyps behandelt, und das dabei entstehende Ammonsulfat wird mit Kochsalz eingetrocknet und umsublimirt:

$$CO_3NH_4 + SO_4Ca = CO_3Ca + SO_4(NH_4)_2$$
$$SO_4(NH_4)_2 + 2(NaCl) = SO_4Na_2 + 2(NH_4Cl)$$

Der meist schon sehr reine Salmiak des Handels wird durch Umkrystallisiren gereinigt.

Eigenschaften: Weisse, harte, faserig krystallinische Brode oder ein weisses, krystallinisches Pulver, farb- und geruchlos, luftbeständig, erhitzt völlig flüchtig, in 3 Th. kaltem, in gleichen Theilen heissem Wasser löslich; beim Erhitzen mit Aetzkalk wird Ammon entwickelt.

Prüfung auf Metalle: die wässerige Lösung darf weder durch Schwefelwasserstoffwasser,

auf Schwefelsäure: noch durch Chlorbaryum,

auf Chlorid: noch durch Silbernitrat gefällt werden;

auf Eisen: Schwefelammonium darf Grünfärbung, aber keinen schwarzen Niederschlag bewirken;

auf empyreumatische Stoffe: zeigen sich beim Uebersättigen mit Salpetersäure und Eindampfen durch einen gefärbten Rückstand an.

Ammonium chloratum ferratum.

Der Eisensalmiak wird durch Eintrocknen einer Mischung von Salmiaklösung und Ferrieumchloridlösung erhalten, stellt ein orangefarbenes, hygroskopisches Pulver dar, welches 2,5 % Eisen enthält und in gut verschlossenen Gefässen an einem dunkeln Orte aufzubewahren ist.

Prüfung: 5 g werden in Wasser gelöst; der heissen Lösung wird das Eisenhydroxyd mittelst Ammoniakflüssigkeit ausgefällt; der gut ausgewaschene Niederschlag wird getrocknet, geglüht und gewogen; es müssen ca. 0,178 g erhalten werden. Durch Division mit 1,428 wird die dem metallischen Eisen entsprechende Zahl gefunden.

Ammonium bromatum $NH_4 Br$.
Ammoniumbromid. Bromammonium.

Gewinnung: Eintragen von Brom in starke Ammonlösung und Concentriren des Filtrats, oder Wechselzersetzung von Ammoniumsulfat und Kaliumbromid:

$$(NH_4)_2SO_4 + 2(KaBr) = Ka_2SO_4 + 2(NH_4Br)$$

vom ausgeschiedenen schwerlöslichen Kaliumsulfat wird abfiltrirt und eingedampft.

Eigenschaften: Weisses, hygroskopisches, krystallinisches Pulver, welches leicht löslich in Wasser, schwer in Weingeist, beim Erhitzen völlig flüchtig ist, beim Schütteln mit Chlorwasser und Chloroform letzteres rothgelb färbt (Bromabscheidung).

Prüfung auf Zersetzung und Bromat: auf weisses Porzellan ausgebreitet darf blaues Lakmuspapier nicht geröthet, das Salz selbst beim Betupfen mit verdünnter Schwefelsäure nicht sofort gelb gefärbt werden;

auf Jodid: 5 cc wässerige Lösung (1 : 10) mit einen Tropfen Eisenchloridlösung und 5 cc Chloroform geschüttelt, dürfen das letztere nicht violett färben;

auf Chlorid: 10 cc einer wässerigen Lösung (3 : 100) müssen 31,1 cc vol. Silberlösung zur völligen Zersetzung (bis zur Ausscheidung von rothem Silberchromat) gebrauchen:

$$\underbrace{NH_4Br}_{98} + \underbrace{AgNO_3}_{170} = NH_4NO_3 + AgBr$$

$$0{,}0098 \times 31{,}1 = 0{,}30478 \times 333{,}3 = 101{,}49\%$$

Die geringen Mehrprozente (1,5) sind für das Silberchromat limitirt, welches das Ende der Zersetzung anzeigt.

Liquor Ammonii caustici $NH_4 OH$.
Ammoniumhydroxydlösung. Aetzammoniakflüssigkeit.

Gewinnung: Salmiakgeist. Erhitzen von Aetzkalk, Wasser und Salmiak und Auffangen des Gases in Wasser:

$$2(NH_4Cl) + Ca(OH)_2 = CaCl_2 + 2(NH_4OH).$$

Eigenschaften: Reines Ammoniak (NH_3) ist ein farbloses, condensirbares Gas, von welchem Wasser bei 0° 1050 Vol., bei 20° fast die Hälfte seines Gewichtes zu lösen vermag. Die wässerige Lösung, der Salmiakgeist, bildet eine farblose, stark alkalisch reagirende Flüssigkeit von stechendem Geruch, völlig flüchtig, ohne Brenzgeruch (von der Bereitung aus Gaswässern herrührend); spec. Gew. 0,96 (10% NH_3); ruft beim Zusammenbringen mit Salzsäure Nebel (Salmiak-) bildung hervor.

Prüfung auf Kohlensäure: beim Vermischen mit dem 4 fachen Volum Kalkwasser darf nur eine geringe Trübung entstehen;

auf Chlor: die mit Salpetersäure neutralisirte, verdünnte Flüssigkeit darf weder durch Silbernitrat,

auf Sulfat: noch durch Baryumnitrat,

auf Metalle: noch (nach dem Ansäuern mit Essigsäure) durch Schwefelwasserstoffwasser, noch (mit dem doppelten Volumen Wasser vermischt) durch Schwefelammonium,

auf Kalk: noch durch Ammonoxalat gefällt werden;

auf empyreumatische Stoffe: wie Salmiak;

auf Gehalt: durch Titriren; 4 g Salmiakgeist, mit 10 cc Wasser verdünnt und mit einigen Tropfen Phenolphtaleinlösung versetzt, müssen 23,5 cc Normalsalzsäure zur perfekten Sättigung bedürfen:

$$\underbrace{NH_3}_{17} + \underbrace{HCl}_{36,5} = NH_4Cl$$

$$0,017 \times 23,5 = 0,3995 \times 25 = 9,987\%$$

Aufbewahrung: Vorsichtig, in gut verschlossenen Glasstöpselflaschen.

Ammoniumhydrosulfid NH_4SH.

Gewinnung: Schwefelammonium. (Reagens.) Sättigung von Aetzammon durch Schwefelwasserstoff:

$$NH_4OH + H_2S = H_2O + NH_4SH.$$

Eigenschaften: Farblose Nadeln, löslich in Wasser, unlöslich in Weingeist. Die wässerige Lösung zersetzt sich leicht und wird gelb unter Bildung von Ammonsulfid $(NH_4)_2S$; bei weiterer Zersetzung entsteht Ammonsulfat unter Abscheidung von Schwefel:

$$4(NH_4SH) + 10O = 2(H_2O) + 2S + 2(SO_4[NH_4]_2).$$

Ammonium carbonicum $(NH_4)_2CO_3$

Ammoncarbonat. Kohlensaures Ammon.

Gewinnung: Hirschhornsalz. Das kohlensaure Ammon des Handels ist weder das neutrale Salz, noch das Bicarbonat, sondern eine Verbindung von kohlensaurem mit carbaminsaurem Ammonium;

letzteres ist wieder als eine Zusammenlagerung von Ammoniak und Kohlensäureanhydryd aufzufassen:

$$2(NH_3) + CO_2 = CO \genfrac{}{}{0pt}{}{-NH_2}{-ONH_4}$$

Es wird fabrikmässig gewonnen durch Sublimation von Salmiak und Kreide:

$$4(NH_4Cl) + 2(CO_3Ca) = 2(CaCl_2) + NH_3 + H_2O + NH_4HCO_3 + CO \genfrac{}{}{0pt}{}{-NH_2}{-ONH_4}$$

Eigenschaften: Weisse, durchschimmernde, harte Krystallmassen von stechendem, nicht brenzlichem Geruch, reagiren stark alkalisch, verwittern an der Luft, brausen beim Uebergiessen mit Säuren, sind bei mässiger Wärme völlig flüchtig, löslich in 4 Th. kaltem Wasser, schwerer in Weingeist.

Prüfung auf Metalle: die salpetersaure, wässerige Lösung (1 : 20)
   darf weder durch Schwefelwasserstoffwasser,
   auf Sulfat: noch durch Baryumnitrat,
   auf Kalk: noch durch Ammonoxalat überhaupt,
   auf Chlorid: durch Silbernitrat aber nur sehr wenig getrübt
      werden.
   auf Jod: die wässerige Lösung darf beim Schütteln mit
      Chlorwasser und Chloroform letzteres nicht violett
      färben;
   auf Brenzstoffe: wie Salmiak.

Aufbewahrung: In sehr gut verschlossenen Gefässen an einem trocknen Orte.

Ammonium aceticum $C_2H_3O_2NH_4$
Ammoniumacetat. Essigsaures Ammonium.

$$CH_3 - CO . ONH_4$$

Gewinnung: Nur die Lösung des Salzes ist officiell (Spir. Mindereri). Saturation von Salmiakgeist mit verdünnter Essigsäure und Verdünnen bis zum spec. Gew. 1,033:

$$\underbrace{NH_4OH}_{(10\% =) \ 170} + \underbrace{C_2H_4O_2}_{(30\% =) \ 200} = H_2O + C_2H_3O_2NH_4$$

Eigenschaften: Leicht zerfliessliches Salz, dessen Lösung farblos, klar, neutral und völlig flüchtig sein muss und 15 % Gehalt besitzt.

Prüfung auf Metalle und Schwefelsäure: die Lösung darf weder durch Schwefelwasserstoffwasser, noch durch Baryumnitrat getrübt werden.

Ammoniumoxalat $C_2O_4(NH_4)_2, H_2O$.
Oxalsaures Ammonium.

Reagens auf Kalksalze, durch Sättigung von Oxalsäurelösung mit Salmiakgeist und Krystallisirenlassen zu erhalten; nadelförmige Krystalle, löslich in Wasser, unlöslich in Weingeist.

Alkalisch-Erdmetalle.

Alkalisch-Erdmetalle sind minder leicht oxydirbar als die Alkalimetalle, besitzen ein grösseres spec. Gewicht, zersetzen Wasser unter Bildung von Hydroxyd, verbrennen, an der Luft erhitzt, unter glänzender Lichtentwickelung; ihre Oxyde ziehen leicht Kohlensäure und Feuchtigkeit an und verbinden sich mit Wasser unter Wärmeentwickelung zu schwer löslichen Hydroxyden, welche mit Fettsäuren in Wasser unlösliche Seifen bilden. Ihre Salzlösungen werden durch kohlensaure und phosphorsaure Alkalien, aber weder durch Schwefelwasserstoff noch durch Schwefelammonium gefällt.

BARYUM,

zuerst rein dargestellt von Bunsen.

$\overset{\text{II}}{Ba} = 137$ (Aequivalentgewicht 68,5).

Vorkommen: Im Schwerspath an Schwefelsäure, im Witherit an Kohlensäure gebunden.

Darstellung: Zersetzen des schmelzenden Baryumchlorides durch den galvanischen Strom.

Eigenschaften: Goldglänzendes, nicht flüchtiges Metall, dessen Salze die Weingeistflamme grün färben und im Spektrum charakteristische Linien hervorrufen. Die wässrigen Lösungen der Salze werden durch Schwefelsäure weiss gefärbt. Unlösliche Salze können durch Kochen mit kohlensauren Alkalien in kohlensaures Baryum übergeführt werden, welches in Salzsäure löslich ist.

Baryumhydroxyd $Ba(OH)_2, 8H_2O$.

Aetzbaryt.

Prismen oder Blätter, löslich in 20 Th. Wasser, welche auskrystallisiren, wenn concentrirte Barytsalzlösung mit concentrirter Kaliumhydroxydlösung gekocht und darnach kalt gestellt wird.

Baryum chloratum $BaCl_2, 2H_2O$.

Baryumchlorid. Chlorbaryum.

Gewinnung: Lösen des Baryumcarbonates (Witherit) in Salzsäure und Krystallisirenlassen:

$$CO_3Ba + 2(HCl) = BaCl_2 + H_2O + CO_2$$

Etwa vorhandenes Ferrochlorid wird durch Zusatz von Chlorkalk in Ferridchlorid übergeführt und durch überschüssiges Carbonat ausgefällt. — Wird auch fabrikmässig gewonnen durch Glühen des Schwerspathes mit Kohle und den bei der Chlorkalkfabrikation verbleibenden Manganrückständen, Auslaugen und Krystallisirenlassen:

$$SO_4Ba + MnCl_2 + 4C = MnS + 4(CO) + BaCl_2$$

Eigenschaften: Schuppenförmige, farblose, durchscheinende, luftbeständige Krystalle, löslich in 2,5 kaltem, in 1,5 heissem Wasser; die neutrale, wässerige Lösung schmeckt sehr bitter und wird, wie alle Barytsalzlösungen, durch Schwefelsäure gefällt.

Prüfung auf Metalle: Schwefelwasserstoffwasser, auch Schwefelammonium dürfen die Lösung nicht fällen;

auf Kalk und Strontian: der mit gepulverten Krystallen geschüttelte Weingeist darf weder beim Verdampfen ein zerfliessliches Salz zurücklassen, noch mit rother Flamme verbrennen.

Baryumnitrat $(NO_3)_2Ba$.

Salpetersaurer Baryt.

Reagens auf Schwefelsäure; zu erhalten durch Lösen von Witherit in Salpetersäure und Krystallisirenlassen. Farblose Oktaeder, welche in 12 Th. kaltem, in 3 Th. heissem Wasser löslich sind.

Baryumsulfat SO_4Ba.

Schwefelsaurer Baryt.

Natürlich vorkommend; Schwerspath.

CALCIUM,

zuerst rein dargestellt von Bunsen.

$\overset{II}{Ca} = 40$ (Aequivalentgewicht 20).

Vorkommen: Im Arragonit, Kalkspath (krystallisirt), in Marmor und Kreide (an Kohlensäure); im Dolomit (neben Magnesia); im Anhydrit, Alabaster und Gyps (als Sulfat), im Muschelkalk, Osteolith, Wollastonit, in Apatitgesteinen, in der Bodenkrume und gelöst in vielen Gewässern.

Gewinnung: Wie Baryum.

Eigenschaften: Broncefarben glänzend; Salze färben farblose Flammen gelbroth und rufen im Spektrum charakteristische Linien hervor; spec. Gew. 1,527. Alle wässerigen Salzlösungen werden durch **Ammonoxalat** gefällt.

Calcium chloratum $CaCl_2$, $6H_2O$.
Calciumchlorid. Chlorcalcium.

Nebenprodukt chemischer Fabriken bei der Salmiakbereitung. Durchsichtige sehr hygroskopische Rhomben, welche leicht löslich in Wasser und in Weingeist sind. Beim Auflösen findet grosse Temperaturerniedrigung statt; geschmolzenes Salz entwickelt beim Auflösen Wärme.

Calcaria chlorata $(ClO)_2Ca$, $CaCl_2$, $2H_2O$.
Calciumhypochlorit. Chlorkalk.

Gewinnung: Nebenprodukt bei der Sodafabrikation nach Leblanc, wo die werthlose Salzsäure über Manganhyperoxyd, das entwickelte Chlor aber durch Calciumhydroxyd geleitet wird:

$$2Ca(OH)_2 + 4Cl = (ClO)_2Ca, CaCl_2, 2H_2O.$$

Eigenschaften: Weisses, Chlor exhalirendes Pulver, welches beim Lösen in Wasser Kalkhydrat zurücklässt, mit Salzsäure übergossen, reichlich Chlor entwickelt:

$$(ClO)_2Ca, CaCl_2 + 4(HCl) = 2(CaCl_2) + 2(H_2O) + 4Cl.$$

Der Chlorkalk als Handelswaare ist ein Gemisch von Calciumhypochlorit, Calciumhydroxyd und Clorcalcium. Sein Gehalt an wirksamen Chlor soll mindestens 20% betragen.

Prüfung auf Gehalt: durch Titriren; 0,5 g Chlorkalk werden mit 100 cc Wasser angerieben, dazu 2 g Jodkalium, 20 Tropfen Salzsäure und etwas Stärkelösung gethan. Es findet eine Zersetzung nach folgender Gleichung statt:

$$CaO_2Cl_2 + 4(KaJ) + 4(HCl) = CaCl_2 + 4(KaCl) + 2(H_2O) + 4J$$

d. h. es tritt eine der im gesammten Chlorkalk enthaltenen Menge Chlor aequivalente Menge Jod aus und färbt zunächst die Flüssigkeit braun resp. tiefviolett. Diese wird mittels Natriumthiosulfatlösung titrirt, und zwar sollen 28,5 cc derselben zur völligen Entfärbung gebraucht werden:

$$\underbrace{2(S_2O_3Na_2) + 2J}_{248} = S_4O_6Na_2 + 2(NaJ)$$

$$248 : 127 = 35.5 \, Cl$$
$$0{,}00355 \times 28{,}5 = 0{,}101175 \times 200 = 20{,}2\%$$

Aufbewahrung: Vor Licht geschützt, in gut verschlossenen Gefässen.

Calcaria usta CaO.
Calciumoxyd. Aetzkalk.

Gewinnung: Kalkstein (Carbonat) wird in Kalköfen gebrannt (Kohlensäure entfernt). Reiner Kalk heisst fett, unreiner (mit Thon, Quarz, Sand etc.) mager; Kalkstein, welcher zu stark erhitzt ist und nicht mehr gelöscht wird, heisst todt gebrannt. Cemente und hydraulische Kalke werden durch Brennen von unreiner, kieselsäurehaltiger Thonerde mit Kreide erhalten und erhärten durch Aufnahme von Wasser. Chemisch reiner Aetzkalk durch Glühen von weissem Marmor.

Eigenschaften: Amorphe, weissliche Massen, welche, mit dem halben Gewicht Wasser besprengt, unter starker Erhitzung in ein weisses Pulver zerfallen, welches, mit mehr Wasser angerührt, einen Brei bildet $(Ca[OH]_2)$, Calciumhydroxyd, wovon eine gesättigte, wässerige Lösung als Aqua Calcariae officinell ist. Das Kalkwasser muss krystallklar, geruch- und geschmacklos sein, alkalisch reagiren und beim Erhitzen getrübt werden (Ausscheidung von Hydroxydkrystallen); eingeblasene Luft bewirkt Ausscheidung von Carbonat.

Prüfung auf Gehalt: 100 cc Kalkwasser dürfen, nachdem 3,5—4 cc Normal-Salzsäure zugesetzt worden sind, Lakmuspapier nicht röthen, sondern müssen immer noch schwach alkalisch reagiren:

$$CaO + 2(HCl) = CaCl_2 + H_2O$$
$$56 \quad : \quad 73$$
$$28 \quad : \quad 36,5$$
$$0,028 \times 3,5 = 0,098$$
$$0,028 \times 4,0 = 0,112$$
$$\overline{0,210}$$

mithin im Durchschnitt

$$\frac{0,210}{2} = 0,105\, CaO.$$

Aufbewahrung: In gut verschlossenen Gefässen.

Calcium carbonicum CaCO₃

Calciumcarbonat. Kohlensaures Calcium.

$$CO{-O-\atop -O-}Ca$$

Vorkommen: Kalkspath, durchsichtige, lichtbrechende Rhomben; Arragonit, säulenförmig, Marmor, Kreide, Rückgrat des Dintenfisches (Ossa Sepiae), Muschelschalen (Conchae ppt.), Krebssteine (Lapides Cancrorum), Tuffstein, Tropfstein, Sprudelstein.

Gewinnung: Chemisch rein durch Fällen von Calciumchloridlösung durch Natriumcarbonat:

$$CaCl_2 + CO_3Na_2 = 2(NaCl) + CO_3Ca.$$

Calciumchlorid kann durch Auflösen von Kreide in Salzsäure gewonnen werden; hierdurch etwa hineingeschafftes Ferrosalz ist durch Zusatz von Chlorkalk in Ferridsalz überzuführen und wird durch überschüssiges Calciumcarbonat mit ausgefällt.

Eigenschaften: Weisses, fein krystallinisches, in Wasser unlösliches, in verdünnter Essigsäure, Salz- und Salpetersäure unter Aufbrausen völlig lösliches Pulver.

Prüfung auf freie Alkalien: mit 50 cc Wasser geschüttelt, darf das Filtrat Curcumapapier nicht bräunen;
auf Sulfat: die unter Zusatz von Essigsäure bewirkte Lösung (1 : 50) darf weder durch Baryumnitrat,
auf Chlorid: noch nach Zusatz einer Spur Salpetersäure durch Silbernitrat getrübt werden;
auf Magnesia und Thonerde: die unter Zusatz von Salzsäure bewirkte Lösung (1 : 50) darf beim Uebersättigen mit Ammoniak nicht weiss gefällt werden;
auf Phosphat: ebensowenig auf Zusatz von Schwefelammonium,
auf Eisen: auch nicht dunkel gefällt werden (Grünfärbung ist gestattet).

Calcium sulfuricum ustum $CaSO_4$

Calciumsulfat. Schwefelsaures Calcium.

$$SO_2 \begin{array}{c} -O- \\ -O- \end{array} Ca$$

Vorkommen: Anhydrit (wasserfrei), Gyps (mit 2 Mol. Wasser), Alabaster, Marienglas, Fasergyps. Gyps wird durch Brennen entwässert; zu stark gebrannter Gyps erhärtet beim Anrühren mit Wasser nicht und heisst **todt** gebrannt.

Eigenschaften: Weisses, amorphes Pulver, welches, mit Wasser zum Brei angerührt, nach 5 Minuten erhärten muss.

Aufbewahrung: In gut verschlossenen Gefässen.

Calcium phosphoricum $CaHPO_4, 2H_2O$.

Zweibasisches (Drittelsaures) Calciumphosphat. Phosphorsaures Calcium.

$$\begin{array}{c} -O- \\ O=P-O- Ca \\ -O-H \\ -O-H \\ O=P-O- Ca \\ -O- \end{array}$$

Vorkommen: Als Phosphorit; im Apatit neben Fluorcalcium.

Gewinnung: Fällen einer eisenfreien Calciumchloridlösung (vide Calc. carbon.) durch offizinelles Dinatriumphosphat:

$$2(PO_4Na_2H) + 2(CaCl_2) = 4(NaCl) + 2(PO_4CaH)$$

Eigenschaften: Blendend weisses, leichtes Pulver, unlöslich in Wasser, etwas löslich in Essigsäure und in kohlensäurehaltigem Wasser, leicht löslich in Salz- und in Salpetersäure. Dasselbe wird gelb beim Befeuchten mit Silbernitratlösung, nicht aber mehr, wenn es geglüht ist (Pyrophosphatbildung). Beim Glühen von 10 g des Salzes müssen 7,5 g Rückstand verbleiben.

Prüfung auf Chlor: die salpetersaure Lösung (1 : 20) darf durch Silbernitrat nur schwach,
auf Eisen: die mit Ammon alkalisch gemachte Lösung muss durch Schwefelammon rein weiss, aber nicht grün oder schwarz gefällt werden.
auf Sulfat: mit 20 Th. Wasser geschüttelt, darf das mit Essigsäure angesäuerte Filtrat durch Baryumnitrat nicht weiss gefällt werden.

MAGNESIUM,

entdeckt von Davy 1808, zuerst isolirt von Bussy, fabrikmässig 1857 von St. Claire Deville.

$\overset{\text{II}}{Mg} = 24$ (Aequivalentgewicht 12).

Vorkommen: An Säuren gebunden, im Magnesit, Talkspath, Dolomit, Meerschaum, Serpentin, Talkstein, Struvit; in Mineralwässern und im Meere $(MgCl_2)$.

Gewinnung: Glühen des Magnesiumchlorides mit Natrium.

Eigenschaften: Silberglänzendes, dehnbares Metall, welches an der Luft unter starker Lichtentwickelung zu Oxyd verbrennt, Wasser nur in der Siedehitze zersetzt, in verdünnten Säuren löslich, in der Weissglühhitze flüchtig ist; spec. Gew. 1,74. Die wässrigen Lösungen der Magnesiumsalze werden bei Gegenwart von Salmiak durch kohlensaure Alkalien nicht gefällt, wohl aber durch phosphorsaures Natrium; der Niederschlag ist in verdünnten Säuren leicht löslich.

Magnesia usta MgO.

Magnesiumoxyd. Magnesia. Talk- oder Bittererde.

Gewinnung: Natürlich als Periklas. Künstlich durch vorsichtiges Glühen des Magnesiumcarbonates.

Eigenschaften: Rein weisses, höchst lockeres, geruch- und geschmackloses Pulver, in Wasser wenig, in allen Säuren ohne Aufbrausen löslich; die Lösungen werden durch phosphorsaures Natrium gefällt.

Prüfung auf Kalk: 0,05 g Magnesia, 1 cc Wasser, 5 Tropfen Salzsäure werden erhitzt und mit 7 cc Salmiaklösung, 3 cc Ammoniakflüssigkeit, 15 cc Wasser und 4 cc Ammoniumoxalatlösung vermischt; hierbei darf nicht sofort Trübung eintreten;

auf Sulfate und Chloride: die mit Hülfe von Essig- und Salpetersäure bewirkte wässrige Lösung (1 : 50) darf durch Baryumnitrat und Silbernitrat nicht getrübt werden;

auf Metalle: die essigsaure Lösung darf weder durch Schwefelwasserstoffwasser (Kupfer, Blei), noch nach dem Uebersättigen mit Ammon durch Schwefelammon dunkel gefällt werden;

auf fremde Salze: mit Wasser gekocht, darf das Filtrat beim Verdampfen nur geringe Spuren hinterlassen.

auf Carbonat: 0,2 g werden mit 5 cc Wasser gekocht und nach dem Erkalten in 5 cc verdünnte Schwefelsäure gegossen; hierbei darf kein Brausen stattfinden.

Aufbewahrung: In gut verschlossenen Gefässen.

Magnesium carbonicum $MgCO_3$

Magnesiumcarbonat. Kohlensaures Magnesium.

Gewinnung: Natürlich als Magnesit. Künstlich durch Fällung von Magnesiumsulfatlösung durch Natriumcarbonat. Die Zusammensetzung des basischen Salzes variirt, je nachdem die Lösungen mehr oder minder heiss oder concentrirt zur Verwendung kommen. Krystallisirt ist es zu erhalten durch Vermischen concentrirter, kalter Lösungen und Stehenlassen in der Kälte.

Eigenschaften: Rein weisses, höchst lockeres, geruch- und geschmackloses Pulver, unlöslich in Wasser, löslich in kohlensäurehaltigem Wasser, in Säuren unter Aufbrausen.

Prüfung: Wie das Vorige.

Magnesium sulfuricum $MgSO_4, 7H_2O$.

Magnesiumsulfat. Schwefelsaures Magnesium.

$$SO_2 \genfrac{}{}{0pt}{}{-O-}{-O-} Mg$$

Vorkommen: Als Reichardtit im Stassfurther Abraumsalz; ebendortselbst als Kieserit mit nur einem Atom Krystallwasser.

Gewinnung: Bittersalz. Früher durch Eindampfen der Mineralwässer; jetzt durch Umkrystallisation des Kieserit; auch als Nebenprodukt bei der Bereitung der künstlichen Mineralwässer. Magnesit wird durch Schwefelsäure zersetzt unter Bildung von Sulfat und Entwickelung von Kohlensäure; da Magnesit meist eisenhaltig ist, wird das Ferrosalz durch Einleiten von Chlor in Ferridsalz verwandelt und durch Zusatz von Magnesiumoxyd ausgefällt; das Filtrat wird zur Krystallisation gebracht:

$$CO_3Mg + SO_4H_2 = SO_4Mg + H_2O + CO_2$$

Eigenschaften: Farblose, ziemlich luftbeständige Prismen, welche bitter, salzig, kühlend schmecken, in 0,15 Th. heissem, in 0,8 Th. kaltem Wasser zu einer neutralen Flüssigkeit löslich sind; die wässrige Lösung wird, wie alle Magnesiumsalzlösungen, durch Ammonphosphat gefällt. Vor der Löthrohrflamme, mit Kobaltlösung befeuchtet und erhitzt, wird es roth gefärbt (das gleichgestaltige Zinksulfat wird grün).

Prüfung auf Metalle: die essigsaure, wässrige Lösung (1 : 20) darf
weder durch Schwefelwasserstoffwasser,
auf Eisen: noch nach dem Uebersättigen mit Ammoniak durch Schwefelammonium gefällt,
auf Chlorid: noch durch Silbernitrat getrübt werden;
auf Natriumsalze: beim Glühen in der Weingeistflamme darf keine andauernde Gelbfärbung desselben zu bemerken sein.

Magnesium sulfuricum siccum.

Weisses, feines Pulver, durch Verwittern des Sulfates erhalten; ist in gut verschlossenen Gefässen aufzubewahren.

Magnesium silicicum $MgSiO_4$

Magnesiumsilicat. Talcum.

Der natürlich vokommende Talkstein bildet, gemahlen, ein fettig anfühlbares, weisses, krystallinisches Pulver, welches in der Glühhitze unveränderlich ist (Bräunung durch organische Substanzen). Spec. Gew. 2,7.

Magnesium citricum effervescens.

Citronsaures Magnesium.

Gewinnung: Citronsäure und Magnesiumcarbonat, mit wenig Wasser zum Brei angerührt und bei gelinder Wärme getrocknet, werden mit Natriumbicarbonat, Citronsäure und Zucker zusammen granulirt.

Aufbewahrung: In gut verschlossenen Gefässen.

Erdmetalle.

ALUMINIUM,

zuerst rein dargestellt 1827 von Wöhler, fabrikmässig 1854 von St. Claire Deville.

$\overset{IV}{Al} = 27,5$ (Aequivalentgewicht 6,88).

Vorkommen: Bestandtheil der Feldspathgesteine und des Urgesteins, aus welchem unter Einwirkung von Wärme Ammoniak und kohlensäurehaltigem Wasser durch Verwittern resp. Entmischung der Thon entsteht. (Kaolin, Pfeifenthon, Bolus.)

Gewinnung: Durch Glühen des Aluminiumchlorids mit Natrium oder durch galvanische Zersetzung der feurig-flüssigen Verbindung.

Eigenschaften: Silberglänzendes, bläuliches, sehr dehnbares, nicht flüchtiges Metall, welches nur im fein zertheilten Zustande Wasser beim Kochen zersetzt, unter starker Lichtentwickelung verbrennt, in Schwefel- und Salpetersäure schwer, in Salzsäure und Aetzalkalilösungen leicht löslich ist; spec. Gew. 2,6. Es ist vierwerthig; da jedoch nur Doppelatome auftreten, welche mit je einer Verwandtschaftseinheit unter einander abgesättigt sind, so erscheint es sechs- bezw. dreiwerthig.

$$= Al = Al =$$

Die Lösungen der Aluminiumsalze werden durch Aetzalkalien gefällt; der Niederschlag ist löslich im Ueberschuss des Fällungsmittels, nicht jedoch bei Gegenwart von Salmiak.

Aluminiumoxyd Al_2O_3
Thonerde.

Findet sich rein, krystallisirt als Korund, durch Metalloxyde gefärbt in vielen Edel- und Halbedelsteinen (Rubin, Saphir, Spinell); amorph im Smirgel.

Alumina hydrata $Al_2(OH)_6$
Aluminiumhydroxyd. Thonerdehydrat. Argilla.

Gewinnung: Natürlich als Diaspor und Hydrargillit, basisch als Bauxit; künstlich durch Fällen von Alaun durch Natriumcarbonatlösung oder Aetzammoniak und gutes Auswaschen des Niederschlages:

$$(SO_4)_4Al_2Ka_2 + 3(CO_3Na_2) + 3(H_2O) = 3(SO_4Na_2) + \\ + SO_4Ka_2 + 3(CO_3) + Al_2(OH)_6$$

Eigenschaften: Weisses, leichtes, der Zunge anklebendes Pulver, unlöslich in Wasser, löslich in Säuren und Aetzalkalien; erscheint, mit Kobaltnitratlösung geglüht, blau; alkalische Lösungen werden durch Ammoniumchlorid gefällt $(Al_2[HO]_6)$.

Aluminium sulfuricum $(SO_4)_3Al_2$, $18H_2O$.

Aluminiumsulfat.   Schwefelsaures Aluminium.

$$\begin{array}{l} SO_2{-}O{\diagdown} \\ {-}O{-}Al \\ SO_2{-}O{\diagup} \\ {-}O{\diagdown} \\ SO_2{-}O{-}Al \\ {-}O{\diagup} \end{array}$$

Vorkommen und **Gewinnung**: Natürlich als Haarkies, Aluminit; künstlich durch Lösen des Hydrates in verdünnter Schwefelsäure und Krystallisirenlassen.

Eigenschaften: Weisse, durchscheinende Krystalle, welche in 1,2 Th. kaltem, leichter in heissem Wasser, unlöslich in Weingeist sind. Die wässerige Lösung reagirt sauer. Das Salz zeichnet sich aus, mit den Sulfaten der Alkalien Doppelsalze, wirkliche Alaune zu bilden; unächte Alaune heissen Verbindungen, welche den wirklichen ähnlich konstituirt sind.

Aechte Alaune: Unächter Alaun:

$$\begin{array}{l} SO_2{-}O{\diagdown} \\ {-}O{-}Al \\ SO_2{-}O{\diagup} \\ {-}O{\diagdown} \\ SO_2{-}O{-}Al \\ {-}O{\diagup} \\ SO_2{-}O{-}Ka_2 \\ {-}O{-} \end{array} \qquad \begin{array}{c} (SO_4)_4Al_2Na_2 \\ \text{Natronalaun} \\ \\ \\ (SO_4)_4Al_2(NH_4)_2 \\ \text{Ammoniakalaun.} \end{array} \qquad \begin{array}{l} SO_2{-}O{\diagdown} \\ {-}O{-}Cr \\ SO_2{-}O{\diagup} \\ {-}O{\diagdown} \\ SO_2{-}O{-}Cr \\ {-}O{\diagup} \\ SO_2{-}O{-}(NH_4)_2 \\ {-}O{-} \end{array}$$

Kalialaun.   Ammoniakalaun.   Chromalaun.

Alle Alaune enthalten 24 Mol. Krystallwasser und sind isomorph.

Prüfung auf Eisen: die wässerige Lösung (1 : 10) darf durch einen Tropfen Gerbsäurelösung nicht blauschwarz gefällt werden;

auf Gehalt und Ueberschuss von Schwefelsäure: durch Titriren; 1 g in 10 cc Wasser gelöst, müssen nach Zusatz von 1,2 g Baryumchlorid und einem Tropfen Phenolphtaleïn (als Indicator) 8,3 — 8,4 cc Normalalkali zur dauernden Röthung gebrauchen; wird mehr gebraucht, so ist freie Schwefelsäure zugegen:

In diesem Salze ist die Schwefelsäure so locker an die Basis gebunden, dass sie sich durch Alkali wie eine freie Säure titriren lässt. Da aber beim direkten Titriren basische Salze entstehen, die störend wirken, verwandelt man das Sulfat in die gleichwerthige Menge Chlorid, die sich ebenfalls direkt titriren lässt:

$$Al_2(SO_4)_3, 18H_2O + 3(BaCl_2) = Al_2Cl_6 + 3(BaSO_4) + 18(H_2O)$$
$$\underbrace{666,8}_{6} = 111,13$$
$$Al_2Cl_6 + 6(KaOH) = Al_2O_3 + 6(KaCl) + 3(H_2O)$$
$$0,113 \times 8,3 = 92.2\%$$
$$0,113 \times 8.7 = 96.7\%$$

es sind somit für Feuchtigkeit und sonstige Verunreinigungen 3.3 — 7.8 % limitirt.

Alumen $(SO_4)_4Al_2Ka_2$, $24H_2O$.
Kalium-Aluminiumsulfat. Alaun.

Vorkommen: Als Federalaun auf Alaunschiefer ausgewittert.

Gewinnung: Alaunschiefer (Thon, Bitumen und Schwefeleisen) wird geröstet, mit Wasser besprengt und dem Einflusse der Luft zum Verwittern ausgesetzt; hierbei geht das Schwefeleisen in Sulfat über; gleichzeitig entsteht freie Schwefelsäure, die auf den Thon einwirkt und Aluminiumsulfat bildet. Beim Auslaugen resp. Eindampfen krystallisirt zuerst Eisenvitriol aus, fällt theils zu Boden und wird durch Krücken entfernt. Der klaren Mutterlauge wird nun Kaliumsulfat zugesetzt und unter Umrühren weiter eingedampft. Der sich ausscheidende Krystallbrei wird in Wasser gelöst und durch Umkrystallisiren gereinigt. Behufs Entfernung des Eisens aus dem Alaun setzt man der Lösung Kaliumcarbonat zu bis zur beginnenden Fällung von Aluminiumhydroxyd und lässt die überstehende Flüssigkeit von dem Eisenniederschlage ab. — Römischer (kubischer) Alaun wird durch Glühen des Alunit (Italien, bei Tolfa) und Auslaugen des Rückstandes gewonnen. — Neuerdings wird für Zwecke der Papierfabrikation und Färbereien das grönländische Mineral Kryolith, Al_2Fl_6, $6NaFl$, zu einem Präparat verarbeitet, welches unter dem Namen „concentrirter Alaun" in den Handel kommt und überwiegend aus Aluminiumsulfat besteht. Dieses kann durch Zusatz von Kaliumsulfat in wirklichen Alaun verwandelt werden. — Für dieselben Zwecke wird auch aus Bauxit $(Al_2O_3, 2H_2O)$ Alaun gewonnen. Kryolith wird durch Glühen mit Calciumcarbonat, Bauxit durch Glühen mit Kohle und Natriumsulfat zunächst in Natriumaluminat $(Al_2[NaO]_6)$ verwandelt, dessen Lösung durch eingeleitete Kohlensäure in Natriumcarbonat, welches gelöst bleibt, und in Thonerdehydrat, welches ausfällt und in Schwefelsäure gelöst wird, zersetzt wird.

Eigenschaften: Ziemlich durchsichtige, farblose, harte, an der Luft verwitternde Oktaëder, in 10,5 Th. kaltem, in gleichen Theilen heissem Wasser löslich, unlöslich in Weingeist, blähen sich beim Erhitzen auf unter Krystallwasserverlust und werden schliesslich zersetzt.

Prüfung auf Metalle: die wässerige Lösung (1 : 20) darf weder durch Schwefelwasserstoffwasser dunkel gefällt (Kupfer, Blei),

auf Eisen: noch durch Ferrocyankalium gebläut (innerhalb 10 Minuten) werden;
auf Ammoniumsalze: noch darf beim Kochen mit Natronlauge Ammoniak entwickelt werden;
auf Mangan: die mit Natronlauge bis zur Lösung des entstandenen Thonerdeniederschlages versetzte Lösung darf auch durch Schwefelammonium nicht gefällt werden.

Alumen ustum.

Das Brennen des Alauns soll in einem thönernen, nicht glasirten Gefässe vorgenommen werden, aus welchem das Präparat als schwammige Masse hervorgeht, welche sauer reagirt und in Wasser fast völlig löslich ist.

Prüfung auf Güte: darf beim gelinden Erhitzen im Platintiegel nicht mehr als 10 % an Gewicht verlieren und muss mit 25 Th. Wasser allmählich eine klare Lösung geben.

Aluminiumsilicat $Al_4Si_3O_{12}$

Kommt natürlich vor als **Kaolin** (Porzellanerde), **Bolus alba** (Pfeifenthon), mit Kalk als **Mergel**, mit Sand als **Lehm**; sehr kapillär als **Walkererde**, eisenhaltig als **Ocker, Umbra, Terra de Sienna** (auch manganhaltig); unrein als **Smirgel, rother Bolus, schwarze Kreide, Thonschiefer** und **Schieferthon**.

Aluminiumacetat $Al_2(C_2H_3O_2)_6$

$$(CH_3 - CO - O)_6 Al_2$$

Weisses Pulver, welches durch Lösen von frisch gefälltem Thonerdehydrat in verdünnter Essigsäure und Eindampfen der Lösung erhalten wird.

Liquor Aluminii acetici.

Gewinnung: 300 Th. Aluminiumsulfat werden in 300 Th. Wasser gelöst, 360 Th. Essigsäure zugesetzt und unter Umrühren 130 Th. Calciumcarbonat, in 200 Th. Wasser vertheilt, zugesetzt. Nach 24 Stunden wird vom ausgeschiedenen Calciumsulfat abgepresst und filtrirt.

Eigenschaften: Klare, farblose, sauer reagirende, schwach nach Essigsäure riechende Flüssigkeit vom spec. Gewicht 1,044 — 1,046.

Prüfung auf Metalle: Schwefelwasserstoffwasser darf den Liquor nicht dunkel fällen;
auf Calciumsulfat: beim Vermischen mit 2 Vol. Weingeist darf höchstens eine Trübung erfolgen;

auf Thonerdegehalt: 10 g mit Ammoniak gefällt, müssen 0,25 — 0,30 g trockene, geglühte Thonerde gewähren (= 7,5 — 8 % bas. Aluminiumacetat);

auf freie Essigsäure: durch Titriren; 10 g mit 20 cc Wasser und einigen Tropfen Phenolphtaleïn (als Indikator) vermischt, dürfen nicht weniger als 9,2 — 9,8 cc Normalalkali bis zur Röthung gebrauchen:

$$\underbrace{Al_2(OH)_2 , (C_2H_3O)_4}_{\frac{324}{4} = 81} + 4(KaOH) = 4(C_2H_3OKa) + Al_2(OH)_6$$

$0,081 \times 9,8 = 0,7938 = 7,9 \%$ basischem Salze.

Unedle Schwermetalle.

Sie besitzen ein höheres spec. Gewicht und eine geringere Verwandtschaft zum Sauerstoff als die vorbeschriebenen; in feuchter Luft laufen sie an. Sie bilden mit Sauerstoff mehrere Oxydationsstufen; die Oxyde geben den Sauerstoff beim blossen Erhitzen nicht ab, werden aber durch Kohle oder Wasserstoff reducirt. Viele unter ihnen zersetzen Wasser bei Gegenwart einer Säure; Wasser allein wird nur in der Rothglühhitze von ihnen zersetzt.

EISEN.

$\overset{IV}{Fe} = 56$ (Aequivalentgewicht 14).

Vorkommen: Gediegen als Meteoreisen; vererzt im Magneteisenstein, Eisenglanz, Spath-, Roth-, Braun-, Thoneisenstein, Raseneisenstein (Sumpferz); die Mehrzahl dieser sind Sauerstoffverbindungen.

Gewinnung: Die gepochten Erze werden abwechselnd mit Coaks und Zuschlag (Kreide und Flussspath), in Hochöfen geschüttet und erhitzt; die Silikate der Erze bilden mit den Zuschlägen die Schlacke, unter welcher das Eisen abgestochen wird (Roheisen, mit 5 % C, S, P, Mn, Si). Schnell erkaltet krystallisirt es (Spiegeleisen) mit chemisch gebundenem Kohlenstoff; langsam erkaltet es zu grauem

Roheisen mit mechanisch gebundenem Kohlenstoff; ersteres ist spröder als letzteres. Phosphorgehalt macht Eisen kaltbrüchig, Kupfer und Schwefel machen es rothbrüchig, Kiesel und Kalk machen es faulbrüchig. Schmiede- und Stabeisen wird aus dem Roheisen durch Entziehung von Kohlenstoff gewonnen. Das geschieht entweder durch den Frischprocess (Einblasen von Luft zum geschmolzenen Eisen, wobei Kohle, Schwefel und Phosphor oxydirt werden und entweichen, während Kieselsäure nach dem Erkalten durch Zainhämmer dem Eisen ausgepresst wird), oder durch den Puddlingsprocess (Roheisen wird im Flammenofen mit Hammerschlag geschmolzen und durch Puddeln in innige Berührung mit der Luft gebracht, wobei der Kohlenstoff oxydirt wird und entweicht, während mineralische Verunreinigungen in die Schlacke gehen). Stahl enthält $1 - 2\%$ Kohlenstoff und wird bereitet durch Einpacken des Stabeisens in Kohlenpulver, Erhitzen und Zusammenhauen (Cämentstahl) oder Schmelzen (Gussstahl). Stahl durchläuft beim Erhitzen eine Reihe von Farben und verliert seine Elasticität, wird aber wieder hart beim Eintauchen in kaltes Wasser.

Eigenschaften: Weiches silberglänzendes Metall mit körnig-krystallinischem Bruch, ist magnetisch, vor dem Schmelzen schweissbar, verbrennt in der Weissglühhitze unter Funkensprühen, zersetzt Wasser bei Gegenwart von Säuren; spec. Gew. 7,84. — Das Eisen ist vierwerthig; es sind jedoch in den Ferrosalzen je zwei Atome mit zwei Werthigkeiten, in den Ferridsalzen mit je einer Werthigkeit unter einander abgesättigt, sodass das Molekül Eisen hier sechs-, dort aber vierwerthig erscheint:

$$\begin{matrix} Fe \equiv & Fe = \\ \| & \| \| \\ Fe \equiv & Fe = \end{matrix}$$

Die Ferrosalze (Eisenoxydulsalze) werden durch Chlor oder Salpetersäure in Ferridsalze übergeführt; ihre Lösungen werden durch Alkalien weiss gefällt; der Niederschlag oxydirt sich aber an der Luft und geht durch blau, grün, in braun über; Ferrocyankalium erzeugt einen weissen, Ferridcyankalium einen blauen Niederschlag; Ferridsalze (Eisenoxydsalze) werden durch Zinnchlorür reducirt zu Ferrosalzen; ihre Lösungen werden durch Alkalien braun, durch Ferrocyankalium blau gefällt, durch Schwefelcyankalium sowie beim Erhitzen mit essigsaurem Natrium roth gefärbt. Ferrid- und Ferrosalze werden in saurer Lösung durch Schwefelwasserstoff nicht, wohl aber durch Schwefelammonium gefällt.

Ferrum pulveratum.

Aschgraues, schwach glänzendes Pulver, durch Zerstampfen von weichem Eisen.

Prüfung auf Kohle, Graphit etc.: 2 g Eisen müssen in 30 g verdünnter Salzsäure (1 + 1) fast völlig löslich sein;

auf Schwefeleisen: das bei der Lösung entwickelte Wasserstoffgas darf auf Fliesspapier, welches mit Silbernitratlösung (1 + 1) befeuchtet ist, keine Bräunung verursachen (Schwefelsilber);

auf Zink: die salzsaure Lösung, in welcher durch Salpetersäure das Chlorür in Chlorid übergeführt worden, und welcher alsdann das Eisen mittelst Ammoniak ausgefällt worden, darf im Filtrat durch Schwefelammonium nicht weiss gefällt werden;

auf Reinheit: durch Titriren; 0,1 g soll nach seiner bei Abschluss der Luft in 15 g verdünnter Schwefelsäure erfolgten Lösung nicht weniger als 55,5 cc Vol. Kaliumpermanganatlösung zur Oxydation (bleibenden Röthe) gebrauchen.

$$10(FeO) + 2(MnO_4Ka) = 5(Fe_2O_3) + 2(MnO) + Ka_2O$$

560 : 316 =
1,772 : 1

mithin entspricht jeder cc Permanganatlösung (1:1000) 0,001772 Eisen. $0,001772 \times 55,5 = 0,098346 =$ 98,3 % reines Eisen; der Rest ist für Unreinigkeiten (Sand, Kohle) limitirt.

Aufbewahrung: In gut verschlossenen Gefässen.

Ferrum reductum.
Fer Quévenne.

Gewinnung: Frisch bereitetes Eisenoxydhydrat, welches im Glühen erhalten wird, wird durch reines, trockenes, darüber hinweg geleitetes Wasserstoffgas reducirt.

$$Fe_2(OH)_6 + 6H = 2Fe + 6(H_2O)$$

Eigenschaften: Dunkelgraues, glanzloses Pulver, welches an der Luft erhitzt in Eisenoxyduloxyd verwandelt wird und stets mehr oder weniger des letzteren enthält.

Prüfung auf Kohle, unlösliche Verunreinigungen und Schwefeleisen wie Ferr. pulv.

auf Reinheit und Gehalt: 0,3 g werden mit 50 g Quecksilberchloridlösung unter Ausschluss der Luft (um Oxydation zu vermeiden) während einer Stunde im Wasserbade digerirt, nach dem Erkalten mit Wasser auf 100 cc aufgefüllt, gemischt und zum Absetzen bei Seite gestellt. 25 cc von der geklärten Lösung dürfen nicht weniger als 38 cc Vol. Kaliumpermanganatlösung zur Oxydation gebrauchen, was einem Gehalt von 89,7 % reinem Eisen entsprechen würde. Die Anwendung der Quecksilberchloridlösung erfolgt an

Stelle einer Säure, damit nicht Eisenoxyd und Oxyduloxyd, deren Anwesenheit bis zu 10% erlaubt ist, mit in Lösung gehen. Erstere löst Eisen zu Eisenchlorür unter Abscheidung von Quecksilberchlorür mit metallischem Quecksilber.

$0{,}001772 \times 38 = 0{,}067336 \times 4 = 0{,}269344 \times 333{,}3 = 89{,}7\%$
(siehe Ferr. pulv.)

Ferrum chloratum Fe$_2$Cl$_4$

Ferrochlorid. Eisenchlorür.

$2Cl = Fe = Fe = Cl_2$

Gewinnung: Eisen (stets im Ueberschuss) wird in Salzsäure gelöst, schnell filtrirt und eingedampft, damit keine Oxydation durch Luft stattfindet und in trockne Gläser gefüllt.

Eigenschaften: Blassgrünes Pulver, welches in gleichen Theilen Wasser löslich ist; die Lösung muss beim Vermischen mit 3 Theilen Weingeist klar bleiben. (Ist meist chloridhaltig.)

Aufbewahrung: In gut verschlossenen Gefässen im Sonnenschein.

Ferrum sesquichloratum Fe$_2$Cl$_6$, 12H$_2$O.

Ferridchlorid. Eisenchlorid.

$3Cl = Fe = Fe = Cl_3$

Gewinnung: Krystallisirt beim Erkalten einer Lösung, welche bei 20° das spec. Gew. 1,670 zeigt und 60% Fe$_2$Cl$_6$ enthält; wird durch Eindampfen frisch bereiteten Liquors gewonnen, bis eine herausgenommene Probe desselben beim Erkalten erstarrt.

Eigenschaften: Gelbe, strahlig krystallinische, hygroskopische, salzig und herbe schmeckende, in Wasser, Weingeist und Aether lösliche Masse; darf ganz schwach nach Salzsäure riechen.

Liquor Ferri sesquichlorati.

Gewinnung: Eisenchlorürlösung wird entweder durch direktes Einleiten von Chlor:

$Fe_2Cl_4 + 2Cl = Fe_2Cl_6$

oder durch Oxydation mit Salpetersäure in Chlorid verwandelt:

$3(Fe_2Cl_4) + 6(HCl) + 2(NHO_3) = 2(NO) + 4(H_2O) + 3(Fe_2Cl_6)$

Man erkennt die Vollendung der Operation daran, dass eine Probe der in Arbeit genommenen Flüssigkeit Kaliumpermanganatlösung nicht mehr entfärbt. Es wird hierbei Chlorür in Chlorid unter Entfärbung der rothen Flüssigkeit übergeführt: das Hypermanganat giebt Sauerstoff ab, dieser entzieht der Salzsäure Wasserstoff und macht Chlor frei:

$Ka_2Mn_2Cl_4 + Fe_2Cl_4 + 8(HCl) = Mn_2Cl_4 + 2(KaCl) + 4(H_2O) + Fe_2Cl_6$

Eigenschaften: Klare, dunkelbraune Flüssigkeit, welche mit Weingeist, auch bei Zusatz von Aether, klar mischbar ist und beim Kochen Oxyd resp. Oxychlorid abscheidet; soll bei einem spec. Gew. von 1,280—1,282 10% Eisen enthalten und wird durch Ferrocyankalium blau gefällt.

Prüfung auf Chlorür: nach dem Vermischen mit 10 Th. Wasser und etwas Salzsäure darf Ferridcyankalium keinen blauen Niederschlag bewirken;

auf freie Salzsäure: beim Darüberhalten eines mit Ammoniak befeuchteten Glasstabes darf kein Salmiaknebel entstehen; feuchtes Jodzinkstärkepapier darf nicht gebläut werden;

auf fremde Salze: 5 g Liquor werden mit 20 Th. Wasser und Ammoniak im Ueberschuss tüchtig durchgeschüttelt; das vom Eisen befreite eingetrocknete farblose Filtrat darf keinen Glührückstand hinterlassen;

auf Salpeter- oder salpetrige Säure: 2 Vol. des Filtrats mit 1 Vol. Schwefelsäure vermischt, dürfen beim Aufschichten von 2 Vol. Eisenvitriollösung keine braune Zone zeigen;

auf Schwefelsäure: ein Theil des mit Essigsäure angesäuerten Filtrates darf durch Baryumnitrat nicht weiss,

auf Kupfer: durch Ferrocyankalium nicht rothbraun gefärbt werden.

Liquor Ferri oxychlorati.

Gewinnung: 35 Th. Liq. Ferri sesquichlorati werden mit 100 Th. Wasser verdünnt; das Gemisch wird unter Umrühren in eine Mischung von 35 Th. Liq. Ammon. caust. und 320 Th. Wasser gegossen. Der auf einem leinenen Tuche gesammelte, durch Abpressen vom Wasser befreite Niederschlag wird mit 3 Th. Salzsäure versetzt, nach dreitägigem Stehen gelinde erwärmt und die Lösung bis zum spec. Gew. 1,050 verdünnt.

Eigenschaften: Rothbraune, klare, geruchlose Flüssigkeit von wenig adstringirendem Geschmacke, welche ca. 3,5% Eisen enthalten soll.

Prüfung: 1 cc mit 19 cc Wasser verdünnt, soll auf Zusatz von 1 Tropfen Salpetersäure und 2 Tropfen Vol. Silbernitratlösung keine Chlorreaktion zeigen (Fe_2Cl_6).

Ferrum jodatum Fe_2J_4

Ferrojodid. Eisenjodür.

Gewinnung: In Wasser vertheiltem Eisenpulver wird Jod zugesetzt, bis die Lösung hellgrün geworden ist; dann wird filtrirt und kann bis zu einer gewissen Grenze, aber nicht zur Trockne, eingedampft werden. 8 Theile Jod entsprechen ca. 10 Theilen Eisenjodür.

Ferrum jodatum saccharatum. Frisch bereitete Eisenjodürlösung wird mit Milchzucker eingedampft, sodass derselbe 20 % des trocknen Salzes enthalte. Weissgelbliches Pulver, welches in 7 Theilen Wasser löslich sein muss. Stärkemehl, der Lösung zugesetzt, wird auf Zusatz von Chlorwasser gebläut (Jodbefreiung).

Syrupus ferri jodati. Ein nach der Pharmacopöe bereiteter Syrup, welcher 5 % Fe_2J_4 enthalten muss.

Aufbewahrung: Vorsichtig, in kleinen gut verschlossenen Flaschen, an einem sonnigen Orte.

Ferrum sulfuratum Fe_2S_2
Ferrosulfid. Eisensulfür.

Schwefeleisen. Zusammenschmelzen von Eisenfeile mit Schwefel, oder Fällen einer frisch bereiteten Ferrosumsulfatlösung durch Schwefelammon. Halbkrystallinische, kompakte Masse zur Schwefelwasserstoffbereitung oder lockeres schwarzes Pulver, welches mit Magnesia und Eisensulfatlösung gemeinschaftlich als vorzügliches Antidot bei Metallvergiftungen gilt.

Ferrocyanid $Fe_2(CN)_4$ Ferridcyanid $F_2(CN)_6$
Ferrocyanwasserstoffsäure   Ferridcyanwasserstoffsäure.
$Fe_2(CN)_4$, 8 CNH $Fe_2(CN)_6$, 6 CNH.

Eisenoxydul Fe_2O_2
Ferrooxyd.

Wegen seiner grossen Neigung, sich höher zu oxydiren, wenig beständig und schwer isolirbar. Das Hydrat $Fe(OH)_2$ (halbe Formel) wird aus Oxydulsalzlösung durch Alkalien weiss gefällt, wird jedoch wegen höherer Oxydirung bald blau, dann roth:

$$FeSO_4 + 2(NaOH) = 2(Na_2SO_4) + Fe(OH)_2$$

Eisenoxyd Fe_2O_3
Ferridoxyd.

Natürlich als Eisenglanz, Rotheisenstein (Blutstein), Eisenglimmer; Rückstand bei der Bereitung der Nordhäuser Schwefelsäure (Caput mortuum, Colcothar vitrioli); künstlich durch Glühen des Hydroxydes. Rothbraunes, in Säuren schwer lösliches Pulver. — Das Hydrat (Hydroxyd: Ferrum hydricum) $Fe_2(OH)_6$ wird schwefelsaurer Eisenoxydsalzlösung mittelst Ammoniak ausgefällt:

$$Fe_2(SO_4)_3 + 6(NH_4OH) = 3(NH_4)_2SO_4 + Fe_2(OH)_6$$

und bildet ein feines rothbraunes, in Salzsäure lösliches Pulver, welches auch den Hauptbestandtheil des Antidotum Arsenici bildet (neben Bittersalz; beide bilden unlösliche Arsenverbindungen).

Ferrum oxydatum saccharatum solubile.
Löslicher Eisenzucker.

Eigenschaften: Der nach Vorschrift der D. Pharmakopöe bereitete Eisenzucker ist ein rothbraunes Pulver von süsslichem Geschmack, wenig an Eisen erinnernd, welches in 20 Th. heissem Wasser löslich ist. Die Lösung gewährt die für Eisenoxydsalze charakteristischen Reaktionen erst auf Zusatz von Salzsäure. Das Pulver soll ca. 3% Eisen enthalten.

Prüfung auf Chlor: die wässrige, mit verdünnter Schwefelsäure angesäuerte Lösung darf durch Silbernitrat nur schwach getrübt werden;

auf Gehalt: 2 g werden zur Zerstörung des Zuckers geglüht, der Rückstand wird mit heisser Salzsäure ausgezogen, das Filtrat mit chlorsaurem Kalium oxydirt. Die erkaltete Lösung wird mit 1 g Jodkalium eine Stunde lang warm gestellt, dann mit Stärkelösung versetzt und mit Thiosulfatlösung farblos titrirt; es müssen 10—10,7 cc der Lösung gebraucht werden. Es wird zunächst eine dem Chlor des Eisenchlorides aequivalente Menge Jod frei

$$Fe_2O_6 + 2(KaJ) = 2(FeCl_2) + 2(KaCl) + 2J$$

und diese wird gemessen.

$$2J + 2(S_2O_3Na_2) = S_4O_6Na_2 + 2(NaJ)$$

2 Aeq. Eisen (im Chlorid) machen 2 Aeq. Jod frei, mithin entspricht jeder cc Thiosulfatlösung 0,0056 g Eisen, mithin $0,0056 \times 10 = 0,056 \times 50 = 2,8\%$.

Ferrum carbonicum $(CO_3)_2 Fe_2$
Ferrocarbonat. Kohlensaures Eisenoxydul (mit Zucker).

$$(CO) \genfrac{}{}{0pt}{}{-O-}{-O-} Fe$$
$$(CO) \genfrac{}{}{0pt}{}{-O-}{-O-} Fe$$

Gewinnung: Natürlich als Spatheisenstein (rhomboëdrisch). Künstlich durch Fällen von Ferrosulfatlösung mit Natriumcarbonatlösung, Auswaschen des Niederschlages, und Eintrocknen mit Zucker:

$$(SO_4)_2Fe_2 + 2(CO_3Na_2) = 2(SO_4Na_2) + (CO_3)_2Fe_2$$

Eigenschaften: Graugrünes Pulver von süssmetallischem Geschmack, ist in Salzsäure unter reichlicher Kohlensäureentwickelung löslich und muss ca. 10% Eisen enthalten. Ein altes, braunes, mit Säuren wenig aufbrausendes Präparat ist zu verwerfen.

Prüfung auf Schwefelsäure: die verdünnte salzsaure Lösung darf durch Baryumchlorid nicht stark getrübt werden.

auf Gehalt: 1 g werde unter Luftzutritt geglüht, der Rückstand mit Salzsäure ausgezogen, die Lösung mit chlorsaurem Kalium oxydirt, überschüssiges Chlor durch Kochen verjagt. Es werde sodann 1 Stunde lang mit 2 g Jodkalium digerirt und nach Zusatz von Jodzinkstärkelösung mit Thiosulfatlösung bis zur Entfärbung titrirt. Es müssen hierbei mindestens 17 cc derselben verbraucht werden (Berechnung wie bei Ferr. oxyd. sacch.)

$$0{,}0056 \times 17 = 0{,}0952 \times 100 = 9{,}5\%.$$

Aufbewahrung: In gut verschlossenen Gefässen.

Ferrum sulfuricum $(SO_4)_2 Fe_2, 14 H_2O$.

Ferrosulfat. Schwefelsaures Eisenoxydul.

Gewinnung: Der durch Auslaugen gerösteter Eisenkiese gewonnene Eisenvitriol des Handels ist mit Ferrisulfat, Kupfer- und Zinksulfat meist stark verunreinigt. Ferrum sulfuricum purum durch Auflösen von Eisendrehspähnen in verdünnter Schwefelsäure und Auskrystallisirenlassen oder Fällen der Lösung mit Alkohol.

$$2Fe + 2(SO_4H_2) = (SO_4)_2Fe_2 + 4H.$$

Eigenschaften: Durchscheinende, grüne rhombische Säulen oder ein hellgrünes Krystallmehl, welches in 1,8 Theilen Wasser löslich, in Weingeist unlöslich ist, an der Luft verwittert; es verliert beim Erhitzen 12 Atome Krystallwasser unter Hinterlassung eines grünlich-weissen feinen Pulvers (Ferrum sulfuricum siccum).

Prüfung auf Reinheit und basisches Salz: die Lösung in ausgekochtem und wieder erkaltetem (Kohlensäure- und ammoniakfreien) Wasser muss neutral und klar sein;

auf Kupfer: 2 g in Wasser gelöst, mit Salpetersäure oxydirt und mit Ammoniak gefällt, müssen ein Filtrat geben, welches weder blau ist,

auf Zink: noch durch Schwefelammonium weiss gefällt wird,

auf Alkalisalze: noch nach dem Eindampfen und Glühen einen Rückstand hinterlässt;

auf Gehalt: 0,5 g in 20 g verdünnter Schwefelsäure und 100 cc Wasser gelöst müssen 56 — 57,5 cc Vol. Kaliumpermanganatlösung zur Oxydation (bis zur bleibenden Röthung) gebrauchen.

$$158 KaMnO_4 = 1390 FeSO_4, 7H_2O = 280 Fe,$$

mithin 1 cc $KaMnO_4 = 0{,}01765 Fe$ (siehe Ferr. pulver.)

$$0{,}01765 \times 56 = 0{,}9784 \times 200 = 19{,}97\% Fe.$$

In derselben Weise müssen 0,3 g des trockenen Eisenvitrioles 51,5 — 52,5 cc Permanganat erfordern, was einem Eisengehalte von 30,6 — 31,2 % entsprechen würde.

Aufbewahrung: wie das Vorige.

Liquor Ferri sulfurici oxydati $(SO_4)_3 Fe_2$
Ferridsulfatlösung. Schwefelsaure Eisenoxydflüssigkeit.

$$3(SO_2) \begin{matrix} =30= Fe \\ \| \\ =30= Fe \end{matrix}$$

Gewinnung: Ferrosulfatlösung wird mit Schwefelsäure vermischt und durch Zusatz von Salpetersäure unter Erwärmen oxydirt (siehe Liq. Ferr. sesquichlorat.).

$6(SO_4)_2Fe_2 + 3(SO_4H_2) + 2(NO_3H) = 4(H_2O) + 2(NO) + 3([SO_4]_3Fe_2)$.

Der Process ist beendet, wenn eine Probe der Flüssigkeit Kaliumhypermanganatlösung nicht mehr entfärbt.

$10(SO_4Fe) + 8(SO_4H_2) + 2(MnO_4Ka) = 2(SO_4Mn) + SO_4Ka_2 +$
$+ 5([SO_4]_3Fe_2) + 8(H_2O)$
(Siehe Liq. Ferr. sesquichlor.)

Der Liquor wird sodann zur festen Masse eingedampft, in Wasser gelöst bis zum spec. Gew. 1,428 — 1,430 (= 10% Eisen).

Eigenschaften: Klare, bräunlichgelbe, syrupdicke Flüssigkeit.

Prüfung auf Oxydulsalz: darf, mit 10 Th. Wasser verdünnt, durch Ferridcyankalium nicht gefällt,

auf Chlorid: und durch Silbernitratlösung nicht stark getrübt werden.

auf Salpetersäure und Kupfer wie Liq. Ferr. sesquichlorat.

Aufbewahrung: Vom Licht entfernt in gut verschlossenen Gefässen.

Ferrum phosphoricum $(PO_4)_2 Fe_3$
Ferrophosphat. Phosphorsaures Eisenoxydul.

$$\begin{matrix}(PO) \\ (PO)\end{matrix} \begin{matrix} =O_2=Fe \\ \| \\ =O_2=Fe \\ \| \\ =O_2=Fe \end{matrix}$$

Gewinnung: Natürlich als Vivianit. Künstlich durch Fällung einer Ferrosumsulfatlösung durch off. Natriumphosphatlösung und Trocknen des gut ausgewaschenen Niederschlages.

Eigenschaften: Graublaues, in Wasser unlösliches, in Salzsäure leicht lösliches Pulver, oxydirt sich bei der Darstellung höher und enthält stets Ferridphosphat.

Ferrum pyrophosphoricum $(P_2O_7)_3 Fe_4, 9H_2O$.
Ferridpyrophosphat. Pyrophosphorsaures Eisenoxyd.

Gewinnung: Verdünnte Ferridchloridlösung wird durch Natriumpyrophosphatlösung gefällt. Wird der frisch bereitete Niederschlag einer mit Ammon übersättigten Citronensäurelösung zugesetzt, so wird er gelöst; diese Lösung, auf Platten gestrichen und getrocknet, bildet das

Ferrum pyrophosphoricum cum Ammonio citrico.

Eigenschaften: Grünlich-gelbe Plättchen von schwachem Metallgeschmack, in Wasser leicht und vollständig löslich; Ammon fällt die Lösung nicht, wohl aber Aetzkalilauge beim Erhitzen, unter gleichzeitiger Entwickelung von Ammon (18% Eisen.)

Liquor Ferri acetici $(C_2H_3O_2)_6 Fe_2$
Ferridacetatlösung. Essigsaure Eisenoxydflüssigkeit.

$$(CH_3 - CO - O)_6 Fe_2$$

Gewinnung: Ferridsulfatlösung wird durch Aetzammon gefällt und das gut ausgewaschene Hydroxyd in verdünnter Essigsäure gelöst:

$$(SO_4)_3 Fe_2 + 6(NH_4OH) = 3(SO_4[NH_4]_2) + Fe_2(OH)_6$$
$$Fe_2(OH)_6 + 6(C_2H_4O_2) = 6(H_2O) + (C_2H_3O_2)_6 Fe_2$$

Eigenschaften: Rothbraune Flüssigkeit, spec. Gew. 1,081 — 1,083 (4,8 — 5% Eisen), riecht nach Essigsäure, scheidet bei Erhitzen Hydroxyd ab.

Prüfung auf fremde Metalle: der mit Ammonüberschuss vom Eisen befreite Liquor darf durch Schwefelwasserstoffwasser nicht gefällt werden,

auf Alkalien und Erden: auch beim Eintrocknen keinen Rückstand hinterlassen,

auf Sulfate und Chloride: nach dem Ansäuren mit Salpetersäure weder durch Baryum-, noch durch Silbernitrat getrübt werden;

auf Oxydulsalz: mit 5 Th. Wasser und etwas Salzsäure vermischt, darf Ferridcyankalium keinen blauen Niederschlag hervorrufen;

auf Gehalt: 2 g mit 1 g Salzsäure, 20 cc Wasser und 1 g Jodkalium 1 Stunde lang erwärmt (siehe Ferr. oxyd. sacch. sol.) sollen soviel Jod abscheiden, dass nach dem Erkalten nicht weniger als 17 — 19 cc Thiosulfatlösung zur Entfärbung der mit Stärkelösung angebläuten Flüssigkeit gebraucht werden:

$$0{,}0056 \times 18 = 0{,}1008 \times 5 = 5\% \ Fe.$$

Aufbewahrung: In gut verschlossenen Gefässen, möglichst entfernt dem Tageslichte.

Ferrum citricum oxydatum $(C_6H_5O_7)_2 Fe_2$
Ferridcitrat. Citronensaures Eisenoxyd.

Gewinnung: Frisch gefälltes Ferridhydroxyd wird durch Digestion in Citronensäurelösung gelöst; die eingedampfte Flüssigkeit wird auf Platten gestrichen und getrocknet.

Eigenschaften: Braunrothe, durchsichtige, wenig metallisch schmeckende, in Wasser leicht lösliche Lamellen, deren Lösung durch Aetzammon nicht gefällt wird.

Ferrum citricum ammoniatum.

Gewinnung: In einer, wie vorbeschrieben bereiteten Ferricitratlösung wird Citronensäure gelöst, die Lösung dann mit Ammon übersättigt (wenig); die eingedampfte Flüssigkeit wird auf Glasplatten gestrichen und getrocknet.

Eigenschaften: Braunrothe, durchscheinende Lamellen von schwach laugenhaft metallischem Geschmack; die wässrige Lösung wird durch Ammon nicht gefällt, wohl aber beim Erwärmen mit Aetzkali unter Entwickelung von Ammoniak.

Ferrum lacticum $(C_3H_5O_3)_4 Fe_2, 6H_2O$.
Ferrolactat. Milchsaures Eisenoxydul.

$$C_2H_4 \begin{pmatrix} OH \\ CO-O \end{pmatrix}_4 Fe_2$$

Gewinnung: Milchzucker wird mit sauren, trüben Molken zum Gähren hingestellt, die gebildete Säure allmälig mit Natriumbicarbonat abgestumpft; die Natriumlactatlösung wird durch verdünnte Schwefelsäure vorsichtig zersetzt, colirt und eingedampft, sodann mit heisser Ferrosulfatlösung vermischt und zum Krystallisiren hingestellt.

Eigenschaften: Krystallinisches, grünlich weisses, fast geruchloses Pulver, wenig in Weingeist, in 38,2 Theilen Wasser löslich; die grüngelbe Lösung reagirt schwach sauer.

Prüfung auf Sulfate, Chloride und auf Weinsäure: die kalt gesättigte
    wässrige Lösung darf durch Bleiacetat kaum getrübt
    werden;

auf Metalle: nach dem Ansäuern mit Salzsäure darf Schwefelwasserstoffwasser keine dunkle Fällung bewirken;

auf Milchzucker, Dextrin, Zucker, Gummi, Kohlenhydrate: nach geschehener Inversion mit verdünnter Schwefelsäure darf nach Uebersättigung mit Natronlauge Fehling'sche Kupferlösung keinen rothen Niederschlag (von Kupferoxydul) beim Kochen hervorrufen; beim Zusammenreiben mit Schwefelsäure findet bisweilen nach längerem Stehen Bräunung statt;

auf Gehalt: mit Salpetersäure befeuchtet und geglüht, muss 1 g nahezu 0,27 g Eisenoxyd zurück lassen.

MANGAN,

zuerst rein dargestellt 1774 von Gahn.

$\overset{IV}{Mn} = 55$ (Aequivalentgewicht 13,75).

Vorkommen: Nie gediegen; meist als Pyrolusit oder als Braunstein, Hyperoxyd.

Gewinnung: Schmelzen des Chlorids mit Natrium und Chlornatrium oder elektrische Zersetzung der feurigflüssigen Chlorverbindung.

Eigenschaften: Mattglänzendes, weissgraues, leicht oxydirbares Metall, schwer schmelzbar, zersetzt Wasser bei gewöhnlicher Temperatur; spec. Gew. 7,2. Die Sauerstoffverbindungen entsprechen denen des Eisens; die Salze sind meist schön gefärbt. Mit Sodasalpeter auf Platinblech erhitzt, entsteht eine grüne Schmelze von Natriummanganat. Die Boraxperle vor dem Löthrohr wird roth gefärbt. Die Lösungen werden durch Schwefelwasserstoff nicht, wohl aber durch Schwefelammonium fleischfarben *(Mn S)* gefärbt.

Manganum hyperoxydatum Mn_2O_4
Manganhyperoxyd.

Vorkommen: Braunstein (derb), Pyrolusit (krystallinisch).

Eigenschaften: Grauschwarze, glänzende, abschmutzende Masse, welche zerrieben ein schweres, schwarzes Pulver giebt, welches unlöslich in Wasser ist, für sich oder mit Schwefelsäure erhitzt, Sauerstoff, mit Salzsäure erhitzt, Chlor abscheidet und sich leicht in verdünnten Mineralsäuren löst. Spec. Gew. 4,8 — 5,0; soll mindestens 60% reines Hyperoxyd enthalten.

Prüfung auf Gehalt: 10 Theile, fein zerrieben, mit 200 Theilen verdünnter Salzsäure und 40 Theilen Ferrosulfat digerirt, dann bis zum Sieden erhitzt, sollen ein Filtrat geben, was durch Ferridcyankalium nicht mehr blau gefällt wird (mithin nur Ferridsalz enthält).

$$MnO_2 + 4(HCl) = MnCl_2 + 2(H_2O) + 2Cl$$
$$87\,(43{,}5) \qquad\qquad\qquad\qquad\qquad 71\,(35{,}5)$$
$$6Cl + 3([SO_4]_2Fe_2, 14H_2O) = 2(SO_4)_3Fe_2 + Fe_2Cl_6 + 42(H_2O)$$
$$213\,(35{,}5) \qquad 1668\,(287)$$
$$287 : 43{,}5 = 40 : 6 \;(= 60\%)$$

Manganum sulfuricum $Mn_2(SO_4)_2, 14H_2O$.
Manganosulfat. Manganvitriol.

Gewinnung: Braunstein wird mit Schwefelsäure erhitzt; die Masse wird ausgelaugt, das Filtrat zur Krystallisation gebracht:

$$Mn_2O_4 + 2(H_2SO_4) = Mn_2(SO_4)_2 + 2(H_2O) + 2O$$

Eigenschaften: Rosenrothe, durchsichtige, rhombische, leicht verwitternde, mit dem Eisenvitriol isomorphe Krystalle, welche in 0,8 Th. Wasser löslich sind.

Prüfung auf Eisen: die mit einigen Tropfen Salzsäure und Chlorwasser erhitzte (höher oxydirte) wässrige Lösung (1 : 20) darf weder durch Schwefelcyankalium blutroth,
auf andere Metalle: noch durch Schwefelwasserstoffwasser dunkel gefällt werden;
auf Zink: eine mit gleichen Theilen Natriumacetat bewirkte, mit Essigsäure angesäuerte Lösung (1 : 10) darf durch Schwefelwasserstoffwasser nicht weiss gefällt werden;
auf Gehalt an Krystallwasser: 1 g darf bei gelindem Glühen nicht mehr als 0,33 g an Gewicht verlieren.

CHROM,

entdeckt 1797 von Vauquelin.

$\overset{IV}{Cr} = 52,2$ (Aequivalentgewicht 13,05).

Vorkommen: Im Chromeisenstein, Chromocker, Rothbleierz u. a.

Gewinnung: Reduction des Chromoxydes durch Glühen mit Kohle, oder elektrische Zersetzung der feurig-flüssigen Chlorverbindung.

Eigenschaften: Graues, leicht oxydirbares Pulver, verbrennt an der Luft leicht und unter Funkensprühen; oder eisenähnliche Schuppen, spröde, unlöslich in Salpetersäure, löslich in Salzsäure; spec. Gew. 6,8. Chromverbindungen mit Sodasalpeter auf Platinbleche erhitzt, geben eine gelbe Schmelze, deren wässrige Lösung nach geschehener Neutralisation durch Bleisalze gelb, durch Silbersalze roth gefällt werden. Für die Werthigkeit des Chroms gilt dasselbe, was beim Eisen erwähnt wurde.

Chromooxyd Cr_2O_2
Chromoxydul.

Chromohydroxyd $Cr_2(OH)_4$
Chromoxydulhydrat.

Chromidoxyd Cr_2O_3
Chromoxyd.

Chromidhydroxyd $Cr_2(CH)_6$
Chromoxydhydrat.

Acidum chromicum Cr_2O_6
Chromtrioxyd. Chromsäureanhydrid.

$$3O \equiv Cr - Cr \equiv O_3$$

Gewinnung: Zersetzen einer gesättigten Kaliumbichromatlösung durch conc. Schwefelsäure, Sammeln und Trocknen der ausgeschiedenen Krystalle:

$$Cr_2O_7Ka_2 + 2(SO_4H_2) = 2(SO_4KaH) + H_2O + Cr_2O_6$$

Eigenschaften: Säulen, oder nadelförmige, purpurrothe, höchst hygroskopische, in Wasser und Weingeist leicht lösliche Krystalle, werden beim Erhitzen dunkel, schmelzen und entbinden dabei Sauerstoff; wirken höchst ätzend, sind giftig und bilden eins der kräftigsten Oxydationsmittel.

Aufbewahrung: Vorsichtig in Glasstöpselflaschen.

Chromsäure CrO_4H_2 Dichromsäure $Cr_2O_7H_2$

Beides zweibasische Säuren, welche jedoch nur in ihren Salzen bekannt sind. Die Konstitution der Dichromsäure ist aus folgender Gleichung ersichtlich:

$$2(CrO_4H_2) - H_2O = Cr_2O_7H_2$$

ZINK.

$\overset{II}{Zn} = 65$ (Aequivalentgewicht 32,5).

Vorkommen: Nirgends frei; vererzt im Galmey (Carbonat, Zinkspath), im Kieselzinkerz, in der Zinkblüthe (hydratisches Carbonat) und in der Zinkblende (Sulfid).

Gewinnung: Reduction des geglühten Galmey mit Kohle und Reinigung durch fraktionirte Destillation.

Eigenschaften: Bläulich-weiss, glänzend, von krystallinischem Bruch, bei 100° dehnbar (Zinkblech), bei 150° spröde (Zincum pulverat.), über 500° flüchtig; verbrennt, an der Luft erhitzt, unter Lichtentwickelung zu Oxyd, zersetzt Wasser in der Siedehitze; löslich in Mineralsäuren und kochenden Aetzkalilaugen unter Entwickelung von Wasserstoff; spec. Gew. 7. Schwefelwasserstoff fällt aus alkalischen oder essigsauren Lösungen weisses Zinksulfid. Aetzalkalien fällt Zinkhydroxyd, kohlensaure Alkalien fällen basische Carbonate, beide löslich in Chlorammonium.

Zincum chloratum $ZnCl_2$, H_2O
Zinkchlorid.

Gewinnung: Auflösen von Zink oder Zinkoxyd in Salzsäure und Eintrocknen bei mässiger Hitze; etwa vorhandenes Eisen wird durch eingesetzte Zinkstäbe ausgefällt und durch Filtration durch Asbest entfernt:

$$ZnO + 2(HCl) = H_2O + ZnCl.$$

Eigenschaften: Weisses, sehr hygroskopisches, in der Hitze flüchtiges Pulver; oder weisse Stängelchen, welche in Wasser und Weingeist leicht löslich sind.

Prüfung auf Thonerde: die wässrige Lösung darf durch Ammonüberschuss nicht gefällt werden;
auf fremde Metalle: der auf Zusatz von Schwefelwasserstoffwasser entstehende Niederschlag aus dieser Flüssigkeit muss rein weiss und in Salzsäure völlig löslich sein;
auf Salze der Alkalien oder alkalischen Erden: die vom Niederschlage abfiltrirte Flüssigkeit darf beim Verdampfen und Glühen keinen Rückstand hinterlassen;
auf Kupfer und Eisen: die klare wässrige Lösung (1 : 10) darf durch Ammonium nicht blau gefärbt oder dunkel gefällt werden;
auf Schwefelsäure: die angesäuerte Lösung darf durch Baryumnitrat nicht weiss gefällt werden.

Aufbewahrung: Vorsichtig in gut verschlossenen Gefässen.

Zincum oxydatum ZnO.
Zinkoxyd.

Gewinnung: Zinkweiss fabrikmässig, durch Verbrennung des Zinks unter Zutritt der Luft. — Reines Zinkoxyd durch Glühen des basischen Carbonates, welches durch Fällung einer Zinksulfatlösung durch Natriumcarbonatlösung erhalten wird:

$$3(SO_4Zn) + 3(CO_3Na_2) + 2(H_2O) = 3(SO_4Na_2) + 2(CO_2) + \\ + CO_3Zn, 2Zn(OH)_2$$

Um etwa vorhandenes Eisen aus der Sulfatlösung zu entfernen, wird das vorhandene Ferrosalz durch Einleiten von Chlor in Ferridsalz übergeführt und dann durch frisch gefälltes Zinkcarbonat ausgefällt:

$$3([SO_4]_2Fe_2) + 6Cl = 2([SO_4]_3Fe_2) + Fe_2Cl_6$$
$$(SO_4)_3Fe_2 + 3(CO_3Zn) + 3(H_2O) = 3(SO_4Zn) + Fe_2(OH)_6 + 3(CO_2)$$

Kupfer und Arsen werden aus saurer Lösung durch Schwefelwasserstoff entfernt.

Eigenschaften: Weisses, beim Glühen gelb werdendes, in Ammoncarbonat und Säuren leicht lösliches Pulver, wird aus sauren Lösungen durch Aetzalkalien gefällt $(Zn[OH]_2)$, ist aber im Ueberschuss wieder löslich $(Zn[ONa]_2$, Zinkat).

Prüfung auf Kohlensäure: beim Uebergiessen mit verdünnter Essigsäure darf Brausen nicht stattfinden;
auf Kupfer und Eisen: die essigsaure Lösung, mit Ammoniak übersättigt, darf weder blau gefärbt, noch braun gefällt werden;

auf Blei: dieselbe Lösung mit Schwefelwasserstoffwasser vermischt, darf keinen braunen Niederschlag geben, (sondern einen rein weissen);

auf Kalk und Magnesia: auch darf dieselbe weder durch oxalsaures Ammon, noch durch phosphorsaures Natrium gefällt werden.

Das gewöhnliche Zinkoxyd (Zinkweiss) wird derart auf Blei geprüft, dass man einer Lösung von 0,2 g desselben in 2 g verdünnter Essigsäure einen Tropfen Jodkaliumlösung zufügt; es darf kein gelbes Bleijodid gefällt werden (die Reaction tritt bei Anwesenheit von 1 % und darüber ein).

Aufbewahrung: In gut verschlossenen Gefässen.

Zincum sulfuricum $ZnSO_4$, $7H_2O$.

Zinksulfat.

Gewinnung: Roher Zinkvitriol wird hüttenmännisch durch Rösten der Zinkblende, Auslaugen und Krystallisirenlassen gewonnen:

$$ZnS + 4O = ZnSO_4$$

Das rohe, Eisen, Mangan, Kupfer, Blei enthaltende Salz wird in seinem Krystallwasser geschmolzen, in Fässer gegossen und enthält dann nicht mehr 7 Moleküle Krystallwasser. — Reines Sulfat wird durch Lösen von Zink oder Zinkoxyd in Schwefelsäure und Krystallisirenlassen erhalten:

$$ZnO + SO_4H_2 = H_2O + SO_4Zn.$$

Eisen wird entfernt, wie bei Zinkoxyd angegeben.

Eigenschaften: Farblose, prismatische, dem Magnesiumsulfat isomorphe, an trockner Luft verwitternde Krystalle, fast unlöslich in Weingeist, löslich in 96 Theilen Wasser zu einer sauren Flüssigkeit, verlieren beim Schmelzen Krystallwasser und werden, mit Kobaltlösung befeuchtet, vor dem Löthrohr grün gefärbt.

Prüfung auf Chloride: die wässrige Lösung (1 : 20) darf durch Silbernitrat nicht getrübt werden;

auf Eisen: mit Salzsäure und Chlorwasser erhitzt darf Schwefelcyankalium dieselbe nicht blutroth färben,

auf Kupfer und Blei: auch Schwefelwasserstoffwasser dieselbe nicht dunkel fällen;

auf Thonerde (Kupfer und Eisen): 1 g in 10 cc Wasser gelöst und mit 5 cc Ammoniakflüssigkeit vermischt muss durchaus ungetrübt bleiben;

auf Magnesia: dieselbe Lösung darf weder durch Natriumphosphat überhaupt,

auf Eisen und Mangan: noch durch Schwefelwasserstoffwasser anders, wie rein weiss gefällt werden;

auf Salze der Alkalien und alkalischen Erden: wie Zinc. chlorat.;

auf Ammonsalze: beim Erhitzen mit Natronlauge darf
Ammoniak nicht entwickelt werden;
auf Nitrate: die wässrige Lösung darf auf Zusatz von Zink,
verdünnter Schwefelsäure und Jodzinkstärkelösung nicht
gebläut werden.
Aufbewahrung: Vorsichtig in gut verschlossenen Gefässen.

Zincum aceticum $(C_2H_3O_2)_2Zn, 2H_2O$.
Zinkacetat.

$$\left.\begin{matrix} CH_3 - CO.O \\ CH_3 - CO.O \end{matrix}\right> Zn.$$

Gewinnung: Zinkoxyd oder basisches Zinkcarbonat wird in erwärmter Essigsäure, unter Einstellung von Zinkstäbchen behufs Abscheidung von Eisen gelöst; das Filtrat wird zur Krystallisation gebracht:

$$ZnO + 2(C_2H_4O_2) = (C_2H_3O_2)_2Zn + H_2O.$$

Eigenschaften: Farblose, wallrathglänzende Schuppen, löslich in 35,6 Th. Weingeist, in 2,7 Theilen kaltem, 2 Theilen heissem Wasser; die schwach saure Lösung wird durch Aetzkali weiss gefällt, doch ist der Niederschlag im Ueberschuss des Fällungsmittels löslich; hieraus fällt Schwefelwasserstoff weisses Zinksulfid.

Prüfung auf Metalle: die wässrige Lösung (1 : 10) muss durch
Schwefelwasserstoffwasser rein weiss gefällt werden;
auf Salze der Alkalien oder Erdalkalien: wie Zinc. chlorat.;
auf organische Beimengungen: beim Erwärmen darf Schwärzung nicht stattfinden.

Aufbewahrung: Vorsichtig.

Zincum lacticum $(C_3H_5O)_3Zn, 3H_2O$.
Zinklactat.

$$\left(C_2H_4 \begin{matrix} -OH \\ -CO.O \end{matrix}\right)_2 Zn.$$

Gewinnung: Entweder durch Lösen des frisch gefällten basischen Zinkcarbonates in Milchsäure, oder durch Gährenlassen von Milchzucker, der in sauren Molken vertheilt ist, successives Abstumpfen der sich bildenden Milchsäure durch Zinkoxyd, Aufkochen unter geringem Ansäuern mit Salzsäure, Koliren und Reinigung der sich ausscheidenden Krystalle durch Umkrystallisiren.

Eigenschaften: Weisse, glänzende Nadeln, oder Krusten, welche ein feines Pulver geben, unlöslich in Weingeist, löslich in 6 Theilen heissem, in 60 Theilen kaltem Wasser zu einer nicht bitteren, adstringirenden, sauren Flüssigkeit.

Prüfung auf organische Beimischungen: Schwefelsäure darf das Präparat nicht schwärzen; auch muss dasselbe in 60 Th. kaltem Wasser löslich sein;
auf fremde Metalle: die Lösung darf durch Schwefelwasserstoffwasser nur rein weiss,
auf Schwefelsäure: durch Baryumnitrat,
auf Chlor: Silbernitrat,
auf fremde organische Säuren: Bleiacetat aber gar nicht gefällt werden;
auf Erden: mit Ammon überschüssig versetzte Lösung darf durch Natriumphosphat nicht gefällt werden.
Aufbewahrung: Wie das Vorige.

Zincum sulfocarbolicum $(SO_3)_2(C_6H_5O)_2Zn$, $8H_2O$.
Zinkphenolsulfat.

$$\left(C_6H_4 {- OH \atop - SO_3}\right)_2 Zn.$$

Gewinnung: Phenolsulfosäure:

$$2(C_6H_5 . OH) + 2(H_2SO_4) = 2(H_2O) + 2\left(C_6H_4 {- OH \atop - SO_3H}\right)$$
Carbolsäure. \hspace{4cm} Phenolsulfosäure.

durch Digestion reiner Carbolsäure mit reiner Schwefelsäure bis zur Erstarrung beim Erkalten erhalten, wird mit reinem Zinkoxyd gesättigt, die Lösung eingedampft, von dem durch Bildung freier Schwefelsäure enstandenen Zinksulfat durch Schütteln mit Weingeist befreit und durch weiteres Eindampfen zur Krystallisation gebracht.

Eigenschaften: Durchsichtige farblose Prismen oder Tafeln, löslich in 2 Th. Wasser und 5 Th. Weingeist; die Lösung wird durch Ferridchlorid violett gefärbt.

Prüfung auf Baryt: die wässrige Lösung (1 : 10) darf weder durch verdünnte Schwefelsäure,
auf Kalk: noch Ammonacetat,
auf Schwefelsäure: noch durch Baryumnitrat weiss gefällt werden;
auf Salze der Alkalien und Erdalkalien: nach der Fällung mit Schwefelammonium darf die vom Niederschlag befreite Flüssigkeit beim Eindampfen keinen Glührückstand hinterlassen;
auf Gehalt: beim Glühen sollen 14 % Zinkoxyd zurückbleiben.

Aufbewahrung: Wie das Vorige.

KUPFER.

$\overset{II}{Cu} = 63{,}4$ (Aequivalentgewicht 36,7).

Vorkommen: Gediegen (Nordamerika); oxydirt im Rothkupfererz und in der Kupferschwärze, mit Schwefel im Kupferglanz, neben Schwefeleisen im Kupferkies, Buntkupfererz, Malachit, Kupferlasur (als Carbonat), in den Fahlerzen u. a. m.

Gewinnung: Kupferkies wird an der Luft geröstet:
$$(FeCuS_2 + 3O = FeS + CuO + SO_2);$$
die gepochte Masse wird mit quarzhaltigen Zuschlägen geschmolzen, wobei Eisenoxydul in die Schlacke geht, während ein reicheres Schwefelkupfer erhalten wird:
$$(CuO + FeS = FeO + CuS);$$
letzteres (der Kupferstein) wird wiederholt an der Luft geröstet:
$$(CuS + 3O = CuO + SO_2);$$
das so entstandene Kupferoxyd wird durch Schmelzen mit Kohle und Zuschlag reducirt
$$(2CuO + C = 2Cu + CO_2).$$

So gewonnenes Schwarzkupfer wird durch Schmelzen unter Zutritt der Luft gar gemacht (Schwefelreste verbrennen zu SO_2, fremde Metalle gehen in die Schlacke); die erkaltenden Oberflächen werden scheibenweis heruntergerissen (Rosettekupfer). Das so erhaltene Kupfer ist immer noch sehr unrein und enthält meist in wechselnden Mengen Schwefel, Eisen, Nickel, Blei, Silber, Arsen, auch Eisen- und Kupferoxyde. Cementkupfer wird aus Kupfersulfat haltigen Grubenwässern durch Einstellen von Eisenstäben galvanisch niedergeschlagen und ist meist sehr rein. Chemisch reines Kupfer wird durch Reduktion des reinem Kupferoxydes mittels Wasserstoffes erhalten.

Eigenschaften: Metallisches Kupfer ist roth, glänzend, dehnbar, siedet in der Weissglühhitze und verbrennt mit grünem Licht zu Oxyd, absorbirt beim Schmelzen Sauerstoff aus der Luft und giebt ihn beim Erkalten wieder ab; überzieht sich bei mässigem Erhitzen und beim Hämmern mit einer schwarzen Oxydschicht (Hammerschlag), an feuchter Luft mit einer grünen Schicht von ammoniakalischem, basischem Carbonat (fälschlich Grünspahn); Wasser und verdünnte Säuren werden durch Kupfer nicht zersetzt; Salpetersäure löst es leicht unter Stickoxydentwicklung; spec. Gew. 8,9. Das Kupfer ist zweiwerthig und erscheint auch so in den Cupriverbindungen, während es in den Cuproverbindungen scheinbar nur einwerthig auftritt; hier hat aber eine Bindung der Atome unter einander stattgefunden, sodass nach aussen hin nur noch eine Werthigkeit wirksam bleibt:

$$- Cu - \qquad \text{und} \qquad - Cu = Cu -$$

Cuprooxyd Cu$_2$O.   Cuprioxyd Cu O.
Oxydul.   **Oxyd.**

Kupfersalze, mit Soda gemischt, vor dem Löthrohr auf Kohle geglüht, scheiden rothe Metallflitter ab. Die Boraxperle erscheint heiss grün, erkaltet blau. Schwefelwasserstoff fällt schwarzes, in Salpetersäure und in Cyankalium lösliches Schwefelkupfer. Alkalihydroxyde fällen blaues Kupferoxydhydrat, welches in Ammoniak löslich ist; die Carbonate fällen basische Kupfercarbonate. Ferrocyankalium fällt braunrothes, in Ammoniak lösliches Ferrocyankupfer. Eisen schlägt Kupfer aus seinen Lösungen galvanisch nieder.

Cuprum oxydatum CuO.
Cuprioxyd.

Vorkommen: Als Melakonit (Nordamerika) und als Tenorit (am Vesuv). Basisches Oxyd als Malachit (Ural) und Azurit (Kupferlasur: Australien).

Gewinnung: Glühen des Cuprinitrates oder Carbonates:

$$3Cu + 8(NO_3H) = 3([NO_3]_2Cu) + 4(H_2O) + 2NO$$
$$(NO_3)_2Cu - N_2O_5 = CuO.$$

Eigenschaften: Schwarzes, nicht krystallinisches, in verdünnter Schwefelsäure völlig lösliches Pulver, welches, mit Borax vor der äusseren Löthrohrflamme erhitzt, eine grüne, in der inneren Flamme farblose, beim Erkalten roth werdende Perle liefert.

Prüfung auf Carbonat: beim Lösen in verdünnter Salpetersäure darf kein Aufbrausen stattfinden;

auf fremde Beimengungen: auch darf kein Rückstand hinterbleiben;

auf Eisen: beim Uebersättigen der salpetersauren Lösung mit einem Alkali darf in der blauen Flüssigkeit kein brauner Niederschlag entstehen;

auf Salpetersäure: beim Uebergiessen von 1 g Kupferoxyd mit 1 cc Eisenvitriollösung und 1 cc Schwefelsäure darf keine braune Zone entstehen;

auf fremde Metalle und Erden: eine schwefelsaure Lösung, welcher mittelst Schwefelwasserstoffes das Kupfer ausgefällt worden, liefere ein Filtrat, welches beim Verdampfen keinen Rückstand hinterlässt.

Basisches Cupricarbonat CO$_3$Cu, Cu(OH)$_2$
Basisch Cupricarbonat.

Grüner Niederschlag, durch Fällung einer warmen Cuprisulfatlösung durch Natriumbicarbonatlösung zu erhalten:

$$2(SO_4Cu) + 4(CO_3NaH) = 2(SO_4Na_2) + CO_3Cu, Cu(OH)_2 +$$
$$+ H_2O + 3(CO_2).$$

Cuprum sulfuricum $CuSO_4$, $5H_2O$.

Cuprisulfat.

$$SO_2 {\overset{-O-}{\underset{-O-}{}}} Cu$$

Gewinnung: Roher Kupfervitriol wird durch Auslaugen gerösteter Kupfererze oder durch Schmelzen von Abfallkupfer mit Schwefel, Auslaugen und Krystallisirenlassen gewonnen. Reines Sulfat wird erhalten durch Erhitzen einer Rohvitriollösung mit Salpetersäure und Ausfällen des dadurch gebildeten Ferrisulfates durch basisches Cupricarbonat

$$Fe_2(SO_4)_3 + 3(Cu[OH_2]) = 2 Fe_2(OH)_6 + 3(CuSO_4)$$

oder durch Auflösen von Kupfer in bleifreier Schwefelsäure unter Zusatz von Salpetersäure, Erhitzen bis zur Verjagung sämmtlicher überschüssiger Salpetersäure, Wiederauflösen und Krystallisirenlassen:

$$3Cu + 2(NO_3H) + 3(SO_4H_2) = 3(SO_4Cu) + 4(H_2O) + 2(NO).$$

Eigenschaften: Kornblumenblaue, durchsichtige, an trockner Luft nicht stark verwitternde Rhomben, löslich in 3,5 kaltem, in gleichen Theilen heissem Wasser, unlöslich in Weingeist, löslich auch in Salzsäure unter grosser Temperaturerniedrigung.

Prüfung auf allgemeine Verunreinigungen: die wässrige Lösung muss auf Zusatz von Ammonüberschuss eine klare, blaue Färbung annehmen;

auf fremde Metalle und Erden: die angesäuerte wässrige Lösung, durch Schwefelwasserstoff vom Kupfer befreit, gebe ein Filtrat, welches beim Eindampfen keinen Rückstand hinterlässt.

Cuprum aluminatum. Blaugrüne, feste, nach Kampfer riechende, in 16 Th. Wasser fast völlig lösliche Masse, durch Schmelzen von Kupfervitriol, Alaun und Salpeter unter Zusatz von Kampher zu erhalten.

Cuprum sulfuricum ammoniatum SO_4Cu, $(NH_3)_6$, H_2O.

$$SO_2 {\overset{-O-N=Cu}{\underset{-O-N\equiv(NH_4)_4}{-O-N=H_2}}}$$

Gewinnung: Cuprisulfat wird in Ammonhydroxydlösung gelöst, mit Weingeist gefällt und der Niederschlag bei gewöhnlicher Temperatur getrocknet.

Eigenschaften: Dunkelblaues, krystallinisches, an der Luft unter Ammonentwickelung verwitterndes Pulver, löslich in 1,5 Th. kaltem Wasser zu einer alkalischen Flüssigkeit, welche durch mehr Wasser getrübt wird (scheidet basisches Cuprisulfat ab).

Cuprum aceticum $(C_2H_3O_2)_2Cu, H_2O$.
Cupriacetat.
$(CH_3 — CO.O)_2Cu$.

Gewinnung: Auflösen des basischen Cupriacetates in verdünnter Essigsäure oder Zersetzen von Cuprisulfatlösung durch Bleiacetatlösung und Krystallisirenlassen des Filtrates:

$$SO_4Cu + (C_2H_3O_2)_2Pb = SO_4Pb + (C_2H_3O_2)_2Cu.$$

Eigenschaften: Dunkelgrüne, an der Luft verwitternde, ekelhaft metallisch schmeckende Prismen, löslich in 14 Th. kaltem, in 5 Th. heissem Wasser, auch in Weingeist unter Zusatz von Essigsäure.

Aerugo.

Grünspahn ist ein Gemisch von basischen Kupferacetaten. Während im blauen Grünspahn vorzugsweise das Acetat

$$(C_2H_3O_2)_2Cu, Cu(OH)_2, 5H_2O$$

vorhanden ist, überwiegt im grünen dieses:

$$(C_2H_3O_2)_2Cu, 2Cu(OH)_2, 2H_2O.$$

Der Grünspahn wird fabrikmässig gewonnen (Frankreich, England, Schweden) durch Behandlung alter Kupferbleche mit Weintrebern, Essig und Essigdämpfen, und bildet Kugeln oder Kuchen, welche schwer zerreiblich sind, und von Wasser nicht vollständig, zum grössten Theil aber von Essig- oder Schwefelsäure, auch von Ammoniakflüssigkeit gelöst werden. Aus Milch werden unlösliche Albuminate gefällt; Honig- oder Zuckerlösungen verwandeln das Oxydsalz in Oxydul (Oxymel Aeruginis).

Aufbewahrung: Alle Kupferverbindungen sind giftig und müssen vorsichtig aufbewahrt werden.

Cupriarsenitacetat $(C_2H_3O_2)_2 Cu, Cu_3(AsO_3)_2$
Schweinfurther Grün.

BLEI.
$\overset{\text{IV}}{Pb} = 207$ (Aequivalentgewicht 51,75).

Vorkommen: Selten gediegen; vererzt als Bleiglanz (PbS, derb und krystallinisch, stets silberhaltig), Weissbleierz (Bleispath), Vitriolbleierz (beide rhombisch), Grün-, Roth- und Gelbbleierz (mit Phosphorsäure, Chrom und Molybdän); in Bournonit, Jamesonit, Plagionit u. v. a. m.

Bleiglätte.

Gewinnung: Aus Bleiglanz, entweder durch Zusammenschmelzen mit Eisen, Kohle und Schlacken, wobei die Verunreinigungen in die Schlacke gehen und das Erz unten abfliesst (Niederschlagsarbeit in Schachtöfen):

$$PbS + Fe = FeS + Pb;$$

oder durch Erhitzen der Erze unter Luftzutritt unter fortwährender Erneuerung des entstehenden Oxydes und Sulfides durch Bleiglanz (Röstprocess):

$$4(PbS) + 14O = 2(PbO) + 2(SO_4Pb) + 2(SO_2)$$
$$2(PbO) + PbS = 3Pb + SO_2$$
$$2(SO_4Pb) + 2(PbS) = 4Pb + 4(SO_2)$$

So gewonnenes **Werkblei** wird auf dem Treibherd unter Zutritt der Luft erhitzt (abgetrieben). Die auf der Oberfläche sich bildende Oxydschicht wird durch Krücken entfernt und unter Anwendung eines Gebläses weiter erhitzt, bis die ganze Masse oxydirt ist. Während das Oxyd theils in den Ofenbeschlag zieht, theils geschmolzen durch eine Seitenöffnung abfliesst, bleibt Silber auf der Herdsohle zurück. Das Oxyd (**Blei-** oder **Silberglätte**) wird später mit Kohle reducirt (**Frischblei**).

Eigenschaften: Metallisches Blei ist bläulich-grau, auf frischem Schnitt glänzend, weich, schmilzt bei 322°, siedet bei Abschluss der Luft, verbrennt bei Zutritt der Luft unter grosser Lichtentwicklung zu Oxyd; spec. Gew. 11,4. Reines lufthaltiges Wasser nimmt allmälig Blei auf, salzhaltiges nicht (wegen Incrustation des Bleies). Salpeter- und Essigsäure lösen es leicht; verdünnte Salz- und Schwefelsäure sind von geringer Einwirkung. Schwefelwasserstoff und Schwefelammon fällen Salzlösungen schwarz (Sulfid). Mit Soda, vor dem Löthrohr in der Reduktionsflamme erhitzt, geben Bleisalze ein weiches, dehnbares Metallkorn und einen bei weiterem Erhitzen verschwindenden gelben Beschlag. Schwefelwasserstoff und Schwefelammonium fällen aus Bleilösungen schwarzes Schwefelblei; Schwefelsäure und schwefelsaure Alkalien fällen weisses Bleisulfat, welches in Aetzalkalien löslich ist und durch Digestion mit Soda in Carbonat überzuführen ist, welches in Salpetersäure löslich ist. Jodkalium und Kaliumdichromat geben gelbe charakteristische Niederschläge. Das Blei ist vieratomig, tritt aber in Doppelatomen auf, die unter einander mit zwei Verwandtschaftswerthen abgesättigt sind, sodass es nur zweiatomig erscheint:

$$- Pb = Pb -$$

Bleisuboxyd Pb_2O. **Bleioxyd** Pb_2O_2 ($= 2PbO$). **Bleisesquioxyd** P_2O_3
Bleihyperoxyd Pb_2O_4 ($= 2PbO_2$).

Lithargyrum PbO.

Gewinnung: Bleiglätte ist das beim Abtreiben des Silbers gewonnene, geschmolzene und gemahlene Oxyd.

Eigenschaften: Schweres, röthlichgelbes, in Aetzkalilauge lösliches Pulver; spec. Gewicht 9,25.

Prüfung auf Kohlensäure, Ziegelmehl, Superoxyd: Glätte soll ohne Aufbrausen in verdünnter Salpetersäure fast völlig löslich sein;

auf metallisches Blei: ebenso beim Kochen mit verdünnter Essigsäure (5 g Glätte und 20 g Essigsäure dürfen nicht mehr als 0,05 g Rückstand hinterlassen);

auf Kupfer und Eisen: die salpetersaure Lösung darf, nachdem Blei durch Schwefelsäure (als Sulfat) ausgefällt, durch Ammon weder blau gefärbt, noch rothbraun gefällt werden;

auf allgemeine Reinheit: beim Glühen von 10 g Glätte im Platintiegel darf der Verlust höchstens 0,2 g betragen (= 10 % basischem Carbonat).

Aufbewahrung: Vorsichtig.

Minium PbO, P_2O_3

Gewinnung: Mennige entsteht durch Erhitzen der Bleiglätte bis dicht vor dem Schmelzen durch Sauerstoffaufnahme aus der Luft.

Eigenschaften: Ziegelrothes, schweres, in Salpetersäure nur zum Theil lösliches Pulver (PbO_2 bleibt ungelöst), welches auf Zusatz von Oxalsäure oder Zucker völlig löslich wird; spec. Gewicht 9,0.

$$PbO_2 + 2(NO_3H) + C_2H_2O_4 = 2(CO_2) + 2(H_2O) + (NO_3)_2Pb.$$
Oxalsäure.

Prüfung auf Kupfer und Eisen: wie das Vorige;

auf fremde Beimengungen: 5 g in 10 g Salpetersäure, ebensoviel Wasser und 1 g Zucker gelöst, dürfen keinen grösseren Rückstand als 0,05 g hinterlassen (Ocker, Bolus etc.).

Plumbum jodatum PbJ_2
Bleijodid.

Gewinnung: Fällung kalter Bleiacetatlösung durch Jodkaliumlösung.

$$(C_2H_3O_2)_2Pb + 2(KaJ) = 2(C_2H_3O_2Ka) + PbJ_2$$

Eigenschaften: Pommeranzengelbes, schweres, in 2000 Th. Wasser farblos lösliches, erhitzt unter Entwicklung von Joddämpfen sich zersetzendes Pulver, welches in Aetzkalilauge und in kochend heisser Chlorammoniumlösung völlig löslich sein muss.

Prüfung auf Salze der Alkalien: die mittelst Schwefelwasserstoffes vom Blei befreite salmiakalische Lösung (das Filtrat) darf nach dem Eindampfen keinen Glührückstand hinterlassen.

Bleiweiss. Bleizucker.

Cerussa 2(CO$_3$Pb), Pb(OH)$_2$

Basisches Bleicarbonat. Bleiweiss.

Gewinnung: Natürlich als Weissbleierz; fabrikmässig verschieden.

Holländisch: Bleiplatten werden in konische, Essig oder saures Bier enthaltende Töpfe gestellt und mit diesen in Gährungsräume (Dünger- oder Lohhaufen) vergraben; die hier entstehende Kohlensäure verwandelt das in Töpfen gebildete Bleiacetat in Carbonat, während die verdrängte Essigsäure neue Mengen Blei angreift. Das so gewonnene Bleiweiss wird durch Maschinen unter Wasser abgerieben. Französisch: Bleiglätte wird in Essigsäure gelöst und durch imprimirte Kohlensäure Bleiweiss wieder ausgefällt. Englisch: Bleiglätte wird unter Zusatz von wenig Bleiacetat und Wasser zwischen Walzen verrieben, der Brei in rotirende Gefässe geschüttet, denen Kohlensäure zugeleitet wird. Viele andere Methoden sind ausserdem patentirt worden und werden auch angewendet.

Eigenschaften: Schwere, rein weisse, pulverige Massen, in Wasser unlöslich, löslich in Essig- und Salpetersäure. Bleiweiss ist ein Präparat, welches je nach seiner Bereitungsweise verschieden zusammengesetzt ist, stets aber variable Mengen von Carbonat und Hydroxyd enthält.

Prüfung auf Reinheit: beim Lösen in 1 Th. Salpetersäure und 2 Th.
    Wasser darf kein Rückstand bleiben (Sulfat, Schwerspath etc.):
    auf Baryt, Gyps, Calciumphosphat etc.: der in der Salpetersäure-Lösung durch Aetznatron bewirkte Niederschlag muss im Ueberschuss des Fällungsmittels völlig löslich sein,
    auf Zinkoxyd: nachdem durch Fällen mit Schwefelsäure aus der alkalischen Lösung das Blei entfernt worden, darf das Filtrat weder durch Ferrocyankalium weiss,
    auf Thonerde: noch durch Ammoniak gelatinös gefällt werden;
    auf vorschriftsmässige Beschaffenheit im Allgemeinen: beim Glühen im Porzellantiegel müssen mindestens 85% Bleioxyd zurückbleiben.

Plumbum aceticum (C$_2$H$_3$O$_2$)$_2$Pb, 3H$_2$O.

Bleiacetat.

$$\begin{matrix} CH_3 - CO - O \\ CH_3 - CO - O \end{matrix} > Pb$$

Gewinnung: Bleizucker; fabrikmässig durch Auflösen von Bleiglätte in Essig und Krystallisirenlassen; durch Umkrystallisation zu reinigen.

Eigenschaften: Farblose, durchscheinende, leicht verwitternde, tafelförmige Krystalle, löslich in 2,3 Th. heissem Wasser, in 28.6 Th. Weingeist, geben in trockener Luft Essigsäure ab und nehmen Kohlensäure auf.

Prüfung auf Kupfer: die klare, wässrige Lösung (1 : 10) muss durch Ferrocyankalium rein weiss, aber nicht fleischfarben gefällt werden.

auf Carbonat: die wässrige Lösung (1 : 10) darf nicht trübe sein.

Liquor Plumbi subacetici $(C_2H_3O_2)_2Pb$, $Pb(OH)_2 + H_2O$.
Basische Bleiacetatlösung. Bleiessig.

Gewinnung: Eine Mischung von Bleiacetat und Bleiglätte wird im Dampfbade bis zum Schmelzen erwärmt, mit warmem Wasser aufgenommen und die Lösung filtrirt.

Eigenschaften: Farblose, klare, alkalische Flüssigkeit, spec. Gew. 1,24, welche neben Bleiacetat Bleihydroxyd enthält, an der Luft Essigsäure verliert und Kohlensäure aufnimmt (Bleiweiss ausscheidet).

Prüfung auf Kupfer: der auf Zusatz von Essigsäure und Ferrocyankalium entstehende Niederschlag muss rein weiss, aber nicht fleischfarben sein.

WISMUTH.

$\overset{\text{III}}{Bi} = 210$ (Aequivalentgewicht 70).

Vorkommen: Meist gediegen; vererzt in Wismuthocker und Wismuthglanz. (Sächs. Erzgebirge, Californien, Mexico, Peru.)

Gewinnung: Durch Aussaigern; reines Metall durch Reduction des basischen Nitrates.

Eigenschaften: Silberglänzend, röthlich schimmernd, im Bruche rhomboëdrisch, spröde, schmilzt bei 268°, verbrennt, an der Luft erhitzt, mit bläulicher Flamme, wird von Salzsäure wenig, mehr von Schwefelsäure angegriffen, leicht von Salpetersäure gelöst; spec. Gew. 9,8. Die Salzlösungen werden durch Wasser zersetzt (Wasser nimmt einen Theil der Säure auf, während ein Theil des Salzes als basische Verbindung ausgeschieden wird); Weinsäure hebt die Reaction nicht auf (Unterschied vom Sb); Schwefelwasserstoff fällt schwarzes, in Schwefelammon unlösliches, in Salpetersäure lösliches Sulfid; Kaliumdichromat fällt wässrige Lösungen gelb, der Niederschlag ist aber nicht löslich in Salpetersäure und Aetzkali (Unterschied vom Blei); alkalische

Zuckerlösungen reduciren Wismuthlösungen unter Abscheidung schwarzen Metallmoors; die Salze, mit Soda auf Kohle vor dem Löthrohr erhitzt, ergeben ein sprödes Metallkorn und einen dunkelorangen, nach dem Erkalten strohgelben Beschlag.

Wismuthdioxyd Bi_2O_2.   Wismuthtrioxyd Bi_2O_3
Oxydul.   **Oxyd.**

Wismuthpentoxyd Bi_2O_5
Säure.

Bismuthum nitricum $(BiO)NO_3, H_2O$.
Wismuthnitrat. Salpetersaures Wismuthoxyd.

$$3Bi \begin{array}{l} -NO_3 \\ -OH \\ -OH \end{array}$$

Gewinnung: Lösen von Wismuth in Salpetersäure:

$$Bi + 4(NO_3H) = (NO_3)_3Bi + 2(H_2O) + NO,$$
$$4(Bi[NO_3]_3) + 2(H_2O) = 2(NHO_3) + (BiO)NO_3, H_2O$$

Verdünnen der Lösung mit Wasser, bis eine deutliche, reichliche Trübung eintritt (Ausscheidung des etwa vorhandenen Wismutharseniates), Abgiessen und Krystallisirenlassen. Dieses Salz, welches mit salpetersäurehaltigem Wasser abgewaschen und zerrieben wird, mit 4 Th. Wasser angerührt und in 21 Th. heisses Wasser gegossen, wird zersetzt; der Niederschlag ist das officinelle

Bismuthum subnitricum $(NO_3)_3Bi, 3Bi(OH)_3$
Basisches Wismuthnitrat. Magisterium Bismuthi.

$$4Bi \begin{array}{l} -(OH)_3 \\ -(OH)_3 \\ -(OH)_3 \\ -(O.NO_2)_3 \end{array}$$

$$4([NO_3]_3Bi) + 9(H_2O) = 9(NO_3H) + Bi(NO_3)_3 , 3Bi(OH)_3$$

Es ist hierbei zu bemerken, dass die Zusammensetzung des Niederschlages abhängig ist von dem Grade der Verdünnung und der Temperatur der Flüssigkeiten. Ein kleiner Theil des ausgeschiedenen Salzes wird stets von der freien Säure wieder gelöst, sodass in der überstehenden Flüssigkeit immer noch Bismuth nachzuweisen sein wird. Jene Formel ist also nur als eine ideale zu betrachten.

Eigenschaften: Blendend weisses, krystallinisches Pulver, röthet Lakmuspapier, ist löslich in Salz- oder Salpetersäure ohne Aufbrausen, verliert beim Erhitzen Salpetersäure und Wasser; Bi_2O_3 bleibt zurück.

Prüfung auf Feuchtigkeit: beim Erhitzen von 10 g bei 120° darf höchstens 0,5 g an Gewicht verloren gehen;

auf Gehalt: beim Glühen müssen 7,9 bis 8 g Wismuthoxyd zurückbleiben;

auf Carbonate und fremde Stoffe im Allgemeinen: 0,5 g müssen in 25 cc verdünnter Schwefelsäure ohne Brausen völlig klar löslich sein;

auf Kupfer, Blei: mit Ammoniak im Ueberschuss versetzt, darf das von Bismuth befreite Filtrat weder blau erscheinen, noch durch Schwefelwasserstoffwasser dunkel gefällt werden;

auf Salze der alkalischen Erden: das von der Schwefelwasserstofffällung befreite Filtrat darf beim Eindampfen keinen Rückstand hinterlassen;

auf Chloride: eine salpetersaure Lösung darf weder durch Silbernitrat,

auf Sulfate: noch durch Baryumnitrat (1 : 50) getrübt werden;

auf Arsen: mit überschüssiger Natronlauge, Eisendraht und Zinkfeile erwärmt, darf darüber gehaltenes Fliesspapier, welches mit starker Silberlösung befeuchtet ist, innerhalb einer Stunde nicht geschwärzt werden.

Aufbewahrung: In gut verschlossenen Gefässen.

Edle Metalle.

Sie zeichnen sich aus durch starken Glanz und geringe Verwandtschaft zum Sauerstoff, laufen an feuchter Luft nicht an, oxydiren sich nicht beim Erhitzen (oder doch sehr schwer), und zersetzen Wasser nicht. Ihre Oxyde sind in Wasser unlöslich und geben ihren Sauerstoff beim Erhitzen leicht wieder ab. Zum Schwefel und zu den Halogenen haben sie grosse Verwandtschaft.

SILBER.

$\overset{\text{I}}{Ag} = 108$ (Aequivalentgewicht 108).

Vorkommen: Gediegen, draht- oder moosartig, krystallisirt im Kalkspath und Quarzgestein; vererzt als Glaserz (Ag_2S), im Sprödglaserz (Schwarzgültig, neben Sb_2S_3), im lichten und dunkeln Rothgültigerz (neben As_2S_3 und Sb_2S_3), im Miargyrit, Silberkupferglanz, Hornsilber, Bleiglanz (Erzgebirge, Harz, Chili, Peru, Mexiko).

Silber.

Gewinnung: Das Silber, welches in Deutschland gewonnen wird, wird grösstentheils durch Verhüttung silberhaltiger Blei- (und Kupfer-) Erze gewonnen. Die Erze werden zunächst mit eisenhaltigen Zuschlägen niedergeschmolzen, das Werkblei für sich abgetrieben (siehe Blei), der Bleistein, welcher neben Silber das gesammte Kupfer enthält, wiederholt geröstet und umgeschmolzen, um den Kupfergehalt anzureichern. Das hierbei erhaltene Steinblei wird ebenfalls abgetrieben. Das aus dem Bleistein erhaltene silberhaltige Kupfer wird granulirt und mit heisser verdünnter Schwefelsäure behandelt, wobei Kupfer gelöst und als Vitriol zur Krystallisation gebracht wird, während sich Silber als schlammige Masse absetzt, herausgenommen und mit Bleiglätte vermischt wird, um sodann im Schachtofen zu Werkblei verschmolzen zu werden. Das Werkblei wird entweder direkt abgetrieben, oder durch Zink entsilbert. Es geschieht dies dadurch, dass dem schmelzenden Blei Zink zugesetzt wird, welches sich mit ersterem nicht amalgamirt, sondern als Schaum, welcher das ganze Silber aufnimmt, auf der Oberfläche verbleibt. Der silberreiche Zinkschaum kann nun durch Destillation zersetzt werden, wobei Silber zurückbleibt, oder er wird mit überhitztem Wasserdampf behandelt, welcher das Zink in Oxyd verwandelt, welches durch Abschlämmen entfernt oder durch carbonathaltige Ammonflüssigkeit ausgezogen und von letzterer durch Destillation wieder getrennt wird. Das zurückbleibende basische Zinkcarbonat wird geglüht und als Zinkweiss in den Handel gebracht, während das ammoniakalische Destillat immer wieder von Neuem zum Ausziehen benutzt wird (Prozess Schnabel). — Beim Amalgamationsverfahren (nur noch in Mexiko üblich) werden die gemahlenen Erze mit Chlornatrium geröstet (As, Sb, SO_2 entweichen dampfförmig, FeS, CuS und Ag_2S werden zu Sulfaten, SO_4Ag_2 wird zu $AgCl$). Das geröstete Erz wird gemahlen, mit Wasser zum Brei angerührt und mit Eisen geschüttelt behufs Zersetzung der Chloride resp. Abscheidung der Metalle; nunmehr wird mit Quecksilber geschüttelt, um ein Silberamalgam zu erhalten, welches theils durch Abpressen, theils durch Abdestilliren getrennt wird. — Das auf die eine oder die andere Art gewonnene Silber wird durch nochmaliges Abtreiben mit Bleioxyd (Feinbrennen) raffinirt (Feinsilber).

Argentum foliatum.

Blattsilber ist von Goldschlägern ganz fein ausgearbeitetes, fast chemisch reines Silber.

Reines Silber ist aus alten Münzen oder dgl. zu gewinnen durch Auflösen derselben in Salpetersäure, Ausfällen durch Salzsäure, und Reduction des in salzsäurehaltigem Wasser vertheilten Chlorsilbers durch eingestelltes Zink oder Kupferblech. Auch aus einer ammoniakalischen Lösung des Chlorsilbers fällt Kupfer oder Zink reines Silber; in allen Fällen ist es vorzüglich auszuwaschen.

Eigenschaften: Abgeschiedenes Silber ist braun oder grau; geschmolzen stark glänzend, härter als Gold, weicher als Kupfer, absorbirt beim Schmelzen Sauerstoff, der beim Erkalten wieder entweicht (Spratzen); spec. Gew. 10,5; unlöslich in Salzsäure, löslich in Salpetersäure und conc. Schwefelsäure; schmilzt bei 1000°. Schwefelwasserstoff fällt aus Silberlösungen schwarzes Schwefelsilber, welches in kochender Salpetersäure löslich ist. Aetzalkalien fällen braunes Silberoxyd, kohlensaure Alkalien gelbes Carbonat, Salzsäure und Chloride fällen weisses, in Salpetersäure unlösliches, in Ammoniak und Cyankalium lösliches Chlorsilber. Zucker, Weinsäure und Aldehyde reduciren Silberlösung.

Prüfung auf Reinheit: es muss in Salpetersäure völlig löslich sein (Rückstand Zinn, Antimon etc.);
auf Kupfer: die salpetersaure Lösung darf beim Uebersättigen mit Ammoniak weder blau gefärbt,
auf Eisen: noch braun gefällt werden.

Argentum nitricum crystallisatum AgNO$_3$

Silbernitrat. Höllenstein.

Gewinnung: Auflösen von reinem Silber in Salpetersäure und Krystallisirenlassen:

$$3Ag + 4(NO_3H) = 3(NO_3Ag) + 2(H_2O) + 2(NO).$$

Bei Anwendung von kupferhaltigem Silber wird zur Trockne eingedampft, in Wasser gelöst und ein kleiner Theil der Lösung mit Aetznatron ausgefällt; mit dem ausgefällten Silberoxyd wird die übrige Lösung geschüttelt und dadurch Kupferoxyd niedergeschlagen; das Filtrat wird zur Krystallisation oder zur Trockene gebracht und geschmolzen, und in Formen gegossen.

Eigenschaften: Luftbeständige, farblose, 4 — 6 seitige Tafeln, in Wasser, Weingeist, Aether und Aetzammonliquor farblos löslich, schmelzen vor dem Löthrohr auf Kohle unter Funkensprühen und Zurücklassung eines Metallkornes; oder weisse auf dem Bruche strahlig krystallinische Stängelchen. Die Lösungen bewirken Schwärzung organischer Substanzen (Silberreduction) und werden durch solche selber dunkel gefärbt; Licht allein wirkt nicht zersetzend.

Prüfung auf Reinheit: es muss in Ammoniak völlig löslich sein (Kupfer: blaue Färbung; Wismuth, Blei: weisse Färbung);
auf freie Salpetersäure: die wässrige Lösung darf Lakmuspapier nicht röthen;
auf Salpeter: nachdem der wässrigen Lösung Silber mittelst Salzsäure ausgefällt worden, darf das Filtrat beim Eindampfen keinen Rückstand hinterlassen;

auf Blei: die mit dem 4 fachen Volumen verdünnter Schwefelsäure vermischte wässrige Lösung (1 : 10) darf beim Aufkochen nicht getrübt werden.

Aufbewahrung: Vorsichtig, in gut verschlossenen, geschwärzten Gefässen.

Argentum nitricum cum Kalio nitrico.

Gewinnung: Zusammenschmelzen und Formen von 1 Th. Silber- und 2 Th. Kaliumnitrat.

Eigenschaften: Weisse, harte, auf dem Bruche porzellanartige Stängelchen.

Prüfung auf Silbergehalt: durch Titriren mit Vol. Chlornatriumlösung und Kaliumbichromat als Indicator:

$$\underbrace{AgNO_3}_{170} + \underbrace{NaCl}_{58,5} = NaNO_3 + AgCl$$

Jeder cc der $NaCl$ lösung entspricht $0{,}017\ AgNO_3 = 0{,}0108\ Ag$. Es müssen verbraucht werden für 1 g des Salzes 19,5 cc Chlornatriumlösung, denn $19{,}5 \times 0{,}017 = 0{,}3335 = 33{,}3\%\ NAgO_3$.

Argentum sulfuricum $Ag_2 SO_4$

Silbersulfat.

Conc. Nitratlösung, durch Schwefelsäure gefällt, scheidet Sulfat aus, welches einer heiss gesättigten wässrigen Lösung in Prismen auskrystallisirt, und als Reagens auf Chlor in Flüssigkeiten, welche Sulfate enthalten, gebraucht wird.

QUECKSILBER.

$\overset{\text{II}}{Hg} = 200$ (Aequivalentgewicht 100).

Vorkommen: Gediegen (Jungfernquecksilber) und vererzt (Zinnober). (Rheinpfalz, Böhmen, Spanien, Illyrien, Mexiko, Californien, Borneo, China, Japan).

Gewinnung: Entweder Destillation der Erze mit Kalk
(deutsch: $4[HgS] + 4[CaO] = 3[CaS] + SO_4Ca + 4Hg$)
oder Hammerschlag
(böhmisch: $2[HgS] + 2Fe = 2FSe + 2Hg$)
oder durch Rösten und Condensation der Dämpfe in Kammern (illyrisch) oder Alludeln
(spanisch: $HgS + 2O = Hg + SO_2$).

Es kommt in den Handel verpackt in Flaschen, gehämmerten Fellen oder Bambusrohr und enthält stets Spuren von *Pb*, *Bi*, *Zn*, *Sn*, *Sb*, *Cu*, *As*, durch deren Amalgame der träge Lauf und das Schwanzziehen des Quecksilbers veranlasst wird.

Hydrargyrum depuratum.

Gewinnung: 100 Th. Quecksilber werden mit 5 Th. Salpetersäure und 5 Th. Wasser unter fleissigem Umschütteln mehrere Tage lang digerirt, abgegossen, mit Wasser gut abgewaschen und im Dampfbade getrocknet. Man schüttelt auch wohl Quecksilber mit Eisenchloridflüssigkeit, wobei dieselbe zu Chlorür reduzirt wird, das freie Chlor aber lösend auf die fremden Metalle wirkt. Endlich ganz rein durch Destillation des Quecksilberchlorides mit Eisenfeile.

$$HgCl_2 + Fe = FeCl_2 + Hg.$$

Eigenschaften: Glänzend, bläulich weiss, flüssig, erstarrt bei — 39°, siedet bei 360°, ist auch bei gewöhnlicher Temperatur flüchtig; durch Schütteln, durch Reiben mit Kreide, Fett etc. (Ungt. hydrargyr.) wird es zu einem feinen grauen Pulver vertheilt (getödtet); verdünnte Säuren greifen es nicht an, wohl aber Salpetersäure, die es löst. Spec. Gew. 13,5; spec. Gew. des Dampfes 100 ($H = 1$); Molekulargewicht 200 ($= 2H$). Es erscheint in den Mercuridverbindungen zweiwerthig, in den Mercuroverbindungen aber nur einwerthig, und ist hier, wie beim Kupfer anzunehmen, dass zwei im Molekül vorhandene Atome sich mit einer Verwandtschaftsgrösse gegenseitig abgesättigt haben, sodass nach aussen wirksam von jedem nur noch eine übrig bleibt:

$$- Hg - \text{ und} - Hg = Hg -$$

Die Lösungen der Mercurosalze werden durch Schwefelwasserstoff schwarz gefällt (Sulfür mit metallischem Quecksilber); Salzsäure fällt weisses Chlorür, Jodkalium gelbes Jodür, Alkalihydroxyd schwarzes Oxydul. Die Lösungen der Mercuridsalze werden durch Schwefelwasserstoff ebenfalls gefällt; die Farbe des Niederschlages geht durch weiss, gelb, roth in schwarz über (Sulfid); Jodkalium fällt rothes Jodid (löslich im Ueberschuss); Alkalihydroxyde fällen gelbes Oxyd. Zinnchlorür, auch schweflige Säure reduciren alle Quecksilbersalzlösungen.

Prüfung auf fremde Metalle: beim Verdampfen darf kein Rückstand bleiben.

Hydrargyrum chloratum mite Hg_2Cl_2

Mercurochlorid. Quecksilberchlorür. Calomel.

$$Cl - Hg - Hg - Cl.$$

Gewinnung: Sublimation von Mercuridchlorid mit Quecksilber:
$$HgCl_2 + Hg = Hg_2Cl_2$$

oder von Mercuridsulfat mit Quecksilber und Chlornatrium:
$$SO_4Hg + Hg + 2(NaCl) = SO_4Na_2 + Hg_2Cl_2$$
In beiden Fällen wird das Sublimat durch Schlämmen präparirt. Leitet man Calomeldämpfe in einen Raum, in welchem sie Wasserdämpfen begegnen, so erhält man Hydrargyr. chlorat. mite vapore paratum. Auch durch Fällen einer Mercurosalzlösung mit Salzsäure oder Chlornatrium:
$$Hg_2(NO_3)_2 + 2(NaCl) = 2(NaNO_3) + Hg_2Cl_2$$
Eigenschaften: Sublimirt eine feste, weisse, glänzende, schwere Masse von fasrigem Bruche, welche, geritzt, gelben Strich, und beim Präpariren ein weissgelbliches, in Wasser und Weingeist unlösliches, im Feuer nicht schmelzendes, völlig flüchtiges Pulver liefert, welches beim Uebergiessen mit Kaliumhydroxydlösung sich schwärzt (Oxydulbildung) spec. Gew. 7,0. — Durch Wasserdampf verdichtet erscheint Calomel weiss, und nimmt erst gelbliche Färbung beim Drücken oder Reiben an. Das geschlämmte Präparat erscheint bei 100facher Vergrösserung in ungleich grossen Krystallen, während das durch Dampf zertheilte und das gefällte Präparat durchweg kleine, aber gleichmässig kleine Krystalle bildet. Salpetersäure löst Calomel unter Entwicklung von Stickoxyd; Königswasser, auch freies Chlor, führen es in Mercuridchlorid über; durch Sonnenstrahlen wird es zersetzt.

Prüfung auf fremde Beimengungen: Calomel muss, im Reagenzgläschen erhitzt, ohne vorher zu schmelzen, und ohne irgend einen Rückstand zu hinterlassen, völlig flüchtig sein;

auf Chlorid: Calomel, auf feuchtes blankes Eisen gestreut, darf innerhalb einer Minute keinen schwarzen Fleck erzeugen;

auf Amidverbindungen: beim Erhitzen mit Natronlauge darf Ammoniak nicht entwickelt werden.

Hydrargyrum bichloratum corrosivum Hg Cl$_2$

Mercuridchlorid.   Quecksilberchlorid.   Sublimat.

Gewinnung: Auflösen des Metalles in Königswasser und Krystallisirenlassen:
$$3Hg + 2(NO_3H) + 6(HCl) = 3(HgCl_2) + 4(H_2O) + 2NO$$
oder Sublimation des Sulfates mit Chlornatrium:
$$Hg + 2(SO_4H_2) = SO_4Hg + 2(H_2O) + SO_2$$
$$SO_4Hg + 2(NaCl) = SO_4Na_2 + HgCl_2$$
Eigenschaften: Weisse, schwere, durchscheinende, strahlig krystallinische Massen von körnigem Bruch; geben geritzt weissen Strich und ein völlig weisses Pulver; spec. Gew. 5,3; schmelzen bei 265°, sind bei 300° völlig flüchtig, löslich in 16 Th. kaltem, in 3 Th. heissem Wasser, in 3 Th. Weingeist und in 4 Th. Aether, fällen aus Eiweisslösungen unlösliche Albuminate (daher Eiweiss oder Milch als Gegen-

mittel bei **Vergiftungen**). Die wässrige Lösung wird durch wenig Schwefelwasserstoff gelb, durch mehr roth, durch Ueberschuss schwarz, durch Kaliumjodid roth, durch Silbernitrat weiss gefällt; Kupfer fällt aus sauren Lösungen metallisches Quecksilber aus.

Prüfung auf fremde Beimischungen: es muss beim Erhitzen auf Platinblech völlig flüchtig sein;
auf Calomel: muss in Wasser völlig löslich sein;
auf Salze der Alkalien oder Erdalkalien: die mittelst Schwefelwasserstoff und Filtriren von Quecksilber befreite Lösung darf beim Eindampfen keinen Rückstand hinterlassen;
auf Arsen: der durch Schwefelwasserstoff hervorgebrachte Niederschlag ($Hg\,S$) mit Ammoniak geschüttelt, muss ein Filtrat geben, welches nach dem Ansäuren auf Zusatz von Schwefelwasserstoff nicht gelb gefällt wird (As_2S_3).

Hydrargyrum jodatum Hg_2J_2
Mercurojodid. Quecksilberjodür.

$$J - Hg - Hg - J.$$

Gewinnung: Zusammenreiben von Quecksilber und Jod unter Zusatz von Weingeist:

$$\underbrace{2H_3}_{400} + \underbrace{2J}_{254} = Hg_2J_2$$

Eigenschaften: Feines, grünlich gelbes, amorphes, schweres, am Licht braun werdendes, in Wasser wenig, in Weingeist nicht lösliches, beim Erhitzen völlig flüchtiges Pulver; spec. Gew. 7,6.

Prüfung auf Mercuridjodid: mit Weingeist geschüttelt, darf das Filtrat durch Schwefelwasserstoffwasser nicht dunkel gefällt werden.

Hydrargyrum bijodatum rubrum HgJ_2
Mercuridjodid. Quecksilberjodid.

Gewinnung: Fällen einer Mercuridchloridlösung (4 + 72) durch Kaliumjodidlösung (5 + 15) und Trocknen des gewaschenen Niederschlages:

$$HgCl_2 + 2(KaJ) = 2KaCl + HgJ_2$$

Es muss durchaus nach Vorschrift gearbeitet werden, weil sonst Niederschläge entstehen, welche sofort wieder gelöst, also für die Ausbeute verloren werden.

Eigenschaften: Scharlachrothes, luftbeständiges, in Wasser wenig, in 130 Th. kaltem, in 20 Th. heissem Weingeist lösliches, beim Erhitzen gelb werdendes, dann schmelzendes, zuletzt völlig flüchtiges Pulver.

Prüfung auf allgemeine Verunreinigung: völlige Flüchtigkeit beim Erhitzen; völlige Löslichkeit in heissem Weingeist; auf Chlorid: Ammoniak darf die weingeistige Lösung nicht trüben; mit Wasser geschüttelt darf das Filtrat weder durch Silbernitrat weiss, noch durch Schwefelwasserstoffwasser dunkel gefällt werden.

Hydrargyrum cyanatum $Hg\,Cy_2$
Mercuridcyanid.

Gewinnung: Sättigen von Blausäurelösung mit Quecksilberoxyd oder Kochen von Berliner Blau mit demselben, Filtriren und Auskrystallisirenlassen.

Eigenschaften: Farblose, durchsichtige Säulen, welche löslich in 12,8 Th. kaltem, in 3 Th. heissem Wasser, in 14,5 Th. Weingeist, nicht in Aether sind, beim Erhitzen mit Jod in einer Glasröhre ein rothes Sublimat gewähren, für sich erhitzt Cyan abgeben und völlig flüchtig sind.

Prüfung auf Chlorid: die mit Salpetersäure schwach angesäuerte wässrige Lösung (1 : 20) darf durch einige Tropfen (nicht mehr) Silbernitratlösung nicht getrübt werden.

Hydrargyrum oxydulatum Hg_2O.
Mercurooxyd. Quecksilberoxydul.

$$\begin{matrix} H- \\ \| \\ H- \end{matrix} O$$

Schwarzes Pulver, welches Mercurosalzlösungen durch Aetzalkalien ausgefällt wird, auch in der Aqua phagedaenica nigra vorhanden ist (Mercurochlorid und Kalkwasser).

$$Ca(OH)_2 + Hg_2Cl_2 = CaCl_2 + Hg_2O + H_2O.$$

Hydrargyrum oxydatum $Hg\,O$.
Mercuridoxyd. Quecksilberoxyd.

Gewinnung: Erhitzen des durch Auflösen von Quecksilber in überschüssiger Salpetersäure erhaltenen Mercuridnitrates bis zur Verjagung sämmtlicher Salpetersäure:

$$3Hg + 8(NO_3H) = 3([NO_3]_2Hg) + 4(H_2O) + 2(NO)$$
$$(NO_3)_2Hg = HgO + N_2O_5$$

Eigenschaften: Schweres, orangerothes, krystallinisches, beim Erhitzen ohne Ausstossung rother Dämpfe völlig flüchtiges, in Salz- und Salpetersäure leicht lösliches Pulver. Spec. Gew. 11,0.

Prüfung auf gefälltes Oxyd: beim Kochen mit Oxalsäurelösung darf keine Farbenveränderung eintreten;

auf Nitrat: 1 g Oxyd mit 5 cc Wasser und 5 cc Schwefelsäure vermischt, darf beim Aufschichten von Eisenvitriollösung keine braune Zone erzeugen;

auf Chlorid: eine salpetersaure wässrige Lösung (1 : 100) darf durch Silbernitrat nur schwach getrübt werden.

Hydrargyrum oxydatum via humida paratum.

Gewinnung: Eingiessen einer Mercuridchloridlösung in Aetznatronlauge und Auswaschen des Niederschlages:
$$HgCl_2 + 2(NaOH) = 2(NaCl) + H_2O + HgO.$$
Auch in der Aqua phagedaenica lutea ist dieses Oxyd enthalten:
$$HgCl_2 + Ca(OH)_2 = CaCl_2 + H_2O + HgO.$$

Eigenschaften: Das gefällte Oxyd unterscheidet sich vom lävigirten durch hellere Farbe, feinere Zertheilung und die Eigenschaft, mit Oxalsäurelösung weisses Oxalat zu bilden.

Hydrargyrum sulfuratum nigrum Hg S.

α. Mercuridsulfid.

Gewinnung: Aethiops mineralis. Zusammenreiben von Quecksilber und Schwefel unter Anwendung geringer Wärme.

Eigenschaften: Feines, schwarzes, schweres, in Wasser, Weingeist, Salz- und Salpetersäure unlösliches, erhitzt mit blauer Flamme völlig verbrennendes Pulver.

Prüfung auf Antimon: mit verdünnter Salzsäure erhitzt, darf das Filtrat durch Schwefelwasserstoffwasser nicht orange gefällt werden.

Hydrargyrum sulfuratum rubrum Hg S.

β. Mercuridsulfid.

Gewinnung: Zinnober kommt natürlich vor (Idria); fabrikmässig durch Sublimation von Quecksilber und Schwefel bei Abschluss der Luft, oder durch anhaltendes Schütteln von Quecksilber, Schwefel und Kalilauge oder durch Digestion des schwarzen Sulfides mit alkalihaltiger Kaliumsulfidlösung.

Eigenschaften: Blendend rothes, in Wasser, Weingeist, Salz- und Salpetersäure, auch in verdünnten Aetzkalilösungen unlösliches, in Königswasser lösliches, beim Erhitzen unter Entwickelung von schwefliger Säure mit blauer Flamme völlig verbrennendes Pulver.

Prüfung auf Mennige: mit Salpetersäure geschüttelt, darf die Farbe nicht verändert werden;

auf Chrom: gelinde erwärmt und mit Wasser verdünnt, muss das Filtrat farblos sein;

auf Blei, Quecksilberoxyd: darf auch durch Schwefelwasserstoff nicht gefällt werden:

auf Arsen, Antimon und Chrom: mit Natronlauge erhitzt, darf das Filtrat durch Salzsäure nicht gefällt werden, auch auf Zusatz von Bleiacetat keinen gefärbten Niederschlag geben.

Hydrargyrum nitricum oxydulatum $(NO_3)_2 Hg_2, 2H_2O$.
Mercuronitrat.

$$2(NO_2) \genfrac{}{}{0pt}{}{- OHg}{- OHg}$$

Gewinnung: Quecksilber, welches im Ueberschuss vorhanden sein muss, wird mit kalter Salpetersäure übergossen; entstehende Krystalle werden durch Erwärmen gelöst; die Flüssigkeit wird vom ungelösten Quecksilber abgegossen und zur Krystallisation hingestellt:

$$6Hg + 8(NO_3H) = 3([NO_3]_2Hg_2) + 4(H_2O) + 2(NO)$$

Eigenschaften: Kleine, farblose, rhombische Tafeln, welche beim Auflösen in Wasser unter Abscheidung gelben basischen Salzes zersetzt werden, in salpetersäurehaltigem Wasser aber vollkommen löslich sind (Liquor Hydrarg. oxydul. nitric. 10%). Beim Schütteln mit Kalkwasser müssen die zerriebenen Krystalle eine schwarzgraue, aber keine rothgelbe Färbung annehmen (Oxydulbildung).

Prüfung auf Mercuridnitrat: nachdem einer salpetersauren, wässrigen Lösung vorhandenes Mercuronitrat durch Salzsäure völlig ausgefällt ist (Mercurochlorid), darf das Filtrat weder durch Zinnchlorür (Reduction zu weissem Chlorür, bei Mehrzusatz zu grauem Quecksilbermetall), noch durch Schwefelwasserstoff weiter verändert werden.

Hydrargyrum praecipitatum album $NH_2 HgCl$.
Mercuridammoniumchlorid. Weisses Präcipitat.

$$Cl - N \genfrac{}{}{0pt}{}{= H_2}{= Hg}$$

Gewinnung: Kalte Mercuridchloridlösung wird in Ammoniakliquor gegossen, der Niederschlag gut ausgewaschen und vom Licht entfernt getrocknet:

$$2(HgCl_2) + 4(NH_4OH) = 2(NH_4Cl) + 2(NH_2HgCl) + 4(H_2O).$$

Es muss genau nach Vorschrift der Pharmacopöe gearbeitet werden, weil andere Lösungs- oder Temperaturverhältnisse von Einfluss auf die Beschaffenheit des Präparates sind.

Eigenschaften: Blendend weisses, in Wasser unlösliches, in Salpetersäure leicht lösliches, beim Erhitzen mit Natronlauge unter Entwickelung von Ammoniak gelb werdendes, beim Erhitzen ohne zu schmelzen völlig flüchtiges Pulver (Rückstand: Verunreinigung).

Aufbewahrung: Alle Quecksilberpräparate, mit Ausnahme der Sulfide, müssen in gut verschlossenen Gefässen, vom Licht entfernt, sehr vorsichtig aufbewahrt werden.

GOLD.

$\overset{\text{III}}{Au} = 197$ (Aequivalentgewicht 65,6).

Vorkommen: Gediegen, eingesprengt in Quarzgestein, blättchen- oder körnerweis im Quarzsande, sowie in dem Sande der vom Urgebirge kommenden Flüsse (Ural, Brasilien, Californien, Australien); wenig in Blei-, Silber- oder Kupfererzen.

Gewinnung: Durch Abschlämmen des Goldsandes oder der gepulverten Quarzmassen oder durch Behandlung goldhaltigen Silbers mit Salpetersäure, welche Silber und Kupfer löst, Gold intakt lässt (**Scheidewasser**). Chemisch rein durch Fällen von Goldtrichloridlösung mit Ferrosulfat (Chlorsilber wird vorher abfiltrirt, Cuprochlorid bleibt in Lösung):

$$2(AuCl_3) + 6(SO_4Fe) = Fe_2Cl_6 + 2([SO_4]_2Fe)_3 + 2Au.$$

Eigenschaften: Gelbes, weiches Metall, welches zu feinsten Blättchen ausgehämmert (Aurum foliatum, 0,0001 mm stark) im durchfallenden Lichte grün erscheint, sehr schwer oxydirbar ist, und wie Silber, nur in den höchsten Temperaturen flüchtig ist; spec. Gew. 19,5; es wird von keiner Säure ausser von Königswasser angegriffen, indessen wirkt auch freies Chlor lösend.

Prüfung auf Kupfer: mit Salpetersäure digerirt darf die Flüssigkeit durch Ammonüberschuss nicht gebläut werden.

Auro-Natrium chloratum $AuCl_3$, $NaCl$, $2H_2O$.
Natrium-Goldchlorid.

Gewinnung: Reines Gold wird in Königswasser gelöst, nach dem Eintrocknen Kochsalz zugefügt und zur Trockne gebracht:

$$6(HCl) + 2(NO_3H) + 2Au = 2(AuCl_3) + 4(H_2O) + 2NO.$$

Eigenschaften: Orangegelbes, ziemlich luftbeständiges, in 2 Th. Wasser völlig, in Weingeist nur theilweise lösliches Pulver.

Prüfung auf freie Salzsäure: bei Annäherung von Ammoniaklösung dürfen keine Salmiaknebel entstehen;

auf Goldgehalt: 0,5 g im Porzellantiegel geglüht, darnach gut auszuwaschen und getrocknet, müssen mindestens 0,15 g (=30%) Gold hinterlassen.

Aufbewahrung: Vorsichtig, in Glasstöpselflaschen.

PLATIN.

$\overset{\text{IV}}{Pt} = 197{,}4$ (Aequivalentgewicht 49,4).

Platin findet sich überall dort, wo Gold gefunden wird, und zwar stets gediegen, aber nie rein, sondern stets legirt mit anderen Metallen (Osmium, Iridium, Palladium, Ruthenium, Gold, Silber, Kupfer, Eisen), von denen es auf passende Weise hüttenmännisch getrennt wird. Es ist silberweiss, geschmeidig, schwer flüssig und oxydirbar: spec. Gew. 21,5. Schwefel, Kohle, Aetzalkalien, Metalloxyde, Nitrate, Kieselsäure greifen es in der Hitze an. Fein zertheilt bildet es **Platinmoor**, ein tiefschwarzes Pulver, erhalten durch Reduction des Tetrachlorides mit Soda und Zucker. **Platinschwamm** ist eine graue poröse Masse, welche durch Glühen des Platinsalmiak erhalten wird, und die Eigenschaft besitzt, Gase in seinen Poren zu verdichten und Oxydationserscheinungen hervorzurufen (Döbereiner'sches Feuerzeug).

Platinum bichloratum $PtCl_4$, $8H_2O$.

Platintetrachlorid wird erhalten durch Auflösen von Platin in Königswasser und Krystallisirenlassen, und bildet rothe nadelförmige, in Wasser, Weingeist und Aether lösliche Krystalle, welche als Reagens auf Ammon- und Kaliumsalze gebraucht werden, und aus deren wässriger Lösung Ammon Platinsalmiak als gelbes Krystallmehl fällt.

Complicirtere Kohlenstoffverbindungen.

Wie schon im Eingange dieses Abschnittes bemerkt wurde, unterscheidet man **einfache** und **zusammengesetzte Radikale**. Erstere bilden die Elemente selbst, letztere Atomgruppen, welche sich bei einer Reihe von Körpern wiederholen, auch bei Zersetzungen nicht verändert werden, sondern sich überall wie einfache Radikale verhalten *(CO, CN, NH_4)*. Derartige Radikale bilden auch den eigentlichen Kern aller organischen Verbindungen, der complicirteren Kohlenstoffverbindungen überhaupt.

Schon früher wurde der Kohlenstoff als vierwerthiges Element bezeichnet. Sind daher seine vier Werthigkeitseinheiten (Affinitätsvalenzen) durch gleichwerthige Atomgruppen abgesättigt, so liegt eine geschlossene Verbindung vor, welche unfähig ist, noch andere Stoffe in sich aufzunehmen *(O = C = O, N ≡ C — H)*, im Gegensatz von ungeschlossenen Verbindungen, welche zum Eintritt neuer Stoffe behufs völliger Absättigung einladen *(O = C = N ≡ C—)*. Sowie aber zwei und mehrere Atome Kohlenstoff zusammentreten, so erscheint derselbe nicht mehr vierwerthig, sondern weniger werthig; es sind somit Werthigkeiten verschluckt, gebunden worden, in einander aufgegangen zur festeren Verknüpfung der einzelnen Atomgruppen. Während bei den sogenannten **Fettkörpern** eine einfache Bindung stattfindet, derart, dass von zwei benachbarten Kohlenstoffatomen je eine Werthigkeit verschwindet, sodass von den ursprünglich schlummernden acht Werthigkeiten nur sechs zur Wirksamkeit gelangen ($\equiv C -.--C\equiv$), wird bei andern Gruppen eine doppelte ($= C =:\, =C=$), und bei wieder anderen eine dreifache Bindung von Werthigkeiten ($— C \equiv :\, \equiv C —$) angenommen. Die Gruppirung der Kohlenstoffatome unter einander bildet das **Kohlenstoffskelett**, den **Kohlenstoffkern** der organischen Verbindungen. Solcher Kerne können mehrere in einer Verbindung vorhanden sein; sie werden alsdann durch ein fremdes Elementaratom mit einander verknüpft, wie z. B. im Methylsulfid ($H_3 \equiv C — S — \equiv H_3$).

Wenn nun sämmtliche freie Valenzen eines Kohlenstoffkernes durch Wasserstoff abgesättigt sind, so liegen geschlossene Verbindungen vor, **gesättigte Kohlenwasserstoffe**, welche die Grundsteine für das Lehrgebäude der organischen Chemie abgeben (CH_4, C_2H_6, C_3H_8 u. s. w.). In diesen Verbindungen ist der Wasserstoff **substitutionsfähig**. Wird in denselben ein Atom durch irgend einen anderen gleichwerthigen Körper (ein einwerthiges Radikal, Cl, Br, J etc.) ersetzt, so verbleiben von der ursprünglichen Verbindung bestimmte Reste (CH_3, C_2H_5, C_3H_7 u. s. w.), welche als **Radikale**, und zwar im vorliegenden Falle als **einwerthige Radikale**, angesprochen werden müssen. Würden in denselben Körpern zwei Atome H ersetzt worden sein ($C_2H_4Cl_2$, $C_3H_6J_2$ etc.), so würden **zweiwerthige Radikale** in denselben angenommen werden müssen. Im Allgemeinen ergiebt sich die **Werthigkeit eines Radikals** aus der Differenz aller wirksamen Verwandschaftseinheiten, die Summe der Kohlenstoffvalenzen als Hauptfaktor betrachtet (Radikal: C_2H_5; $2\overset{\text{IIII}}{C} = 6$, $5\overset{\text{I}}{H} = 5$; $6 - 5 = 1$. — Radikal: C_2H_3O; $2\overset{\text{IIII}}{C} = 6$, $3\overset{\text{I}}{H} = 3$, $\overset{\text{II}}{O} = 2$; $6 - (3 + 2) = 1$).

Die Stellung der Kohlenstoffatome im Molekül einer organischen Verbindung, schematisch gedacht, kann verschiedenartig aufgefasst werden; insbesondere spricht man von einer stabförmigen und von einer ringförmigen Anordnung, oder von einer offenen und einer geschlossenen Kette.

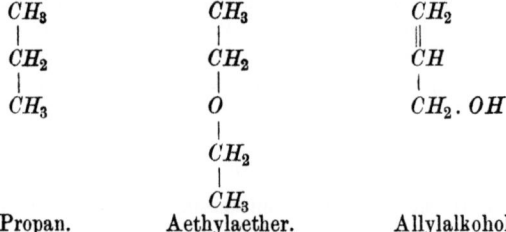

Propan.   Aethylaether.   Allylalkohol.

So zeigen die vorstehenden drei Formeln die stabförmige Anordnung der Kohlenstoffatome, wobei die mittlere Figur die Anwesenheit zweier Kohlenstoffkerne, welche durch ein fremdes Element (O) zusammengehalten werden, erkennen lässt, während die letzte Figur die doppelte

Verankerung dreier Kohlenstoffatome mit dem dadurch bewirkten Verschwinden zweier Verwandschaftseinheiten derselben andeutet. Diese Gruppen lassen ein Anfangs- und ein Endglied erkennen (**offene Kette**) und bieten dadurch für viele Erscheinungen eine vollkommene Aufklärung. Ausserdem wird durch dieselben eine gute Einsicht in die Konstitution unzähliger Substitutionsprodukte und Derivate gegeben, da es von Wichtigkeit ist, zu erkennen, wo (an welchem **chemischen Orte**) Substitution oder Veränderung überhaupt stattgefunden hat, wie denn z. B. die **Isomeren**

$$\begin{array}{cc} CH_2.Cl & CH_2 \\ | & | \\ CH_2.Cl & CH.Cl_2 \\ \text{Aethylenchlorid} \quad \text{und} \quad \text{Aethylidenchlorid.} \end{array}$$

zwei völlig verschiedene Körper sind.

Die **ringförmige** Anordnung des Kohlenstoffatom wird durch folgende Figur erläutert:

$$\begin{array}{c} -C = C - \\ -C \quad\quad C \\ \backslash\backslash \quad // \\ -C - C - \end{array}$$

Hier erscheint jedes Kohlenstoffatom nach einer Seite mit einer Werthigkeit, nach der andern Seite mit zwei Werthigkeiten mit dem benachbarten Kohlenstoffatom verschmolzen, sodass von den ursprünglich im Kohlenstoff ruhenden vier Werthigkeiten nur eine als zur Wirksamkeit gelangend übrig erscheint. Im Skelett selbst ist weder Anfang, noch Ende, weshalb man auch von einer **geschlossenen Kette** spricht.

Wenn in beiden Fällen ein Kohlenstoffatom, welches mit zwei anderen der Kette durch Werthigkeiten verbunden ist, sich noch mit Kohlenstoffatomen neuer Moleküle, die sich ausserhalb der Kette befinden, vereinigt, so entstehen **Seiten- oder Nebenketten**:

$$\begin{array}{ccc} CH_3 & CH_3 & CH_3 \\ | & | & | \\ CH_2 & H_3C-CH & H_3C-C-CH_3 \\ | & | & | \\ CH_3 & CH_3 & CH_3 \end{array}$$

Während die einfache Bindung von Kohlenstoffwerthigkeiten bei **sämmtlichen fetten Körpern** stattfindet, ist die dreifache Bindung bei den aromatischen Körpern normal.

Als Radikale fungiren sauerstofffreie und sauerstoffhaltige Moleküle. Die ersteren liefern beim Hinzutritt von Hydroxyl Alkohole und werden deshalb **Alkoholradikale** genannt *(CH$_3$ Methyl, CH$_3$ OH Methylalkohol)*; die letzteren liefern in Verbindung mit Hydroxyl Säuren und werden deshalb Säureradikale genannt *(C$_2$H$_3$ O Acetyl, C$_2$H$_3$ O. OH Essigsäure)*. Ueber die Basicität ist bereits oben Näheres mitgetheilt worden.

Isomer werden Körper von gleicher elementarer Zusammensetzung, polymer solche von Multiplen einer Zusammensetzung genannt.

KOHLENWASSERSTOFFE.

Aethane oder Paraffine.

In den Aethanen sind die Kohlenstoffatome durchweg in einfacher Bindung vorhanden. Sämmtliche Glieder dieser Gruppe bilden eine homologe Reihe, an deren Spitze das Methan (Sumpfgas) steht, weshalb diese Reihe auch die Sumpfgasreihe genannt wird;

Methan . . . . CH_4,
Aethan . . . . C_2H_6,
Propan . . . . C_3H_8,
Butan . . . . C_4H_{10},
Pentan . . . . C_5H_{12},
Hexan . . . . C_6H_{14}, u. s. w.

Die ersten Glieder dieser Reihe sind bei gewöhnlicher Temperatur gasförmig, die mittleren flüssig, die mit hohem Kohlenstoffgehalt fest (Paraffine). — Der Wasserstoff in diesen Körpern ist durch Halogene sehr leicht substituirbar. Die hierbei verbleibenden Reste (Alkoholradikale) werden, je nachdem sie ein-, zwei- oder dreiwerthig erscheinen, als Alkyle, Alkylene oder Alkine bezeichnet.

Methyl CH_3,   Methylen CH_2,   Methin CH
Aethyl C_2H_5, Aethylen C_2H_4, Aethin C_2H_3
Propyl C_3H_7, Propylen C_3H_6, Propin C_3H_5
                  u. s. w.

Dementsprechend werden die Glieder der Sumpfgasreihe auch wohl als Alkoholradikal-Wasserstoffe bezeichnet:
Methylwasserstoff $CH_3\,H$, Aethylwasserstoff $C_2H_5\,H$, u. s. w.

Methan CH_4

$$C \equiv H_4$$

Methylwasserstoff, leichtes Kohlenwasserstoffgas, kommt vor im Schlamm stehender Gewässer (Sumpfgas), in Bergwerken (Grubengas) mit Luft vermischt (schlagende Wetter) und kann erhalten werden durch Erhitzen des Natriumacetats mit Natronkalk. Farb- und geruchloses, brennbares Gas, in welchem durch Zuführung von Chlor sämmtlicher Wasserstoff ersetzt werden kann; es entstehen nach einander $CH_3\,Cl$, $CH_2\,Cl_2$, $CH\,Cl_3$ und $C\,Cl_4$, von welchen das vorletzte das Chloroform, das letzte den Chlorkohlenstoff darstellt.

Aethan C_2H_6.

$$3H \equiv C - C \equiv H_3$$

Dimethyl, Aethylwasserstoff; farb-, geruch- und geschmackloses Gas, Kunstprodukt, kommt im Leuchtgas vor.

Propan C_3H_8

$$CH_3 - CH_2 - CH_3$$

Dieser Körper ist, wie alle folgenden Homologen bis mit 14 At. C, im amerikanischen Petroleum enthalten und kann durch fraktionirte Destillation aus demselben gewonnen werden.

Das Rohpetroleum entquillt an vielen Stellen der Erde (Pensylvanien, Galizien, Persien, Italien, Deutschland). Es wird, bevor es als Leuchtmaterial verwendet wird, rektificirt, und von den bei geringeren Graden siedenden, unter Umständen explosiblen Kohlenwasserstoffen durch fraktionirte Destillation getrennt (Rhigolen 18—36°, Sherwoodoil 36—50°, Petroleumäther 50—60°, Gasoline 60—80°, Ligroine 80—120, Putzöl 120—150, Brennpetroleum 150—200°, darüber hinaus Paraffinöle, endlich Paraffin über 300° siedend). Aus den Rückständen wird durch Erhitzen und Bleichen Vaselin gewonnen. — Ozokerit (Erdwachs) ist eine Paraffinart, welche in Galizien gegraben wird; durch Behandeln mit Schwefelsäure und heissen Wasserdämpfen wird das Ceresin erhalten. Benzinum Petrolei ist das zwischen 55—75° übergehende Destillat, welches nicht fluorescirt und ein spec. Gewicht von 0,640—0,670 besitzt. Beim Zusammenschütteln von 2 Th. Benzin mit einem erkalteten Gemische von 1 Th. Schwefelsäure und 4 Th. rauchender Salpetersäure darf weder Färbung eintreten, noch Bittermandelölgeruch entwickelt werden, was auf Benzol (Steinkohlenbenzin) hinweisen würde. Italienisches Petroleum ist röthlich, schimmert stark blau, hat ein spec. Gew. von 0,75—0,80 und enthält viel Brandharz.

Alkylene oder Olefine.

Die Alkylene bilden, wie die Aethane, eine homologe Reihe, deren untersten Glieder gasförmig, deren Mittelglieder flüssig und deren Glieder mit höherem Kohlenstoffgehalt fest sind. Sie finden sich in den nichtamerikanischen Petroleumarten und können durch Behandlung der Halogenverbindungen einatomiger Alkoholradikale mit alkoholischer Kalilösung erhalten werden.

Aethylen C_2H_4

$$CH_2 = CH_2$$

Elayl. Oelbildendes Gas. Schwerer Kohlenwasserstoff. Im Leuchtgas; auch durch Einwirkung starker Schwefelsäure auf Alkohol.

Farbloses, übelriechendes, giftiges Gas, verbrennt zu Kohlensäure und Wasser, liefert mit atmosphärischer Luft ein explosibles Gemenge und vereinigt sich mit Chlor zu einer schweren, ölartigen Flüssigkeit.

Propylen C_4H_6 Butylen C_4H_8

Amylen C_5H_{10}

Wasserklare, brennbare, bei 35—40° siedende Flüssigkeit, welche sich direkt mit den Haloiden verbindet und durch Einwirkung von Chlorzink auf Amylalkohol und nachheriger Destillation erhalten werden kann.

Acetylene.

Dieselben finden sich ebenfalls im Leuchtgase und können auch aus den Alkylenen durch Behandeln ihrer Bromverbindungen mit weingeistiger Kalilösung erhalten werden. Näher bekannt ist nur das

Acetylen C_2H_2,

$CH \equiv CH$

ein farbloses, brennbares, giftiges Gas, welches dem Leuchtgase den ihm eigenthümlichen Geruch ertheilt.

Halogenderivate der Kohlen-Wasserstoffe.

Monochlormethan CH_3Cl.   Dichlormethan CH_2Cl_2.
Methylchlorid.   **Methylenchlorid.**

Trichlormethan.   Chloroform $CHCl_3$
Formyltrichlorid.

Gewinnung: Einwirkenlassen von Chlorkalk auf Weingeist und Destillation des Gemisches:

$$4(C_2H_5.OH) + 2(Ca[ClO]_2) = 2(CaCl_2) + 4(H_2O) + 4(C_2H_4O)$$
Aethylalkohol. Aldehyd.
$$4(C_2H_4O) + 6(Ca[ClO]_2) = 6(Ca[OH]_2) + 4(C_2HOCl_3)$$
Chloral.
$$4(C_2HOCl_3) + 2(Ca[OH_2]) = 2(Ca[CHO_2]_2) + 4(CHCl_3)$$
Calciumformiat.

oder aus Chloral, wie solches bei unbegrenzter Chlorzufuhr zu absolutem Alkohol entsteht; dasselbe wird erst durch Schütteln mit Schwefelsäure in Metachloral übergeführt, diese wallrathähnliche

Masse abgehoben, getrocknet und durch Destillation mit Aetznatronlauge zersetzt:

$$C_2HCl_3O + NaHO = CHO_2Na + CHCl_3$$
$$\text{Natriumformiat.}$$

In beiden Fällen muss das Destillat durch Schütteln mit Wasser vom Weingeist, durch Schütteln mit Calciumchlorid vom Wasser, durch Schütteln mit Sodalösung vom Chlor, durch Schütteln mit conc. Schwefelsäure von brenzlichen Substanzen befreit und bei eingelegtem Thermometer aus dem Wasserbad rektificirt werden.

Eigenschaften: Klare, farblose, völlig flüchtige, süsslich riechende und schmeckende, in Wasser wenig, leicht in Weingeist, Aether und Oelen lösliche Flüssigkeit; spec. Gew. 1,489; Siedepunkt 60°; reines Chloroform wird unter Einfluss des Sonnenlichtes zersetzt, wogegen ein geringer Alkoholgehalt Schutz gewähren soll; es zerfällt beim Erhitzen mit weingeistiger Kalilösung in Salz- und Ameisensäure:

$$CHCl_3 + 4(KaOH) = CHO_2Ka + 3(KaCl) + 2(H_2O)$$
$$\text{Kaliumformiat.}$$

unter Einwirkung von Chlor zerfällt es in Salzsäure und Chlorkohlenstoff:

$$CHCl_3 + Cl_2 = ClH + CCl_4$$

Beim Erhitzen mit alkoholischer Kalklösung und schwefelsaurem Anilin tritt ein unangenehmer, durchdringender Geruch auf (Isonitril).

Prüfung auf allgemeine Reinheit: beim wiederholten Schütteln von 20 g Chloroform mit 15 g Schwefelsäure in einem gut ausgetrockneten Glase darf das Chloroform innerhalb einer Stunde nicht gefärbt werden;

auf Salzsäure: mit Wasser durchgeschüttelt, darf dasselbe Lakmuspapier weder bleichen, noch röthen, noch durch Silbernitrat getrübt werden;

auf Chlor: in Jodkaliumlösung (1 + 20) geträufelt, darf Chloroform nicht violett gefärbt werden (durch Jodabscheidung).

Aufbewahrung: Vorsichtig, vor Licht geschützt, in sehr gut verschlossenen Gefässen.

Trijodmethan. Jodoform CHJ_3
Formyltrijodid.

Gewinnung: In eine erwärmte Mischung von Natriumcarbonatlösung und Weingeist wird Jod eingetragen und das ausgeschiedene Jodoform gesammelt; in die Flüssigkeit, welcher nochmals Natriumcarbonatlösung und Weingeist zugesetzt wurde, wird Chlor bis zur völligen Abscheidung sämmtlichen Jodes geleitet und das sich hierbei ausscheidende Jodoform gesammelt.

$$C_2H_5 . OH + 3J = 5(JH) + C_2HJ_3O$$
$$\text{Trijodaldehyd (Jodal).}$$
$$C_2HJ_3O + 5(JH) + 3(CO_3Na_2) = CHO_2Na + 5(NaJ) + 3(CO_2) +$$
$$\text{Natriumformiat.}$$
$$+ 4(H_2O) + CHJ_3$$

Eigenschaften: Kleine, glänzende, citronengelbe, schlüpfrig anfühlbare Blättchen, riechen safranartig, schmecken metallisch, schmelzen bei 120°, sind bei höherer Temperatur, auch in kochendem Wasser, flüchtig, unlöslich in Wasser, löslich in 50 Th. kaltem, in 10 Th. kochendem Weingeist, in 5,2 Th. Aether; spec. Gew. 2,0.

Prüfung auf Reinheit: es muss beim Erhitzen völlig flüchtig sein;
auf Chlor: mit Wasser geschüttelt darf das Filtrat weder durch Silbernitrat,
auf Sulfate: noch durch Baryumnitrat getrübt werden.

Aufbewahrung: Vorsichtig, in gut verschlossenen Glasstöpselflaschen.

Monochloraethan $C_2H_5 . Cl$.
Aethylchlorid.

Farblose, ätherartig riechende, bei 12° siedende Flüssigkeit, Hauptbestandtheil des

Spiritus aetheris chlorati.

Gewinnung: Eine Chlormischung (Braunstein und Salzsäure) wird unter Zusatz von Weingeist abdestillirt, das Destillat durch Schütteln mit Kalkhydrat entwässert und rektificirt.

Eigenschaften: Klare, farblose, säurefreie Flüssigkeit; spec. Gew. 0,84; enthält ausser Aethylchlorür Aldehyd, Trichloraldehyd, Alkohol; Aldehyd wird bei längerer Aufbewahrung zu Essigsäure oxydirt und diese bildet mit Alkohol Essigäther.

α. Dichloraethan $C_2H_4Cl_2$
$$CHCl_2 - CH_3$$
Aethylidenchlorid.

Farblose, ätherisch riechende, brennbare, in Wasser unlösliche Flüssigkeit vom spec. Gew. 1,182, welche bei 58° siedet und bei Einwirkung von Chlor auf Aethan entsteht. Das Aethylidenchlorid ist isomer mit

β. Dichloräthan $C_2H_4 . Cl_2$
$$CH_2Cl - CH_2Cl.$$
Aethylenchlorid. Elaylchlorür. Liquor Hollandicus.

Gewinnung: Aethylen wird einer Chlormischung zugeleitet; das Präparat destillirt beim Erwärmen über, wird mit Soda entsäuert, mit Chlorcalcium entwässert und rektificirt.

Eigenschaften: Klare, chloroformähnlich riechende, in Wasser wenig, leicht in Weingeist und in Aether lösliche, brennbare Flüssigkeit; Siedepunkt 85°; spec. Gew. 1,255.

Prüfung auf Säuren und Chlor: mit Wasser geschüttelt, darf letzteres weder Lakmuspapier röthen, noch durch Silbernitrat getrübt werden.

Aufbewahrung: In gut verschlossenen Gefässen, vor Sonnenlicht geschützt.

DIE ALKOHOLE.

Die einsäurigen Alkohole sind Verbindungen, welche aus den Kohlenwasserstoffen der ersten Gruppe durch Substitution von Wasserstoff durch Hydroxyl entstanden sind. Sie bilden unter sich eine homologe Reihe, nehmen zu um je CH_2, unter regelmässiger Erhöhung des Siedepunktes, der spec. Dampfdichte, der Unlöslichkeit in Wasser. Man unterscheidet primäre Alkohole, als solche, in denen sich das Hydroxyl an ein endständiges Kohlenstoffatom gebunden findet:

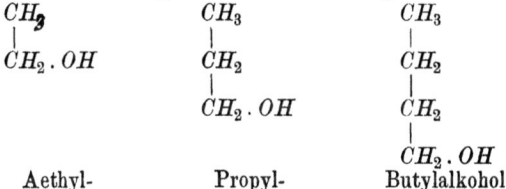

Aethyl-   Propyl-   Butylalkohol,

kann dieselben aber auch betrachten als Methylalkohol (Carbinol), in welchem ein Atom Wasserstoff durch ein Alkoholradikal ersetzt ist:

$$\begin{array}{ccc} H & CH_3 & C_2H_5 \\ | & | & | \\ CH_2.OH & CH_2.OH & CH_2.OH \\ \text{Carbinol} & \text{Methylcarbinol} & \text{Aethylcarbinol} \end{array}$$

und sekundäre Alkohole, in welchen die Hydroxylgruppe an ein Kohlenstoffatom gebunden ist, welches wiederum mit zwei anderen verbunden ist:

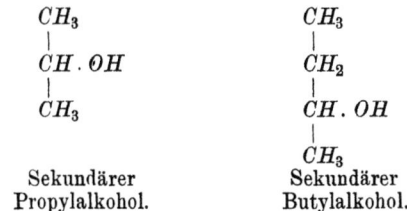

Sekundärer Propylalkohol.   Sekundärer Butylalkohol.

Diese Alkohole lassen sich auch betrachten als Methylalkohol (Carbinol), in welchem zwei Atome Wasserstoff durch einwerthige Alkoholradikale ersetzt sind:

$$CH.OH \begin{cases} CH_3 \\ CH_3 \end{cases} \qquad CH.OH \begin{cases} CH_3 \\ C_2H_5 \end{cases}$$

Dimethylcarbinol.   Methyl-Aethylcarbinol.

Erstere bilden bei der Oxydation unter Verlust von Wasserstoff Aldehyd; bei weiterer Oxydation eine Säure, und zwar so, dass jedem Alkohol ein bestimmter Aldehyd und eine bestimmte Säure entspricht:

		Aldehyd.		
Methylalkohol	$CH_3.OH$	$CHO.H$	$CHO.OH$	Ameisensäure,
Aethylalkohol	$C_2H_5.OH$	$C_2H_3O.H$	$C_2H_3O.OH$	Essigsäure,
Propylalkohol	$C_3H_7.OH$	$C_3H_5O.H$	$C_3H_5O.OH$	Propionsäure,
Butylalkohol	$C_4H_9.OH$	$C_4H_7O.H$	$C_4H_7O.OH$	Buttersäure,
Amylalkohol	$C_5H_{11}.OH$	$C_5H_9O.H$	$C_5H_9O.OH$	Baldriansäure,

u. s. w.

Aldehyd und Säure haben mit dem Alkohol gleichen Kohlenstoffgehalt.
— Die secundären Alkohole verlieren bei der Oxydation zwar auch
Wasserstoff, es entsteht aber kein Aldehyd, sondern ein Keton; bei
weiterer Oxydation entstehen Säuren mit geringerem Kohlenstoffgehalt.

$$CH.OH \genfrac{}{}{0pt}{}{-CH_3}{-CH_3} + O = CO \genfrac{}{}{0pt}{}{-CH_3}{-CH_3} + H_2O$$
Dimethylcarbinol. Dimethylketon.

$$CO \genfrac{}{}{0pt}{}{-CH_3}{-CH_3} + 3O = C_2H_3O.OH + CHO.OH$$
Essigsäure. Ameisensäure.

Bei den tertiären Alkoholen ist die Hydroxylgruppe an ein Kohlenstoffatom gebunden, welches seinerseits mit drei anderen Kohlenstoffatomen verkettet ist:

$$H_3C - \underset{CH_3}{\overset{CH_3}{\underset{|}{\overset{|}{C}}}}.OH \qquad H_5C_2 - \underset{CH_3}{\overset{CH_3}{\underset{|}{\overset{|}{C}}}}.OH$$
Tertiärer Butylalkohol. Tertiärer Amylalkohol.

Sie lassen sich daher auch betrachten als Carbinol, in welchem drei Atome Wasserstoff durch einwerthige Alkoholradikale ersetzt sind:

$$C.OH \begin{cases} CH_3 \\ CH_3 \\ CH_3 \end{cases} \qquad C.OH \begin{cases} C_2H_5 \\ C_2H_5 \\ C_3H_7 \end{cases}$$
Trimethylcarbinol. Dimethyl-Aethyl-Carbinol.

Sie bilden bei der Oxydation weder Aldehyde, noch Ketone, sondern werden direkt in Säuren mit niedrigerem Kohlenstoffgehalt verwandelt.

Durch Umlagerung der Wasserstoffatome entstehen isomere Alkohole. Als Isoalkohole werden diejenigen mit Seitenketten bezeichnet.

Methylalkohol $CH_3.OH$.
Holzgeist.

Derselbe ist zu erhalten durch Chlorirung des Sumpfgases und Zersetzung des Methylchlorürs durch Kalilauge:

$$CH_4 + 2Cl. = HCl + CH_3.Cl \qquad CH_3Cl + KaOH = KaCl + CH_3.OH$$

oder durch Zersetzung des Gaultheriaöls (Salicylsäure-Methyläther) durch Kalilauge:

$$C_6H_4 \begin{cases} CO.OCH_3 \\ OH \end{cases} + KOH = C_6H_4 \begin{cases} OH \\ CO.OK \end{cases} + CH_3.OH$$

oder aus Holzessig, von welchem 10% abdestillirt werden, welche nochmals über Aetzkalk rektificirt werden. Das klare, neutrale Destillat wird mit Calciumchlorid vermischt, welches mit dem Alkohol eine feste Verbindung eingeht; diese wird im Wasserbade erhitzt bis Dämpfe entweichen, sodann unter Zusatz von Wasser, welches der Verbindung das Calciumchlorid entzieht, destillirt und das Destillat durch Rektifikation über Aetzkalk entwässert. Farblose, eigenthümlich riechende Flüssigkeit vom spec. Gew. 0,80; Siedepunkt 60°, mischbar mit Wasser, Weingeist, Aether, löst Fette, Harze, Schwefel, Phosphor, wird durch oxydirende Substanzen in Ameisensäure übergeführt, bei der Destillation mit Chlorkalk entsteht Chloroform.

Aethylalkohol $C_2H_5 . OH$.
Weingeist.

Gewinnung: Derselbe kann aus dem schweren Kohlenwasserstoff synthetisch dargestellt werden:

$$C_2H_4 + H_2O = C_2H_5 . OH,$$

wird aber ausschliesslich im Grossen durch Destillation gegohrener Flüssigkeiten gewonnen. — Zuckerhaltige Lösungen, welche bei 20—22° mit stickstoffhaltigen Körpern (Fermenten), besonders Hefe in hinreichende Berührung kommen, werden zersetzt, ein Process, welcher unter dem Namen „weinige Gährung" bekannt ist, als Gegensatz zur „sauren Gährung", welche bei erhöhter Temperatur und vermehrtem Luftzutritt stattfindet, und zur „fauligen Gährung", welche unter Mitwirkung von Spaltpilzen auftritt:

$$C_6H_6(OH)_6 = 2(C_2H_5 . OH) + 2(CO_2)$$
Zucker

als Nebenprodukte entstehen Glycerin, Bernsteinsäure, Fette (bis 5%), welche aus Hefezellen, nicht aber direkt aus der Spaltung des Zuckers herrühren.

Die **Hefe** (Mycoderma cerevisiae) ist ein Pilz, der sich durch Knospenbildung vermehrt. Er besteht aus kleinen, sich zweigartig vereinigenden Bläschen, deren Wandung Cellulose bildet und deren Inhalt bei jungen kräftigen Zellen (der Oberhefe) flüssig, bei alten, träge wirkenden (der Unterhefe) ein granulöser ist. Hefe, unter den angeführten Bedingungen mit Zuckerlösung in Berührung, giebt durch Zerfall der Mutterzellen ihre sämmtlichen löslichen Eiweissstoffe und Salze (Phosphate) an dieselbe ab, entnimmt aus derselben Material zur Bildung neuer (Tochter-) Zellen und veranlasst so einen fortdauernden Vegetationsprocess, bei welchem Kohlensäure von der Pflanze ausgeathmet wird und welcher beendet ist, wenn sämmtlicher Zucker zunächst in Hefe und aus dieser in Alkohol, Kohlensäure und Nebenprodukte umgewandelt ist.

Bei der Weingeistfabrikation aus Feldfrüchten wird zunächst die in demselben enthaltene Stärke in Zucker übergeführt; dies geschieht durch Einwirkenlassen von **Malz** (gekeimter Gerste), welche das Ferment **Diastas** enthält, auf die Maische:

$$3(C_6H_5 . [OH]_5) + H_2O = C_6H_6 . (OH)_6 + 2(C_6H_5 . [OH]_5)$$
Stärke.   Zucker.   Dextrin.

Der von der gegohrenen Flüssigkeit abdestillirte Alkohol wird mit Kohle behandelt, mit Aetzkalk entwässert und rektificirt. Rohsprit enthält gewöhnlich Alkohole mit höherem Kohlenstoffgehalt (Fuselöl), deren Radikale sich mit denen des Aethylalkohols, auch mit Wasserelementen verbinden und dem Destillat einen eigenthümlichen specifischen Geruch ertheilen (Arrac, Rum, Cognac). Grössere Spritfabriken liefern nach einmaliger Rektifikation einen völlig fuselfreien Alkohol von ca. 96%.

Spiritus

ist ein Alkohol vom spec. Gew. 0,83 und 91 Volumenprocent Gehalt, bildet eine klare, farblose, angenehm riechende, neutral reagirende, bei 77° siedende, leicht entzündliche Flüssigkeit, welche klar, mischbar mit Wasser, Aether und den meisten ätherischen Oelen ist, Harze, Kampher, Seife, Haloide, Pflanzenstoffe, Salze und Gase löst. Die Prüfung eines wässerigen Weingeistes geschieht mit Alkoholometern und bezieht sich auf Raumprocente (Tralles; Gewichtsprocente nach Richter nicht gebräuchlich); beim Vermischen von Weingeist mit Wasser ist auf Contraction und Temperatur Rücksicht zu nehmen; für beides bestehen Reductionstabellen.

Alkohol ist bisher weder durch Druck, noch durch Kälte in den festen Aggregatzustand übergeführt worden. Oxydirende Substanzen verwandoln ihn in Aldehyd resp. Essigsäure; atmosphärische Luft wirkt oxydirend bei Gegenwart eines Fermentes. In glühendem Rohr erhitzt, wird Alkohol in feste, flüssige und gasförmige Kohlenwasserstoffe zersetzt; Königswasser oder Salpetersäure wirken heftig auf ihn ein und erzeugen eine Menge Zersetzungsprodukte; bei der Einwirkung von Schwefelsäure entsteht Aethylschwefelsäure, welche auch in der Mixtura sulfurica acida enthalten ist:

$$SO_4H_2 + C_2H_5 . OH = H_2O + SO_4(C_2H_5 . H).$$

Kalium und Natrium werden unter Wasserstoffausscheidung gelöst zu krystallisirbaren Alkoholaten; bei der Einwirkung von Chlorkalk entsteht Chloroform; Chlor in unbegrenzter Menge zugeführt, erzeugt eine Reihe von Substitutionsprodukten, deren Endglied der Anderthalbchlorkohlenstoff (C_2H_6) ist.

Der käufliche Spiritus ist auf Fuselöl zu prüfen durch Mischen von 50 g desselben mit 10 Tropfen Kalilauge, Abdampfen bis auf ca. 5 g und Uebersättigen mit verdünnter Schwefelsäure, wobei der specifische Geruch des Fuselöls auftritt, wenn solches zugegen war. — Wenn sich bei langsamen Schichten von Spiritus auf ein gleich grosses Volumen Schwefelsäure eine rothe Zone zeigt, so ist Runkelrübenspiritus vorhanden. — Methylalkohole aller Art werden durch Entfärbung einer Mischung von 10 g Weingeist mit 20 Tropfen Kaliumpermanganatlösung innerhalb 20 Minuten erkannt. — Gerbsäure, oft durch Fasslager aufgenommen, soll beim Vermischen mit Ammoniak an einer dunklen Färbung wahrgenommen werden.

Spiritus vini Cognak

ist das Destillationsprodukt des Weines, ist schwach sauer und muss durchaus fuselölfrei sein. — Rum ist Zuckerrohrmelassenschnaps. Arrac ist Reisbranntwein.

Propylalkohol C_3H_7 . OH.   Butylalkohol C_4H_9 . OH.
Amylalkohol C_5H_{11} . OH.

Fuselöl.

Das Fuselöl tritt neben Aethylalkohol bei der Gährung der Branntweinmaische auf und ist, da es den höchsten Siedepunkt (132°) besitzt, das letzte Produkt der Spiritusfabrikation. Es bildet eine farblose, übelriechende, giftige, brennbare Flüssigkeit vom spec. Gew. 0,82 und erstarrt bei 20°. Der gewöhnliche Amylalkohol ist ein Gemisch von einem optisch unwirksamen und einem linksdrehenden Alkohol, welche durch Zerlegung ihrer Baryumamylsulfate, welche nach einander auskrystallisiren, einzeln erhalten werden können. Bei der Behandlung des Amylalkohols mit wasserentziehenden Substanzen entsteht **Amylen**.

Caprylalkohol C_8H_{17} . OH.   Cetylalkohol $C_{16}H_{33}$. OH.
Cerylalkohol $C_{27}H_{55}$. OH.   Myricylalkohol $C_{30}H_{61}$. OH.

Die Radikale dieser Alkohole bilden einen Bestandtheil der zusammengesetzten Aether, welche im Ricinusöl, im Wallrath, im Pflanzen- und Bienenwachs vorhanden sind und können selbst aus den entsprechenden Körpern gewonnen werden. — Den einsäuerigen Alkoholen schliesst sich an der

Allylalkohol C_3H_5 . OH.

$$CH_2 = CH - CH_2 . OH.$$

mit demselben Radikal, welches im Glycerin dreiwerthig auftritt, hier aber eine aussergewöhnliche Absättigung zweier Kohlenstoffatome unter sich aufweist. Verbindungen, welche das Radikal Allyl enthalten, sind in den Alliumarten sehr verbreitet. Der Alkohol ist eine klare, farblose, streng riechende, brennbare, mit Wasser mischbare Flüssigkeit, welche bei der Oxydation einen Aldehyd (**Akrolein**) resp. eine Säure (**Akrylsäure**) liefert.

Zweisäurige Alkohole (Glykole)

sind aufzufassen als Verbindungen der Radikale der Aethenreihe mit zwei Hydroxylgruppen und lassen sich aus den einsäurigen Alkoholen darstellen, indem man diese durch Jod zersetzt, die Jodverbindung mit

Silberacetat, und den hierdurch entstehenden Aether durch Kalihydrat zerlegt:

$$C_2H_5 . OH + 2J = H_2O + C_2H_4 . J_2$$
Aethylenjodür.

$$C_2H_4 . J_2 + 2(C_2H_3O_2Ag) = 2(AgJ) + (C_2H_3O_2)_2 . C_2H_4$$
Essigsäure-Aethylglykoläther.

$$(C_2H_3O_2)_2 . C_2H_4 + 2(KaOH) = 2(C_2H_3O_2Ka) + C_2H_4(OH)_2$$
Aethylenglykol.

Durch Einwirkung oxydirender Substanzen werden, wie bei den einsäurigen Alkoholen, Aldehyde und Säuren gebildet, und zwar entsprechen jedem Alkohol zwei Aldehyde und zwei Säuren, welche, wie die Alkohole selbst, neben einander fortlaufende Homologe bilden, je nachdem für 2 oder 4 H je 1 oder 2 O eingetreten sind.

$C_2H_4(OH)_2$ $C_2H_2 . (OH)_2$ $C_2H_2O . (OH)_2$
Aethylenglycol. 1. Aldehyd. 1. Säure.

$C_2(OH)_2$ $C_2O_2(OH)_2$
2. Aldehyd. 2. Säure.

Beide Säuren stehen an den Spitzen je einer homologen Reihe, der Milch- und der Oxalsäurereihe; sie enthalten sämmtlich zwei Hydroxylgruppen und sind daher zweiatomig; die erste Reihe enthält jedoch nur einmal das Carbonsäureradikal *(CO . OH)* und ist deshalb nur einbasisch, vermag also nur eine Reihe von Salzen (neutrale) zu bilden.

$CH_2 . OH$ $CH_2 . OH$ $CO . OH$
| | |
$CH_2 . OH$ $CO . OH$ $CO . OH$
Aethylglykol.   Glykolsäure.   Oxalsäure.

$CH_2 . OH$ $CH_2 . OH$ $CO . OH$
| | |
CH_2 CH_2 CH_2
| | |
$CH_2 . OH$ $CO . OH$ $CO . OH$
Progylglykol.   Fleisch-Milchsäure. Malonsäure.
                 u. s. w.

Die Glykole selbst sind farblose, dickflüssige, süss schmeckende, unzersetzt flüchtige Körper, welche einen um so niedrigeren Siedepunkt haben, je höher ihr Kohlenstoffgehalt ist:

Aethylglykol $C_2H_4 . (OH)_2$, Siedepunkt 197°
Progylglykol $C_3H_6 . (OH)_2$,   „   189°
Butylglykol $C_4H_8 . (OH)_2$,   „   184°
u. s. w.

Condensirte Glykole entstehen, wenn sich mehrere Moleküle der Glykole unter Wasseraustritt zu einem Molekül vereinigen:

$$C_2H_4 \begin{matrix} -OH \\ -OH \end{matrix} \quad \begin{matrix} C_2H_4 \\ C_2H_4 \end{matrix} \begin{matrix} -OH \\ -O \\ -OH \end{matrix} \quad \begin{matrix} C_2H_4 \\ C_2H_4 \\ C_2H_4 \end{matrix} \begin{matrix} -OH \\ =O \\ =O \\ -OH \end{matrix}$$

Aethylglykol.   Diäthylglykol.   Triäthylglykol.

Dreisäurige Alkohole Glycerine.

Von ihnen genauer untersucht und allein pharmaceutisch wichtig ist das

Propylglycerin. **Glycerin** $C_3H_5 . (OH)_3$

$CH_2 . OH$
$|$
$CH . OH$
$|$
$CH_2 . OH$

Vorkommen: Fettsäureglycerinäther (Glyceride) bilden die Hauptbestandtheile der natürlichen Fette, aus denen beim Kochen mit Aetzalkalien (Verseifung) oder Metalloxyden (Pflasterbildung) Glycerin abgeschieden wird.

Gewinnung: Fabrikmässig, durch Zersetzen der Fette mit überhitztem Wasserdampf; dieser (300° heiss) in Destillirgefässe geleitet, welche die Fette enthalten, spalten letztere in freie Säuren, welche in der Oberschicht des Destillates enthalten sind, und in Glycerin, welches die Unterschicht desselben bildet und durch Rektifikation gereinigt wird.

$(C_{18}H_{33}O_3)_3, C_3H_5 . O_3 + 3(H_2O) = 3(C_{18}H_{33}O . OH) + C_3H_5 . (OH)_3$
Oelsäureglycerid.   Oelsäure.   Glycerin.

Eigenschaften: Klare, farb- und geruchlose, süss schmeckende, mit Wasser, Weingeist und Aetherweingeist mischbare, in Aether, Chloroform und fetten Oelen unlösliche Flüssigkeit vom spec. Gew. 1,23; verändert Reagenzpapier nicht, siedet bei 160°, erstarrt bei — 40°, löst eine grosse Anzahl medicinisch wichtiger Körper (Jod, Schwefel, Phosphor, Salze, Säuren, Bitterstoffe, Alkaloide, Metalloxyde). Oxydirende Substanzen führen es in Glycerinsäure über; ein Aldehyd ist nicht bekannt. Hefe führt es in Propionsäure über; in Berührung mit Weingeist, Kreide und altem Käse entsteht Buttersäure; in Berührung mit thierischen Testikeln entsteht Zucker. Beim Erhitzen mit Oxalsäure auf 190° entsteht Allylalkohol; mit Salpetersäure enstehen Oxal- und Kohlensäure; mit Braunstein und Schwefelsäure entstehen Ameisen- und Kohlensäure; mit Aetzkali erhitzt entstehen Ameisen- und Essigsäure. Jodphosphor verwandelt es in Allyljodür, aus welchem durch Destillation mit Schwefelcyankalium Sulfocyansäure-Allyläther (Senföl) gewonnen werden kann. In nitrirte Schwefelsäure geträufelt und in Wasser gegossen, scheidet sich Nitroglycerin als ölige Flüssigkeit am Boden ab.

Prüfung auf Kalk: verdünntes Glycerin darf weder durch Ammonoxalat,
        auf Chloride: noch durch Silbernitrat,
        auf Sulfate: noch durch Baryumnitrat getrübt,
        auf Metalle: noch durch Schwefelwasserstoff und Schwefelammonium gefällt werden;

auf Stärkezucker: mit Aetzkalilauge erhitzt, darf keine Bräunung stattfinden; auch darf auf Zusatz von Kupfersulfatlösung rothes Oxydul nicht abgeschieden werden;

auf Rohrzucker: beim Eindampfen mit Schwefelsäure darf keine Schwärzung stattfinden;

auf fette Säuren: mit Weingeist und Schwefelsäure erwärmt darf der Geruch von Buttersäureäther nicht wahrgenommen werden;

auf Zersetzungsprodukte: aus einer mit Salmiakgeist versetzten Silbernitratlösung darf Silber nicht abgeschieden werden.

Viersäurige Alkohole.

Erithryt $C_4H_6(OH)_4$

Wasserlösliche, süssschmeckende Krystalle, welche bei Behandlung des in Flechten- und Algenarten enthaltenen Erithryns mit wasserentziehenden Substanzen entstehen.

Fünfsäurige Alkohole

sind nicht bekannt.

Sechssäurige Alkohole.

Zu diesen werden einige Zuckerarten (Mannit, Dulcit, Sorbit, Quercit) gezählt, die bei den Kohlehydraten näher besprochen werden sollen.

DIE AETHER.

Die Aether sind zu betrachten als Verbindungen zweier einwerthiger Alkoholradikale mit einem Atom Sauerstoff. Man unterscheidet, je nachdem die beiden Radikale gleich oder verschieden sind, einfache und zusammengesetzte Äther:

$$C_2H_5 - O - C_2H_5$$
Aethyläther.
$$CH_3 - O - C_2H_5$$
Methyl-Aethyläther.

Man erhält die Aether entweder durch Einwirkung von Natriumalkoholat oder eines Metalloxydes auf eine Halogenverbindung des betreffenden Alkoholradikales, oder von Mineralsäuren oder wasserentziehenden Salzen auf den Alkohol selbst.

Aethylaether $(C_2H_5)_2 O$.
Aether.

$$C_2H_5 - O - C_2H_5$$

Gewinnung: Man lässt einem Gemisch von 9 Th. Schwefelsäure und 5 Th. Weingeist, welches auf 140° erhalten wird, durch einen Tubus so viel Weingeist zufliessen, als Aether abdestillirt. Es wird an der Stelle, wo der kalte Weingeist fliesst, eine Temperaturerniedrigung um circa 15° und dadurch die Bildung von Aetherschwefelsäure bewirkt; letztere wird durch die wallende Bewegung der siedenden Flüssigkeit an die heissere Wandgegend gebracht und hier in Schwefelsäure, Wasser und Aether zerlegt, von welchen erstere zur Bildung neuer Aethermengen Verwendung finden.

$$C_2H_5 . OH + SO_4H_2 = H_2O + SO_4(C_2H_5 . H)$$
Aethylschwefelsäure.

$$SO_4(C_2H_5 . H) + C_2H_5 . OH = SO_4H_2 + (C_2H_5)_2O.$$

Der rohe Aether wird durch Schütteln mit Kalkmilch von schwefliger Säure, durch Schütteln mit Chlorcalcium vom Wasser und durch wiederholte Rektification bei möglichst niedriger Temperatur von Wasser und Alkohol befreit.

Eigenschaften: Klare, farblose, säurefreie, völlig flüchtige, leicht entzündliche Flüssigkeit, deren Dämpfe mit Luft ein explosibles Gemenge geben; spec. Gew. 0,728; Siedepunkt 36°; schwer löslich in Wasser (1 : 20), klar mischbar mit Weingeist, Oelen, löst Fette, Harze, Haloide, Metallchloride; oxydirende Substanzen, auch der Sauerstoff der Luft, bewirken Essigsäurebildung; Chlor wirkt heftig ein bis zur Entzündung.

Prüfung auf Weinöl: mit Aether befeuchtetes Fliesspapier darf nach dem Verdampfen des Aethers nicht fuselig riechen;

auf Säuren: feuchtes Lakmuspapier darf nicht geröthet werden;

auf Weingeist: beim Schütteln gleicher Volumina Aether und Wasser darf das Volumen des letzteren um nicht mehr als ein Zehntheil vermehrt werden.

Aufbewahrung: In nicht grossen, sehr gut verschlossenen Gefässen an einem kalten Orte.

ALDEHYDE UND KETONE.

Aethylaldehyd $CH_3 . COH$.
Acetaldehyd.

Weingeist wird mit Kaliumbichromat und verdünnter Schwefelsäure erwärmt und der Aldehyddampf in Aether geleitet; durch Zuführung von Ammon wird Aldehydammoniak gebildet und dieser durch Destillation mit Schwefelsäure zersetzt. Aldehyd bildet eine klare, farblose, erstickend riechende, stechend schmeckende, mit Wasser, Weingeist und Aether klar mischbare Flüssigkeit; Siedepunkt 21°; reducirt Silberlösung und bildet mit Ammoniak und sauren Alkalimetallsulfaten krystallisirbare Verbindungen. Bei der Behandlung mit wasserentziehenden Substanzen entsteht Crotonaldehyd:

$$2(C_2H_4O) - H_2O = C_4H_6O.$$

Trichloraldehyd $CCl_3 . COH$.
Chloral.

Beim Einleiten von Chlor in absoluten Alkohol entsteht zunächst Aldehyd, sodann Chloral:

$$C_2H_5 . OH + 2Cl = 2(ClH) + C_2H_4O$$
$$C_2H_4O + 6Cl = 3(ClH) = C_2HCl_3O.$$

Die Salzsäure wird in einer Vorlage gesammelt, während die im Bildungsgefäss verbleibende Flüssigkeit erst über Schwefelsäure, sodann über Aetzkalk rektificirt wird. Klare, farblose, stechend schmeckende und riechende, mit Wasser, Weingeist und Aether klar mischbare Flüssigkeit vom spec. Gew. 1,5; Siedepunkt 94°; verhält sich gegen Silberlösung, Ammoniak und saure Alkalisulfate wie Aldehyd; mit Wasser entsteht das Hydrat, mit Alkohol das Alkoholat, beide krystallisirbar; Alkalilaugen spalten das Chloral in Chloroform, und Ameisensäure;

$$C_2Cl_3HO + KaOH = CHCl_3 + KaCHO_2$$

Bei längerer Aufbewahrung geht das Chloral in eine andere Modifikation, das Metachloral, ein in Wasser unlösliches Pulver, über, welches beim Erhitzen auf 200° in die lösliche Form wieder zurück geht. Mit Schwefelsäure geht das Chloral vier gut krystallisirbare Verbindungen ein.

Chloralum hydratum $CCl_3 . COH, H_2O$.
Chloralhydrat.

Gewinnung: Absolutem Alkohol wird so lange Chlor zugeführt, bis eine feste, krystallinische Masse entsteht, welche einfach umsublimirt wird, oder bis die Mischung circa 70° warm ist und eine Dichte von 41° B. zeigt; sodann wird mit Schwefelsäure erhitzt, um letzte Spuren Salzsäure zu vertreiben und über Aetzkalk rektifizirt; dem gereinigten Chloral wird die berechnete Wassermenge zugesetzt und die Mischung auf Schaalen oder im Vacuum zur Krystallisation gebracht oder aus Benzol oder Schwefelkohlenstoff umkrystallisirt.

Eigenschaften: Durchsichtige, farblose, trockene, luftbeständige Krystalle von melonenartigem Geruch, etwas kratzendem Geschmack, löslich in 1,5 Th. Wasser, in Weingeist und Aether, auch in fetten Oelen, Benzol und Schwefelkohlenstoff, fast unlöslich in Chloroform, schmelzen bei 58°, sieden bei 95° und sind unzersetzt flüchtig. Salpetersäure führt das Chloralhydrat in Trichloressigsäure über; Kalilauge ersetzt es unter Abscheidung von Chloroform.

Prüfung auf Alkoholat: beim Auflösen in Wasser dürfen ölige Tropfen, welche sich erst später lösen, nicht abgeschieden werden; beim Erhitzen auf Platinblech muss absolute Verflüchtigung eintreten, nicht aber Verbrennung mit gelber russender Flamme;
auf Salzsäure und Chlor: die wässerige Lösung muss neutral reagiren und darf nach dem Ansäuern mit Salpetersäure durch Silbernitrat nicht gefällt werden.

Aufbewahrung: Vorsichtig, in gut verschlossenen Gefässen.

Butylchloralhydrat $C_4H_5Cl_3O, H_2O$.
Crotonchloralhydrat.

Wird dem Acetaldehyd Chlor zugeführt, so wird dasselbe zunächst in Butylchloralhydrat umgewandelt, aus welchem durch Behandeln mit conc. Schwefelsäure das Butylchloral erhalten werden kann. Wasserleeres Crotonchloral ist eine farblose, in Wasser unlösliche Flüssigkeit, welche jedoch leicht Wasser aufnimmt und das gut krystallisirbare Hydrat bildet. Kleine, weisse, glänzende Blättchen, riechen angenehm, schmecken kratzend, sind schwer löslich in Wasser, leicht löslich in Weingeist und Aether, schmelzen bei 78° und sind unzersetzt flüchtig. Beim Erhitzen mit Aetzkalilauge wird ölartiges Allylendichlorid abgeschieden

$$C_4H_5Cl_3O + 2(NaOH) = NaCHO_2 + KaCl + H_2O + C_3H_4Cl_2$$
Dichlorallylen.

Dimethylketon $CH_3 — CO — CO_3$
Aceton.

DIE SAEUREN.

Die **einbasischen** oder **fetten Säuren** entsprechen den einsäurigen Alkoholen und können durch Oxydation aus diesen erhalten werden. Sie bilden eine homologe Reihe; ihr Siedepunkt nimmt stets zu, während ihre Löslichkeit in Wasser bei zunehmendem Kohlenstoffgehalt abnimmt. Die ersten Glieder der Reihe sind flüssig, die letzten fest; der Schmelzpunkt steigt mit zunehmendem Kohlenstoffgehalt. Sie vermögen durch Substitution des in der Carboxylgruppe *(CO HO)* befindlichen Wasserstoffen eine Reihe von Salzen zu bilden. Wird der Carboxylwasserstoff durch dasselbe Radikal ersetzt, welches schon einmal vorhanden ist, so entsteht das Anhydrid der Säure; wird dasselbe jedoch durch ein Alkoholradikal ersetzt, so entsteht ein **zusammengesetzter Aether (Ester)**. In letzterer Form finden sie sich in den natürlichen Fetten (als Glyceride; daher der Name **Fettsäuren**). Durch den galvanischen Strom werden die Fettsäuren zersetzt unter Ausscheidung von Kohlensäure, Wasserstoff und Alkoholradikal.

Ameisensäure CHO . OH.
Acidum formicicum.
$$H - CO . OH.$$

Vorkommen: In den Ameisen, den Haaren der Brennessel, in Fichtennadeln; bei der Zersetzung organischer Substanzen.

Gewinnung: Durch Erhitzen von Oxalsäure in Glycerin:
$$C_2H_2O_4 = CH_2O_2 + CO_2$$

Eigenschaften: Wasserklare, stechend sauer riechende, Brandblasen erzeugende, mit Wasser und Weingeist mischbare Flüssigkeit, siedet bei 99°; spec. Gew. 1,25; zerfällt beim Erhitzen mit Schwefelsäure in Kohlensäure und Wasser und reducirt Metallsalzlösungen:
$$CH_2O_2 + HgO = CO_2 + H_2O + Hg.$$
Die Lösungen ihrer Salze werden durch Silberlösung weiss, durch Eisenchlorid roth gefällt. Die officinelle Säure vom spec. Gew. 1,063 enthält 25% in Wasser gelöst.

Prüfung auf Gehalt: 10 g mit Phenolphtaleïn versetzte Säure sollen 54,53 cc Normalalkali bis zur Röthung (Sättigung) gebrauchen:
$$\underbrace{CH_2O_2}_{46} + \underbrace{KaOH}_{56} = CHKaO_2 + H_2O$$
$$0{,}046 \times 54{,}53 = 2{,}50841 = 25\%$$

auf Essigsäure: die mit 1 g Quecksilberoxyd 10 Minuten lang erhitzte, verdünnte (1 : 5) Säure muss ein Filtrat liefern, welches Lakmuspapier nicht röthet (sämmtliche Säure wird zersetzt unter Abscheidung von Quecksilber);

auf Salzsäure: der durch Silbernitrat entstehende Niederschlag muss in Ammoniak löslich sein;

auf Oxalsäure: die mit Ammon neutralisirte Säure darf weder durch Chlorcalcium,

auf Metalle: noch durch Schwefelwasserstoffwasser getrübt werden.

Essigsäure $C_2 H_3 O$. OH.
$$CH_3 - CO.OH.$$

Vorkommen: Als Entmischungsprodukt bei der Oxydation organischer Substanzen, frei und gebunden.

Gewinnung: Durch Oxydation des Aethylalkohols oder durch trockene Destillation des Holzes. Erstere geschieht durch saure Gährung; Bedingungen für den Eintritt dieser sind: wässrige Weingeistmischung, Gegenwart eines Fermentes, unmittelbare Berührung desselben mit der Flüssigkeit, unbeschränkter Luftzutritt und Temperatur von 25—30°. Das Ferment, ein Pilz (Mycoderma aceti), Essighefe, Essigmutter genannt, entnimmt der Luft Sauerstoff, überträgt diesen, vermöge eines Vegetationsprocesses, ähnlich wie bei der geistigen Gährung, auf den Alkohol, dessen ausscheidenden Wasserstoff es aufnimmt. Der in den Handel kommende verdünnte Essig,

Acetum,

ist gewöhnlich ein Produkt der Schnellessigfabrikation und enthält 6% Essigsäure. Auch aus Obstsäften und Wein ist durch Gährung Essig zu gewinnen.

Prüfung auf Gehalt: 10 g Essig müssen 10 cc Normalalkali zur Sättigung gebrauchen (Phenolphtaleïn als Indicator):

$$\underbrace{C_2H_4O_2}_{60} + \underbrace{KaOH}_{56} = C_2H_3KaO_2 + H_2O$$
$$0.06 \times 10 = 0,6 = 6\%.$$

auf Salz- und Schwefelsäure: 20 g Essig, mit 0,5 cc Baryumnitrat- und 1 cc Silbernitratlösung versetzt, müssen ein Filtrat geben, welches durch weiteren Zusatz genannter Reagentien nicht mehr getrübt wird;

auf Salpetersäure: beim Schichten von 1 cc Eisenvitriollösung auf eine Mischung von 2 cc Essig und 1 cc Schwefelsäure darf keine braune Zone entstehen;

auf allgemeine Verunreinigungen, scharfe Pflanzenstoffe und Mineralsäuren: der Abdampfrückstand von 100 g Essig darf höchstens 1,5 g betragen, und darf nicht scharf schmecken; geglüht muss die wässrige Lösung der Asche schwach alkalisch reagiren.

Acetum pyrolignosum.

Gewinnung: Holzessig ist ein Produkt der trockenen Destillation des Holzes, bei welcher ausser Holzkohle, Gas, Theer und wässrige, saure Flüssigkeiten entstehen, welche aus mannigfachen Körpern zusammengesetzt sind, deren wichtigster für den Holzessig jedoch das Kreosot ist, welches jenem Geruch und Wirksamkeit verleiht. Der rohe Holzessig wird durch Rectification gereinigt; das letzte Fünftel soll in der Retorte zurückbleiben.

Eigenschaften: Braune, sauer-empyreumatisch riechende Flüssigkeit, welche 6% Essigsäure enthalten soll; rectificirt ist sie heller und ärmer an Brandharzen.

Prüfung auf Gehalt: wie bei Acetum. Statt des Phenolphtaleïns wird Curcumapapier als Indicator verwendet; dasselbe

wird so lange betupft, bis es braun erscheint, also
schwache Uebersättigung mit Normalalkali eingetreten ist;

auf Schwefelsäure: der mit gleichem Volumen Wasser verdünnte Essig darf weder durch Baryumnitrat,

auf Metalle: noch durch Schwefelwasserstoffwasser gefällt werden.

Acidum aceticum.

Gewinnung: Eisessig wird aus Holzessig gewonnen; das erste Zehntel wird abdestillirt (roher Methylalkohol), der Rest mit Aetzkalk gesättigt. Die Calciumacetatlösung wird durch Natriumsulfatlösung zersetzt, die vom Gyps abgelassene Natriumacetatlösung eingedampft und geglüht zur Zerstörung organischer Substanzen. Die Schmelze wird mit Wasser aufgenommen, filtrirt und zur Krystallisation gebracht; das so gewonnene Rothsalz wird entwässert und durch Destillation mit arsenfreier Schwefelsäure zersetzt:

$$2(C_2H_3O_2Na) + SO_4H_2 = SO_4Na_2 + 2(C_2H_4O_2).$$

Reine Essigsäure wird ausserdem erhalten durch Zersetzung des Bleiacetates mit Schwefelsäure, durch trockene Destillation des Kupferacetates u. a. m.

Eigenschaften: Wasserklare, stechend sauer riechende und schmeckende Flüssigkeit, welche bei 117° siedet, bei 1° fest wird, völlig flüchtig, brennbar ist, ätherische Oele, Kampher, Harze löst, klar mischbar mit Wasser, Weingeist und Aether ist; spec. Gew. 1,064. Die wässerigen Salzlösungen werden durch Silberlösung grau gefällt, durch Ferricumchlorid blutroth gefärbt; beim Erhitzen mit Schwefelsäure und Weingeist wird Essigäther entwickelt; mit arseniger Säure Arsenbimethyl (Kakodylgas $As(CH_3)_2$). Beim Chloriren der Essigsäure entsteht Mono-, Di- und Trichloressigsäure, beim Erhitzen mit Ammoniak Amidoessigsäure. Die offizinelle Säure soll 96% chemisch reine Säure enthalten.

Prüfung auf Gehalt: 1 g Essigsäure mit 10 cc Wasser verdünnt soll 16 cc Normalalkali zur Sättigung gebrauchen:

$$0{,}06 \times 16 = 0{,}96 = 96\%.$$

auf schweflige Säure und organische Stoffe: einige Tropfen Kaliumhypermanganatlösung dürfen nicht entfärbt werden;

auf Schwefel- und Salzsäure: mit 20 Th. Wasser verdünnt, darf weder Chlorbaryum, noch Silbernitrat,

auf Metalle: noch Schwefelwasserstoffwasser eine Trübung bewirken.

Aufbewahrung: In Glasstöpselgefässen.

Acid. aceticum dilut. (Acet. concentrat.) ist eine Mischung der reinen Essigsäure mit Wasser, welche bei einem spec. Gew. von 1,04 30% der ersteren enthält.

Prüfung: Wie die reine Essigsäure.

Propionsäure $C_3H_5O.OH.$ Buttersäure $C_4H_7O.OH.$

$CH_3 - CH_2 - CO.OH.$ $C_3H_7 - CO.OH.$

Beide entstehen bei der Entmischung organischer Substanzen und sind in verschiedenen Sekreten enthalten.

Baldriansäure $C_5H_9O.OH.$
Acidum valerianicum.

$C_4H_9 - CO.OH.$

Vorkommen: In gewissen Pflanzentheilen (Valeriana officin., Angelica Archangel.); als Entmischungsprodukt organischer Körper in thierischen Sekreten.

Gewinnung: Baldrianwurzelaufguss wird abdestillirt so lange, als das Destillat noch sauer reagirt; das ätherische Oel wird abgehoben, die wässerige Flüssigkeit mit Natriumcarbonat neutralisirt, die Natriumvalerianatlösung durch Destillation mit verdünnter Schwefelsäure zersetzt und vom Destillat die aufschwimmende Säure mittelst Scheidetrichters getrennt, oder Amylalkohol wird mit Kaliumbichromat und Schwefelsäure destillirt; der erste trübe Theil des Destillates wird entfernt; vom später Uebergehenden wird die ätherische und aldehydhaltige Oberschicht getrennt, die Unterschicht mit Sodalösung gesättigt und durch Destillation mit verdünnter Schwefelsäure wie oben zersetzt. Zur Entwässerung wird über Chlorcalcium rektificirt:

$$Cr_2O_7Ka_2 + 4(SO_4H_2) = 2([SO_4]_2CrKa) + 4(H_2O) + 3O$$
$$3O + 2(C_5H_{12}O) = 2(H_2O) + C_5H_{10}O + C_5H_{10}O_2$$
$$\text{Valeraldehyd.}$$
$$2(C_5H_{10}O_2) + CO_3Na_2 = CO_2 + H_2O + 2(C_5H_9O_2Na)$$
$$2(C_5H_9O_2Na) + SO_4H_2 = SO_4Na_2 + 2(C_5H_{10}O_2)$$

Eigenschaften: Farblose, eigenthümlich riechende Flüssigkeit vom spec. Gew. 0,95; Siedepunkt 175°; klar mischbar mit Weingeist, Aether und Salmiakgeist, löslich in 30 Th. Wasser. Ihre Salze sind wallrathähnlich und rotiren auf Wasser geworfen.

Eine Menge von Säuren sind in der Form zusammengesetzter Aether (als Glyceride) in den natürlichen Fetten enthalten, so Capronsäure $C_6H_{11}O.OH$, Oenanthsäure $C_7H_{13}O.OH$, Caprylsäure $C_8H_{15}O.OH$, Rutinsäure $C_{10}H_{19}O.OH$, Laurinsäure $C_{12}H_{23}O.OH$, Myristicinsäure $C_{14}H_{27}O.OH$, Palmitinsäure $C_{16}H_{31}O.OH$, Stearinsäure $C_{18}H_{35}O.OH$, Cerotinsäure $C_{27}H_{53}O.OH$.

Diesen schliessen sich die den Allylalkoholen entsprechenden

Akrylsäuren

an. Akrylsäure $C_3 H_3 O . OH$, Crotonsäure $C_4 H_5 O . OH$, Angelikasäure $C_5 H_7 O . OH$, Leinölsäure $C_{16} H_{28} O . OH$, Ricinusölsäure $C_{18} H_{33} O_2 . OH$.

Oelsäure $C_{18} H_{33} O . OH$.
Acidum oleïnicum.

Die rohe Oelsäure (Stearinöl) wird als Nebenprodukt bei der Stearinkerzenfabrikation erhalten; bei der Destillation der Fette mit überhitztem Wasserdampf werden diese gespalten in ihre Säuren und Glycerin. Reine Oelsäure wird erhalten durch Digestion des Bleipflasters mit Aether, Ausfällen des Bleies mit Salzsäure und Abdestilliren der vom Blei befreiten ätherischen Lösung; der Rückstand wird schnell auf 0° abgekühlt; die ausgeschiedenen Krystalle werden zwischen Fliesspapier getrocknet. Salpetrige Säure verwandelt die Oelsäure in die isomere Elaidinsäure; Salpetersäure zersetzt sie in der Hitze unter Bildung einer Reihe von Fettsäuren.

Zweibasische Säuren.
Oxalsäurereihe.

Säuren, ableitbar von Kohlenwasserstoffen der Sumpfgasreihe, in welchen zwei Atome Wasserstoff durch Carboxyl ersetzt sind, und welche infolgedessen zwei Reihen von Salzen (neutrale und saure) zu bilden vermögen.

Oxalsäure $C_2 O_2 (OH)_2$
Kleesäure. Zuckersäure.

$$\begin{array}{l} CO.OH \\ | \\ CO.OH \end{array}$$

Vorkommen: Natürlich in Rumex-, Oxalis-, Rheumarten; in krankhaften Ablagerungen des thierischen Organismus, überall an Basen gebunden.

Gewinnung: Durch Oxydation von Zucker oder Stärke mit Salpetersäure und Umkrystallisation; oder durch Erhitzen von Sägespähnen mit Aetzalkalien und Auslaugen, Aufkochen des Rückstandes (Alkalioxalat) mit Kalkmilch, Zersetzen des Calciumoxalates mit Schwefelsäure und Krystallisirenlassen der vom Gyps abgelassenen Lösung.

Eigenschaften: Farblose, luftbeständige, sauer schmeckende Nadeln oder Prismen mit $2(H_2O)$, löslich in 8 Th. Wasser, leichter in Weingeist, verlieren bei 100° Wasser, werden in höherer Temperatur zersetzt:

$$2(C_2O_2[OH]_2) = CH_2O_2 + 2(CO_2) + CO + H_2O;$$

Oxalsäure zerfällt beim Erhitzen mit Glycerin in Ameisen- und Kohlensäure; ihre Salze werden in wässrigen Lösungen durch Kalkwasser leicht erkannt.

Acidum succinicum. Bernsteinsäure $C_4H_4O_2(OH)_2$

$$CH_2 - CO.OH$$
$$|$$
$$CH_2 - CO.OH$$

Vorkommen Im Bernstein und andern Harzen; in Vegetabilien (Stachelbeeren, Wermuth u. a.); in thierischen Organen und Flüssigkeiten; Nebenprodukt bei Gährungsprozessen.

Gewinnung: Durch trockne Destillation des Bernsteins, Sammeln und Trocknen der rohen Säure, Entfärben durch Thierkohle und wiederholtes Umkrystallisiren; oder, der Saft unreifer Vogelbeeren, welcher Aepfelsäure enthält, wird durch Kalkmilch gefällt, das Calciummalat unter Zusatz eines Fermentes der Gährung überlassen, und das vermittelst dieser entstandene Calciumsuccinat, welches sich ausscheidet (wogegen das gleichzeitig mit entstehende Calciumacetat gelöst bleibt), durch Schwefelsäure zersetzt; die vom Gyps abgelassene Lauge wird mit Thierkohle entfärbt und zur Krystallisation gebracht.

$$3(C_4H_4O_2[OH]_2) = 2(C_4H_4O_2[OH]_2) + C_2H_3O(OH) + H_2O + CO_2$$
Aepfelsäure. Essigsäure.

Eigenschaften: Gelbliche, krustenartig vereinigte, nach Bernsteinöl riechende Krystalle, erhitzt unter Ausstossung reizender Dämpfe völlig flüchtig, löslich in 28 Th. kaltem, in 2,2 Th. heissem Wasser, leicht in Weingeist, wenig in Aether, gar nicht in Terpentinöl. Ihre wässerigen Salzlösungen werden durch neutrale Ferricumchloridlösung blassroth gefällt.

Als ein Derivat der Bernsteinsäure anzusehen ist das **Asparagin** (Amidobernsteinsäureamid), welches im Spargelsaft, im Althaea- und Süssholzschleim, im Keim der Leguminosen vorkommt, und durch vorsichtiges Eindampfen der wässrigen Auszüge krystallisirt erhalten werden kann.

Von

dreibasischen Säuren

ist nur die

Glyceryltricarbonsäure

$$C_3H_5 \equiv (CO.OH)_3$$

Tricarballylsäure,

welche im Zuckerrübensaft vorkommt, näher bekannt.

ALKOHOLSAEUREN.

Man bezeichnet hiermit Verbindungen, welche betrachtet werden können als Kohlenwasserstoffe der Sumpfgasreihe, in welchen Wasserstoffatome theils durch Hydroxyl-, theils durch Carboxylgruppen vertreten sind. Nach der Anzahl der substituirten Wasserstoffatome überhaupt wird ihre **Atomigkeit**, nach der Anzahl der Carboxylgruppe ihre **Basicität** bestimmt. Während der Wasserstoff der Carboxylgruppen vorzugsweise leicht durch Metalle ersetzt werden kann, ist der Wasserstoff der Hydroxylgruppen leicht durch Alkoholradikale zu ersetzen.

Einbasische Alkoholsäuren.

Milchsäurereihe.

Glykolsäure. $CH_2 \genfrac{}{}{0pt}{}{-OH}{-CO.OH}$

In unreifen Weintrauben; auch künstlich darzustellen.

Acidum lacticum. $C_2H_4 \genfrac{}{}{0pt}{}{-OH}{-CO.OH}$

Gährungsmilchsäure.

$$\begin{array}{c} CH_3 \\ | \\ CH.OH \\ | \\ CO.OH \end{array}$$

Vorkommen: Gährungsmilchsäure findet sich in saurer Milch, in gegohrenen Frucht- und Pflanzensäften, bildet sich vorzugsweise bei Einwirkung eines Fermentes auf Zuckerlösungen (Milchsäuregährung).

Gewinnung: Man lässt Rohrzucker in Milch mit faulem Käse, welcher als Ferment wirkt, unter Zusatz von Zinkoxyd gähren, fällt aus dem in Wasser gelösten Zinklactat mittelst Schwefelwasserstoffes Zink aus, concentrirt, zieht mit Aether aus und lässt im Vacuum verdampfen.

Eigenschaften: Syrupdicke, klare, fast farblose, geruchlose, sauer schmeckende, in Wasser, Weingeist und Aether lösliche, mit leuchtender Flamme brennbare, ohne Rückstand flüchtige Flüssigkeit vom spec. Gew. 1,22. — Ausser dieser kommt die Milchsäure in einer zweiten, isomeren Modifikation, als **Fleischmilchsäure** vor; erstere giebt bei der Oxydation Brenztraubensäure, letztere Malonsäure.

Prüfung auf Metalle: die wässerige Lösung (1 : 10) darf weder durch Schwefelwasserstoffwasser,
auf Kalk: noch durch Ammonoxalat,
auf Schwefel- und Salzsäure: noch durch Chlorbaryum, oder durch Silbernitrat,
auf Weinsäure und Phosphorsäure: noch durch Kalkwasser getrübt werden;
auf fremde Säuren: Essigsäure und Buttersäure sollen beim Erwärmen am Geruch erkannt werden;
auf Zucker und Gummi: beim Vermischen mit gleichem Volumen Schwefelsäure darf keine Bräunung stattfinden;
auf Glycerin: mit Zinkoxyd eingedampft und mit Alkohol ausgezogen, darf nach Abdampfen des Filtrates kein süsser Rückstand verbleiben.

Glycerinsäure

$$C_2H_3 \begin{matrix} -(OH)_2 \\ -CO.OH \end{matrix}$$

Erythroglucinsäure

$$C_3H_4 \begin{matrix} -(OH)_3 \\ -CO.OH \end{matrix}$$

Zweibasische Alkoholsäuren.

Aepfelsäurereihe.

Die Glieder dieser Reihe unterscheiden sich von denen der Oxalsäurereihe mit gleichem Kohlenstoffgehalt durch ein Plus von 1 Atom Sauerstoff und lassen sich aus den Halogensubstituten derselben herstellen.

Aepfelsäure. $C_2H_3 \begin{matrix} -OH \\ -(CO.OH)_2 \end{matrix}$

$$\begin{matrix} CO.OH \\ | \\ CH.OH \\ | \\ CH_2 - CO.OH \end{matrix}$$

Die Aepfelsäure kommt frei und gebunden in den meisten essbaren Früchten vor, besonders reichlich in den Vogelbeeren, aus deren Saft sie auch gewonnen wird. Sie bildet büschlich vereinigte, nadelförmige Krystalle, welche in Wasser und Weingeist löslich, unlöslich in Aether sind und beim Erhitzen auf 150° unter Wasserabgabe in **Fumarsäure** übergehen, die bei weiterem Erhitzen in die isomere **Maleinsäure** übergeht. Beim Erhitzen mit Salpetersäure entsteht Oxalsäure; in

Berührung mit Fermenten findet Spaltung in Butter-, Bernstein- und Essigsäure statt unter gleichzeitiger Entwicklung von Wasserstoff.

Acidum tartaricum $C_4H_4O_4(OH)_2$
Weinsäure.

$$CH.OH - CO.OH$$
$$CH.OH - CO.OH$$

Vorkommen: Frei und an Basen gebunden sehr verbreitet im Pflanzenreich, besonders in den Beerenfrüchten und in den Tamarinden.

Darstellung: Fabrikmässig durch Kochen des gemahlenen Weinsteins mit Kalkmilch; während hierbei ein Theil zu neutralem Kaliumtartrat gelöst wird, bleibt der andere Theil als Calciumtartrat ungelöst; letzteres wird gesammelt und ersteres mit Chlorcalcium ebenfalls in Calciumtartrat übergeführt; schliesslich werden beide gemeinsam durch Schwefelsäure zersetzt; die vom Gyps abgelassene Weinsäurelösung wird zur Krystallisation gebracht:

$$2(C_4H_4O_6.KaH) + Ca(OH)_2 = C_4H_4O_6.Ca + C_4H_4O_6.Ka_2 + 2(H_2O)$$
$$C_4H_4O_6.Ka_2 + CaCl_2 = C_4H_4O_6.Ca + 2(KaCl)$$
$$C_4H_4O_6.Ca + SO_4H_2 + C_4H_4O_4.(OH)_2 + SO_4Ca.$$

Anstatt mit Chlorcalcium lässt sich die Ueberführung des Kaliumtartrates in Calciumtartrat auch mit Calciumsulfat (Gyps) bewirken. Dieser, der Kaliumtartratlösung zugesetzt, bewirkt unter Abscheidung des unlöslichen Calciumtartrates die gleichzeitige Entstehung von Kaliumsulfat, welches durch Auskrystallisirenlassen als Nebenprodukt erhalten wird. Bei Anwendung dieser Fabrikationsmethode findet das bei der Zersetzung des Calciumtartrates ausgeschiedene Calciumsulfat immer wieder nene Verwendung zur Umsetzung der Kaliumtartratlösungen. Ein Theil der Operationen wird in kupfernen, ein anderer Theil in bleiernen Gefässen vorgenommen. Die hierbei etwa aufgenommenen verunreinigenden Metallsalze müssen durch eingeleiteten Schwefelwasserstoff gefällt und entfernt werden; etwaiger Farbstoff aus dem rothen Weinstein wird beim Umkrystallisiren mit Kohle entfernt.

Eigenschaften: Weinsäure kommt in fünf isomeren Modifikationen vor:

1. **Officinelle (Rechts-)Weinsäure.** Säulenförmige, wasserklare, luftbeständige Rhomben mit rechtshemiëdrischen Endflächen, im Feuer verkohlend und ohne Rückstand verbrennend, dabei Caramelgeruch entwickelnd, löslich in gleichen Theilen kaltem Wasser und in 2,5 Theilen Weingeist; werden beim Erwärmen durch Reiben rechts negativ elektrisch und lenken in wässrigen Lösungen die Ebene des polarisirten Lichtes nach rechts ab, reduciren Silberlösung und werden durch Kaliumacetat weiss gefällt (Bitartrat). Kalkwasser bewirkt einen krystallinischen, in Salmiak- und Aetznatronlösung löslichen Niederschlag.

2. **Anti-(Links-)Weinsäure** zeigt in allen physikalischen Beziehungen ein entgegengesetztes Verhalten (Kunstprodukt).

3. **Para-Wein-(Trauben-)Säure** kann zerlegt werden in beide vorigen und bildet sich, wenn Lösungen jener Sorten heiss vermischt werden.

4. **Inaktive Weinsäure** ist, wie die vorige, optisch unwirksam.

5. **Metaweinsäure** entsteht beim Schmelzen der Rechtsweinsäure, ist amorph, und lenkt polarisirtes Licht nach links ab.

Prüfung auf Metalle: die gepulverte Säure darf sich beim Begiessen
          mit Schwefelwasserstoffwasser nicht bräunen:
    auf Schwefelsäure: die wässrige Lösung (1 : 10) darf weder
        durch Baryumnitrat,
    auf Kalk: noch durch Ammonoxalat,
    auf Oxal- und Traubensäure: noch durch Gypswasser gefällt werden.

Dreibasische Alkoholsäuren.

Acidum citricum $C_6H_5O_1(OH)_3$, H_2O

$$C_3H_4 \genfrac{}{}{0pt}{}{-OH}{-(CO.OH)_3}$$

Vorkommen: In den meisten essbaren Früchten, neben Aepfel- und Weinsäure.

Gewinnung: Citronensäure wird fabrikmässig gewonnen durch Sättigung des bis zur beginnenden Gährung abgestandenen, vom Schleim befreiten Citronensaftes mit Kreide und Kalkmilch, und Zerlegen des Calciumcitrates mit verdünnter Schwefelsäure; die vom Gyps abfiltrirte Lösung wird concentrirt, mit Kohle entfärbt und zur Krystallisation gebracht. Der Ertrag beläuft sich auf 5 — 7% vom Safte.

Eigenschaften: Farb- und geruchlose, durchscheinende, an feuchter Luft zerfliessliche, in trockener Luft verwitternde, in 0,54 Th. Wasser, in 1 Th. Weingeist, wenig in Aether lösliche rhombische Krystalle: enthalten 1 Mol. Krystallwasser, verbrennen, erhitzt, zu Kohlensäure und Wasser; bei der Behandlung mit oxydirenden oder wasserentziehenden Substanzen entstehen Essig- und Oxalsäure; die wässrige Lösung wird beim Erhitzen mit Kalkwasser weiss getrübt, doch verschwindet der Niederschlag beim Erkalten.

Prüfung auf Metalle: die gepulverte Säure darf beim Uebergiessen
          mit Schwefelwasserstoffwasser nicht gebräunt werden;
    auf Schwefelsäure: die wässrige Lösung (1:10) darf weder
        durch Baryumnitrat,
    auf Wein- und Oxalsäure: noch durch Kaliumacetat oder
        durch Gypswasser,
    auf Kalk: auch nicht durch Ammonoxalat gefällt werden.

Beim Erhitzen auf 175° geht Citronensäure über in die ebenfalls dreibasische **Aconitsäure** $C_6H_3C_3(OH_3)$, welche an Basen gebunden in Aconitarten vorkommt, und bei weiterem Erhitzen in die Isomeren **Itacon-** und **Citraconsäure** übergeht. **Meconsäure** $C_7HO_4(OH)_3$ ist im Opium enthalten und wird beim Erhitzen in wässriger Lösung in **Comensäure** übergeführt. — **Chelidonsäure** im Schöllkraut.

ZUSAMMENGESETZTE AETHER. ESTER.

Die Ester können betrachtet werden als Alkohole, in welchen der Hydroxylwasserstoff durch ein Säureradikal, oder als Säuren, in welchen der Carboxylwasserstoff durch Alkoholradikale ersetzt ist. Man erhält sie durch Erhitzen der Alkohole mit Säuren, oder durch Erhitzen von Salzen der Säuren mit Alkohol und Schwefelsäure:

$$C_2H_6O + C_2H_3O.OH = C_2H_3O.C_2H_5.O + H_2O.$$

Die Zerlegung dieser Aether geschieht durch Kochen mit Alkalien, Abdestilliren des Alkohols und Zersetzen des gebildeten Alkalisalzes mittelst einer Mineralsäure:

$$C_2H_3O.C_2H_5.O + KaHO = C_2H_3O_2.Ka + C_2H_6.O \text{ (Alkohol)}$$
$$C_2H_3O_2.Ka + HCl = KaCl + C_2H_3O.OH \text{ (Säure)}.$$

Salpetrigsäure-Aethylaether $C_2H_5.O.NO$.
Spiritus Aetheris nitrosi.

Gewinnung: Von einer Mischung von 48 Th. Weingeist und 12 Th. Salpetersäure werden 40 Th. abdestillirt. Das Destillat wird mit Magnesia entsäuert und rektificirt:

$$2(C_2H_5.OH) + NHO_3 = C_2H_4O + C_2H_5.O.NO + 2(H_2O)$$
$$\text{Aldehyd.}$$

Eigenschaften: Klare, farblose oder schwach gelbliche, völlig flüchtige, mit Wasser mischbare, angenehm riechende, süsslich brennend schmeckende Flüssigkeit vom spec. Gew. 0,84 — 0,85, welche ausser dem Ester, Aldehyd und Weingeist, und später durch Sauerstoffaufnahme auch Ameisensäure, Essigsäure und Essigäther enthält und beim Schütteln mit frischer Eisenchlorürlösung schwarzbraun gefärbt wird.

Prüfung auf freie Säure: 10 g mit 3 Tropfen Kalilauge gemischt dürfen Lakmuspapier nicht röthen.

Aufbewahrung: In kleinen, möglichst voll gefüllten, gut verschlossenen Gläsern über krystallisirtem Kaliumtartrat.

Salpetrigsäure-Amyläther $C_5H_{11} . O . NO$.
Amylium nitrosum.

Gewinnung: Warmer Amylalkohol wird mit Salpetrigsäureanhydrid gesättigt, worauf mit Magnesia entsäuert, mit Chlorcalcium entwässert, rektificirt und das bei ca. 96° Uebergehende gesammelt wird.

Eigenschaften: Klare, gelbliche, völlig flüchtige, fruchtartig riechende, brennend schmeckende, mit Wasser nicht mischbare, bei 98° siedende, mit leuchtender, russender Flamme brennbare Flüssigkeit vom spec. Gew. 0,902.

Prüfung auf Säure: 10 cc, mit 2 cc verdünntem Salmiakgeist (1:10) gemischt, dürfen Lakmuspapier nicht röthen; auf Zersetzungsprodukte: mit 3 Vol. einer Mischung aus gleichen Th. Salmiakgeist und absolutem Alkohol gemischt und mit etwas Silbernitrat erwärmt, darf keine Bräunung eintreten (Silberreduction durch Aldehyd, Ameisensäure u. dgl.).

Salpetrigsäure-Glycerinäther $C_3H_5 (O . NO_2)_3$
Nitroglycerin. Glonoin.

Gewinnung: Entwässertes Glycerin wird in eine Mischung von 2 Th. Schwefelsäure und 1. Th. rauchende Salpetersäure eingetragen, soviel sich darin löst, und die Mischung in kaltes Wasser gegossen, unter welchem sich das Nitroglycerin als gelbliches Oel abscheidet.

Eigenschaften: Süsslich schmeckende, giftige, höchst explosible Flüssigkeit vom spec. Gew, 1,6; erstarrt bei — 20° und bildet mit Kieselguhr vermischt das Dynamit.

Essigsäure-Aethyläther $C_2H_3O . O . C_2H_5$
Aether aceticus.

Gewinnung: Ein Gemisch von Weingeist, Schwefelsäure und Natriumacetat wird der Destillation aus dem Wasserbade unterworfen

$$C_2H_5 . OH + SO_4H_2 = H_2O + SO_4(C_2H_5)H$$
$$\text{Aethylschwefelsäure.}$$
$$SO_4(C_2H_5)H + C_2H_3O_2Na = SO_4NaH + C_2H_3O . O . C_2H_5$$

Das Destillat ist wiederholt mit trocknem Natriumcarbonat durchzuschütteln und zu rectificiren.

Eigenschaften: Wasserklare, angenehm riechende, neutrale, brennbare, beim Verdampfen völlig flüchtige Flüssigkeit vom spec. Gew. 0,90; Siedepunkt 74°.

Prüfung auf freie Essigsäure: Lakmuspapier darf nicht geröthet werden;

auf Weingeist: mit gleichem Volum Wasser geschüttelt, darf letzteres nicht mehr, als um ein Zehntel vergrössert werden.

Aufbewahrung: In sehr gut verschlossenen, nicht zu vollen Gefässen an einem kühlen Orte.

Hierher gehören auch die sogenannten Fruchtäther, als: Essigsäure-Amyläther (Birnöl), Buttersäure-Aethyläther (Ananasöl) etc.

Sulfo-Cyansäure-Allyläther $CN \cdot S \cdot C_3H_5$
Oleum sinapis aethereum.

Vorkommen: Im Meerrettig. Im Samen des schwarzen Senf ist Senföl nicht fertig gebildet, sondern entsteht erst durch Einwirkung eines Fermentes.

Gewinnung: Die vom fetten Oel befreiten schwarzen Senfsamen werden mit lauem Wasser digerirt und abdestillirt. Die im Senf enthaltene Myronsäure wird durch Einwirkung des Ferments Myrosin, welches übrigens auch im weissen Senf vorhanden ist, zersetzt:

$$C_{10}H_{18}NKaS_2O_{10} = C_6H_6(OH)_6 + SO_4KaH + CN \cdot C_3H_5 \cdot S.$$
Kaliummyronat. Zucker.

Da das äther. Senföl schwerer ist als Wasser, muss letzteres durch Auflösen von Salz verdichtet werden, um ersteres zur Abnahme an die Oberfläche zu bringen. — Künstliches Senföl durch Destillation von Allyljodür mit Schwefelcyankalium.

$$C_3H_5 \cdot J + CN \cdot SKa = KaJ + CN \cdot S \cdot C_3H_5$$

Eigenschaften: Gelbliche, zu Thränen reizende, Blasen erzeugende, in Weingeist lösliche Flüssigkeit, welche beim Erhitzen mit Kaliumsulfid in Schwefelallyl (Knoblauchöl) übergeht:

$$2(CN \cdot C_3H_5 \cdot S) + Ka_2S = 2(CN \cdot Ka \cdot S) + (C_3H_4)S$$

Senföl siedet bei 148°, ist aber schon bei gewöhnlicher Temperatur flüchtig; spec. Gew. 1,016 — 1,022. Beim Zusammenschütteln von 3 g Senföl, 3 g Weingeist und 6 g Ammoniakflüssigkeit scheiden sich nach Verlauf mehrerer Stunden Krystalle von Thiosinammin

$$CS \genfrac{}{}{0pt}{}{- NH \cdot C_3H_5}{- NH_2}$$

ab, welche durch Verdampfen der Mutterlauge noch vermehrt werden können und dem Gewichte nach 3,25 — 3,5 g betragen müssen. Dieselben sind in Wasser zu einer neutralen, nicht scharf riechenden und nicht andauernd bitter schmeckenden Flüssigkeit löslich.

Prüfung auf fremde Oele: mit dem doppelten Volumen Schwefelsäure bei gehöriger Abkühlung geschüttelt, soll nach zwölf Stunden eine dicke oder krystallinische Masse entstehen, aber keine Dunkelfärbung eintreten.

auf künstliches Senföl: beim Verdampfen einiger Tropfen des Oeles auf Löschpapier darf ein Knoblauch- und Blausäuregeruch nicht wahrgenommen werden; die spirituöse Lösung des künstlichen Senföles erzeugt in ammoniakalischer Silberlösung keinen Niederschlag.
Aufbewahrung: Vorsichtig, in gut verschlossenen Gefässen.

Zusammengesetzte Aether der Glycole und der zweibasischen Säuren sind nicht von pharmaceutischem Interesse, wohl aber die, den Hauptbestandtheil aller natürlichen Fette bildenden, Aether der dreisäurigen Alkohole, die Glyceride:
Myristin $(C_{14}H_{27}O)_3 . C_3H_5 . O_3$ Myristicinsäureglycerid.
Palmitin $(C_{16}H_{31}O)_3 . C_3H_5 . O_3$ Palmitinsäureglycerid.
Olein $(C_{18}H_{33}O)_3 . C_3H_5 . O_3$ Oelsäureglycerid.
Stearin $(C_{18}H_{35}O)_3 . C_3H_5 . O_3$ Stearinsäureglycerid.
Margarin ist ein Gemenge von Palmitin und Stearin.

DIE NATUERLICHEN FETTE

sind Gemische von Glyceriden, welche um so fester sind, je mehr sie Palmitin oder Stearin, und um so flüssiger sind, je mehr sie Olein enthalten. Sie werden beim Erhitzen auf über 250° in verschiedene, unangenehm riechende Produkte zersetzt, sind löslich in Benzin, Petroleumäther, Chloroform und Schwefelkohlenstoff, geben mit Gummi- oder Eiweissstoffen Emulsionen, werden durch Alkalien verseift und durch Metalloxyde in Pflaster verwandelt. Salpetersäure wirkt sehr heftig auf Fette ein; Untersalpetersäure bewirkt ein Erstarren der Oele durch Ueberführung des Olein in Elaidin. Die trocknenden Oele verdicken in Folge der Oxydation des Leinölsäureglycerids, bilden Firniss, mit Kreide und Mennige Kitt. — Offizinell sind: Adeps suillus, Sebum ovile, Oleum Jecor. Aselli, Ol. Amygdalar., Cacao, Cocos, Crotonis, Lauri, Lini, Nucistae, Olivarum, Papaveris, Rapae und Ricini, von welchen Lein- und Mohnöl trocknende Oele sind. Dieselben enthalten eine besondere Oelsäure, welche durch Untersalpetersäure nicht in Elaidin übergeführt wird, weshalb auch kein Erstarren eintritt. — Die Fette werden geprüft auf spec. Gewicht, Schmelz- und Erstarrungspunkt, Lösungsvermögen in Aether, Farben- und Consistenzveränderung beim Behandeln mit Säuren, Gehalt an freier Säure (Rancidität).

SEIFEN.

Seifen sind salzartige Verbindungen der fetten Säuren mit Alkalibasen und sind löslich in Wasser und in Weingeist; Erdalkalimetallsalzlösungen (hartes Wasser) werden durch Seife gefällt und zwar geht Seife nicht früher in Lösung, bis alle vorhandenen· Erden ausgefällt sind. Kochsalz scheidet Seife aus ihren Lösungen ab. Natronseifen sind hart, Kaliseifen schmierig; ausserdem ist die Konstitution von dem Vorwalten der flüssigen oder der festen Fettsäuren abhängig. Jede Verseifung verläuft folgender Gleichung analog und findet für jedes Glycerid besonders statt:

$$(C_{16}H_{31}O)_3 . O_3 . C_3H_5 + 3(KaOH) = 3(C_{16}H_{31}O_2Ka) + C_3H_5(OH)_3$$
Palmitin. \qquad\qquad\qquad Kaliumpalmitat. \qquad Glycerin.

Sapo medicatus wird durch Verseifung von Provenceröl mit Aetznatronlösung im Wasserbade, Auflösen der Masse in Wasser, Abscheiden derselben durch Kochen mit Kochsalzlösung, Abwaschen, Trocknen und Pulvern erhalten, darf nicht ranzig riechen und, gelöst, weder durch Schwefelwasserstoffwasser (Metalle), noch durch Quecksilberchloridlösung farbig gefällt werden (Aetznatrion).

Sapo domesticus ist eine weisse, harte Talgseife, welche in 8 Th. heissem Weingeist löslich ist und nach dem Erkalten eine durchscheinende, gallertartige Masse bildet; enthält überwiegend Natriumstearinat.

Sapo venetus ist eine weisse, harte, an der Luft nicht feucht werdende Seife, welche im südl. Frankreich aus schlechtem Olivenöl und Natronlauge gekocht wird; enthält überwiegend Natriumoleinat.

Sapo kalinus aus Leinöl und Aetzkalilauge bereitet, ist bräunlich gelb, durchscheinend, von nicht unangenehmem Geruch, ist frei von Körnchen und löslich in Weingeist und in Wasser. —

Sapo kalinus venalis ist eine schmierige, unangenehm riechende, gelbe, grüne oder braune Kaliseife, welche aus Hanf- oder Rüböl, Thran und billigen Fetten überhaupt bereitet und durch Kreidekörner oder Farbstoffe verziert wird.

Völlig durch Kochsalz abgeschiedene Seifen heissen Kernseifen; wird die Abscheidung nicht völlig durchgeführt, so nehmen die Seifen Lauge auf und heissen geschliffene; sind dieselben sehr wasserhaltig oder mit fremden Stoffen (Wasserglas etc.) beschwert, so heissen sie gefüllte Seifen. Die käuflichen Seifen unterliegen den verschiedensten Verfälschungen (Holzstoff, Kreide, Stärkekleister, Harz, Wasserglas, Alkalilaugen) und enthalten Wasser bis zu 80°.

Linimentum saponato-camphoratum. Opodeldoc ist eine Lösung von stearinatreicher Seife und Kampher in Weingeist, welcher Salmiakgeist und ätherische Oele zugesetzt sind; das Sternchenabscheiden ist zu verhindern durch Anwendung möglichst wasserfreier Substanzen.

Linimente sind seifenähnliche Mischungen von Oelen mit Aetzalkalien oder alkalischen Erden.

Salben sind Fett- oder Harzgemische von Butterconsistenz, denen Stoffe beigemischt sind, nach welchen sie gewöhnlich genannt werden: sie dürfen nur im Wasserbade geschmolzen werden, da bei höherer Temperatur Zersetzung eintritt.

PFLASTER.

Pflaster im engern Sinne sind die Salze der Fettsäuren, welche eine metallische Basis haben und in Wasser unlöslich sind; im weiteren Sinne werden alle knetbaren Gemische von Fetten, Honig, Wachs, event. mit Beimischungen pulverförmiger Substanzen versehen, als solche bezeichnet. Sie werden bereitet durch Digestion der Metalloxyde mit Oelsäure im Wasserbade, oder durch Kochen derselben mit Fetten auf freiem Feuer, mit der Vorsicht, kleine Mengen Wasser zuzutröpfeln, um ein Anbrennen (Empl. fuscum) zu verhüten; den fertigen Pflastern werden gewöhnlich für sich geschmolzene Fett- oder Harzmischungen zugesetzt. Die auf erstangegebene Weise bereiteten Pflaster enthalten kein Glycerin. Jede Pflasterbildung verläuft, der Seifenbildung völlig analog, nach folgender Gleichung, welche jedoch nur für ein Glycerid ausgedrückt ist:

$$2([C_{18}H_{33}O]_3 . C_3H_5 . O_3) + 3(PbO) + 3(H_2O) = 2(C_3H_5[OH]_3)$$
Oelsäureglycerid. Glycerin.
$$+ 3(Pb[C_{18}H_{33}O]_2)$$
Bleioleinat.

AMINE UND AMIDE DER FETTKOERPER.

Amine (Amidbasen) sind zu betrachten als Ammoniak, in welchem Wasserstoffatome durch Alkoholradikale ersetzt sind. Dieselben werden, je nachdem ein, zwei oder drei Wasserstoffatome ersetzt sind, **Amide, Imide und Nitrile** genannt, und je nachdem ein, zwei oder drei Moleküle Ammoniak als Stamm angenommen werden, **Monamine**, **Diamine und Triamine** genannt.

$$N \begin{cases} CH_3 \\ H \\ H \end{cases} \qquad N \begin{cases} CH_3 \\ CH_3 \\ H \end{cases} \qquad N \begin{cases} CH_3 \\ CH_3 \\ CH_3 \end{cases}$$

Methylamin Dimethylamin Trimethylamin
(Amid)   (Imid)   (Nitril)

Ausser diesen Körpern werden noch **Ammoniumbasen** angenommen, Verbindungen, ableitbar von Ammoniumhydroxyd, in welchem Wasserstoff substituirt ist (N $[C_2H_5]_4$. OH, Tetraäthylammoniumhydroxyd). An Stelle des Stickstoffes können auch andere Elemente derselben Gruppe (Arsen, Antimon, Phosphor) treten, z. B.

$$As = (CH_3)_2$$
$$|$$
$$As = (CH_3)_2$$
Arsendimethyl (Kakodyl).

Von allen diesen Körpern der bekannteste ist das

Tirmethylamin $N(CH_3)_3$

Propylamin.

Dasselbe findet sich in der Häringslake, im Kraute von Chenopodium Vulvaria, Crataegus oxyacantha, Stapelia, Apteranthus, im Theeröl, in der Rübenmelasse, bildet sich auch beim Erhitzen des Mutterkorns mit Kalilauge und ist künstlich darzustellen durch Erhitzen des Tetramethylammoniumjodürs. Es bildet eine über 10° siedende, wie Häringslake riechende, alkalisch reagirende, brennbare, mit Wasser, Weingeist und Aether mischbare Flüssigkeit.

Denkt man sich in derselben Weise, wie oben angegeben, die Wasserstoffatome des Ammoniaks durch Alkoholradikale ersetzt, sie resultiren die **Amide** der Säuren, welche als primäre, secundäre und tertiäre Amide bezeichnet werden.

$$N\begin{matrix}CO.OH_3\\H\\H\end{matrix} \qquad N\begin{matrix}CO.OH_3\\CO.OH_3\\H\end{matrix} \qquad N\begin{matrix}CO.OH_3\\CO.OH_3\\CO.OH_3\end{matrix}$$

Monacetamid. Diacetamid. Triacetamid.

Diese Verbindungen tragen einen durchaus basischen Charakter. Säuren aber, deren Hydroxylgruppen theilweise durch die einwerthige Atomgruppe NH_2 ersetzt sind, behalten saure Eigenschaften an sich und werden als **Amidsäuren** bezeichnet. Dagegen entsteht ein wirkliches Amid, wenn alle Hydroxylgruppen durch NH_2 ersetzt sind.

$$O=C=(OH)_2 \qquad O=C=\begin{matrix}OH\\NH_2\end{matrix} \qquad O=C=(NH_2)_2$$

Kohlensäure. Carbaminsäure. Carbamid.

Carbamid oder Harnstoff ist im Harn der Carnivoren enthalten und ist auf mannigfache Weise z. B. durch Erwärmen einer wässrigen Lösung des cyansauren Ammoniums darzustellen.

$$NH_4 . CN . O = CO(NH_2)_2$$

ZUCKERARTEN
UND VERWANDTE STOFFE.

Geschmacklose oder süss schmeckende, neutral reagirende Verbindungen, welche aus Kohlenstoff, Sauerstoff und Wasserstoff bestehen und letztere beide im wasserbildenden Verhältnisse enthalten (Kohlehydrate). Man kann sie betrachten als mehrsäurige Alkohole, da sie theilweise bei der Oxydation in Säuren übergehen und mit Säuren zusammengesetzte Aether bilden. Viele sind isomer und lassen sich in drei Hauptgruppen fassen:

1. $C_6H_6(OH)_6$, Glucose, Levulose, Galactose.
2. $C_{12}H_{11}(OH)_{11}$, Saccharose, Lactose, Melitose, Trehalose, Mycose.
3. $C_6H_4(OH)_5$, Dextrin, Stärke, Gummi, Cellulose.

Sie verhalten sich im Allgemeinen folgendermassen:

Gegen Hefe: Die 1. Gruppe ist direkt gährungsfähig; die Glieder der 2. Gruppe müssen, um es zu werden, durch Kochen mit verdünnten Säuren erst in Glieder der 1. Gruppe übergeführt werden.

Gegen Säuren: Verdünnte Säuren führen Glieder einer Gruppe in Glieder der andern über, oder bilden Saccharide (zusammengesetzte Aether); concentrirte Säuren zerstören die Zuckerarten; beim Kochen mit Schwefelsäure wird Kohlenstoff abgeschieden, welcher reducirend wirkt, sodass Kohlensäure und schweflige Säure entstehen; Salpetersäure bildet Oxalsäure oder Nitrosubstitutionsprodukte (Salpetersäureäther). Oxydirende Substanzen im Allgemeinen bilden Kohlensäure, Ameisen- und Oxalsäure; einige Zuckerarten werden in Schleimsäure $C_6H_8H_6(OH)_2$, andere in die isomere Zuckersäure übergeführt; einzelne Metalloxyde, in alkalischer Lösung, oxydiren ebenfalls Zucker (Rohrzucker nicht), wobei sie selber reducirt werden.

Gegen Basen: Theilweise werden salzartige Verbindungen (z. B. mit Kalk) gebildet; theilweise erfolgt, z. B. beim Schmelzen oder Kochen mit Alkalien, vollständige Zersetzung unter Ausscheidung brauner Körper.

Gegen polarisirtes Licht: Alle Zuckerarten der 1. und 2. Gruppe, mit Ausnahme der Levulose, lenken die Ebene des polarisirten Lichtstrahls nach rechts ab; der Grad des Drehungsvermögens ist abhängig von der Stärke, dem Alter und der Temperatur der Lösung und für jede Zuckerart verschieden.

Beim Erhitzen des Zuckers entsteht Caramel, Hauptbestandtheil der Zuckerfarbe, welche bereitet wird durch Erhitzen des Rohrzuckers auf 210° und Lösen der schwarzbraunen Schmelze in Weingeist.

Glukose.
Trauben-, Krümel-, Stärke-, Harnzucker, Dextrose.

Findet sich in allen süssen, essbaren Früchten, gemengt mit Fruchtzucker, im Honig, im Ei, als abnormes Sekret im diabetischen Harn. Man kann ihn gewinnen durch Kochen von Stärke mit 1—2%

schwefelsäurehaltigem Wasser, bis durch Jod keine Stärke mehr nachweisbar ist, Ausfällen der Säure mit Kreide, Entfärben der Lösung mit Thierkohle und Eindampfen; oder aus körnigem Honig, indem man den flüssigen Theil (Invertzucker) durch Vermischen mit gleichen Theilen Weingeist, welcher ihn löst, beseitigt; oder aus diabetischem Harn durch Eindampfen, Krystallisirenlassen und Waschen mit Alkohol, um Harnstoff zu entfernen. Glukose krystallisirt aus Wasser mit $1\,H_2\,O$, aus Alkohol wasserfrei, ist löslich in Wasser, in 50 Th. kaltem, in 5 Th. heissem Weingeist, unlöslich in Aether. Beim Erwärmen einer wässerigen Lösung mit Natronlauge erfolgt Bräunung (Moore); alkalischer Kupferlösung wird beim Kochen mit Glukose rothes Kupferoxydul ausgefällt (Fehling); wässerige Lösung mit Sodalösung vermischt färbt beim Kochen Wismuthsubnitrat grau bis schwarz (Böttger); alkalische Lösung von rothem Blutlaugensalz wird beim Kochen mit Glukose entfärbt (zu Ferrocyankalium reducirt); alkalische Indigolösung wird roth bis gelb gefärbt; Hefe versetzt Glukoselösung in Gährung. Zum quantitativen Nachweis der Glukose in wässerigen Flüssigkeiten (z. B. Harn) bedient man sich der Fehling'schen Kupferlösung, welche so gestellt ist, dass je 10 Cc. derselben 0,05 g Glukose entsprechen, d. h. je 0,05 g Glukose das in 10 Cc. Fehling'scher Lösung enthaltene Kupfer reduciren, als Kupferoxydul ausfällen, die blaue Lösung entfärben. — Schneller wird der Procentgehalt durch Beobachtung des Drehungswinkels im Polarisationsapparat gefunden (Saccharimeter).

Levulose.

Fruchtzucker, Schleimzucker.

Die meisten essbaren, süssen Früchte enthalten Rohrzucker, welcher durch Mitwirkung eines gleichzeitig vorhandenen Fermentes in steter Spaltung begriffen ist und sich in Glukose und in Levulose umsetzt; beide zusammen bilden den Invertzucker, welcher auch im Honig vorhanden ist. Die Levulose bildet einen Syrup, welcher beim Erhitzen einen hornartigen, in Wasser und verdünntem Weingeist löslichen Körper zurücklässt, wslcher süss schmeckt, optisch links wirkend ist und alkalische Kupferlösung reducirt.

Mel depuratum.

Der Naturhonig ist frisch, syrupartig und wird in dem Masse fest und körnig, als Frucht- in Traubenzucker übergeht. Die Reinigung geschieht durch einstündiges Erhitzen im Dampfbade von 1 Th. Honig und 2 Th. Wasser, Filtriren nach dem Abkühlen auf 40 — 50° und Eindampfen bis zur Syrupkonsistenz. Andere Reinigungsmethoden lassen den verdünnten Honig mit Eiweiss und Schlämmkreide, Kohle, Tannin, Alaun oder schwefelsaurer Thonerde erhitzen und geben alle günstige Resultate, indessen dürfte die einfachste wohl die beste Methode sein. —

Der gereinigte Honig darf nicht brenzlich riechen und weder Eisen (durch Galläpfeltinktur), noch Kupfer (durch Einstellen von blanken Eisenstäben zu ermitteln) enthalten und muss mit Wasser eine krystallklare Lösung geben, die durch Alkohol nicht gefällt werden darf (Dextrin).

Saccharose.
Rohrzucker.

Vorkommen: Sehr verbreitet im Pflanzenreich; besonders im Zuckerrohr, Runkelrübe, Ahorn, Palme, Johannisbrod, Ananas und den süssen, essbaren Obstsorten überhaupt.

Gewinnung: Der durch Auspressen des Zuckerrohrs erhaltene Saft wird mit Kalkmilch gekocht, um Pflanzensäuren zu binden und Eiweissstoffe zu coaguliren: gleichzeitig wird löslicher Zuckerkalk gebildet. Nach dem Absetzen wird in die geklärte Flüssigkeit Kohlensäure eingeleitet, welche den Kalk wieder abscheidet. Das Filtrat wird eingedampft und in Pfannen mit durchlöchertem Boden, die durch Stopfen zu verschliessen sind, gebracht und der Ruhe überlassen; nach gehöriger Zeit wird das Flüssige von den an den Wänden abgelagerten Krystallmassen getrennt, concentrirt und wieder zur Krystallisation gebracht etc.; der letzt Syrup kommt entweder als indischer Zuckersyrup in den Handel oder wird zur Rumfabrikation verwendet; der gelbe, körnige Rohzucker kommt als Moscovade zur Raffination nach Europa. — Aehnlich geschieht die Rohzuckergewinnung aus Runkelrübensaft. — Das Raffiniren des Zuckers geschieht durch Auflösen desselben, Behandlung mit Eiweiss oder Blut und Knochenkohle, Filtriren und Einkochen im Vacuum bis zu einer erfahrungsgemässen Consistenz, Ausfliessenlassen in heisse Pfannen, woselbst mit beginnender Abkühlung die Krystallabscheidung vor sich geht. Der Krystallbrei wird in umgestürzte Zuckerhutformen gebracht, woselbst nach dem Erkalten der anhängende Syrup durch gesättigte Zuckerlösung verdrängt oder durch Saugapparate entfernt wird. Der aus den Mutterlaugen herrührende Syrup (Melasse) wird zur Spiritusfabrikation verwendet oder nach dem Strontianverfahren bearbeitet, wodurch die letzten Reste Zucker gewonnen werden können. Die Melasse wird mit Stronthydrat gekocht, wobei sich krystallisirtes Strontiansaccharat ausscheidet, welches durch Kohlensäure in Strontiancarbonat und krystallisirbarem Zucker zerlegt wird. — Grosse Krystalle — Kandis — werden bei langsamer Krystallisation einer mässig koncentrirten Lösung erhalten.

Eigenschaften: Grosse Monoklinometer mit hemiëdrischen Flächen oder Conglomerat von klenen, wasserleeren Krystallen; spec. Gew. 1,6; leicht löslich in Wasser, unlöslich in Alkohol und Aether: schmilzt bei 160° und verwandelt sich in eine amorphe Masse von wasserleerem Frucht- und Traubenzucker (Bonbonmasse),

$$C_{12}H_{11}(OH)_{11} = C_6H_5(OH)_5 + C_6H_6(OH)_6$$

die mit der Zeit in die krystallinische Form wieder zurückgeht. Die Krystalle müssen trocken und blendend weiss sein und eine klare Lösung geben; das Pulver ist hygroskopisch; seine Lösungen reduciren Kupferlösung nicht, Bismuthnitrat wird von ihnen nicht geschwärzt, rothe Blutlaugensalzlösung nicht entfärbt; sie sind nicht direkt gährungsfähig, sondern müssen erst durch Hefe oder durch Kochen mit verdünnten Säuren in Invertzucker übergeführt werden; als solcher ist er auch mit Fehling'scher Lösung quantitativ zu bestimmen. Für technische Zwecke bedient man sich des Polarisationsapparates (Saccharimeter).

Lactose.
Milchzucker.

Vorkommen: In der Milch der Säugethiere.

Gewinnung: Der Käsestoff der Milch wird durch Säuren oder Laab aus gefällt; die Molken werden eingedampft; die beim Abkühlen entstehenden Krystalle werden durch Behandlung mit Thierkohle und wiederholtes Umkrystallisiren gereinigt.

Eigenschaften: Weisse, zwischen den Zähnen knirschende, rhombische Krystalle mit $1H_2O$; spec. Gew. 1,53; löslich in 6 Th. kaltem, in 2,5 Th. heissem Wasser, unlöslich in Alkohol und Aether; Hefe und verdünnte Säuren führen ihn in Galaktose über; thierische Fermente bewirken Milchsäuregährung; sein Verhalten gegen Natron-, alkalische Kupfer- und Blutlaugensalzlösung, sowie gegen Wismuthnitrat ist wie das des Traubenzuckers, indessen ist sein Reductionsvermögen nicht so gross wie dessen (10 Cc. Fehling'scher Lösung bedürfen 0,067 g Milchzucker).

Prüfung auf Traubenzucker: beim Erhitzen einer Mischung von 4 g Bleiessig und 2 g Ammoniakflüssigkeit mit 0,2 g Milchzucker darf kein rother Niederschlag entstehen (wohl aber ein weisser);

auf Rohrzucker: 0,2 g auf einen Tropfen Schwefelsäure gestreuter Milchzucker darf keine braunschwarze Färbung annehmen.

Maltose, die Zuckerart, welche beim Maischprozess entsteht und im Bier enthalten ist. — Melitose und Melicitose, Zucker der Mannaarten; Mycose im Mutterkorn. — Ferner einige nicht gährungsfähige Zuckerarten: Mannit und Dulcit in Mannaarten; Inosit, Herzmuskelzucker, auch in unreifen Hülsenfrüchten; Sorbit, in den Vogelbeeren; Quercit, in den Eicheln; Pinit, in Kiefern.

Amylum.
Stärke.

Vorkommen: In dem Samen der Gramineen, Leguminosen, Kastanien, im Palmenmark, in Wurzeln, Zwiebeln und Knollen vieler Pflanzen.

Stärke. Dextrin.

Gewinnung: Absetzenlassen der mit kaltem Wasser bereiteten Pflanzenauszüge (Kartoffeln, Weizenstärke); die Pectinstoffe werden durch Gährung zerstört.

Eigenschaften: Geschmack- und geruchloses, weisses Pulver, dessen Körnchen für jede Pflanze von verschiedener Form und Grösse sind; spec. Gew. 1,53; zieht leicht Wasser an, darf 15% enthalten; unlöslich in Wasser, Weingeist und Aether, quillt aber in siedendem Wasser zu einem Kleister auf, der auch in äusserster Verdünnung durch freies Jod blau gefärbt wird; Fermente und verdünnte Mineralsäuren führen Stärke in Traubenzucker und Dextrin über:

$$2(C_6H_5(OH))_5 + H_2O = C_6H_6(OH)_6 + C_6H_5(OH)_5$$

bei längerem Kochen geht auch das Dextrin in Traubenzucker über, sodass hierauf ein Verfahren zur quantitativen Bestimmung stärkemehlhaltiger Flüssigkeiten mittelst Fehling'scher Lösung gegründet ist (9 Th. Stärke entsprechen 10 Th. Zucker oder 10 Cc. Kupferlösung 0,045 g Stärke). Stärke, mit Eisessig oder conc. Schwefelsäure und Alkohol behandelt, wird löslich in Wasser; Salpetersäure verwandelt sie in Oxalsäure, stärkste Salpetersäure in Xyloidin, ein explosibles Nitrosubstitutionsprodukt.

Inulin, Alantstärke, in den Knollen der Compositen, wasserlöslich.

Lichenin, Flechtenstärke, bildet die Intercellularsubstanz vieler Flechten; ist nach Entfernung des Bitterstoffes aus isländischem Moose durch Ausziehen desselben mit Aether, Weingeist, Sodalösung und verdünnter Salzsäure nach einander, Auskochen mit Wasser und Fällen mit Alkohol zu erhalten; getrocknet eine hornartige, in heissem Wasser zur Gallerte aufquellende Masse, die beim Kochen mit verdünnter Schwefelsäure in Zucker übergeht.

Dextrin.

Stärkegummi, Leiokom.

Vorkommen: Als normales Bildungsprodukt im Thier- und Pflanzenleibe.

Gewinnung: Fabrikmässig durch Erhitzen von Stärkemehl auf 210°, durch Behandlung mit sehr verdünnten Mineralsäuren oder mit Malzaufguss. Die umwandelnde Wirkung durch letzteren übt Diastas aus, ein stickstoffhaltiges, beim Keimen der Gerste entstehendes Ferment, welches 2000 Th. Stärke in Zucker (und Dextrin) umzuwandeln vermag.

Eigenschaften: Weisse bis gelbe, amorphe Masse, völlig geruchlos, löslich in Wasser, unlöslich in Weingeist und Aether; spec. Gew. 1,52; verdünnte Säuren und Fermente führen es in Traubenzucker über:

$$C_6H_5(OH)_5 + H_2O = C_6H_6(OH)_6$$

Prüfung auf Stärke: wässerige Lösung darf durch Jodtinktur nicht gebläut werden.

Arabin.

Hauptbestandtheil des arabischen Gummi, in welchem es an Kalk und Magnesia gebunden vorhanden ist, und aus dessen mit Salzsäure angesäuerten Lösung es im Dyalysator, welcher nur die anorganischen Stoffe durchlässt, erhalten werden kann. Es bildet eine weisse, amorphe, in Wasser lösliche, in Weingeist und Aether unlösliche Masse; getrocknet und zerrieben ist es nur unter Zusatz einer starken Base wasserlöslich, verhält sich überhaupt wie eine schwache Säure; wässerige Lösung wird durch Bleiessig gefällt (durch Bleizucker nicht), und ist optisch linkswirkend; Borax benimmt Gummischleim die Klebkraft und bewirkt ein Aufquellen der Materie, die jedoch bei Zusatz einer Säure in ihren ursprünglichen Zustand wieder zurückgeht. Alkalische Kupferlösung wird nicht reducirt (Erkennung von Dextrin im Gummi arabicum).

Cerasin ist der Hauptbestandtheil der den europäischen Obstbäumen entfliessenden Gummiarten; unlöslich in Wasser.

Bassorin ist der in Bassora- und Traganthgummiarten enthaltene, in Wasser unlösliche, aber darin aufquellende Schleim.

Pflanzenschleim, aus Althäawurzel, Floh- und Leinsamen Quittenkörnern etc. durch Ausziehen mit kaltem Wasser zu erhalten, enthält einen, dem Bassorin ähnlichen, durch Alkohol ausfällbaren Stoff.

Cellulose.
Faserstoff.

Bestandtheil der Zellwände der Pflanzen. Man unterscheidet je nach ihrem Vorkommen Paracellulose in den Markstrahlen, Vasculose in den Gefässen, Fibrose im Bast, Lignose im Holz, Cutin auf den Blattflächen, Suberin im Kork. Hollundermark und schwedisches Filtrirpapier sind fast reine Cellulose. Ganz reine Cellulose ist zu gewinnen durch successive Behandlung der Lein- oder Hanffaser mit Natronlauge, Salzsäure, Chlorwasser, Essigsäure, Alkohol, Aether und Wasser, und bildet eine rein weisse Substanz von der Struktur ihrer Mutterpflanze; spec. Gew. 1,5; löslich in Kupferoxydammoniaklösung, woraus sie durch Wasser, Säuren oder Salzlösungen gallertartig wieder gefällt wird, und bildet so, mit Weingeist ausgewaschen, ein zartes Pulver, welches durch conc. Schwefelsäure in eine gallertartige, durch Wasser fällbare Masse, durch verdünnte Schwefelsäure in Traubenzucker und Dextrin verwandelt wird. Schwedisches Filtrirpapier, durch conc. Schwefelsäure gezogen und dann gut ausgewaschen, wird in Pergamentpapier verwandelt, d. i. unveränderte Cellulose, deren Fasern durch ein Amyloid luft- und wasserdicht an einander gekettet sind. Säuren und Alkalien zerstören Leinenfaser; Jod färbt Cellulose nach deren Behandlung mit verdünnten Säuren oder Alkalien blau. — Die unter Einwirkung der stärksten Salpetersäure oder Mischungen von Salpeter- und Schwefelsäure auf Baumwolle entstehenden Nitrosubstitutionsprodukte heissen Pyroxyline (Nitrocellulose) und unterscheidet man, je nachdem 3, 4 oder 5 H durch gleichviel NO_2 Gruppen vertreten sind, Tri-, Tetra- oder Pentapyroxylin, von welchen letzteres die gewöhnliche Schiessbaumwolle $C_6H_5 \cdot (NO)_5 O_5$, welche in Aetherweingeist nicht löslich ist. Das zur Darstellung des

Collodium

dienende Tripyroxylin ist genau nach Vorschrift der Pharmacopöe zu bereiten. Hiernach wird auf 55 Th. Baumwolle eine bis zur Lufttemperatur erkaltete Mischung von 400 Th. Salpetersäure (1,380) und 1000 Th. Schwefelsäure (1,823) verwendet, eine 24stündige Einwirkung veranlasst und darnach gut ausgewaschen, gepresst und getrocknet; 2 Th. dieser trockenen Schiessbaumwolle werden in einer Mischung von 42 Th. Aether und 6 Th. Weingeist gelöst. — Die Pyroxyline besitzen die Konstitution des Salpeteräthers, explodiren durch Druck oder Schlag oder durch Erhitzung auf 100—150°; durch Kochen mit Eisenchlorürlösung werden sie in Cellulose zurück übergeführt.

PECTINSTOFFE

sind stickstofffreie Verbindungen, welche sich in essbaren, zuckerhaltigen Früchten finden und das Galatiniren deren Säfte bewirken.

Den zuckerhaltigen Körpern schliessen sich an die

GLUCOSIDE UND BITTERSTOFFE,

meist stickstofffreie Substanzen, von denen erstere bei der Behandlung mit verdünnten Säuren oder Fermenten sich spalten in Zucker und einen andern Körper, während eine solche Spaltung bei letzteren nicht geschieht. Sie werden nach den Pflanzen benannt, von welchen sie stammen und werden im Allgemeinen durch Fällen der wässerigen oder spirituösen Auszüge mittelst Bleizucker, Entbleien des Filtrates mittelst Schwefelwasserstoffes, Entfärben des Filtrates mittelst Thierkohle und Eindampfen resp. Krystallisirenlassen gewonnen: officinell ist keiner dieser Stoffe. Hierher gehören: Aesculin, Schillerstoff, in der Kastanienrinde; Aloin, in der Aloe; Amygdalin, stickstoffhaltig, in den Samenkernen der Amygdaleen; Arbutin, in den Bärentraubenblättern; Colocynthin, in den Coloquinten; Coniferin, im Cambialsaft der Coniferen, Ausgangsstoff zur Bereitung des Vanillin.

Digitalin $C_{27} H_{42} O_{13}$, $H_2 O$ (Kosmann). Deutsch. Das Kraut der Digitalis purpurea wird mit kaltem Wasser ausgezogen, der Auszug mit Bleiessig gefällt, das Filtrat durch Sodalösung entbleit, daraus Kalk und Magnesia durch Ammonoxalat resp. Natriumphosphat und aus dem

Filtrat das rohe Digitalin mittelst Tannin gefällt; das noch feuchte Tannat wird mit Bleiglätte eingetrocknet, der Rückstand mit Weingeist ausgezogen, der Auszug mit Thierkohle entfärbt und zur Trockene gebracht. — Nach einem andern Verfahren wird ein weingeistiger Krautauszug eingeengt, mit Essigsäure angesäuert, mit Kohle entfärbt und mit Tannin gefällt.

Digitaletin $C_{26} H_{33} O_9$ (Kosmann). Französisches Digitalin (Nativelle). Blühend gesammeltes Kraut wird mit (50%) Weingeist ausgezogen, der Auszug eingeengt und mit Wasser vermischt, worauf sich Digitalin, Digitin nebst Farbestoffen abscheiden; der Niederschlag wird mit (60%) siedendem Weingeist ausgezogen, aus welchem mit Digitin verunreinigtes Digitalin auskrystallisirt; die Krystalle werden mit Chloroform behandelt, welches Digitin ungelöst zurücklässt, während beim Abdestilliren des Chloroform Digitalin, welches durch Behandeln mit Kohle und Umkrystallisiren aus Weingeist zu reinigen ist, zurückbleibt.

Deutsches Digitalin ist amorph, löslich in Wasser und Alkohol, französisches Digitalin ist krystallisirt, unlöslich in Wasser; beide sind sehr bitter, sehr giftig; in conc. Schwefelsäure gelöst, folgt auf Zusatz von Bromdampf violettrothe Färbung. — Neuerdings wird auch in deutschen Fabriken ein sehr schön krystallisirtes Digitalin dargestellt. Das Digitalin ist kein reiner Körper, sondern aus drei verschiedenen Verbindungen zusammengesetzt.

Gycyrrhizin, in der Süssholzwurzel; Helleborein und Helleborin, in den Helleboruswurzeln; Phloridzin, in der Wurzelrinde, unserer Obstbäume; Populin, Salicin; Convolvulin, Crocin, Daphnin, Frangulin, Gratiolin, Jalapin, Menyanthin, Ononin, Rhamnin u. v. A.

Von Bitterstoffen ist neuerdings in Gebrauch gekommen das Koussin $C_{36} H_{22} O_5$ Bedall und Kosin $C_{31} H_{38} O_{10}$ Merck, aus den Koussoblüthen durch Ausziehen mit Aetzkalk und Weingeist und Fällen des eingeengten Auszugs mittelst Essigsäure zu gewinnen; ferner Absynthiin, Arnicin, Columbin, Dulcamarin, Helenin, Quassiin, Taraxacin u. v. A. — Pikrotoxin in den Kokkelskörnern.

Aromatische Verbindungen.

Eine grosse Gruppe von Körpern ist mit diesem Namen belegt, weil dieselben einen eigenthümlich prägnanten Geruch haben und häufig Bestandtheile der Gewürzöle sind. So wie sich die Fettkörper sämmtlich vom Methyl ableiten lassen, lassen sich die aromatischen Körper vom Benzol ableiten. Sie enthalten mindestens 6 C, welche, wie bereits früher angegeben, ringförmig unter einander verbunden sind, sodass sechs Verwandtschaftseinheiten wirksam bleiben, welche im Benzol durch 6 H abgesättigt sind. Zur graphischen Darstellung des Benzolringes bedient man sich folgender Figur:

$$\begin{array}{c} 6.-C=C-1.\\ |\quad\;|\\ 5.-C\quad C-2.\\ \|\quad\;\|\\ 4.-C-C-3. \end{array}$$

und bezeichnet, zur Erklärung von Isomerien, die einzelnen Kohlenstoffatome mit fortlaufenden Nummern. Der Wasserstoff kann sowohl durch einfache, als durch zusammengesetzte Radikale vertreten werden, z. B.

$C_6H_5.Cl$ $\quad\quad$ $C_6H_5.OH$ $\quad\quad$ $C_6H_5.CH_3$
Chlorbenzol, $\quad$ Hydroxylbenzol, $\quad$ Methylbenzol;

gehören die Radikale den Fettkörpern an, so lassen sich auch hier (in der Seitenkette) alle diesen entsprechenden Substitutionen vollziehen;

$C_6H_5.CH_2.OH$ $\quad$ $C_6H_5.CO.H$ $\quad$ $C_6H_5.CO.OH$
Benzylalkohol, $\quad$ Benzylaldehyd, $\quad$ Benzoesäure.

Die aromatischen Verbindungen unterscheiden sich von Fettkörpern vor Allem durch ihr Verhalten gegen Salpetersäure. Während die letzteren eingreifende Zersetzungen erfahren unter Bildung von Aetherarten oder von Oxalsäure, gehen jene in Nitroverbindungen über, welche bei der Reduction in Amidoverbindungen verwandelt werden. Als Derivate von diesen sind die Azo- und Diazoverbindungen zu betrachten, welche bisher aus den entsprechenden Aminverbindungen der Fettkörper nicht zu erhalten waren.

Was die Ortsbestimmung der substituirbaren und substituirten Wasserstoffatome im Benzolring anbelangt, so ist, wenn nur eins derselben ersetzt ist, es gleichgiltig, welchen Ort man dafür annimmt. Sind dagegen zwei Wasserstoffatome ersetzt, so kann der Ersatz an verschiedenen Orten angenommen werden, und man unterscheidet Orthoverbindungen, in welchen die Substitution in zwei benachbarten Kohlenstoffatomen geschehen ist, Metaverbindungen, in welchen eine CH Gruppe dazwischen liegt, und Paraverbindungen, in welchen zwei CH Gruppen dazwischen liegen:

$$\begin{array}{ccc} HC=CO.OH & HC=CO.OH & HC=CO.OH\\ |\quad\;\;| & |\quad\;\;| & |\quad\;\;|\\ HC\quad CO.OH & HC\quad CH & HC\quad CH\\ \|\quad\;\;\| & \|\quad\;\;\| & \|\quad\;\;\|\\ HC-CH & HC-CO.OH & HO.OC-CH\\ \text{1.2 Phtalsäure,} & \text{1.3 Metaphtalsäure,} & \text{1.4 Paraphtalsäure,}\\ \text{Orthophtalsäure.} & \text{Isophtalsäure.} & \text{Terephtalsäure.} \end{array}$$

Sind noch mehr Wasserstoffatome, und zwar durch verschiedene Radikale ersetzt, so sind noch mehr Isomerieen möglich, zu deren Erklärung die Bezeichnung des Ortes unumgänglich nothwendig erscheint.

KOHLENWASSERSTOFFE.

Die aromatischen Kohlenwasserstoffe, von denen die bekanntesten aus dem Steinkohlentheer dargestellt worden sind, bilden eine homologe Reihe. Das wichtigste Glied derselben ist das

Benzol C_6H_6
Phenylwasserstoff.

Vorkommen: Im Steinkohlentheer.

Gewinnung: Das bei der Destillation des Theers übergehende, leichte, auf Wasser schwimmende Oel wird nach einander mit Schwefelsäure (um andere Basen, Naphthalin, zu binden), Natronlauge (zur Entsäurung) und Wasser behandelt und fraktionirt destillirt; das zwischen 80—85° Uebergehende wird auf —5° erkältet, gesammelt, vom Flüssigen getrennt, wieder geschmolzen und erkältet, und diese Operation so oft wiederholt, bis es bei 0° erstarrt und bei 80° constant siedet.

Eigenschaften: Wasserklare, lichtbrechende, leicht entzündliche Flüssigkeit vom spec. Gew. 0,48 bei 15°; unlöslich in Wasser, löslich in Weingeist und Aether, löst selbst Harze, Fette, Kautschouk, Alkaloide, Halogene. Mit conc. Schwefelsäure geschüttelt, entsteht krystallisirbare Sulfobenzolsäure (Benzolsulfonsäure):

$$C_6H_5 . H + SO_4H_2 = H_2O + SO_3 . C_6H_5 . H.$$

Nitrobenzol $C_6H_5 . NO_2$

Mirbanöl, durch Eintröpfeln von Benzol in warme, rauchende Salpetersäure, Verdünnen mit Wasser und Waschen des sich ausscheidenden Oeles zu erhalten. Gelbliche, lichtbrechende, brennbare Flüssigkeit, vom spec. Gew. 1,2, erstarrt bei 3°, siedet bei 220°, ist löslich in Weingeist, Aether und Oelen, riecht zimmt- und bittermandelartig und wirkt giftig. — Beim Erhitzen mit Glycerin entsteht Chinolin. Bei Reduktion in alkalischer Lösung entsteht Azobenzol ($C_6H_5 . N = N . C_6H_5$); bei der Reduktion in saurer Lösung entstehen

Amidoverbindungen.

$$C_6H_5 . NO_2 + 6H = 2(H_2O) + C_6H_5 . NH_2$$
$$\text{Amidobenzol.}$$

In diesen Verbindungen sind ein bis drei Atome H durch NH_2 ersetzt, (Amido-, Diamido-, Triamidobenzol) und man unterscheidet wie bei den Fettkörpern, Monamine, Diamine und Triamine und bei den ersteren wiederum primäre, secundäre und tertiäre Amine:

$$C_6H_5 . NH_2 \text{ oder } N{\overset{\diagup C_6H_5}{\underset{\diagdown H}{-H}}}$$

$$(C_6H_5)_2 . NH \text{ oder } N{\overset{\diagup C_6H_5}{\underset{\diagdown H}{-C_6H_5}}}$$

$$(C_6H_5)_3 . N \text{ oder } N(C_6H_5)_3$$

Die primären Monamide werden durch salpetrige Säure in Diazoverbindungen übergeführt, welche beim Erhitzen mit Wasser in Phenole übergehen. Die Salze der Diazoverbindungen verbinden sich mit primären und secundären Monamium zu Diazoamidoverbindungen, welche sich unter gewissen Verhältnissen zu Amidoazoverbindungen umlagern. Diese letzteren entstehen auch direkt bei Einwirkung der tertiären Monamine auf Diazoverbindungen.

Alle diese genannten Verbindungen spielen eine grosse Rolle in der Theerfarbeindustrie. Der wichtigste Repräsentant der Gruppe ist das

Amidobenzol $C_6H_5 . NH_2$
Phenylamin. Anilin.

Gewinnung: Durch Behandlung des Nitrobenzols mit reducirenden Substanzen:

$$C_6H_5 . NO_2 + 6H = 2(H_2O) + C_6H_5 . NH_2$$

(Behandlung mit Eisenfeile und Essigsäure und Destillation mit Aetzkalk).

Eigenschaften: Klare, farblose, giftige Flüssigkeit von angenehmem Geruch und stechendem Geschmack, vom spec. Gew. 1,04 bei 0°; Erstarrungspunkt — 8°, Siedepunkt 184°, unlöslich in Wasser, löslich in Weingeist, Aether und Oelen, bildet krystallisirbare Salze. Mit Mercuridchlorid erhitzt entsteht rothe Färbung; wässerige Chlorkalklösung färbt es violett. Mit Amidotoluol und Metallsalzen entstehen brillante Farbstoffe.

Methylbenzol $C_6H_5 . CH_3$ Dimethylbenzol $C_6H_4(CH_3)_2$
Toluol. Xylol.

Die Hydroxylderivate der aromatischen Kohlenwasserstoffe unterscheiden sich in solche, welche die Hydroxylgruppe am Benzolkern (Phenole) und in solche, welche sie in der Nebenkette haben (Alkohole).

PHENOLE.

Benzophenol. Acidum carbolicum $C_6H_5 . OH$.
Oxybenzol. Phenylalkohol.

Vorkommen: Im Holz- und Kohlentheer.

Gewinnung: Das bei der Destillation des Theers gewonnene, zwischen 150 — 220° siedende, schwere Steinkohlentheeröl wird fraktionirt destillirt und aufgefangen, was zwischen 180 — 200° übergeht. Diese rohe Carbolsäure wird durch Behandlung mit Aetznatron in Natriumcarbolat verwandelt; die Carbolatlösung wird unter Zusatz von

Kalkmilch so lange erwärmt, bis sich der grösste Theil der fremden Kohlenwasserstoffe (Naphthalin etc.) und Brandharze nebst Kalk abgeschieden hat und wird, nach Entfernung dieser, mit Schwefelsäure zersetzt. Nach Ablassung der Natriumsulfatlösung wird die Carbolsäure gereinigt, was durch wiederholtes Verwandeln in Natriumcarbolat und Zersetzen durch Schwefelsäure, unter fortwährendem Entfernen ausscheidender theerartiger Körper, oder durch Erhitzen mit Kaliumbichromat und Schwefelsäure, behufs Zerstörung derselben, und Rectification geschehen kann; das letzte Destillat wird mit Chlornatrium entwässert und fraktionirt destillirt — das bei 183° constant Siedende ist reine **Carbolsäure**.

Eigenschaften: Rohe Carbolsäure ist eine röthlich-braune, empyreumatisch riechende Flüssigkeit, welche, bei einem Gehalt von 50% reiner Säure, unlöslich in Wasser, löslich in Weingeist und in heisser Aetznatronlauge ist. Reine Carbolsäure ist eine neutrale, brennbare Masse von farblosen, in einander gefügten Krystallen, welche bei 42° schmilzt. Die officinelle Säure ist bisweilen röthlich gefärbt, und zeigt, geschmolzen, das spec. Gew. 1,06; löslich in Weingeist, Aether, Chloroform, fetten Oelen, Glycerin (Unterschied von Kreosot) und Aetznatronlauge, sowie in 20 Th. Wasser. Die wässrige Lösung wird durch neutrale Ferridchloridlösung violett gefärbt; Fichtenholz, mit Carbol- und Salzsäure nach einander befeuchtet, nimmt in der Sonne blaugrüne Färbung an. — Beim Erhitzen mit Schwefelsäure entsteht **Sulfonsäure**

$$C_6H_4 \genfrac{}{}{0pt}{}{-OH}{-SO_2} . OH$$

deren Zinksalz officinell ist. (Eine Lösung der **Orthoxyphenolsulfonsäure**

$$\left(C_6H_4 \genfrac{}{}{0pt}{}{-OH}{-SO_3} . H\right)$$

wird unter dem Namen **Aseptol** in den Handel gebracht). Beim Erhitzen mit Schwefelsäure unter Zusatz von Oxalsäure entsteht **Corallin (Rosolsäure)**, unter Zusatz von Phtalsäure entsteht **Phenolphtaleïn**; (beide finden sich als Indicatoren in der Maassanalyse Anwendung). Reducirende Substanzen verwandeln das Phenol in Benzol. Bromwasser fällt Carbolsäurelösungen (Tribromphenol, $C_6H_2Br_3 . OH$); der Niederschlag kann zur quantitativen Bestimmung benutzt werden (331 Th. = 94 Th. Phenol).

Kresol $C_6H_4 \genfrac{}{}{0pt}{}{-CH_3}{-OH}$

Toluphenol. Oxytoluol. Kresylalkohol.

Von diesem einatomigen Phenol existiren drei Isomere, die im schwereren Steinkohlentheeröl enthalten sind. — Das **Dinitrokresol**

$$C_6H_2(NO_2)_2 \begin{cases} CH_3 \\ OH \end{cases}$$

wird als Saffransurrogat benutzt.

Aufbewahrung: Vorsichtig.

Thymol $C_6H_3 \begin{array}{l} - C_3H_7 \\ - CH_3 \\ - OH \end{array}$

Methylpropylphenol. Cymophenol.

Vorkommen: Im Thymianöl, in dem Oel der Früchte von Ptychotis Ajowan, der Monarda punctata.

Gewinnung: Das Stearopten des Monardenöls ist reines Thymol. Aus dem Thymianöl wird das Thymen ($C_{10}H_{16}$) bei 175—200° abdestillirt, der Rückstand wird mit Natronlauge geschüttelt und mit heissem Wasser behandelt; das oben aufschwimmende Thymen und Cymol ($C_{10}H_{14}$) wird abgehoben, die untere Schicht wird mit Salzsäure zersetzt; das Thymol tritt an die Oberfläche, wird gesammelt, rektificirt und zur Krystallisation gebracht.

Eigenschaften: Es bildet farblose Tafeln, riecht und schmeckt aromatisch, schmilzt bei 50°, siedet bei 230°, sinkt, krystallisirt, in Wasser unter, schwimmt aber, geschmolzen, auf demselben. Es ist leicht löslich in Alkohol, Aether und Chloroform, in 2 Th. Natronlauge, in 1100 Th. Wasser und ist mit Wasserdämpfen flüchtig. Beim Lösen in 4 Th. Schwefelsäure in der Kälte erscheint die Flüssigkeit gelblich, wird aber bei gelindem Erwärmen rosa. Wird die schwefelsaure Lösung mit der 10fachen Menge Wasser verdünnt und mit überschüssigem Bleiweiss digerirt, so erscheint das Filtrat auf Zusatz von Eisenchloridlösung violett gefärbt.

Trinitrophenol $C_6H_2(NO_2)_3 . OH$.
Pikrinsäure.

Dieser Körper entsteht bei Einwirkung von Salpetersäure auf aromatische Körper (Harze, Indigo, Seide), besonders auf Phenol und bildet gelbe Krystallblättchen, welche bitter schmecken, in Wasser, Weingeist und Aether löslich sind, durch Schlag explodiren, gelöst thierische Stoffe echt gelb färben, giftig wirken.

Dioxybenzol $C_6H_4 \begin{array}{l} - OH \\ - OH \end{array}$

Von diesem zweiatomigen Phenol existiren drei Isomere: das Brenzkatechin (Pyrokatechinsäure), das Resorcin und das Hydrochinon, welche als Ortho-, Meta- und Paradioxybenzol zu betrachten sind. Brenzkatechin wird bei der Sublimation einzelner Harze (Guajak, Benzoë) mit Aetzkali erhalten und bildet weisse glänzende Lamellen, oder, umkrystallisirt, kurze Säulen, ist in Wasser, Alkohol und Aether löslich, schmilzt bei 102° und siedet bei 245. Beim Behandeln mit methylschwefelsaurem Kalium und Aetzkali entsteht Brenzkatechin-Monomethylaether

$$C_4H_4 \begin{array}{l} - O . CH_3 \\ - OH \end{array}$$

oder Guajakol. Neben demselben ist ein zweiter Aether (Homobrenzkatechin-Monomethylaether), das Kreosol (Homoguajakol), im Buchenholztheerkreosot enthalten.

Resorcin entsteht beim Schmelzen der Weichharze (Asa foetida, Ammoniacum, Galbanum) mit Aetznatron, fabrikmässig durch Erhitzen der Benzoldisulfonsäure mit Aetznatron, Zersetzen mit Salzsäure und Ausziehen mit Aether. Farblose, in Wasser, Alkohol und Aether lösliche Tafeln, deren wässrige Lösung durch Eisenchlorid violett gefärbt wird.

Hydrochinon ensteht bei Behandlung des Chinon mit schwefliger Säure. Das Chinon selbst wird erhalten durch Oxydation des Amidobenzols. Auch Hydrochinon bildet in Wasser, Alkohol und Aether lösliche Krystalle.

Kreosot.

Vorkommen: Im Buchenholztheer.

Gewinnung: Holztheer wird rektificirt, das Destillat mit Wasser geschüttelt, das untersinkende Oel gesammelt, mit Sodalösung geschüttelt und nochmals destillirt. Das Destillat wird mit Kalilauge geschüttelt, mit Schwefelsäure zersetzt und von den abscheidenden Verunreinigungen befreit; dieses Verfahren wird so oft wiederholt, bis sich das abgeschiedene Kreosot völlig in Kalilauge löst; sodann wird nochmals rektificirt.

Eigenschaften: Farblose, allmälig roth werdende, klare, lichtbrechende, eigenthümlich riechende Flüssigkeit, löslich in 120 Th. heissem Wasser, in Aether, Weingeist, Oelen, unlöslich in Glycerin; spec. Gew. 1,08; Siedepunkt 209°. Die wässrige Lösung reducirt Silberlösung und färbt Ferridchloridlösung grün. Das Kreosot ist eine Mischung verschiedener Kohlenwasserstoffe, und enthält vorzugsweise Kreosol und Guajakol.

Prüfung auf Carbolsäure: wässrige Lösung darf durch Ferridchlorid nicht blau gefärbt werden; beim Zusammenschütteln mit gleichen Theilen Collodium darf keine Gallerte entstehen.

Aufbewahrung: Vorsichtig, vom Licht entfernt, in gut verschlossenen Gefässen.

Pyrogallol $C_6H_3 . (OH)_3$

Acidum pyrogallicum.

Gewinnung: Aus der Gallussäure durch Sublimation:

$$C_6H_6 \genfrac{}{}{0pt}{}{-(OH)_3}{CO.OH} = C_6H_3 . (OH)_3 + CO_2$$

Eigenschaften: Leichte weisse Blättchen oder Nadeln, welche bitter schmecken, bei 130° schmelzen, höher erhitzt sublimiren, in 2,5 Th. Wasser, auch in Weingeist und in Aether (wenig) löslich sind. Die wässrige Lösung wird durch Eisenchlorür blau, durch Chlorid roth gefärbt und reducirt Gold-, Silber- und Quecksilberlösungen.

ALKOHOLE.

Benzylalkohol C_6H_5—$CH.OH$.

Wird erhalten durch Kochen seines Aldehydes (Bittermandelöl) mit weingeistiger Kalilauge; farblose, angenehm riechende, lichtbrechende Flüssigkeit; spec. Gew. 1,06; Siedepunkt 207°; wird durch Salpetersäure in Aldehyd, durch stärkere Oxydationsmittel in Benzoësäure übergeführt.

$$\text{Tolylalkohol} \quad C_6H_4 {{-CH_3}\atop{-CH_2.OH}}$$

$$\text{Phenylpropylalkohol} \quad C_6H_4 {{-C_2H_5}\atop{-CH_2.OH}}$$

$$\text{Salicylalkohol} \quad C_6H_4 {{-OH}\atop{-CH_2.OH}}$$

Orthoxybenzylalkohol. Saligenin.

ALDEHYDE.

Benzaldehyd C_6H_5—$CO.H$.

Vorkommen: Im Bittermandelöl.
Gewinnung: Vom fetten Oel befreite, bittere Mandeln werden mit Wasser macerirt und abdestillirt, vide Aq. amygdal. amar. Das ätherische Oel findet sich theils am Boden des Destillates, theils in demselben gelöst; die Lösung wird mit Kochsalz gesättigt und abdestillirt, das Destillat mit dem vom Boden gesammelten Oel vereinigt und mit Natriumhydrosulfitlösung geschüttelt, um Blausäure zu entfernen; die sich hierbei abscheidende Krystallmasse wird gesammelt, mit Weingeist abgewaschen und mit Soda zersetzt.
Eigenschaften: Farblose, lichtbrechende Flüssigkeit vom spec. Gew. 1,06; Siedepunkt 180°; löslich in 30 Th. Wasser, in Weingeist und in Aether; wird durch oxydirende Substanzen in Benzoësäure, durch Ammoniak in Hydrobenzamid verwandelt; dampfförmig durch ein glühendes Rohr geleitet, zerfällt sie in Benzol und Kohlenoxydgas.

$$\text{Orthoxybenzaldehyd} \quad C_6H_4 {{-OH}\atop{-CO.H}} \quad (1,2)$$

Salicylaldehyd.

In den Blüthen der Spiraea ulmaria. Kann durch Destillation des Oeles mit Kalilauge und Zersetzung des Rückstandes mit Phosphorsäure erhalten werden. Auch durch Oxydation des Salicin.

Methylprotocatechualdehyd $C_6H_3 \begin{matrix} -OH \\ -COH \\ -CH_2.OH \end{matrix}$

Vanillin.

Künstlich aus dem im Safte der Coniferen enthaltenen **Coniferin** oder aus dem im Nelkenöl enthaltenen **Eugenol**.

Cuminaldehyd $C_6H_4 \begin{matrix} -C_3H_7 \\ -COH. \end{matrix}$

Cuminol.

KETONE.

Methyl-Phenylketon $C_6H_5 — CO — CH_3$

Methylbenzoyl. Acetophenon. Hypnon.

Farblose, stark lichtbrechende, bittermandelölähnlich riechende Flüssigkeit, welche bei 200° siedet, bei 5° erstarrt.

EINBASISCHE SÄUREN.

Acidum benzoicum $C_6H_5 — CO.OH$.

Benzoësäure.

Vorkommen: In vielen Harzen, Balsamen, ätherischen Oelen, in einzelnen Vegetabilien und in thierischen Exsudaten.

Gewinnung: Durch Sublimation des getrockneten, zimmtsäurefreien Benzoëharzes, oder, krystallisirt, durch Behandlung der Benzoë mit Kalkmilch und Zersetzung des Calciumbenzoates durch Salzsäure. — Fabrikmässig durch Kochen der im Harn der Pferde und Rinder enthaltenen und aus dieser mittelst Salzsäure gefällten Hippursäure, Reinigung des Präparates durch Kochen mit Salpetersäure (giebt Wasser ab), und Entfärbung mit Thierkohle; wird auch wohl mit Benzoëharz sublimirt:

$$\begin{matrix} NH.C_6H_5.CO \\ | \\ CH_2.CO.OH \end{matrix} + H_2O = \begin{matrix} NH_2 \\ | \\ CH_2.CO.OH \end{matrix} + C_6H_5.CO.OH$$

Hippursäure. Glykokoll.

oder durch Glühen der durch Oxydation des Naphthalin gewonnenen Phtalsäure mit Aetzkalk und Zerlegen des dabei gebildeten Benzoates mit Salzsäure:

$$2(C_6H_4 \genfrac{}{}{0pt}{}{-CO.O}{-CO.O} - Ca) + Ca(OH)_2 = 2(CO_3Ca) - (C_6H_5CO.O)_2Ca.$$

Phtalsaures Calcium.

Eigenschaften: Reine Säure krystallisirt in weissen, biegsamen, geruchlosen, scharf-säuerlich schmeckenden Blättchen; die officinelle, sublimirte Säure bildet seideglänzende, weisse, später gelblich werdende, von anhängendem ätherischen Oel aromatisch riechende Krystalle. löslich in 372 Th. Wasser, in Weingeist, Aether, Chloroform, Terpentinöl, und Salmiakgeist; schmelzen beim Erhitzen und sind völlig flüchtig: zerfallen, dampfförmig durch glühende Röhren geleitet, in Benzol und Kohlensäure; werden, verschluckt, durch den Harn als Hippur-, und als Bernsteinsäure wieder ausgeschieden. Neutrale Benzoatlösungen werden durch Bleiacetat, Ferridchlorid und Silbernitrat gefällt. Die aus Sumatrabenzoë bereitete Säure enthält Zimmtsäure.

Prüfung auf Zimmtsäure: eine mit Kaliumhypermanganat erhitzte wässrige Lösung darf Geruch nach Bittermandelöl nicht entwickeln;

auf Hippur- und Harnbenzoësäure: 0.1 g Benzoësäure in 5 cc kochendem Wasser gelöst, nach dem Erkalten mit 16 Tropfen Permanganatlösung (1 : 200) versetzt, muss die Flüssigkeit nach 8 Stunden fast völlig entfärbt erscheinen;

auf Reinheit: Sublimation ohne Rückstand.

Aufbewahrung: vor Licht geschützt, in gut verschlossenen Gefässen.

Benzoylglykokol $CH_2 \genfrac{}{}{0pt}{}{-NH.C_6H_5.CO}{-CO.OH}$

Hippursäure.

Die Hippursäure ist anzusehen als Glykokol

$$CH_2 - NH_2$$
$$|$$
$$CO.OH,$$

in welchem ein Atom H durch das Radikal $C_6H_5—CO$ ersetzt ist. Sie findet sich frei und gebunden im Harn der Herbivoren, aus welchem, mit dem doppelten Volum Salzsäure vermischt, sie bei längerem Stehen auskrystallisirt, oder auch nach dem Einkochen mit Kalkmilch durch Zersetzung mit Salzsäure erhalten werden kann; ist durch Behandlung mit Thierkohle und Umkrystallisiren zu reinigen. Sie bildet weisse, geruchlose, in Wasser und Weingeist lösliche Nadeln, welche bei der Behandlung mit wasserabgebenden Substanzen in Benzoësäure und Glycerin, mit oxydirenden Substanzen in Benzoësäure, Kohlensäure und Ammoniak übergehen.

Orthoxybenzoësäure, Acidum salicylicum $C_6H_4 \genfrac{}{}{0pt}{}{-OH}{-CO.OH}$ (1,2)

Vorkommen: In den Blüthen der Spiraea Ulmaria; im Wintergrünöl in Form eines Aethers.

Gewinnung: Durch Destillation des Oels der Gaultheria procumbens, in welchem sie als Salicylsäure-Methyläther vorhanden, mit Kalilauge und Zersetzung des Kaliumsalicylates mit Salzsäure; oder, nach Kolbe, durch Sättigen von Natronlauge mit geschmolzener, reiner Carbolsäure, Einleiten von Kohlensäure in die erhitzte Masse, bis Carbolsäure nicht mehr überdestillirt und Zersetzen des zurückbleibenden Natriumsalicylates durch Salzsäure:

$$C_6H_5.OH + NaOH = H_2O + C_6H_5.ONa$$
$$C_6H_5.ONa + CO_2 = C_7H_5O_2.ONa$$
$$C_7H_5O_2.ONa + HCl = NaCl + C_7H_5O_2.OH$$

Eigenschaften: Farblose, vierseitige Säulen (aus Weingeist) oder Nadeln (aus Wasser), welche, vorsichtig erhitzt, sublimiren, schnell erhitzt, in Kohlen- und Carbolsäure zerfallen, in 538 Th. kaltem Wasser, leicht löslich in Weingeist und Aether, unter Zusatz von Natriumphosphat, -borat und -sulfit auch in geringeren Wassermengen sind; die wässrige Lösung wird durch Ferridchlorid dunkelviolett gefärbt. Sie erscheint, verschluckt, im Harn als Salicylursäure $(C_9H_9NO_4)$ wieder.

Prüfung: reine Salicylsäure wird von kalter conc. Schwefelsäure farblos gelöst, die Säure aber durch Wasserzusatz rein weiss wieder ausgefällt. Beim Verdampfen auf Platinblech darf kein Rückstand bleiben.

Trioxybenzoësäure. Gallussäure $C_6H_2 \genfrac{}{}{0pt}{}{-(OH)_3}{-CO.OH} H_2O$.

Durch Kochen des Tannin mit verdünnter Schwefelsäure oder durch Gährung aus demselben zu erhalten. Seideglänzende Blättchen, löslich in Wasser, Weingeist und Aether, zerfallen beim Erhitzen in Kohlenund Pyrogallussäure; ihre Lösungen fällen Leim- und Alkaloidlösungen nicht, färben Ferridsalzlösungen vorübergehend blau; Salpetersäure verwandelt sie in Oxalsäure.

Gerbsäuren

bilden mit Basen Salze, reagiren sauer, schmecken adstringirend, fällen Proteïnsubstanzen, Alkaloide und Metalloxyde aus ihren Lösungen und bilden mit thierischer Haut Leder. Man unterschetdet nach ihrem Verhalten zu Ferridsalzlösungen eisenbläuende und eisengrünende Gerbsäuren; erstere liefern bei der trocknen Destillation **Pyrogallussäure**, letztere **Brenzcatechin**.

Acidum tannicum.
Galläpfelgerbsäure. Tannin.

Gewinnung: Galläpfel werden mit weingeisthaltigem Aether deplacirt; der Auszug wird mit Wasser geschüttelt, welches das Tannin aufnimmt und die abgelassene, filtrirte, wässerige Lösung zur Trockne gebracht.

Eigenschaften: Die rohe Gerbsäure ist bisher für ein Glycosid gehalten worden, weil sie bei der Behandlung mit Fermenten oder verdünnten Säuren sich in Gallussäure und Zucker spaltet:

$$C_{27}H_{23}O_{17} + 4(H_2O) = C_6H_6(OH)_6 + 3(C_7H_6O_5) \text{ (Strecker)},$$

Neueren Untersuchungen zufolge giebt jedoch reine Gerbsäure bei der Behandlung mit Säuren keinen Zucker, sondern ausschliesslich Gallussäure. Die Gerbsäure wird somit als das Anhydrid von 2 Mol. Gallussäure:

$$2(C_7H_6O_5) - H_2O = C_{14}H_{10}O_9$$

und als Digallussäure

$$\left.\begin{matrix}C_7H_5O_4\\C_7H_5O_4\end{matrix}\right\}O$$

betrachtet. Unreine Gerbsäure enthält Zucker und wird als Glukosid der Digallussäure betrachtet, welches bereits im Pflanzenorganismus in Umsetzung begriffen ist.

Das Tannin ist ein gelbliches, geruchloses, ohne Rückstand verbrennendes, leicht in Wasser, schwerer in starkem Weingeist, in Aether fast unlösliches Pulver; leicht löslich in weingeist- oder wasserhaltigem Aether. Wässerige Lösungen und feuchtes Tannin nehmen bei Luftzutritt unter Entwickelung von Kohlensäure Sauerstoff auf und werden zu Gallussäure oxydirt:

$$C_{27}H_{22}O_{17} + 12O = 3(C_7H_6O_5) + 2(H_2O) + 6(CO_2).$$

Mineralsäuren, Alkalisalze (mit Ausnahme von Salpeter und Glaubersalz), Brechweinstein, Metalloxydsalze fällen wässerige Lösungen; Ferridsalzlösung wird blau (schwarz) gefällt.

Prüfung auf Verunreinigungen: wässerige Tanninlösung mit Weingeist vermischt, darf durch Aether nicht getrübt werden; Tannin muss in einem Porzellanschälchen ohne Aschenrückstand verbrennen.

Die Prüfung gerbstoffhaltiger Flüssigkeiten auf ihren Gehalt kann durch Titriren geschehen: 2,6 g Brechweinstein, unter Zusatz von einer Spur Salmiak, zu 1 Liter gelöst, fällen mit je 1 Cc. der Lösung 0,005 g Gerbsäure; löst man Leim, unter Zusatz von einem Viertheil Alaun, in einer gewogenen Menge (z. B. der 30 fachen) Wasser und probirt das Fällungsvermögen an einer Tanninlösung von bekanntem Gehalt aus, so lässt sich durch Vergleichung ebenfalls ein genaues Resultat erzielen.

Folgende Drogen sind reich an specifischen Gerbsäuren: Catechu, Kino, Rad. Ratanh., Tormentill.; Cort. Quercus, Salicis, Ulmi; minder reich sind Chinarinden, Kaffee und Thee.

Chinasäure $C_6H_7 \genfrac{}{}{0pt}{}{-CO.OH}{-OH_4}, H_2O$

In der Chinarinde, den Kaffeebohnen und allen Pflanzen, deren Extracte bei der Behandlung mit oxydirenden Substanzen Chinon $(C_6H_4O_2)$ geben. Letzteres ist ein krystallinischer, giftig wirkender Körper.

Sylvinsäure $C_{20}H_{30}O_2$ und **Abietinsäure** $C_{44}H_{64}O_5$, beide im Fichtenharz und durch Maceriren des gepulverten Kolophonium mit wässerigem Weingeist zu erhalten.

STYROLVERBINDUNGEN.

Phenylaethylen $C_6H_5 . C_2H_3$
Styrol. Cinnamol.

Das Styrol ist im flüssigen Storax enthalten und bildet eine aromatisch balsamisch riechende, bei 146° siedende Flüssigkeit, welche bei der Oxydation in Benzoësäure übergeht. —

Die Styrolverbindungen sind den Akrylverbindungen der Fettkörper ähnlich; zwei Kohlenstoffatome in der Seitenkette des Benzolskelettes sind durch doppelte Bindung mit einander vereinigt $C_6H_5 . CH = CH_2$.

Phenylpropylen $C_6H_5 . C_3H_5$

$$C_6H_5 . CH = CH - CH_3$$

Von demselben sind folgende Verbindungen abzuleiten:

Zimmtalkohol $C_6H_5 . CH = CH - CH_2 . OH$.
Phenylallylalkohol. Styron.

Wohlriechende, farblose Nadeln, durch Zersetzung des Zimmtsäure-Styryläthers mittelst Kalilauge zu erhalten.

Zimmtaldehyd $C_6H_5 . CH = CH - COH$.
Phenylakrolein.

Farbloses Oel, durch Oxydation des Zimmtalkohols oder aus dem Zimmtöl zu erhalten durch Behandeln desselben mit Kaliumsulfat und Zerlegen der wässrigen Lösung des Krystallbreies mit Schwefelsäure.

Zimmtsäure $C_6H_5 . CH = CH - CO . OH$.
Phenylakrylsäure.

Farblose, rhombische Prismen, zu erhalten durch Oxydation des Aldehydes, oder durch Erhitzen von Benzaldehyd mit Acetylchlorid. Findet sich im flüssigen Storax, im Peru- und Tolubalsam.

Oxyzimmtsäure $C_6H_4 \genfrac{}{}{0pt}{}{-OH}{-OH} = CH = CO . OH$
Cumarsäure.

Bitter schmeckende, glänzende Blättchen, welche bei der Behandlung des Cumarins mit Kalilauge erhalten werden. Das Cumarin selbst ist das Anhydrid der Cumarsäure und findet sich krystallinisch abgelagert in den Tonkabohnen; ferner im Waldmeister, dem Steinklee u. a. m.

Caryophyllinsäure $C_{10}H_{16}O_2$.
Nelkensäure.

Durch Oxydation des in den Gewürznelken vorhandenen Caryophyllins.

Santonsäure $C_{15}H_{18}O_3$
Santoninum.

Vorkommen: Im Zittwersamen.

Gewinnung: Zittwersame wird mit Kalkmilch gekocht, das Calciumsantonat durch Salzsäure zersetzt und zur Krystallisation gebracht; die Krystalle werden mit Aetzammon abgespült, mit Thierkohle entfärbt und aus Weingeist umkrystallisirt.

Eigenschaften: Perlmutterglänzende Blättchen, löslich in 5000 Th. Wasser, in 44 Th. Weingeist, in 75 Th. Aether, in 4 Th. Chloroform; die wässerige Lösung reagirt neutral; sie wird von freien Alkalien gelöst und durch Säure aus solchen Lösungen wieder gefällt; schmilzt bei 170°, sublimirt unzersetzt, erstarrt beim Erkalten zu einer krystallinischen Masse; Sonnenlicht färbt sie gelb; weingeistige Alkalilösung wird durch Santonin vorübergehend roth gefärbt; bewirkt Gelbsehen und wirkt giftig; conc. Schwefel- oder Salpetersäure lösen sie farblos, leztere unter Bildung von Oxalsäure.

Prüfung auf allgemeine Verunreinigungen: beim Verbrennen auf Platinblech und beim Lösen in 3 Th. Chloroform darf kein Rückstand bleiben;

auf Strychnin: nach dem Kochen mit 100 Th. Weingeist und 5 Th. verdünnter Schwefelsäure darf nach völligem Erkalten das Filtrat weder bitter schmecken, noch durch Kaliumchromat gefällt werden.

Aufbewahrung: vorsichtig, vor Sonnenlicht geschützt.

BENZOLDERIVATE MIT MEHREREN BENZOLKERNEN.

In den höher siedenden Destillationsprodukten des Steinkohlentheers finden sich eine Anzahl von Kohlenwasserstoffen, welche ihrer Zusammensetzung nach als mehrere aneinander gelagerte Benzolkerne aufgefasst werden können, in welchen Kohlenstoffatome mit einander verschmolzen zu sein scheinen.

$$\begin{array}{c} C_6H_6 \\ | \\ C_6H_5 \end{array} \qquad C_6H_4 \underset{CH}{\overset{CH}{\diagup\diagdown}} C_6H_4$$

Diphenyl.   Anthracen.

$$\begin{array}{cccccc} H & H & & H & H \\ | & | & & | & | \\ C = C & - C & - C = C \\ | & | & \| & | & | \\ C = C & - C & - C = C \\ | & | & & | & | \\ H & H & & H & H \end{array}$$

Naphtalin.

Von den zahllosen Derivaten dieser Körper werden öfter genannt das **Anthrachinon** $C_{14}H_8O_2$ und das **Dioxyanthrachinon** (Alizarin) $C_{14}H_6(OH)_2O_2$. — Pharmaceutisch wichtig ist das **Dioxymethylantrachinon**, die

Chrysophansäure $C_{14}H_5(CH_3)(OH)_2O_2$.

Dieselbe bildet goldgelbe, nadelförmige Krystalle, welche unlöslich in Wasser, schwer löslich in Alkohol, leichter in Benzol, Chloroform und in Fetten sind und mit Alkalilauge dunkelrothe Lösungen geben. Man stellt sie dar durch Ausziehen von Rhabarberrückständen mit schwacher Kalilauge, Abscheiden mit Essigsäure und Umkrystallisiren aus Petroleumäther. Besser in derselben Weise aus **Chrysarobin**. Das letztere ist dem **Goa-Powder** (Ararobamehl), einer indischen Droge, mittelst heissem Benzol zu entziehen, aus welchem es sich beim Erkalten abscheidet. Dasselbe ist ein leichtes, gelbes, krystallinisches Pulver, welches in 2000 Th. kochendem Wasser und in 150 Th. kochendem Weingeist löslich ist. Die wässrige Lösung ist geschmacklos, reagirt neutral und wird durch Eisenchlorid nicht gefärbt. Es wird von Alkalilaugen, nicht aber von Ammoniakflüssigkeit gelöst. Der letzteren ertheilt es innerhalb Tagesfrist eine scharlachrothe Farbe. Ein Milligramm Chrysarobin auf einen ausgebreiteten Tropfen rauchender Salpetersäure gestreut, wird mit rother Farbe gelöst, die aber beim Befeuchten mit Salmiakgeist in violett übergeht. Schwefelsäure löst es mit röthlich gelber Farbe. Beim Verbrennen auf Platinblech darf kein Rückstand verbleiben.

Hieran schliesst sich eine Gruppe basischer Körper, deren Kohlenstoffketten durch ein Stickstoffatom zusammen gehalten werden, und welche man mit dem Namen der

Pyridin- und Chinolinbasen

bezeichnet. Sie finden sich im Steinkohlentheer und im Knochenöl (Ol. animale) und sind farblose Flüssigkeiten von eigenthümlich stechendem Geruche.

Pyridin C_5H_5N.

$$\begin{array}{c} N \\ HC \quad CH \\ | \quad \| \\ HC \quad CH \\ CH \end{array}$$

Chinolin C_9H_7N.

$$\begin{array}{c} N \quad CH \\ HC \quad C \quad CH \\ | \quad \| \quad | \\ HC \quad C \quad CH \\ HC \quad CH \end{array}$$

Ein Derivat des Chinolins ist das Kairin (salzsaures Oxychinolinaethylhydrür). Als eine secundäre Chinolinbase ist das Thallin (Tetrahydroparachinanisol) zu bezeichnen.

KAMPHER UND AETHERISCHE OELE.

Camphora $C_{10}H_{16}O$.   Borneokampher $C_{10}H_{18}O$.

Ersterer, der Laurineenkampher, wird aus Theilen des Laurus Camphora L. erhalten, letzterer findet sich abgelagert in Höhlungen der Dryobalanops Camphora Coolebrook, ist dem ersteren sehr ähnlich, lenkt aber, im Gegensatz zu jenem, polarisirtes Licht rechts ab; bei der Behandlung mit Salpetersäure geht er über in den gewöhnlichen Laurineenkampher, welcher bei der Behandlung mit weingeistiger Kalilösung Kamphinsäure $C_{10}H_{16}O_2$ bildet, während letzterer durch Salpetersäure in Kamphersäure $C_{10}H_{16}O_4$ übergeführt wird. — Beim Erhitzen von Kampherpulver mit Brom entsteht unter Bildung von Bromwasserstoff Monobromkampher. Derselbe bildet in reinem Zustande lange, farblose Nadeln, ist löslich in Alkohol und wird durch Silbernitratlösung in gewöhnlichen Kampher zurückgeführt. Künstlicher Kampher (Terpentinölmonochlorhydrür) durch Einleiten von trockenem Chlorwasserstoffgas in rektificirtes Terpentinöl. — Borneen, $C_{10}H_{16}$, Kampheröl entfliesst den Einschnitten jüngerer Zweige der Dryobalanops. — Andere Kampherarten bilden den krystallisirenden Bestandtheil der ätherischen Oele und werden hier Stearoptene genannt, zum Unterschiede von den Eläoptenen, dem flüssig bleibenden Bestandtheil derselben, so das Menthol, das Apiol, das Helenin, der Lorbeerkampher, das Anethol u. a. m. — Cantharidin $C_5H_6O_4$ ist der Träger der Wirksamkeit der spanischen Fliegen, bildet farblose, in Wasser unlösliche, in Alkohol, Aether, fetten Oelen lösliche Tafeln, welche erhalten werden durch Ausziehen der Canthariden mit Aether, Entfetten der Auszüge durch Schütteln mit Schwefelkohlenstoff, in welchem der Kampher nicht löslich ist, Entfärben mit Thierkohle und Umkrystallisiren.

AETHERISCHE OELE.

Die ätherischen Oele sind aromatische Verbindungen, welche den Pflanzen ihren eigenthümlichen Geruch verleihen und durch Destillation mit Wasser (Cohobiren), seltener durch blosses Auspressen oder durch Ausziehen mit Lösungsmitteln erhalten werden. Sie besitzen ein starkes Lichtbrechungsvermögen, die sauerstofffreien auch ein oft erhebliches Rotationsvermögen, sind wenig löslich in Wasser, leicht in Alkohol, Aether, fetten Oelen, lösen Harze, Schwefel, Phosphor und machen auf Papier einen verschwindenden Fettfleck. Aus den ätherischen Oelen scheidet sich häufig bei niedriger Temperatur ein fester Körper ab. Man nennt diese krystallisirbaren Theile der Oele Stearoptene (Campher), zum Unterschiede von den flüssig bleibenden Theilen, welche Elaeoptene genannt werden. Die ätherischen Oele sind selten reine Kohlenwasserstoffe, sondern Gemische verschiedener Körper. Man giebt den sauerstofffreien Bestandtheilen die Endsilbe ēn, den sauerstoffhaltigen die Silbe öl. (Carven $C_{10}H_{16}$, Carvol $C_{10}H_{14}O$, Cymen, Cuminol, Thymen, Thymol etc.) Die aetherischen Oele nehmen mit der Zeit Sauerstoff aus der Luft auf und verharzen. Man unterscheidet sauerstofffreie und sauerstoffhaltige Oele. Erstere, deren Repräsentant das

Terpentinöl $C_{10}H_{16}$,

ist, sind meist von isomerer oder polymerer Zusammensetzung mit demselben. Das Terpentinöl ist wasserklar, bennt mit leuchtender Flamme, verharzt allmälig durch Sauerstoffaufnahme aus der Luft unter Bildung von fetten Säuren, löst Jod unter heftigem Verpuffen, siedet bei 150—160°; spec. Gew. 0,860. Englisches Terpentinöl (von Pinus australis) lenkt die Ebene des polarisirten Lichtes rechts ab, französisches (von P. maritima) und deutsches (russisches, von P. silvestris) lenken sie links ab. Beim Einleiten von trockenem Chlorgas in Terpentinöl entstehen Krystalle von salzsaurem Terpentinöl (künstlicher Kampfer). Bei der Aufbewahrung wird Ozon entwickelt. Mit conc. Schwefelsäure durchgeschüttelt, und nachdem diese mit vielem Wasser wieder fortgewaschen ist, destillirt, geht Tereben über; dieses ist fast geruchlos und wird vielfach zur Verfälschung ätherischer Oele benutzt. Bei Behandlung desselben mit Phosphorpentasulfid entsteht Cymen. Mit 3 Atomen Wasser geht das Terpentinöl, eine krystallisirbare Verbindung, Terpin ein; bei der Oxydation desselben entstehen Terebin-, Terpenyl- und Terephthalsäure. Terpinhydrat ($C_{10}H_{16}, 3H_2O$) bildet sich, wenn man eine Mischung von Terpenthinöl, Methylalkohol und Salpetersäure längere Zeit stehen lässt. Es bildet farblose, monokline, geruchlose, schwach aromatisch schmeckende Krystalle, die in kochendem Wasser, in Alkohol, Aether, Benzol, Chloroform und Schwefelkohlenstoff löslich, wenig löslich in Terpenthinöl sind. — Terpin in wässeriger Lösung mit wenig Salz- oder Schwefelsäure längere Zeit erhitzt, geht über in Terpinol ($(C_{10}H_{16})2, H_2O$). Dasselbe ist eine wohlriechende, bei 168° siedende Flüssigkeit, die auch durch Erhitzen des Terpenthinöldichlorhydrates ($C_{10}H_{16} \cdot 2HCl$) mit alkoholischer Kalilösung erhalten werden kann.

Andere sauerstofffreie Oele sind: Ol. Citri, Flor. Aurant., Juniperi Bacc., Lavand., Macidis, Rosmarini; sauerstoffhaltige Oele sind folgende: Ol. Anisi, Bergamott., Cajeput., Calami, Carvi, Caryophyll., Cassiae, Cinnam., Foenicul., Menthae, Rosar., Thymi. Man erkennt die Oele an ihrem spec. Geruch und unterscheidet sie durch spec. Gewicht, Siedepunkt und Löslichkeitsverhältnisse. Einige von ihnen verpuffen mit Jod unter Entwickelung von Dämpfen und starker Temperaturerhöhung; andere zeigen diese Reaktion nur in geringem Grade, viele gar nicht. Verfälschungen kommen häufig vor und werden folgendermassen erkannt: Fettes Oel durch den bleibenden Fettfleck auf Papier; Weingeist durch Zusatz von Chlorcalcium oder Tannin, welche in reinen Oelen unverändert bleiben, in weingeisthaltigen feucht werden; Fuchsin färbt weingeisthaltiges Oel roth; quantitativ durch Schütteln mit Wasser in einer calibrirten Röhre; Chloroform durch die Chlorreaction nach dem Einbringen von Zink und verdünnter Schwefelsäure (Wasserstoffentwickelung), in der mit Wasser geschüttelten, filtrirten, angesäuerten Flüssigkeit; fremde, billigere Oele durch Nitroprussidkupfer, welches beim Erhitzen mit sauerstofffreien Oelen, welche dabei unverändert bleiben, blaugrün erscheint, während sauerstoffhaltige Oele dunkler werden und das Salz grau oder braun färben. Die Hauptverfälschung der theureren ätherischen Oele geschieht schon in den Fabriken durch Destillation derselben mit rektificirtem Terpentinöl. So hergestellte Oele büssen von ihrem Drehungsvermögen sehr wenig ein und sind, wenn überhaupt, nur durch den Geruchssinn zu erkennen. Die ätherischen Oele müssen in gut verschlossenen Gefässen, vor Licht geschützt, an einem kalten Orte aufbewahrt werden.

Harze.

Durch Oxydation der ätherischen Oele innerhalb oder an der Pflanze entstehen die Harze; unvollkommen oxydirte Oele bilden die Balsame, während die Gummiharze Gemenge von Gummi oder Pflanzenschleim mit Harzen darstellen. Die Harze sind unlöslich in Wasser, löslich in Alkohol, ätherischen Oelen, Benzin; beim Kochen mit Alkalien entstehen Harzseifen; Salpetersäure lässt Pikrinsäure entstehen. Von Balsamen sind officinell: Bals. Copaivae, Bals. Peruvianum, Styrax liquidus und Terebinthina; von Harzen: Aloe, Benzoë, Resina Dammar, Guajaci, Jalapae, Mastiche, Pini, Podophyllin; von Gummiharzen: Asa foetida, Ammoniacum, Euphorbium, Galbanum, Myrrha, Olibanum.

Gutta Percha ist der eingetrocknete Milchsaft der Isonandra Gutta Hooker; man reinigt sie durch Auflösen in Schwefelkohlenstoff oder Benzin, Coliren und Formen des vom Lösungsmittel befreiten Rückstandes; die mit Schwefel oder Zinkoxyd imprägnirte und durch starkes Erhitzen unter hohem Druck gehärtete Guttapercha heisst vulkanisirt. — Caoutchouc (Gummi elasticum) ist Ausflussprodukt verschiedener Apocineen, Euphorbiaceen und Urticeen. — Balata, ein der Guttapercha ähnlicher Stoff, von Sapota Mülleri Blume.

ALKALOIDE

sind stickstoffhaltige Verbindungen, welche als Träger der arzneilichen Wirksamkeit der Pflanzen zu betrachten sind. Sie sind entweder flüssig (die sauerstofffreien) oder fest, amorph oder krystallinisch, fast farblos, theils geruchlos, theils übelriechend, schmecken sehr bitter, wirken heftig auf den thierischen Organismus ein, sind wenig löslich in Wasser, löslich in Alkohol, Aether und Chloroform, Benzin, theils auch in Glycerin, werden bei starkem Erhitzen zersetzt, bilden mit Säuren Salze, die meist in Wasser und Weingeist löslich, in Aether unlöslich sind; aus ihren Lösungen werden die Alkaloide durch starke Basen wieder abgeschieden (Morphium allein ist löslich im Ueberschuss), Weinsäure verhindert häufig die Fällung. Gerbsäure, Jodtinktur, Nessler'sches Reagens, Jodsäure, Metawolfram-, Phosphorwolfram- und Phosphormolybdänsäure sind allgemeine Reagentien auf Alkaloide; aus salzsauren Lösungen fällen Quecksilber-, Gold- und Platinchlorid Doppelsalze.

Die Darstellung der Alkaloide geschieht im Allgemeinen nach folgenden Methoden: entweder werden die mittelst angesäuertem Wasser oder Weingeist enthaltenen Pflanzenauszüge, welche die Alkaloidsalze enthalten, durch Aetzalkalien zersetzt und die ausgefällten Alkaloide durch entsprechende Behandlung (Entfärben mit Kohle, Umkrystallisiren etc.) gereinigt, oder die Auszüge werden vorher mit Bleiessig gefällt, um sie von Farb-, Extractiv- und Gerbstoffen zu befreien, mit Schwefelwasserstoff entbleit und dann erst durch stärkere Basen zersetzt; oder man fällt die Auszüge mit Gerbsäure, trocknet die Tannate mit Kalk oder Magnesia ein und zieht die Rückstände mit passenden Lösungsmitteln (Alkohol, Aether) aus. Flüchtige Alkaloide werden durch Destillation der betr. Pflanzenauszüge mit starken Basen erhalten. Die Ausmittelung der Alkaloide für gerichtliche Zwecke beruht im Wesentlichen auf denselben Grundsätzen, nur ist der Reinigung der Alkaloide eine grössere Sorgfalt zu widmen. Da die Constitution der Alkaloide eine Einreihung in das chemische System bis jetzt nicht zulässt, werden dieselben unter Zugrundlegung des natürlichen Pflanzensystems ihrer Abstammung gemäss behandelt werden.

Von den **Akotyledonen** liefert die Familie der **Pilze**, die **Claviceps purpurea Tulasne** (das Secale cornutum der Pharmakopöe) ein Alkaloid, das

Ergotin,

welches neben Ecbolin im Mutterkorn resp. dessen Extrakt enthalten ist. Rothbraunes, brodähnlich riechendes Pulver, aus spirituösem Auszug von Mutterkorn, welches vorher mit Aether entfettet worden, durch Fällen mit Wasser zu erhalten.

Von den **Monokotyledonen** liefert die Familie der **Colchicaceen** mehrere wichtige Alkaloide.

Colchicin $C_{17}H_{23}NO_6$

In allen Theilen der **Herbstzeitlose**. Man zieht die Samen mit Weingeist aus, destillirt denselben wieder ab, löst den Rückstand in Wasser und fällt mit Tannin. Das Tannat wird mit basischer Bleiacetatlösung bis zur Bindung sämmtlicher Gerbsäure erwärmt, dann filtrirt und mit Magnesia eingetrocknet; der Rückstand wird mit Chloroform ausgezogen, mit Kohle entfärbt und zur Trockne gebracht. Ganz rein, zarte Nadeln, gewöhnlich ein weissgraues, in Wasser, Weingeist und Chloroform lösliches, in Aether unlösliches Pulver, welches von conc. Schwefelsäure gelblich-braun gelöst, von Salpetersäure (sp. Gew. 1,4) violett gefärbt wird.

Veratrin $C_{32}H_{49}N_2O_9$

Vorkommen: Neben Sabadillin im Sabadillensamen, neben Jervin in der weissen Niesswurz.

Gewinnung: Concentrirter, weingeistiger Sabadillensamenauszug wird mit Salzsäure versetzt bis kein Niederschlag mehr entsteht; das

Filtrat wird mit Aetzkalk zersetzt, der Niederschlag mit Weingeist ausgezogen, der Auszug eingeengt und der Rückstand mit verdünnter Essigsäure aufgenommen; die essigsaure Lösung wird durch Ammon gefällt und dem harzhaltigen Niederschlag reines Veratrin durch Aether entzogen.

Eigenschaften: Rhombische Prismen (beim freiwilligen Verdunstenlassen der ätherischen Lösung) oder weisses Pulver, welches Brennen im Schlunde und Niesen erregt, fast unlöslich in Wasser ist, löslich in 3,5 Th. Weingeist, leicht in Aether, Chloroform, Benzin, mit Säuren wasserlösliche Salze bildet. Weingeistige Lösung wird durch Platinchlorid nicht gefällt. Conc. Schwefelsäure löst es mit gelber Farbe, die allmälig durch Rothgelb in Blauroth übergeht; wird Rohrzucker aufgestreut, so erfolgt gelbe, grüne, dann prachtvoll blaue Färbung, die allmälig verblasst; Salzsäure löst es farblos, beim Erwärmen aber purpurroth.

Die Familie der Papaveraceen liefert die für die Pharmacie hochwichtigen Opiumalkaloide.

Morphin $C_{17}H_{19}NO_3$

Vorkommen: Neben anderen Alkaloiden im Opium an Mekonsäure gebunden.

Prüfung des Opiums auf Gehalt: 8 g Opiumpulver werden mit 80 g Wasser gut gemischt und fleissig umgeschüttelt. Nach einem halben Tage werden 42,5 g abfiltrirt; das Filtrat wird mit 12 g Weingeist, 10 g Aether und 1 g Salmiakgeist vermischt und in einem verschlossenen Kölbchen bei einer Temperatur von 10 — 15° einen Tag lang bei Seite gestellt. Sodann werden die ausgeschiedenen Krystalle von Morphin auf einem doppelten Filter von 10 cm Durchmesser gesammelt, und mit der Fällungsflüssigkeit ausgewaschen; mit derselben Flüssigkeit werden auch die im Kölbchen verbliebenen Morphinreste nachgespült. Das bei 100° getrocknete Morphin muss 0,40 — 0,44 g betragen. — Zur Prüfung der Aechtheit wird 1 Th. desselben mit 100 Th. Kalkwasser geschüttelt. Es muss hierdurch eine gelbliche Lösung stattfinden, die durch Chlorwasser ins Rothbraune übergeht, und durch Eisenchlorid blau oder grün wird.

Gewinnung: Opium wird mit kaltem Wasser ausgezogen, der Auszug eingedampft und mit Kalkmilch gekocht; das Filtrat wird mit Salmiak gekocht und dann längere Zeit der Ruhe überlassen. Ueberschüssiger Kalk hält Morphin gelöst, während die Mekonsäure vom Kalk gebunden wird; Salmiak zersetzt die Calcium-Alkaloidverbindung unter Entwickelung von Ammoniak, Bildung von Chlorcalcium und Fällung des Morphin. Letzteres wird durch Behandeln mit Thierkohle und Umkrystallisiren gereinigt. — Folgende Methode lässt gleichzeitig Codeïn gewinnen. Kalt bereiteter, wässeriger Opiumauszug wird mit Marmor eingedampft, um Mekonsäure zu binden, dann filtrirt; das noch warme Filtrat wird mit wenig Salzsäure und Chlorcalcium versetzt und längere Zeit der Ruhe überlassen; es krystallisiren aus Morphin- und Codeïnchlorat, welche in Wasser gelöst werden; Ammon fällt dieser Lösung das Morphin aus, während aus dem Filtrat durch Eindampfen, Entfärben mit Kohle, durch Fällen mit Aetznatron das Codeïn erhalten wird, welches durch Umkrystallisation zu reinigen ist.

Eigenschaften: Weisse, glänzende, luftbeständige Nadeln, wenig löslich in Wasser, löslich in Weingeist, in verdünnten Säuren zu Salzen, in Alkalilösungen, Kalk- und Barytwasser, weniger in Ammoniak, unlöslich in Aether, verbrennen, erhitzt, ohne Rückstand. Conc. Schwefelsäure löst Morphin farblos; wird die Lösung aber erhitzt, so entsteht nach dem Erkalten auf Zusatz von Salpeter, Salpetersäure, Kaliumchlorat oder Chlorwasser rothe Färbung. (Bildung von Apomorphin). Die Morphiumsalze sind in Wasser und Weingeist löslich, unlöslich in Aether; ihre Lösungen werden durch freie Alkalien gefällt, doch ist der Niederschlag löslich im Ueberschuss (bei Carbonaten nicht); neutrales Eisenchlorid färbt neutrale Lösungen dunkelblau. Morphium oder dessen Salze, mit Schwefelsäure angerieben und mit wenig Zucker bestreut, bewirken Rosafärbung. Sehr scharfe Reagentien auf Morphin in schwefelsaurer Lösung sind Titan-, Wolfram- und Molybdänsäure. In Jodsäurelösung bewirken Morphiumsalze Abscheidung von Jod (charakteristisch). Bei der Oxydation entsteht Apomorphin.

Morphium aceticum $C_{17}H_{19}NO_3$, $C_2H_4O_2$, H_2O, durch Lösen des Morphin in verdünnter, überschüssiger Essigsäure und freiwilliges Verdunstenlassen (neben Schwefelsäure). Amorphe Masse oder weissliches Pulver, schwach nach Essigsäure riechend und bitter schmeckend, löslich in 24 Th. Wasser unter Zufügung von etwas Essigsäure, schwerer in Weingeist.

Morphium hydrochloricum $C_{17}H_{19}NO_3$, HCl, $3(H_2O)$. Weisse, seidenglänzende, luftbeständige Prismen, oder leichte weisse Würfel von ineinander gefügten feinen Krystallnadeln, löslich in 25 Th. Wasser, in 50 Th. Weingeist zu neutralen Flüssigkeiten, welche durch Sättigung verdünnter Salzsäure mit Morphin und Krystallisirenlassen gewonnen werden. Beim Trocknen bei 100° gehen 15% Wasser verloren.

Die wässrige Lösung wird durch kohlensaures Kalium getrübt; Salmiakgeist bewirkt einen weissen, im Ueberschuss und in Aether nicht völlig löslichen Niederschlag, der aber von Aetznatronlauge und Kalkwasser leicht gelöst wird. Beim Zusammenreiben mit Schwefelsäure und Bestreuen mit Bismuthnitrat erfolgt Bräunung, beim Befeuchten mit Salpetersäure Rothfärbung.

Morphium sulfuricum $C_{17}H_{19}NO_3$, SH_2O_4, $5H_2O$. Farblose, leichte Nadeln, welche ähnlich wie das Vorige, unter **Anwendung** verdünnter Schwefelsäure erhalten werden; verlieren bei 100° 12% Wasser,

Apomorphinum hydrochloricum $C_{17}H_{17}NO_2, ClH$.

Beim mehrstündigen Erhitzen des Morphin mit conc. Salzsäure in zugeschmolzenen Röhren entsteht Apomorphin unter Abscheidung von H_2O; man setzt der Flüssigkeit Natriumcarbonat zu, entzieht derselben das Alkaloid mit Aether oder Chloroform und dampft ein unter Zusatz von Salzsäure. Leicht löslich in Wasser und Weingeist, fast unlöslich in Aether und Chloroform; wird an der Luft bald grün und ist dann nicht mehr wasserlöslich. Grüne Lösungen färben Alkohol grün, Aether roth, Chloroform violett. Salpetersäure bewirkt blutrothe Färbung. Dieselbe Färbung entsteht zunächst beim Auflösen in überschüssiger Natronlauge, geht aber später in schwarz über. Auf Zusatz von Silberlösung erfolgt Reduktion derselben. Der durch Natriumbicarbonat bewirkte Niederschlag aus wässeriger Lösung wird bald grün. Eisenchlorid bewirkt Amethystfärbung.

Codeïn $C_{18}H_{21}NO_2, H_2O$.

Die Gewinnung kann mit der Morphiumgewinnung verbunden werden (siehe diese). Weisse, durchscheinende Oktaëder, welche beim Erhitzen mit Wasser vor der Lösung schmelzen, in 80 Th. Wasser, leichter in Weingeist, Aether und Chloroform, auch in Ammon (wenig) und in verdünnten Säuren löslich sind, beim Erhitzen ohne Rückstand verbrennen. Schwefelsäure löst Codeïn farblos; auf Zusatz von Ferridchlorid entsteht aber bläuliche Färbung.

Die übrigen Opiumalkaloide, 15 an der Zahl, kommen nicht in Betracht.

Die Familie der Strychnaceen liefert folgende Alkaloide:

Strychnin $C_{21}H_{22}N_2O_2$

Vorkommen: In allen Strychnosarten, besonders in den Krähenaugen (0,5%), der falschen Angusturarinde, den Ignatiusbohnen (1,5%), stets neben Brucin an Igasursäure gebunden.

Darstellung: Mit Branntwein erhitzte, dann scharf getrocknete und gepulverte Brechnüsse werden mit Weingeist ausgezogen, der Auszug wird concentrirt, der Rückstand mit Bleiacetat gefällt, das Filtrat mit Schwefelwasserstoff entbleit, und mit Magnesia eingedampft, um die Säure zu binden; der Rückstand wird mit Weingeist ausgekocht; dem concentrirten Auszuge krystallisirt unreines Strychnin aus, während Brucin gelöst bleibt. Um das Strychnin möglichst rein zu erhalten, wird es in wenig Salpetersäure gelöst, welcher Lösung beim Eindampfen zuerst kleine Krystalle des Strychninnitrates, später erst grosse Krystalle des Brucinnitrates auskrystallisiren.

Eigenschaften: Kleine, farblose, luftbeständige, rhombische Prismen, wenig löslich in Wasser, Weingeist und Aether, mehr in wässerigem

Weingeist, Chloroform und in verdünnten Säuren: die Lösung ist optisch links wirksam. Aetzkalilauge giebt einen im Ueberschuss nicht löslichen Niederschlag (Unterschied von Morphin). Conc. Schwefelsäure löst es farblos, indessen erfolgt auf Zusatz oxydirender Substanzen (Kaliumbichromat) blaue Färbung, welche durch Roth in Grün übergeht (bei Anwendung von Ceroxyd in Carmoisin): verdünnte Salpetersäure löst Strychnin farblos: tritt Rothfärbung ein, bei Zusatz von Zinnchlorür violett werdend, ist Brucin vorhanden. Die Strychninsalze sind in Wasser und Weingeist zu neutralen Flüssigkeiten löslich, unlöslich in Aether, und verbrennen, erhitzt, ohne Rückstand zu hinterlassen. Kochende Salzsäure lösen sie mit anhaltend rother Färbung.

Strychninum nitricum $C_{21}H_{22}N_2O_2, NHO_3$. Farblose, sehr bitter schmeckende, harte Nadeln, löslich in 90 Th. kaltem, in 3 Th. heissem Wasser, leicht in Chloroform, weniger in Alkohol, geben die Reactionen des Strychnin. Conc. wässrige Lösung wird durch Bichromat rothgelb gefällt und durch Schwefelsäure blau bis violett gefärbt.

Curarin im Curare, dem amerikanischen Pfeilgift.

Die Familie der Solaneen zählt eine Reihe von Giftpflanzen, die folgende Alkaloide liefern:

Solanin $C_{43}H_{71}NO_{16}$, im Kraut und in den unreifen Knollen der Solaneen, besonders in den im Finstern ausgewachsenen Keimen der Kartoffeln; kann auch als stickstoffhaltiges Glycosid betrachtet werden, da es bei der Behandlung mit verdünnten Säuren sich in Solanidin und Zucker spaltet. Es reagirt alkalisch, bildet mit Säuren Salze und verhält sich den allgemeinen Reagentien für Alkaloide diesen analog.

Atropin $C_{17}H_{23}NO_3$

Vorkommen: In Kraut und Wurzeln der Belladonna, im Stechapfelsamen.

Gewinnung: Der Saft des frisch gepressten blühenden Krautes wird auf 80—90° erhitzt, um Eiweissstoffe zu fällen; das Filtrat wird mit Aetzkalium und Chloroform geschüttelt, die abgelassene Chloroformlösung wird abdestillirt, der Rückstand in verdünnter Schwefelsäure gelöst, die Lösung wiederum durch Kaliumcarbonat zersetzt und das ausgefällte Alkaloid aus Alkohol umkrystallisirt. — Trockene Wurzeln werden mit Alkohol ausgezogen, der Auszug mit Aetzkalk geschüttelt: dem Filtrat wird Kalk durch überschüssige Schwefelsäure ausgefällt; darnach wird es eingeengt und mit Chloroform, welches Harz, Fett, Farbstoff, aber nicht das Atropinsulfat löst, geschüttelt; die entfärbte, wässerige Lösung wird durch Aetzkalium zersetzt und wiederum mit Chloroform geschüttelt, welches nunmehr das befreite Alkaloid aufnimmt und beim Verdampfen zurücklässt.

Eigenschaften: Farblose, glänzende Krystalle oder weissliches Pulver, welches in circa 300 Th. Wasser löslich ist, wenig in Oelen, löslicher in Weingeist, Aether, Glycerin und Benzol, leicht in Chloroform, erhitzt ohne Rückstand verbrennt, mit Säuren wasserlösliche Salze bildet, die durch Alkalicarbonate gefällt werden, jedoch im Ueberschuss wieder löslich sind; die Lösungen bewirken Erweiterung der Pupille. Conc. Schwefelsäure löst Atropin bräunlich, conc. Salpetersäure löst es farblos; bei vorsichtigem Erwärmen mit Kaliumbichromat und Schwefelsäure entsteht Orchideen- (Spiräen-) Geruch unter Bildung von Benzoësäure.

Atropinum sulfuricum $2(C_{17}H_{23}NO_3), SH_2O_4$. Erwärmte Mischung von Schwefelsäure und Weingeist (1 + 2) wird mit weingeistiger Atropinlösung neutralisirt und der freiwilligen Verdunstung überlassen. Weisses, krystallinisches, ekelhaft bitter schmeckendes, in wässeriger Lösung neutral reagirendes Pulver, löslich in Weingeist, unlöslich in Aether und in Chloroform, erhitzt völlig flüchtig. Wird zu einem Milligramm des Salzes, welches in einem Röhrchen bis zum Auftreten weisser Nebel erhitzt wird, 1,5 cc Schwefelsäure gegeben, bis zur beginnenden Bräunung erwärmt und nun schnell 2 cc Wasser zugesetzt, so tritt der erwähnte Spiräengeruch auf; wird jetzt ein Körnchen Kaliumpermanganat zugesetzt, so entsteht der Geruch von Bittermandelöl. — Wässrige Lösung wird durch Aetznatronlauge getrübt, durch Ammoniak aber nicht.

Hyoscyamin $C_{15}H_{23}NO_3$

Im Bilsenkraut. Die mit Petroleumäther entfetteten Samen werden mit schwefelsäurehaltigem Weingeist ausgezogen; der conc. Auszug wird mit Aetzkalk eingetrocknet, mit Aether oder Chloroform ausgezogen, der Auszug der freiwilligen Verdunstung überlassen. Farblose, wachsähnliche, in Wasser, Weingeist und Aether lösliche Krystalle, bewirken Pupillenerweiterung, bilden mit Säuren krystallisirbare Salze, beim vorsichtigen Erhitzen tritt Benzoylgeruch auf.

Nicotin $C_{10}H_{14}N_2$

Im Tabak. Derselbe wird mit schwefelsäurehaltigem Wasser ausgezogen; der conc. Auszug wird mit Kalilauge destillirt; das Destillat — unreines Nicotin — wird mit Oxalsäure gesättigt, eingedampft und mit Weingeist ausgezogen; der conc. Auszug wird wieder mit Kalilauge zersetzt und mit Aether geschüttelt; von der ätherischen Flüssigkeit wird erst der Aether abdestillirt, das zurückbleibende Nicotin durch Rektifikation (bei 180°) gereinigt. — Farblose, widerlich riechende, stechend schmeckende, in Wasser, Weingeist, Aether und Oelen lösliche Flüssigkeit, optisch links drehend wirkend (Unterschied von Coniin), bildet mit Säuren Salze, welche in Wasser und Weingeist löslich, in Aether unlöslich sind. Spec. Gew. 1,027, Siedepunkt 150—200° — darüber hinaus tritt Zersetzung ein. Conc. Salzsäure bewirkt beim Erwärmen violette Färbung, die auf Zusatz von Salpetersäure in Orange übergeht.

Die Familie der Umbelliferen hat nur wenig Giftpflanzen aufzuweisen. Von Alkaloiden am bekanntesten ist das

Coniin $C_8H_{15}N$.

Vorkommen: Neben Conhydrin an organische Säuren gebunden im gefleckten Schierling, vorzugsweise in den unreifen Früchten.

Gewinnung: Zerquetschte, halbreife Früchte werden mit schwefelsäurehaltigem Wasser ausgezogen; der Auszug wird unter Zusatz von Aetzkalk abdestillirt; das alkalische Destillat wird wiederum mit Schwefelsäure gesättigt, concentrirt und mit Weingeist ausgezogen; der Auszug wird wieder concentrirt, mit Aetzkalium zersetzt und mit Aether geschüttelt. Die ätherische Lösung wird erst durch Destillation vom Aether befreit, dann, unter Einleiten von Wasserstoffgas, das bei 160—180° Uebergehende als reines Coniin gesammelt; erst zuletzt und bei erhöhter Temperatur geht Conhydrin über.

Eigenschaften: Farblose, später dunkel werdende, widerlich riechende, scharf schmeckende Flüssigkeit; löslich in Weingeist, Aether, Chloroform, fetten Oelen und in 100 Theilen Wasser; spec. Gew. 0,89; Siedepunkt 163°; wässrige Lösung wird beim Erwärmen trübe, weil warmes Wasser weniger Coniin zu lösen vermag, als kaltes; Coniin selbst vermag kalt grosse Menge Wasser zu lösen, wird aber beim Erwärmen ebenfalls trübe; ist leicht flüchtig, besonders mit Wasserdämpfen, in einer Wasserstoffatmosphäre unzersetzt; wird beim Erhitzen zersetzt und verbrennt ohne Rückstand; bildet mit Säuren Salze, welche in Wasser und Weingeist löslich, in Aether unlöslich sind; die salzsaure wässrige Lösung wird durch Platinchlorid nicht gefällt. Coniin, mit Salzsäure betupft, liefert ziemlich beständige Krystalle des Hydrochlorates; weingeistige Coniinlösung mit weingeistiger Platinchloridlösung liefern im Vacuum dunkelrothe Säulen; bei der Behandlung mit oxydirenden Substanzen entsteht Buttersäuregeruch; trockenes Salzsäuregas färbt Coniin erst purpurn, dann indigoblau; conc. Schwefelsäure färbt es ebenfalls purpurn, dann olivengrün; conc. Salpetersäure färbt es beim Erwärmen blutroth; bei der Annäherung eines mit Salzsäure befeuchteten Glasstabes entstehen weisse Nebel. Das Coniin wird als eine Imidbase betrachtet, d. h. als Ammoniak, in welchem $2H$ durch ein zweiatomiges Radikal ersetzt sind: $H - N = C_8H_{14}$; das dritte Wasserstoffatom lässt sich thatsächlich durch andere einwerthige Radikale (Methyl, Aethyl) ersetzen.

Die Familie der Ranunculaceen liefert das

Aconitin $C_{33}H_{43}NO_{21}$.

In den Aconitarten, an Akonitsäure gebunden. **Deutsches Aconitin** erhält man durch Ausziehen der Knollen mit schwefelsäurehaltigem Weingeist, Concentriren des Auszuges und Eintrocknen mit Magnesia, Ausziehen mit Aether, Concentriren, Ansäuern mit Schwefelsäure und Fällen mit Ammoniak. — **Französisches Aconitin** (Duquesnel) wird gewonnen durch Ausziehen der Knollen mit weinsäurehaltigem Weingeist und Eindampfen, Auflösen des Rückstandes in Wasser, Entfärben durch Schütteln mit Aether, Uebersättigen der wässrigen Lösung mit Kaliumbicarbonat, Schütteln mit frischem Aether und freiwilliges Verdunstenlassen. — **Deutsches Aconitin** bildet ein weissgelbes, kratzend bitter schmeckendes Pulver, unlöslich in Petroleumäther, schwer löslich in Wasser, leichter in Weingeist, Aether und Chloroform; ballt in heissem Wasser zu einer sich allmälig lösenden, harzähnlichen Masse zusammen; wird von conc. Schwefelsäure mit rother, später braunwerdender Farbe gelöst; Phosphorsäure, vorsichtig erwärmt, wird violett gefärbt. Schmelzpunkt bei 80°. Das **Englische Präparat** (Napellin), welches aus den Knollen einer andern Gattung bereitet wird, schmeckt scharf, aber nicht bitter, krystallisirt aus ätherischer Lösung, ballt sich in heissem Wasser nicht harzähnlich zusammen, und wird von conc. Schwefelsäure klar gelöst. Schmelzpunkt bei 104°. Das **Französische Präparat**, das stärkste von allen, $C_{54}H_{40}NO_{20}$, wiederum aus andern Aconitgattungen bereitet, ist krystallisirt, fast unlöslich in Wasser, löslich in Weingeist, Aether, Benzin, Chloroform, wird bei 200,000 facher Verdünnung noch durch Nessler'sches Reagens (grün) gefällt. Schmelzpunkt bei 183°; sämmtliche Präparate müssen beim Erhitzen auf Platinblech ohne jeden Rückstand verbrennen.

Die bisher abgehandelten Alkaloide sind sämmtlich starke Gifte und müssen auch demgemäss aufbewahrt werden. Die der Familie der **Rubiaceen** entstammenden Alkaloide sind dagegen als Gifte nicht zu bezeichnen.

Chinin $C_{20}H_{24}N_2O_2$

Vorkommen: Neben andern Alkaloiden, an organische Säuren gebunden, in den ächten **Chinarinden**.

Prüfung der Chinarinden auf Gehalt: 20 g Rindenpulver werden wiederholt und kräftig mit 20 g Alkohol, 170 g Aether und 10 g Salmiakgeist durchgeschüttelt. Nach 24 Stunden werden 120 g der klaren Flüssigkeit abgegossen und mit 3 cc vol. Salzsäure vermischt, worauf der Aether entfernt, angesäuert und filtrirt wird. Dem Filtrat werden 3,5 cc oder soviel vol. Kalilauge zugesetzt, als noch ein Niederschlag dadurch entsteht. Die ausgeschiedenen Alkaloide werden auf einem Filter gesammelt und mit Wasser so lange ausgewaschen, bis die abfliessenden Tropfen, an die Oberfläche einer kalt gesättigten neutralen Chininsulfatlösung gleitend, keine Trübung in derselben mehr hervorrufen. Die Alkaloide werden sodann getrocknet und gewogen, und müssen mindestens 0,42 g betragen.

Gewinnung: Amorph durch Fällen einer Chininsulfatlösung mit überschüssigem Aetznatrium oder Natriumcarbonat; krystallirt aus weingeistiger oder ätherischer Lösung.

Eigenschaften: Weisses, sehr bitter schmeckendes Pulver, löslich in 1200 Th. kaltem, in 250 Th. heissem Wasser, in 200 Th. Glycerin, leichter in Weingeist und Aether, sehr leicht in Chloroform und Benzin; verbrennt, erhitzt, ohne Rückstand; die schwefelsaure Lösung fluorescirt auch bei grösster Verdünnung, blau; mit Chlorwasser, sodann mit überschüssigem Ammoniak versetzt, zeigen solche Lösungen smaragdgrüne Färbung (**Thalleiochinreaction**). Gefälltes Chinin enthält $3(H_2O)$; aus Weingeist krystallisirtes ist wasserleer; seine Lösungen wirken optisch linksdrehend. Mit Chlorwasser vermischte Lösungen, denen Spuren von gelbem Blutlaugensalz zugesetzt sind, erscheinen auf Zusatz von freiem Alkali tiefroth; in conc. Schwefel- oder Salpetersäure ist Chinin farblos löslich. Bei andauerndem Erhitzen auf 125° wird es in isomeres **Chinicin** verwandelt, dessen Salzlösungen optisch rechts wirksam sind. — Die Thalleiochinreaktion zeigt auch das **Chinidin**; andere Chinaalkaloide zeigen sie nicht.

Chininum bisulfuricum $C_{20}C_{24}N_2O_2$, SH_2O_4, $7(H_2O)$.

Eine beliebige Menge Chininsulfat wird mit der 4—5fachen Menge Wasser angerührt, und der Mischung verdünnte Schwefelsäure bis zur Lösung zugesetzt; die Lösung wird bei einer 50° nicht übersteigenden Temperatur bis zur Hälfte eingedampft und dann zur Krystallisation bei Seite gestellt. Weisse, glänzende Prismen, die bitter schmecken, löslich sind in 11 Th. Wasser, in 32 Th. Weingeist; die Lösungen reagiren sauer.

Chininum sulfuricum $2(C_{20}H_{24}N_2O_2)$, SH_2O_4, $7(H_2O)$.

Gewinnung: Chinarinde wird mit schwefelsäurehaltigem Wasser ausgezogen; der Auszug wird mit Kalkhydrat übersättigt, der Niederschlag eingetrocknet, wobei die Chinagerbsäure in unlösliches Chinaroth übergeht. Es wird mit Weingeist ausgekocht, welcher Lösung beim Erkalten Cinchonin auskrystallisirt; das Filtrat wird mit Schwefelsäure neutralisirt, der Weingeist wird abdestillirt, der Rückstand zur Krystallisation gebracht; die Mutterlaugen werden auf Chiniodin verarbeitet. — In England werden die ausgefällten Alkaloide mit Stearinsäure gekocht, welches nur die Basen bindet, Farb- und Harzstoffe aber nicht mit aufnimmt; die Stearinate werden durch Kochen mit schwefelsäurehaltigem Wasser zersetzt und mit der Lösung verfahren, wie oben angegeben.

Eigenschaften: Chininsulfat bildet schneeweisse, seideglänzende, sehr zarte, biegsame Nadeln, schmecken sehr bitter, sind löslich in 800 Th. kaltem, in 30 Th. heissem Wasser, in 6 Th. kochendem Weingeist, auch in Glycerin, sehr leicht in angesäuertem Wasser, schwer löslich in Aether, unlöslich in Chloroform. Es verwittert beim Erhitzen oder beim längern Liegen an warmer Luft; in feuchter Luft zieht es Feuchtigkeit an; über 12% Feuchtigkeit darf Chinin unter keinen Umständen enthalten.

Aufbewahrung: Im trocknen Keller.

Prüfung auf andere Basen (Cinchonin, Cinchonidin): 2 g Chininsulfat werden in einem Reagenzglase mit 20 g Wasser von 15° tüchtig geschüttelt und nach halbstündigem Stehen bei 15° abfiltrirt; vom Filtrat werden in einen graduirten Cylinder 5 g gegossen, und dazu allmälig Ammoniakflüssigkeit gethan, bis das ausgeschiedene Chinin wieder aufgelöst ist, wozu mindestens 7 cc gebraucht werden müssen;

auf Salicin und Veratrin: beim Befeuchten mit Schwefelsäure darf weder Röthung,

auf Zucker: noch Schwärzung eintreten;

auf Brucin und Morphin: beim Befeuchten mit Salpetersäure darf keine Röthung eintreten;

auf allgemeine Reinheit: 1 g des Salzes muss in 10 cc einer Mischung von 2 Vol. Chloroform und 1 Vol. absolutem Alkohol nach dem Erwärmen auf ca. 50° völlig löslich sein;

auf Wassergehalt: beim Trocknen bei 100° dürfen höchstens 15% verloren gehen.

Chininum hydrochloricum $C_{20}H_{24}N_2O_2$, HCl, $2(H_2O)$.

Durch Lösen des Chinin in verdünnter Salzsäure oder Zersetzung einer Sulfatlösung mit Chlorbaryum und Krystallisirenlassen der Filtrate. — Weisse, seidenglänzende, büschelförmig vereinigte, sehr bitter schmeckende Krystalle, löslich in 34 Th. Wasser, in 3 Th. Weingeist, verlieren bei längerer Aufbewahrung an Gewicht. Die Lösungen fluoresciren nicht. — Wässrige Lösung (1%) darf weder durch Schwefelsäure $(BaCl_2)$, noch durch Chlorbaryum (SH_2O_4) getrübt werden.

Prüfung auf andere Verunreinigungen: wie beim Chinin angegeben. Beim Trocknen bei 100° dürfen höchstens 9% (Wasser) verloren gehen.

Chininum ferro-citricum.

Einer erwärmten wässrigen Citronensäurelösung (6 + 100) werden 3 Th. Eisenpulver allmälig zugesetzt; nach beendeter Wasserstoffentwickelung wird filtrirt, das Filtrat auf 25 Th. eingedampft, 1 Th. Chinin zugesetzt und dann zur Syrupsconsistenz weiter eingedampft; der Syrup wird auf Glasplatten gestrichen und im Trockenschrank getrocknet. — Glänzende, durchscheinende, rothbraune Plättchen von bitter-metallischem Geschmack, löslich in Wasser, schwerer in Weingeist, geben mit rothem und mit gelbem Blutlaugensalz einen blauen Niederschlag. — 1 g des Salzes in 4 cc Wasser gelöst, mit Natronlauge und 10 g Aether geschüttelt, muss nach dem Verdampfen der abgehobenen Aetherlösung mindestens 0,09 g Chinin gewähren.

Cinchonin $C_{20}H_{24}N_2O$.

Vorkommen: Neben Chinin und anderen Alkaloiden vorzugsweise in den braunen Chinarinden.

Gewinnung: Die Mutterlaugen bei der Chininbereitung werden mit weinsaurem Natrium gefällt; der in heissem Wasser gelöste Niederschlag wird mit Aetznatron gefällt, und durch wiederholtes Auflösen, Ausfällen und Umkrystalliren aus Weingeist gereinigt.

Eigenschaften: Weisse, durchsichtige, glänzende, starke, luftbeständige Prismen von eigenthümlich bitterem Geschmack, wenig löslich in Wasser, mehr in Weingeist, fast gar nicht in Aether, verbrennen, erhitzt, ohne Rückstand; mit Hülfe einer Säure bewirkte, wässrige Lösung darf die Thalleiochinreaktion (vide Chinin) nicht geben, auch darf der durch Ammonzusatz bewirkte Niederschlag (von Cinchonin) beim Schütteln mit Aether nicht wieder gelöst werden, die Lösungen verhalten sich optisch rechts wirksam. Bei andauerndem Erhitzen auf 125° entsteht das isomere Cinchonicin.

Cinchoninum sulfuricum $2(C_{20}H_{24}NO_2)$, SH_2O_4, $2(H_2O)$.

Wird als letztes Krystallisationsprodukt bei der Chininfabrikation erhalten. Weisse, durchsichtige, harte, gelöst alkalisch reagirende Prismen, löslich in 60 Th. Wasser, in 30 Th. Chloroform, in 7 Th. Weingeist, unlöslich in Aether, mit Säuren in Wasser leicht lösliche Salze bildend; giebt im Uebrigen die Reaktionen des reinen Cinchonin.

Chinioidin.

Der getrocknete und in Formen gebrachte, durch Fällung der bei der Chininfabrikation resultirenden, schwarzen Mutterlaugen mit Ammon- oder Aetznatriumlösung erhaltene, harz- und farbstoffreiche, hauptsächlich Chinidin und Cinchonidin enthaltende Niederschlag.

Den Chinaalkaloiden anschliesst sich das Antipyrin (Oxydimethylchinizin), eine bei den vielen Versuchen zur synthetischen Darstellung des Chinins aufgefundene, in Anilinfarbenfabriken erzeugte Base.

Emetin.

In der Brechwurzel. Weisses, amorphes, geruchloses, kratzendbitter schmeckendes Pulver, löslich in Wasser, Weingeist und Chloroform, unlöslich in Aether, bildet mit Säuren Salze, von denen die sauren krystallisirbar sind, verbrennt, erhitzt, ohne Rückstand.

Coffeïn $C_8H_{10}N_4O_2$, H_2O.
Theïn, Guaranin.

Vorkommen: Im Kaffee, Thee, in der Guarana, überall an Gerbsäure gebunden.

Gewinnung: Theegrus wird mit Aetzkalk vermischt und mit kochendem Wasser deplacirt; der durch Holzkohle filtrirte Auszug wird mit Bleiessig gefällt, das Filtrat mit Schwefelwasserstoff entbleit, concentrirt und zur Krystallisation gebracht. Die Reinigung geschieht durch Behandlung mit Kohle und Umkrystallisiren aus Weingeist. — Der mit Aetzkalk und heissem Wasser eingetrocknete Thee wird auch wohl durch ein kontinuirlich wirkendes Lösungsmittel (Chloroform) ausgezogen, und aus dem Auszuge das Coffeïn gewonnen.

Eigenschaften: Farblose, zarte, seideglänzende, lange, schmale, in Flocken zusammensitzende Krystalle, welche angenehm bitter schmeken, neutral reagiren, bei Abschluss der Luft unzersetzt sublimiren, beim Erhitzen auf Platinblech ohne Rückstand verbrennen; löslich in 80 Th. kaltem, leicht in heissem Wasser und in Chloroform, in 60 Th. Alkohol, in 300 Th. Aether. Mit Chlorwasser oder rauchender Salpetersäure eingedampft, hinterbleibt ein gelber Rückstand, welcher beim Befeuchten mit Ammon purpurroth wird.

Prüfung auf fremde Alkaloide: eine kalt gesättigte wässrige Lösung darf durch Chlorwasser nicht gefällt werden;
auf Chinin speziell: ebensowenig durch Jodlösung.

Die Familie der Leguminosen liefert das

Physostigmin $C_{15}H_{21}N_3O_2$
Eserin. Calabarin.

Vorkommen: In den Calabarbohnen.

Gewinnung: Ausziehen der Bohnen mit säurehaltigem Weingeist, Abdestilliren des letzteren, Zersetzen des Rückstandes mit einer Base, Ausschütteln mit Aether; Schütteln der ätherischen Alkaloidlösung mit verdünnter Schwefelsäure, Entfernen des Aethers, nochmaliges Zersetzen der filtrirten schwefelsauren Lösung durch Bicarbonat, Schütteln mit Aether und Verdampfen der ätherischen Lösung.

Eigenschaften: Extraktartige Masse oder amorphe Krusten von wenig bitterem Geschmacke, welche wenig löslich in Wasser, leicht in Weingeist, Aether, Benzol und Chloroform sind, mit Säuren Salze bilden und auf Platinblech erhitzt ohne Rückstand verbrennen. Salpetersäure und Schwefelsäure lösen das Physostigmin mit gelber Farbe; die schwefelsaure Lösung wird jedoch bald grün und wird durch Bromwasser braun gefärbt. Chlorwasser bewirkt in wässerigen Lösungen Rothfärbung. Die Lösung der Salze bewirkt Verengung der Pupille. Officinell ist das

Physostigminum salicylicum $C_{15}H_{21}N_3O_2, C_7H_6O_3$

Gewinnung: Eine kochende wässerige Lösung des Alkaloides wird mit Salicylsäure abgesättigt und zum Krystallisiren bei Seite gestellt.

Eigenschaften: Gelbliche Krystalle, welche in 150 Th. Wasser und in 12 Th. Weingeist löslich sind; die Lösungen werden vom Sonnenlicht roth gefärbt. Eisenchlorid bewirkt violette Färbung der Lösungen; durch Jodlösung werden sie getrübt.

Prüfung: Das Salz muss in Schwefelsäure farblos löslich sein und darf beim Verbrennen keinen Rückstand hinterlassen.

Aufbewahrung: Sehr vorsichtig und vor Licht geschützt.

Die Familie der Camelliaceen, welcher der Theestrauch angehört, liefert das mit dem Coffeïn identische Theïn. — Die Familie der Sapindaceen, welcher die Paullinia sorbilis angehört, liefert das ebenfalls mit dem Coffeïn identische Guaranin. — Die Familie der Büttneriaceen liefert das in den Cacaobohnen enthaltene Theobromin. — Die Familie der Erythroxyleen liefert das

Cocain $C_{17}H_{21}NO_4$

Vorkommen: In den Blättern der Erythroxylon Coca Lam.

Gewinnung: Die Blätter werden mit Aether ausgezogen, der Aether abdestillirt, der Rückstand mit kochendem Wasser behandelt, wodurch das Cocawachs entfernt wird und beim Erkalten zurückbleibt. Die wässerige Lösung wird mit Magnesia eingedampft, der Trockenrückstand mit Amylalkohol ausgekocht und der Auszug zur Krystallisation gebracht.

Eigenschaften: Farb- und geruchlose, angenehm bitter schmeckende Prismen, welche in 600 Th. Wasser, leicht in Alkohol und in Aether löslich sind, mit Säuren gut krystallisirbare Salze liefern.

Die Familie der Rutaceen liefert das

Pilocarpin $C_{11}H_{16}N_2O_2$

Vorkommen: In den Blättern des Pilocarpus pennatifolius Lemaire.

Gewinnung: Die Blätter werden erst mit Wasser, dann mit Weingeist ausgezogen; nach Entfernung des Alkohols wird der Rückstand in Wasser gelöst, die Lösung mit ammoniakalischer Bleizuckerlösung gefällt; der Niederschlag wird durch Schwefelwasserstoff entbleit, das Filtrat mit Quecksilberchlorid gefällt, der Niederschlag durch Schwefelwasserstoff von Quecksilber befreit, das das salzsaure Alkaloid enthaltende Filtrat mit Ammon und Chloroform ausgeschüttelt, die Chloroformlösung zur Trockene gebracht.

Eigenschaften: Amorphe farblose, in Wasser wenig, in Weingeist, Chloroform und Aether leicht, in Benzol nicht lösliche Masse, welche mit Säuren gut krystallisirbare Salze bildet, deren wässerige Lösungen optisch rechts ablenkend wirken. Schwefelsäure löst das Pilocarpin farblos; auf Zusatz von Kaliumbichromat erfolgt Grünfärbung.

Pilocarpinum hydrochloricum $C_{11}H_{16}N_2O_2$, HCl.

Gewinnung: Direkt, wie oben angegeben.

Eigenschaften: Farblose, glänzende, sehr hygroskopische Blättchen, welche in Wasser und in Weingeist leicht, in Aether und in Chloroform wenig löslich sind, von rauchender Salpetersäure mit grünlicher Farbe gelöst werden.

Prüfung auf fremde Alkaloide: die wässrige Lösung darf durch Ammoniak nicht gefällt werden;

auf unorganische Salze: beim Verbrennen auf Platinblech darf kein Rückstand hinterbleiben.

Tabelle zur Erkennung der Alkaloide.

Das Alkaloid ist fest:	Das Alkaloid ist flüssig:
1. Eine Probe wird in concretirter Schwefelsäure kalt gelöst. Die Lösung ist: **farblos:** Die Lösung wird durch ein Stückchen Kaliumbichromat oder Braunstein allmälig blau, violett, roth, zuletzt grün gefärbt (Striemenbildung): **Strychnin.** — Die Lösung vorsichtig erhitzt, dann wieder erkaltet, wird durch eine Spur Salpetersäure **blutroth** gefärbt: **Morphin.** — Die Lösung wird durch eine Spur Eisenchlorid bläulich gefärbt: **Codeïn.** — Die Lösung wird später gelblich; eine salpetersaure Lösung ist erst gelblich und wird dann **farblos: Atropin.** — Eine Probe der ursprünglichen Substanz, mit Chlorwasser und Salpetersäure eingedampft, hinterlässt eine gelbe Masse, welche auf Zusatz von Ammon purpurroth gefärbt wird: **Coffeïn.** — **gelb, kirschroth, dann violett werdend: Veratrin;** giebt, mit Salzsäure erwärmt, kirschrothe Lösung; — gelbroth, später ins **Rostfarbige** übergehend: **Aconitin;** wird beim Erwärmen mit Phosphorsäure im Wasserbade grün, wird durch Bromdampf **johannesbeerroth: Digitalin Nativelle;** — gelblich, bald grün werdend: **Physostigmin.** 2. Eine Probe wird in schwefelsäurehaltigem Wasser gelöst: Die Lösung schillirt blau: **Chinin;** mit Chlorwasser, dann mit Ammoniak versetzt, erfolgt Grünfärbung der Lösung. Die Lösung ist **farblos,** und nimmt bei gleicher Behandlung keine **Grünfärbung** an: **Cinchonin.** 3. Eine Probe wird in überschüssiger Aetznatronlauge gelöst. Die in offener Schale befindliche Lösung wird bald purpurroth, dann schwarz: **Apomorphin.** Die Lösung wird durch Kaliumbichromat grün: **Pilocarpin.**	**Coniin.** Specifischer Geruch. Die wässrige Lösung trübt sich beim Erwärmen. **Nicotin** riecht nach Tabak; die wässrige Lösung trübt sich nicht beim Erwärmen.

PROTEÏNSTOFFE
UND ABKOEMMLINGE DERSELBEN.

Proteïn oder Eiweissstoffe bestehen durchschnittlich aus 50 bis 55 % C, 7 % H, 15 — 17 % N, 25 % O, 1 — 2 % S und Spuren von Salzen (Aschenbestandtheile). Diese Körper sind im Thier- und im Pflanzenorganismus sehr verbreitet und vielfach in beiden in übereinstimmender Form vorhanden. Alle kommen in einer löslichen und in einer unlöslichen Modifikation vor, doch lässt sich eine in die andere künstlich überführen. Die Lösungen werden durch Tannin, Kreosot und Metallsalze gefällt. Im trocknen Zustande stellen sie amorphe, hornähnliche Massen dar, verbrennen, erhitzt, unter Ausstossung übelriechender Dämpfe; im feuchten Zustande gehen sie leicht in Fäulniss über unter Bildung von Leucin, Tyrosin, fetten Säuren und Ammoniak. Verdünnte Säuren und Alkalien lösen die Albuminate, Alkalien bezw. Säuren fällen diese Lösungen wieder. Mit Merkuridnitratlösung erhitzt, erfolgt auf Zusatz eines Tropfens rauchender Salpetersäure blutrothe Färbung (Millonsche Reaktion).

Albumin aus Pflanzen durch Auskochen wässriger Auszüge zu erhalten; Thieralbumin (in Vogeleiern [12 %], im Blut, in der Milch, von Salzen in Lösung erhalten) rein durch Fällung von Eiweisslösung durch Bleiessig, Zersetzen des Niederschlages durch Kohlensäure und Eindampfen des Filtrates im Vakuum. Modifikationen sind das Globulin im Blute, Krystallin in der Krystalllinse, Syntonin im Magensaft.

Caseïn kann durch Fällung von Milch durch Laab, Essigsäure, Alaun erhalten werden. Pflanzencaseïn wird Legumin genannt und findet sich vorzugsweise im Samen der Leguminosen, aus deren wässrigem Auszuge es, nachdem man die Stärke hat absetzen lassen, durch Fällung erhalten werden kann.

Thierfibrin unterscheidet man als Blut- und als Fleischfibrin (Myosin). Ersteres wird erhalten durch Auswaschen des Blutkuchens (fadenartiges Gewebe, welches sich abscheidet, wenn Blut mit Ruthen geschlagen wird) mit schwach salzsäurehaltigem Wasser und Maceration mit Kochsalzlösung; letzteres durch Auspressen des bei unter 0° zerhackten Muskelfleisches und Eintröpfeln dieses Saftes in Wasser. — Pflanzenfibrin ist Bestandtheil des Klebers, welcher zurückbleibt, wenn z. B. aus Weizenmehl unter Anwendung fliessenden Wassers die Stärke durch Kneten ausgewaschen wird. Das beim Behandeln des Klebers mit Alkohol unlöslich bleibende ist Pflanzenfibrin, während das lösliche Pflanzenleim (Gliadin) bildet. Hämatoglobulin (Hämoglobin) ist der Farbstoff des Blutes und besteht aus einem farblosen, eiweissartigen Körper, dem Globulin und einer stickstoffhaltigen Eisenverbindung, dem Hämatin, dem Träger der rothen Farbe des Blutes. Das Hämatoglobulin bildet röthlich gefärbte, für jede Thierspecies charakteristische Krystalle, welche, nach geschehener Verdünnung des Blutes mit Wasser, unter dem Mikroskop erkannt werden können; es nimmt leicht Sauerstoff (aus den Lungen) auf und überträgt ihn wieder auf leicht oxydirbare (kohlenstoffreiche) Körper und findet man deshalb in den Arterien rothes Blut und mit Sauerstoff beladenes (oxydirtes) Hämoglobin, während in den Venen blaues oder dunkles, kohlenstoffreiches Blut vorhanden ist, welches reducirtes Hämoglobin enthält. —

Hieran schliessen sich Chondrin und Glutin, Knorpel- und Knochenleimsubstanz; Muscin, Absonderung der Schleimhäute; Keratin, Hornstoff, in Nägeln, Federn, Haaren; Fibroin in der Seide; Spongin, in Schwämmen.

Extractum Carnis Liebig.

Liebig'sches Fleischextrakt wird bereitet durch Ausziehen des fein zerhackten Muskelfleisches mit kaltem Wasser, schnelles Erhitzen des Auszuges behufs Abscheidung des Eiweisses, schnelles Abkühlen der Kolatur, Abnahme des auf der Oberfläche erstarrten Fettes und Eindampfen der entfetteten Flüssigkeit im Vakuum. Braune, angenehm riechende, in Wasser leicht und klar lösliche Paste, deren Lösung, nach Zuthun von Salz, ähnlich wie Fleischbrühe schmecken soll. — Es enthält die in Wasser löslichen Bestandtheile des Fleisches (ausser Eiweiss), mithin: Carnin, Kreatin und Kreatinin, Xanthin und Hypoxanthin, Inosit, Inosinsäure, Milchsäure; als wesentliche Aschenbestandtheile: Natrium und Kalium, als Phosphate; wenig Chlor. — Amerikanisches Fleischextrakt wird aus Büffelfleisch, Australisches aus Schaffleisch bereitet.

Pepsin.

Vorkommen: Im Magen der Säugethiere, woselbst es, im Verein mit freier Salzsäure, Fleisch aufquellt, entfasert und zunächst in Syntonin überführt (ebenso alle eiweissartigen Stoffe); letzteres wird in Pepton übergeführt und in dieser, die thierische Membran leicht durchdringenden Eiweissmodifikation von den Blut- und Saftgefässen aufgesogen.

Gewinnung: Pepsin wird erhalten durch Ausziehen der innern Schleimhäute von Kälber- oder Rinderlaab, oder Schweinemagen, mit Wasser und Eintrocknen der Auszüge im Vakuum, oder durch vorheriges Fällen mit Bleiacetat, Zersetzen des Niederschlages mit Schwefelwasserstoff und Eintrocknen des Filtrates. Liquor seriparus wird durch Maceration von Laabmagenschleimhaut mit Weisswein und Kochsalz, Vinum Pepsini durch Maceration mit Weisswein, Glycerin und verdünnter Salzsäure erhalten; beide müssen filtrirt werden.

Eigenschaften: Reines Pepsin ist eine graue, amorphe Masse, löslich in Wasser und verdünnten Säuren, und beim Aufkochen der Lösungen nicht koagulirbar; die Lösung des reinen Pepsin wird nur gefällt durch Bleiacetat- oder Platinchloridlösung. Rohes Pepsin wird durch Kochsalz, viele Metallsalze, starke Säuren, Alkohol gefällt. Der Werth einer pepsinhaltigen Flüssigkeit wird nach ihrem Lösungsvermögen für Blutfibrin oder koagulirtes Vogeleiweiss bemessen, und ist als gut zu bezeichnen, wenn 1 Th. Pepsin 100 Th. gekochtes Eiweiss zu lösen vermag.

Eins der wichtigsten Produkte des Stoffwechsels im thierischen Organismus ist die

Harnsäure $C_5H_4N_4O_3$

welche sich vorzugsweise im Harn der Carnivoren, dann aber in grosser Menge in den Exkrementen der Vögel, Schlangen und Evertebraten findet. Man erhält sie aus Schlangenexkrementen durch Kochen mit Natriumlösung und Fällen mit Salzsäure, oder aus Guano durch Kochen mit Boraxlösung und Fällen mit Salzsäure oder durch Zusatz von Salzsäure zu, durch Ausfrierenlassen koncentrirtem, Pferdeharn und Stehenlassen mehrere Tage hindurch. — Zarte, weisse Schüppchen, welche unter dem Mikroskop als rhombische Prismen und Tafeln erscheinen; mit Salpetersäure übergossen und im Dampfbade vorsichtig eingetrocknet, entsteht ein zwiebelrother Fleck, welcher durch freies Alkali purpurroth gefärbt wird (Murexidbildung). Die Harnsäure ist zweibasisch und wird bei Einwirkung von Salpetersäure in Harnstoff und Alloxan zerlegt:

$$C_5H_4N_4O_3 + H_2O + O = N_3 . CO . H_4 + N_2 . CO . C_3O_3 . H_3$$

Aus Alloxan entsteht bei der Oxydation **Parabansäure**:

$$C_4H_2N_2O_4 + O = C_3H_2N_2O_3 + CO_2$$

Alloxan und Parabansäure gehen unter dem Einfluss wasserabgebender Substanzen in andere Säuren über:

$$C_4H_2N_2O_4 + H_2O = C_4H_4N_2O_5, \text{ Alloxansäure,}$$
$$C_3H_2N_2O_3 + H_2O = C_3H_4N_2O_4, \text{ Oxalursäure.}$$

welche beim Kochen mit Alkalien wieder Wasser aufnehmen, und, unter Bildung von Harnstoff, in neue Säuren übergehen:

$$C_4H_4N_2O_4 + H_2O = N_2 . CO . H_4 + C_3H_2O_5, \text{ Mesoxalsäure,}$$
$$C_3H_4N_2O_4 + H_2O = N_2 . CO . H_4 + C_2H_2O_2, \text{ Oxalsäure.}$$

Wird Harnsäure in einer alkalischen Flüssigkeit oxydirt, so entsteht **Allantoin**:

$$C_5H_4N_4O_3 + H_2O + O = C_4H_6N_4O_3 + CO_2$$

Harnige Säure $C_5H_4N_4O_2$

oder **Xanthin**, Stoffwechselprodukt, in den meisten thierischen Organen oder deren Sekreten enthalten; ebendaselbst findet sich **Sarkin** oder

Hypoxanthin. Ferner als Mittelglieder bei der Harnstoffbildung im thierischen Organismus Kreatin und Kreatinin, Carnin, Inosit und Inosinsäure (vide Extr. Carnis). — Urethane heissen die Aether der Carbaminsäure, z. B.:

$$CO \genfrac{}{}{0pt}{}{-- NH_2}{-- O.C_2H_5},\ \text{Aethyl-Urethan.}$$

Fel Tauri depuratum siccum.

Die Galle ist ein Secret der Leber, welches sich vorzugsweise in der Gallenblase ansammelt. Sie stellt frisch eine gelblich-grüne, bitter schmeckende, eigenthümlich riechende Flüssigkeit dar, welche, colirt und eingedampft, unter dem Namen Fel Tauri inspissatum officinell ist. Hauptbestandtheile der Galle sind Glykocholsäure und Taurocholsäure, beide an Natrium gebunden. Charakteristische Bestandtheile der Galle sind deren Farbstoffe, Bilirubin und Biliverdin. Ausserdem sind in der Galle vorhanden Fett (Cholesterin), Cholin, Taurin, Eiweissstoffe, Salze, und, als krankhafte Secrete, Gallensteine.

Die gereinigte Galle wird erhalten durch Vermischen der rohen colirten Galle mit gleichem Volumen Weingeist, welcher Schleim- und Eiweissstoffe fällt, Entfärben des concentrirten Filtrates mit Kohle, Eindampfen des entfärbten Filtrates und Zerreiben des Rückstandes. Das Präparat besteht hauptsächlich aus den an Basen gebundenen Säuren der Galle, und wurde früher Natrum choleïnicum genannt. Es ist ein weissgelbes, in Wasser und Weingeist lösliches, hygroskopisches Pulver, welches beim Verbrennen auf Platinblech nur eine höchst geringe Menge alkalisch reagirender Asche zurücklassen darf und in gut verschlossenen Gefässen aufzubewahren ist.

Reagentien.

Acidum aceticum dilutum. Zum Ansäuren von Flüssigkeiten, in denen Mineralsäuren vermieden werden sollen; zur Unterscheidung des löslichen Calciumphosphates vom unlöslichen Oxalat.

Acidum hydrochloricum. Zum Ansäuren von Flüssigkeiten, die mit Schwefelwasserstoff gefällt werden sollen; fällt Silber-, Blei- und Mercuroverbindungen; bildet neben freiem Ammon weisse Dämpfe; giebt beim Kochen mit Hyperoxyden Chlor aus.

Acidum nitricum. Lösungs- und Oxydationsmittel für Metalle, Oxyde, Schwefelverbindungen.

Acidum nitricum fumans. Zur Prüfung von Balsamen und Oelen.

Acidum oxalicum. Zur Bereitung von Titerflüssigkeiten; zur Fällung von Kalk in essigsauren Lösungen; zur Prüfung des Quecksilberoxydes.

Acidum sulfuricum. Zur Abscheidung schwächerer Säuren; zur Entwickelung von Schwefelwasserstoff; verkohlt Zucker; bewirkt beim Lösen gewisser Alkaloide eigenthümliche Farbenentstehung.

Acidum sulfuricum dilutum. Reagens für Baryum-, Strontium- und Bleilösungen; scheidet aus jod- und bromsäurehaltigem Jod- und Bromkalium Jod und Brom ab.

Acidum tannicum (1 + 19). Fällt sämmtliche Schwermetalle; vorzugsweise auf Eisen und Alkaloide.

Acidum tartaricum (1 + 4). Kaliumreagens; zum Ansäuern von Eisenlösungen.

Aether. Als Lösungsmittel.

Ammonium carbonicum. Abscheidungsmittel für Baryum, Strontium, Calcium vom Magnesium (bei Gegenwart von Ammoniak), sowie für Antimonsulfid vom Arsensulfid.

Ammonium chloratum (1 + 9). Verhindert die Fällung gewisser Metalloxyde (Magnesium, Zink) durch Alkalicarbonat; fällt Thonerde aus kalischer Lösung.

Ammonium oxalicum (1 + 19). Fällt Calcium aus neutraler, ammoniakalischer, auch essigsaurer Lösung.

Amylum (1 + 49, Stärkekleister). Jodreagens.
Aqua calcariae. Reagens auf freie Kohlensäure, Oxal- und Weinsäure; Unterscheidungsmittel für Wein- und Citronensäure.
Aqua chlorata. Oxydationsmittel; macht Jod frei; Reagens auf Alkaloide.
Aqua hydrosulfurata. Fällungsmittel für Schwermetalle.
Argentum nitricum (1 + 19). Fällt Chlor, Brom, Jod und Cyan; die Niederschläge sind in Säuren unlöslich, löslich in Ammon, mit Ausnahme von Jodsilber; wird durch Weinsäure unter Spiegelbildung reducirt; dient als Gruppenreagens auf Säuren.
Baryum nitricum (1 + 19). Reagens für Schwefelsäure in Lösungen, welche auch noch auf Chlor geprüft werden sollen, sowie für Schwefel-, Phosphor- oder Borsäure in Blei-, Silber- oder Mercurosalzlösung.
Benzol. Lösungsmittel.
Bismuthum subnitricum. Zur Zuckerprüfung.
Bromum. Zur Prüfung der Carbolsäure, des Kreosotes, des Thymols, der Alkaloide; als Oxydationsmittel.
Calcium chloratum (1 + 9). Zur Prüfung auf Oxalsäure.
Calcarium sulfuricum. Gypswasser, zur Fällung von Baryum, welches neben Calcium in Lösung vorhanden; zur Fällung von Oxalsäure.
Carboneum sulfuratum. Lösungsmittel, besonders für Jod und Brom.
Charta exploratoria caerulea. Zur Prüfung auf freie Säuren.
Charta exploratoria rubra. Zur Prüfung auf freie Alkalien.
Charta exploratoria lutea. Zur Prüfung auf Alkalien und Borsäure.
Chloroform. Lösungsmittel, besonders für Jod, Alkaloide, Fette.
Cuprum sulfuricum. (1 + 10). Fällt Ferrocyanverbindungen rothbraun; kalische Kupferlösung als Reagens für Traubenzucker.
Ferrum sulfuratum. Zur Bereitung der Aqua hydrosulfurata.
Ferrum sulfuricum (1 + 2). Zur Reduktion der Salpetersäure, aus welcher es Sauerstoff abscheidet und die Flüssigkeit dunkel färbt. (Nitratlösung wird mit gleichem Volum reiner Schwefelsäure gemischt und nach dem Erkalten conc. Eisenvitriollösung darauf geschichtet — Zonenbildung).
Hydrargyrum bichloratum (1 + 19). Freie Ammoniaklösungen werden weiss, Jodmetalllösungen roth gefällt; dient zur Erkennung von Soda im Natriumbicarbonat; zum Auflösen des Ferrum reductum.
Kalium chromicum flavum (1 + 9). Als Indicator.
Kalium ferricyanatum (1 + 9). Reagens auf Eisenoxydulsalze.
Kalium ferrocyanatum (1 + 9). Reagens auf Eisenoxyd- und Kupfersalze (rothbraun).
Kali permanganicum (+ 1000). Oxydationsmittel für Ferrosalz, schweflige Säure und organische Substanz.
Kalium sulfocyanatum (1 + 19). Reagens auf Eisenoxydsalze und Chlorid.

Liquor Ammonii caustici. Zur Neutralisirung saurer Lösungen; zur Fällung einzelner Basen (Thonerde, Ferridoxyd); zur Lösung anderer Basen (Cuprico-, Zink-, Silberoxyd); Reagens auf Kupfersalze.

Liquor Ammonii hydrosulfurati. Zur Fällung der Schwermetalle, welche aus saurer Lösung durch Schwefelwasserstoff nicht gefällt werden, sowie zur Trennung der durch Schwefelwasserstoff gefällten Metalle.

Liquor Ferri sesquichlorati. Reagens für organische Säuren (Bernstein- und Benzoësäure blassroth, Essig-, Ameisen-, Meconsäure tiefroth, Carbolsäure violett, Gerbsäure blauschwarz).

Liquor Kalii acetici. Reagens auf Weinsteinsäure.

Liquor Natri caustici. Fällungsmittel für viele basische Metalloxyde; Austreibungsmittel für Ammon.

Magnesium sulfuricum (1 + 9). In ammonikalischer Lösung als Reagens auf Phosphor- und Arsensäure; wird durch carbonatfreie Alkalibicarbonate nicht gefällt.

Natrium aceticum (1 + 4). Hülfsmittel zur Fällung des Zinks aus saurer Lösung durch Schwefelwasserstoff; des Kalkes aus saurer Lösung durch Oxalsäure.

Natrium carbonicum (1 + 5). Zum Abstumpfen saurer Lösungen; zur Fällung der alkalischen Erden.

Natrium phosphoricum (1 + 19). Reagens für Magnesia in ammoniakalischer Lösung.

Natrium sulfurosum (1 + 9). Als Reductionsmittel.

Platinum bichloratum (1 + 10). In weingeistiger Lösung Reagens für Kalium- und Ammoniumchlorid; sonst für Alkaloide.

Solutio Amyli. Zur Erkennung von freiem Jod.

Solutio Jodi. Zu volumetrischen Prüfungen; Reagens auf Stärkemehl.

Spiritus. Lösungsmittel; auch zu Flammenfärbungen.

Spiritus absolutus. 98 — 99°, Lösungsmittel. Als Reductionsmittel in salzsaurer Lösung.

Zincum metallicum purissimum. Zur Entwickelung reinen Wasserstoffgases behufs Ermittelung von Arsen und Antimon, sowie der schwefligen Säure; blanke Zinnstäbe in sauren Lösungen bewirken eine galvanische Fällung von Kupfer und Zinn (bei Extrakten).

Tabelle zur Erkennung der
A. Auffindung

1.	Die wässerige oder mit Hülfe
2. . .	Die schwach salzsaure Lösung wird
3.	Die Lösung wird durch Erhitzen vom Schwefelwasserstoff befreit Ammoniak und etwas Salmiak
4.	Dieselbe Lösung wird mit Schwefelammonium versetzt:

5. Der Lösung wird kohlensaures Ammon zugesetzt:

| 6. Der Flüssigkeit wird phosphorsaures Natrium zugesetzt: Weisser krystallinischer Niederschlag von **phosphorsaurer Ammoniak-Magnesia**. Erfolgte auch hier kein Niederschlag, so kann nur **Kali, Natron** oder **Ammon** in der Lösung vorhanden sein. Die ursprüngliche Lösung wird stark concentrirt. **Ammon** giebt sich durch den Geruch kund beim Erhitzen mit Natronlauge oder Aetzkalk; **Kali** fällt auf Zusatz von Weinsäure weiss, von Platinchlorid gelb; ist weder eine noch die andere Reaction eingetreten, so kann nur noch **Natron** vorhanden sein, welches durch Gelbfärbung der Spiritusflamme constatirt wird. | Weisser Niederschlag kann sein **kohlensaurer Kalk, Baryt** oder **Strontian**. Im ersteren Falle wird die ursprüngliche Flüssigkeit durch Gypswasser nicht getrübt, wohl aber nach dem Neutralisiren mit Ammon durch oxalsaures Ammon gefällt. **Strontiansalze** bewirken rothe Flammenfärbung. **Barytsalze** werden durch Schwefelsäure gefällt. Entsteht überhaupt kein Niederschlag, so wird zu 6 übergegangen. | Fleischrother Niederschlag: **Schwefelmangan**, auf **Manganoxydul** hinweisend. Weisser Niederschlag: **Schwefelzink**, auf **Zinkoxyd** verweisend. Erfolgte überhaupt kein Niederschlag, so wird zu 5 geschritten. |

officinellen Chemikalien.

der Basen.

einer Säure bewirkte Lösung wird mit Salzsäure versetzt:

mit Schwefelwasserstoffwasser geschüttelt:

und mit versetzt:

Rothbrauner Niederschlag von Eisenoxyd- oder -Oxydulhydrat, ersteres sofort dunkel, letzteres von grün in braun übergehend.
Grüner Niederschlag von Chromoxydhydrat.
Weisser Niederschlag: Thonerde oder phosphorsaurer Kalk.
Die ursprüngliche Lösung wird mit Kalilauge versetzt; gefällte Thonerde ist im Ueberschuss löslich, phosphorsaurer Kalk nicht. War überhaupt ein Niederschlag nicht erfolgt, wird zu 4 übergegangen.

Gelber Niederschlag; kann sein Arsensulfür, Zinnsulfid und Schwefelkadmium.
Ist der Niederschlag löslich in der Lösung des kohlensauren Ammonium, so war arsenige Säure vorhanden; ist er nicht darin löslich, wohl aber in Schwefelammonium, so war Zinnoxyd vorhanden; ist er in keinem von beiden löslich, so war Kadmiumoxyd vorhanden.
Orangerother Niederschlag, (Antimonsulfid) weist Gegenwart von Antimonoxyd nach.
Kaffeebrauner Niederschlag, löslich in gelbem Schwefelammonium, ist Zinnsulfür und zeigt Anwesenheit eines Zinnoxydulsalzes an.
Weisser Niederschlag, durch Gelb, Roth, Braun ins Schwarze ziehend, zeigt Quecksilberoxyd an.
Schwarzer Niederschlag kann sein: Schwefelkupfer, -Blei, -Wismuth und -Gold. Im ersteren Falle wird die ursprüngliche Lösung durch Salmiakgeist blau gefärbt (Kupferoxyd), im zweiten Falle durch Jodkaliumlösung gelb gefällt (Bleioxyd), im dritten Falle durch Zusatz von vielem Wasser weiss (Wismuthoxyd) und im letzteren Falle durch Zinnchlorür violett gefällt (Goldoxyd). Entsteht überhaupt kein Niederschlag, oder nur eine von ausgeschiedenem Schwefel (Löthrohrprobe) herrührende milchige Trübung, wird zu 3 übergegangen.

Weisser Niederschlag; kann sein Chlorblei, Chlorsilber, Quecksilberchlorür.
Löst sich der Niederschlag beim Kochen mit vielem Wasser, war Bleioxyd vorhanden; löst er sich nicht in kochendem Wasser, wohl aber in Ammoniak, so war Silberoxyd vorhanden; löst er sich nicht in Ammoniak, sondern wird von diesem geschwärzt, so war Quecksilberoxydul vorhanden. Entsteht kein Niederschlag, wird zu 2 übergegangen.

B. Auffindung

Ist eine metallische Basis vorhanden, so muss dieselbe durch Schwefel-
durch Erhitzen

Man erhitzt eine Probe der Substanz auf

Unorganische Säure.

1. Die neutrale Lösung des betreffenden Körpers wird mit **Chlorbaryum** versetzt:

2. Ein anderer Theil der Lösung wird mit Salpetersäure schwach angesäuert und mit **Silbernitrat** versetzt:

3. Die ursprüngliche Substanz wird mit **Salzsäure** versetzt:

Entwicklung von Cyan- oder Schwefelwasserstoff lässt Cyan- resp. Schwefelmetalle erkennen. — Entwickelung von Chlor kann herrühren von chlor-, chrom- und salpetersauren Salzen, sowie von Hyperoxyden. Chlorsaure Salze entwickeln beim Erhitzen für sich Sauerstoff, zurück bleibt Chlormetall. — Salpetersaure Salze, mit Kupferspähnen und Schwefelsäure versetzt, entwickeln rothe Dämpfe von Untersalpetersäure. Beide Salzarten, auf glühende Kohlen geworfen, verpuffen.

Weisser Niederschlag kann sein Chlor- oder Bromsilber, im ersteren Falle leicht, im letzteren Falle schwer löslich in Ammoniak. Gelber Niederschlag, unlöslich in Ammoniak, kann sein Jodsilber (Haloidsäuren). — Aus neutralen Lösungen werden gefällt:
Phosphorsäure, gelb.
Kohlensäure, weiss.
Schweflige Säure, weiss.
Unterschweflige Säure, schnell sich schwärzend.
Borsäure, } weiss.
Oxalsäure, }
Arsenige Säure, gelb.
Arsensäure, rothbraun.
Chromsäure, braunroth.
Sämmtlich in Salpetersäure löslich.

Niederschlag kann sein chromsaurer Baryt (gelblich-weiss); Chromverbindungen werden auch bei den Basen gefunden. — Weisser Niederschlag kann herrühren von schwefliger Säure (löslich in Salzsäure), oder von unterschwefliger Säure (löslich in Salpetersäure), oder von Schwefelsäure (unlöslich in beiden). Die ursprüngliche Lösung entwickelt beim Erhitzen mit Salzsäure in ersteren beiden Fällen schweflige Säure, und wird im zweiten Falle allein durch Abscheidung von Schwefel getrübt. — Weisser Niederschlag kann ferner herrühren von Phosphorsäure (löslich in Salz- und in Salpetersäure); die ursprüngliche Lösung wird durch Silberlösung gefällt, erfolgt weisse Fällung, so konnte Pyrophosphorsäure zugegen gewesen sein. — Weisser Niederschlag, (löslich in Salzsäure) weist auch auf Borsäure hin, die ursprüngliche Substanz bewirkt in dem Falle Grünfärbung der Spiritusflamme. — Weisser Niederschlag (löslich in Salzsäure) kann endlich herrühren von Kohlensäure; die ursprüngliche Substanz braust in dem Falle beim Uebergiessen mit Salzsäure.

der Säure.

wasserstoff vorher abgeschieden und ein Ueberschuss des letzteren entfernt werden.

Platinblech, und beobachtet, ob Verkohlung stattfindet:

Organische Säure.

1. Die neutrale Lösung wird mit Chlorcalcium versetzt:

2. Die mit Chlorcalcium versetzte und concentrirte Lösung wird mit Ammon übersättigt und gekocht:

3. Ein Theil der ursprünglichen, neutralen Lösung wird mit Eisenchlorid versetzt:

Rothbrauner Niederschlag kann sein Bernsteinsäure oder Benzoësäure. Der Niederschlag wird in erwärmtem Ammoniak gelöst, filtrirt und das Filtrat mit Chlorbaryum und Alkohol versetzt; Bernsteinsäure wird gefällt, Benzoësäure nicht. — Auch Pyrogallussäure wird braunroth gefällt; die ursprüngliche Lösung wird durch frische Eisenvitriollösung blau gefärbt und reducirt Silberlösung. — Auch Baldriansäure wird rothbraun gefällt. Es erfolgt beim Ansäuern der ursprünglichen Lösung aber Abscheidung einer öligen Schicht unter Auftreten des specifischen Geruches der Baldriansäure. — Dunkelrothe Färbung kann herrühren von Essigsäure oder von Ameisensäure. Essigsaure Salze entwickeln beim Erwärmen mit conc. Schwefelsäure Essigsäure, welche durch den Geruch zu erkennen ist. — Ameisensaure Salze entwickeln beim Erhitzen mit conc. Schwefelsäure brennbares Kohlenoxydgas. — Dunkelblauer Niederschlag rührt her von Ferrocyanwasserstoffsäure. — Violette Färbung kann herrühren von Carbol- oder von Salicylsäure. Beide Säuren werden aus der ursprünglichen Lösung durch Zusatz einer Mineralsäure abgeschieden, erstere als ölige Flüssigkeit, letztere als weisser Niederschlag.

Weisser Niederschlag deutet auf Citronensäure.

Weisser Niederschlag deutet auf Weinsäure (in neutralen Salzen: freie Weinsäure wird durch Kalkwasser im Ueberschuss gefällt). Gypswasser fällt die Lösung nicht (Unterschied von Oxalsäure). Erfolgt in beiden Fällen kein Niederschlag, wird zu 2 übergegangen.

Verbrennt mit leuchtender Flamme und Empyreumageruch; die Lösung der Substanz wird durch Bleisalz nicht gefällt: Milchsäure.

DIE MAASSANALYSE.

Als neue Prüfungsart für viele Chemikalien ist die Maassanalyse bezw. sind einzelne Methoden aus derselben in die D. Pharmakopöe aufgenommen worden. Abgesehen davon, dass durch richtige Anwendung derselben viel Zeit gespart werden kann, ist dieselbe so recht geeignet, die Grundgesetze der Stöchiometrie zu erklären und einen Einblick in die inneren Verhältnisse der chemischen Präparate zu gewähren, weshalb ein möglichst frühes und eingehendes Studium dieses Wissenszweiges angelegentlichst empfohlen wird.

In der Maassanalyse kommen vornehmlich folgende drei Methoden zur Anwendung: Sättigungs-, Fällungs- und Oxydations- resp. Reduktionsanalysen.

Sättigungsanalysen werden diejenigen Prozesse genannt, bei welchen diejenige Menge von Basis oder Säure ermittelt wird, welche nöthig ist, eine Säure oder eine Base in ein neutrales Salz überzuführen (zu sättigen). Das Verfahren wird in ersterem Falle Acidimetrie, in letzterem Falle Alkalimetrie genannt. Um den Sättigungspunkt genau beobachten zu können werden Indicatoren (Lackmus- und Cachenilletinktur, Phenolphtaleïnlösung) angewandt, welche im entscheidenden Augenblicke eine plötzliche Farbenveränderung bewirken. Als Messflüssigkeiten dienen Normalalkalilösungen und Normalsäuren d. h. Lösungen, welche gleiche Aequivalente Alkali oder Säure im Liter enthalten. Offizinell ist Normalsalzsäure und Normalkalilösung. Das Aequivalent für Salzsäure (HCl) ist 36,5. 36,5 g Salzsäuregas entsprechen aber viermal soviel wässriger offizineller Salzsäure von 25% Gehalt. Es würden somit $36,5 \times 4 = 146$ g Salzsäure mit Wasser auf 1 l zu bringen sein. Von dieser Normalsalzsäure enthält jeder Kubikcentimeter 0,0365 g HCl und ist aequivalent:

0,017 g Ammoniak ($NH_3 = 17$)

0,028 - Calciumoxyd ($CaO = \frac{56}{2}$)

0,05 - kohlensaurem Calcium ($CaCO_3 = \frac{100}{2}$)

0,047 - Kaliumoxyd ($Ka_2O = \frac{94}{2}$)

0,069 - kohlensaurem Kalium ($Ka_2CO_3 = \frac{138}{2}$)

0,056 - Kaliumhydroxyd ($KaOH = 56$)

0,040 - Natriumhydroxyd ($NaOH = 40$)

0,053 - kohlensaurem Natrium ($Na_2CO_3 = \frac{106}{2}$)

Statt der Normalsalzsäure bedient man sich auch der **Normaloxalsäure** ($C_2H_2O_4, 2H_2O = 128$) mit einer Werthigkeit von 0,064 g und der Normalschwefelsäure ($H_2SO_4 = 98$) mit einer Werthigkeit 0,049 g für den Kubikcentimeter. Da die Salzsäure eine einbasische Säure ist, so entspricht sie natürlich nur halben Aequivalenten zweibasisch saurer Salze. Oxal- und Schwefelsäure sind dagegen zweibasische Säuren, und müssen, um einsäurige Basen zu sättigen, mit der Hälfte ihrer Atomgewichte auf 1 l gebracht werden.

Zur Herstellung der Normalkalilauge ($KaOH = 56$) werden 56 g reines Aetzkali zu 1 l gelöst. Von dieser Lösung enthält jeder Kubikcentimeter 0,056 g $KaOH$ und entspricht:

0,06 g Essigsäure ($C_2H_4O_2 = 60$)
0,046 - **Ameisensäure** ($CH_2O_2 = 46$)
0,0365 - Salzsäure ($HCl = 36,5$)
0,063 - Salpetersäure ($NHO_3 = 63$)
0,049 - Schwefelsäure ($H_2SO_4 = \frac{98}{2}$)
0,064 - Oxalsäure ($C_2H_2O_4, 2H_2O = \frac{128}{2}$)
0,11113 g Aluminiumsulfat ($Al_2S_3O_{12}, 18H_2O = \frac{666,8}{6}$)

Bei **Fällungsanalysen** wird die Menge des gesuchten Körpers aus der Menge des verbrauchten abgeleitet, die nöthig ist, um ihn in einen unlöslichen Zustand überzuführen. Auch bei diesen Arbeiten kommen Indicatoren (Kaliumbichromat) zur Anwendung, die durch Farbenveränderung der Flüssigkeit oder des Niederschlages den Endpunkt der Operation zu erkennen geben. Vielfach ist aber die Anwendung solcher Indicatoren nicht möglich, und man muss sich damit zu helfen suchen, dass man kleine Proben der Flüssigkeit mit entsprechenden Reagentien zusammenbringt, um ausserhalb des Operationsgefässes zu prüfen, ob noch Fällung oder Farbenveränderung stattfindet (Tüpfelproben). Als Titerflüssigkeiten für die durch die Pharmakopöe vorgeschriebenen Methoden dient eine im Zehntelaequivalent gestellte Silberlösung ($^1/_{10}$ **Normalsilberlösung**) und zwei Lösungen, aus welchen auf Zusatz von Schwefelsäure **freies Brom** entwickelt wird. Silberlösung bewirkt in neutralen Lösungen der Chloride, Bromide, Jodide und Cyanide weisse Niederschläge, die sich verhältnissmässig schnell absetzen. Setzt man aber den Lösungen Kaliumbichromat zu, so erfolgt, nachdem die Halogenverbindungen ausgeschieden sind, die Fällung von rothem Silberchromat und der Eintritt dieser Reaktion zeigt an, dass die Zersetzung beendet, sämmtliche Halogene ausgefällt sind und schon ein — wenn auch geringes — Mehr des Fällungsmittels verbraucht worden ist, als nothwendig. Dieses Mehr lässt sich mit gleichwerthiger $^1/_{10}$ Chlornatriumlösung zurücktitriren. Das Aequivalentgewicht des Silbernitrates ($NAgO_3$) ist 170. Man hat also zur Herstellung der $^1/_{10}$ Normallösung 17 g mit Wasser von 15° auf 1 l Flüssigkeit zu bringen. Von dieser Lösung enthält jeder Kubikcentimeter 0,017 g $NAgO_3$ und ist gleichwerthig:

0,00355 g Chlor ($Cl = 35,5$)
0,00585 - Chlornatrium ($NaCl = 58,5$)
0,008 - Brom ($Br = 80$)
0,0098 - Bromammonium ($NH_4Br = 98$)
0,0119 - Bromkalium ($KaBr = 119$)
0,0103 - Bromnatrium ($NaBr = 103$)
0,0166 - Jodkalium ($KaJ = 166$)
0,0027 - Cyanwasserstoffsäure ($CyH = 27$)

Umgekehrt lässt sich der Gehalt an Silbernitrat in einem Salze oder einer Lösung mit Hülfe der $^1/_{10}$ Chlornatriumlösung ermitteln, von welcher je 1 cc 0,017 g Silbernitrat entspricht.

Freies Brom wird durch Vermischen der titrimetrischen Lösungen des Kaliumbromates und des Kaliumbromides mit Schwefelsäure erhalten:

$$5(KaBr) + KBrO_3 + 3(H_2SO_4) = 3(Ka_2SO_4) + 3(H_2O) + 6Br.$$

Das freie Brom dient zur Bestimmung der Carbolsäure, in welcher 3 At. H durch 3 At. Br substituirt werden; das Tribromphenol fällt aus:

$$C_6H_6O + 6Br = 3(BrH) + C_6H_3Br_3O$$

Je 50 cc jener Flüssigkeit entwickeln auf Zusatz von 5 cc Schwefelsäure die zur Umsetzung von 0,047 g Carbolsäure in Tribromphenol benöthigte Menge Brom. Als Indicator wird hier feuchtes Jodzinkstärkepapier benutzt. So lange nicht alles Brom gebunden ist, wird daher die filtrirte Flüssigkeit Jod frei machen und dadurch die Blaufärbung des Reagenzpapieres bewirken; erst wenn dasselbe nicht mehr gebläut wird, ist sämmtliches Brom gebunden und damit die Beendigung des Prozesses angezeigt. — Der ersten Gleichung entsprechend müssen, um die gewünschte Wirkung auf $^1/_{100}$ Mol. Carbolsäure zu erhalten,

$^5/_{100}$ Aeq. Bromkalium ($KaBr = 119$), also $\dfrac{595}{100} = 5,95$ gr. und

$^1/_{100}$ Aeq. Kaliumbromat ($KaBrO_3 = 167$) mithin 1,67 g je zu 1 l gelöst werden. Diese 2 l Flüssigkeit entsprechen $^1/_{100}$ Mol. Carbolsäure ($C_6H_5O = 94$); mithin entsprechen 100 cc derselben $\dfrac{0,94}{20} = 0,047$ g Carbolsäure. Nach Angabe der Pharmakopöe sollen aber von einer Lösung von 1 g Carbolsäure zu 1 l Wasser 52 cc verbraucht werden, um die Ausfällung des Bromsubstitutionsproduktes zu bewirken; somit müssen in diesen 52 cc 0,047 g Carbolsäure enthalten sein:

$$52 : 0,047 = 1000 : x$$
$$x = 0,90$$

Die flüssige Carbolsäure enthält somit 90 % reine Carbolsäure und 10 % Wasser.

Oxydations- und Reduktionsanalysen gründen sich darauf, dass manche Sauerstoffverbindungen (und Chloride) durch Körper, welche leicht Sauerstoff (oder Chlor) abgeben, höher oxydirt (resp. chlorirt) werden, wodurch gleichzeitig die letzteren reducirt werden. Ist der Wirkungswerth eines der in Frage kommenden Körper bekannt, so lässt sich derjenige des anderen leicht daraus berechnen. Man verwendet als oxydirende Flüssigkeiten die Lösungen des übermangansauren Kalium (Chamaeleon), oder des Jodes, und bezeichnet in ersterem Falle das Verfahren mit Oxydimetrie, im letzteren Falle mit Jodometrie. Erfahrungsgemäss vermag 1 Mol. Permanganat eine 5 Mol. Wasserstoff aequivalente Menge Sauerstoff abzugeben:

$$\underbrace{2(KaMnO_4)}_{\substack{316\\158}} + \underbrace{5(C_2H_4O_2)}_{\substack{630\\\text{(Oxalsäure,}\\\text{zweibasisch.)}}} + 3(H_2SO_4) = 2(MnSO_4) + Ka_2SO_4 + 10(CO_2)$$

Man würde daher, um eine wirkliche Normalpermanganatlösung zu erhalten, $1/5$ Aeq. desselben ($KaMnO_4 = 158$), mithin 31,6 g. oder zu einer $1/10$ Normallösung 3,16 g des Salzes zu 1 l lösen. Die Pharmakopöe schreibt jedoch in diesem Falle eine empyrische Lösung von 1 : 1000 vor. Von dieser Lösung wird natürlich überall eine grössere Menge verbraucht werden müssen, als von der $1/10$ Normallösung und sind die erhaltenen Zahlen durch Division mit 3,16 in wirkliche Aequivalentzahlen umzurechnen. Die Beendigung der Operation zeigt sich durch Entfärbung der Flüssigkeit. Der Modus der Ausführung ist im Text genauer beschrieben. Jeder Kubikcentimeter der empyrischen Chamaeleonlösung ist gleichwerthig und entspricht:

0,0019937 g Oxalsäure $\left(\dfrac{630}{316} = 1,9937\right)$

0,001772 - Eisen $\left(56 \times 5 = \dfrac{280}{158} = 1,772\right)$

0,008797 - Eisenoxydulsulfat krystallisirt ($FeSO_4 . 7 H_2O = 278 \times 5 = \dfrac{1390}{158} = 8,797$)

0,00481 - dasselbe, entwässert ($FeSO_4 = 152 \times 5 = \dfrac{760}{158} = 4,81$)

Als Jodlösung kommt eine Lösung von 12,7 g Jod ($1/10$ Aeq.) und 18 g Jodkalium zu 1 l zur Verwendung. Ausserdem wird eine Lösung des unterschwefligsauren Natriums (24,8 g zu 1 l) gebraucht. Beide sind $1/10$ Normallösungen, gleichwerthig, und müssen, in gleichen Quantitäten vermischt, eine farblose Flüssigkeit liefern:

$$\underbrace{2(Na_2S_2O_3, 5H_2O)}_{\substack{496\\248}} + \underbrace{2J}_{\substack{254\\127}} = 2(NaJ) + Na_2S_4O_6 + 10(H_2O)$$

Auf diesem Verhalten gründet sich die Verwendung der Thiosulfatlösung zur Messung freien Jodes in einer Flüssigkeit: als Indicator dient Stärkelösung. Jeder Kubikcentimeter der Thiosulfatlösung, der bis zur Entfärbung einer mit Stärkelösung versetzten gemessenen jodhaltigen Flüssigkeit verbraucht worden ist, entspricht somit 0,0127 g Jod. Bei vielen Prüfungen dient die Bestimmung des Jodes zur Bestimmung eines anderen gleichwerthigen Körpers, z. B. des Chlors, und wird durch den letzteren die aequivalente Menge Jod aus der zugesetzten Jodlösung erst freigemacht. So entspricht jeder Kubikcentimeter der Thiosulfatlösung:

0,00355 g Chlor $(Cl = 35,5)$

0,003575 - unterchlorigsaurem Calcium $(CaO_2Cl_2 = \frac{143}{4})$

0,0116 - Ferrocarbonat $(FeCO_3 = 116)$

0,008 - Eisenoxyd $(Fe_2O_3 = \frac{160}{2})$

0,01625 - Eisenchlorid $(Fe_2Cl_6 = \frac{325}{2})$

0,0056 - Eisen $(Fe = 56)$

Aehnlich wie das Natriumthiosulfat vermag arsenige Säure das Jod (auch Chlor und Brom) zu binden, während sie selbst zu Arsensäure oxydirt wird:

$$\underbrace{As_2O_3}_{198} + \underbrace{4J}_{608} + 2(H_2O) = As_2O_5 + 4(HJ)$$

Nothwendig ist es, das die Lösungen der Arsenite alkalisch sein müssen, und zwar am besten durch Bicarbonat alkalisch gemacht. Als Indicator dient ebenfalls Stärkelösung. Da 4 Mol. Jod 1 Mol. Arsenigsäureanhydrid entsprechen, so müssen 1000 cc $^1/_{10}$ Normaljodlösung gleich sein $\frac{198}{4 \times 10} = 4{,}95$ g As_2O_3 und 1 cc $^1/_{10}$ Jodlösung $= 0{,}00495$ g As_2O_3. — Umgekehrt lässt sich die Lösung der arsenigen Säure (4,95 g As_2O_3 mit Hülfe von Natronlauge in Lösung gebracht, mit Salzsäure schwach angesäuert, mit Bicarbonat versetzt und zu 1 l aufgefüllt) zum Titriren von Chlor, Brom, Jod und unterchlorigsauren Salzen benutzen.

III.

PHARMACOGNOSIE
IM RAHMEN DER PHARMACEUTISCHEN BOTANIK.

III.

Allgemeines.

Botanik ist die Lehre von der Kenntniss der Pflanzen im weitesten Sinne; **pharmaceutische Botanik** ist die Lehre von der Kenntniss derjenigen Pflanzen, welche ganz oder theilweise in der Pharmacie Verwendung finden, oder Stoffe für dieselbe liefern, und solcher, mit denen jene verwechselt werden können.

Pharmakognosie ist die Lehre von den Droguen, deren Verwechselungen und Verfälschungen.

Pflanzen sind organische Wesen, welchen die willkürliche Bewegung fehlt, welche sich nähren ohne Mund und Magen (durch Poren und Wurzelfasern, durch Endosmose und Capillarität), welche wachsen, sich vermittelst Befruchtungsorganen fortpflanzen und sterben.

Sie bestehen aus **einfachen** und **zusammengesetzten Organen**.

Einfache Organe sind **Zellen** und **Gefässe**.

Zellen sind kleine, verschieden gestaltete Bläschen, welche von einem flüssigen, rotirenden oder circulirenden Inhalte (**Zellsaft, Protoplasma**) und einem Kern (**Cytoblast**) erfüllt, und von einer Hülle (**Zellhaut**, deren innerer Theil **Primordialschlauch** genannt wird) umgeben sind, und dienen zur Bereitung, Aufbewahrung und Fortschaffung des Pflanzensaftes.

Die Hauptformen der Zellen sind: kugelförmig, elliptisch, halbmond-, scheiben-, tafelförmig, sternförmig, unregelmässig, tetraedrisch, polyedrisch, prismatisch, cylindrisch. Mit der Zeit verdicken sich die Wandungen der Zellen ungleichmässig und es lagern sich auf ihnen spirale oder gekreuzte Schichten ab. Die ganz dünnen Stellen bilden sich zu **Porenzellen** aus, die mit den zwei benachbarten Zellen correspondiren; erweitern sich diese an ihrem Grunde, sodass die Poren mit einem von Luft erfüllten Hofe erscheinen, so heissen sie **Tüpfelzellen**. Nach Lage der Verdickungsschichten werden **Ring-, Spiralfaser-, Netzfaser-** und **Treppenzellen** unterschieden.

Die Zellhaut wird aus dem Protoplasma selbst gebildet. Nur diejenigen Zellen leben und sind zum Aufbau einer Pflanze schaffend thätig, welche Protoplasma enthalten. Protoplasmalose Zellen können der Pflanze nur noch durch ihre Festigkeit und als schützende Hülle dienen. Ausser dem Protoplasma und dem Kytoblast enthalten die Zellen häufig **Stärke, Gummi, Zucker, Schleim, fette** und **ätherische Oele, Wachs, Albumin, Legumin, Chlorophyll, Farbstoffe, Glycoside, Alkaloide** und **Krystalle**.

Nur die niederen Pflanzen bestehen aus einer Zelle oder einer längsartigen Anreihung einzelner Zellen. Die seitliche Anreihung von Zellen bildet das **Zellgewebe**, welches von der **Intercellularsubstanz** begrenzt wird, und in welchem sich die **Intercellulargänge**, welche sich zu **Röhrengängen** und grösseren Höhlungen (lacunae) erweitern können, finden, während vom **Oberhäutchen** die ganze Pflanze überzogen ist. Das Zellgewebe ist aufzellig (**Parenchym**), wenn sich die polyedrischen Zellen mit ihren abgeplatteten Enden berühren, zwischenzellig (**Prosenchym**), wenn die langgestreckten Zellen mit ihren Spitzen durch einander geschoben erscheinen, **Bastgewebe** (**Pleurenchym**) aus ungleich gestalteten Bastzellen bestehend, auf der Innenrinde dicotyledonischer Gewächse. **Cambialgewebe** ist ein zartes saftiges Gewebe, welches die Zellbildung unterhält, die Gefässbündel begleitet, bei dicotyledonischen Gewächsen nach innen verholzt, nach aussen zur Rinde wird. **Korkgewebe** besteht aus tafelförmigen oder quadratischen Zellen, welche durch Absterben der ursprünglichen Zellen, resp. Verkorken ihrer Membran entstanden sind; man unterscheidet eigentlichen **Kork**, **Lederkork** und **Borke**. **Epidermalgewebe** besteht aus chlorophyllfreiem Zellgewebe, welches dicht unter der Oberhaut der Pflanzen liegt, und häufig von **Spaltöffnungen** unterbrochen ist; aus ihm sind die **appendiculären Theile** (**Haare, Dornen, Stacheln**) gebildet.

Gefässe werden durch Verwachsung mehrerer Zellen gebildet, so dass die Berührungsflächen als resorbirt, die Ränder aber mit einander vereinigt angesehen werden müssen; so entstehen aus den vorher ähnlich benannten Zellen nunmehr **Ring-**, **Spiral- und Netzgefässe**, aus welchen durch Zerreissung der Wände ferner **Treppengänge**, **Tüpfel- und gemischte Gefässe** hervorgehen. Diese Gefässe haben den Zweck, den in den Zellen gebildeten Saft in die Höhe und sämmtlichen Organen der Pflanze zuzuführen. Sind die Gefässe von Prosenchym umgeben, auch wohl von Bastzellen begleitet, so wird das Ganze als **Gefässbündel** (**Fibrovasalstrang**) bezeichnet; unterschieden werden **Holz- und Bastbündel** (**Xylem- und Phloëmparthieen**). Pflanzen, welche derlei Bündel enthalten, heissen **Gefässpflanzen** zum Unterschiede von den **Zellpflanzen**, welche solche nicht enthalten.

Lebensgefässe oder **Saftgänge** sind zarte, verzweigte Röhren an der inneren Rinde, dem jungen Holz und in der Wurzel, welche mit einem verschieden gefärbten oder farblosen, aber nie grün gefärbten, granulösen Inhalte erfüllt sind. **Saftbehälter** sind unregelmässige, im Parenchym liegende Höhlungen, welche mit Harz oder Balsam erfüllt sind; **Milchgefässe**, ebenfalls im Parenchym liegend, enthalten Milchsaft; noch andere Gefässe oder **Drüsen** ohne besondere Bezeichnung enthalten Harze, Gummata, Kampher, ätherisches Oel oder Honig.

Zusammengesetzte Organe sind: **Axe** (**Wurzel, Stamm, Seitenorgane** (**Blätter**) und **Endorgane** (**Knospe, Blüthe und Frucht**). Pflanzen, bei denen der Unterschied zwischen Axe und Nebenorganen nicht deutlich erkennbar ist, heissen Axen- oder Lagerpflanzen (**Thallophyten**) zum Unterschiede von den Achsenpflanzen (**Kormophyten**).

Die **Wurzel** (radix) ist der nach dem Keimen abwärts wachsende Theil der Achse; sie dient zur Befestigung der Pflanze in dem Boden und zur Aufnahme der Nahrung derselben durch die **Wurzelfasern**. Der Wurzel mangeln zwar die Blätter, sie kann jedoch zerstreut sitzende Knospen haben; die Rinde ist chlorophyllfrei und neigt leicht zur Korkbildung.

Man unterscheidet **Haupt- und Nebenwurzeln**. Erstere besteht aus Oberhaut, Rinde, Bast, Holz und Mark; das Holz ist bei monocotyledonischen Gewächsen aus geschlossenen, bei dicotyledonischen aus ungeschlossenen Gefässbündeln gebildet; der Holzkörper zeigt eine strahlige Beschaffenheit. Die Strahlen sind seitliche Abzweigungen der ersteren und entspringen direkt aus ihnen. Den Nebenwurzeln der Dicotyledonen fehlt das Mark, während denen der Monocotyledonen der Bast fehlt; der Holzkörper ist nicht strahlig. Die Hauptwurzel wird nach ihrem Aeusseren kegel-, spindel-, walzen-, fadenbissen, abgebissen, knollig oder vielköpfig genannt. Nebenwurzeln können faserig, büschelig, hängend, holzig oder fleischig sein. Auch Luft- und Klammerwurzeln heissen.

Mittelstöcke sind secundäre Gebilde, welche Nebenstöcke und Nebenwurzeln treiben; eine Art derselben ist der **Wurzelstock** (rhizoma). Dieser ist gegliedert, mit ringförmigen Blattnarben versehen. treibt Nebenwurzeln und Knospen und wächst stets in horizontaler Richtung. Eine zweite Art der Mittelstöcke bilden die **Ausläufer** (stolones). welche sich von den ersteren nur durch die langgestreckte Form unterscheiden.

Knollen (tubera) sind dicke, fleischige Wurzelorgane. welche Knospen (Augen) treiben, nur wenige Jahre dauern, absterben und dann in neuen Exemplaren auftreten.

Zwiebeln (bulbi) sind unterirdische fleischige Knospengebilde. Die sehr verkürzte Axe, **Zwiebelscheibe**, ist von den Blättern (**Schale**) umgeben, oder letztere stehen auf derselben; das Ganze wird von trockenen **Zwiebeldecken** eingehüllt und ist am Grunde mit faserigen Nebenwurzeln versehen. In den Blattwinkeln der zusammengesetzten Zwiebeln entstehen junge Zwiebeln, welche nach völliger Resorption der Mutterzwiebel im zweiten Jahre die Zwiebelbrut bilden. Bei der **Knollzwiebel** (bulbotuber) ist die Masse der Zwiebelscheibe im Verhältniss zu den Schalen unverhältnissmässig gross.

Der **Stamm** (truncus) ist derjenige Theil der Pflanze, welcher nach dem Keimen aufwärts wächst. Man unterscheidet **Stock** (Palmstamm, caudex), **Baumstamm** (truncus arboreus), **Krautstengel** (caulis), **Stengel** (stipes), **Schaft** (scapus), **Halm** (culmus). Der Stamm entwickelt nach seiner Spitze zu Blätter, welche **Knoten** (nodis) entspringen; der zwischen je zwei Knoten sich befindende Theil bildet ein **Stengelglied** (internodium). Den **Blattwinkeln** (axillis) entspringen **Axillarknospen**, aus welchen sich später Nebenstämme, **Aeste** und **Zweige** entwickeln. Nach dem allgemeinen Habitus der Pflanze werden **Bäume** (arbores), **Sträucher** (frutices), **Halbsträucher** (suffrutices), **Stauden** (plantae perennes), und **Kräuter** (herbae) unterschieden. Nach der Dauer bezeichnet man die Pflanzen (auch einzelne Theile derselben) mit einjährig ($\odot$), zweijährig ($\cdot\cdot$) oder ausdauernd (perennirend ♃). Die nähere Bezeichnung des Stammes geschieht mit Rücksicht auf seine Richtung beim Wachsen: die Seitenaxen (Aeste und Zweige) werden nach ihrer Richtung zur Hauptaxe näher bezeichnet; viele Unterschiede gewähren bei beiden Form und Oberfläche. Der anatomische Bau des Stammes hängt von seiner Entwickelung ab und ist bei Monocotyledonen, Dicotyledonen und Polycotyledonen verschieden.

In den Knospen der Pflanzen, sowie überall dort, wo eine ganz besonders lebendige Zellenvermehrung stattfindet, findet man das **Cambium**, das eigentliche Bildungsmaterial derselben. Die von diesem verlaufenden Stränge bilden sich zu Gefässen aus. Bei den **Monocotyledonen** wenden sich die Gefässe, die an der unteren Peripherie des Stammes entspringen, der Mitte desselben zu und treten dann erst, eine concave Linie beschreibend, weiter oben wieder an die Peripherie, um in eine Seitenaxe überzugehen, sodass das folgende Gefäss stets das vorhergehende durchkreuzt und die Gefässe geschlossen erscheinen. Bei einzelnen Pflanzen jedoch findet ein gerades Verlaufen der Stränge statt, jedoch nur innerhalb eines Internodiums: an den Knoten selbst findet ein Verschlingen in einander statt, während das Innere häufig eintrocknet und der Stengel hohl wird. Der **monocotylische Stamm** besitzt weder concentrische **Holzringe**, noch **Markstrahlen**, vielmehr stehen die Gefässbündel völlig zerstreut im Parenchym, am Rande jedoch dichter als in der Mitte, sodass sie schliesslich das von zerstreuten Gefässbündeln durchsetzte Mark, gleichsam wie ein Holzring, zu begrenzen scheinen. Die Rinde besteht aus Parenchym, in welchem bisweilen Steinzellen, Faserzellen und Bastgefässe auftreten; zwischen Stamm und Rinde befindet sich bei jugendlichen Pflanzen eine dünne Cambialschicht. Die Monocotyledonen werden auch **Umsprosser** (amphibryae), der scheinbar sprossend wachsenden Gefässe wegen, und **Innenwüchsige** (endogenae), dem scheinbar centralen Entspringen derselben wegen, genannt.

Am Stamme der Dicotyledonen unterscheidet man hauptsächlich Rinde, Holz und Mark als scharf von einander getrennte Schichten. Die aus den Cambialsträngen sich entwickelnden, offenen Gefässe verwachsen seitwärts zu einem Ringe. Der ausserhalb dieser Ringe befindliche Theil des Stammes ist die aus Parenchym bestehende Rinde (cortex); der von den horizontal gehenden Markstrahlen unterbrochene Ring bildet das junge Holz (den Splint, alburnum), während der von dem Ring umschlossene Theil das parenchymatische Mark (medulla) bildet. Im weiteren Verlaufe verdicken sich die Holzzellen, das junge Holz wird zum Holz (lignum). Beim perennirenden Stamme findet alljährlich eine seitliche Verwachsung der Gefässbündel statt, in Folge deren concentrische Ringe entstehen. Die Holzsubstanz besteht aus Prosenchym, in welchem Gefässbündel aller Art zerstreut stehen. Während das Mark durch Verdickung der Zellwände gewöhnlich verholzt, wird die Rinde mannigfach verändert. Sie besteht aus Aussenrinde (exophloeum), Mittelrinde und Innenrinde (Bast, liber). Erstere besteht ursprünglich aus der Epidermis, geht aber allmählich durch Absterben der Zellen in eine Kork- oder Borkenschicht über, die häufig Risse bekommt, sich auch theilweise abschuppt. Während die Mittelrinde aus dem ursprünglich in der Knospe schon vorhandenen Cambium entsteht, wird die Innenrinde aus dem zwischen Stamm und Rinde fortthätigen Cambium gebildet, und es lagert sich alljährlich eine Bastschicht ab nach innen, wie sich die Jahresringe nach aussen (der Mitte zu) ablagern.

Das Holz der Polycotyledonen bildet kein Holzparenchym und enthält keine Gefässe; die langgestreckten holzbildenden Zellen sind auf der den Markstrahlen zugekehrten Seite getüpfelt und behoft.

Dicotyledonen sind auch, allerdings mit Unrecht, im Gegensatz zur Bezeichnung der Monocotyledonen, Acramphibryae (Endumsprosser mit Längen- und Dickenwachsthum) und Exogenae (Aussenwüchsige) genannt worden.

Die Knospe (gemma) entspringt am Stamme und wird Blattknospe genannt, wenn sie in der Folge zu einem beblätterten Aste auswächst, an dem sich wiederum Knospen bilden, die zu neuen Verästelungen auswachsen, Blüthenknospe hingegen, wenn sie die Fortpflanzungsorgane enthält. Brutknospen entstehen zwar am Stamme, müssen aber von diesem getrennt sein, bevor sie sich zu einem neuen Individuum entwickeln können. Bei der Sprosse (turio) treten die Blätter scheinbar erst nach dem vollendeten Auswachsen der Axe hervor. In den Knospen selbst findet stets eine lebhafte Zellentwickelung statt; Cambialstränge werden von ihnen hinab in das Holz geschoben und tragen bei zur Verdickung des Stammes. Ueberträgt man die von einer Pflanze losgelöste Knospe (Auge) auf eine andere Pflanze kunstgemäss, so ist dieselbe oculirt worden; ebenso lässt sich eine Weiterentwickelung von Knospen auf fremdem Stamm auch durch Pfropfreiser oder Stecklinge bewirken. — Obwohl die Knospen zwar meistens in Blattwinkeln entspringen, giebt es doch auch endständige (Terminalknospen) und Adventivknospen, welche letzteren zufällig an einer beliebigen Stelle direkt dem Stamm entspringen. Die überwinternden Knospen sind von Hüllen (Decken, tegmenta) geschützt; ein Querschnitt durch die ganze Knospe zeigt die Blattlage (praefloratio) derselben. Diese kann sein: gefaltet, gerollt, gedreht, zerknittert, anliegend, übergreifend, ganz umfassend, ziegeldachförmig.

Das Blatt (folium) ist ein Seitenorgan des Stammes und dient zur Unterstützung einer Knospe. Es erscheint stets zuerst die Spitze, zwischen die und den Stengel sich das Mitteltheil einschiebt und sich von hier nach beiden Seiten hin weiter entwickelt. Es besteht aus parenchymatöser Substanz, in welche Gefässe eingebettet sind. Durch die Spaltöffnungen der Unterfläche des Blattes, welche mit den Intercellulargängen desselben communiciren, wird theils atmosphärische Luft aufgenommen (deren Hauptbestandtheile,

Stickstoff und Kohlensäure, zum Aufbau des Pflanzenleibes vorwendet werden), theils wird durch diese Sauerstoff (welcher aus der Zersetzung des durch die Gefässe hinaufgeführten Wassers, dessen Wasserstoff ebenfalls zur Bildung des Pflanzenkörpers verwendet wird, herrührt) ausgeschieden. Die Ausscheidung von Sauerstoff findet nur statt unter der Einwirkung des Sonnenlichtes; Nachts wird Kohlensäure ausgeathmet. Während von den Wurzeln der rohe Nahrungssaft, wie er dem Boden entnommen, durch die Gefässe den Blättern zugeführt wird, wird von diesen erst eine Assimilation bewirkt, er darnach den Knospen zugeführt, und steigt nach deren Entwickelung wieder abwärts durch die Rinde zur Wurzel, hier theilweise neue Substanz bildend, theils wieder durch Aufsteigen in das Cambium zur Neubildung frischer Holzschichten etc. Verwendung findend. — Man unterscheidet am ausgebildeten Blatt: Blattscheide, Blattstiel, Blattfläche und Nerven.

Die Blattscheide (vagina) umfasst den Stamm röhrenartig und wächst bei manchen Pflanzen bauchig zur Tute (ochrea) aus.

Der Blattstiel (petiolus) ist die Verbindung des Stammes mit der Blattfläche und wird von den vom Stamm in das Blatt geschickten Gefässbündeln gebildet; fehlt der Blattstiel, so heisst das Blatt sitzend. Der Blattstiel wird nach seiner eigenthümlichen Ausbildung geflügelt, geöhrt, rankig, blattartig, walzen-, rinnenförmig oder flach genannt.

Die Blattfläche (lamina) ist der wesentliche Theil eines ausgebildeten Blattes, besteht aus Ober-, Unterfläche und Mittelschicht, ist auf den äusseren Schichten von Spaltöffnungen durchbrochen und mit dem Oberhäutchen bedeckt.

Die Nerven (nervi) sind Gefässbündel, welche, soweit sie überhaupt vorhanden, das chlorophyllhaltige Parenchym der Mittelschicht durchziehen. Der Mittelnerv ist als eine Verlängerung der Blattstielgefässbündel zu betrachten, von welcher sich die Seitennerven abzweigen. Während die Blätter dicotyledonischer Pflanzen meist Mittel- und Seitennerven haben, zeigen diejenigen der Monocotyledonen meist parallel laufende Nervenstränge.

Nach der Stellung und dem Zwecke der Blätter unterscheidet man: Keimblätter, Wurzel- und Stammblätter, Deckblätter (bracteae); zu diesen sind zu rechnen: die Balgklappen der Grasähren, die Blüthenscheiden der Callagewächse, die Hüllkelche und Spreublätter der Compositen, die Hüllen und Hüllchen der Umbelliferen, die Becherhülle der Cupuliferen, die Knospenhüllen. — Nach der Stellung allein werden die Blätter: wechselnd, zerstreut, gegenständig, sich kreuzend, büschelförmig, reihig, ziegeldach-, wirtelförmig etc. genannt. Denkt man sich von der Wurzel bis zur Spitze einer Pflanze eine Spirale um dieselbe gezogen, welche von einem Blatt zum nächsten geht so findet man in einer bestimmten Anzahl von Windungen stets eine gleiche Anzahl von Blättern: diese Gleichmässigkeit ist durch Zahlen auszudrücken, welche aus dem Gesetze der Blattstellung (Phyllotaxis) hervorgehen. — Nach der Anheftung heisst das Blatt: gestielt oder sitzend. Ist der Stiel durch ein besonderes Gelenk mit dem Stengel verbunden, so bleibt gewöhnlich nach dem Abfallen des Blattes eine Erhöhung, das Blattkissen, zurück; die, die frühere Existenz des Blattes bekundende Stelle wird Blattnarbe genannt. Die Blätter können ferner halb- oder ganz umfassend, reitend, herablaufend, verwachsen, durchwachsen und ringsum losgelöst sein. — Nach der Richtung unterscheidet man das wagerechte, senkrechte und umgekehrte Blatt. — Auch die Richtung der Nerven giebt zu besonderen Bezeichnungen Veranlassung. — Die Form des Blattes ist äusserst mannigfach und wird mit Rücksicht auf den Umfang, die Oberfläche, den Rand, die Spitze, die Basis und die Einschnitte näher bezeichnet; hierbei wird das einfache von dem zusammengesetzten Blatt unterschieden. — Endlich können die Blätter noch nach ihrer Consistenz und ihrer Dauer benannt werden. — Als nebensächliche Organe des Blattes finden sich bisweilen eigenthümliche Bildungen der Epidermis, z. B. Ranken, Stacheln, Dornen, Haare.

Die **Blüthe** (flos) ist als eine veränderte Blattknospe zu betrachten, welche die Geschlechtsorgane in bestimmter Reihenfolge hervorbringt. Blüthenknospen entspringen, ebenso wie die Blattknospen, den Blattwinkeln; sie wachsen aber nicht, wie diese, zu Aesten und Zweigen aus mit fortwährend neuer Knospenbildung, sondern schliessen das Individuum ab, insofern sich die zusammengeschobene Axe zum **Blüthenboden** (receptaculum) entwickelt, welcher, von Blattwirteln umgeben, sich später nur zum Träger der **Eichen**, als Anlage zu neuen Individuen ausbildet. Bei normaler Entwickelung bilden sich die Blätter der Knospe der Reihe nach zu folgenden Organen aus: **Kelch, Krone, Staubgefässe, Stempel.** Diese sind bei der **vollständigen** Blüthe vorhanden; bei den **unvollständigen** fehlt ein Theil. Fehlen Kelch und Krone, so heisst die Blüthe **nackt** (nudus); fehlt die Krone allein, so heisst sie **blumenblattlos** (apetalus); fehlt der Stempel, so heisst sie **männlich** (masculus); fehlen die Staubgefässe, so heisst sie **weiblich** (feminus); schlagen Stempel und Staubgefässe fehl, heisst sie **unfruchtbar** (neuter); sind beide vorhanden, heisst sie **zwittrig** (hermaphroditicus).

Man unterscheidet ferner **gestielte** und **ungestielte**, sowie **endständige** und **blattwinkelständige** Blüthen. Sind Kelch, Blume und Staubfäden am Grunde mit einander verwachsen, so heisst die Blüthe **kelchblüthig** (calyciflorus), im Gegensatz zur **bodenblüthigen** (thalamiflorus), bei welcher die genannten Theile frei auf dem Blüthenboden stehen. Der Blüthenboden erweitert sich bisweilen in die Breite zur **Scheibe** (discus), welche den Stempel trägt, bisweilen in die Länge zum **Stempelträger** (gynophorum), bisweilen zu einem concaven, becherförmigen oder röhrigen **Unterkelch** (hypanthium). Wie unter, um oder über den **Fruchtknoten**, den durch Verwachsung des inneren Blattwirtels, der **Fruchtblätter** (carpophylla) gebildeten unteren, vom Blüthenboden getragenen Theil des Stempels, die anderen Kreise gruppirt sind, wird die **Insertion** genannt. Der Fruchtknoten heisst **oberständig** (superum), wenn die anderen Blüthentheile seiner Basis, **unterständig** (inferum), wenn sie seinem Scheitel entspringen; diese werden alsdann im ersteren Falle **unterständig** (hypogynae), im zweiten Falle **oberständig** (epigynae) genannt. **Mittel-** oder **halbunterständig** (semiinferum) heisst der Fruchtknoten, und **umständig** (perigyna) die Insertion, wenn die am Grunde verwachsenen anderen Blüthentheile den freien Stempel röhrig umgeben.

Unter **Blüthenstand** versteht man die Anordnung der einzelnen Blüthen am Stamme. Ausser den meist von **Bracteen** unterstützten, end- und achselständigen Blüthen, welche sich einzeln am Stamme vorfinden, kommen auch Gruppen von Blüthen vor, welche durch Vereinigung auf einer gemeinschaftlichen Axe oder Basis einen besonderen Blüthenstand bilden. Hierher gehören die **Aehre** (spica), das **Grasährchen** (spicula), deren einzelne Blüthen der **Spindel** (rhachis) eingefügt sind; ferner das **Kätzchen** (amentum), der **Zapfen** (strobulus) und der **Kolben** (spadix), letzterer mit fleischiger Spindel. Sind die Blüthen gestielt, entsteht die **Traube** (racemus); entspringen die Blüthenstiele aus der Spitze der Axe, sodass die Blüthen selbst fast in einer Linie zu liegen scheinen, entsteht die **Dolde** (umbella); bei der **Doldentraube** (corymbus) liegen zwar aus die Blüthen in einer Linie, die Blattstiele entspringen aber längs der Axe, immer länger werdend. Eine zusammengesetzte Traube heisst **Strauss** (thyrsus); bei der **Rispe** (panicula) nehmen die aus der gemeinschaftlichen Spindel entspringenden Blüthenstiele, umgekehrt wie bei der Doldentraube, von oben nach unten an Länge ab. **Blüthenkopf** (capitulum), ist eine stark zusammengeschobene Axe, mit Einzelblüthen dicht bedeckt. Beim **Blüthenkörbchen** (anthidium) sind die dem gemeinschaftlichen Blüthenboden inserirten Blüthchen von einem **Hüllkelch** (peranthodium) fest umschlossen; man unterscheidet hier scheiben- und strahlenförmige Körbchen. Sind die einzelnen Blüthen eines Körbchens in den fleischig gewordenen Blüthenboden eingesenkt, sodass das Gebilde fruchtähnlich erscheint, tritt der

Blüthenkuchen (coenanthium) auf. Noch andere Formen bilden den Blüthenschwanz (anthurus). Blüthenbüschel (fasciculus), Knäuel (glomerulus), die Trugrispe, Trugdolde. Trugdoldentraube und das Kelchkätzchen (cyathium) bei den Euphorbiaceen.

Die Blüthendecke (perigonium, perianthium) umfasst im Begriffe den Kelch (calyx) und die Krone (corolla) und umschliesst die junge Blüthe vor dem Aufblühen. In dieser sind, ebenso wie in der Knospe, die einzelnen Blätter (phylla) eigenthümlich zusammengelegt und unterscheidet man eine klappige, gedrehte und ziegeldachförmige Blüthendecklage (praefloratio).

Sind die Blätter der äussersten Wirtel der Blüthe von gleicher Beschaffenheit, oder fehlt ein solcher ganz, so ist eine einfache Blüthendecke vorhanden; unterscheiden sich aber die äusseren Wirtel durch Farbe und Beschaffenheit, so heisst der äusserste, derber entwickelte Kreis Kelch, der innere, meist gefärbte, zartere Kreis Krone oder Blume. Die ursprünglich freien Kelchblätter (sepala) können ebenso mit einander verwachsen, wie die Blumenblätter (petala), sodass ebensowohl freiblättrige (dialysepalae) Kelche und freiblättrige (dialypetalae) Kronen, als wie verwachsenblättrige (mono-seu gamo-sepali event. petalae) Kelche und Kronen existiren. Ein Aussenkelch (exanthium) wird aus blattartigen Organen gebildet und unterstützt bisweilen den eigentlichen Kelch. — Das Perigon (sowohl Kelch als Krone) wird seiner Form nach regelmässig, symmetrisch, röhrig, becher-, glocken-, krug-, rad-, stielteller-, trichter-, zungenförmig, strahlig, behelmt, bespornt, zweilippig (Helm und Unterlippe, Rachen und Gaumen, rachenförmig oder maskirt) oder haarkronenförmig genannt. Nach Structur und Dauer erhält es ebenfalls entsprechende Bezeichnungen. — Besonders eigenthümliche Formen haben: die Kreuzblumen (cor. cruciatae) mit ihren vier, mit den vier Kelchblättern wechselnden Blumenblättern; die Schmetterlingsblumen (cor. papilionaceae), welche aus zwei vertical gegenüberstehenden Flügeln (alae), darunter aus zwei im Winkel gestellten, die Kiel (carina) bildenden Blättern gebildet sind, welche von der darüber horizontal schwebenden Fahne (vexillum) überragt werden; die Polygalablüthe (fl. polygalinus), mit völlig unregelmässigem Perigon; von dem fünfblättrigen Kelche sind drei Blätter gleich klein, während die beiden andern, grossen, blumenblattartigen die fünftheilige, längsgespaltene Lippenblume seitwärts umschliessen; die Blume selber verwächst am Rande mit den unter sich verwachsenen Staubgefässen derart, dass sie eine dreigespaltene Kappe für die letzteren zu bilden scheint; die Malven-, die Nelken- und die Rosenblume haben typische Formen, welche häufig wiederkehren. — Als Nebenorgane zu betrachten sind: die Nebenkrone (paracorolla), Anhängsel der Blüthe, welche zwischen den beiden äusseren Wirteln stehen, weder dem Perigon, noch den Staubgefässen gleichen und bisweilen zum Krönchen (coronula) verwachsen; die unfruchtbaren Staubfäden (parastamina) und die Honigdrüsen (nectaria).

Die Staubgefässe (stamina) bilden den dritten Kreis verwandelter Blätter, bestehen, völlig ausgebildet, aus Staubfaden und Staubbeutel mit dem Blüthenstaube und gelten als männliche Befruchtungorgane. Der Staubfaden (filamentum) ist der Träger des Staubbeutels und theilt diesen meistens in zwei Hälften (Mittelband, connectivum), und überragt bisweilen noch dieselben; fehlt der Staubfaden, so sind die Staubbeutel sitzend. — Letztere (antherae) enthalten den Blüthenstaub in zwei gesonderten Fächern (loculi), welche durch das Mittelband mit einander verbunden sind. Das letztere ist häufig eigenthümlich ausgedehnt oder mit Ansätzen versehen, wonach sich die Stellung der Anthere zum Staubfaden richtet; die Anthere kann auch sein angewachsen oder beweglich; bei den Orchideen sind die Antheren der Narbe aufgewachsen. Die Fächer bestehen aus zwei häutigen Klappen, und zeigen auf der Stelle, wo diese mit einander verwachsen sind, eine Naht (sutura). Bei der Reife öffnet sich die Naht und entleert den Blüthenstaub auf die Narbe; man unterscheidet ein völliges Oeffnen der Naht (dehiscentia secundum longitudinem) von dem **unvollständigen Aufspringen** derselben (**poris dehiscens**); ferner ein **Aufspringen der Quere nach, klappig und deckelartig**. Basis und Spitze der Fächer können ihrer Form nach bezeichnet werden; Fächer, wie Antheren selbst werden nach Form, Befestigung, Lage und Richtung näher bezeichnet. Der **Blüthenstaub** (**pollen**) besteht aus verschieden gestalteten, häutigen Körnchen, die von einer zähen Materie umschlossen sind, welche bestimmt sind, das Eichen zu befruchten. Bei der Befruchtung ergiesst sich der Inhalt des Pollenkörnchens als **Pollenschlauch** durch die Hülle; dieser wird durch die Narbe zum Ei geleitet und schlüpft hier durch die Mikropyle ein. Der Blüthenstaub ist bei den **Orchideen** zu zähen Conglomeraten, den **Pollinarien**, vereinigt, bei den **Asklepiadeen** von einer Haut umgeben; diese hängen sich besonderen **Drüsen** der Narbe an; häufig vermitteln Insekten die Uebertragung des Pollen.

Die **Staubgefässe** werden nach ihrer Insertion, ihrer Anzahl, ihrer Stellung und Grösse genauer benannt. **Didynamische**, zwei kurze unter vieren (bei den **Labiaten**), **tetradynamische**, zwei kurze unter sechsen (bei den **Cruciferen**) **ein-, zwei- oder vielbrüdrige** (**mono-, di-, polyadelphica**), mit den **Staubbeuteln verwachsene** (**syngenesia**), mit dem **Griffel verwachsene** (**gynandria**) sind besondere Formen. Nach ihrer Ausbildung heissen sie fruchtbar, unfruchtbar, verkümmert, reif, ausgestäubt.

Der **Stempel** (**pistillum**) ist aus der Verwachsung des innersten Kreises der Blüthenknospe, den **Fruchtblättern** (**carpophylla**), entstanden, besteht, völlig ausgebildet, aus **Fruchtknoten, Griffel** und **Narbe** und gilt als das weibliche Befruchtungsorgan.

Der **Fruchtknoten** (**germen**) ist der untere, meist verdickte Theil des Stempels, welcher die **Eichen** umschliesst. An dem Fruchtknoten unterscheidet man **Nähte**, welche erkennen lassen, wie viel Fruchtblätter an der Bildung desselben Theil genommen haben (**Bauch-** und **Rückennath**). Im Innern des Fruchtknotens, als verlängerte Axe, steht der **Knospenträger** (**sphorophorum**), welcher die Eichen trägt; dieser ist mit den Fruchtblättern verwachsen. Geschieht die Verwachsung derart, dass im Fruchtknoten nur eine Höhlung entsteht, so heisst der Stempel **einfach**, der in der Mitte stehende Samenträger frei und **mittelständig** (**centrale, liberum**); **wandständig** (**parietale**) heisst derselbe, wenn er, in einzelne Stränge zertheilt, mit den Fruchtblättern verwächst, und die Eichen den Verwachsungsnähten entspringen. Geschieht die Verwachsung jedoch derart, dass sich Fruchtblätter um die einzelnen Stränge des Samenträgers legen und hier mit ihren Rändern verwachsen, so entstehen **Einzelfrüchte** (**carpellae**), der Stempel heisst **vielfach**, der Samenträger wird wandständig; durch Verwachsung der einzelnen Carpellen wird der mehrfächrige Stempel gebildet. Bei den **Granateen** schieben sich zwei Wirtel auseinander, verwachsen oben und unten mit einander, Fächer bildend, in der Mitte quer das **Diaphragma**; bei den **Pomaceen** verwachsen die Capellen mit dem Unterkelch; bei den **Myrtaceen** verwächst bald der obere, bald der untere Fruchtblätterkreis unter einander. Bei den **nacktsamigen** Pflanzen (**gymnospermae**) verwachsen die Fruchtblätter theils erst nach dem Aufblühen mit einander um die bis dahin nackten Eier herum, theils fehlen sie gänzlich.

Der **Griffel** (**stylus**) ist eine röhrenartige Verlängerung des Fruchtknotens, welche in die **Narbe** (**stigma**) endigt; fehlt der Griffel, so heisst die Narbe **sitzend**. Der innere Theil des Griffels heisst **Narbencanal** und ist bestimmt, den auf die Narbe gefallenen, hier vermittelst einer eigenthümlichen Feuchtigkeit aufgequollenen Blüthenstaub weiter zu leiten und die Zuführung des inzwischen auftretenden Pollenschlauches bis an das Eichen zu vermitteln:

Das **Eichen** (**ovulum**) entspringt dem Samenträger und ist demselben entweder direct mit dem **Nabel** (**hilum**), oder mit dem **Nabelstrange** (**funiculus umbilicalis**) angewachsen. Ist der Nabelstrang als hervorragender Längs streifen um das Ei bemerklich, so heisst er Nabelstreifen (raphe). Der Eikern (nucleus) ist meist mit einer einfachen oder doppelten Hülle (integumentum) überzogen; die Stelle, welche mit dem Kern verwachsen ist, heisst Hagelfleck (chalaza, innerer Nabel); die offene Stelle, durch welche der Kern durchsieht, Eimund (mycropyla). Bei der Befruchtung bildet sich eine besondere Zelle im Samen zum Keimsack (saccus embryonalis) aus, welche wiederum im Innern die Keimbläschen entwickelt; der Pollenschlauch drängt sich durch die Mikropyle zum Keimsack, ergiesst hier seinen Inhalt und aus der Verschmelzung dieses mit dem der Keimbläschen entsteht zunächst der Keimschlauch, aus welchem sich dann der Embryo weiter entwickelt. — Nach ihrer Anheftung und Lage werden die Eichen genannt: sitzend, schildförmig angeheftet, aufrecht, umgekehrt, wagerecht, hängend. — Geradläufige Eichen (O. orthotropa) haben die Mikropyle dem Nabel, als Basis, gegenüber, bei gegenläufigen (anatropa) liegen diese beiden neben einander; der Kern der krummläufigen Eichen (O. campylotropa) ist gekrümmt.

Die Frucht (fructus) bildet den nach der Befruchtung ausgewachsenen und mit Samen erfüllten Stempel; es nehmen jedoch bisweilen auch andere Blüthenorgane an der Fruchtbildung mit Theil — solche Früchte heissen falsche oder Scheinfrüchte (fleischig ausgewachsener Blüthenstiel bei Anacardium, fleischig gewordener und nach innen umgestülpter Blüthenboden bei Ficus, mit zur Frucht verschmolzener Unterkelch bei Granateen und Pomaceen, flügelbildendes Prigon bei Rumex, Fruchthülle bildende Kelch und Krone bei Hyoscyamus, resp. Plantago, auf der Frucht restartig verbleibende Staubgefässe bei Pomaceen, fleischig gewordener Stempelträger bei Fragaria). Je nachdem die Frucht aus einem einfachen oder mehrfächrigen Stempel entstanden ist, heisst sie einfach oder mehrfach; die aus Verwachsung mehrerer Stempel verschiedener Blüthen entstandene Frucht heisst zusammengesetzt (Ananassa); die später verholzende zusammengesetzte Frucht der Coniferen heisst Zapfen (strobilus) zum Unterschiede von dem Beerenzapfen (galbulus), welcher später fleischig wird. Fruchtstände sind Anhäufungen von Früchten auf gemeinschaftlicher Spindel (Aehre, Traube).

Die Fruchthülle (pericarpium) besteht aus einer äusseren (epicarpium), einer mittleren (mesocarpium) und einer inneren Schicht (endocarpium) von der verschiedensten Struktur und umschliesst die Fruchtfächer (loculi), welche durch die Scheidewände (dissepimenta) begrenzt sind.

Der Samenträger (sporophorum, placenta) kann hier, wie im Fruchtknoten, frei, angewachsen oder wandständig sein und trägt die durch Nabelstrang ihm angehefteten Samen. Infolge des Eintrocknens des Parenchyms in der Fruchthülle erfolgt das Aufspringen derselben; dieses geschieht entweder der Länge oder der Quere nach oder in Löchern. — Die einfache Frucht kann sein: eine einfache Samenhülle (amphispermium), wie die Schliessfrucht (achaenium*), die Caryopse und das Nüsschen; oder eine Kapselfrucht, welche wiederum trocken, Nuss (nux), Kapsel (capsula), Hülse (legumen, mit einem wandständigen Samenträger), Schote (siliqua) und Schötchen (silicula, beide mit zwei wandständigen Samenträgern, erstere mehr lang, letztere mehr breit), beerenartig, Beere (bacca), Kürbisfrucht (pepo), oder steinfruchtartig, Steinfrucht (schizocarpium), welche beim Reifen in mehrere Theilfrüchte zerfällt. — Die mehrfache

---

*) Das Achänium, die Frucht der Umbelliferen, ist mit seinen beiden Hälften der Säule (columella) angeheftet; diese liegen an der Berührungsfläche (commissura) dicht an einander, und sind auf der Rückenfläche mit je fünf Rippen (costae, jugae) versehen; zwischen diesen liegen fünf Furchen oder Thälchen (sulci, valliculae), welche von fünf striemen (vittae) durchzogen sind, die auf einem Querschnitt sichtbar werden. Auf dem Querschnitt erkennt man auch die Form des Eiweisses, und die Frucht heisst, wenn dasselbe an der Commissur gerade ist, orthosperm, wenn es nierenförmig erscheint, campylosperm und wenn es halbmondförmig ist, coelosperm.

Frucht wird aus Carpellen von ähnlicher Beschaffenheit, wie die einfachen Früchte, gebildet.

Der Same (semen) ist das nach der Befruchtung entwickelte Eichen, welches aus Keim und Schale besteht. Die Samenschale besteht aus einer äussern (testa) groben und aus einer inneren (tegmen) zarten Haut. Der Samenmantel (arillus) ist als eine Wucherung des Nabelstranges zu betrachten, welche den Samen in verschiedener Form umgiebt. Der Kern enthält im Eiweiss den Embryo eingeschlossen, oder wird von letzterem allein erfüllt (sem. albuminosum, sem. exalbuminosum). Das Eiweiss (albumen) ist eine parenchymatöse Substanz, welche zur Ernährung des Embryo dient und beim Keimen entfernt wird.

Der Keimling (embryo) ist die durch Befruchtung entstandene Umbildung zu einem neuen Individuum und heisst nach seiner Lage gerade, gekrümmt, gewunden, homotrop bei gleicher Richtung mit der Axe (dabei aufrecht, wenn die Basis dem Nabel, umgekehrt, wenn die Spitze dem Nabel zugewendet ist), amphitrop, wenn Basis und Spitze dem Nabel zugewendet sind, heterotrop bei der Querlage im Samen, mit Bezug auf das Eiweiss heisst er vom Eiweiss umschlossen (dabei albumen periphericum), das Eiweiss umschliessend (dabei albumen centrale) oder ausserhalb des Eiweisses (dabei albumen laterale). — Der Embryo besteht ursprünglich aus einer von Blättchen umgebenen Axe. Der der Mykropyle zugekehrte Theil der Axe ist das Würzelchen (radicula); ihm gegenüber das Knöspchen (gemmula, plumula); dazwischen die Samenlappen (cotyledones). Man unterscheidet nach der Anzahl der letzteren Acotyledonen, Monocotyledonen, Di- und Polycotyledonen. Das Würzelchen kömmt bei den Monocotyledonen wenig zur Entwickelung; es treibt Wurzelfasern, welche dann später zur Wurzel auswachsen; bei den Dicotyledonen wächst es stets zur Wurzel aus; bei den Polycotyledonen ist es mit dem Eiweiss verwachsen.

Man nennt nach der Lage der Wurzeln den Keim seitenwurzlig (e. pleurorrhizeus), wenn die Cotyledonen flach auf einander und das Würzelchen an deren Spalte liegt; rückenwurzlig (e. notorrhizeus), wenn das Würzelchen auf dem Rücken eines der flach auf einander liegenden Cotyledonen liegt; rinnig gefaltet (e. orthoplozeus), wenn das Würzelchen in der hohlen Rinne der gefalteten Cotyledonen liegt. Ferner wird das zum Nabel gerichtete von dem vom Nabel abgewendeten Würzelchen unterschieden hilum spectans, hilo opposita). — Die Samen der Dicotyledonen sind entweder anliegend oder auseinanderstehend und umschliessen das Knöspchen; der Samenlappen der Monocotyledonen umhüllt das Knöspchen allein. — Beim Keimen, zu dessen Bedingung Wärme, Feuchtigkeit und passender Boden gehören, zerreist die Samenschale, das Würzelchen tritt hervor und es wächst der obere Theil der Axe zum Stamm aus; hierbei bleiben die Cotyledonen entweder mit der Schale in der Erde zurück, oder sie erheben sich über die Erde und fallen hier mit der Schale ab.

Durch abnorme Lebenserscheinungen können Missbildungen und Krankheiten bedingt werden. Diese können hervorgerufen sein durch andre Pflanzen (Brand, Russ und Mehlthau, Kartoffel- und Traubenkrankheit) oder durch Thiere (Reblauskrankheit, Galläpfel), Schmarotzerpflanzen entnehmen ihre Nahrung fremden Pflanzen und führen hierdurch den Untergang derselben herbei (Mispel).

Sämmtliche Pflanzen lassen sich in ein System bringen, bei dessen Aufstellung die vielfachsten Principien massgebend sein können. Natürliche Systeme nehmen vergleichend auf den Gesammtcharakter der Pflanzen Rücksicht, während bei künstlichen Systemen sich diese Rücksicht nur auf einzelne Organe erstreckt.

Systematologie. 301

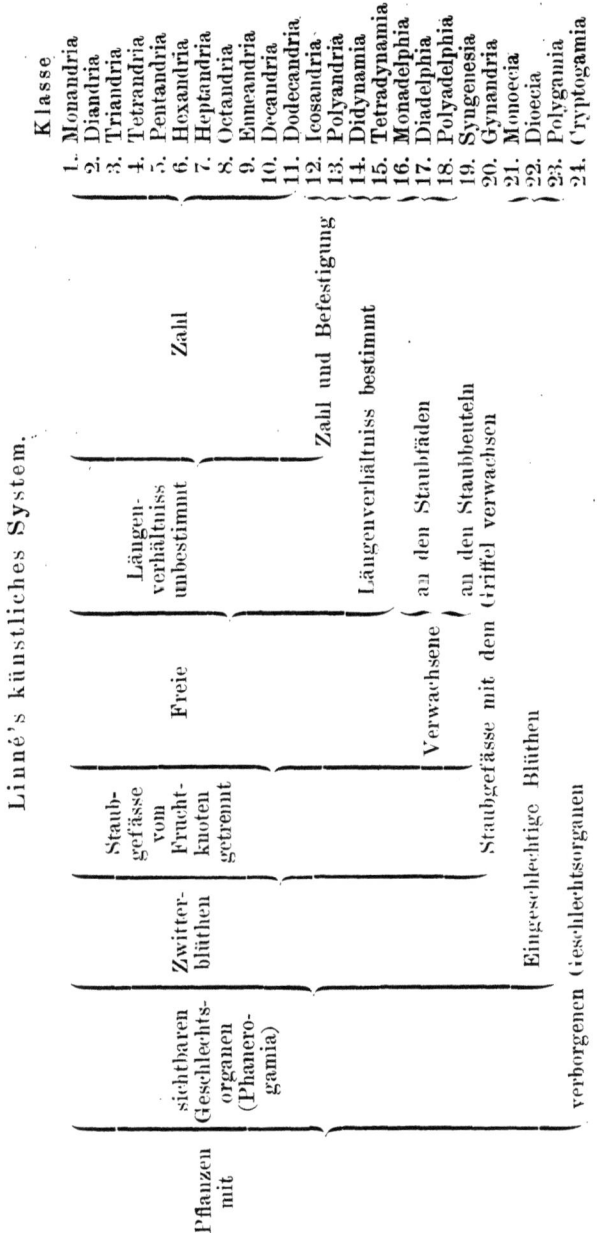

Klasse 1—13 zerfällt in 1—6 Ordnungen, je nachdem 1—5 oder viele Griffel vorhanden sind (Mono — Penta — Polygynia).
Klasse 14: 1. Ordnung: Gymnospermia mit 4 einsamigen Früchten.
2. Ordnung: Angiospermia mit 1 vielsamigen Frucht.

Klasse 15: 1. Ordnung: Siliculosa.
2. Ordnung: Siliquosa.
Klasse 19: 1. Ordnung: Syngenesia monogamia mit einzeln stehenden Blüthen.
2. Ordnung: Syngenesia polygamia mit vielen Blüthen auf gemeinschaftlichem Boden.
Klasse 23: 1. Ordnung: Monoecia, auf demselben Individuum Zwitterblüthen.
2. Ordnung: Dioecia, auf einem Individuum Zwitter, auf einem anderen Getrenntgeschlechtige.
3. Ordnung: Trioecia, auf einem Individuum Zwitter, auf einem zweiten männliche, auf einem dritten weibliche Blüthen.
Klasse 24: 1. Ordnung: Filices.
2. Ordnung: Musci.
3. Ordnung: Tangae.
4. Ordnung: Fungi.

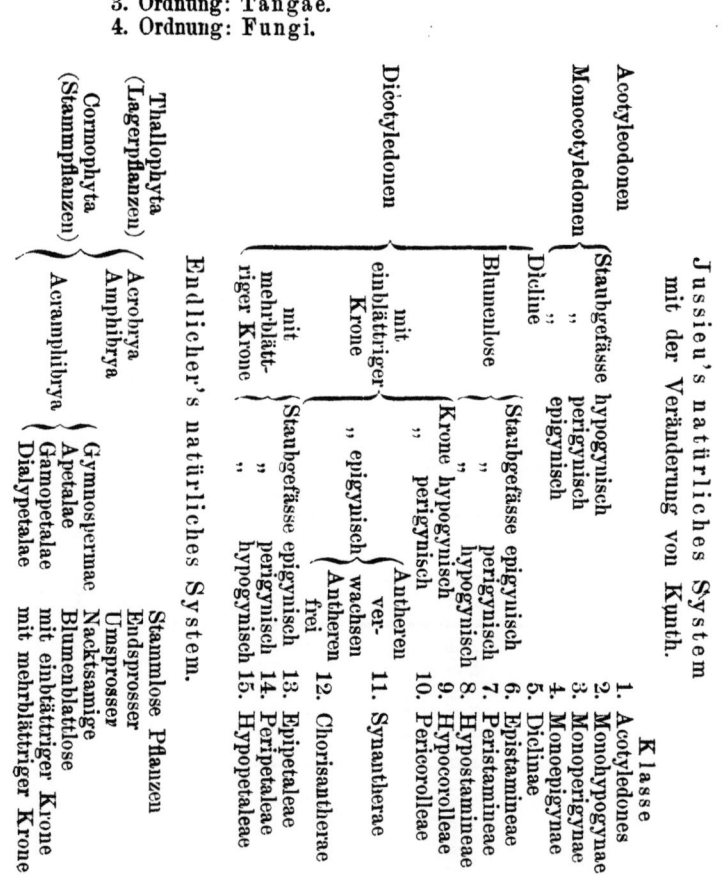

Die offizinellen Gewächse

nach dem natürlichen System von A. Braun und Hanstein geordnet, nebst den von ihnen abstammenden Drogen.

I. Abtheilung: Kryptogamen.

Blüthenlose oder verborgenehige Pflanzen. Fortpflanzung durch Sporen.

I. Gruppe: Thallophytae.
Lagerpflanzen oder Laubpflanzen.

Pflanzen ohne erkennbare Gliederung in Wurzel, Stamm und Blatt; ohne Gefässbündel; theilweise ohne Generationswechsel. Der Gesammtkörper wird als Thallus (Lager, Laub) bezeichnet.

I. Klasse: Protophyta.
Ohne Geschlechtsorgane.

1. Reihe: Chlorophyllhaltige Formen. (Algen).
   1. Ordnung: Chlorophyllophyceae: Protoplasma durch reines Chlorophyll grün gefärbt.
   2. Ordnung: Cyanophyceae: Protoplasma durch Chlorophyll und Phycocyan blaugrün gefärbt.
2. Reihe: Chlorophyllfreie Formen. (Pilze).
   3. Ordnung: Schizomycetes. Mikroskopisch kleine, durch Zelltheilung sich vermehrende, einzellige Pflanzen, die entweder einzeln in lebhafter Bewegung, oder kolonienweise gallertförmig neben einander leben (Zoogläaformen). Sie bewirken in passenden Nährflüssigkeiten Gährung und Fäulniss, schaffen todte Organismen aus der Welt und sind als Hauptregulatoren der gesammten Lebensthätigkeit zu betrachten (Spaltpilze).

   Fam. *Bacteriaceae*. Die Zellen theilen sich nur nach einer Richtung. Man unterscheidet chromogene, (Pigment-), zymogene (Gährungs-) und pathogene (Krankheit erregende) Bakterien.

   4. Ordnung: Saccharomycetes (Hefepilze). Schnurenförmig vereinigte, ovale, mit Plasma erfüllte Zellen, die sich theils durch Sprossung, theils durch Bildung von Brutzellen durch Zerfall des Plasmas in der Mutterzelle fortpflanzen und zuckerhaltige Flüssigkeiten in Alkohol und Kohlensäure zerlegen.

   Saccharomyces Cerevisiae. — Saccharomyces Mycoderma.

II. Klasse. Zygosporeae.

Anfänge des Geschlechtslebens. Fortpflanzung durch Copulation zweier oder mehrerer Zellen gleichartiger Beschaffenheit; als Produkt erscheint die Zygospore, aus welcher später Brutzellen oder Schwärmzellen entstehen, oder welche direkt zur neuen Pflanze auswächst.

1. Reihe: Kopulation durch bewegliche Zellen.

5. Ordnung: Zoosporeae. Protoplasma durch Chlorophyll grün gefärbt (Algen).

6. Ordnung: Mycomycetes. Schleimpilze. Ohne Chlorophyll.

2. Reihe: Kopulation durch unbewegliche Zellen.

7. Ordnung: Conjugatae. Chlorophyllhaltig.

Fam. *Diatomaceae.* Plasma braun gefärbt.

8. Ordnung: Zygomycetes. Ohne Chlorophyll. Parasitische Pilze, welche sich durch unbewegliche Brutzellen (Conidien) fortpflanzen (nicht geschlechtlich).

Fam. *Mucorineae.* Schimmelpilze.

III. Klasse: Oosporeae.

Deutlich ausgeprägte Geschlechtsorgane. Die im Oogonium, dem weiblichen Organ, entstehenden Eizellen werden von den im Antheridium, dem männlichen Organ, entwickelten Spermatozoiden befruchtet. Bisweilen geschieht auch die Befruchtung durch direktes Einwachsen des Antheridiums in das Oogonium und Ergiessen seines Plasmas zwischen die Eizellen. Aus dem befruchteten Ei entwickeln sich Schwärmzellen oder es wächst direkt zur neuen Pflanze aus.

9. Ordnung: Coenobieae. Einzellige, in Familien zusammenlebende Formen.

Fam. *Volvocinae.* Kuglig vereinigte, mit Wimpern versehene Zellgruppen. — Volvox globator L. In stehenden Gewässern; färbt das Wasser grün.

10. Ordnung: Sphaeropleeae.

11. Ordnung: Coeloblasteae. Einzellige Formen.

Fam. *Vaucheriaceae.* Chlorophyllhaltig. — *Saprolegniaceae.* Chlorophyllfreie Schmarotzerpilze; Fortpflanzung durch Schwärmzellen (ungeschlechtlich). — *Peronosporeae.* Schmarotzerpilze, zerstören die Gemüsearten; Fortpflanzung durch Conidien (ungeschlechtlich).

12. Ordnung: Oedogoniaceae. Mehrzellige Formen. Befruchtung der Eizelle innerhalb des Oogoniums. Oogonium ohne Hülle.

Fam. *Confervaceae.* Süsswasserbewohner; bilden schwimmende, wolkige, schlüpfrige Massen. (Conferva. Cladophora).

Fam. *Chroolepideae.* Chr. Jolithus Ag. Veilchenmoos.

Fam. *Ulvaceae.* Meeresalgen.

13. Ordnung: Characeae. Thallus stark verzweigt; Oogonium mit spiraliger Hülle umschlossen.

Fam. *Chareae.* — Fam. *Nitelleae.*

14. Ordnung: Fucoideae. Tange. Das Oogonium stösst die Eizelle behufs Befruchtung aus. Der Thallus bildet den Uebergang zu den höher organisirten Pflanzen, indem man wurzel-, stamm- und blatt-

artige Theile an ihnen zu unterscheiden vermag. Die Befruchtungsorgane befinden sich vielfach in besonderen Conceptaculen und sind entweder über den ganzen Thallus zerstreut oder befinden sich nur an eigenthümlich gestalteten Aesten und Zweigen. Die Tange sind sämmtlich Meeresbewohner, und sind die grössten der Kryptogamen und am massigsten verbreitet. Die Mehrzahl von ihnen wird zu Asche verbrannt, die der Jodgewinnung dient.

Fam. *Laminaricae.* Laminaria digitata Lam. u. Laminaria Cloustoni Edmonston. Das sehr breite, fingerförmige, fleischige Trieblager sitzt auf einem langen, runden, derben Stiel; die Fruchtlager liegen in unregelmässigen Haufen auf dem Thallus. Im Ocean. Davon

Laminaria.

Die getrockneten Stiele von 50—100 cm Länge und 0.5—1 cm Dicke sind braun, runzlich, hornartig, weiss gestreift (Salz in den Runzeln), werden beim Aufweichen in Wasser olivengrün und quellen bis zur vierfachen Stärke an. Innerhalb der Rinde zeigt sich dabei eine von Schleimhöhlungen stark durchzogene Mittelschicht. Das innere, markige Gewebe soll nicht hohl sein.

Fam. *Fucaceae.* — Fucus vesiculosus L. Blasentang. — Sargassum bacciferum Ag., bildet Inseln von Quadratmeilengrösse.

IV. Klasse: Carposporeae.

Das weibliche Organ, Carpogon genannt, enthält nicht blos befruchtbare Eier, sondern ist mehrzellig und wird seiner ganzen Ausdehnung nach besamt, jedoch nicht in allen Theilen gleichmässig befruchtet. Die Befruchtung geschieht durch Schwärmkörper, durch Copulation oder durch Diosmose und besitzt zur Erleichterung des Empfängnisses das Carpogon häufig ein besonderes Organ, die Trichogyne oder das Befruchtungshaar. Die Keimung geht nicht allemal unmittelbar von der weiblichen Zelle aus, sondern erfolgt häufig in deren Nachbarschaft, aus welcher sich ein Fruchtkörper entwickelt, in oder an welchem die Sporen erzeugt werden (Sporocarpium).

1. Reihe: Chlorophyllhaltige Formen (Algen): Befruchtung durch Spermatozoiden; Carpogonium mit Trichogyne.

15. Ordnung: Coleochaeteae. Bewegliche Samenkörper.

16. Ordnung: Florideae. Samenkörper unbeweglich; das Chlorophyll ist durch einen rothen Farbstoff (dem Phycoerythrin) verdeckt. Nach der Befruchtung zerfällt entweder das Carpogon und es treten die Brutsporen frei hervor, bilden Häufchen (glomeruli) oder die Sporen bleiben von einem besondern Behälter (dem Cystocarp), welcher sich durch Verwachsung der peripherischen Zellschichten bildet, umschlossen. Alle Florideen zeichnen sich durch schöne rothe Färbung aus.

Fam. *Gigartineae.* — Thallus verschiedenartig, vielfach hand- oder fächerartig gestaltet; Cystocarpien dem Thallus eingesenkt. Chondrus crispus Syngb. (Fucus crispus L., Sphaerococcus crispus Ag.). — Gigartina mamillosa Ag. (Sphaerococcus mamillosus Ag.). Das Fruchtlager ist bei beiden gabelspaltig, bei ersterem flach, bei letzterem rinnig; Antheridien bei ersterem halbkugelig, dem Fruchtlager einseitig halbeingefügt, bei letzterem rund, oft gestielt, oft dem Fruchtlager beiderseitig eingesetzt. Im atlantischen Ocean. Davon

Carrageen.

Die getrocknete Alge ist knorpelig, gelb, riecht tangartig, schmeckt fade und giebt beim Kochen mit Wasser eine Gallerte.
Bestandtheile: Schleim und Seesalze.

Fam. *Corallineae*. — Durch Kalkeinlagerung verhärtet.

2. Reihe: Chlorophyllfreie Formen. (Pilze). Befruchtung ohne Spermatozoiden; Trichogyne fehlt.

17. Ordnung: Ascomycetes. Schlauchpilze. Meist 8 Sporen werden durch freie Zellbildung in besonderen Schläuchen (Sporenschläuchen, ascus, theca) entwickelt. Die Sporenschläuche, welche vielfach von Saftfäden (Paraphysen) unterstützt oder umgeben sind, bilden mit ihnen zusammen das Sporenlager (hymenium, mycelium). Als männliches Organ tritt hier das Pollinodium auf, ein Schlauch, welcher sich jedoch meist nur an das weibliche Organ anlegt, ohne in dasselbe einzudringen.

1. Unterordnung: Gymnoasci. Asken frei an den Aesten des Myceliums hervortretend, ohne umschliessenden Thallus.

Exoascus Pruni, erzeugt die Taschenkrankheit der Pflaumen.

2. Unterordnung: Perisporiacei. Kugelige Fruchtkörper (Perithecien), in welchen sich die Sporenschläuche ausbilden, und welche nach der Reife durch Fäulniss der oberen Wand geöffnet werden. Pflanzen sich ausserdem durch Conidien (Brutzellen, ungeschlechtlich) fort. — Mehlthaupilze.

3. Unterordnung: Pyrenomycetes. Kernpilze. Die Perithecien sind an der Spitze geöffnet. Sie entstehen entweder frei an der Spitze fädiger Mycelien, oder sind mit ihren Trägern zu einem gemeinsamen Fruchtträger (stroma) verwachsen, in welchem sie eingebettet sind. Das durch verfilztes Hyphin entstandene Fruchtlager wird hier auch als Sclerotium (Dauermycelium) bezeichnet. — Ausser durch Perithecien finden sich bei diesen Pilzen andere Fruchtformen, welche als Pycniden bezeichnet werden. Sie sind ebenfalls krugförmige Gebilde, welche an Stelle der Asken Basidien enthalten. Diese tragen an ihrer Spitze eine einzige Spore (Stylospore), welche nach dem Abfallen neues Mycelium erzeugt. — Eine dritte den Pycniden ähnliche Fruchtform bilden die Spermogonien, welche ebenfalls ein Hymenium von Basidien enthalten, von denen sich stäbchen- oder sichelförmige Sporen (Spermatien) abschnüren, die aber nicht keimfähig sind und als männliche Organe angesehen werden. — Endlich erfolgt auch bei diesen Pilzen eine ungeschlechtliche Fortpflanzung durch Abschnürung von Conidien.

Fam. *Nectrieae*. — Claviceps purpurea Tul. Die Sporen dieses Pilzes gelangen durch die Luft auf die Blüthe der Getreidearten, deren Fruchtknoten die mycelbildenden Conidien zerstören. Aus dem Mycel entwickelt sich ein festes, rothbraunes Sclerotium, aus welchem, nachdem es abgefallen, im nächsten Frühjahr ein von gestieltem Stroma getragenes Köpfchen hervorwächst, in welches die Perithecien eingesenkt sind. Die aus ihm frei werdenden, fadenförmigen, einzelligen Sporen entwickeln auf Grasblüthen neues Mycelium.

Secale cornutum.

Das **Mutterkorn** ist die zweite Ausbildungsform der Claviceps purpurea, und nimmt die Stelle des zerstörten Roggensamens ein. Es bildet stumpf dreikantige, gekrümmte, nach den Enden verschmälerte, dreifurchige, ca. 3 cm lange, bis 6 mm dicke, aussen violettschwarze, innen blässer gefärbte, bisweilen mit einer weichen Mütze versehene Pilzkörper von widerlichem Geschmack; soll nur vom Roggen entnommen und nicht über ein Jahr in gut verschlossenen Gefässen aufbewahrt werden. Mit 10 Th. heissem Wasser begossen soll das Pulver den ihm eigenthümlichen, brodartigen, aber weder ranzigen noch ammoniakalichen Geruch entwickeln. Das Pulver soll nur entölt aufbewahrt und dispensirt werden.

Bestandtheile: Ergotin und Ecbolin, Ergotsäure, fettes Oel, Mycose.

4. Unterordnung: Discomycetes. Scheibenpilze. Fruchtlager becher- oder scheibenförmig, auf welchem ein aus keulenförmigen Schläuchen gebildetes Hymenium ausgebreitet ist.

Fam. *Pezizeae*. — Fam. *Helvellaceae*. — Liefert Morcheln und Lorcheln.

5. Unterordnung: Lichenes. Flechten. Auf Algen schmarotzende Pilze, welche die grünen Algenzellen als Gonidien in ihren aus dichtverfilztem Hyphen gebildeten Thallus einschliessen. Bei den heteromeren Flechten findet eine regelmässige Schichtung beider Pflanzengruppen statt, bei den homöomeren Flechten finden sich Hyphen und Gonidien gleichmässig durch den Thallus zerstreut. Man unterscheidet daher auf dem Querschnitt der erstgenannten eine obere Rindenschicht aus Hyphengewebe, eine mittlere häufig Stärke enthaltende Markschicht aus lockerem Hyphen, in welcher die Gonidien liegen und eine untere Wurzel (Rhizinen)schicht aus Hyphenbündeln, welche die Flechte an ihre Unterlage befestigt. — Der äusseren Erscheinung nach unterscheidet man Laub-, Strauch- und Krustenflechten, wovon einzelne mit hohlem Thallus. — Die Gonidien vermögen sich durch Theilung zu vermehren. Geschieht die Vermehrung in so rapider Weise, dass der Thallus birst, und die Brut ausgestossen wird, so erscheinen die Soredien (Bruthäufchen), welche (ungeschlechtlich) neuen Thallus zu entwickeln vermögen. Als eigentliche Fruchtorgane erscheinen Apothecien und Perithecien, welche im Innern des Thallus entstehen und sich bisweilen auf eigenen Gestellen (podetia) erheben. Ausser diesen Schlauchfrüchten finden sich Spermogonien, kuglig dem Thallus eingesenkte Behälter vor, welche in ihrem Innern auf dicht stehenden Basidien Spermatien erzeugen, welche als männliche befruchtende Organe angesehen werden.

Fam. *Ramalineae*. — Thallus strauchartig, blattförmig verbreitet, gelappt, berindet. Apothecien schildförmig.

Cetraria islandica Ach. Isländische Flechte. Thallus bis 10 cm hoch, rasenbildend, lederartig, oberseits olivengrün, unterseits grau mit weissen Fleckchen versehen; Lappen geschlitzt, nach oben verbreitert, nach innen zusammengerollt, am Rande mit Spermogonien versehen. Apothecien flach, meist paarweise am Ende der Lappen mit dunklem Hymenium. Im Norden überall, sonst im Gebirge. Davon

Lichen Islandicus.

Das Isländische Moos kommt in zwei Sorten in den Handel, der breiten und der schmalblättrigen, häufig mit anderen Flechten, auch Moosen untermischt, schmeckt bitter und gewährt nach dem Kochen mit Wasser eine Gallerte durch Aufquellen der Flechtenstärke.
Hauptbestandtheile: Lichenin und Cetrarin.

Fam. *Roccellae.* — Roccellaarten liefern Lakmus und Orseille.
Fam. *Parmeliaceae.* — Mit laubartigem Thallus; Apothecien dem Thallus schildförmig aufgewachsen.

Sticta pulmonacea. Davon Herb. Pulmonar. arbor.

6. Unterordnung: Tuberacei. Fruchtkörper geschlossen; das Sporenlager in labyrinthischen Gängen derselben. — Trüffeln. — Elaphomyces, davon Boletus cervinus.

18. Ordnung: Basidiomycetes. Vermehrung durch Sporen, welche aus der Spitze von, ein dichtes Hymenium bildenden, Basidien entspringen und hier abgeschnürt werden.

1. Unterordnung: Aecidiomycetes.
Fam. *Uredinae.* — Rostpilze. — Fam. *Ustilagineae.* — Brandpilze.

2. Unterordnung: Tremellini. — Zitter- und Gallertpilze. Die Sporen entstehen einzeln auf pfriemenförmigen Ausstülpungen der Basidien; diese selbst entspringen der Oberfläche eines gallertartigen Fruchtkörpers.

3. Unterordnung: Gasteromycetes. Bauchpilze. Fruchtkörper nicht gallertartig. Der meist grosse runde Fruchtkörper ist in mehrere Kammern eingetheilt, welche von dem aus sporenerzeugenden Basidien gebildeten Hymenium ausgekleidet sind.

4. Unterordnung: Hymenomycetes. Hutpilze. Basidien aus der verschieden gestalteten Oberfläche des Fruchtkörpers entspringend. — Diese Pilze entwickeln sich aus einem perennirenden Mycel, aus welchem zunächst sich ein Hyphenknäuel entwickelt, der erst zum Stiel, dann zum Hut auswächst, diesen durch Ueberwuchern und Zusammenwachsen mit aus dem Stiel entspringenden Hyphengewebe zum Schleier (velum) verwächst. Auf der Unterfläche des Hutes entstehen inzwischen Auswüchse (Lamellen), auf deren Oberfläche sich das Hymenium entwickelt, dessen Basidien 2 oder 4 Sporen an der Spitze abschnüren. Vielfach sind die Basidien von unfruchtbaren Paraphysen begleitet. Zur Zeit der Reife wird der Hut gespannt und durch die Spannung zerrissen, wodurch die Sporen herausgeschleudert werden, der Schleier zerreisst und als Ring (Manschette) am Stiel oder Hutrand hängen bleibt. — Bisweilen concentrirt sich das Hyphengewebe, bevor es sich in Stiel und Hut trennt, wird fest und bildet ein Sclerotium,

welches sodann verschiedene Fruchtkörper zu entwickeln vermag. — Die **Hymenomyceten** gedeihen in allen Klimaten der Erde. Sie sind von grosser Wichtigkeit als stickstoffreiche und billige Nahrungsmittel. Bekannt sind mehrere tausend Arten.

Fam. *Polyporei.* — Polyporus fomentarius Fries. Feuerschwamm. Das löchrige Hymenium ist dem Hute angewachsen; Hut sitzend, fast dreischneidig, kahl, mit russfarbig weisslich-grauen Ringen gezeichnet, innen **weich**, am Rande meergrün, später rostfarben, mit sehr kleinen Poren versehen. An Buchen und Eichen. Davon

Fungus chirurgorum.

Rostfarbige, sehr weiche Scheiben, welche nach Abschälen der oberen härteren Rinde und der unteren Hymeniumschicht vom Pilze übrig bleiben und gut ausgewachsen, getrocknet und gepresst in den Handel kommen. Der Wundschwamm erscheint unter dem Mikroskop als aus lauter Fadenzellen bestehend und muss schnell das Doppelte seines Gewichtes an Wasser einsaugen. Das wieder abgepresste Wasser darf beim Verdampfen keinen erheblichen Rückstand hinterlassen (Salpeter). Die Pharmakopöe warnt vor der Anwendung eines salpeterisirten Schwammes, welcher durch Funkensprühen beim Verbrennen charakterisirt ist.

Polyporus officinalis Fries. Lärchenschwamm. Hut weisslich, sitzend, korkartig, fleischig, mit dunkleren Ringen gezeichnet; mit vielen kleinen, dunkelgelben Löchern versehen. An Lärchen. Davon

Fungus Laricis.

Der entrindete, getrocknete, leichte, schwammig-fasrige, zwar zerreibliche, aber schwer zu pulvernde, weisslich-gelbe, gekaut süsslich, dann bitter, scharf schmeckende Schwamm, welcher von Insekten nicht zerfressen sein darf.

Hauptbestandtheil: Harz. Einfuhr aus Russland (über Archangel), Tyrol und Süd-Frankreich.

Merulius lacrimans Fries, feuchter Hausschwamm. Exidia Auricula Judae Fries, Judasohren; davon Fungus Sambuci.

II. Gruppe: Muscineae.
Moose.

Man unterscheidet Laub- und Lebermoose (M. frondosi et hepatici). Letztere bilden den Uebergang von Lager- zu Stammpflanzen und besitzen nur theilweise Blätter; erstere haben einen beblätterten Stamm; beide haben keine eigentliche Wurzel, sondern werden durch Wurzelhaare ernährt. Die ungeschlechtliche Fortpflanzung geschieht durch Brutknospen, welche an verschiedenen Orten der Pflanze hervorbrechen und bei den laubartigen oft von besonderen Hüllen (Brutbechern) umgeben sind. — Die geschlechtliche Fortpflanzung geschieht durch Antheridien und Archegonien. Die Antheridien entwickeln Zellen, welche bei der Reife gewimperte Samenfäden entlassen, die die

Archegonien befruchten. Letztere enthalten eine grosse Centralzelle, in welcher sich nach der Befruchtung theils Sporen, theils **Schleuderer** (elaterae) ausbilden. Das die **Frucht** (sporogonium) umgebende Archegon wächst aus zur **Calyptra**, welche beim Platzen der Frucht abgeworfen wird. Auch bei den **Laubmoosen** werden in **Antheridien** Samenfäden und Paraphysen entwickelt, welche die stets gehäuften, ebenfalls von Paraphysen begleiteten **Archegonien**, von denen jedoch nur eins auswächst, befruchten. Die im Archegon enthaltene Zelle entwickelt als Frucht vier tetraëdrische, einzellige Sporen, die in Gruppen um das in der Mitte stehende **Säulchen** liegen. Die **Fruchthülle** (das Archegon) wächst häufig zur bedeckelten **Büchse** (theca) aus, die von einem oft oben verdickten **Stiel** (seta) getragen wird. Beim Bersten der Frucht wird der Deckel resp. das **Häubchen** (calyptra) abgeworfen und lässt erkennen, wie der **Rand der Büchse** (peristomium) beschaffen ist. Bei der Keimung beider Arten entsteht erst ein faden- oder flächenartiger **Vorkeim** (protonema), auf welchem sich die Knospe zur jungen Pflanze erhebt; während aber die Lebermoose zwei Generationen bis zu ihrer Vollendung bedürfen, erfolgt diese bei den Laubmoosen (Befruchtung und Sporenbildung) bereits bei demselben Individuum.

V. Klasse. Hepaticae.

Vorkeim unbedeutend. Blattloser Thallus oder Stämmchen mit nervenlosen, oft schuppenförmigen Blättern. Columella selten; Deckel meist fehlend.

19. Ordnung: Ricciaceae.
20. Ordnung: Anthocerotae.
21. Ordnung: Marchantiaceae.
22. Ordnung: Jungermanniaceae.

VI. Klasse. Musci frondosi.

Kräftiger Vorkeim. Stämmchen mit oft berippten Blättern. Sterile Columella. Sporenbehälter ohne Elateren.

23. Ordnung: Andreaeaceae.
24. Ordnung: Sphagnaceae. Torfmoose.
25. Ordnung: Stegocarpae. Deckenfrüchtler.

Fam. *Polytricheae.* — Polytrichum commune L. Davon Hb. Adianti aurei.

III. Gruppe: Cryptogamae vasculares.
Gefässcryptogamen.

Stamm mit Blättern und Wurzeln. Aus dem Gewebe entstehen Epidermis, Grundgewebe (Parenchym) und Gefässbündel (Fibrovasalstränge). Die letzteren stehen zerstreut im Grundgewebe, sind geschlossen, und vermögen, einmal ausgebildet, nicht mehr in die Dicke zu wachsen. — Man unterscheidet Mikrosporen und Makrosporen, von welchen erstere nur Vorkeime mit männlichen, letztere nur Vorkeime mit weiblichen Organen erzeugen. — Ausser der geschlechtlichen findet auch ungeschlechtliche Vermehrung durch Sporangienbildung auf den Blattformen statt.

VII. Klasse. Filicinae.

Blätter im Verhältniss zum Stamm mächtig entwickelt, in der Jugend aufgerollt, erzeugen auf der Unterseite, oder am Rande, seltener im Innern Sporangien, die mit einem meist nicht geschlossenen Ringe umgeben und von einem Schleierchen (indusium) bedeckt sind. In ihnen werden die der ungeschlechtlichen Vermehrung dienenden Mikro- und Makrosporen erzeugt. Die Sporen entwickeln beim Keimen den oberirdischen blattartigen Vorkeim, welcher nach unten Wurzel, nach oben Antheridien und Archegonien entwickelt.

26. Ordnung: Filices. Farne. Sporen nur von einer Art und Grösse. Sporangien frei auf gut entwickelten oder wenig umgestalteten Blättern zu Häufchen (sori) vereinigt. Blätter mannigfach genervt. Ohne Nebenblätter. Sporangien einfächerig mit Centralzelle für die Sporenmutterzellen.

Fam. *Polypodiaceae*. — Sporangien meist lang gestielt, mit einem senkrecht über den Scheitel laufenden, unvollständigen Ringe, sich durch Querriss öffnend; Stellung verschieden.

Adiantum Capillus Veneris L. Davon Hb. Capillor. Veneris.

Aspidium Filix mas Swarts (Polystichum Filix mas Roth). Wurmfarrn. Blätter doppelt fiederschnittig, Fiederstücke beiderseits kleiner werdend, Fiederstückchen länglich, stumpf, scharf gekerbt, an der Achse schuppig; Bruthaufen fast kreisrund, reihenförmig zu beiden Seiten des Mittelnerves, Schleierchen herznierenförmig; Wurzelstock horizontal aufsteigend. In Wäldern. Davon

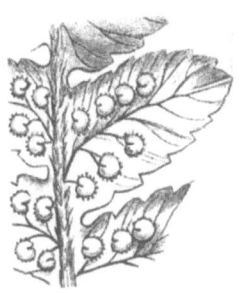

Fructificirendes Blattsegment von Aspidium Filix mas.

Rhizoma Filicis.

Verschieden langer, bis 2.5 cm dicker, dicht mit ziegeldachförmig nebeneinander gestellten Blattüberresten besetzter Knollstock, welcher um das (frisch) grasgrüne Mark einen Kreis von 6 — 10 paarweise zusammenstehenden Gefässbündeln zeigt, die einander mit der convexen Seite zugewendet sind; die Blattstielüberreste sind ungekielt, fleischig, innen (frisch) grün, aussen dunkelbraun. Die im Herbste gesammelte Wurzel wird geschält und nur der markige Körper zum Pulvern verwendet.

Bestandtheile: Fettes und ätherisches Oel, Farbstoff, Harz, Gummi, Zucker, Gerbsäure. Salze.

Verwechslung mit den Wurzelstöcken von Aspidium cristatum, spinulosum und Asplenium Filix femina; die Blätter dieser sind theils dreifach fiederschnittig, die Fiederstückchen theils stachelspitzig gekerbt, die Blattstielreste und Schuppen schwarzbraun und das Mark so winzig, dass beim Schälen fast Nichts übrig bleibt.

Polypodium vulgare L., davon Rhiz. Polypodii.

VIII. Klasse. Equisetinae.

27. Ordnung: Equisetaceae. Schachtelhalme. Blätter reichlich und quirlförmig um den verzweigten Stamm gestellt, klein, gezähnt. Sporangien an umgewandelten, schildförmigen oder gestielten Blättern.

Sporen mit abrollbaren Spiralbändern (Schleuderern) versehen, erzeugen selbstständig vegetirende Vorkeime.

Fam. *Equisetaceae.* Equisetum hiemale L. Davon Hb. Equiseti.

IX. Klasse. Lycopodinae.

Sporangien auf der Basis oder in der Achsel wenig entwickelter Blätter, ohne einzelne Centralzelle für die Sporenmutterzellen. Sporen gleich oder verschieden gestaltet (Mikro- und Makrosporen).

28. Ordnung: Lycopodiaceae.

Fam. *Lycopodiaceae.* — Die Achse enthält einen im Parenchym ruhenden, centralen Gefässbündelkörper; der Stengel ist niederliegend, meist gablig zertheilt und trägt die gleich grossen, sitzenden Blätter spiralig um sich. Die Früchte sind nierenförmig, einfächrige, zweiklappige, in Blattwinkeln stehende, eine Aehre bildende Kapseln, welche viele kleine, tetraëdrische Sporen enthalten. Diese Sporen sind als Antheridien zu betrachten, da sie nicht keimfähig sind, vielmehr Zellen entwickeln, welche sich zu Schwärmfäden ausbilden. Ausser diesen Früchten sind jedoch noch andere Sporangien vorhanden, welche vier grosse Sporen (Makrosporen) entwickeln. Diese wachsen beim Keimen zum Prothallium aus, welches offene Archegonien mit der in ihnen befindlichen Centralzelle erzeugt, welche sodann von den Schwärmfäden befruchtet werden (?).

Lycopodium clavatum L. Die viersporigen Sporangien sind bei den Bärlappen nicht vorhanden. Am kriechenden, stielrunden Stengel mit den aufsteigenden Zweigen sind sparrig abstehende, schmale, borstenartige Blättchen; Blüthenstiele zweiährig, Deckblätter oval zugespitzt. Ueberall auf trockenen Heiden. Davon

Lycopodium.

Die tetraëdrischen, mit stark vorspringenden Kanten und krummen, netzadrig gezeichneten Flächen versehenen Sporen, welche haufenweis ein gelbes, mit Wasser schwer netzbares Pulver bilden, welches, durch eine Flamme geblasen, leicht und ohne Rauch verbrennt, geruch- und geschmacklos ist. Es schwimmt nach dem Schütteln mit Wasser oder Chloroform auf diesen Flüssigkeiten, sinkt aber nach dem Kochen im Wasser. In Terpenthinöl sinkt es unter.

Verfälschungen: Mit Pollenkörnern anderer Pflanzen, die durch das Mikroskop leicht erkennbar sind; Schwefel, Talkstein, Sand, Magnesia werden durch die Schüttelprobe erkannt. Stärke wird ausserdem durch Jodtinktur blau gefärbt. Beim Verbrennen müssen weniger als 5% Asche zurückbleiben — Wird viel aus Russland importirt.

29. Ordnung: Isoëteae.
30. Ordnung: Selaginellae.

Fructus Juniperi.

II. Abtheilung: Phanerogamen.

Blüthen- oder Samenpflanzen.

I. Gruppe: Gymnospermae.
Nacktsamige.

I. Klasse. Gymnospermae.

Samen frei an der Axe oder am Fruchtblatte. Pollenkorn mehrzellig, direkt in die Mikropyle gelangend. Blüthen diklinisch.

1. Ordnung: Coniferae. Zapfenträger. Harzführende Strauch- oder Baumpflanzen mit einzelnen oder gebündelten Nadelblättern und nackten, diklinischen Blüthen, von denen die männlichen (Kätzchen) am unteren Ende einer gemeinschaftlichen Achse laub- oder schuppenförmige Deckblätter, am oberen zahlreiche Staubblätter tragen, während die weiblichen Knospenblüthen schuppenförmige, geöffnete, an der inneren Basis eiertragende Fruchtblätter erzeugen; Eichen an der Spitze geöffnet; die Fruchtblätter der Zapfenfrucht bleiben entweder einzeln, offen oder verwachsen mit den Rändern zur Beerenfrucht; Samen mit Eiweiss; der gerade Embryo mehrsamenlappig.

Juniperus communis L. Wachholder. Baumartiger Stamm mit wirtelförmig abstehenden, geraden, stachelspitzigen, oben gekehlten, bereiften meist zu drei stehenden Blättern, welche länger als die Beeren sind; die Staubfäden der männlichen Blüthen sind dick und tragen an einem schildförmigen Mittelbande 3 — 6 sackartige Antheren; bei den weiblichen Blüthen stehen nackte Eichen blattwinkelständig in schuppenartigen Bracteen zu mehreren aufwärts gerichtet und werden von den später fleischig werdenden, sie allmälig überwachsenden, Fruchtblättern umschlossen, eine dreisamige Beere bildend. Davon

Fructus Juniperi.

Erbsenförmige, bis 9 mm grosse an der Spitze dreihöckrige, schwarze, bläulich bereifte Beere mit braunem Fleisch und 3 aufrechten, kantigen sehr harten Samen, von angenehmem Geruch und specifischem, süsslichem Geschmack. Die Beeren sind im ersten Jahr grün und werden erst bei der im zweiten Jahr erfolgenden Reife schwarz und müssen dann gesammelt werden. Unreife und alte, eingetrocknete Beeren dürfen nicht verwendet werden.
Bestandtheile: Aetherisches Oel, Harz, Zucker, Juniperin.

Oleum Juniperi.

Das durch Destillation aus den Wachholderbeeren gewonnene, ätherische, farblose, dünnflüssige, sshnell verharzende, mit Jod verpuffende, in 12 Theilen Weingeist nicht völlig klar lösliche Oel.

Oleum Juniperi empyreumaticum.

(Ol. cadinum) von Juniperus Oxycedrus L. durch Schwelen erhaltenes, theerähnliches, halbflüssiges, dunkelbraunes Oel von specifischem Geruch. Aus Frankreich.

Sabina officinalis Garcke, Sadebaum. Niederliegender Strauch mit dichten, aufsteigenden Zweigen, mit sehr kurzen, steifen, auf dem Rücken mit einer vertieften Drüse versehenen Blättern, von denen die jüngeren rhombisch, etwas stumpf, vierzeilig ziegeldachförmig, die älteren, zerstreuter stehenden, spitz sind. Beere nickend. Südliches Europa. Davon

Summitates Sabinae.

Die im April und Mai zu sammelnden Spitzen der Aeste, von sehr unangenehmem, specifischem Geruch und Geschmack, die nicht über ein Jahr aufbewahrt werden sollen.

Bestandtheile: Aetherisches Oel, Harz, Gerbsäure.

Verwechselungen: Juniperus Virginiana L. hat auseinander stehende Zweige, Blätter spitz, zu drei wirtelförmig um die Achse gestellt, auf der Rückseite gekehlt, schwächer riechend.

Callitris quadrivalis Ventenat. Sehr verzweigter Strauch mit zusammengedrückten, gegliederten Aestchen; Blätter 4zeilig, angedrückt, sehr kurz und spitz; 4klappiger, 6samiger Holzzapfen; Same geflügelt. Nord-Afrika. Davon Sandaraca.

Thuja occidentalis L. Lebensbaum. Baumartiger Stamm mit horizontal gestellten Zweigen; Blätter eiförmig, die jüngeren eng-4zeilig, die älteren zerstreuter gestellt, mit Rückendrüse; Zapfen mit 4—12 lederartigen Klappen versehen. Nord-Amerika. Davon Summitates Thujae.

Pinus silvestris L. Kiefer. Föhre. Die meergrünen Nadelblätter sind zu zweien in einer Scheide walzenförmig vereinigt, Nadeln steif, abstehend; die männlichen Blüthen sind der Achse eingesetzt und haben schuppenförmige, 2fächrige, lang aufspringende Antheren; die weiblichen Blüthen bestehen aus fleischigen, mit Bracteen versehenen Schuppen, an deren innerem Grunde zwei, mit der offenen Spitze abwärts gerichtete Eichen befestigt sind; Zapfen gestielt, eikegelförmig; Schuppen auf dem Rücken buckelig; Samen geflügelt, Flügel 3mal länger als der Kern. Nord-Europa. Davon Turiones Pini, die im Frühjahr zu sammelnden Sprossen.

Pinus Pinaster Soland. See-Strandkiefer. Blätter zu zweien vereinigt, halbrund, dick, starr, kurzstachelspitzig, beiderseits glänzend grün. Männliche Blüthen in dicken Büscheln. Zapfen fast hängend, mit scharfkantigen Schuppen. Westportugal und Frankreich. Von beiden

Resina Pini.

Das der Rinde vieler Nadelhölzer ausfliessende, trockene Harz kommt als Galipot in den Handel. Geschmolzen und colirt bildet es gelbbraune,

undurchsichtige, spröde, auf dem Bruch glänzende Stücke, die in der Wärme weich werden, und in Weingeist fast löslich sind.
Bestandtheile: Aether. Oel, Harz, Harzsäuren.

Pix liquida.

Der durch trockene Destillation des Holzes gewonnene Theer, welcher, mit heissem Wasser geschüttelt, diesem eine saure Reaktion ertheilt. — Pix navalis. Das nach völligem Austrocknen des Theers zurück bleibende, schwarze, spröde Pech.

Pinus Laricio Poir. Schwarzkiefer. Von P. sylvestris unterschieden durch grüne, sehr lange, starre, spitzige Blätter, aufrechte weibliche Kätzchen, sitzende, rechtwinklig abstehende Zapfen mit abgerundeten, rückseits völlig glatten Schuppen. Mit vielen Abarten. — Spanien bis Klein-Asien.

Terebinthina.

Ein in eingeschlagenen Stammlöchern sich ansammelnder, körniger, gelblicher, undurchsichtiger, zähflüssiger Balsam von eigenthümlichem Harzgeruch und -Geschmack. Er muss in 5 Gewth. Weingeist klar löslich sein. Die Lösung reagirt sauer. Eine besonders reine Sorte ist der Chios-Terpentin.
Bestandtheile: Aether, Oel, Harz, Harzsäuren.
Handelssorten: Deutscher, Französischer, Amerikanischer und Strassburger Terpentin.

Oleum Terebinthinae.

Das Terpentinöl wird durch Destillation des Terpentins mit Wasser erhalten. Im Handel unterscheidet man: Ol. Tereb. Gallic. (von Pinus Pinaster), Ol. Tereb. Amerikan. (von P. Australis und P. taeda) und Ol. Tereb. German. (von P. sylvestris und Abies excelsa). Das durch Rektifikation gereinigte Terpentinöl ist farblos, in 12. Th. Weingeist löslich und verpufft mit Jod. Spec. Gew. 0.855—0.865.

Colofonium.

Der bei der Destillation der Terpentinarten verbleibende, wässrige Rückstand ist die Terebinth. cocta; völlig geschmolzen und entwässert bleibt das Colophon. Im Handel existiren zwei Sorten, helles und dunkles. Es ist ein durchscheinendes, sprödes, fast geruch- und geschmackloses Harz von muschligem Bruche, bei über 100° schmelzend, in Weingeist, Aether, fetten und äther. Oelen auch in Essigsäure löslich.

Larix decidua Miller. Lärche. Blätter an den Jahrestrieben einzeln, an den Zweigen auf seitlichen Höckern aus einem Schuppenkranze in Büscheln bis zu 50 Stück, nicht cylindrisch zusammengedrückt, hervortretend, nadelförmig, weich und abfallend; männliche Kätzchen seitlich, ohne Blattbegleitung; weibliche von Blätterbüscheln umgeben; Zapfen abwärts gebogen; Schuppen holzig, flach, abgestumpft, an der Spitze schlaff. Mittel- und Südeuropa. Davon

Terebinthina laricina.

Ein durchsichtiger, zähflüssiger, gelber Balsam von balsamischem Geruch und bitterem Harzgeschmack.

Abies excelsa Dec. Rothtanne, mit einzelnen gekehlten Blättern und hängenden Zapfen mit rautenförmigen Schuppen.

Abies alba Miller. Weisstanne, mit einzelnen, flachen, unten mit 2 weissen Linien versehenen Blättern und aufrechten Zapfen. Beide liefern Terpentin, Terpentinöl und Fichtenharz.

Abies balsamea L. Balsamtanne. Nord Amerika. Liefert Canadabalsam. Dammara alba Rumpf. Immergrüner Baum mit wirteligen, fast hängenden Aesten und lederartigen, an jüngeren Zweigen zweizeilig stehenden, abstehenden 10—13 cm langen, 3—4 cm breiten, eiförmigen Blättern. Zapfen aufrecht auf langem, dickem Stiele; Schuppen keilförmig, an der Basis gezähnt. — Molucken. Davon

Resina Dammar.

Von Dammara alba (Agathis alba), Dammara orientalis, Hopea micrantha, Hopea splendida und wohl noch anderen südindischen Bäumen. Gelblichweisse, durchsichtige, stalaktitische Tropfen oder mehrere Centimeter grosse, theils birnförmige, theils keulenförmige Stücke oder unförmliche Klumpen. Sie ritzen Colophonium und liefern beim Zerreiben ein weisses, geruchloses Pulver, welches bei 100° nicht erweicht.

Das Dammarharz ist reichlich löslich in Aether, Chloroform, Schwefelkohlenstoff, weniger in Weingeist und Petroleumbenzin.

II. Gruppe: Angiospermae.
Bedecktsamige Phanerogamen.
I. Klasse: Monocotyledonae.

Gefässbündel zerstreut, geschlossen, von Baststrahlen nicht durchbrochen; Stamm ohne Bastring. Blätter meist parallelnervig. Blüthen dreizählig. Same meist mit grossem Endosperm. Embryo mit nur einem Keimblatt.

2. Ordnung: Spadiciflorae. Kolbenblüthige. Blüthen klein, meist eingeschlechtig, mit fehlendem oder kelchartigem Perigon, zahlreich einem Kolben entspringend, welcher mit einer grossen Blüthenscheide umgeben ist. Fruchtknoten oberständig, 1 oder 3fächerig. Same mit Endosperm.

Fam. *Aroideae*. — Wurzel meist fleischig verdickt; Blätter scheidenartig, oft getheilt, mit strahlig verbreiteten Blattnerven; Blüthen sind einem fleischigen, häufig von einer Scheide umhüllten Kolben inserirt, monöcisch, ohne Blüthendecken, oder Zwitter mit 4—6theiligem Kelche; von monöcischen Blüthen stehen die männlichen oben, die weiblichen unten auf dem Kolben; Fruchtknoten 1—3fächrig; Narbe sitzend; Beerenfrucht; Embryo gerade in der Achse des Eiweisses.

Arum maculatum L., davon Tuber. Ari.

Acorus calamus L. Wurzel kriechend, gegliedert; Kolben dicht mit Zwitterblüthen besetzt, scheinbar seitlich an dem scheidenartig verlängerten Schaft; Blätter schwertförmig, reitend, parallelnervig; Kelch 6blättrig; 6 hypogynische Staubgefässe; Fruchtknoten 3fächrig; Beere fleischig; Samen hängend. Sumpfpflanze. Davon

Rhizoma Calami.

Walzenförmiger, bis 2.5 cm dicker, rothbrauner oder grüner, ziemlich dicht geringelter, unterhalb mehrfach genarbter, innen weisser, schwammiger Wurzelstock von aromatischem Geschmack und Geruch und soll ungeschält verwendet werden. Auf dem Querschnitt ist der von der ungefähr dreimal schmäleren Rinde umschlossene Gefässbündelcylinder (Mark) zu bemerken. Mark und Rinde sind durch einen Kranz dicht gestellter Gefässbündel (die Kernscheide) von einander abgegrenzt.

Verwechselung: Meist durch den Geruch erkennbar, theils durch die längeren Ringelglieder, welche ringsum mit Nebenwurzeln versehen sind, theils durch eine dünnere Rinde. (Iris Pseudacorus).

Sammelzeit: Frühjahr oder Spätherbst.

Bestandtheile: Aetherisches Oel. Harz, Stärke. Bitterstoff.

Oleum Calami.

Das durch Destillation aus den Rhizomen erhaltene gelbbraune, mit Jod nicht verpuffende, in Weingeist lösliche, das Licht stark rechtsdrehende Oel, welches mit gleichen Theilen Weingeist verdünnt, durch einen Tropfen Eisenchloridlösung rothbraun gefärbt wird.

Fam. *Palmae*. — Wurzel büschlig; Stamm genarbt, schlank, mit gestielten, jung eingerollten, gefiederten Blättern und zweigartigem Kolben, von einer Scheide umgeben; die diklinischen oder polygamischen Blüthen haben 3blättrigen Kelch und Krone, unterständig, und 3, auch mehr oberständige Staubgefässe; Fruchtknoten 3fächrig oder 3 1fächrige; Frucht meist einzeln, 1samige Beere oder Steinfrucht.

Cocos nucifera L. Stamm bis 30 m hoch; auf dem androgynen 4—6 m lang Kolben oben männliche Blüthen mit 6 Staubgefässen; Blätter 4—6 m lang fiederspaltig, abstehend, mit schmalen, zuge-

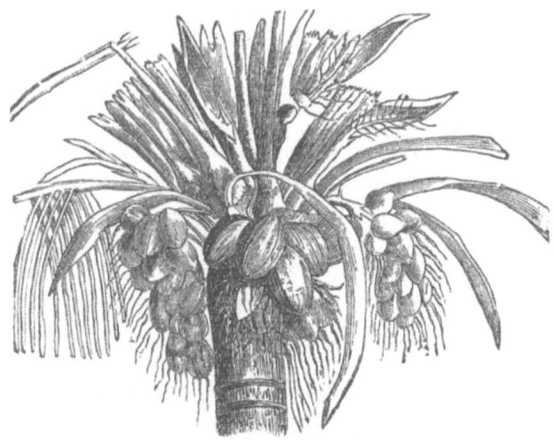

Cocos nucifera.

spitzten Ausschnitten; sehr grosse, oval 3 kantige Steinfrucht, aussen mit Faserhülle umgeben, am Grunde 3 löchrig, im hohlen Eiweiss von Milchsaft erfüllt. In der heissen Zone in feuchten Landstrichen. Davon

Oleum Cocos.

Weisses, körniges, bei 23° schmelzendes, aromatisch riechendes Fett, welches durch Kochen mit Wasser oder durch heisses Pressen aus den Samen gewonnen wird.
Bestandtheile: Vorzugweise Laurostearinsäureglycerid.

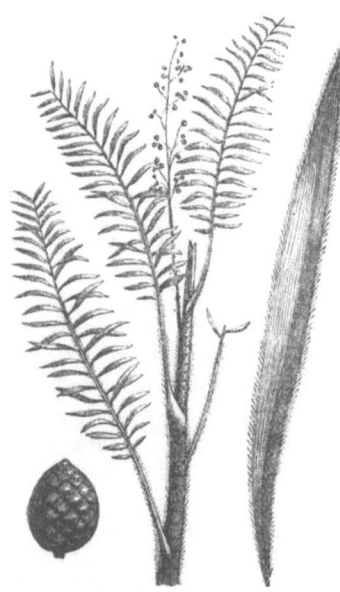

Daemonorops Draco.

Daemonorops Draco Blume. Stamm rohrartig, bis 100 m lang; Blüthen polygamisch; die 6 Staubgefässe der männlichen Blüthe krugförmig verwachsen; 6 unfruchtbare Griffel der weiblichen Blüthe am Grunde verwachsen; Blätter fiederspaltig, bisweilen Ranken tragend, mit sehr schmalen, 3 nervigen, stachligen Blättchen; schwammige mit dicken Schuppen versehene Beerenfrucht mit schleimigem Eiweiss. Auf Sumatra. Davon

Resina Draconis.

Braunrothes, undurchsichtiges, sprödes, geruch- und geschmackloses, zerrieben zinnoberrothes, in Aether und Oelen etwas, in Alkohol völlig lösliches Harz, welches den Früchten freiwillig ausquillt oder durch Ausschmelzen derselben erhalten wird. Von den im Handel befindlichen ostindischen Sorten, Drachenblut, in nussgrossen Körnern (in lacrymis), in Stangen (in baculis) oder in Massen (in placentis), sämmtlich in Palmblätter verpackt, sind keine mehr officinell.
Verfälschungen: Mit anderen Harzen, an der matteren Farbe und einem unangenehmen Geruch beim Verbrennen erkennbar. — **Westindisches Drachenblut** von Pterocarpus Draco L. in langen, dicken Stangen. **Kanarisches Drachenblut**, in Massen, von Dracaena Draco L.

Phoenix dactylifera L., davon Dactyli; Elais Guineensis L., davon Ol. Palmae. Metroxylon Rumphii Mart., davon Sago.

3. Ordnung: Glumaceae. Spelzblüthige. Blüthen mit fehlendem Perigon in Aehren oder Rispen, unbedeutend, in der Achsel spelzenartiger Deckblätter. Der oberständige Fruchtknoten 1 fächrig, 1 samig. Samen mit der Fruchtschale verwachsen, mit mehligem Endosperm und geradem Embryo.

Fam. *Cyperaceae*. — Stengel eckig, ohne Knoten meist dreikantig; Blätter mit geschlossenen Blattscheiden versehen. Aehren, Rispen oder Dolden; Blüthen 1—2geschlechtig, von ziegeldachförmigen

Amylum Tritici.

Bracteen unterstützt; Kelch fehlt, dafür bisweilen appendiculäre Organe, die zu einem Schlauch auswachsen, 3 hypogynische Staubfäden mit an der Spitze geschlossenen Antheren; Fruchtknoten frei, 1 fächrig, 1eiig; Embryo klein, im Grunde eines mehligen Eiweisskörpers.

Carex arenaria L. Sandriedgras. Wurzel kriechend, mehrere Aehren zu einer vereinigt, diclinisch, die oberen männlich, die unteren weiblich, die mittleren an der Spitze männlich (androgyn); Frucht vom Perygon, welches am oberen Rande geflügelt erscheint, rindenartig eingeschlossen. Auf Sandboden. Davon Rhizoma Caricis.

Fam. *Gramineae*. — Wurzel faserig; Stengel (Halm) hohl, mit innen geschlossenen Knoten versehen; Blätter wechselnd, parallelnervig; Blattscheide gespalten; Blüthenstand ährig oder rispig; Blüthen ohne Kelch und Krone, wohl aber mit Balg und Spelzen versehen, von welchen die äusseren oft mit Granne versehen, die immer gekielt ist; 3 hypogynische Staubgefässe, mit zweifächrigen, gespaltenen Antheren: Fruchtknoten einfächrig mit einem Ei und fedrigen Narben; dem mehligen Eiweiss der Grasfrucht ein linsenförmiger Embryo seitlich anliegend, mit der Basis zugewendetem Würzelchen.

Triticum vulgare Villars. Weizen. Aehre 4 kantig, mit gezahnter Spindel, welcher die meist 4 blüthigen Aehrchen mit der breiten Seite zugewendet sind. Balgspelzen eiförmig, die Blüthchen umfassend, bauchig, stachelspitzig, unter der Spitze zusammengedrückt, auf dem Rücken kaum gekielt, rundlich-convex. Davon

Amylum Tritici.

Die Weizenstärke wird fabrikmässig durch Zerquetschen der Körner, Auswaschen des Mehles, Absetzenlassen und nach der Gährung der überstehenden Flüssigkeit, Auswaschen des Satzmehles mit reinem Wasser gewonnen. Sie bildet getrocknet weisse, bisweilen durch Ultramarin mattblau gefärbte, unregelmässige Stücke, welche aus einem höchst feinen, geruch- und geschmacklosen Pulver bestehen, welches unter dem Mikroskop als aus fast kreisrunden, grossen und kleinen, weniger mittelgrossen Körperchen gebildet, erscheint. Mit Weingeist befeuchtet erscheinen die grösseren Körper planconvex. Mit 100 Theilen kochendem Wasser wird ein milchig-weisser Kleister gebildet; eine Mischung von 10 Theilen Wasser und 20 Theilen Salzsäure mit 3 Theilen Stärke geschüttelt, giebt eine geruchlose Gallert (Unterschied von Kartoffelstärke).

Verfälschungen: Mit anderen Stärkearten: sind leicht unter dem Mikroskop zu erkennen. Feuchtigkeit (bis 15% zulässig) durch Austrocknen zu ermitteln. Beim Verbrennen darf nicht mehr, als 1% Asche zurückbleiben.

Secale cereale L., Roggen. Hordeum vulgare L., Gerste, Avena sativa L., Hafer. Oryza sativa L., Reis. Zea Mays L., Mais.

Agropyrum repens Beauvois. Aehre 2zeilig; Aehrchen vielblüthig; mit der flachen Seite der Spindel zugewendet; die beiden lanzettförmigen Spelzen sind nicht bauchig und umfassen die Blüthchen; Blätter flach, oberseits scharf wie der Stengel; Wurzel kriechend. Davon

Rhizoma Graminis.

Sehr langer, bis 2 mm dicker, stielrunder, hohler, an den Knoten mit Blattscheideresten und Wurzeln versehener Wurzelstock, strohfarbig, süsslich schmeckend, auf dem Querschnitt deutlichen Holzring zeigend. Kaum zu verwechseln möglich. Soll im Frühjahr gesammelt werden.
Bestandtheile: Zucker, Gummi, Schleimstoff.

Saccharum officinarum L. Sehr grosses Gras; Blüthenstand rispig, mit sehr abstehenden Zweigen; Aehrchen von Haaren umgeben, Endährchen zu zweien, halbzweiblüthig; Spelzen stumpf, halbdurchsichtig, sehr kurz; Balgspelzen 3 nervig, ovalgespitzt. Indien. Davon

Saccharum.

4. Ordnung: Liliiflorae. Lilienblüthige. Perigon corollinisch, 6 blättrig; 6 Staubgefässe und 1 Griffel; Fruchtknoten meist 3 fächrig; Fruchtfächer mit zahlreichen Samen. Embryo vom Endosperm umschlossen.

Fam. *Liliaceae.* — Zwiebel- oder Knollengewächse; Frucht Kapsel oder Beere;

Unterfam. *Smilaceae.* — Halbsträucher mit kletterndem, dornigem oder knotigem Stamm, an welchem die netzadrigen, herz- oder spiesförmigen Blätter in zwei Reihen stehen, deren Blattstiele an der Basis häufig mit zwei Ranken versehen sind; Perigon 6 blättrig; Blüthen in Dolden, diöcisch, männliche mit 6 freien Staubgefässen, weibliche mit oberständigem 3 fächrigem, 3 eiigem Fruchtknoten; zur Beere auswachsend; Samenhülle häutig, hellbraun.

Smilax medica Schlechtendal. S. syphilitica Humb. S. officinalis Humb. u. a. Arten. Davon und von noch anderen Smilaxarten

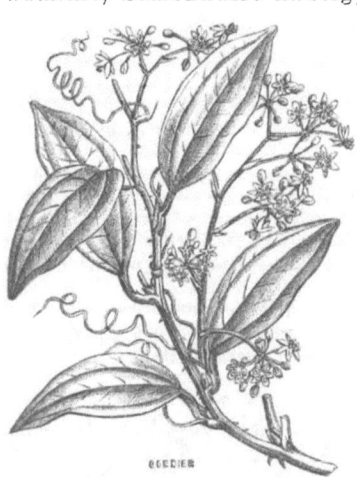

Smilax syphilitica.

Radix Sarsaparillae.

Sehr lange, bis 6 mm dicke, gestreifte Nebenwurzeln eines Wurzelstockes, welcher entfernt sein muss; man unterscheidet auf dem Querschnitt die mit einer dünnen, graubraunen oder braunrothen Aussenrinde versehene feste, mehlige und weisse, oder hornartig und rothbraune Mittelrinde, die braune, geschlossene, dünne Kernscheibe (Innenrinde), den Holzring und das weisse, mehlige Mark, welches das Holz nicht strahlig durchdringt.

Zur Unterscheidung der im Handel vorkommenden Sorten benutzt man das Stärkeverhältniss der einzelnen Schichten zu einander, Beschaffenheit der Peripherie und Bau der Zellen, welche die Kernscheide bilden. Der Vorzug wird denen gegeben, welche am wenigsten gefurcht sind, einen schwachen Holzkörper und möglichst mehlige Rinde und Mark haben. Die Kernscheide besteht aus einer kreisförmig an einander gereihten Schicht Prosenchymzellen, welche auf dem Querschnitt quadratisch oder seitlich zusammengedrückt, theilweise stark verdickt erscheinen und deutliche Porenkanäle an den dicksten Theilen haben. Die Haupthandelssorten sind folgende:

1. **Jamaica-Sarsaparille** des englischen Handels. In losen Bündeln ohne Knollstock, aber mit bartartigen Nebenwurzeln besetzt: Oberfläche schwach gefurcht. röthlich; Mark weissmehlig und doppelt so stark. wie Holz und Mittelrinde zusammen; quadratische Kernscheidezellen. Beste Sorte.

2. **Honduras Sarsaparille.** Mit Wurzelwerk zu Puppen zusammengebunden, mit und ohne Knollstock; schwach gefurcht, braun; die mehlige Rinde ist viel dicker als der Holzring, und der letztere ist etwas schmäler als der Durchmesser des Markes. Zellen der Kernscheide im Querschnitt fast quadratisch. Besonders geschätzte Marken sind: M. E. Fruxillo und M. C. Crown. Ausfuhrort: Balize (Honduras). Nur diese Sorte ist officinell.

3. **Caracas- oder La Guayra-Sarsaparille.** Wurzel dicker und stärker gefurcht; Mittelrinde 3 — 4mal so stark, wie der Holzring; letzteres schmäler als das Mark. Zellen der Kernscheide nach innen zu verdickt. Ausfuhrort: La Guayra (Venezuela).

4. **Manzanilla-Sarsaparille.** Wurzeln grau, scharfkantig, mit breiten Furchen, Mittelrinde mehlig oder nicht, doppelt so breit wie der Holzring, letzterer schmaler als das Mark.

5. **Brasilianische (Lissabon-. Para- oder Maranhon-) Sarsaparille.** Mit Flechtwerk umwundene, abgestutzte Puppen ohne Wurzelstock; schwach gefurcht, tief braun; Mittelrinde röthlich, doppelt so dick, wie das Holz; Mark dicker als Holz- und Mittelrinde zusammen; Zellbildung radial zusammengedrückt, nach innen zu verdickt, schmalhöhlig. Gute Sorte.

6. **Rothe oder Jamaica-Sarsaparille.** Die mehlige Rinde 6 — 8mal stärker als der Holzring und fast ebenso stark, wie das mehlige Mark. Ausfuhrort: Mosquitoküste, über Jamaica.

7. **Veracruz-Sarsaparille.** Mit dem Wurzelstock, lose in den Handel kommend, mit Fasern besetzt. oft mit Thonerde beschmutzt; stark tief und breit gefurcht, dunkelbraun; Mittelrinde dunkel, eingetrocknet, so dick. wie der Holzring; Mark sehr klein; Zellbildung seitlich gedrückt, nach innen verdickt, kleinlumig. Ausfuhrort Veracruz.

8. **Tampico-Sarsaparille** mit kleinem Mark und Holzring und dicker Mittelrinde. Ausfuhrort: Tampico (Mexico).

Unansehnliche, stark holzige. zerschlitzte oder strohartige Rinden sind überhaupt zu verwerfen.

Bestandtheile: Stärke, Smilacin. Harz, Farbstoff. äther. Oel.

Verfälschungen: Falsche Sarsaparille mit strahligem Mark und Holzkörper; Carex arenaria. gegliedert, Rinde schwammig, nicht mehlig. Asparagus officinalis, Nebenwurzel mit hohlem Mark.

Smilax China L. Davon Radix Chinae ponderos.

Asparagus officinalis L. Spargel.

Unterfam.: Colchicaceae. (Melanthaceae.)

Kräuter mit oft verdickter Wurzel, 6blättrigem Perigon, 6 Staubgefässen und einem aus 3 Karpellen gebildeten, vieleiigen, oberständigen Fruchtknoten mit 3 Griffeln; wandtheilig aufspringende Kapselfrucht mit eiweisshaltigem Samen.

322 *Sem. Colchici. — Rhiz. Veratri.*

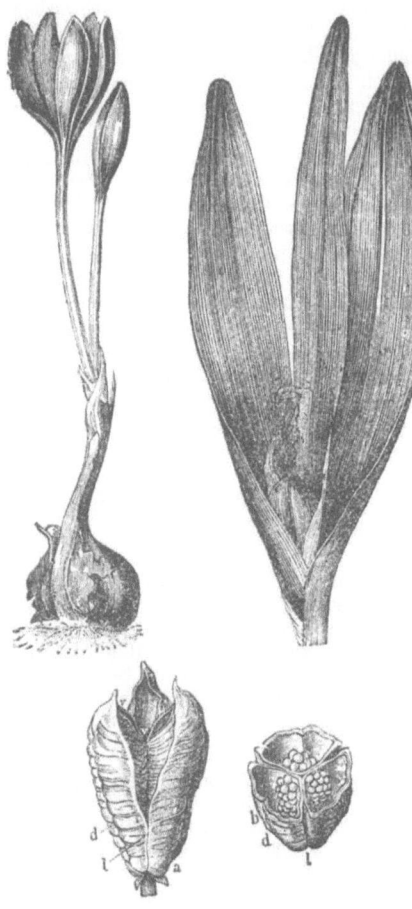
Colchicum autumnale.

Colchicum autumnale L. Herbstzeitlose. Zwiebeltragende Wurzel, aus welcher im Herbste eine von einem Blüthenschaft umschlossene, stengellose Blüthe mit trichterförmigem, langröhrigem, blumenartig gesäumten Perigon entspringt, die im nächsten Frühjahr zur 3kapseligen Frucht auswächst. Auf trockenen Wiesen. Davon

Semen Colchici.

Verkehrt eiförmige, bis 3 mm starke, dunkelbraune, feingrubig punktirte, frisch aussen klebrige Samen mit hornartigem, grauem Eiweiss und starker Nabelwulst versehen, sehr bitter schmeckend, giftig.
Sammelzeit: Frühsommer.
Bestandtheile: Colchicin, fettes Oel.

Veratrum album L. Niesswurz. Knollstöcke mit beblätterten Stengeln; Blätter länglich parallelnervig, unten weichhaarig; Blüthen in Rispen, Blüthenstielchen kürzer als der Kelch; Perigonblätter oval, unten schmal, am Rande mit einer Linie versehen; Antheeren in der Mitte aufspringend; Samen geflügelt. Gebirgspflanze. Davon

Rhizoma Veratri.

Konischer, bis 8 cm langer, bis 25 mm dicker, mehrköpfiger, fast geringelter, abgebissener, schwarzgrauer, weiss genarbter Wurzelstock, mit graugelbem Mark versehen, welches durch die dunkle, gezackte Kernscheide von der $1/6$ des Durchmessers starken Rinde abgegrenzt ist; brennt beim Kauen, schmeckt scharf und bitter und erregt beim Zerreiben starkes Niesen. Giftig.
Sammelzeit: Frühjahr.
Bestandtheile: Veratrin, Jervin, Jervasäure, Gerbsäure, Stärke, Farbstoff.

Sabadilla officinarum Brandt. Schafttragende Knollpflanze mit gekielten, linearischen Blättern, polygamischen, traubigen Blüthen, welche am Grunde des Perigons mit Nectargrübchen versehen sind. Mexiko. Davon Fructus Sabadillae.

Unterfam. *Lilieae.* — Antheren nach innen gekehrt; Fruchtknoten oberständig, 3fächerig, mit zahlreichen, in 2 Reihen stehenden Samenknospen in jedem Fache. Kapsel fachspaltig 3klappig.

Urginea Scilla Steinheil (Scilla maritima L.), Meerzwiebel. Zwiebelpflanze mit schmalen Wurzelblättern; traubiger Blüthenstand am frühzeitigen, sehr langen Schafte; Blüthen mit Hüllblättchen versehen; Perigon sternförmig ausgebreitet; Griffel aufrecht; Narbe ganz; Fruchtknoten mit in der Mitte gespaltenen Scheidewänden; Kapsel eiförmig, in jedem Fache 10—12 platteiförmige, zart gerunzelte, braunschwarze Samen. Auf Kalkboden an warmen Meeresküsten. Davon

Bulbus Scillae.

Die der Mitte der gut faustgrossen, weissen Zwiebel entnommenen. zerschnittenen und getrockneten Schuppen, welche weissgelb, durchscheinend. hornartig sind, widerlich bitter schmecken und leicht Feuchtigkeit anziehen. Braune, zähe oder feuchte Schuppen, sowie die äusseren dünnhäutigen der Zwiebel müssen entfernt werden.

Bestandtheile: Aether. Oel. Scillitin, Scillin, Scillipikrin, Scillitoxin, oxalsaurer Kalk, Schleim.

Allium Victorialis L., davon Bulbi Victorialis longi; Allium sativum L., davon Bulbi Allii, Allium Cepa L., Zwiebel; Allium Porrum L.. Porree.

Aloë Haworth. Die Aloëarten sind strauch- oder baumartige Gewächse mit traubigem Schaft und dicken, schwertförmigen, oft gezähnten saftführenden Blättern; das gerade Perigon ist röhrig; Samen in der zarthäutigen Kapselfrucht in zwei Reihen stehend.

A. spicata L., am Kap, davon Aloë lucida. A. socotrina Lamark, auf Socotorah, davon Aloë Soccotorina; A. Barbadensis Miller, in Westindien, davon Aloë hepatica, u. v. A.

Aloë.

Man unterscheidet durchsichtige und undurchsichtige Arten, von denen nur erstere officinell sind. Die Aloë ist der, den fleischigen Blättern entnommene, eingetrocknete Saft; sie bildet eine fast schwarze, amorphe. am Rande durchscheinende oder undurchsichtige Masse von muschligem Bruch und glänzender Bruchfläche; angehaucht riecht sie widerlich gewürzhaft. schmeckt bitter und liefert ein gelbes Pulver; Wasser löst 50 Procent; heisses Wasser giebt eine trübe, Alkohol eine fast klare Lösung; Chloroform löst nichts.

Durchsichtige Arten: Aloë lucida, beste Sorte; A. Socotrina, mehr roth als schwarz, von Ostindien und Zanzibar; Aloë Capensis. Capaloë; enthalten Aloëtin.

Undurchsichtige Arten: A. hepatica. von Curaçao. braun, mit dunkleren Streifen durchzogen und matter Bruchfläche; A. Barbadensis, ohne Streifen und sehr hart, von Barbados (Westindien); enthalten Aloin. Eine ganz schlechte, mit Blattresten und Unreinigkeiten durchsetzte. grauschwarze Sorte kommt unter dem Namen Aloë caballina in den Handel. riecht empyreumatisch und ist völlig zu verwerfen.

Bestandtheile: Aloin resp. Aloëtin (Harz-, Farb- und Bitterstoff).
Verfälschungen: Selten; erdige Substanzen, Pech, Colophonium, bleiben beim Digeriren mit verdünnter Sodalösung zurück.

Fam. *Irideae.* — Pflanzen mit kriechenden Wurzelstöcken, seltener Zwiebeln; Blätter schwertförmig, zweizeilig reitend; Blüthen in Scheiden vor dem Aufblühen; Perigon epigynisch, 6theilig, blumenkronartig; 3 Staubgefässe, welche dem Grunde der äussern Perigonblätter anhaften, mit nach aussen aufspringenden Antheren; 1 Griffel mit 3 oft blumenblattartig erweiterten Narben; Fruchtknoten 3fächrig, mit centralen, zweireihigen Eichen; Kapselfrucht, die mit 3 scheidewandtragenden Klappen aufspringt; Embryo vom Eiweiss umschlossen.

Iris Florentina L. Schwertlilie. Stengel mehrblütig; Blüthenscheide am Rande vertrocknet; Perigon am Grunde röhrig (so lang, wie der Fruchtknoten); die 3 äusseren Lappen sind bebartet und zurückgebogen, die 3 inneren gerade; Narben blumenblattartig. Italien. — Ferner I. pallida und I. Germanica, mit hellblauen, weissen und dunkelblauen Blüthen; davon

Rhizoma Iridis.

Ein aus mehreren deutlich bemerkbaren Jahrestrieben bestehender oder auch verästelter, mit Nebenwurzeln versehener Wurzelstock, welcher, von der Rinde befreit und getrocknet, weissgelb aussieht, flach, hart, ca. 4 cm breit, auf der unteren Seite vielfach genarbt ist, veilchenartig riecht, schleimig bitter schmeckt. Der Querschnitt ist mehlig; im Holzkörper liegen Gefässbündel zerstreut. — Die besonders schönen, glatten Stücke sind oft mit Stärke oder Speckstein abgerieben und kommen als R. Iridis pro infantibus in den Handel. (Triest, Florenz, Verona.)
Bestandtheile: Gummi, Harz, Iriskampfer.

Crocus sativus L. Safran. Trichterförmiges, langröhriges, zwiebelständiges Perigon mit 6theiligem Saume; Blüthenscheide zweiblättrig; 3 Narben so lang, als das Perigon, fast flach, oben ausgebreitet und etwas verdickt, am Endrande fast gezähnt. Im Orient und im wärmeren Europa. Davon

Crocus.

Die getrockneten, specifisch dunkelrothen, ca. 3 cm langen, zusammengedrückt röhrenförmigen, oben breiteren Narben, welche den möglichst kurzen Griffel mit besitzen dürfen, specifisch riechen und schmecken und den Speichel gelb färben. Sie müssen vor Licht geschützt und gut verschlossen aufbewahrt werden. Es werden verschiedene Sorten in den Handel gebracht, von denen der C. Gatinois als bester geschätzt wird.
Bestandtheile: Polychroit (Crocin), äther. Oel.
Verfälschungen: Narben anderer Crocusarten, welche kürzer, hellfarbiger, mehr tutenförmig und weniger aromatisch sind; gefärbte Narben, Blumenblätter von Punica Granatum, Carthamus tinctorius, Calendula officinalis, welche beim Aufweichen mit warmem Wasser sich theils entfärben, theils aufrollen, so dass sie erkannt werden können, auch sinken die Narben unter

ausgezogener Safran sieht bleicher aus und färbt bei einer vergleichenden Probe Petroleumäther geringer, als ächter; Fasern von geräuchertem Fleisch sind unter dem Mikroskop als solche leicht erkennbar; die gelben Griffel (theils auch gefärbt) von Crocus sativus; Keimpflänzchen von Gramineen durch genaue Anschauung zu erkennen; künstliche Feuchtigkeit durch Oel, Honig, Zuckersyrup, zu erkennen durch Pressen zwischen Papier (Fettflecke resp. Zusammenkleben) oder durch den Geschmack; anorganische kalkhaltige Stoffe (bis zu ·50%) brausen beim Uebergiessen mit Säuren. — Saffranpulver muss beim Uebergiessen mit conc. Schwefelsäure eine schöne blaue Färbung geben, andernfalls Surrogat vorhanden.

Gladiolus paluster Gaudin, davon Bulbi Victorialis rotundi.

Fam. *Bromeliaceae.* — Ananassa sativa Lindl. Ananas.

5. Ordnung: Scitamineae: Gewürzlilien. Gewürzkräuter mit kriechendem, geringeltem Wurzelstock; Stengel von scheidenartigen, fasernervigen Blättern umschlossen; Blüthenstand wurzel- oder endständig; das epigynische Perigon besteht aus Kelch- und Krone, je 3blättrig; 6 Staubgefässe in 2 Reihen, von denen 2 äussere blumenblattartig werden und klein bleiben, das dritte aber sich zu einer Honiglippe vergrössert, während von den inneren zwei verkümmern, das dritte allein eine 2fächrige Anthere trägt; 1 fadenförmiger Griffel, welcher sich der Höhlung der Anthere anschmiegt, mit erweiterter Narbe, Fruchtknoten unterständig, 3fächerig; klappige Kapselfrucht. Samen oft von einem Mantel umgeben; Embryo, mit Ausnahme der vom fleischigen Endosperm umschlossenen Basis, in der Mitte des mehligen Perisperms gelegen.

Fam. *Zingiberaciae.* — Alpinia Galanga Roscoe. Kahle, sitzende Blätter; Blüthen rispenartig an der Spitze des Stengels; Kelch röhrig, Blumenkrone kurzröhrig; Honiglippe hohl, an der Spitze gespalten; Anthere ohne Anhängsel. Ostindien. Davon Rhiz. Galang. major; nicht officinell.

Alpinia officinarum Fletcher Hance, China; davon

Rhizoma Galangae (minor).

Wurzelstock bis 7 cm lang, 1 — 2 cm dick, cylindrisch, kniefömig gebogen, längsgestreift, rothbraun, durch Blattnarben ringförmig gegliedert, innen zimmtbraun, faserig brüchig, von bitter aromatisch brennendem Geschmack; auf dem Querschnitt erscheint die ca. $1/3$ des Durchmessers breite Rinde durch eine dunkle Kernscheide vom Holze getrennt, Holz und Rinde von Harzzellen punktirt, von Gefässbündeln durchsetzt, letztere dichter im Holz, als in der Rinde.
Bestandtheile: Flüchtiges Oel, Harz, Bitterstoff.
Verwechselungen: Rhiz. Galang. maj., grösser, immer ohne Harzpünktchen; andere der Droge bisweilen beigemischte Wurzelstücke sind glatt und geruchlos.

Elettaria Cardamomum Roxburgh. Wurzelständige, ährige Schäfte mit halbsitzenden, oberhalb wolligen, unterhalb lederartigen Blättern; Kelch röhrig, Röhre der Krone verlängert; Honiglippe 3lappig, am Grunde zweigespornt; Anthere ohne Anhängsel. Indien. Davon

Fructus Cardamomi minores.

Häutige, dreieckige, gestreifte, 8—12 mm lange, matt-hellgelbe, 3fächrige Kapseln; in jedem Fach 5—6 harte, 2 mm starke, 4kantige, einerseits tief gefurchte, braune, innen weisse, mit einem Häutchen umgebene Samen, die angenehm riechen, brennend aromatisch schmecken; Pulver darf nur aus letzteren bereitet werden. Ausser dieser Sorte kommen noch in den Handel: **Cardam. longum** (Zeiloncardamom), graubraune, ca. 7—9 mm lange Kapseln; **Cardam. majus** (Javacard.) mit eiförmigen, 2—3 cm langen, aber geflügelten Kapseln (seltener Siam-, Banda-, Madagascarcardamom, letztere mit sehr langen Kapseln); nur der kleine Cardamom ist zulässig.

Bestandtheile: Fettes und ätherisches Oel, Stärke.

Zingiber officinale Roscoe. Blätter schmal, lanzettförmig; seitliche Aehren von Hüllblättern umgeben; röhriger Kelch einerseits gespalten; Lippe 3spaltig, der mittlere Theil ausgeschnitten; Connectiv über die Anthere hinaus zu einem gekehlten, pfriemenartigen Schnabel ausgebildet. Ost- und Westindien. Davon

Rhizoma Zingiberis.

Derbe, flache, gablig zertheilte, bis 2 cm breite, ganz oder nur auf den Breitseiten geschälte, hellbraune Nebenwurzelstöcke von fasrigem Bruch und brennend aromatischem Geschmack, die auf dem Querschnitt dünne, schwammige Korkschicht, Rinde und Kern zeigen, beide weiss, mit Harz- und Oelzellen und Gefässbündeln versehen, durch eine dunkle Kernscheide von einander getrennt. Es kommen in den Handel: **chinesischer** oder **Barbados** (Z. nigrum) ungeschält, graubraun; **bengalischer**, Breitseiten geschält, graubraun; **jamaikanischer**, ganz geschält, durch Kalkmilch weiss gefärbt, (soll nicht dispensirt werden).

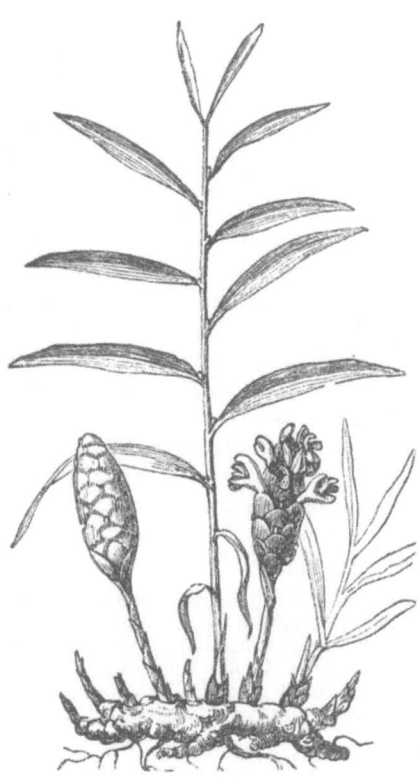

Zingiber officinale.

Bestandtheile: Aether, Oel, Harz, Stärke.

Curcuma Zedoaria Rosc. Zittwer. Ungleich breite Blätter, welche zu beiden Seiten des Nerven roth gezeichnet sind; von den Bracteen der Aehre sind die unteren stumpf, die oberen zum farbigen

Haarschopf vereinigt. Wie auch bei der C. longa ist der röhrige Kelch 3gezähnt; der blumenblattartige Saubfaden 3spaltig, die von der Mittelspalte getragene Anthere am Grunde doppelt gespornt. Ostindien. Davon

Rhizoma Zedoariae.

Querscheiben des knollenförmigen, geringelten, von Nebenwurzeln und Rinde befreiten Wurzelstockes, lang oder quer zerschnitten, zähe, graubraun, stark riechend und aromatisch bitter schmeckend; auf dem Querschnitt erscheint die schwache Rinde vom Holz durch dunkle Kernscheide geschieden; in beiden ersteren dunkle Oelzellen und zerstreute Gefässbündel.
Bestandtheile: ätherisches Oel, Harz, Stärke, Bitterstoff.

Curcuma longa L. Lang gestielte, grüne Blätter; sämmtliche Bracteen der Aehre spitz und gleichfarbig. Davon Rhizoma Curcumae.

Fam. *Marantaceae*. — Unterscheiden sich von den Scitamineen dadurch, dass eins der seitlichen Staubfäden sich halb blumenblattähnlich ausdehnt und so nur eine einfächrige Anthere entwickelt; Samenmantel nie vorhanden.

Maranta arundinacea L. Gabelspaltiger Stengel mit eiförmigen, zugespitzten, wolligen Blättern; Blüthenstand rispig; Griffel zurückgebogen; Narbe 3lappig; einsamige Beerenfrucht. Westindien. Davon

Amylum Marantae.

6. Ordnung: Gynandrae. Mannweibige.

Fam. *Ophrydeae*. — Krautartige oder Kletterpflanzen mit fasriger Wurzel oder kugligen oder pferdezahnähnlichen Knollen, stengelumfassenden, ganzrandigen, lanzettförmigen Blättern und ährigem, rispigem oder traubigem Blüthenstand; Perigon unregelmässig, 6blättrig; ein Blatt des inneren Kreises bildet oft eine gespornte Honiglippe, während die andern den Helm bilden; 3 Staubgefässe, wovon eins mit dem Stempel zur Griffelsäule (gynostemium) verwachsen, die beiden andern verkümmern; Antheren sitzen der Griffelsäule an und sind 2fächrig; Pollenkörner meist zu 4 in den Pollinarien oder durch Schleim zusammengeklebt und stielförmig ausgetrocknet, unten durch eine Klebdrüse (retinaculum) mit einander vereinigt, sind auch wohl einer Falte der Narbe (bursula) eingesenkt; Narbe oft oberhalb in ein Schnäbelchen ausgezogen; die Kapselfrucht springt so auf, dass sich 3 Klappen von 3 stehenbleibenden Rippen lösen; die von einer netzartigen Haut umschlossenen eiweisslosen Samen sind ohne Keimlappen.

Orchis morio L. Knollen ungetheilt; Blätter lanzettförmig; Honiglippe mit 3 abgerundeten Lappen; Sporn aufsteigend, so lang, als der Fruchtknoten; Pollenmassen auf 2 besonderen Haltern von der 2fächrigen Narbenfalte eingeschlossen. Auf Wiesen.

O. palustris Jacq., O. mascula L., O. militaris L. u. a. liefern sämtlich

Tubera Salep.

Die nach der Blüthe gesammelten, nicht stengeltragenden, eirunden oder handförmigen, 0,5—2 cm dicken, bis 4 cm langen Knollen sind getrocknet hornartig, weissgrau, und geben, gepulvert, mit heissem Wasser Schleim. Sie werden nach dem Sammeln abgebrüht und an Fäden schnell getrocknet. Der Querschnitt zeigt stärkefreie Rinde und stärkehaltiges Parenchym mit durchscheinenden Schleimzellen. Im Handel deutsche und levantinische Sorte; erstere kleiner, glatt, gilt für die bessere; letztere gross und runzlig.

Bestandtheile: Stärke, Schleim.

Verwechselung mit Tubera Colchici, welche weicher sind (Knollzwiebel), keinen Schleim abgeben und bitter schmecken.

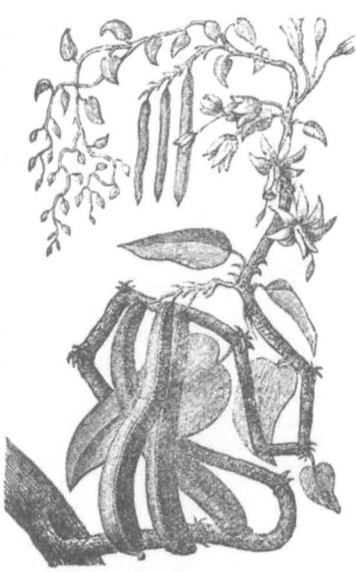

Vanilla planifolia.

Vanilla planifolia Andrews. Kletterpflanze mit kurzgestielten, flachen, fleischigen, rechts zugespitzten, längsnervigen Blättern und wechselständigen Trauben; das abfallende gelblich-grüne Perigon mit stumpfen Blättern; Griffelsäule langgestielt, oben ausgerandet; Kapselfrucht mussartig mit Samen erfüllt. Bestäubung findet durch Insekten oder durch Menschenhände statt. Mexiko wild. Westindien, Bourbon, Mauritius, Java cultivirt. Davon

Fructus Vanillae.

Nicht ganz reife, getrocknete, fleischige, zusammengedrückt dreikantige, gestreifte, 2—3 dcm lange, ca. 8 mm breite, beiderseits verschmälerte, mit hakig gebogenem Stielüberrest versehene beerenartige Kapseln, welche oft von seidenartigen Krystallen besetzt sind, schwarzbraun, einfächrig, mit einem Muss von kleinen, schwarzen, durch eine Balsamschicht an einander klebenden Samen erfüllt, welches höchst angenehm riecht und schmeckt; die Samenhülse schmeckt säuerlich. Es kommen mehrere Sorten in den Handel, von welchen die Bourbon-Vanille als beste geschätzt wird, dagegen die La Guayra-Vanille (Vanillon, von Vanilla Pompona; Guyana, Columbien, Brasilien, Reunion und Mauritius) mehr zu Parfumeriezwecken verwendet wird.

Bestandtheile: Vanillin, Fett.

Verfälschungen: Mit zu jungen, saftlosen, oder bereits 2klappig geöffneten, oder ausgezogenen und mit Perubalsam bestrichenen Schalen.

II. Klasse: Dicotyledoneae.

Ueberall in der Axe kreisförmig angeordnete offene Gefässbündel; Holzstämme mit Jahresringen und Holz und Bast scheidendem Cambium. Blätter netzadrig, meist gestielt. Bei den Blüthen herrscht die Fünfzahl vor. Embryo mit zwei Keimblättern.

I. Unterklasse: Choripetalae. (Dialypetalae).
Mit getrenntblättriger Blumenkrone.

7. Ordnung: Amentaceae. Kätzchenbäume. Holzgewächse mit kleinen, apetalen Kätzchenblüthen; Blüthen eingeschlechtig. Fruchtknoten unterständig; 1—2 fächrig; jedes Fach mit 1 hängenden Samenknospe. Same ohne Endosperm mit gradem Embryo.

Fam. *Cupuliferae.* — Bäume oder Sträucher mit zerstreuten Blättern, die mit Nebenblättern versehen sind, und monöcischen Blüthen; männliche in Kätzchen, nakt oder blumenblattlos, mit 5—20 Staubgefässen; weibliche einzeln, von einer später zum Becherchen auswachsenden Hülle umgeben; Fruchtknoten unterständig, 2—6fächrig, mit 1—2 hängenden Eichen, Nuss durch Fehlschlagen 1fächrig, 1—2samig; Same eiweisslos.

Quercus pedunculata Ehrhardt (Q. robur L.) Eiche. Blätter mit sehr kurzem Blattstiel, tiefbuchtig, am Grunde herzförmig; männliche Kätzchen schlaff, mit 5—9blättrigem Perigon und 6—10 freien Staubgefässen; weibliche Blüthen knospenförmig, mit einblättriger Hülle; Fruchtknoten 3fächrig, 3narbig; Nuss lederartig, 1samig, am Grunde von einem holzigen, aussen schuppigen Becher umschlossen. Deutschland. Davon

Cortex Quercus.

1—3 mm dicke, aussen leicht zerbrechliche, silbergraue, innen zähe, bandartig gefaserte Rinde. Der Querschnitt lässt eine dünne, röthlich-braune Korkschicht, eine parenchymatöse Mittelschicht und eine von Markstrahlen durchbrochene Bastschicht erkennen; die Mittelschicht ist durch einen aus Stein- und Bastfaserzellen gebildeten Ring in eine äussere grünliche und eine innere braune Schicht getheilt, in welchen überall Steinzellen zerstreut liegen. Die Rinde wird im Frühjahr von jungen Stämmen oder mässig alten Aesten gesammelt. Ein kalt bereiteter wässriger Auszug (1:100) wird durch Eisenchloridlösung (1:100) schwarzblau gefällt.

Bestandtheile: Gerbstoff, Quercin.
Verfälschung: Gerberlohe, Rinde alter Bäume.

Quercus sessiliflora Martyn. Blätter seichtbuchtig, am Grunde ungleich keilförmig zulaufend; Eicheln auf kurzem, dicken Stiele. Deutschland. Liefert ebenfalls Cort. Quercus; ferner, wie die vorige:

Semen Quercus tostum.

Die im Herbst gesammelten, vom Becher befreiten Eicheln werden geröstet und gestossen (gemahlen) und bilden ein grobes, eigenthümlich schmeckendes, braunes Pulver.

Quercus infectoria Olivier. Mit eiförmig-länglichen, stachelspitzigen, grobgesägten, glatten Blättern und sehr langen Eicheln. Kleinasien. Davon

Gallae.

Krankhafte, durch den Biss der Gallwespe in Blattknospen orientalischer, immergrüner, strauchartiger Eichenarten (Q. lusitanica) entstandene Auswüchse, von höchstens 15 mm Durchmesser, fast kugelig, mit hervortretenden scharfen Warzen, schwer, hart, oft mit dem Schlupfloch des jungen Thieres versehen, grünlich-grau bis dunkel, schmecken adstringirend. Man unterscheidet als Handelssorten vorzugsweise Gallae Aleppo, beste, officinelle Sorte, klein und schwarz, und Gallae Sinenses (durch den Stich einer Blattlausart in die Stiele von Rhus semialata Murray, Terebinthaceae, entstanden) verkehrt-eiförmig, mit hornartiger Wand, aussen grau, innen hohl, sehr gerbstoffreich; deutsche, Mocca- und ungarische Gallen, erste und letztere kuglig, aber schwammig, mittlere oben flach; Knoppern, Wucherungen des Bechers; Valonen, normale Früchte türkischer Eichenarten (Q. Valonea).

Bestandtheile: Gerbsäure (65% bei bester Sorte), Gallussäure, Stärke.

Quercus Aegilops L. Orient, davon Walonen.
Quercus Suber L. Südeuropäische Küstenländer. Korkeiche.
Fagus silvatica L. Deutschland. Rothbuche.
Fagus Castanea L. Südl. Europa. Süsse Kastanien.

Fam. *Juglandeae.* — Juglans regia L. Walnuss. Baum mit ungleichpaarig-gefiederten 5—11blättrigen, kahlen, ovalen, fein-sägeförmigen, gefirnissten Blättern; Blüthen monöcisch; männliche Kätzchen cylindrisch, hängend; Blüthchen mit 14—36 Staubgefässen, von einem 2—6blättrigen Perigon umgeben; weibliche achselständig 1—3, mit 4blättrigem Kelch und Krone, unterständigem 1fächrigen, 1eiigen Fruchtknoten und 2 verlängerten, kraus-geschlitzten Narben; länglich-runge Steinbeere, deren Rinde unregelmässig abreisst; der Steinkern ist unterhalb 4-, oberhalb 2fächrig; der eiweisslose Samen besitzt fleischige, zusammengefaltete Cotyledonen. Europa. Davon

Folia Juglandis.

Unpaarig gefiederte an sehr langem Blattstiel sitzende Blätter mit 5—9 Blättchen, welche auf der Unterfläche an den Winkeln der Nerven gebartet und mit Ausnahme des Endblattes gegliedert sind. Sie werden im Juni gesammelt und schnell getrocknet. Geschmack kratzend.

Bestandtheile: Gerb- und Bitterstoff.

Cortex fructus Juglandis.

Das fleischige, aussen grüne, innen weisse, die Haut bräunende, frische Fruchtgehäuse der reifen Walnuss von eigenthümlichem Geruch und bitter herbem Geschmack; springt beim Abfallen der Walnüsse leicht ab.

Bestandtheile: Nucin (Farbstoff), Nucitannin, Fett.

Fam. *Salicaceae.* — Frucht mehrsamige Kapsel.
Salix pentandra L. Davon Cort. Salicis.
Populus nigra L. Davon Gemmae Populi.

Fam. *Piperaceae.* — Knotig getheilte Stengel mit zerstreuten Holzbündeln, zerstreuten, parallelnervigen oder netzadrigen Blättern, deren Blattscheiden dem Stengel angewachsen sind; die, einem Kolben inserirten, nackten Blüthen sind von Brakteen unterstützt; 2 Staubgefässe; 1 sitzender, 1 fächriger, 1 eiiger Fruchtknoten; fleischige Beerenfrucht mit eiweisshaltigem Samen, welcher den Embryo an der Spitze des Eiweisses liegend enthält.

Cubeba officinalis Miquel. Kletternder Stengel mit gestielten, lederartigen, länglich herzförmigen Blättern und vereinzelten, diöcischen Kolben; die Stiele der Frucht sind länger, als diese selbst. Java. Davon

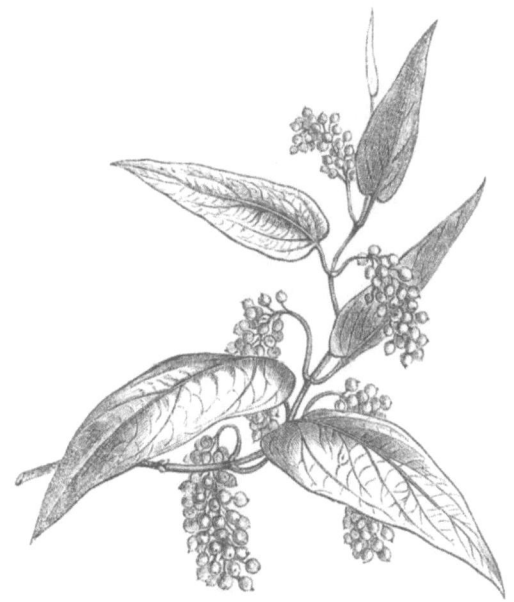

Piper Cubeba.

Cubebae.

Die getrockneten, pfefferkorngrossen, an der Basis in einen etwa 1 cm langen Stiel auslaufenden, runzligen, dunkelbraunen, einsamigen Steinbeeren von eigenthümlichem Geruch und brennendem Geschmack.

Bestandtheile: äther. Oel, Harz, Cubebin, Cubebenkampher, Cubebensäure, fettes Oel.

Verwechselungen: Fruct. Amomi, ungestielt, kelchgekrönt, nicht runzlig; Fr. Rhamn. cathartic. viersamig; Piper nigr. auf dem Durchschnitt in der Peripherie eine dicke, grosszellige, in der Mitte eine dünne, kleinzellige Steinzellenschicht, umgekehrt, wie die Cubeben, ausserdem Same mit der Fruchthülle verwachsen.

Piper nigrum L. mit ungestielten Beeren; Ostindien; davon Piper alb. (reife, geschälte) und P. nigrum (unreife Frucht). Chavica officinarum Miq. Ostindien; davon P. longum. Arthanthe elongata Miq. Peru; davon Fol. Matico.

8. Ordnung: Urticineae. Nesselgewächse. Blüthen sehr unbedeutend, apetal, meist eingeschlechtig; Blüthenstände verschieden, meist sehr dicht; Perigon 2—4theilig; Staubgefässe soviel, wie Perigon-

abschnitte; Fruchtknoten oberständig, 1 fächrig, mit 1 Samenknospe; Früchtchen nussartig, oft in Häufchen, zur falschen Fleischfrucht verwachsend.

Fam. *Moraceae.* — Morus nigra L. Maulbeerbaum. Davon Fruct. Moror. rec.

Fam. *Artocarpeae.* — Holzgewächse mit Milchsaft.

Ficus Carica L. Feige. Davon Caricae. — F. indica und F. elastica. Gummibaum. Ostindien. Liefern Kautschuk und Gummilack. — Artocarpus. Ostindien. Brodfruchtbaum.

Fam. *Cannabineae.* — Krautartige Gewächse ohne Milchsaft; Blätter rauhhaarig; Blüthen eingeschlechtig, diöcisch; Frucht Nüsschen, ohne Endosperm.

Humulus Lupulus L. Hopfen. Stengel rechts gewunden, rauh; Blätter gegenüberstehend, 3—5lappig, borstig; männliche Blüthen in Rispen, mit 5 Staubgefässen und 5blättrigem Kelche; weibliche Blüthen mit 1blättrigem Perigon in kätzchentragenden Trauben; die Deckblätter der Kätzchen bedecken 2—6 an ihrer Basis sitzende Stempel, welche je von einem besonderen Deckblatt umhüllt sind; Kelch einblättrig, seitlich gespalten, 2 pfriemenförmige verlängerte Narben; Frucht eiförmige Zapfen mit linsenförmigen Caryopsen. Mittel-Europa. Davon.

Glandulae Lupuli.

Der drüsige Kelch, sowie die Deckschuppen sondern schwefelgelbe, harzige, glänzende, pilzförmige, mit ätherischem Oel erfüllte Körnchen ab, welche durch Absieben der frisch getrockneten Zapfen zu erhalten sind und nicht über ein Jahr aufbewahrt werden sollen. Aether soll 70% lösen.
Bestandtheile: Harz, äther. Oel, Lupulin.
Verfälschung: Sand, es dürfen beim Verbrennen höchstens 10% Aschenbestandtheile zurückbleiben.

Canabis sativa L. Hanf. Aufrecht, borstig; obere Blätter zerstreut, untere gegenüberstehend, fingerförmig, mit gesägten Blättchen; männliche Blüthen traubig vereinigt, mit 5 Staubgefässen; weibliche Blüthen von einem einblättrigen, einseitig gespaltenen Perigon umhüllt, in Kätzchen; 2 fadenförmige Griffel; Nüsschen 2klappig; Samen eiweisslos, mit schlangenförmigem Embryo. Aus Persien hier eingeführt.

Herba Cannabis Indicae.

Die blühenden, angedrückt behaarten, scharfen, durch eine harzige Masse zu dichten, beblätterten, etwas zusammengedrückten Blüthenbüscheln zusammengeklebten, theils schon fruchttragenden Aeste der weiblichen Pflanze; mit meist einfachen, lanzett-linienförmigen, gesägten Blüthenblättern; mit braunroth-harzigen, scheidenartig die Blüthen oder später das charakteristische Nüsschen umschliessenden Deckblättchen; der narkotische Geruch tritt vorzugsweise beim Erwärmen des Krautes hervor. Die Pflanze soll mehr grün, wie braun aussehen und kräftig riechen. Geschmack unbedeutend. Heimath: Indien, von wo zwei Sorten herkommen, Bang oder Guaga (frei von Stengeln

Radix Rhei.

und grösseren Blättern) und Ganja (mit längeren Stengeln). Unterscheidet sich von der deutschen Pflanze durch das Vorhandensein der in den Blüthenscheiden vorhandenen Harzkörperchen, welche in verdünnter Kalilauge nicht löslich sind.

Bestandtheile: Cannabin (Harz) und äther. Oel (enthält Cannaben). Das spirituöse Extrakt ist behufs seiner Auflösung in wässrigen Flüssigkeiten mit etwas Gummi und einem Tropfen Weingeist anzureiben.

9. Ordnung: Centrospermae. Blüthen zwittrig, apetal oder vollständig; Stempel oberständig; Fruchtknoten meist mit centraler Placenta. Ovarium 1fächerig mit 1 oder vielsamiger Centralplacenta; Samen mit gekrümmtem Embryo.

Fam. *Polygoneae.* — Perigon 6blättrig in 2 Kreisen; 6—9 Staubgefässe, mit den Perigonblättern wechselnd; Fruchtknoten oberständig mit 1—3 Griffeln, einfächrig, mit 1 grundständigen Samenknospe; Frucht 3kantiges Nüsschen; Samen mit geradem Embryo.

Rheum. Grosse Kräuter mit knotig gegliedertem Stengel, an welchem die mit einer gewimperten Tute versehenen, durch die Blattscheide verbundenen Blätter befestigt sind; Blüthenstand trugdoldenartig; Perigon 6theilig mit grösseren Blättern in der Mitte; 9 perigynische Staubgefässe; Fruchtknoten oberständig, mit 3 halbsitzenden, nierenförmigen, zurückgebogenen Narben, 1fächrig mit 1 aufrechten Eichen; Frucht 3eckige, 3geflügelte Caryopse; Samen eiweisshaltig. — Von verschiedenen unbekannten, in Hochasien wachsenden Arten (R. officinale und R. palmatum L.):

Radix Rhei.

Die Pharmacopöe unterschied früher russischen und chinesischen (indischen) Rhabarber; ersterer, welcher früher unter der Kontrole der russischen Regierung stand, wurde als beste Sorte geschätzt, kommt aber jetzt nur noch höchst selten in den Handel. Er besteht aus länglich runden, kegelförmigen oder halbflachen, ganz mundirten, meist nicht über 5 cm dicken, mit Bohrlöchern versehenen Stücken,

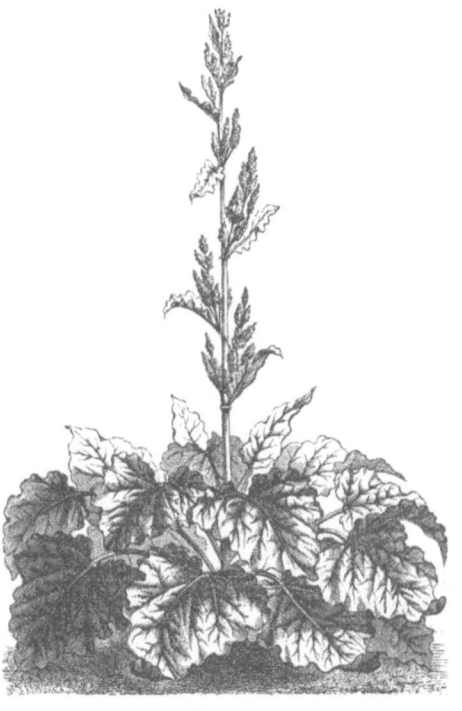

Rheum.

welche röthlich gelb, spröde und leichter als Wasser sind; der Bruch ist uneben, und die Bruchfläche zeigt dichte rosenroth, weiss und gelb marmorirte **Sterne (Masern).** Die Gefässbündel des weiss parenchymatösen Holzkörpers werden von schmalen gelbrothen Markstrahlen durchsetzt, die, im Innern vielfach verworren, zur Maserbildung beitragen, auf der Aussenfläche jedoch so gruppirt sind, dass sis als feine Striche in einem fast regelmässigen Netz (weisses Gebündel) die Füllung abgeben. Die auf dem Querschnitt erscheinenden Masern sind sehr zahlreich und über die ganze Fläche verbreitet; sie sind als innere Ansätze zu Nebenwurzeln zu betrachten und haben ovale Markstrahlenzellen. — Der chinesische (asiatische) Rhabarber, welcher auf dem Seewege nach Deutschland kommt, besteht ebenfalls aus knittel-, block- oder scheibenförmigen, mit Bohrlöchern versehenen Stücken, bis 7 cm dick, und kommt in $1/1$, $3/4$ und $1/2$ mundirter Sorte vor. Die officinelle, ganz mundirte Wurzel ist schwerer und heller als die russische, auf der Aussenfläche minder deutlich netzartig gezeichnet, auf dem Durchschnitt bisweilen noch den Cambiumring erkennen lassend, welcher das Holz von der abgeriebenen Rinde schied. Die Masern verbreiten sich nicht über die ganze Oberfläche, sondern gruppiren sich überwiegend zu einem in der Nähe des Cambiums liegenden grösseren Kreise, welcher in Summa aber eine mehr körnige, guirlandenartige, als eine grossstrahlige Beschaffenheit zeigt; die Markstrahlenzellen der Maser sind fast prismatisch. Im Zellgewebe beider Sorten liegen sternförmige Krystalldrüsen von weissem, oxalsaurem Kalk. Beide Sorten knirschen beim Kauen und färben den Speichel gelb, riechen und schmecken eigenthümlich.

Bestandtheile: Chrysophansäure, Rheum- und Gerbsäure, Phaeoretin, Rhodeoretin, Aporetin, oxalsaurer Kalk, Stärke, Salze.

Verwechselungen: Europäische Rhabarberarten; der österreichische Rhabarber hat vom Centrum bis zur Peripherie radial gestreckte rothe und weisse Strahlen; der englische ist am Rande strahlig, in der Mitte punktirt, dabei leicht und schwammig; der französische ist rothbraun, holzig porös, ohne Netzzeichnung auf der Aussenfläche; Rad. Rhapontici mit Mark, knirscht nicht beim Kauen. Moskowitischer Rhabarber soll nach Dragendorff 17%, Chinesischer 14% und Englischer 4% Chrysophansäure enthalten.

Polygonum fagopyrum L. Buchweizen. Rumex acetosa L. Sauerampfer.

Fam. *Chenopodiaceae.* — Chenopodium ambrosioides L. Mexico. Davon Hb. Botryos mexicano.

Beta vulgaris L. Runkelrübe. — Spinacia oleracea L. Spinat.

Salicornia herbacea L. — Salsola Kali L. An Meeresküsten und Salinen.

Fam. *Caryophyllaceae.* — Blüthen regelmässig, 5blättrig; 20 Staubgefässe; Stempel mehrgriffelig.

Saponaria officinalis L. Davon Rad. Saponariae.

10. Ordnung: **Polycarpieae.** Vielfrüchtige. Blüthentheile spiralig oder quirlig; Perigon einfach oder Kelch und Krone; Staubgefässe zahlreich; Stempel oberständig 1 oder viele, bisweilen aus vielen Carpellen, mit meist wandständiger Placenta gebildet, 1 oder vielsamig.

Fam. *Laurineae.* — Gewürzgewächse mit immergrünen, lederartigen, abwechselnden, nebenblattlosen Blättern; Zwitterblüthen mit unterständigem Perigon; Staubgefässe doppelt soviel als Perigonblätter, diesen gegenüberstehend, perigynisch; Staubfäden oft mit Drüsen versehen; Antheren 2 — 4fächrig, 2 — 4klappig, aufspringend; Fruchtknoten frei und mit 1 hängenden Eichen: Fruchtbeeren oder steinbeerartig; Same eiweisslos, mit sehr grossen und dicken Cotyledonen.

Cinamomum Camphora Nees. Kampherbaum. Blätter gestielt, elliptisch, beiderseits verschmälert, oben glänzend, unten drüsig in den Achsen der Nerven; einfache Rispen; Perigon lederartig, aussen kahl; 15 Staubgefässe, davon 6 steril; Beere vom unzertheilten Unterkelch unterstützt. China und Japan. Davon

Camphora.

Der Rohkampher wird durch Sublimation aus den holzigen Theilen des Kampherbaumes gewonnen und wird aus China und Japan in Gestalt körniger, blassröthlicher Massen in den Handel gebracht. In Europa umsublimirt erscheint er in weissen, durchsichtigen, zähen, convex-concaven Kuchen, ist, mit Weingeist besprengt, zerreiblich, schmilzt beim Erhitzen, ist flüchtig und verbrennt mit leuchtender, stark russender Flamme, ist löslich in Weingeist, Aether, Oelen und

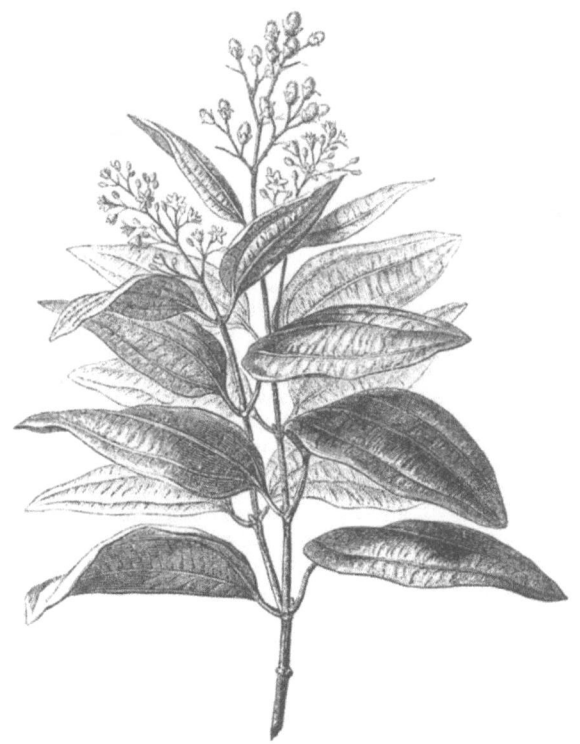

Cinnamom Zeylanicum.

Essigsäure, riecht und schmeckt eigenthümlich durchdringend. Borneo-(Sumatra-) Kampher von Dryobalanops Camphora kommt fast nicht in den Handel nach Europa.

Cinnamomum Zeylanicum Breyn. Zweige fast 4eckig, kahl, mit 3nervigen, oben glänzenden, unten netzadrigen Blättern; Perigon lederartig, 6spaltig; 12 Staubgefässe in 4 Reihen, von denen 9 äussere fruchtbar, 3 mittlere am Grunde mit je 2 Drüsen versehen, 3 innere unfruchtbar sind (Staminodien); Antheren eiförmig, 4fächrig, 3 innere nach aussen, 6 äussere nach innen gewendet; Beere von dem becherförmigen, fast 6spaltigem Grunde des Perigons getragen. Westindien, Ceylon. Davon

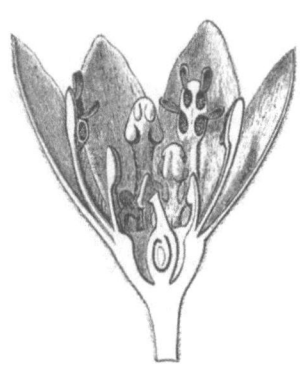

Zimmtblüthe, durchschnitten.

Cortex Cinnamomi Zeylanici.

Die mehrfach eingerollte, sehr dünne, zerbrechliche Innenrinde (Bastschicht) der jüngeren Zweige, von hellbrauner Farbe, aussen mit feinen, blasseren Fasern geadert, innen dunkler, angenehm scharf aromatisch schmeckend.

Bestandtheile: Aether. Oel, Gerbstoff, Harz, Stärke, Zucker.

Cinnamomum Cassia Blume. Zweige eckig mit zart filzigen Blattstielen, ovalen, beiderseits zugespitzten, 3nervigen, lederartigen, oben kahlen, glänzenden, unten matt, seidenhaarigen Blättern. China. Davon

Cortex Cinnamomi Cassiae.

Die einfach eingerollte, bis 1,5 mm dicke Innenrinde (Bastschicht) der Zweige, von gelbbrauner (Zimmt-) Farbe, aussen mit kaum sichtbaren, zerstreuten, helleren Fasern, mit nicht fasrigem Bruch, von angenehm aromatischem Geruch und Geschmack, der zwar süsslich, aber nicht schleimig sein darf.

Bestandtheile: Aether. Oel, Gerbstoff, Harz, Stärke, Zucker.

Verwechselungen: Cort. Cinn. Javanic., dem Ceylonzimmt ähnlich, in langen, mit Bast zusammengeschnürten Bündeln, dichter, dunkler und von geringerem Geschmack als dieser; Cinn. Brasiliens. und Cayennes., dunkler, von bitterem und schleimigem Geschmack; Cass. lignea u. C. vera, ebenfalls dunkler, dicker, ohne die Faserstreifen und von schleimigem Geschmack.

Oleum Cinnamomi.

Das aetherische Oel des Zimmtes, dessen Geruch es besitzt. Es ist gelbbraun, schwerer als Wasser, verpufft nicht mit Jod und besteht grösstentheils aus Zimmtaldehyd, ist mit Weingeist in allen Verhältnissen klar mischbar (trübe Mischung: Terpenthinöl) und vereinigt sich mit rauchender Salpetersäure (je 4 Tropfen) ohne Erhitzung zu einem Krystallbrei.

Sassafrass officinale. Nees. Sassafrasslorbeer. Baum bis 30 m hoch, mit einjährigen, anfangs behaarten, dann kahl und lederartig werdenden, dunkelgrünen, langgestielten Blättern; Blüthen in Doldentrauben mit behaarten Blüthenstielen; Perigon röhrig, in 6 Zipfel gespalten; männliche Blüthen mit 9 Staubgefässen; die 3 innern am Grunde mit 2 Drüsen versehen; Antheren nach innen gekehrt, 4fächerig; weibliche Blüthen mit 6—9 Staminodien; Griffel mit scheibenförmiger Narbe; Frucht blauschwarze Beere, von rother becherförmiger Hülle getragen. Davon

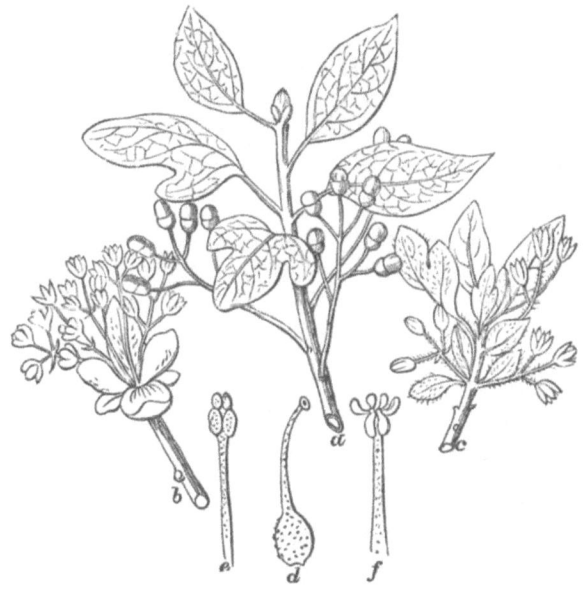

Sassafras officinale.
a, b u. c Zweige mit Blüthen und Früchten, d Pistill mit Fruchtknoten, e u. f Staubgefässe mit Antheren.

Lignum Sassafras.

Armdicke, ästige Knüppel mit aussen rissiger, innen rothbrauner Korkschicht und leichtem, hellbraunem, auf dem Querschnitt an den Jahresringen gedrängt punktirtem Holze von fenchelartigem Geruch und süsslichem Geschmack. Nur das zerkleinerte Holz der Wurzel, nicht aber das des Stammes darf verwendet werden.

Verfälschungen: Fichtenspähne; diese haben keine Gefässzellen und riechen kienig.

Bestandtheile: Aether. Oel, Harz, Gerbstoff.

Laurus nobilis L. Lorbeerbaum. Blätter lederartig, wellenrandig; endständige Blüthen büschelförmig, diöcisch, mit 9 Staubgefässen in 3 Reihen, in der Mitte mit 2 Drüsen versehen; Antheren 2fächrig, 2klappig, alle nach innen gekehrt: Perigon

4 blättrig; nackte Steinbeerenfrucht am Grunde des Perigons. Orient und Südeuropa. Davon

Fructus Lauri.

Getrocknete, fast runde, runzlige, braunschwarze Früchte, circa 1 cm dick, mit dünner Mittelfruchtschicht, häutiger, braunrother Kernschale und einem sich leicht in zwei, fast halbkuglige, ölig-fleischige, bräunliche Cotyledonen spaltenden Samen; Geruch aromatisch, Geschmack ölig bitter.

Bestandtheile: Fettes und äther. Oel, Harz, Gummi, Laurin (Lorbeerkampher).

Oleum Lauri.

Das durch Auspressen der frischen Lorbeeren gewonnene, salbenartig körnige, grüne Fett von starkem Lorbeergeruch, welches bei 40° schmilzt, in 1,5 Theilen Aether löslich sein muss und bei Behandlung der weingeistigen Lösung mit Salmiakgeist die Farbe nicht verändern darf (Rothfärbung: Kunstprodukt).

Bestandtheile: Laurostearin, flüssiges, fettes und äther. Oel, Farbstoff, Laurin.

Fam. *Berberideae.* — Sträucher mit grundständigen getheilten Blättern; Blüthen mit Kelch und Krone, einzeln endständig oder in Trauben. Staubfäden oft reizbar; Staubbeutel 2 klappig aufspringend; Frucht meist eine mehrsamige Beere oder Balgkapsel; Samen mit Eiweiss und gradem Embryo.

Podophyllum peltatum L. Kraut mit kriechendem Perigon; Blätter schildförmig, gelappt; weisse endständige Blüthen, Kelch 3 — 6, Krone 6 — 9 blätttrig, in 2 Wirteln; Antheren frei, soviel oder doppelt so viel, wie Kronblätter; Griffel kurz mit schildförmiger Narbe; Samenknospen vieleiig; Beere nicht aufspringend; Samen der mussartig werdenden Placenta eingebettet. Oestl. Staaten von N. Amerika. — Das Rhizom liefert

Podophyllin.

Gelbes amorphes Pulver, welches Wasser bitter macht, in 10 Th. Weingeist und in 100 Th. Ammoniakflüssigkeit, wenig aber nur in Aether löslich ist.

Fam. *Menispermeae.* — Klettersträucher mit spiralig stehenden schildförmigen, gelappten Blättern, ohne Nebenblätter; die sehr kleinen Blüthen eingeschlechtig in Rispen oder Trauben, diöcisch; ihre Glieder in mehreren Wirteln; 1—6 oberständige Pistille mit meist 1samigen, gekrümmten Fruchtknoten; Frucht Beere oder Steinfrucht. Same mit Eiweiss und gekrümmtem Embryo.

Cocculus palmatus DC. Jatorrhiza Columbo Miers. Zierlicher Strauch, mit am Grunde herzförmigen, handförmig 5 theiligen, mit zugespitzten, ganzrandigen Lappen versehenen Blättern und kleinen, diöcischen, traubenförmig gestellten Blüthen; Kelch- und Kronenblätter je 6, in zwei Reihen; 6 freie Staubgefässe, in den weiblichen Blüthen verkümmert; Fruchtknoten 3—6; Steinfrüchte 1samig, soviel als Fruchknoten. Mozambique. Davon

Radix Colombo.

Fast kreisrunde, 3—4 cm breite, 4—12 cm dicke, aussen runzlige, gelbbraune, innen mehlige, grünlich- oder bräunlichgelbe Querabschnitte der Wurzel, welche auf der Oberfläche wellig vertieft erscheinen und auf der Mitte des gewölbten Randes einen vielfach strahlig durchschnittenen Cambiumring erkennen lassen, welcher die dunklere Rinde von dem gelben, markigen, mit zerstreuten Holzbündeln versehenen Holzkörper trennt. Geschmack biter, schleimig.

Bestandtheile: Stärke, Berberin, Columbin, Cloumbosäure, Pectinkörper.

Verwechselungen: Rad. Fraserae Carolinensis Walter (falsche Colombo) aussen quer-gerunzelt, Holzkern nicht strahlig, kein Cambiumring vorhanden und wird durch Jodtinktur braun (nicht blau, wie die ächte) gefärbt; im Aufguss ist durch Eisenvitriol Gerbsäure (blaugrün) nachzuweisen; Rad. Bryoniae, gelb gefärbt, ebenfalls ohne Cambiumring und von lockerer Consistenz.

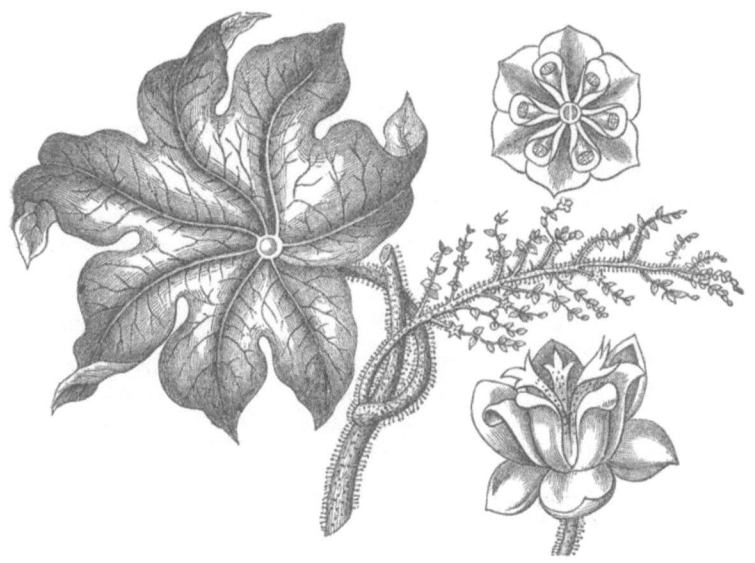

Cocculus palmatus.
Männliche und weibliche Blüthe.

Menispermum Cocculus L. Davon Fruct. Cocculi.

Fam. *Myristicaceae.* Blüthen 2häusig; Perigon 3lappig; 3—15 Antheren unter sich zur Säule verwachsen; oberständiges Pistill, einfächerig, mit 2lappiger Narbe; Frucht fleischige, 1samige Beere; Samen mit Mantel.

Myristica fragrans Houttuyn. Muskatbaum. Blätter gestielt, lederartig, durchscheinend punktirt, oval zugespitzt; Blüthen diöcisch mit glockenförmigem, 3spaltigem, gefärbtem Perigon; Staubgefässe zu einer eleganten Säule vereinigt, mit nach aussen gekehrten Antheren; Fruchtknoten mit 2lappiger Narbe versehen, mit 1 aufrechten Eichen; Beere 2klappig; Same eiförmig, mit gespaltener

Hülle umgeben; Embryo, am Grunde des gekauten, öligfleischigen Eiweisses, mit abstehenden Cotyledonen. Sundainseln. Davon

Macis.

Der orangefarbene, fettglänzende, hornartig bauchige, kraus-gelappte, getrocknete Samenmantel, angenehm gewürzhaft riechend und schmeckend.

Bestandtheile: fettes und äther. Oel, Gummi.

Verfälschung (des Pulvers): Curcuma, Stärke, anorganische Substanzen; erstere werden durch das Mikroskop erkannnt, letztere beim Einäschern; reines Macispulver liefert 1,5 % Asche.

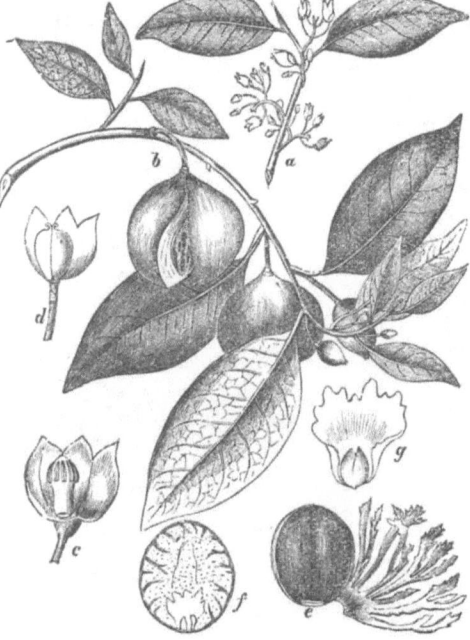

Myristica fragrans.
a u. b Zweige mit Blüthen und Früchten, c männliche, d weibliche Blüthe, e Same mit Mantel.

Oleum Macidis.

Das durch Destillation erhaltene, mit Jod verpuffende, das Licht schwach rechtsdrehende, in 6. Th. Weingeist lösliche Oel besteht zum grössten Theil aus Macen $C_{10}H_{16}$.

Semen Myristicae.

Ovale, bis 3 cm lange, oben mit Nabel, unten mit Hagelfleck (beide durch Samennaht verbunden) versehene, aussen netzadrige, mit weissem Pulver bestäubte, innen bräunlich, durch die dunkelorangenen Fortsätze der innern Samenhaut marmorirt erscheinende Samen, von süsslich gewürzhaftem Geruch und Geschmack.

Bestandtheile: Fettes und äther. Oel.

Verfälschung: Aus Brodteig oder Thon verfertigte, mit Muskatöl imprägnirte Nüsse, auf dem Bruch zu erkennen; Nüsse der Myristica fatua Houlton sind länger, schmäler und von minderem Geruch.

Oleum Nucistae.

Das durch Auspressen der Samen gewonnene fette Oel, welches in festen, länglich-viereckigen, orangefarbenen, innen marmorirten Blöcken, mit Schilf umwickelt, in den Handel kommt, specifisch gewürzig riecht und schmeckt, bei 45—48° schmilzt und in 4 Teilen siedenden Aether löslich sein muss. Mit 10 Gewth. Spiritus erwärmt darf die nach dem Erkalten klar filtrirte, blassgelbliche Lösung durch Ammoniak wohl etwas gebräunt, aber nicht geröthet werden (Kunstprodukt).

Bestandtheile: Myristicin, Glyceride des Muskatöls, äther. Oel, Farbstoff.

Fam. *Magnoliaceae.* — Bäume oder Sträucher mit spiral gestellten Blättern mit tutenförmigen Nebenblättern; Blüthen meist einzeln, sehr gross, zwittrig, spiralig oder mehrreihig; Staubgefässe zahlreich; mehrere Pistille, quirlig gestellt, einfächerig; Frucht balgkapsel- oder nussartig.
Unterfam. *Wintereae.* — Illicium anisatum Loureiro. Sternanis. Blätter lederartig, drüsig punktirt, klein, eiförmig, stumpf, ganzrandig, zusammengezogen; Blüthen gestielt, abstehend; 3—6 ungleiche, gefärbte Kelchblätter; 9—30 Blumenblätter; 30 freie, ziemlich starke Staubgefässe; Narbe sitzend; steinnussartige, einsamige, aufspringende Carpellen, meist 8, wirtelförmig, wagerecht gruppirt; Same oft mit Mantel versehen. China. Davon

Fructus Anisi stellati.

Steinfruchtartige, ziemlich harte, meist zu acht, sternförmig gruppirte, kahnförmige, zusammengedrückte, aussen graubraune, runzlige, innen glatte, an der obern Naht aufspringende, einsamige Carpellen mit kastanienbraunem, glänzendem Samen. Geruch gewürzhaft, Geschmack süsslich brennend.

Bestandtheile: Aether. Oel, Fett, Harz, Gummi, Gerbsäure.

Verfälschung: Mit Früchten des J. religiosum, majus und Griffithii, welche kleiner, weniger aromatisch, dagegen bitter und scharf (an Cubeben erinnernd), aussen weniger runzlig sind, und einen längeren, spitzeren, aufwärts gebogenen Schnabel haben. Die Farbe der inneren Karpellhäute ist nicht braun, sondern ein mattes gelb. Die Samen sind ebenfalls nicht kastanienbraun, sondern sehr hellbraun und etwas gedrückt.

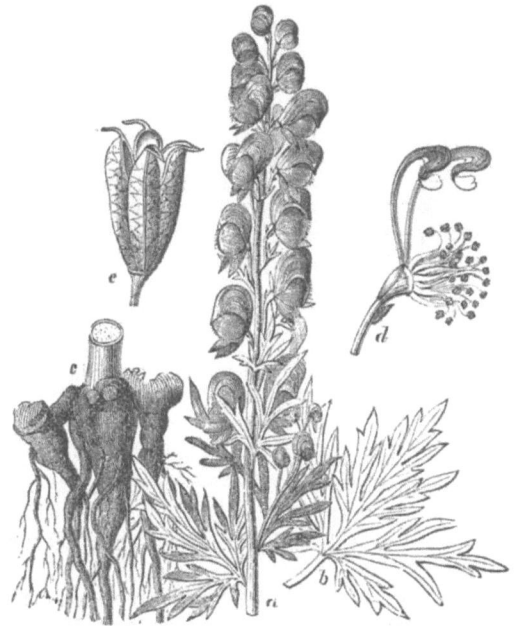

Aconitum Napellus.
a Blüthengang, b Blatt, c Knollen, d Blüthe nach Entfernung des Perigons, e Frucht.

Fam. *Ranunculaceae*. — Kräuter oder Halbsträucher mit zerstreuten, nebenblattlosen Blättern; Kelchblätter meist 5, oft blumenblattartig; Blumenblätter 2—15 (meist 5); Staubgefässe in zahlreicher, unbestimmter Anzahl, frei; Fruchtknoten zahlreich, frei; Frucht 1samige, trockene Schliessfrucht oder mehrsamige an der Bauchnaht aufspringende Kapsel.

Helleborus viridis L. Grüne Niesswurz. Davon Rad. Hellebori viridis.

Aconitum Napellus L. Eisenhut. Wurzel kegelförmig, meist 2 Knollen, oben durch einen Querast verbunden, mit dünnen Wurzeln besetzt; die ältere Knolle treibt den blühenden Stengel und stirbt bei der Fruchtreife ab; die jüngere ist mit einer Knospe gekrönt, die im nächsten Jahre zum Stengel auswächst; Blätter handförmig vieltheilig mit länglich lanzettförmigen Lappen; Blüthenstand traubig; Kelch 5blättrig, blumenartig, violett, das grösste Blatt zum aufrechten Helm ausgebildet; 2 Blumenblätter lang genagelt, kaputzenförmig, stumpf gespornt, vom Helm bedeckt; 3 — 5 Carpellen locker von einander abstehend. Im gebirgigen Europa. Davon

Tubera Aconiti.

Verkehrt kegelförmige, mit Stengelrest oder Knospe endigende, meist paarweis zusammenhängende, braune, gefurchte, etwas genarbte, getrocknet harte, 5 — 8 cm lange, oben 2 — 3 cm dicke Knollen, von denen die jüngere schwer, fest, innen weisslich, die ältere leicht, bisweilen innen hohl und bräunlich ist. Der Querschnitt zeigt ein von dem sehr dünnen 6 — 8strahligen Holzkörper eingefasstes, dickes, sternförmiges Mark und eine dicke, nach innen sternförmig begrenzte Rinde. Die giftige Wurzel der wildwachsenden Pflanze ist während der Blüthe zu sammeln.

Bestandtheile: Aconitin, Pseudoconitin, Aconin und Pseudaconin, Aconitsäure, Stärke, Zucker, Harz, Fett, Salze.

Verwechselungen: Knollen von A. Cammarum Jacquin sind kleiner und haben einen mit kurzen Strahlen versehenen unregelmässigen Holzkörper, der Markform entsprechend; Knollen von A. Stoerkeanum Reichenbach hängen mehr als zwei zusammen und haben ein stumpfeckiges, nicht sternförmiges Mark.

Paeonia peregrina Miller. Süd-Europa. Davon Flor. et semen Paeoniae. — Nigella sativa L. Süd-Europa. Davon Semen Nigellae. — Delphinium Staphisagria L. Süd-Europa. Davon Semen Staphisagriae. — Hepatica triloba DC. Deutschland. Davon Herb. Hepaticae nobilis.

11. Ordnung: Cruciflorae (Rhoeadinae) Kreuz- (Mohn) blüthige. Blüthentheile cyklisch oder spiralig angeordnet; 1 aus mehreren Carpellen bestehendes, mit mehreren unvollständigen Scheidewänden versehenes, oberständiges Pistill mit wandständigen Placenten und zahlreichen Samenknospen.

Fam. *Papaveraceae*. — Kräuter mit giftigem Milchsaft, zerstreuten Blättern, 2 hinfälligen Kelch- und meist 4 Blumenblättern; zahlreiche, freie Staubgefässe; Fruchtknoten 1fächrig; Eichen dem wandständigen Samenträger angeheftet; Narben mit den Samenträgern wechselnd; Kapselfrucht seitlich oder in Löchern aufspringend; Same eiweisslos.

Papaver somniferum L. Mohn. Schmierig bereift; Stengel beblättert, kahl; Blätter kahl, die unteren gestielt, länglich zerschnitten, die oberen sitzend, stengelumfassend; Blüthenstiele häufig abstehend behaart; Staubfäden oben breiter; Fruchtknoten krugförmig; Narbe sitzend, 8 — 15 strahlig; Samenträger scheidewandähnlich; Kapsel fast kuglig, kahl. Orient und Deutschland cultivirt. Davon

Fructus Papaveris.

Die unreifen, wallnussgrossen, eiförmig-länglichen, mit grosser schildförmiger Narbe strahlig gekrönten, widrig bitter schmeckenden Kapseln mit den Samen.

Bestandtheile: Opiumalkaloide.

Semen Papaveris.

Die kleinen, weisslichen, nierenförmigen, fein netzgrubigen Samen von süsslich öligem Geschmack; ranzide schmeckender Same muss verworfen werden.

Bestandtheile: Fettes Oel, Gummisubstanz.

Oleum Papaveris.

Das durch Auspressen der Samen gewonnene, fette, hellgelbe, an der Luft trocknende, fast geruchlose, mild schmeckende Oel.

Opium.

Der, den künstlich gemachten Einschnitten der unreifen Kapseln entquellende, getrocknete Saft, wecher zusammengeknetet, in rundliche Brode von 100 — 750 g Gewicht geformt, mit Mohnblättern umhüllt und mit den Früchten einer Rumexart bestreut wird. Man unterscheidet im Handel: türkisches (Levantisches, Smyrna-, Yerli-, Guévéopium), ägyptisches (thebaisches) und persisches Opium. Officinell ist nur das türkische Opium, welches frisch weich, innen blassbraun, getrocknet dunkel, auf dem Bruche glänzend, rothbraun ist, möglichst viel eingesprengte Thränen erkennen lässt, in Wasser und in Weingeist theilweise löslich ist, narkotisch riecht, bitter schmeckt, getrocknet 10% Morphin enthält und stark giftig ist. Andere Sorten sind nicht mit Rumexfrüchten bestreut, haben andere Formen, geringeren Alkaloidgehalt oder kommen gar nicht in den europäischen Verkehr. Gewonnen wird Opium ferner in China, Nordamerika, Frankreich, Italien und Deutschland, aber ohne Belang für die deutsche Pharmacie.

Bestandtheile: Morphin, Narkotin, Codein, Thebain, Narceïn, Pseudomorphin, Meconidin, Meconin, Papaverin, Rhöadin, Hydrocotarnin, Cryptopin, Codamin, Laudanin, Lanthopin, Protopin, Laudanosin, Gnoscopin, Meconsäure, Thebolactinsäure; Zucker, Gummi, Harze, Schleim, Kautschuksubstanz, Salze.

Verfälschungen: Schlechte Sorten, fremde Pflanzenextracte, Mineralsubstanzen, Gummi, Stärke, Harze. Ausser den pharmacognostischen Kennzeichen ist der Morphiumgehalt festzustellen. Die Methode ist im chem. pharmaceutischen Theil besprochen.

Fam. *Cruciferae*. — Kräuter oder Stauden mit zerstreuten Blättern; Blüthen traubig; 4 Kelchblätter; 4 Blumenblätter, kreuzförmig mit jenen abwechselnd; 4 lange, zu je 2 einem Kelchblatt gegenüberstehende und 2 kurze, einzeln den beiden anderen Kelchblättern gegenüberstehende Staubgefässe (tetradynamisch); am Grund der Blüthe Honigdrüsen, eine Scheibe bildend; 1 Griffel; Fruchtknoten 2fächrig; Frucht Schote, Schötchen, Nussschötchen oder Gliederschote; 2 Samenträger, dem Rande der Scheidewand angeheftet; Same hängend.

Pleurorrhizeae.

Embryo randwurzlig; Samenlappen flach an einander liegend; Würzelchen seitlich.

Cochlearia officinalis L. Löffelkraut. Wurzelblätter gestielt, fast herzförmig rund, ausgeschweift, Stengelblätter halbumfassend, eirund, buchtig gezähnt, Griffel bleibend; Schötchen gurkenförmig mit derben Klappen. Nord-Europa. Davon

Herba Cochleariae.

Das frische, weiss blühende Kraut riecht zerrieben scharf, schmeckt bitter brennend und ist im Frühjahr zu sammeln.
Bestandtheile: Aether. Oel.
Verwechselung: Blätter der gelbblühenden Ranunculus Ficaria L., langgestielt herzförmig.

Notorrhizeae.

Embryo rückenwurzlig; Samenlappen flach auf einander liegend; Würzelchen auf dem Rücken des einen umgebogen.

Isatis tinctoria L. Davon Indigo. — Capsella Bursa pastoris Monch. Davon Herb. Bursae pastoris.

Orthoploceae.

Embryo rinnig gefaltet; Würzelchen in der hohlen Rinne der gefalteten Keimblätter.

Brassica nigra Koch. Sinapis nigra L. Schwarzsenf. Sämmtliche Blätter gestielt, die unteren leyerförmig, die oberen lanzettlich; Kelch abstehend; Krone grünlich-gelb; Schote zusammengepresst, kahl, scharf-4kantig, kurz-geschnabelt. Cultivirt. Davon

Semen Sinapis.

Fast kugelrunde, 1 mm dicke, fein grubige, aussen rostbraune, innen gelbe Samen, deren gelblich-grünes Mehl, mit Wasser befeuchtet, scharfen Geruch entwickelt, und gekaut, bitterlich-ölig, später brennend schmeckt, bei längerer Aufbewahrung aber an seiner Wirksamkeit verliert. Handelssorten: holländischer und russischer Senf (Sareptamehl). Wird angebaut und importirt aus Kleinasien, Moldau und auch Portugal.
Bestandtheile: Fettes Oel, Myrosin, Myronsäure.
Verfälschungen: Samen der Brassica Rapa L., welcher anderthalbmal grösser, glatter, dunkelbraun, und die der Sinapis alba L., varietas melanosperma, welcher gross und glatt ist und wie der andere minder scharf ist.

Brassica oleracea L. Kohl mit seinen Varietäten. — Br. Rapa L. Weisse Rübe; Rübchen. — Br. Napus L. Kohlrübe; Raps. — Sinapis arvensis L. Senf. Davon Sem. Erucae. — Raphanus sativus L. Rettig; Radieschen.

12. Ordnung: Cistiflorae. Blüthen fast stets cyklich in 4 Kreisen, meist 5zählig; 3—5 Fruchtknoten, einfächrig, mit wandständigen Placenten.

Fam. *Violaceae.* — Blüthen unregelmässig; Kelch mit Anhängseln; unteres Kronblatt gespornt; Blätter mit Nebenblättern.

Viola tricolor L. Stiefmütterchen. Kraut mit hohlem, krautigen Stengel und zerstreuten, länglichen, gekerbten Blättern, leierförmigen Nebenblättern, welche länger sind als der Blattstiel; Blüthen achselständig, langgestielt, umgekehrt; Kelch 5blättrig, Krone 5blättrig, lippig, gespornt, 2—3farbig oder gelb; 5 Staubgefässe; Antheren häutig verwachsen, einwärtsstehend, die zwei hinteren am Grunde gespornt; 1 Griffel mit hakenförmigem Schnabel; Fruchtknoten 1fächrig, mit 3 wandständigen Samenträgern versehen; Kapsel länglich, kahl, 3klappig. Deutschland. Davon

Herba Violae tricoloris.

Das wild wachsende, blühende, bitterlich brennend schmeckende Kraut, möglichst mit kleinen Blüthen.

Bestandtheile: Schleim, Harz, angeblich Salicylsäure.

Fam. *Droseraceae.* — Drosera rotundifolia. Davon Herb. Borellae.

Fam. *Bixaceae.* — Bixa Orellana. Westindien. Davon Orlean.

Fam. *Canellaceae.* — Canella alba. Westindien. Davon Canella alba.

Fam. *Hypericaceae.* — Hyperium perforatum. Davon Herb. Hyperici.

Fam. *Ternstroemiaceae.* — Thea Chinensis. China. Davon Fol. Theae.

Fam. *Clusiaceae.* — Bäume oder Sträucher mit gummiharzführender Rinde, gegenständigen, ledrigen, fiedernervigen Blättern; Blüthen regelmässig, meist eingeschlechtlich; Staubgefässe viel, frei oder in Bündeln, soviel wie Kronblätter, hypogynisch; Fruchtknoten mehrfächrig mit strahliger Narbe; Kapsel- Beeren-, oder Steinfrucht.

Garcinia Morella Desrousseaux. Saftführender Baum mit gegenständigen, nebenblattlosen, lederartigen, mit einfachen, seitlich genäherten Nerven versehenen, länglichen Blättern und diclinischen Blüthen; Kelch und Krone 4blättrig; bei den männlichen Blüthen zahlreiche Staubgefässe mit kurzen Antheren, einem fleischigen, 4eckigen Blüthenboden eingesetzt; bei den weiblichen 8—30 unfruchtbare Staubgefässe, in Bündeln, die mit den Blumenblättern wechseln; Fruchtknoten 4fächrig; 1 Griffel mit schildförmiger Narbe; Steinfrucht mit mehrfächriger Schale; Samen im fleischigen Muss liegend. Ostindien. Davon

Gutti.

Der dem verwundeten Stamm ausfliessende, erhärtete, giftige Milchsaft. Er kommt in den Handel in cylindrischen, pommeranzgelben, leicht zerbrechlichen Stücken, ist auf dem Bruche breitmuschlig, glatt und wachsglänzend, an den Kanten wenig durchscheinend, zerrieben citronengelb, geruchlos und brennend süss schmeckend, in Weingeist und Aether nur theilweis löslich, und giebt mit Wasser eine Emulsion. Das Gutti wird von Aetzkali- oder Sodalauge dunkelorange gelöst; aus der Lösung scheiden Säuren das Harz citronengelb wieder aus. — Ausser der cylindrischen Sorte kommt noch eine minder gute (Naturell-) Sorte in löchrigen, braunrothen, unregelmässigen Stücken in den Handel.

Bestandtheile: Harz, Gummi, welche meist mit fremden Stoffen stark verunreinigt sind.

Calophyllum Inophyllum L. Ostindien. Davon Tacamahaca
Fam. *Dipterocarpaceae.* — Dipterocarpusarten (tropisches Asien) liefern Gurjunbalsam.

13. Ordnung: Columniferae. Säulenfrüchtige. Blüthe regelmässig, meist 5 gliederig; Kelch in der Knospe klappig, Coralla gedreht; Staubgefässe meist verwachsen und verzweigt; 5 oder mehr Carpelle um eine Mittelsäule; Fruchtknoten ebensovielfächrig, oberständig, mit axiler Placenta.

Fam. *Tiliaceae.* — Bäume oder Sträucher mit vielmännigen Blüthen; Staubgefässe am Grunde verwachsen; Fruchtknoten oberständig, 2—10 fächrig, zur Kapselfrucht auswachsend.

Tilia platyphyllos Scopoli (T. parvifolia Ehrhardt). Sommerlinde. Baum mit wechselnden, mit hinfälligen Nebenblättern versehenen, schief herzförmigen, zugespitzten, beiderseits grünen, unten kurz steifhaarigen und in den Winkeln der Nerven rothgelb bebarteten Blättern; Blüthen in 2—3blüthigen Trugdolden; Blattstiele bis zur Hälfte mit dem grossen, sehr dünnen, länglichen, netzadrigen, gelbgrünen Deckblatt verwachsen; Kelch 5blättrig; Krone 5blättrig, weisslich gelb; zahlreiche, freie Staubgefässe mit beweglichen, 2fächrigen Antheren; Fruchtknoten rundlich, 5fächrig; 1 Griffel; 5lappige Narbe mit aufrechten Lappen; Frucht 5rippige, holzige Nuss. Deutschland.

Tilia ulmifolia Scopoli (T. grandifolia Ehrhardt). Winterlinde. Blätter beiderseits kahl, unterhalb blau-grünlich schimmernd und in den Winkeln der Nerven weiss bebartet; Trugdolden 3—7blüthig; Narbenlappen horizontal aus einanderstehend; Frucht knorplige Nuss. Deutschland. Von beiden

Flores Tiliae.

Die zur Blüthezeit gesammelten, getrockneten, angenehm riechenden, süsslich schmeckenden Blüthen mit den Bracteen. — Die Blüthen der Tilia tomentosa (Tilia argentea) sind grösser, ausser den 5 Corollenblättern noch mit 5 petaloïden Staubblättern versehen, das Deckblatt des Blüthenstandes ist vorn am breitesten, oft mehr als 2 cm breit, unterseits meist sternhaarig. Diese Blüthen sollen nicht verwendet werden.

Bestandtheile: Aether, Oel, Schleim, Zucker, Gerbstoff.

Fam. *Buettneriaceae.* — Der vorigen Familie ähnlich. Staubgefässe abwechselnd unfruchtbar und mit 2 fächrigen Antheren. Frucht Kapsel oder Beere.

Theobroma Cacao L. Baum mit zerstreuten, mit Nebenblättern versehenen, länglichen, zugespitzten, am Grunde abgerundeten, ganzrandigen, kahlen Blättern; Blüthen seitenständig, gehäuft, Kelch 5spaltig, gefärbt; Krone 5blättrig, am Grunde kahn-, an der Spitze spatelförmig; 10 Staubgefässe, unten verwachsen, wovon 5 fruchtbare mit 4 fächrigen Antheren den Blumenblättern gegenüberstehen, 5 unfruchtbare mit diesen wechseln; Griffel einfach; Frucht nicht aufspringend; 5 fächrig mit holzig lederartiger Rinde; eiweisslose Samen im schmierigen Muss. Süd-Amerika. Davon

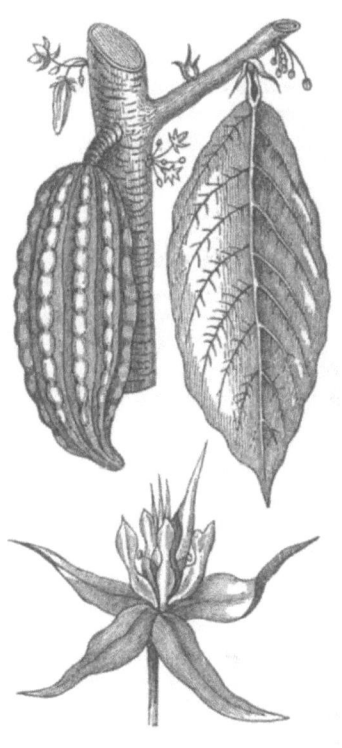

Theobroma Cacao.

Oleum Cacao.

Das durch Auspressen der von der Schale befreiten, gerösteten und gepulverten Cacaobohnen gewonnene gelblich weisse, lieblich riechende, milde schmeckende Fett, welches starrer als Schöpsentalg ist und bei 30° schmilzt.

Fam. *Malvaceae.* — Kräuter oder Sträucher mit zerstreuten, mit Nebenblättern versehenen, einfachen Blättern, sternförmig weich behaart; Kelch meist 5spaltig, oft mit einem Aussenkelch versehen; Krone 5blättrig, am Grunde mit kurzem Nagel mit den Staubgefässen verwachsen; Staubgefässe zahlreich, 1brüdrig; Antheren nierenförmig, 1fächrig; Fruchtknoten im Kreise verwachsen; Griffel soviel als Fruchtknoten, am Grunde verwachsen; Frucht 3—5fächrige, scheidewandspaltig, mehrklappige Kapsel oder aus mehreren um eine centrale Säule liegenden Knöpfen gebildet; Same nierenförmig.

Malva silvestris L. Rosspappel. Rauhhaarig; Stengel aufrecht, mit herzförmig rundlichen, 5—7lappigen Blättern, mit gestreckten, spitzen Lappen; Blüthenstiele vereinigt; äusserer Kelch 3blättrig; Krone 3—4mal so gross als der Kelch; Kapsel kranzförmig, vielknöpfig; Knöpfe 1samig, netzadrig, kahl. Deutschland. Davon

Flores Malvae.

Blüthen mit doppeltem Kelche, mit sehr zarter, fast 2 cm langer, rosenrother, nach dem Trocknen blauer Krone.
Bestandtheile: Schleim.

Malva vulgaris Fries. Stengel gestreckt aufsteigend; Blätter wie vorige, stumpflappig, lang-gestielt; Blumenblätter weisslich, lilageadert, 2—3mal so lang als der Kelch, tief ausgerandet; Knöpfe ohne Rand, glatt-weichhaarig. Davon

Folia Malvae.

Die im Sommer gesammelten und getrockneten, schleimhaltigen Blätter.

Althaea officinalis L. Eibisch. Blätter gestielt, beiderseits weichfilzig, fast herzförmig, die unteren 5-, die oberen 3 spitzlappig; Blüthenstiele blattwinkel- oder endständig, vielblüthig; äusserer Kelch 6—9 spaltig; Kerne violett weiss; sonst wie Malva. Deutschland. Davon

Folia Althaeae.

Die vor der Blüthe gesammelten und getrockneten, beiderseits grau filzigen schleimreichen Blätter.

Radix Althaeae.

Die durch Abschälen von der äusseren Rinde befreiten, langen, fingerdicken Nebenwurzeln, welche eine starke, fasrige Innenrinde (Bastschicht) und ein mehlig fleischiges, trocken zerbrechliches Holz führen, welches auf dem Querschnitt undeutlich sichtbare Markstrahlen zeigt, von der deutlichere Mark- und Baststrahlen zeigenden Innenrinde durch einen dunklen Cambiumring getrennt ist. Geschmack schleimig.
Bestandtheile: Stärke, Schleim, Zucker, Fett, Asparagin, Salze.
Verwechselung: Wurzel von A. Narbonensis Cavanilles, riecht frisch rettigartig, ist dicker und dunkler und zeigt im Holze weisse und gelbe Kreise abwechselnd; A. rosea W. derbfasrig, zäh, gelb. Bisweilen findet ein Weissen der Wurzel mit Kalk statt, was durch Abspülen mit salzsäurehaltigem Wasser und Prüfung dieses Spülwassers durch Reagentien auf Kalk zu erkennen ist.

Althaea rosea Willdenow. Stockrose. Stengel straff, behaart; Blätter herzförmig, runzlig, stumpflappig; Blüthen blattwinkelständig, sitzend, nach oben zu ährig. Orient. Deutschland cultivirt. Davon

Flores Malvae arboreae.

Blüthen mit doppeltem, filzigem Kelche, der äussere 6-, der innere 5 spaltig, mit einer schwarzbraunen, ca. 5 cm langen Krone und mit einbändrigen Staubgefässen versehen, von schleimigem, schwach adstringirendem Geschmack.
Bestandtheile: Schleim, Farb- und Gerbstoff.

Gossypium L. Baumwolle. Kraut oder Staude, mit 3 — 9 lappigen Blättern und grossen farbigen Blüthen; Staubgefässsäule unter dem Griffel nackt, Fruchtknoten 3 — 5 fächrig, Kapsel 3 — 5 klappig; Samen von langen weichen Haaren umhüllt. In Tropenländern cultivirt. Davon

Gossypium depuratum.

Die Haare der Samen von verschiedenen Gossypiumarten. Die Baumwolle muss weiss, rein und entfettet sein, darf beim Verbrennen nicht mehr als 0,6 — 0,8 % Asche hinterlassen und muss in Wasser sofort untersinken.

14. Ordnung: **Gruinales**. Storchschnabelartige. Blüthen zwittrig; sämmtliche Theile 5 gliedrig, cyklisch; Kelchblätter in der Knospenlage dachziegelförmig; Fruchtknoten oberständig, 5 fächerig, mit axiler Placnita.

Fam. *Linaceae*. — Kräuter mit einfachen Blättern und meist in Trugdolden stehenden regelmässigen Zwitterblüthen; Kelchblätter bleibend, Blumenblätter in der Knospenlage gedreht; Staubgefässe 4 — 5, am Grunde bisweilen verwachsen; Frucht 8 — 10 fächrige Kapsel mit unvollständigen Scheidewänden.

Linum usitatissimum L. Lein. Stiele aufrecht, einzeln; Blätter zerstreut, ohne Nebenblätter, lanzettförmig, kahl; Blüthen 5 zählig; Kelchblätter gewimpert, ohne Drüsen, fast so lang, wie die Kapsel; 5 fruchtbare, 5 unfruchtbare, zahnförmige Staubgefässe, welche am Grunde ringförmig verwachsen sind; Fruchtknoten 4 — 5 fächrig, jedes Fach durch eine unvollkommene wandständige Scheidewand wieder in 2 Fächerchen getheilt; Eichen zu zweien, gegenläufig, hängend; 5 Griffel; Kapsel kuglig, 8 — 10 klappig. Deutschland. Davon

Semen Lini.

Die eiförmigflachen, glatten, ca. 4 mm langen, glänzend braunen, in Wasser schlüpfrig werdenden Samen, welche auf dem Querschnitt ausser einem ölreichen weissen Kern, eine aus mehreren Schichten bestehende Schale zeigen, deren äusserste (Epithel) aus lockeren, schleimführenden Zellen besteht. Geschmack widerlich schleimig, beim Kauen ölig.
Bestandtheile: Oel, Schleim.
Verwechselung: Bedeckte Grasfrucht des auf Leinfeldern als Unkraut wuchernden Lolium arvense L., als solche leicht zu erkennen.

Oleum Lini.

Das gewöhnlich in eigenen Oelmühlen mittelst Stampfwerken von den Samen abgepresste, gelbe Oel schmeckt frisch milde und erstarrt bei unter — 20°. An der Luft wird es oxydirt und trocknet ein (Firniss, Kitt). Spec. Gew. 0,936 — 0,940.
Bestandtheile: Vorzugsweise Leinölsäureglycerid (Linolein).

Fam. *Zygophylleae.* — Holzgewächse oder Kräuter mit gegenständigen gefiederten Blättern; Kelchblätter bleibend; 10 Staubgefässe, am Grunde verwachsen; Frucht kapselartig oder Theilfrüchtchen.

Guajacum officinale L. Pockholz. Jüngere Zweige und Stiele schwach pflaumenhaarig; Blätter gegenständig, mit Nebenblättern versehen, 2jochig, fast sitzend, elliptisch; 2 kleinere, 3 grössere Kelchblätter; 5 gleiche Blumenblätter; 10 Staubgefässe; 1 Griffel mit ungetheilter Narbe; Kapsel 2fächrig, herzförmig zusammengedrückt; Same hängend. Westindien. Davon

Lignum Guajaci.

Ein schweres, dichtes, harziges, grünes, geadertes Kernholz mit einem leichteren, blassen Splint, welches beim Erhitzen einen balsamischen Geruch entwickelt. Wird das Holz mit Weingeist geschüttelt, der Auszug verdampft und der Rückstand mit weingeistiger Eisenchloridlösung (1:100) besprengt, so erscheint er vorübergehend blau.

Bestandtheile: Harz.
Verfälschungen: Fremde Holzs'pähne, geruchlos beim Erhitzen.

Fam. *Rutaceae.* — Bäume, Sträucher und Kräuter, mit sehr ölreichen Organen; Blüthen meist zweigeschlechtig, 4 — 5, seltener mehrzählig; Staubgefässe unterständig, aus stattlicher Scheibe hervorgehend; Griffel in einen verwachsen, Fruchtknoten mehrfächrig; in jedem Fach mehrere Samen an axiler Placenta.

Ruta graveolens L. Raute. Süd-Europa. Davon Fol. Rutae.

Pilocarpus pinnatifolius Lemaire. Strauch mit wollig beharten Zweigen, lederartigen, oben kahlen, unten schwach behaarten, kurz gestielten, 1 — 3 jochigen Blättern; Blüthen in endständigen Trauben mit kurzen dicken, abstehenden Blüthenstielen; Kronblätter lanzettförmig; Fruchtknoten zwiebelförmig mit dickem Griffel und lappiger Narbe. Brasilien. Davon

Folia Jaborandi.

Die langgestielten, meist ganz kahlen, lederartigen, ganzrandigen Fiederblätter, welche lanzettlich oder oval, vorn etwas stumpf oder ausgerandet, bis 16 cm lang und 4 bis 7 cm breit sind. Das Blattgewebe lässt äusserst zahlreiche, durchscheinende Oelräume erkennen; Geschmack etwas scharf.

Bestandtheile: Aeth. Oel, Pilocarpin.

Barosma crenata Kuntze. Süd-Afrika. Davon Fol. Bucco.

Fam. *Aurantiaceae.* — Bäume und Sträucher mit immergrünen, gefiederten oder geflügelten Blättern und grossen, saftigen, vielfächrigen, Beerenfrüchten mit lederartiger, ölreicher Schale. Staubgefässe am Grunde verwachsen.

Citrus Limonum Risso. Baum, dessen nichtholzige Theile überall drüsig punktirt sind, mit zerstreuten Blättern ohne Nebenblätter; Blattstiele nicht geflügelt; Blüthen in gipfelständigen

Trugdolden; Kelch 5zähnig; Krone 5blättrig; 20 — 60 zu mehreren Bündeln verwachsene Staubgefässe; 1 Griffel; Beere 7 — 12fächrig, 1- bis vielsamig, mit Muss erfüllt, etwas länglich, gebuckelt; Same eiweisslos, in der Mitte befestigt. Süd-Europa. Davon

Oleum Citri.

Das durch Auspressen der Schalen frühreif abgefallener Limonen (Citronen) erhaltene, gelbe, mit Jod verpuffende, in 10 — 20 Th. Weingeist lösliche Oel. In Oberitalien werden die Früchte mit Nadeln, welche auf einer Sammelschale befestigt sind, angestochen; nachdem der grösste und feinste Theil des Oeles so entfernt und gesammelt worden, werden die Schalen mit Wasser abdestillirt, wodurch noch eine Portion minder gutes Oel gewonnen wird, welches jedoch in der Medizin keine Verwendung finden soll.

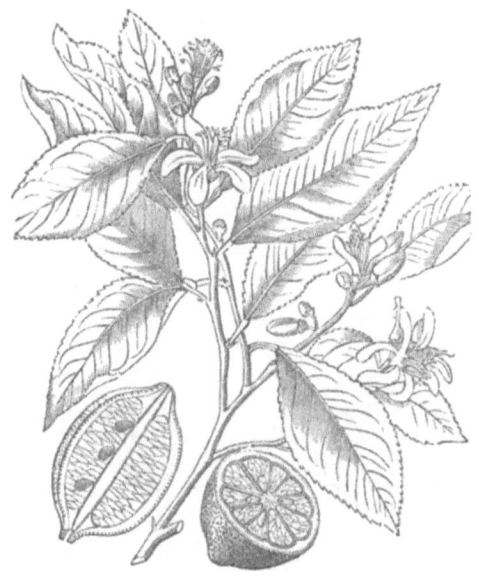

Citrus Limonum.

Citrus medica. Risso. Italien. Davon ebenfalls Citronen, Citronenöl und Citronat.

Citrus Limetta Risso. Ostindien. Davon Ol. Limettae.

Citrus vulgaris Risso. Blattstiele geflügelt; Früchte nicht gebuckelt; sonst wie C. Medica. Süd-Europa. Man unterscheidet folgende Spielarten:

Frucht kugelig, Schale rauh, Saft bitter: bittere Pommeranze (Orange) C. vulgaris.

Frucht ellipsoidisch, Schale glatt, Saft süss: süsse Pommeranze (Orange) C. aurantium.

Frucht kugelig, Schale glatt oder gestreift, Saft süsssäuerlich: **Apfelsine** C. a. sinensis

Frucht birnförmig, Saft säuerlich bitter: **Bergamotte** C. Bergamia. Von letzterer: Ol. Bergamottae.

Fructus Aurantii immaturi.

Die unreifen, trockenen, mit Drüsen besetzten, vielfächrigen, 5—15 mm dicken, harten, grünschwarzen Beeren von Pommeranzengeruch und bitterem Geschmack.

Bestandtheile: Aurantiin, Pflanzensäuren, äther. Oel.

Cortex Fructus Aurantii.

Die von der innern weissen Schicht (dem Parenchym) befreite Flavedo der Pommeranzenschale, welche in elliptischen Stücken, getrocknet, gelbbraun und drüsig in den Handel kommt, angenehm riecht und bitter schmeckt.

Bestandtheile: Aether. Oel, Bitterstoff.

Verwechselungen: Cort. Aurant. Curassaviensis, von einer französischen Spielart, dünner, härter, aussen grün.

Oleum Aurantii florum.

Das durch Destillation aus den Blüthen gewonnene, ätherische, dünnflüssige, hell- bis röthlichgelbe, in gleichen Theilen Weingeist lösliche, mit Jod verpuffende, specifisch riechende Oel.

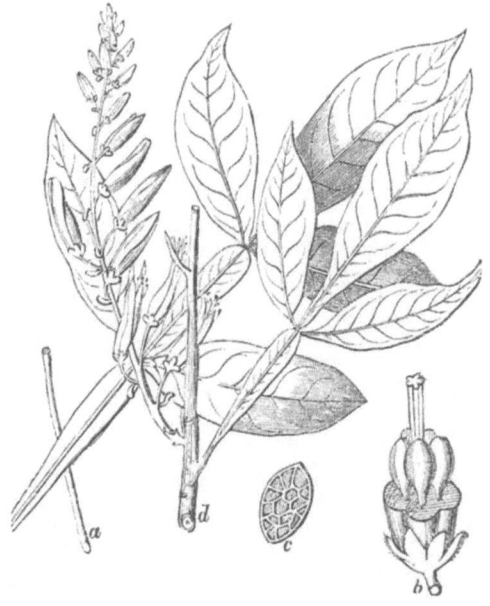

Quassia.

Fam. *Simarubeae*. — Mit getrennten Steinfrüchten.

Quassia amara L. Blätter zerstreut, ohne Nebenblätter und Drüsen, unpaarig gefiedert mit häutigen, länglichen, rothgeaderten Blättchen; Blüthen traubig, ansehnlich schön, hermaphroditisch, 5zählig; Kelch klein, aus häutigen, zusammenhängenden Blättern gebildet; 10 am Grunde mit einer Drüse versehene Staubgefässe; 5, einem dicken, walzenförmigen Stempelträger aufsitzende, 1 eiige Fruchtknoten; 1 schlanker, gedrehter Griffel mit gefurchter Narbe; Frucht 5 Steinbeeren, sternförmig rangirt. Mittel-Amerika.

Picraena excelsa Lindley. Simaruba excelsa DC. Mit glänzend schwarzen erbsengrossen Steinfrüchten. Westindien. Beide Pflanzen liefern

Lignum Quassiae

und zwar erstere die Surinam-, letztere die Jamaicasorte, zerschnittene oder geraspelte Stücke von Holz und Rinde. Das Holz beider Bäume ist weisslich, gut spaltbar und lässt auf dem Querschnitte unter der Loupe Jahresringe und Markstrahlen erkennen. Der Geschmack ist rein und anhaltend bitter. Das Holz der Quassia amara ist dicht, die höchstens 2 mm dicke, spröde Rinde von gelblich brauner bis grauer Farbe, die Innenfläche blauschwarz gefleckt. Das Holz der Picraena excelsa ist lockerer, sehr schwach gelblich; die bis 1 cm dicke, braunschwarze Rinde ist gut schneidbar und bricht faserig. Die fein längsstreifige, braungraue Innenfläche derselben zeigt sehr gewöhnlich ebenfalls blauschwarze Flecken.

Bestandtheile: Quassiin.

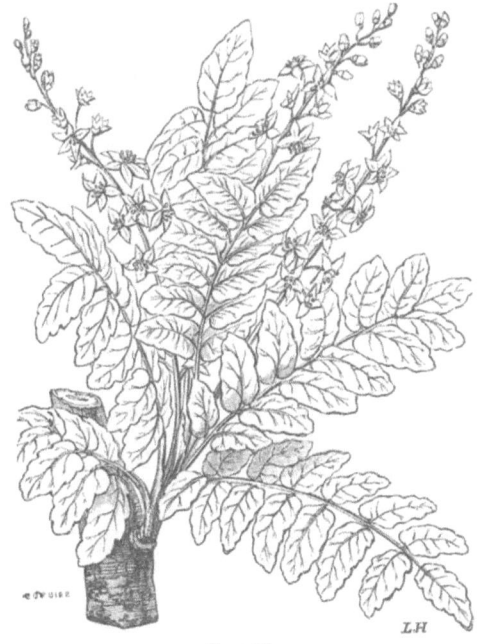

Boswellia.

Fam. *Burseraceae.* — Harz- oder balsamführende Bäume oder Sträucher mit zerstreuten Blättern, kleinen Blüthen; 3—5 perigynische Blumenblätter; doppelt soviel Staubgefässe; Fruchtknoten 2—5fächrig; 1 Griffel; Frucht 2—5samige Steinfrucht.

Boswellia sacra Flückiger. Davon Olibanum.

Balsamea Myrrha Engl. Zweige gesperrt, stachlig; Blätter 3zählig, mit kahlen, verkehrt eiförmigen, an der Spitze gekerbten Blättchen; Blüthen diclinisch; Kelch 4zähnig, farbig; 4 Blumenblätter, nebst 8 kürzeren Staubgefässen, unterhalb des 4lappigen Randes des Unterkelches eingesetzt; Frucht 2fächrige, oben zugespitzte, 4nähtige Steinfrucht. Arabien. Davon

Myrrha.

Das den Bäumen ausschwitzende Gummiharz, welches verschieden geformte, aussen bestäubte, unebene, gelbliche oder rothbraune Stücke bildet, welche spröde, auf dem Bruche wachsglänzend, bisweilen blassgeadert sind, eigenthümlich riechen, bitter kratzend schmecken, in Wasser mehr, in Weingeist weniger löslich sind. Weingeist löst 30%. Die eingedampfte Lösung, wiederholt mit Aether behandelt, erscheint bei Einwirkung von Bromdampf violett. Handelssorten: M. electa (I) und M. in sortis (II); nur erstere ist officinell.

Bestandtheile: Aether. Oel, Gummi, Harz, Salze.

Verfälschungen: Schlechte Sorten; fremde Harze sind theils schwarzbraun, krümlig, in Wasser unlöslich, schwellen theils in Wasser an, theils giebt ihnen weingeistige Lösung die eben angeführte Bromreaction nicht.

Balsamodendron Gileadense Kunth. Palästina. Davon Bals. de Mecca. — Eine Canariumart liefert Elemi.

Fam. *Anacardiaceae* — Aromatische Holzpflanzen mit wechselständigen Blättern und kleinen, in Rispen stehenden Blüthen; einsamiges Nüsschen oder Steinfrucht.

Rhus Toxicodendron L. N.-Amerika, Böhmen, Prov. Brandenburg. Davon Fol. Toxicodendrii.

Pistacia Lentiscus L. Mittelmeerländer. Davon Mastix.

Pistacia Terebinthus L. Cypern. Davon Chios-Terpenthin.

Anacardium occidentale L. Westindien. Davon Anacardinae occidentales.

Semecarpus Anacardium L. Ostindien. Davon Anacardinae orientales.

15. Ordnung. Aesculinae. Rosskastanienartige. Blüthen zwitterig, bisweilen unregelmässig, mit 4—5gliedrigen Quirlen; Staubgefässe zweireihig, meist 8; Fruchtknoten oberständig, in 2—4 Fächer getheilt, mit je 1—2 Samenknospen an axiler Placenta. Samen meist eiweisslos.

Fam. *Sapindaceae.* — Paullinia sorbilis Martius. Brasilien. Davon Pasta Guarana.

Fam. *Erythroxylaceae.* — Erythroxylon Coca Lamarck. Peru. Davon Fol. Coca.

Fam. *Polygalaceae.* — Blüthen unregelmässig; 8 Staubgefässe, diadelphisch und mit der Blumenkrone verwachsen; Frucht 2fächrige Kapsel; Kapsel einsamig.

Polygala Senega L. Kreuzblume. Strauch mit zerstreuten, länglichen Blättern, Blüthen traubig, von 3 Deckblättern unterstüzt; Kelch 5blättrig, bleibend, mit 2 inneren, sehr grossen, kreisrunden, gefärbten Blättern (Flügel); Krone halbschmetterlingsförmig, $^2/_3$lippig; die Lappen der Oberlippe durch einen Längsriss getheilt, der mittlere Lappen der Unterlippe kammförmig, die beiden seitlichen oft undeutlich oder zu einer die Staubgefässe umgebenden Düte verwachsen; 8 Staubgefässe, unten verwachsen, oben in 2 Bündel getheilt, von der Unterlippe bedeckt; der freie Theil der Staubfäden ist kaum kürzer, als die 1fächrige Anthere; 1 Griffel; Narbe 2lappig, schief sitzend; Fruchtknoten 2fächrig mit hängenden, einzelnen Eichen; Kapsel zusammengedrückt; Same mit einer 2lappigen Scheibe versehen. Nord-Amerika. Davon

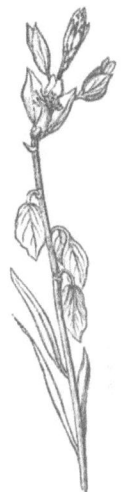

Radix Senegae.

Der knollige Wurzelstock mit zahlreichen Stengelresten und röthlichen Blattschuppen versehen, verbunden mit der oben geringelten, höchstens 1½ cm dicken Wurzel sammt den spärlichen, divergirenden, bis 2 dcm langen, einfachen Aesten. Auf der gelblichen Rinde erhebt sich häufig ein Kiel, welcher das Wurzelästchen umgiebt. Gegenüber erheben sich querlaufende Wülste. Nachdem die nicht mehr als 1 mm dicke Rinde entfernt, erscheint der Holzcylinder, der kein Mark besitzt, an vielen Stellen rissig und ausgehölt. Die Wurzel enthält kein Stärkemehl, besitzt einen schwach ranzigen Geruch und einen kratzenden Geschmack.

Polygala amara.

Bestandtheile: Senegin (Polygalasäure), Bitterstoff und Fettsäure.

Polygala amara L. — Davon Herb. Polygalae.

16. Ordnung. Frangulinae. Kreuzdornartige. Zwitterblüthen regelmässig; Kelch- und Blumenblätter 4—5; ebensoviel Staubgefässe in einem Kreise; Fruchtknoten oberständig, 2—4fächerig; Samen an axiler Placenta.

Fam. *Rhamnaceae.* Bäume oder Sträucher mit oft dornigen Aesten, wechsel- oder gegenständigen Blättern und kleinen Zwitterblüthen; Blüthe 4—5theilig, perigyn; Fruchtknoten oft von einem Wulst umgeben, oberständig, 2—5fächerig; Kapsel- oder Steinfrucht.

Rhamnus cathartica L. Kreuzdorn. Aufrecht, mit gegenüberstehenden Aesten und astachselständigen Dornen; Blätter länglich, gesägt; Blüthen diöcisch, 4zählig; Blumenblätter schuppenförmig; Staubgefässe letzteren gegenüberstehend; Fruchtknoten mit dem Unterkelch verwachsen, mehrfächrig, mit aufrechten Eichen; Griffel 2—4spaltig, mit ebensoviel Narben; Beerenfrucht mit eiweisshaltigem Samen. Deutschland. Davon

Fructus Rhamni catharticae.

Die reifen, frischen, kugelrunden, bis 8 mm dicken, von einer kreisförmigen Scheibe, dem Unterkelch, gestüzten, schwarzen, mit blaugrünem Saft erfüllten Steinfrüchte, welche 4 knorpelartige, stumpfdreikantige, ein- und krummsamige Steinkerne enthalten.

Bestandtheile: Rhamnin, Rhamnocathartin, Pflanzensäuren, Zucker.
Verwechselungen: Beeren von R. Frangula enthalten weniger Steinkerne, welche zusammengedrückt und geradsamig sind:

Rhamnus Frangula L. Faulbaum. Aufrecht, ohne Dornen, mit wechselnden Aesten; Blätter elliptisch, ganzrandig; Blüthen Zwitter, 5zählig; Griffel getheilt, mit 2—3lappiger Narbe; Steinfrucht 2—3samig. Deutschland. Davon

Cortes Frangulae.

Die im Frühjahr von dickeren Aesten jüngerer Exemplare gesammelte, getrocknet zusammengerollte, bis 1,5 mm dicke, braun-graue, fein weisswarzige, wenig rissige Rinde, mit einer sehr dünnen, innen purpurrothen, sich abschuppenden Korkschicht, einer bräunlich-gelben Mittelschicht und einer dunkeln Bastschicht mit braunroth glänzender Innenfläche; der Bruch zeigt citronengelbe Fasern. Alte Rinden zeigen unter der Loupe auf dem Querschnitt die Bastschicht von Markstrahlen durchzogen. Beim Maceriren mit Kalkwasser wird das Innere schön roth. Die wässerige Abkochung wird durch Eisenchlorid tief braun gefärbt, aber nicht getrübt.
Bestandtheile: Frangulin, Avornin (Glucosid), Bitterstoff, Gerbstoff, Pflanzensäuren.

Fam. *Ampelideae.* — Klettersträucher mit Ranken, kleine in Rispen oder Dolden stehende Zwitterblüthen mit hypogyner Corolla und Staubgefässen; Fruchtknoten 2—4fächerig, mit 1—2 aufrechten Samenknospen; Frucht Beeren mit wenigen harten Samen.

Vitis vinifera L. Knotiger, kletternder Strauch mit gefurchten Ranken; Blätter herzförmig, buchtig 3—5lappig, grob gesägt, die jüngeren behaart, mit gegenüberstehenden Ranken oder diesen entspringenden Blüthenrispen; Kelch 5zähnig; 5 an der Spitze zusammenhängende und haubenartig abfallende Blumenblätter, 5 diesen gegenüberstehende Staubgefässe; 2fächriger Fruchtknoten mit sitzender Narbe; Beere rund oder länglich; 1—4samig; Same mit starker Schwiele versehen. Süd-Europa. Davon

Vinum.

Der ausgepresste und gegohrene Beerensaft. Officinell sind edle, echte Weine aller Gattungen.
Bestandtheile: Alkohol, Extract, Pflanzensäuren, ätherische Stoffe, Farbstoff, Gerbstoff, Zucker, Glycerin, Salze, Wasser.

17. Ordnung. Tricoccae. Springfrüchtler. Blüthen eingeschlechtig, oft nackt oder mit einfachem Perigon; Fruchtknoten oberständig, 3knöpfig gefächert, jedes Fach mit 1—2 Samenknospen an axiler Placenta, bei der Reife von der Mittelsäule elastich abspringend.

Euphorbium. Kamala.

Fam. *Euphorbiaceae.* — Milchsaftgewächse mit zerstreuten Blättern, die mit Nebenblättern versehen sind, diclinischen Blüthen mit hypogynischem Perigon, welches oft mit Anhängseln versehen ist; Staubgefässe in unbestimmter Anzahl mit 2knöpfigen Antheren; Fruchtknoten 3fächrig, mit je 1—2 hängenden Eichen; Narben zertheilt; Kapselfrucht 3fächrig, Knöpfe von der Mittelsäule abspringend; eiweisshaltige Samen mit Schwiele und Embryo.

Euphorbia resinifera Berg. Dornige Pflanzen mit 3 — 4kantigen fleischigen Aesten, ohne Blätter; männliche und weibliche Blüthen von einer gemeinschaftlichen Hülle umgeben, deren gewimperte Zähne mit 5 drüsenartigen Anhängseln abwechseln; Staubgefässe 10 oder mehr, jedes auf einem gegliederten Stiele, der von einer kleinen, gewimperten Deckschuppe begleitet ist; Eierstock in der Mitte der Staubgefässe, länger gestielt als diese, mit drei 2spaltigen Narben; Theilfrüchte 1samig, 2klappig aufspringend. Afrika. Davon

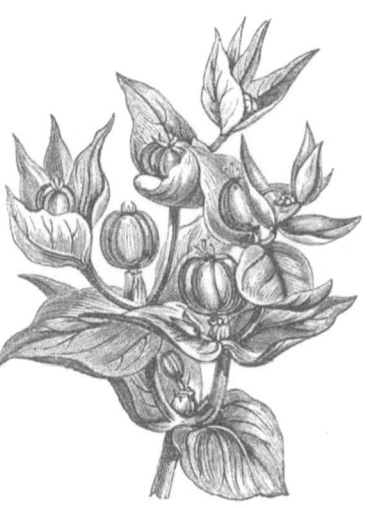

Euphorbia.

Euphorbium.

Der den Verwundungen der Euphorbia ausfliessende, getrocknete Milchsaft, welcher in schmutzig-gelben, linsen- bis nussgrossen, rundlich eckigen, durchlöcherten, durchscheinenden, spröden Stücken in den Handel kommt, beim Pulvern sehr heftiges Niessen erregt und zum Theil in Wasser, Weingeist und Aether löslich ist, von Unreinigkeiten möglichst befreit sein muss und giftig wirkt.

Bestandtheile: Euphorbon, Harz, Gummi, Salze.

Manihot utilissima Pohl. Süd-Amerika. Davon Cassavamehl und Tapiocca.

Hippomane Mancinella L. Westindien. Manzanillenbaum.

Hura crepitans L. Central-Amerika.

Hevea guianensis und brasiliensis. Kautschukbäume.

Mallotus Philippinensis J. Müller. (Rottleria Tinctoria Roxburgk). Blätter elliptisch, fast ganzrandig, am Grunde 2drüsig, unten weichhaarig; Blüthen diöcisch mit 5theiligem Perigon; Staubgefässe frei; Fruchtknoten mit verlängerter, fedriger Narbe; Kapsel mit rauher Oberfläche, welche mit rothen, pulverigen Drüsen bestreut ist. Malabar. Davon

Kamala.

Die durch Abbürsten von den Früchten erhaltenen harzigen, ziegelrothen, geschmacklosen, fast kugligen Drüsen, welche vom Mittelpunkte ausgehende, nach Aussen beutlig erweiterte Harzzellen enthalten und begleitet sind von kleinen, ebenfalls rothen, sternförmigen Haaren. Kamala mit Wasser gekocht, ertheilt demselben eine blassgelbe Farbe; das Filtrat wird durch Eisenchlorid gebräunt. Aether, Chloroform, Weingeist und wässrige Lösungen von Alkalien lösen grosse Mengen eines tiefrothen Harzes.

Bestandtheile: Rottlerin, Harz.

Verfälschung: Sand ist unter dem Mikroskop zu erkennen, ebenso Ziegelmehl, Eisenoxyd; bis 6% Aschenbestandtheile zulässig.

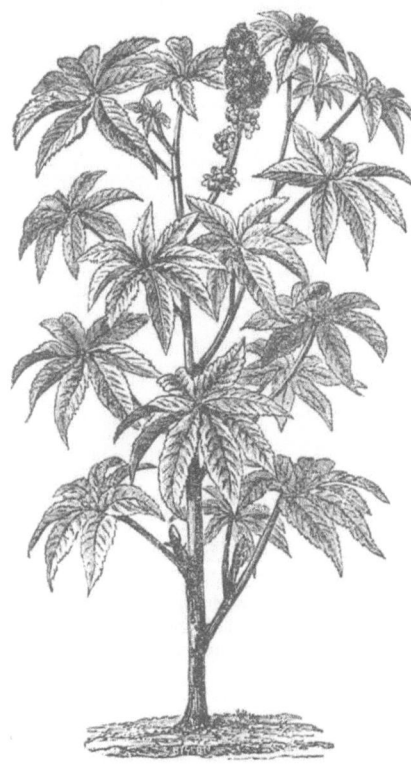

Ricinus communis.

Ricinus communis L. Wunderbaum. Stamm grün, bereift; Blätter handförmig, schildstielig; Blüthen in Rispen, oben weibliche, unten männliche; männliche mit vielen sehr rauhen, zweigartig verwachsenen Staubfäden mit freien Antheren; Fruchtknoten 3 fächrig, mit 3 verlängerten, 2 theiligen, welligen, rothen Narben; Kapsel stachlicht. Ost- und Westindien. Davon

Oleum Ricini.

Das den Samen ausgepresste, fette, dickflüssige, gelbliche, in der Kälte erstarrende, mit Alkohol mischbare Oel, welches milde schmecken soll. Im Handel ist ostindisches und italienisches Oel; ersteres ist weisser, letzteres dünnflüssiger. Spec. Gew. 0,950—0,970. Es scheidet bei 0° flockige Krystalle ab und nimmt bei noch stärkerer Abkühlung Butterconsistenz an.

Bestandtheile: Ricinöl-Glyceride.

Croton Eluteria Bennet. Monöcischer, strauchartiger Baum mit ganzrandigen, spitzigen, oben zerstreuten, unten silbrig-schülfrigen, durchsichtig punktirten Blättern und Blüthen in Rispen, oben männliche, unten weibliche; der Kelch der männlichen 5 theilig; Blumenblätter mit 5 Drüsen abwechselnd; 10—15 freie Staubgefässe; weibliche mit Kelch und Krone; 3 ausgebreitete Narben, vieltheilig; Frucht warzig. Jamaica. Davon

Cortex Cascarillae.

Rinnenförmig eingerollte, bis 2 mm starke, 1 dcm lange und 1 cm breite Rindenstücke, mit sehr dünner, aussen weisslicher, längsrunzliger und quer-

rissiger Korkschicht, und ebenfalls eingerissener, spröder Innenrinde; der Querschnitt lässt die mit keilförmigen Vorsprüngen nach aussen radial gestreifte, glänzend rothbraune Innenschicht, darüber die braunweiss marmorirte Mittelschicht erkennen. Der Bruch ist kurz, uneben, von öligem Glanz, innen gestrahlt. Geruch aromatisch; Geschmack bitter.
Bestandtheile: Aetherisches Oel, Harz, Bitterstoff.
Verwechselungen: Rinde von Croton niveus Jacquin (Cort. Copalchi), welche aus fusslangen, 4 mm dicken Röhren mit einem Durchmesser von 2 cm besteht, welche einen grobstrahligen Bruch und weniger scharfen Geschmack als die Cascarillrinde besitzt.

Tiglium officinale Klotzsch. Blätter lang gestielt, fast herzförmig, gezähnt, am Grunde drüsig; Rispen endständig; Kelch der weiblichen Blüthen 5spaltig, statt der Blumenblätter Drüsen; 3 Griffel mit 2spaltigen, fadenförmigen Narben; Fruchthülle papierartig. Sonst dem Croton sehr ähnlich. Ostindien. Davon

Oleum Crotonis.

Das aus den Samen (Grana Tiglii) durch Pressen gewonnene, fette, dickliche, gelbe, unangenehm riechende, erst milde, dann scharf schmeckende, Bläschen erzeugende Oel, welches leicht in Aether und in 36 Theilen Weingeist löslich sein muss und zu den Giften gezählt wird.
Bestandtheile: Crotonsäureglycerid, Harz.

Croton lacciferus L. Ostindien. Davon Schellack.

17. Ordnung Umbelliflorae. Schirm- (Dolden-) blüthige.
Fam. *Umbelliferae.* — Kräuter oder Sträucher mit hohlem, knotigem, oft gestreiftem Stengel, zerstreuten, am Grunde scheidenförmigen, vielfach getheilten Blättern; Blüthen klein, in Dolden gestellt, zwittrig, von Hüllen umgeben; Fruchtknoten unterständig, vom Griffelpolster gekrönt, 2fächrig; Eicheln einzeln, hängend; Kelchrand meist unscheinbar, seltener 5zähnig; 5 Blumenblätter, epigynisch, oft mit zurückgeschlagenem Läppchen; 5 Staubgefässe, welche mit den Blättern wechseln, unter dem Rande der epigynischen Scheibe eingesetzt; 2 Griffel; Spaltfrucht aus zwei an der Fugenfläche vereinigten, später sich trennenden und von der Spitze des Säulchens herabhängenden Schliessfrüchtchen gebildet; Embryo an der Spitze des fleischigen Eiweisses.

Orthospermae.
Eiweiss auf der Fugenfläche der Früchte flach.
Sanicula europaea L. Sanickel. Davon Herb. Saniculae
Cicuta virosa L. Wasserschierling. Wurzel querfächerig hohl; Blätter doppelt gefiedert, Fiederlappen lineal-lanzettlich. Höchst giftig in allen Theilen.

Apium graveolens L. Sellerie.
Petroselinum sativum Hoffmann. Petersilie. Davon Fruct. Petroselini.

Aethusa Cynapium L. Hundspetersilie. Ohne Hülle; Hüllchen nur an einer Seite herabhängend. Giebt beim Zerreiben einen widerlichen Geruch. Giftig.

Carum Carvi L. Kümmel. Wurzel spindelförmig; Stengel gefurcht; Wurzelblätter doppeltfiederspaltig mit vielfach gefiederten Blättchen, die oberen wagerecht und sich kreuzend; ohne Hüllchen und Hüllen; Blumenblätter verkehrt herzförmig mit zurückgebogenem Läppchen; **Früchte** länglich, stark zusammengedrückt, circa 4 mm lang, mit **schmalen**, beiderseits verschmälerten, sich leicht trennenden **Theilfrüchten**, mit 5 **fadenförmigen**, weisslichen **Rippen** und breiten, braunen, einstriemigen **Furchen**; Säulchen an der Spitze gabelig. Deutschland. Davon

Fructus Carvi.

Die völlig reif gesammelten, brennend schmeckenden, gewürzig riechenden, braunen Früchte. — In den Handel kommt Deutscher, Holländischer, Russländischer und Norwegischer Kümmel.
Bestandtheile: Aether. Oel, Fett.

Oleum Carvi.

Der höher siedende Antheil des Oeles der Früchte von Carum Carvi. Blassgelbliche oder farblose, bei 224° in volles Sieden gelangende Flüssigkeit von feinstem Kümmelgeruche. Spec. Gewicht nicht unter 0,91. Mit gleichviel Weingeist verdünnt, wird das Kümmelöl durch einen Tropfen Eisenchlorid schwach violett oder röthlich gefärbt. 10 Theile Kümmelöl, mit 8 Theilen Weingeist und 1 Theil Ammoniak vermischt und mit Schwefelwasserstoffgas gesättigt, erstarren zu einer weissen Krystallmasse.

Pimpinella Anisum L. Anis. Wurzelblätter herzförmig, fast rund, ungetheilt, die übrigen 3 zählig, Blättchen 3 spaltig; Döldchen ohne Hüllchen; **Früchte** breit eiförmig, etwas zusammengedrückt, mit kurzen Haaren besetzt, grau-grünlich, circa 2 mm lang, mit zusammenhängenden, 5 streifigen, vielstriemigen Theilfrüchtchen, Säulchen 2 theilig. Russland. In Deutschland angebaut. Davon

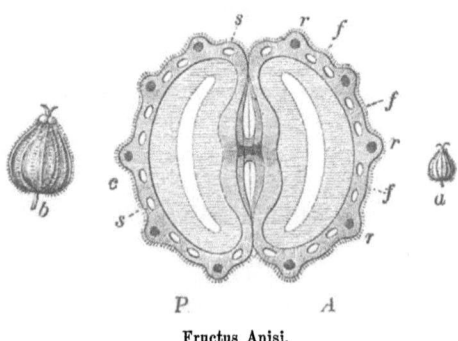

Fructus Anisi.

Fruct. et Ol. Anisi.

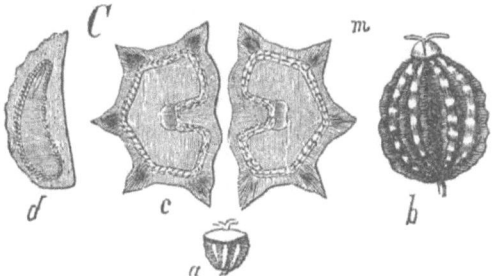

Fructus Conii maculati.

Fructus Anisi vulgaris.

Die völlig reifen, süsslich schmeckenden, eigenthümlich riechenden, von Unreinigkeiten möglichst freien Früchte. Anis wird in Thüringen und Mähren angebaut. Ein grosser Anismarkt findet alljährlich im Gouvern. Woranesch (Russland) statt.

Bestandtheile: Aether. Oel, Fett, Salze.

Verwechselungen: Früchte des Conium maculatum L.; diese haben wellenförmige Rippen, Thälchen ohne Oelstriemen und auf der Fugenseite eine tiefe Furche im Eiweiss.

Oleum Anisi.

Das gelblich gefärbte, unterhalb 17° krystallisirende, in Weingeist lösliche Oel, welches mit Jod nicht verpufft, und ein in der Kälte durch Abpressen gewinnbares Stearopten, das Anethol, enthält. Die weingeistige Lösung wird durch Eisenchlorid nicht gefärbt.

Pimpinella saxifraga L. Stengel roth gestreift, stielrund, fast nackt; Wurzelblätter fiedertheilig mit fast runden, stumpfen Blättchen; Früchte eiförmig, mit kissenförmigen Griffelpolstern, zurückgebogenen Griffeln, fadenförmigen Rippen und vielstriemigen Thälern. — Hiervon variirt P. nigra, deren Wurzel einen bläulichen Milchsaft enthält.

Pimpinella magna L. Stengel eckig, gefurcht, kahl; Wurzelblätter fiedertheilig mit länglichen, spitzen Blättchen. Deutschland. Von Beiden

Radix Pimpinellae.

Lange, bleistiftdicke, vielköpfige, gefurchte, warzige, oben querrissige, braungelbe Rhizome und Wurzel, deren Querschnitt entweder eine schneeweisse, von schmalen, gelben, dunkle Balsamgänge enthaltenden, Strahlen durchzogene oder eine gelbliche, vom Holzkörper durch einen dunklen Cambiumring getrennte Rinde zeigt, welche von braunen Baststrahlen durchschnitten ist und radial geordnete Balsamzellen enthält; der citronengelbe Holzkörper ist von weissen Markstrahlen durchzogen; Geschmack brennend süss; Geruch bockig.

Sammelzeit: Frühjahr oder Herbst.
Bestandtheile: Aether. Oel, Schleim, Harz.

Verwechselungen: Rad. Pimp. nigr. mit schwarzer Rinde und bläulichen Balsamgängen (ist zulässig); R. Oreoselini, deren Holz aus keilförmig zusammengesetzten, strahlig geordneten, einen unterbrochenen Ring bildenden Holzbündeln besteht: R. Sphondylii ist verästelt, hat keine strahlige Rinde, keinen dunklen Cambiumring und nur wenig dunkle Balsamgänge; anderen Wurzeln mangelt Geruch, Geschmack, bedingt durch Fehlen der Balsamzellen.

Foeniculum capillaceum Gilib. Fenchel. Stengel stielrund, gestreift; Blätter vielfach zusammengesetzt zerschnitten, mit fadenförmigen, gabligen Läppchen; Dolden 10 — 20 strahlig; Blumenblätter rundlich, eingerollt, mit fast 4 eckigem, zurückgebogenem Läppchen, gelb; Scheibe kurz, konisch, mit zurückgekrümmten Griffeln; Hüllchen fehlend; Frucht länglich, circa 4 mm lang, fast walzenförmig, braun oder grünlich, mit leicht sich trennenden Theilfrüchten, mit 5 gekielten, blasseren Rippen und braunen, einstriemigen Furchen; Same mit dem Fruchtgehäuse verwachsen; Süd-Europa, auch in Thüringen, Sachsen und Galizien angebaut. Davon

Fructus Foeniculi.

Die völlig reifen, süsslich brennend schmeckenden, eigenthümlich riechenden Früchte.
Bestandtheile: Aether. Oel, Fett.

Oleum Foeniculi.

Das durch Destillation aus den Fenchelfrüchten erhaltene, fast farblose, mit Jod nicht verpuffende, in Weingeist lösliche Oel, aus welchem sich in der Kälte Anethol krystallinisch abscheidet. Eisenchlorid färbt die weingeistige Lösung nicht.

Oenanthe Phellandrium Lamark. Wasserfenchel. Wurzel horizontal, rübenartig mit fadenförmigen Fasern; Stengel sperrig gabelästig; Blätter meist 3 fach-fiedertheilig mit haarförmigen Läppchen, obere Blättchen zusammenfliessend; Dolden den Blättern gegenüberstehend; Kelch 5 zähnig; Frucht länglich, fast stielrund, oben etwas verschmälert, circa 4 mm lang, braun, mit meist zusammenhängenden Theilfrüchten mit 5 stumpfen Rippen und 4 schmalen, einstriemigen Furchen, sowie 2 Oelstriemen auf der Fugenseite; mit Kelch und aufrechten Griffeln gekrönt; Säulchen undeutlich. Deutschland. Davon

Fructus Phellandrii.

Die völlig reifen, eigenthümlich gewürzig riechenden, bitterlich schmeckenden Früchte.
Bestandtheile: Aether. Oel, Fett.
Verwechselungen: Früchte der Cicuta virosa L. und des Sium latifolium L. sind mehr rundlich, erstere abgeplattet, letztere oval, beide grünlich.

Levisticum officinale Koch. Liebstöckel. Stengel rund, gestreift; Blätter 1 — 3 fiedertheilig, mit 3 theiligen, glänzenden, gesägten, keilförmigen Fiederchen; Hüllen und Hüllchen vielblättrig; Blüthenblätter gelb, ganzrandig, einwärts gekrümmt; Frucht convex, Samen mit der Hülle verwachsen; 5 Rippen, von denen die des Rückens schmal, die des Randes breit geflügelt sind; Furchen 1 striemig. Im gebirgigen Theile Mittel- und Süd-Europas wild; in Deutschland angebaut. Davon

Radix Levistici.

Ziemlich lange, bis 4 cm dicke. weiche. wenig ästige, längsgefurchte, querrunzlige, gelblich braune, meist gespaltene Wurzel, deren Querschnitt eine mit Lücken und fast concentrisch geordneten, orangegelben, Balsamzellen versehene, dicke, von dem weichen, ausgeprägt strahligen Holze durch einen dunkleren Cambiumring getrennte Rinde zeigt. Geruch eigenthümlich; Geschmack brennend süsslich.

Bestandtheile: Aether. Oel, Harz, Fett, Zucker.

Verwechselung: Rad. Angelicae, weniger dichtstrahlig, mehr ästig mit weiteren Balsamgängen versehen.

Archangelica officinalis Hoffmann. Engelwurz. Stengel rund. gestreift; Blätter sehr gross, doppelt-fiedertheilig, mit ei- oder fast herzförmigen, gesägten Fiederchen, die endständigen 3 lappig; Blumenblätter grünlich, ganzrandig, elliptisch, mit eigebogener Spitze, Frucht convex, Rückenrippen dick, gekielt, Seitenrippen breit geflügelt; Same frei, mit zahlreichen Striemen bedeckt. Deutschland. Davon

Radix Angelicae.

Der kurze, mit Blattresten versehene, bis 5 cm dicke Wurzelstock mit den sehr zahlreichen, langen 4 — 6 mm dicken, weichen, gefurchten, warzigen Aesten (Wurzeln), deren Querschnitt eine grau-braune, innen weisse, mit vielen, weiten, glänzend gelben Balsamzellen erfüllte Rinde und ein breitstrahliges, gelbliches Holz zeigt, welches von ersterer durch einen dunkleren Cambiumring geschieden ist. Die Rinde ist fast so breit wie der Durchmesser des Holzes. Geruch eigenthümlich; Geschmack süsslich brennend; Bruch glatt.

Sammelzeit der 2 jährigen Wurzel im Frühling.

Bestandtheile: Aether. Oel, Harz, Zucker.

Verwechselungen: Rad. Angel. silvestris kleiner und dünner, mit weniger und kleineren Balsamzellen; R. Levistici feiner, strahlig, ohne Warzen, mit engeren Balsamzellen.

Ferula Scorodosma Bentham et Hocker. (F. Asa foetida L.) Robuste Pflanzen mit gestielten, grossen, 3 geschnittenen Wurzelblättern, mit doppelt-fiederschnittigen Abschnitten, deren Lappen ganzrandig, länglich, stumpf sind; Stammblätter mit ungeheuren Scheiden; Blüthenstand morgensternförmig; Blüthen monöcisch, weibliche weiss, männliche gelb; Frucht fast kreisrund, 3 Rückenrippen der Theilfrucht kielförmig, die beiden seitlichen zu einem konvexen faltigen Flügel ausgewachsen; Furchen und Theilfläche ohne Striemen. Mittel-Asien. Davon, sowie von F. Narthex Boissier

Asa foetida.

Der den Einschnitten der Pflanzen ausfliessende, getrocknete Milchsaft, welcher freie oder zusammenklebende Massen bildet, auf der Bruchfläche opalglänzend, fleischfarbig bis purpurroth erscheint, alt braun, zwischen den Fingern klebrig wird, knoblauchartig riecht und schmeckt, mit Wasser eine Emulsion giebt, in Weingeist nur theilweise löslich ist und bei Frostwetter zu pulvern ist. Man unterscheidet im Handel A. foetid. in granis als bessere, A. foetid. in massa als mittlere und A. foetid. petraea als schlechte Sorte.
Bestandtheile: Harz, Gummi, äther. schwefelhaltiges Oel, Ferulasäure.

Ferula erubescens Boissier. Starkstämmige Pflanzen mit grossen, 4 fach-fiederspaltigen Blättern, vielstrahligen Dolden; Frucht elliptisch, von einem abgeflachten, erweiterten Rande umgeben; Furchen 2-, Berührungsflächen 4-6striemig. Persien. Davon

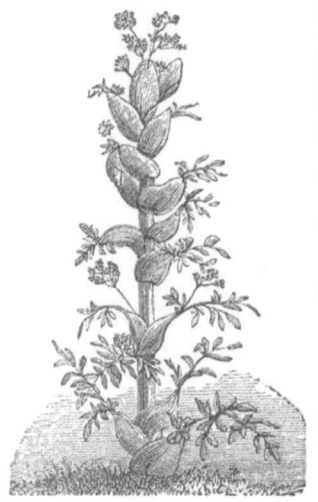

Ferula Scorodosma.

Galbanum.

Der den Einschnitten der Pflanze entfliessende, getrocknete Saft, welcher entweder nussgrosse, gelbliche, röthliche oder bräunlich-gelbe, auf dem Bruche wachsglänzende Körner (G. in granis), oder weichere, grünliche oder blass-braune, auf dem Bruche marmorirte Massen (G. in massa) bildet, balsamisch riecht und bitter brennend schmeckt, bei Frostwetter zu zerkleinern ist.
Bestandtheile: Harz, Gummi, äther. Oel.

Dorema Ammoniacum L. Blätter doppelt-fiedertheilig mit länglich-stumpfen Abschnitten; Blüthenstand büschlig; Stiel und Frucht wollig; Frucht flach, mit fleischigem, becherförmigem, am Rande faltig gelapptem Griffelpolster und zurückgebogenen Griffeln; Seitenrippen in einen flachen Rand auslaufend, Rückenrippen fadenförmig; Furchen 1-, Berührungsfläche 4striemig. Persien. Davon

Ammoniacum.

Der den Einschnitten der Pflanze ausfliessende und getrocknete Milchsaft, welcher nussgrosse Körner (A. in granis), entweder einer bräunlichen Masse eingesprengt oder zu einer solchen zusammengeklebt (A. in massa), aussen bräunlich-gelb, von muschligem, fettglänzendem Bruche, in dünnen Schichten durchscheinend, bildet, bei Frostzeit spröde ist, in der Wärme weich wird, eigenthümlich balsamisch riecht, bitter kratzend schmeckt, mit Wasser Emulsion giebt, in Weingeist nicht völlig löslich, sehr häufig stark verunreinigt ist und nur in bester Sorte verwendet werden darf.
Bestandtheile: Harz, Gummi, äther. Oel.

Meum athamanticum Jacq. Davon Rad. Mei.
Anethum graveolens L. Davon Fruct. Anethi.

Peucedanum Oreoselinum Moench. Davon Hb. Oreoselini.
Imperatoria Ostruthium L. Davon Rad. Imperatoriae.
Daucus Carota L. Davon Succ. Dauci.
Cuminum Cyminum L. Afrika. Davon Fruct. Cumini.

Campylospermae.

Fugenfläche (Eiweiss) der Theilfrüchtchen rinnenförmig vertieft.
Conium maculatum L. Schierling. Stengel rund, ästig, hohl, unten roth gefleckt, völlig unbehaart; Blattstiele rund, röhrig; Blätter am Grunde mit Scheide versehen, dreifach gefiedert, die oberen sitzend, fast gegenständig, mit oval länglichen, eingeschnitten gesägten, mit weisser Stachelspitze versehenen abgerundeten Endlappen, oben dunkelgrün und matt, unten blassgrün, schwach glänzend, übrigens völlig unbehaart; weisse Blüthen in Dolden, die von je einem mehrblättrigen Hüllchen gestützt sind, dessen lanzettförmige Blättchen zurückgeschlagen und kürzer als das Döldchen sind; Fruchtknoten eiförmig gedrückt, mit 10 gekerbten Rippen; Frucht eiförmig, mit wellenförmig gekerbten Rippen; Furchen anstatt der Oelstriemen mit Coniinstreifen reichlich versehen; Eiweiss mit einem tiefen, schmalen Ausschnitt. Deutschland. Davon

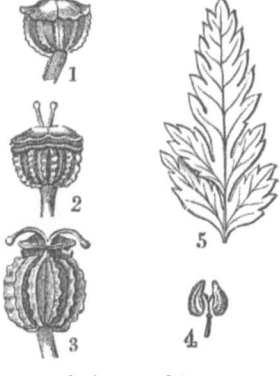

Conium maculatum.
Blattfieder und Fruchtknoten im unentwickelten und im reifen Zustande

Herba Conii.

Das blühend gesammelte und getrocknete' eigenthümlich, besonders beim Anreiben mit Natronlauge widerlich riechende, von den Stengeln befreite giftige Kraut, dessen Geschmack ekelhaft salzig, scharf und bitterlich ist.

Bestandtheile: Coniin, Conhydrin (giftig), Conylen (nicht giftig), Salze.

Verwechselungen: Anthriscus sylvestris Hoffm., Chaerophyllum hirsutum, Chaerophyllum bulbosum und temulum L., Aethusa Cynapium L. und Cicuta virosa L. haben sämmtlich nicht die wellenförmig gekerbten Rippen auf dem Fruchtknoten und den unreifen Früchten; Anthriscus- und Chaerophyllumarten sind ferner nicht völlig unbehaart; sämmtliche entwickeln beim Zusammenreiben. mit Aetzalkalien nicht den specifischen Coniingeruch.

Coelospermae.

Eiweiss auf der Fugenfläche concav.
Coriandrium sativum L. Koriander. Süd-Europa. Davon Fruct. Coriandrii.

Fam. *Araliaceae*. — Fatsia papyrifera Miquel. Ostindien. Davon Reispapier.

18. Ordnung: **Saxifraginae**. Steinbrechartige. Blüthenblattkreise cyklisch, 5—vielgliedrig; Staubgefässe 1—2 reihig, perigyn oder epigyn; 2—viele Carpelle, welche ebensoviel Pistille, oder nur einen Fruchtknoten mit ebensoviel Fächern bilden; Fächer vielsamig mit meist axiler Placenta.

Fam. *Ribesiaceae.* — Ribes Grossularia. Stachelbeere. Ribes petraeum Wulfen. Johannisbeere.

Fam. *Balsamifluae.* — Bäume mit zerstreuten Blättern und kugligen, unten weiblichen, oben männlichen Kätzchen; Blüthen nackt; die männlichen, aus vielen Staubfäden gebildet, dem fleischigen Blüthenboden, die weiblichen, ein einfaches Pistill bildend, Gruben desselben eingesetzt; Eier viel, 4 reihig, randständig; 2 fächrige Kapselfrucht mit geflügelten, eiweisshaltigen Samen.

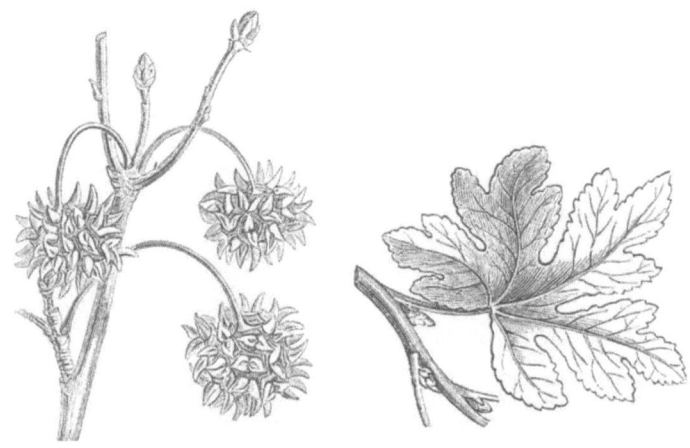

Liquidambar.

Liquidambar orientalis Miller. Handförmige, unterhalb der Nervenachsen unbebartete Blätter. Syrien. Davon

Styrax liquidus.

In der Masse grauer, an der Oberfläche brauner, zähflüssiger Balsam, welcher durch Auskochen der Rinde mit heissem Wasser gewonnen wird, sehr angenehm riecht, in Weingeist und Oelen ziemlich löslich ist.

Bestandtheile: Styracin, Styrol, Zimmtsäure.

Styrax calamita ist Rinde, von welcher der Balsam abgepresst ist.

19. Ordnung: **Passiflorinae**. Passionsblumenblüthige. Klettersträucher mit Ranken, handnervigen Blättern und grossen 5 theiligen Blüthen; Krone mit vielstrahliger Nebenkrone; Frucht vielsamige Beere.

Fam. *Papayaceae.* — Carica Papaya L. Melonenbaum. Im Milchsaft das Papayotin.

Ol. Cajeputi.

20. Ordnung: **Myrtiflorae. Myrtenblüthige.** Blüthenblattkreis cyklisch, 4—6gliedrig; Staubgefässe perigyn; Fruchtknoten unterständig mit 2—6 vielsamigen Fächern und axiler Placenta.

Fam. *Myrtaceae.* — Bäume oder Sträucher mit meist gegenständigen, ganzrandigen, ungestielten, durchscheinend punktirten, saumnervigen Blättern; unterständiger Fruchtknoten meist mit dem Unterkelch verwachsen, 1—6fächerig; Kelch 1blättrig, mehrlappig; Blumenblätter soviel als Kelchlappen, perigynisch wie die zahlreichen Staubgefässe; 1 Griffel; Frucht vom Kelch gekrönt, Beere oder Kapsel ein- bis vielsamig.

Melaleuca L. 3fächriger Fruchtknoten vom halbkugligen Unterkelch umschlossen; 5 Kelch- und 5 Blumenblätter; Staubgefässe in 5 Bündel verwachsen; Kapsel vom verdickten Unterkelch umschlossen, bleibend; an der Spitze scheidewandspaltig, 3klappig aufspringend Same eckig. Ostindien. Davon

Oleum Cajeputi.

Das durch Destillation aus den meist kupfergrünen Blättern der M. Leucadendron L. gewonnene, ätherische Oel von grüner Farbe und eigenthümlichem Geruch, welches in jeder Menge Weingeist löslich sein muss und mit Jod nicht verpuffen darf; es soll frei von Kupfer sein.

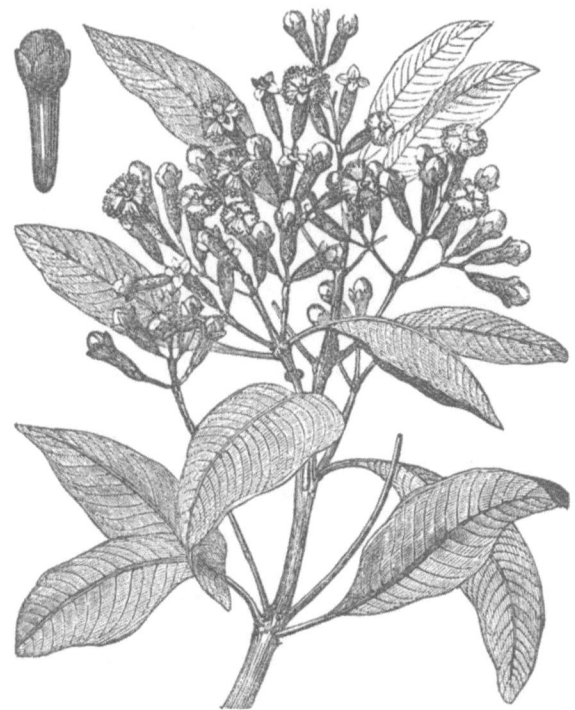

Eugenia caryophyllata.

Eugenia caryophyllata Thalberg. Gewürznelkenbaum. Längliche, beiderseits zugespitzte, lederartige Blätter; Blüthenstand in vielblüthigen, 3spaltigen Doldentrauben; Unterkelch cylindrisch, fleischig, den 2fächerigen Fruchtknoten völlig umschliessend; Kelch 4theilig; Krone aus 4 mützenartig über einander liegenden, abfallenden Blättern bestehend; Frucht trockene, 1—2samige Beere; Same länglich, mit dicken, schildförmigen Samenlappen. Molucken. Davon

Caryophylli.

Die getrockneten Blüthenknospen mit fast viereckigem, langem, drüsigem Unterkelch, gekrönt mit viertheiligem Kelche und mit geschlossener, die Geschlechtstheile bergender Krone, braun, von stark aromatischem Geruche und brennendem Geschmack. In den Handel kommen mehrere Sorten: Ostindische-, Zanzibar-, Cayennenelken u. a., von denen solche bevorzugt werden müssen, die prall und rund, dunkel, schwerer als Wasser sind und beim Zerquetschen oder in der warmen Hand reichlich Oel ausgeben.

Bestandtheile: Aether. Oel, Harz, Gummi, Caryophyllin, Eugenin, Eugenol (Nelkensäure), 5—8% Aschenbestandtheile.

Oleum Caryophyllorum.

Das durch Destillation mit Wasser oder durch Extraktion mit Petroleumäther aus den Nelken gewonnene gelbe und braune Oel, welches mit Jod nicht verpufft, und als vorwiegenden Bestandtheil einen mit sauren Eigenschaften begabten Körper, das Eugenol (Nelkensäure) enthält; ausserdem ist darin ein sauerstofffreier Körper, das Caryophyllin, welches älterem Oele öfter freiwillig auskrystallisirt. Spec. Gew. 1,041—1,060. Beim Zusammenschütteln mit Salmiakgeist (spec. Gew. 0,930 oder darunter) entsteht eine gelbe, weiche krystallinische Masse. Ein auf dem Boden eines Glases ausgebreiteter Tropfen des Oeles wird durch Bromdampf blau oder violett gefärbt. Ein in 4 g Weingeist gelöster Tropfen Oel wird durch einen Tropfen Eisenchloridlösung (1 : 20) blau gefärbt. Das Oel muss mit Weingeist in allen Verhältnissen klar löslich sein.

Antophylli, Mutternelken, sind die unreifen, getrockneten Früchte des Nelkenbaums.

Pimenta officinalis Berg. Westindien. Davon und von Amomumarten Fruct. Amomi.

Eucalyptus globulus Labillardière. Süd-Australien. Davon Ol. Eucalypti.

Bertholletia excelsa Humb. et. Bonpl. Am Orinoco. Davon Paranüsse.

Punica Granatum L. Granatbaum. Blätter länglich, abfallend, gegenüberstehend, ohne Oeldrüsen; Kelch 5—7blättrig, lederartig, bleibend; Blumenblätter 5—7; Staubgefässe zahlreich, frei; 1 Griffel; Frucht ist eine Beere mit saftigem Mark, von einer lederartigen Rinde umgeben, enthält in zwei durch ein Diaphragma getrennten Etagen 8 Fruchtfächer, unten 3 mit grundständigen Samenknospen, oben 5 mit wandständigen Samenträgern. Süd-Europa. Davon

Cortex Granati.

Rinde der Wurzel, des Stammes und der Aeste in rinnenförmigen oder aufgerollten, selten über 1,5 mm dicken, warzigen, mit korkartigen Stäbchen bedeckten, grauen oder braungelben, oft mit Flechten bewachsenen Stücken, mit blass-bräunlicher, glatter oder mit feinen weisslichen Splitterchen bedeckter Innenfläche, von gleichförmigem Bruch und herbe-bitterem Geschmack. Mit Wasser (1:100) geschüttelt, wird nach einer Stunde ein gelblicher Auszug erhalten, welcher durch Eisenchloridlösung (1:1000) blau gefärbt wird und aus welchem Kalkwasser rothe Flocken fällt.

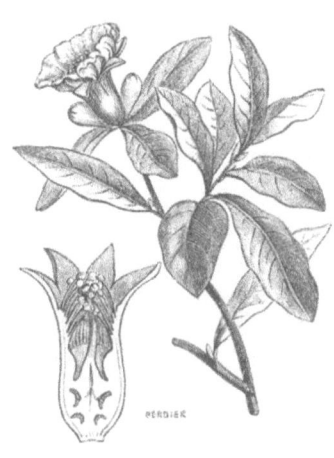

Punica Granatum.

Bestandtheile: Gerbstoff, Harz, Granatin, Punicin.

21. Ordnung, Thymelacinae. Seidelbastartige.

Fam. *Thymelaeaceae.* — Daphne Mezereum L. Seidelbast. Davon Cort. Mezerei.

22. Ordnung. Rosiflorae. Rosenblüthige.

Fam. *Rosaceae.* — Kräuter oder Sträucher mit zerstreuten, mit Nebenblättern versehenen Blättern; der freie Unterkelch ist mit den verschiedenen Fruchtknoten nicht verwachsen; Kelch- und Blumenblätter 5; über 20 freie Staubgefässe; Fruchtknoten (Carpellen) mehrere 1fächrige, 1eiige; Samen eiweisslos.

Hagenia Abyssinica Wildenow. Brayera anthelminthica Kunth. Blätter unterbrochen gefiedert, mit sehr grossen, dem Blattstiel angehefteten Nebenblättern, mit länglich-lanzettförmigen, gesägten, am Rande und unterhalb zottigen Blättchen; Blüthenstand in vielblüthigen, dichten, sparrigen, achselständigen Trugrispen; Blüthen durch Fehlschlagen diclinisch, am Grunde von 2 rundlichen Bracteen

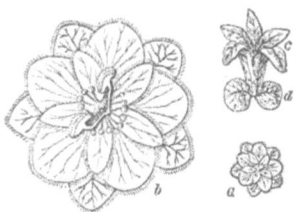

Flores Kosso.

a. in natürlicher Grösse, von oben gesehen; b 4mal vergrössert: c mit Bracteen, von der Seite gesehen.

Elsner, Leitfaden. 3. Aufl.

unterstützt; Unterkelch kreiselförmig, zottig; Kelch 8—10 blättrig, häutig, netzadrig, oft gefärbt, bei den männlichen Blüthen kürzer, bei den weiblichen länger, als die Blume; Blume 4—5 klein-, lanzettblättrig; 15—20 Staubgefässe, in den weiblichen Blüthen verkümmert; 2 Fruchtknoten, 2 Griffel mit grosser fleischiger, gewimperter Narbe; Caryopse ungeschwänzt, vom häutigen Unterkelch eingeschlossen. Abessynien. Davon

Flores Kosso.

Die weiblichen Blüthen von Hagenia Abyssinica, nach der Blüthezeit gesammelt, oder die sehr verästelten Rispen derselben. Die Blättchen des Aussenkelches, 4 bis 5 an der Zahl, sind bis 1 cm lang, nervig, am untersten Theile borstig, von intensiv rother, bei längerer Aufbewahrung mehr bräunlicher Farbe; die Blättchen des inneren Kelches, kaum 3 mm lang, neigen sich über die in geringerer Anzahl vorhandenen Blumenblätter und zwei borstige Griffel. Die Blüthen hängen an zurückgebogenen Stielen, die meist haarig, 1 bis 2 mm dick sind, und wachsen aus einer gemeinsamen Spindel des ganzen Blüthenstandes hervor, die ungefähr 1 cm dick, mit einfachen Haaren dicht übersät ist. Die Waare pflegt in 5 dcm langen, mit den gespaltenen Halmen des gegliederten Cyperngrases zusammengebundenen, ungefähr 120 g wiegenden Bündeln in den Handel zu kommen. Der Geschmack ist schleimig, dann scharf bitter, zusammenziehend. Vor der Verwendung sind die Stengel zu entfernen.

Bestandtheile: Kossin, Harz, Fett, Gerbstoff, Säuren.

Rubus Idaeus L. Himbeere. Stengel rund mit geraden Stacheln; die oberen Blätter 3-, die unteren 5zählig, unten sehr zart weisszottig; Blüthenstand fast trugdoldenartig; 5 Blumenblätter spatelförmig, kürzer als der 5spaltige Kelch; Karpellen einem halbkugligen Blüthenboden eingefügt; Frucht fein behaart, aus vielen kleinen Steinbeerchen zusammengesetzt, roth. Deutschland. Davon

Fructus Rubi Idaei.

Rubus fruticosus L. Brombeere. Fragaria L. Erdbeere. Agrimonia Eupatoria L., davon Hb. Agrimoniae. Geum urbanum L., davon Rad. Caryophyllatae.

Potentilla Tormentilla Schrank. Rothwurz. Rhizom schief in der Erde liegend, fleischig knollig; Stengel bogig aufsteigend, behaart; Grundblätter 3schnittig, gestielt; Stengelblätter 3—5schnittig, sitzend; Nebenblätter gross, fingerig eingeschnitten; Blüthen einzeln, lang- und zartgestielt, 4zählig; Kronblätter verkehrt herzförmig so gross, wie die lanzettförmigen Kelchblätter. Früchtchen kahl. Durch ganz Europa. Davon

Rhizoma Tormentillae.

Das höckerig-knollige, braune, bis 8 cm lange und bis 2,5 cm dicke Rhizom der Potentilla Tormentilla, grösstentheils befreit von den langen, bis über 2 mm dicken Wurzeln. Das harte, holzige, rothbraune Gewebe ist

von sehr derben, weissen Holzbündeln durchsetzt. Das Rhizom ist geruchlos; mit dem 40fachen Gewichte Wasser giebt es eine braune Flüssigkeit von herbem Geschmacke, welche sich mit wenig Ferrosulfat blauschwarz färbt; fügt man Kalkwasser bei, so entsteht ein dunkelvioletter Niederschlag.
Sammelzeit: Frühjahr.
Bestandtheile: Chinovasäure, Gerbsäure, Farbstoff.

Quillaja Saponaria Molini. Süd-Amerika. Davon Cort. Quillajae.

Rosa centifolia L. Rose. Stacheln fast gerade, zerstreut, Blättchen 5—7, oval, am Rande drüsig, unten graufilzig; Kelchlappen 3fiederspaltig, 2 abstehend, länger als die Krone; Griffel frei; Unterkelch eiförmig, mit einem drüsig-klebrigen Stiele versehen; Schliessfrüchte zahlreich, 1 eiig, knöchern, vom fleischigen, saftigen Unterkelch eingeschlossen; Früchtchen ungestielt. Orient. Davon

Flores Rosarum.

Rosa moschata Miller. Mit zarten, zurückgebogenen Stacheln, weissen, doldentraubenständigen Blüthen. Griffel in eine Röhre verklebt. Orient. Rosa Damascena Miller. Von beiden

Oleum Rosarum.

Blassgelbes Oel, welches in der Kälte Krystalle ausscheidet, bei 12—50° wieder klar wird und bei 17° in 90 Th. Weingeist löslich ist. Beim Vermischen von 1 Th. Oel mit 5 Th. Chloroform und 20 Th. Weingeist müssen Krystallsplitter ausgeschieden werden. Die Mischung darf blaues Lakmuspapier nicht röthen.

Rosa canina L. Hundsrose. Davon Fruct. et semen Cynosbati. Cydonia vulgaris Pavon. Quitte. Blätter zerstreut, gestielt, länglich, ganzrandig, beiderseits filzig, mit gesägten Nebenblättern; Blüthen einzeln, endständig; Fruchtknoten dem Unterkelch angeheftet, falsch unterständig; Kelch 5spaltig mit einem der Achse zugewendeten Lappen; 5 Blumenblätter; ca. 20 Staubgefässe; 5 Griffel; Frucht vom Kelch gekrönte, 5fächrige Steinbirne oder Apfel; Fächer mit Pergamenthülle versehen, vielsamig. Süd-Europa. Davon

Semen Cydoniae.

Keilförmig kantige oder zusammengedrückte, runzlige, bis 6 mm lange, zu mehreren zusammengeklebte, dunkelbraune Samen, deren matte weissliche Hülle schleimreich ist, in Wasser aufquillt und die Samen schlüpfrig erscheinen lässt.
Verfälschung: Apfel-, Birnen- und Weintraubenkerne sind glatt und geben keinen Schleim aus.

Pirus Malus L. Apfelbaum. Pirus communis L. Birnbaum. Sorbus aucuparia L. Eberesche.

Fam. *Pruneae (Amygdaleae)*. — Bäume oder Sträucher, mit zerstreuten, mit Nebenblättern versehenen Blättern; Unterkelch vom Fruchtknoten getrennt, abfallend, Kelch 5theilig mit einem der Achse zugewendeten Lappen; 5 Blumenblätter, dem Rande des Unterkelchs eingefügt; 15—20 freie Staubgefässe; Fruchtknoten aus einem Fruchtblatt gebildet, oberständig, 1fächrig; 1 Griffel; 1—2samige Steinfrucht; Same eiweisslos mit dicken fleischigen Lappen.

Prunus Amygdalus communis Baillot. Mandelbaum. Blätter lanzettförmig, sägezähnig mit einem drüsigen Blattstiel, welcher länger ist, als die Blätter breit sind; Blüthen je 2 neben einer Blattknospe; Nussschalen hart oder korkartig, durchlöchert. Süd-Europa. Davon

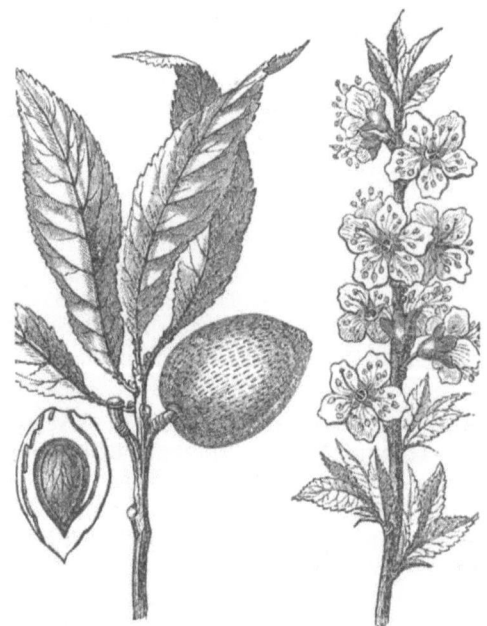

Amygdalus communis.

Amygdalae amarae et dulces.

Süsse und bittere Mandeln werden von Spielarten derselben Mutterpflanze gewonnen. Es sind die von den Stein- oder Lederschalen befreiten eiförmig -länglichen, mit einer staubig braun-gelben, zarten Hülle versehenen Samen mit weissem, ölig-fleischigem, in zwei Lappen sich leicht spaltenden Embryo, mit Wasser zerrieben eine Emulsion gebend. Der Geschmack ist dem Namen entsprechend. Handelssorten viele; die beste: Valenciamandeln.

Bestandtheile: Oel, Gummi, Zucker, Amandin, Emulsin; in bitteren Mandeln ausserdem noch Amygdalin.

Oleum Amygdalarum.

Das durch Auspressen der grob gepulverten Mandeln erhaltene hellgelbe, dünnflüssige Oel. Es besteht fast ausschliesslich aus Oelsäureglycerid, fängt bei —12° an sich zu verdicken, erstarrt bei —20°. 15 Th. Oel mit einer Mischung von 2 Th. Wasser und 3 Th. rauchender Salpetersäure geschüttelt müssen eine rein weisse Mischung geben, welche sich nach einigen Stunden in eine feste weisse Masse und in eine farblose Flüssigkeit scheidet.

Prunus Persica. Pfirsich. — Prunus domestica L. Pflaume.

Prunus spinosa L. Schwarzdorn. Davon Flor. Acaciae.

Prunus Cerasus L. Sauerkirsche. — Prunus Mahaleb L. Weichselkirsche. — Prunus Laurocerasus L. Kirschlorbeer. Davon Fol. Laurocerasi.

23. Ordnung. Leguminosae. Hülsenpflanzen.

Fam. *Papilionaceae.* — Gewächse mit zerstreuten, meist Nebenblätter besitzenden Blättern; Blüthen Zwitter; Kelch bleibend, 5 zähnig, mit einer der Pflanzenaxe abgewendeten Lappen; Krone schmetterlingsartig (Kiel, Flügel, Fahne), perigynisch; Knospenlage ziegeldachförmig; 10 perigynische Staubgefässe, meist 2 brüderig (9 in eine, den Fruchtknoten umschliessende Röhre verwachsen, 1 frei); Fruchtknoten 1 fächrig; vieleiig; Griffel endständig mit einfacher Narbe; Frucht Hülse.

Ononis spinosa L. Hauhechel. Stengel 1 — 2 reihig drüsig behaart, aufsteigend, stachlicht, Blätter 1 — 3 fiederig mit länglichen gesägten Blättchen. Blüthen einzeln, blattwinkelständig; Kelch glockig, 5 spaltig; Kiel schnabelspitzig; Griffel fadenförmig, unbehaart; Hülse eiförmig, aufrecht, etwas länger, als der Kelch, 3 samig. Deutschland. Davon

Radix Ononidis.

Die fusslange, fingerdicke, tief längsgefurchte, mit vielen und langen Köpfen versehene, zähe Wurzel, deren Querschnitt eine dünne, graubraune unter 1 mm starke Rinde und ein weisses, excentrisches, fächerförmig gestrahltes Holz zeigt, welches beim Bruche fasrig ist. Geschmack bittersüss, aromatisch; Sammelzeit Frühjahr oder Herbst.

Bestandtheile: Ononin, Harz.

Trigonella Foenum graecum L. Bockshorn. Stiel aufrecht; Blätter 3 zählig mit länglich kielförmigen Blättchen; Blüthen einzeln blattwinkelständig; Kiel stumpf; Hülse sichelförmig, sehr schmal, nervig gestreift, lang geschnabelt, unter 20 samig. Süd-Europa. Davon

Semen Foenugraeci.

Sehr harte, verschoben vierkantige, abgestutzte, gelbbraune, 3 bis 5 mm lange, bis 2 mm dicke Samen mit hakenförmig gekrümmtem Embryo und stark gewölbtem Würzelchen, welche sich nach dem Einweichen in Wasser aus der zähen Samenschale leicht herauslösen lassen. Der Same ist stärkemehlfrei. Geruch pikant; Geschmack schleimig bitter.

Bestandtheile: Aether. Oel, Fett, Legumin, Schleim, Bitterstoff.

Melilotus officinalis Persoon, Steinklee. Stengel aufrecht; Blätter 3 zählig mit lanzettförmigen, abgestumpften Blättchen und pfriemenförmigen Nebenblättern; Blüthen in langen Trauben; Krone abfallend, Schmetterlingsblüthe mit gleich langen, gelben Blättern; Fruchtknoten seidenhaarig; Hülse eiförmig, kurz zugespitzt: den Kelch überragend, weichhaarig. Deutschland. Davon

Herba Meliloti.

Die von der 2 jährigen Pflanze im Juli oder August gesammelten blüthentragenden Aeste.
Bestandtheile: Cumarin, Melilotsäure, Harz.
Verwechselungen: Blüthen anderer Steinkleearten sind entweder nicht gelb, oder haben den specifischen Geruch nicht.

Trifolium repens L. u. a. Davon Flor. Trifolii.

Glycyrrhiza glabra L. Wurzel und deren Ausläufer sehr lang; Blätter einpaarig gefiedert, vieljochig mit länglichen, unten klebrigen Blättchen und sehr kurzen Nebenblättern; Blüthen in blattwinkelständigen Aehren; die oberen zwei Kelchzähne bis zur Mitte verwachsen; Hülse unbehaart, 3—8 samig. Süd-Europa. Davon

Radix Liquiritiae.

Spanisches Süssholz. Die fast einfachen langen, bis 2 cm dicken, graubraunen längsrunzligen ungeschälten Wurzelausläufer, begleitet von wenig zahlreichen Wurzeln, welche schwerer als Wasser, hart, grob- und starrfasrig brechend sind, auf dem Querschnitt eine dünne Korkschicht, eine ziemlich dicke Rinde und ein von regelmässigen Markstrahlen durchzogenes derbes, dichtes, gelbes Holz zeigen, süss, schwach kratzend schmecken.

Glycyrrhiza echinata L. Wurzel senkrecht; Nebenblätter eiförmig, zugespitzt; Blüthen gestielt, in blattwinkelständigen Köpfchen; Hülse mit stachlichten Borsten bedeckt, 1—2 samig. Südost-Europa. Stammpflanze der Pharmacopöe. Nach Flückiger stammt jedoch von Glycyrrhiza glandulifera Kittl.

Radix Liquiritiae mundata.

Russisches Süssholz. Die lange, bis 4 cm dicke, geschälte, mit oder ohne Knollstock versehene, gelbe Wurzel, welche meist leichter als Wasser ist und auf dem Querschnitt eine dünne Bastschicht und ein lockeres, strahlig zerrissenes hellgelbes Holz zeigt; Mark nicht hornartig; Geschmack sehr süss.
Bestandtheile: Glycyrrhizin, Asparagin, Zucker, Harz, Fett, Eiweiss, Stärkemehl, Farbstoff, Pflanzensäuren, Salze.

Indigofera tinctora L. Ostindien. Davon Indigo.
Pterocarpus Marsupium Martius. Flügelfruchtbaum. Vorderindien. Davon Kino.
Pterocarpus santalinus L. Ostindien. Davon Lign. Santalinum rubrum.

Pterocarpus Draco L. Westindien. Davon Sanguis Draconis
Dipteryx odorata Schrader und D. oppositifolia Willd.
Guyana. Davon Fabae Tonco.
Astragalus Creticus Lamark. Bocksdorn. Zottiger Strauch
mit unpaariggefiederten Blättern
mit länglichen, filzigen Blättchen;
Blattstiele an der Spitze stachlicht;
Kelch ²/₃ lippig, Zähne borstig,
weich behaart; Kiel stumpf ohne
Stachelspitze; Hülse kürzer als
der Kelch; eiförmig, zottig, 1 fächrig. Kreta. Davon und von
vielen andern Astragalusarten

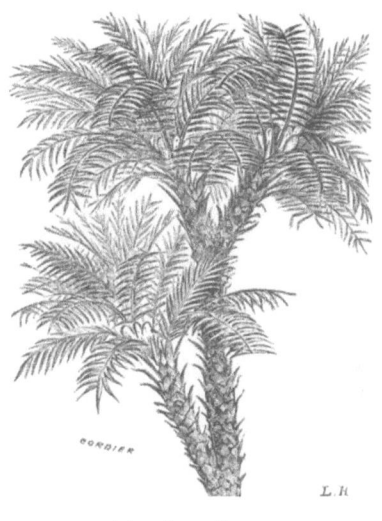

Astragalus creticus.

Tragacantha.

Die im Sommer dem Stamm und der Wurzel entquillende getrocknete Masse, welche in flachen, dünnen, rundlichen, sichelförmigen oder wellenförmigen, von Striemen durchzogenen Platten oder in dergleichen dünnen, fadenförmigen, gewundenen, hornartig durchscheinenden, weissen oder gelblichen, geruchlosen, zähen Stücken besteht, die schwer zu pulvern ist, und mit kochendem Wasser zu einem dicken Schleim aufquillt. Im Handel werden viele Sorten (Smyrna- oder Blättertraganth, Morea- oder wurmförmiger, Syrischer- oder Naturelltraganth) unterschieden, von denen die besten die möglichst gleichförmigen, farblosen, zarten, die schlechtesten die dicken, ungleich gestalteten, dunkel gefärbten sind.
Bestandtheile: Bassorin, Gummi, Stärke.

Tamarindus Indica L. Stachelloser Baum mit paariggefiederten Blättern und traubigen, von je 2 Hüllblättern unterstützten Blüthen; Unterkelch schraubenförmig; Kelchblätter 5, die 2 oberen verwachsen, von 3 Kronblättern bedeckt, die andern mit den übrigen beiden Kronblättern abwechselnd; 9 monadelphische Staubgefässe, von denen aber nur 3 fruchtbar, die andern zahnförmig verkümmert sind; Hülse mit derber Hülle zusammengedrückt, querfächrig, nicht aufspringend, 3—6samig, mit papierartigen Fächern, welche in einem saftigen Mus liegen. Ostindien. Aegypten. Davon

Pulpa Tamarindorum cruda.

Das nach Beseitigung des rindenartigen Fruchtgehäuses, durch Zusammenstampfen gewonnene, fast schwarze Mus der morgenländischen (ostindischen) Tamarinde, mit den kastanienbraunen Samen, von weinartigem Geruch und säuerlichem Fruchtgeschmack. Man hat im Handel ferner noch Mus der westindischen, welches hellbraun, schmierig, sehr süss, häufig bereits in Gährung begriffen ist, und nicht verwendet werden darf.
Bestandtheile: Wein-, Citronen-, Aepfelsäure, Zucker, Gummi, Pectin.

Balsam. Copaivae.

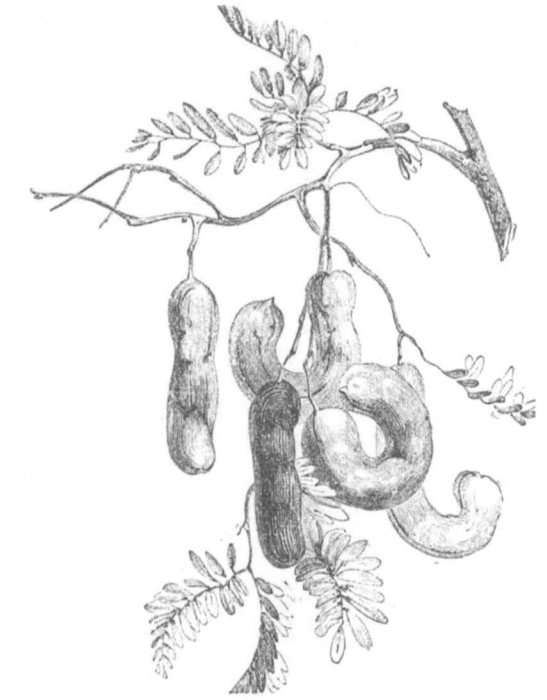

Tamarindus Indica.

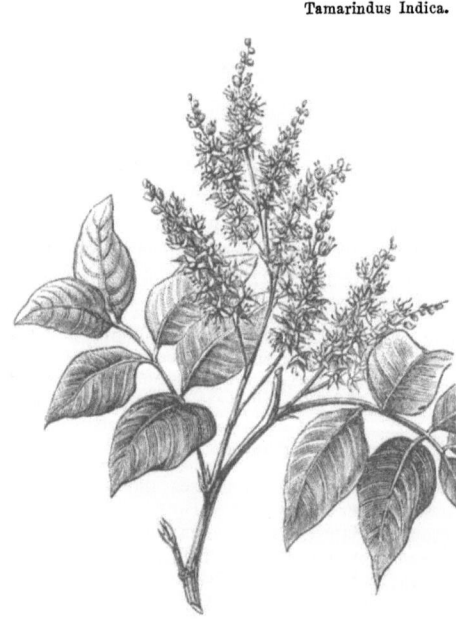

Copaifera.

Copaifera multijuga Hayne. Blätter paariggefiedert, mit 6—10 ungleich breiten, feingespitzten, durchscheinend punktirten Blättchen; Blüthen weiss, 4blättrig, abfallend; Hülse gestielt, schief elliptisch, derb 2klappig, 1samig; der eiweisslose Same von einem saftigen Mantel halb umhüllt. Brasilien. Davon vielleicht, mehr aber von Copaifera officinalis L. und von Copaifera Guianensis Desf.

Balsamum Copaivae.

Ein stark riechender, durchsichtiger, gelblichbrauner, durchaus nicht fluorescirender bitterlich scharf schmeckender Balsam, welcher beim Abdampfen auf einer kleinen Porzellanschale ein festes Harz hinterlässt, ohne dabei Terpentinöldämpfe zu entwickeln. Im Handel existiren vorzugsweise drei Sorten: Para- (dünnflüssig, dreht die Ebene des polarisirten Lichtes links ab), Maracaibo- (dickflüssiger, rechtsdrehend) und Trinidadbalsam (dunkel, trübe, terpentinölähnlich riechend), von denen die dickere (spec. Gew. 0,96—0,99) vorzuziehen ist.

Bestandtheile: Aether. Oel, Harz, Copaivasäure.

Verfälschung: Fettes Oel; die beim Abdampfen im Wasserbade zurückbleibende Masse darf nicht schmierig sein; Gurjunbalsam (Woodoil): beim Schütteln mit dem zwanzigfachen Gewichtstheile Schwefelkohlenstoff und einigen Tropfen eines abgekühlten Gemisches aus gleichem Theilen Schwefel- und rauchender Salpetersäure darf keine rothe oder violette Färbung auftreten.

Cynometra racemosa Bentham. Brasilien. Davon Copal.

Krameria triandra Ruiz et Pavon. Seidenhaariger Strauch mit verkehrt länglichen Blättern und von den Blüthen entfernt stehenden Deckblättern; Kelch 4blättrig, gefärbt; 2 obere, spatelförmige, 2

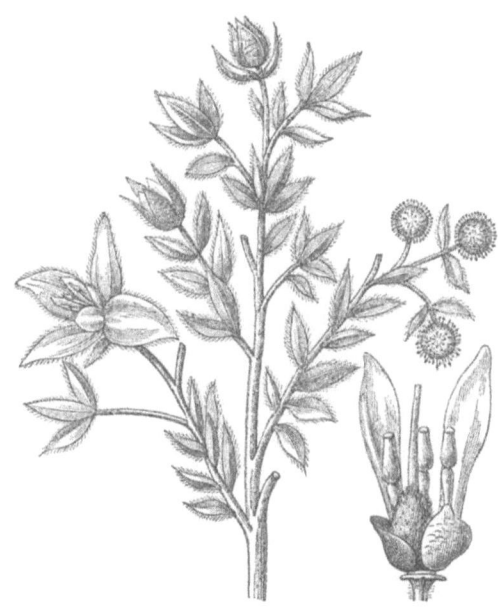

Krameria triandra.

untere, halbrunde, sitzende, fleischige, aussen bepanzerte Blumenblätter; 3 mit den oberen Blättern abwechselnde Staubgefässe, mit tulpenförmigen Antheren; Fruchtknoten falsch, 2fächrig, mit 2 hängenden Eichen; 1 Griffel; Steinfrucht rund, 1samig, ringsumher mit widerhakigen Borsten besetzt. Peru. Davon

Radix Ratanhae.

Ein vielköpfiger Stamm mit langen, bis 1,5 cm dicken, runden, auseinander stehenden Aesten, oder solche allein mit einer zimmtbraunen, leicht abtrennbaren, schwach fasrigen, bitter herb schmeckenden Rinde, deren Durchschnitt ein blasses, feinstrahliges, lockeres Holz zeigt, welches durch einen Cambiumring von der höchstens den sechsten Theil des Holzdurchmessers starken Rinde geschieden ist. Nur die mit der Rinde versehene **peruvianische** Wurzel darf verwendet werden. Man unterscheidet im Handel **lange** (Aeste) und **Naturellsorte** (mit Stamm), von welchem erstere wegen der verhältnissmässig stärkeren Rinde vorzuziehen ist.

Bestandtheile: Gerbsäure, Schleim.

Verwechselungen: Granada- und Brasiliaratanha von andern Arten mit viel stärkerer Rinde, welche auch theilweise schwer abtrennbar ist. Auch ertheilen solche, wenn sie mit gleichen Theilen Eisenpulver und 300 Th. Wasser unter Umschütteln 4 Stunden lang macerirt werden, dem Wasser eine violette Färbung, während die echte Wurzel das Wasser braunroth färbt.

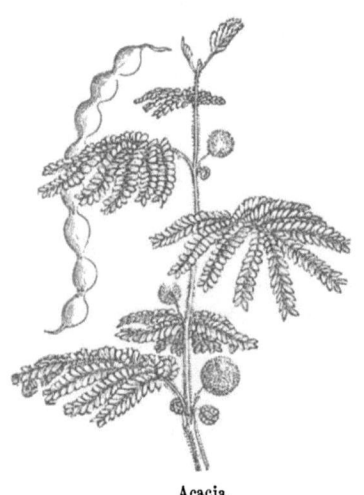

Acacia.

Fam. *Mimoseae.* — Blätter meist paarig-fiederspaltig; Blüthen regelmässig; Knospenlage von Kelch und Krone klappig.

Acacia Catechu Willdenow. Nebenblattartige, hakenförmig gebogene Dornen; Blätter doppelfiederspaltig; 8—16 Fiederpaare mit 30—40jochigen, linienförmigen, weichhaarigen Blättchen und drüsigem Stengel; Aehren bauchig-cylindrisch, blattwinkelständig, zu 2—3; Blüthen polygamisch; Kelch 4—5 zähnig; Krone hypogynisch, 4—5spaltig; 10—200 Staubgefässe; Fruchtknoten gestielt; Hülse lang, schmal, wollig, saftlos, 2klappig. Ostindien. Davon

Catechu.

Das durch Auskochen des Stammes gewonnene Extrakt, welches in unregelmässigen, mit Blättern durchsetzten, aussen dunkel-, innen gleichmässig schwarzbraunen, porösen, glänzenden Massen zu uns kommt, die geruchlos sind, bitter adstringirend schmecken, in Wasser theilweise (trübe), in Weingeist, bis auf die Blätter, völlig löslich sind. Man unterscheidet im Handel Pegu- und Bengalcatechu; erstere ist die officinelle Sorte; letztere hat eine rauhere Oberfläche, einen fast erdigen Bruch, ist braun gestreift und als zweite Sorte wohl noch zu verwerthen.

Bestandtheile: Catechugerbsäure, Catechin, Gummi.

Prüfung auf **Identität** und **Verfälschungen:** Beim Kochen mit Weingeist dürfen höchsten 15% ungelöst bleiben; eben nicht mehr darf beim Kochen mit Wasser ungelöst bleiben. — Eine weingeistige Lösung (1:100) wird durch Eisenchloridlösung grün gefärbt. — Beim Verbrennen dürfen nicht mehr, als 6% Asche zurückbleiben.

Arachis hypogaea L. Erdmandel. Afrika. Davon das fette Oel.
Vicia L. Wicke. — Lens Tourn. Linse. — Pisum Tourn.
Erbse. — Phaseolus L. Bohne.
Physostigma venenosum Balfour. Links gewundener Halbstrauch; Stamm röthlichen Saft führend; Blätter unpaarig pefiedert, oval zugespitzt, 3zählig, mit starkem Mittelnerv; Blüthen gross, roth,

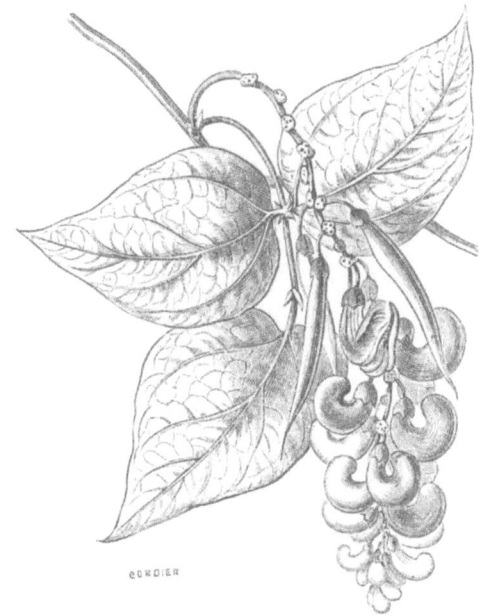

Physostigma venenosum.

in Trauben an einer knollig verdickten Spindel; Kelch glockig, 4zähnig; Schiffchen geschnäbelt und schraubenförmig dreiviertel gedreht; Narbe sackartig; Stempel gedreht, einseitig behaart; Hülse lang, schmal, 2 — 3samig. West-Afrika. Davon die giftige

Faba Calabarica.

Die giftigen ovalen, fast nierenförmigen, flachen, ca. 4 cm langen, 2 cm breiten, 11 mm dicken Samen mit einer braunen, schwach glänzenden, runzlig punktirten Hülle und zwei convexen, weisslichen, mehligen Cotyledonen, mit einem tiefen, schwarzen, mit erhabenen rothen Linien eingefasstem Rande versehen.

Bestandtheile: Physostigmin, Gummi, Fett.

Myroxylon Pereirae Klotsch. Baum mit zerstreuten, ungleich fiederspaltigen Blättern mit häutigen, länglichen, kurz zugespitzten, ganz kahlen, durchscheinend punktirten und gestreiften Blättchen; Blüthen traubig; 5 genagelte Blumenblätter, von denen eins sehr

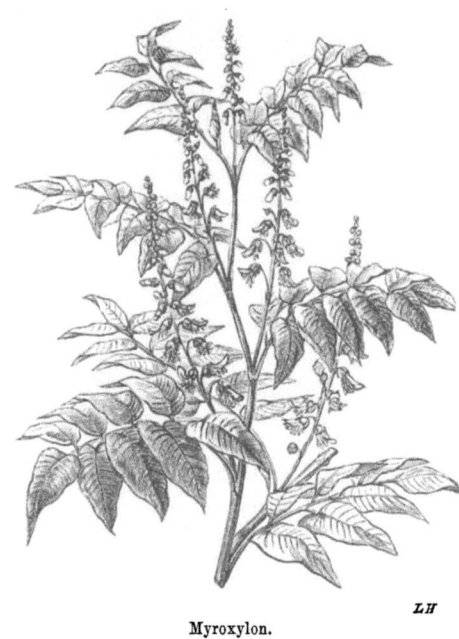

Myroxylon.

gross, fast kreisförmig ist, die anderen lanzettförmig sind; Fruchtknoten 2eiig; Hülse langgestielt, fast S förmig, schmal geflügelt, an der Spitze verdickt, 1samig, zu beiden Seiten des Samens mit einer Harzdrüse versehen. Central-Amerika. Davon

Balsamum Peruvianum.

Soll durch Abbrennung der Rinden, event. Erhitzung des Stammes, Auflegen von Lappen und Auspressen derselben, event. auch durch Ausschwelen gewonnen werden, und bildet eine braunrothe bis tief dunkelbraune, in dünner Schicht klar durchsichtige, nicht fadenziehende Flüssigkeit von angenehmem Geruch und scharf kratzendem, bitterlichem Geschmacke. Der Perubalsam besitzt ein spec. Gewicht von 1,137 bis 1,145, klebt nicht und trocknet an der Luft nicht ein. Er ist klar mischbar mit dem gleichen Gewichte Weingeist.

Bestandtheile: Zimmetsäure, Cinnamein, Styracin, Harz und Fett.

Prüfung auf **Verfälschungen:** 3 Theile des Balsams nehmen 1 Theil Schwefelkohlenstoff ohne Trübung auf; aber nach Zusatz von ferneren 8 Theilen des letzteren scheidet sich ein braunschwarzes Harz ab. Die davon abgegossene klare Flüssigkeit darf nur schwach bräunlich gefärbt sein, und nicht oder doch nur schwach fluoresciren (Gurjunbalsam). Wird 1 g Balsam mit 5 g Petroleumbenzin kräftig durchschüttelt und werden von dieser Mischung, nachdem dieselbe kurze Zeit gestanden, 30 Tropfen in einem Porzellanschälchen der freiwilligen Verdunstung überlassen, so darf der ölartige, gelblich gefärbte Rückstand auch beim gelinden Erwärmen nicht den Geruch des Terpentins, Styrax oder Copaivabalsams zeigen und mit 5 Tropfen starker Salpetersäure (1,30 bis 1,33 spec. Gewicht) versetzt, eine blaue oder blaugrüne Färbung auch bei schwächerem Erwärmen nicht annehmen (Gurjunbalsam).

Folia Sennae.

Werden 5 Tropfen Balsam mit 3 ccm **Ammoniak** durch kräftiges Schütteln gemischt, so darf nur ein geringer, bald zerfallender Schaum sich bilden und die Mischung selbst nach 24 Stunden nicht gelatiniren (Colophonium). Reibt man 10 Tropfen Balsam mit 20 Tropfen Schwefelsäure zusammen, so muss eine gleichmässige, zähe, kirschrothe Mischung ohne Aufschäumen und Entwickelung von schwefliger Säure (Copaivabalsam) entstehen, die, nach einigen Minuten mit kaltem Wasser ausgewaschen, einen harzartigen, in der Kälte brüchigen, nicht schmierigen (fette Oele) Rückstand hinterlässt. Mit dem 200 fachen Gewichte Wasser der Destillation unterworfen, darf der Perubalsam kein ätherisches Oel liefern.

Myroxylum Toluifera Humboldt. Brasilien. Davon Tolubalsam.

Fam. *Caesalpinieae.* Meist Holzpflanzen. Blüthen unregelmässig, aber nicht schmetterlingsblüthig; meist 10 freie Staubgefässe.

Caesalpinia echinata Lamarck. Mexico. Davon Lign. Fernambuci.

Haematoxylon campechianum L. Central-Amerika. Davon Lign. Campechianum.

Cassia acutifolia Delile. Strauch mit 4 — 6 jochigen Fiederblättchen; Unterkelch sehr kurz; Kelch 5 blättrig, abfallend; Krone 5 blättrig mit ungleichen Blättern; 10 freie Staubgefässe, von denen die 3 unteren lang, die 4 mittleren kurz, die 3 oberen unfruchtbar sind; Antheren an der Spitze löchrig aufspringend; Hülse fast sichelförmig elliptisch, in der Mitte und an beiden Seiten wenig angeschwollen. Nord-Afrika. Davon

Folia Sennae.

Die Fiederblättchen von Cassia angustifolia und Cassia acutifolia. Die Blätter der ersten Art, **Indische Tinnevelly-Sennesblätter**, sind nicht mit andern vermengt, und bestehen aus ganzrandigen, lanzettförmigen, flachen, bis 6 cm langen, und bis 2 cm breiten Fiederblättchen. Die Blätter der anderen Art, die **Alexandrinischen**, sind kleiner, spitz eirund, selten 3 cm lang, meist schmäler als 13 mm, weniger flach, gewöhnlich vermischt sowohl mit andern Stückchen von Cassia acutifolia, als auch mit den steif lederartigen, zurückgekrümmten, buckeligen Blättchen von Cynanchum Arghel; diese lassen sich auch durch die kurzen, steifen Haare leicht erkennen. Die Sennesblätter sollen nicht bräunlich gefärbt oder gelblich sein.

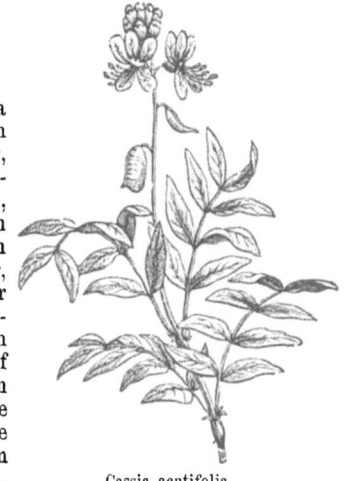
Cassia acutifolia.

Bestandtheile: Sennacrol and Sennapikrin (Bitterstoffe), Cathartamannit, Cathartinsäure, Chrysophansäure, Salze.

Verfälschungen sollen vorkommen mit den giftigen ledrigen, 3 — 5 cm langen, 1 — 2,5 cm breiten, länglich-lanzettförmigen, 3 nervigen Blättern von Coriaria myrtifolia. Die Blätter von Coluteaarten sind klein und zart, fast rund, bisweilen abgestumpft oder herzförmig eingeschnitten an der Spitze, oben glatt, unten schwach behaart.

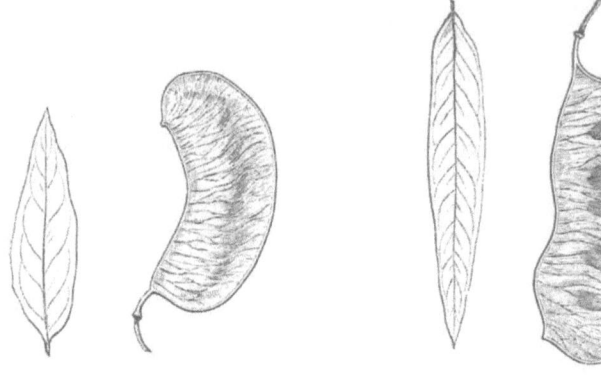

Alexandriner Senna.   Indische Senna.

Ceratonia siliqua L. Karube. Mittelmeerländer. Davon Fruct. Ceratoniae.

Acacia Senegal Willdenow. Bäume oder Sträucher mit Stacheln an Stelle der Nebenblätter; Fiedern und Blättchen mehrjochig mit drüsigem Stengel; Blüthen in runden, einzelnen, blattwinkelständigen Köpfchen; Hülsen fast fächerartig von einem Mittelpunkt ausgehend, schmal, gedreht, kahl, adrig gestreift. Im Uebrigen wie A. Catechu. Arabien. Davon.

Gummi arabicum.

Ausschwitzung der Rinde; getrocknet in unregelmässigen, kugeligen oder eckigen, durchscheinenden, möglichst farblosen, rissigen, auf dem Bruche muschligen, glasglänzenden, irisirenden, geruch- und geschmacklosen Stücken. Die wässrige Lösung ist schleimig, wird durch Bleizuckerlösung nicht getrübt, wohl aber durch Bleiessig (Gummilösung 1:5000) und durch Weingeist. Eisenchloridlösung verwandelt den Gummischleim in eine steife Gallerte. Man unterscheidet im Handel die Naturellsorte, welche aus Stücken von der verschiedensten Färbung vom klarsten Weiss bis zum tiefsten Braun besteht, häufig mit Rindenstücken und fremden Körpern untermischt ist, von den elekten Sorten, und schätzt letztere besonders nach dem Grade ihrer Klarheit und Weisse, auch wohl der Gleichförmigkeit und Sprödigkeit der Einzelstücke. Senegalgummi in meist kugeligen, oft hohlen Stücken, welche auf dem Bruch nicht schillern und entfernt säuerlich schmecken, anzuwenden, ist nicht erlaubt.

Bestandtheile: Arabin, Kalk, Salze.

24. Ordnung: Hysterophytae. Schmarotzerpflanzen, deren Verwandschaft unklar.

Fam. *Aristolochiaceae.* — Kräuter oder Stauden, mit kriechendem Wurzelstock oder Knollstock, abwechselnden, einfachen Blättern und Zwitterblüthen ohne Krone; Blüthenhülle regelmässig, 3blättrig oder unregelmässig, tutenförmig, oberständig; Staubgefässe 6—12, mit nach aussen gewendeten, 2fächrigen Antheren, Griffel säulenförmig, mit radartig ausgebreiteter, 3—6lappiger Narbe; Antheren häufig dem Griffel unterhalb der Narbe angewachsen; Fruchtknoten unterständig, mit nach innen gebogenen Rändern, daher falschen Scheidewänden, an denen zahlreiche Eichen stehen; Kapselfrucht; Eiweisssame mit hahnenkammartiger Schwiele.

Asarum Europaeum L. Haselwurz. Davon Rad. Asari.

Aristolochia Serpentaria L. Schlangenwurz. Davon Rad. Serpentarii.

II. Unterklasse: Gamopetalae (Sympetalae, Monopetalae).
Verwachsenblumenblättrige Dicotyledonen.

25. Ordnung: Bicornes. Heidenartige. Meist holzartige Gewächse ohne Nebenblätter; Blüthen regelmässig, alle Theile 4—5gliederig; 8—10 Staubgefässe in zwei Kreisen; Karpelle den Blumenblättern gegenüber; Fruchtknoten 4—5fächrig mit vielsamiger axiler Placenta.

Fam. *Ericaceae*. — Zwitterblüthen meist in Aehren oder Trauben; Krone glockig oder trichterförmig, mit 5lappigem Saume; Antheren mit 2 grannenartigen Anhängseln; Fruchtknoten oberständig; Frucht fachspaltige Kapsel oder Beere; Same eiweisslos.

Arctostaphylos Uva Ursi Sprengel. Bärentraube. Stengel gestreckt; Blätter bis 2 cm lang, oben bis 8 mm breit, lederartig, verkehrt eiförmig, ganzrandig, kahl, beiderseits glänzend und netzadrig, ausdauernd; Blüthen in Trauben; Kelch 5spaltig; Krone krugförmig, einblättrig, am Saume 5spaltig, zurückgebogen; 10 Staubgefässe mit 2löchrigen, 2hörnigen Antheren; Beere roth, 5steinig, Stein 1samig. Auf Haiden. Davon

Folia Uvae Ursi.

Die im Sommer gesammelten und getrockneten Blätter.

Bestandtheile: Arbutin, Ursin, Ericolin, Gerbsäure.

Verwechselungen: Blätter von Vaccinium Vitis Idaea L. sind nicht netzadrig, am Rande umgerollt, unterseits glanzlos, braun punktirt; von Vacc. uliginosum L. unterseits matt blaugrün, mit erhabenem Adernetz; von Buxus Sempervirens L. vorn schmal, ausgerandet, leicht in zwei Hälften zu spalten.

Gaultheria procumbens L. N. Amerika. Davon Wintergreenoil.

Rhododendron hirsutum L. Alpenrosen. Davon Fol. Toxicodendrii.

Vaccinium Myrtillus L. Heidelbeere. Davon Fruct. Myrtilli.

Vaccinium uliginosum L. Preisselbeere.

26. Ordnung: Diospyrinae. Ebenholzartige. Aehnlich der vorigen. Karpelle den Kelchblättern gegenüber; Fruchtknoten meist oberständig; Fächer einsamig.

Fam. *Sapotaceae*. — Isonandra gutta Hooker. Singapore und malayische Inseln. Davon Kautschuk.

Sapota Mülleri Bleck. Guiana. Davon Balata.

Fam. *Ebenaceae*. — Diospyros Ebenum Retz. Ostindien. Maba Ebenus Spr. Molucken. Von beiden schwarzes Ebenholz.

Fam. *Styraceae.* — **Styrax Benzoin** Dryander. Zweige und Blätter unterseits dicht sternartig filzig behaart; Blätter länglich, zugespitzt, unregelmässig gezähnt; Blüthen in Rispen; Kelch 5spaltig, bleibend; **Krone regelmässig, 5spaltig: 10 an der Basis vereinigte Staubgefässe;** Fruchtknoten halb oberständig, am Grunde 2-, an der Spitze 1fächrig; **Frucht eine knopfförmig kugelige, dickwandige, 1samige Kapsel.** Molucken. Siam. Davon

Benzoë.

Der aus der verwundeten Rinde geflossene, getrocknete Saft, welcher entweder aus zusammenklebenden, gelbbraunen oder röthlich-gelben, innen weissen, glänzenden, vanilleartig riechenden Körnern, oder aus einer röthlich braunen Masse besteht, in welcher hellere Körner eingesprengt liegen (Siambenzoë). Diese Sorte ist reich an Benzoësäure, welche an ihren prismatischen Krystallen unter dem Mikroskop erkannt werden kann. Die Sumatrabenzoë besteht aus einer blass-braunen Masse, in welcher weissliche, opake Stücke eingebettet sind, ist schmutzig, riecht nach Storax, enthält Zimmtsäure und soll nicht verwendet werden. Man erkennt die Zimmtsäure an dem Geruche nach Bittermandelöl, welches sich beim Kochen einer Probe mit Wasser und gebranntem Kalk auf Zusatz eines Oxydationsmittels entwickelt.

27. Ordnung: **Tubiflorae.** Röhrenblüthige. Blüthen regelmässig, alle Theile 5zählig; Karpelle 2—3; Fruchtknoten oberständig.

Fam. *Convolvulaceae.* — Kräuter oder Sträucher mit gewundenem, kletterndem Stengel, zerstreuten Blättern, achsel- oder entständigen Blüthen mit 4—5spaltigem, bleibendem Kelch und regelmässiger, abfallender Krone, 4—5 Staubgefässen und 1 freien, 2—4fächrigen Stempel; Fächer 2eiig; Eichen aufrecht, am Grunde der mittelständigen Achse befestigt; Kapselfrucht klappig aufspringend. **Convolvulus Purga** Wenderoth (Ipomea Purga Hayne). Blätter herzförmig, zugespitzt, ganzrandig; Krone stiefttellerförmig; Narbe geköpft, zweilappig. Mexiko. Davon

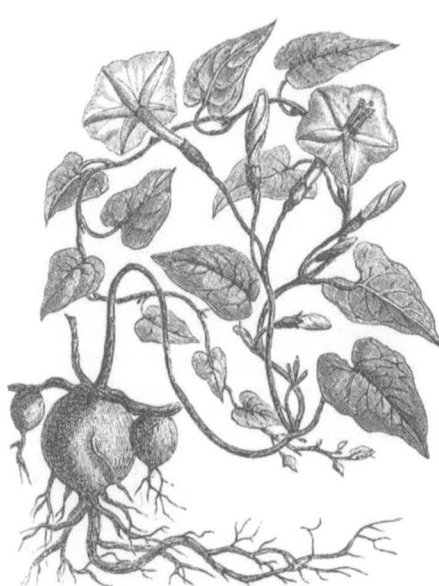

Convolvulus Purga.

Tubera Jalapae.

Kuglige, rinnen- oder walzenförmige, verschieden grosse Knollen oder Theile derselben, fest, schwer, dunkelbraun, mit harzigen Wurzeln, innen heller, mit dunklen Harzringen reichlich versehen; sie sollen 10% Harz enthalten uud vorsichtig aufbewahrt werden.

Bestandtheile: Harz, Zucker, Stärke.

Verfälschungen: Knollen oder Stengel von anderen Ipomoeaarten sind durch das Fehlen der Harzringe, der fasrigen event. schwammigen Struktur zu erkennen.

Resina Jalapae.

Ein braunes, sprödes, auf dem Bruche glänzendes, in Aether wenig lösliches Harz, welches durch Ausziehen der zerkleinerten Knollen mit Weingeist, Auswaschen des vom Weingeist befreiten Rückstandes mit Wasser und Eintrocknen gewonnen wird.

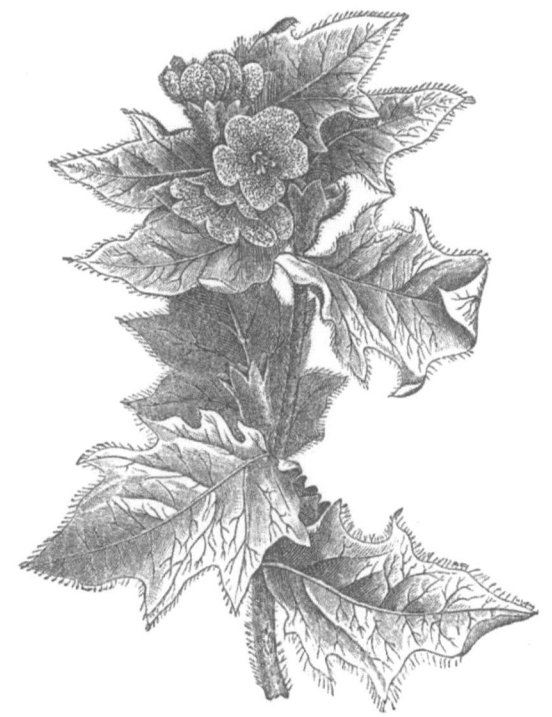

Hyoscyamus niger.

Bestandtheile: Convolvulin.

Verfälschungen: Stengelharz (von Ipomoea Orizabensis Pelletan), Harz des Buchenschwammes, Kolophonium u. a. m. werden durch Auskochen mit Chloroform erkannt, welches höchstens 8% lösen darf.

Convolvulus Scammonia L. Kleinasien. Davon Scammonium.

Fam. *Boragineae.* — Alcanna tinctoria Tausch. Süd-Europa. Nord-Afrika. Davon Rad. Alcannae.

Borago officinalis L. Boretsch.
Symphytum officinale L. Schwarzwurz. Davon Rad. Consolidae.
Pulmonaria officinalis L. Lungenkraut. Davon Herb. Pulmonariae.
Myosotis. Vergissmeinnicht.
Fam. *Solanaceae*. — Stiel meist krautartig; Blätter zerstreut; Blüthenstand meist ausserachsenständig; Kelch 5theilig, bleibend; Krone meist regelmässig, abfallend; 5 Staubgefässe; Fruchtknoten 2fächrig, vieleiig; verdickter der Scheidewand angewachsener, centraler Samenträger; Frucht, Kapsel oder Beere; Same nierenförmig, eiweisshaltig; Embryo eingeschlossen, bogenförmig.

Hyoscyamus niger L. Bilsenkraut. Schmierig wolliges Kraut mit eiförmig länglichen, buchtig gezähnten Blättern, von denen die oberen gestielt, die unteren halbstengelumfassend sind, bei der einjährigen Pflanze nicht fiederspaltig, bei der zweijährigen fiederspaltig gebuchtet; Blüthen halbsitzend, zusammengedrängt; Stiele und Nerven der unteren Blattseite sind weich behaart, Oberfläche fast kahl; Kelch am Grunde bauchig; Krone ansehnlich, blassgelblich, von violetten Nerven durchzogen, trichterförmig, stumpf 5lappig mit einem grösseren Lappen; Kapsel krugförmig, 2fächrig, an der Spitze eingeschnitten, mit Deckel aufspringend. Deutschland. Davon

Folia Hyosciami.

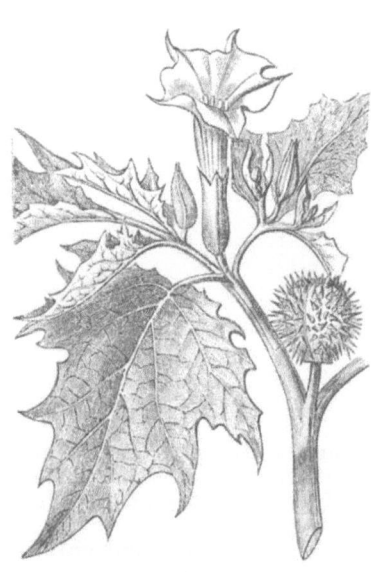

Datura Stramonium.

Die von der blühenden, wild wachsenden Pflanze gesammelten und getrockneten giftigen Blätter und Blüthenstiele.

Bestandtheile: Hyoscyamin.
Verwechselung: Mit Blättern des Stechapfels, welche aber kahl sind.

Datura Stramonium L. Stechapfel. Blätter bis 2 dcm lang und bis gegen 1 dcm breit, gestielt, eirund spitz, buchtig gezähnt, unten heller als oben, kahl, an den Nerven fein behaart; Blattstiel 1 cm lang und 1—2 mm dick; Kelch eckig, röhrig, am Grunde rundum eingeschnitten; Blume sehr lang, trichterförmig, am Saume gefaltet; Narbe 2blättrig; Kapsel aufrecht, mit Stacheln besetzt, unterhalb 4fächrig, oberhalb 2fächrig, 4klappig, aufspringend. Europa. Davon

Folia Stramonii.

Die von der blühenden Pflanze gesammelten, getrockneten, giftigen Blätter von unangenehm bitterem und salzigem Geschmacke.
Bestandtheile: Daturin.
Verwechselungen: Blätter von Solanum nigrum L., kleiner, stumpf gezähnt; von Chenopodium hybridum L., kleiner, am Grunde herzförmig.

Nicotiana Tabacum L. Blätter sitzend, bis 15 cm breit, 50 cm lang, länglich lanzettförmig, spitz, nach dem Grunde zu verschmälert, ganzrandig, drüsig, weichhaarig, getrocknet braun; Kelch röhrenglockig, bleibend; Krone am Schlunde bauchförmig aufgeblasen, am Saume mit zugespitzten Zipfeln versehen; Kapsel fachspaltig 2klappig. Blume roth. Süd-Amerika. Davon

Folia Nicotianae.

Die stark riechenden, scharf und bitter schmeckenden, an der Luft getrockneten Blätter von einjährigen, cultivirten, giftigen Arten.
Bestandtheile: Nicotin.

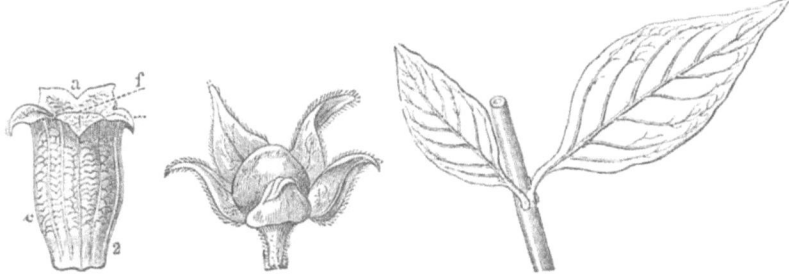

Atropa Belladonna.

Atropa Belladonna L. Tollkirsche. Blätter bis 2 dcm lang und 1 dcm breit, oval, zugespitzt, ganzrandig, in einen kurzen Stiel auslaufend, kahl oder unterhalb mit wenigen Drüsen besetzt, oben grünbräunlich, unten mehr grau, beiderseits mit weissen Punkten versehen, gepaart stehend, meist eins doppelt so gross, als das andere; Blüthen gestielt, hängend; Kelch 5spaltig, Krone aus kurzer Röhre glockenförmig, am 5spaltigen Saume zurückgeschlagen, purpurviolett; Staubfäden am Grunde bebartet; Frucht 2fächrige, schwarze Beere, vom verdickten Kelch unterstützt. Europa. Davon

Folia Belladonnae.

Die von der, in Mittel- und Süddeutschland, im Gebirge wild wachsenden, blühenden Pflanze gesammelten und getrockneten giftigen Blätter, welche narkotisch riechen und widerlich bitter schmecken.
Bestandtheile: Atropin, Säuren, Salze.

Verwechselungen: Blätter von Solanum nigrum L. sind kleiner, buchtig gezähnt; von Hyoscyamus Scopolia L. unbehaart, schmaler und heller grün, beide gestielt.

Capsicum annuum L. Spanischer Pfeffer. Blätter oval, zugespitzt, gestielt, kahl; Blüthenstiele einzeln, ausserachsenständig, einblüthig. Kelch tellerförmig 5—6zähnig; Krone radförmig mit 5—6spaltigem Saume; Antheren 5—6, der Länge nach aufspringend; Frucht aufrechte, aufgeblasene Beere. Tropenpflanze. Davon

Fructus Capsici.

Saftlose, kegelförmige, roth glänzende, von flachem Kelch getragene, 2—3fächrige Beere mit dünnem, lederartigen Fruchtgehäuse und mit flachen, gelben, dem verdickten Samenträger angehefteten Samen; brennt beim Kauen und reizt beim Stäuben zum Niesen.
Bestandtheile: Capsicin, Farbstoff.

Capsicum minimum Roxburgk. Ostindien. Davon Guinea- (Cayenne-) Pfeffer.

Physalis Alkekenghi L. Judenkirsche. Süd-Europa. Davon Fructus Alkekenghi.

Solanum tuberosum L. Kartoffel.

Solanum Dulcamara L. Bittersüss. Davon Stipitis Dulcamarae.

28. Ordnung. Labiatiflorae. Lippenblüthige. Kräuter oder Sträucher mit 4kantigem Stengel, gegenständigen, oft mit Oeldrüsen versehenen Blättern, welche Verdickungen des Stengels direkt entspringen; Blüthen traubig, oft zu einem endständigen Blüthenschwanz zusammengezogen; Kelch röhrig, bleibend; Krone unregelmässig; 4 Staubgefässe, von denen 2 länger, als die anderen sind; Fruchtknoten 4theilig mit 1fächrigen Carpellen, die je ein aufrechtes Eichen enthalten; Griffel aus dem Grunde des einer unterständigen Scheibe entspringenden Fruchtknotens sich erhebend, 2narbig; 4 Nüsschen in der Tiefe des Kelches, ohne Eiweiss.

Fam. *Scrophulariaceae.* — Kräuter mit nebenblattlosen, meist entgegengesetzten Blättern. Kelch 4—5theilig; Krone unregelmässig, abfallend; 4 didynamische auf der Kronröhre befestigte Staubgefässe; Fruchtknoten häufig von einer hypogynischen Scheibe umschlossen, 2fächrig; Eichen dem centralen, verdickten, mit der Scheidewand verwachsenen Samenträger angeheftet; Frucht Kapsel oder Beere, Samen mit Eiweiss, in welchem der gerade Embryo liegt.

Verbascum thapsiforme. Schrader. Königskerze. Blätter zerstreut, gekerbt, filzig, tief herablaufend; Aehre dicht, oben verlängert; Krone 2,5 cm breit, flach, fast radförmig, etwas vertieft; Kronlappen innen kahl, aussen mit Sternhaaren versehen, schön gelb,

breit abgerundet; Staubgefässe 5, von denen die 3 oberen
kürzer, weisszottig, die 2 unteren länger und unbehaart sind,
mit lang herablaufenden Antheren; Narbe herablaufend; Kapselscheide
wandspaltig-zweiklappig. Deutschland. Davon

Flores Verbasci.

Die ziemlich grossen, fast regelmässigen, gelben Blumenkronen, welche
bei trockenem Wetter zu sammeln und, schnell getrocknet, in erwärmten
Gefässen gut verschlossen aufbewahrt werden müssen; sie riechen wenig und
schmecken schleimig.

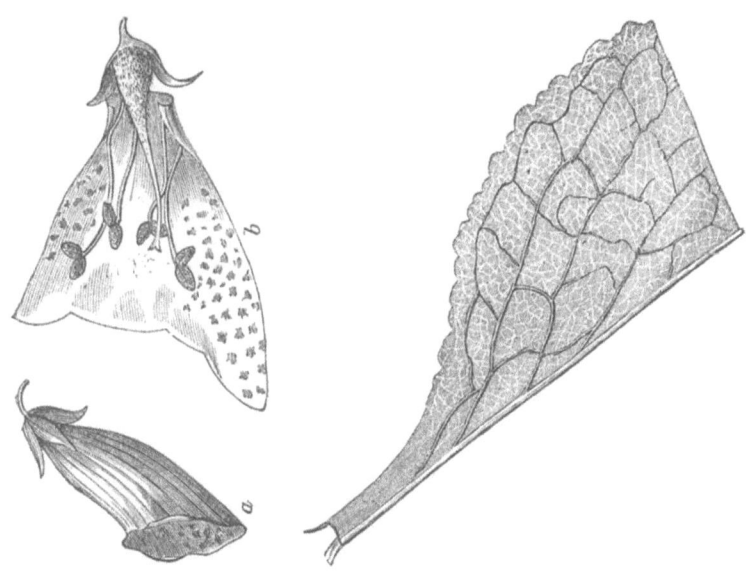

Digitalis purpurea.
Blüthendurchschnitt und Blatt.

Digitalis purpurea L. Fingerhut. Blätter zerstreut, länglich, sich in den Blattstiel verschmälernd, runzlig, gekerbt, unterhalb
graufilzig, bis 3 dcm lang und 15 cm breit; Blüthen traubig, einseitswendig; Kelch 5 theilig mit spitzen Lappen; Krone gebeugt, aus
röhrigem Grunde bauchig glockenförmig, aussen kahl, fast zweilippig, mit stumpfem Mittellappen der Unterlippe, innen behaart, mit
rothen, weiss umsäumten Punkten gefleckt. In Bergwäldern wild.
Davon

Folia Digitalis.

Die von der blühenden, wild wachsenden Pflanze gesammelten und getrockneten, giftigen Blätter von eigenthümlichem Geruch und unangenehm
bitterem Geschmack. Ein Decoct (1 : 10) röthet Lakmuspapier, besitzt einen
specifischen Geruch und Geschmack und wird durch Eisenchlorid zunächst nur

dunkel gefärbt, erst nach mehreren Stunden gefällt. Gerbsäure fällt das Decoct sofort. Die Blätter sollen nicht über ein Jahr aufbewahrt werden.
Bestandtheile: Digitalin, Harz, Gummi.
Verwechselungen: Blätter von D. ochroleuca Jacq. sind sitzend, nicht filzig, ohne hervortretendes Adernetz; Conyza squarrosa L. hat weitläufig gesägte ganzrandige Blätter, in deren grossem Adernetz ein kleines, feineres nicht mehr sichtbar ist; Symphytum off. L. hat ganzrandige, nicht bitter schmeckende Blätter; Verbascumarten haben sternförmig behaarte, schleimige, nicht bitter schmeckende Blätter.

Linaria vulgaris L. Löwenmaul. Leinkraut. Davon Herb. Linariae.

Gratiola officinalis L. Gottesgnadenkraut. Davon Herb. Gratiolae.

Veronica officinalis L. Ehrenpreis. Davon Herb. Veronicae.

Fam. *Labiatae.* — Lavandula vera L. Lavendel. Blätter linearisch, am Rande zurückgerollt; Kelch cylindrisch glockenförmig, rostfarbig, von 13 Längsnerven durchzogen, dicht wollig, 5 zähnig, mit oberem grösseren Zahn; Krone $^2/_3$ lippig, mit breiterer Oberlippe und zurückgeschlagener Unterlippe; Staubfäden abwärts geneigt, Antheren nierenförmig; Blüthen blau. Südl. Frankreich, Italien. Davon

Flores Lavandulae.

Die vor dem Aufblühen gesammelten, getrockneten, aromatisch wohl riechenden Blüthen.
Bestandtheile: Aether. Oel.

Oleum Lavandulae.

Das durch Destillation der Blüthen erhaltene, fast farblose, mit Jod verpuffende, stark rechts drehende, mit gleichviel Weingeist mischbare Oel; spec. Gew. 0,885 — 0,895. Muss in Weingeist und in 90%iger Essigsäure löslich sein.

Mentha piperita L. Pfeffermünze. Blätter gestielt, eilanzettförmig, gesägt, unbehaart; Blüthenschwänze schlaff; Kelch 5zähnig; Krone trichterförmig, 4spaltig, mit ungleichen Lappen; Staubgefässe abstehend, aufrecht; sämmtlich fruchtbar; Antherenhälften getrennt. England; Deutschland angebaut. Davon

Folia Menthae piperitae.

Die in den Sommermonaten gesammelten und getrockneten bis 7 cm langen, drüsigen Blätter von starkem Geruche und eigenthümlich kühlendem Geschmacke.
Bestandtheile: Aether. Oel.
Verwechselungen: Mentha viridis L. und M. sylvestris mit ungestielten Blättern; M. aquatica L. mit behaarten, eirunden Blättern.

Oleum Menthae piperitae.

Das durch Destillation aus dem Kraute gewonnene, fast farblose, in Weingeist lösliche, mit Jod nicht verpuffende, in Weingeist lösliche ätherische Oel, von dem mehrere Sorten in den Handel kommen. Man unterscheidet dem Werthe nach Englisches (Mitcham, Cambridge), Deutsches (aus ganzem Kraut und aus ausgesuchten Blättern) und Amerikanisches (Hotchkiss); die Güte wird durch das Arom bedingt. Es enthält Menthol, welches im reinen Zustande als japanisches (chinesisches) Pfefferminzöl in den Handel gebracht wird.

Mentha crispa L. Krauseminze (M. aquatica). Stengel rückwärts rauhhaarig; Blätter fast sitzend, eiförmig, blasigrunzlig, wellenrandig, zerschlitzt, gezähnt, spitz oder stumpf, zottig oder kahl, drüsig. Deutschland. Davon Herb. Menthae crispae.

Origanum Majorana L. Majoran. Davon Herb. Majoranae.

Origanum vulgare L. Wilder Majoran. Brauner Dost. Davon Herb. Origanae.

Origanum Creticum L. Davon Ol. Origan. cret.

Thymus vulgaris L. Thymian. Stengel aufrecht, flaumig behaart; Blätter klein, länglich, ungewimpert, am Rande zurückgerollt, drüsig, unten weissgrau flaumhaarig; Blüthen in achselständigen, nach oben gedrängt stehenden Scheinwirteln; Kelch $^2/_3$ lippig, am Schlunde mit Haarkranz versehen; Krone blassröthlich, 2 lippig; Staubgefässe auseinanderstehend, Antheren schildförmig, oben im spitzen Winkel dem Konnectiv aufsitzend. Süd-Europa. Davon

Herba Thymi.

Das blühende Kraut von durchdringendem, gewürzhaftem Geruch.
Bestandtheile: Aether. Oel.

Oleum Thymi.

Das durch Destillation erhaltene ätherische Oel, welches mit Jod nicht verpufft; besteht aus einem terpenthinölähnlichen Kohlenwasserstoff, dem Thymen ($C_{10}H_{16}$), und enthält ferner Thymol und Cymen. Es muss in der Hälfte seines Gewichtes Weingeist löslich sein.

Thymus Serpyllum L. Quendel. Stengel niedergestreckt; Blätter höchstens 1 cm lang und 7 mm breit, elliptisch, flach, am Grunde gewimpert, drüsig; Scheinwirtel fast kegelförmig; Antheren schildförmig, einem dicken Konnectiv beiderseits schräg ansitzend. Deutschland. Davon

Herba Serpylli.

Das blühende, im Sommer gesammelte und getrocknete Kraut von stark aromatischem Geruch und bitterlichem Geschmack.
Bestandtheile: Aether. Oel.

Hyssopus officinalis L. Ysop. Davon Herba Hyssopi.
Satureja hortensis L. Pfefferkraut. Davon Herb. Saturejae.

Melissa officinalis L. Melisse. Stengel aufrecht, zweigig; Blätter höchstens 4 cm lang und 3 cm breit, gestielt, ei-, fast herzförmig, stumpf zugespitzt, gekerbt-gesägt, unten blassgrüner als oben, kleindrüsig, auf den Adern wenig behaart; Scheinwirtel einseitswendig; Kelch $^3/_2$lippig, oben flach; Kronenröhre nicht mit Haarkranz versehen; Staubgefässe nicht auseinanderstehend, unter der Oberlippe zusammengeneigt. Süd-Europa. Deutschland kultivirt. Davon

Folia Melissae.

Die getrockneten Blätter der kultivirten Pflanze von angenehm gewürzhaftem Geruch und Geschmack.
Bestandtheile: Aether. Oel, Gerbstoff.
Verwechselungen: Blätter der Nepeta Cataria L.; sind unten weissfilzig.

Salvia officinalis L. Salbey. Stengel filzig; Blätter gestielt, länglich, runzlig, schwach gekerbt, dünnfilzig, mit stark verästeltem Adernetz versehen und mit kleinen Flecken durchsetzt, drüsig; Kelch lippenförmig; Kronenoberlippe aufgerichtet, Unterlippe dreitheilig, hängend; 2 Staubgefässe mit langen, fadenförmigen, beweglichen Konnectiven versehen, welche einerseits ein fruchtbares, andererseits ein unfruchtbares Antherenfach tragen; Kronröhren mit Haarkranz versehen. Süd-Europa. Davon

Folia Salviae.

Die vor dem Blühen gesammelten und getrockneten Blätter der wildwachsenden und kultivirten Pflanze.
Bestandtheile: Aether. Oel.
Verwechselung: Mit Blättern von anderen Salbeyarten, welche theils grösser, breiter, theils am Grunde herzförmig sind.

Rosmarinus officinalis L. Rosmarin. Blätter sitzend, linienförmig, lederartig, drüsig, am Rande zurückgerollt, auf der unteren Fläche weissfilzig und mit einem vorstehenden Nerv versehen; Kelch $^1/_2$lippig; Krone oberhalb mit 2theiligem, aufrechtem Lappen, unterhalb mit 3spaltiger Lippe, deren mittlerer Lappen herunterhängt; 2 gekrümmte Staubgefässe, welche dicht am Grunde rückwärts gezahnt sind; Antheren einfächrig. Süd-Europa. Davon

Folia Rosmarini.

Die getrockneten Blätter des wildwachsenden Strauches von eigenthümlich kampherartigem Geruch und Geschmack.
Bestandtheile: Aether. Oel.

Oleum Rosmarini.

Das durch Destillation des Krautes erhaltene, fast farblose, mit Jod nicht verpuffende, in gleichen Theilen Weingeist lösliche Oel.

Galeopsis ochroleuca Lam. Hohlzahn. Davon Herb. Galeopsidis.

Lamium album L. Weisse Nessel. Davon Flor. Lamii.
Marrubium vulgare L. Andorn. Davon Herb. Marubii.
Sideritis hirsuta L. Berufungskraut. Davon Herb. Sideritidis.
Prunella vulgaris L. Prunelle. Davon Herb. Prunellae.
Treucrium Marum L. Davon Herb. Mariveri.
Treucrium Scordium L. Davon Herb. Scordii.
Sämmtlich obsolet, aber öfter noch begehrt.

Fam. *Verbenaceae.* — Verbena officinalis L. Eisenkrant. Davon Herb. Verbenae.

Fam. *Plantagineae.* — Plantago Psyllium L. Mittelmeerländer. Davon Sem. Psylii.

29. Ordnung: Contortae. Gedrehtblüthige. Blüthen regelmässig, alle Kreise 4—5gliedrig; Krone in der Knospenlage gedreht; Staubgefässe in der Blumenkronröhre befestigt; 2 Karpelle zu einem oberständigen, meist einfächrigem Pistill mit mehrsamigen, wandständigen Placenten verwachsen, oder 2 getrennte Fruchtknoten.

Fam. *Oleaceae.* — Bäume oder Sträucher mit gegenüberstehenden Blättern und meist hermaphroditischen Blüthen in Trauben oder Rispen; Kelch 4theilig, Krone 4—8spaltig, regelmässig, mit klappiger Knospenlage; 2 Staubgefässe, die mit den Blumenblättern wechseln; Fruchtknoten 2fächrig mit je 2 hängenden Eichen; Frucht oft 1fächrig, 1—4samig; Same mit Embryo in der Axe des fleischigen Eiweisses.

Olea Europaea L. Oelbaum. Blätter lederartig, lanzettförmig, stachelspitzig, ganzrandig, oben zerstreut schuppig, unten dicht silberschülfrig; Kelch 4zähnig; Krone fast glockenartig, mit 4spaltigem Saume; Frucht grüne, röthliche, violette bis schwarze elliptische Beere mit Steinkern und weissem öligen Fleische; Stein sehr hart, dick, einsamig. Süd-Europa. Davon

Oleum Olivarum.

Man unterscheidet Ol. Olivar. Provinciale und Ol. Olivar. commune; ersteres durch kalte Pressung der fleischigen Früchte gewonnen, blassgelb, von lieblichem Geschmack und Geruch, letzteres durch Auskochen, resp. heisse Pressung oder aus gegohrenen oder gefaulten Früchten gewonnen, grüngelb, unangenehm riechend und schmeckend; beide fangen an, sich bei 10° zu trüben und erstarren bei 4°. Das gute Oel darf beim Zusammenschütteln von 5 Tropfen

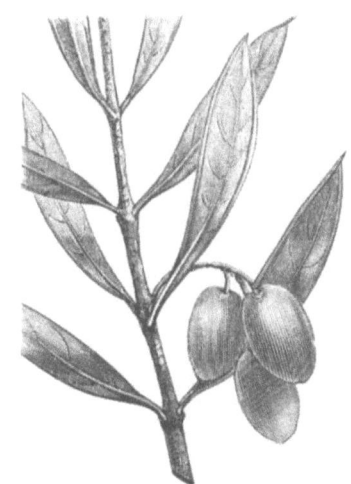

Olea Europaea.

mit 15 Tropfen Salpetersäure (spec. Gew. 1,38) weder diese, noch das Oel röthen (fremde Oele). Das gewöhnliche Baumöl muss beim Schütteln (15 Theile) mit 2 Theilen Wasser und 3 Theilen rauchende Salpetersäure nach spätestens zweistündigem Stehen zu einer festen weissen Masse erstarren.
Bestandtheile: Vorzugsweise Oelsäureglycerid.

Fraxinus Ornus L. Mannaesche. Unpaargefiederte Blätter mit 3—4 paarigen, gestielten, länglichen, gesägten, unterhalb an den Achseln der Nerven feinhaarigen Blättchen; Blüthen in endständigen Rispen; Kelch 4 theilig, 4 sehr lange, linienförmige Blumenblätter; 2 hypogynische Staubgefässe; lanzettförmige Flügelfrucht, 1 fächrig, 1 samig, nicht aufspringend. Süd-Europa. Davon

Manna.

Der den Verwundungen jüngerer Bäume ausfliessende, getrocknete Saft. Man unterscheidet M. electa (canellata) in 7—10 cm langen, 2—4 cm breiten, röhrenförmigen oder dreikantigen, trocknen, spröden, auf dem Bruche fasrigen, weissgelblichen Stücken von sehr süssem Geschmack und M. Calabrina

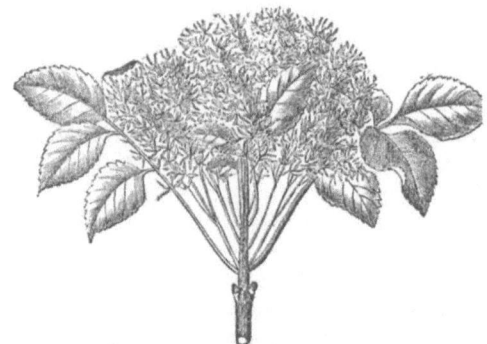

Fraxinus Ornus.

(Gerace, aus Sicilien stammend), in, aus weissen und braunen Körnern zusammengeballten, nicht ganz trocknen Massen, welche widerlich süss schmecken.
Bestandtheile: Mannit, Schleim, Harz.

Jasminum grandiflorum L. Ostindien. Süd-Europa. Davon Ol. Jasmini.

Syringa vulgaris L. Spanischer Flieder. Lilak.

Fam. *Gentianeae*. — Kräuter mit Pfahlwurzel und gegenüberstehenden Blättern versehen, oder stengellose, mit kriechendem, geringeltem Wurzelstock; Blüthen Zwitter, einzeln oder in Aehren; Kelch bleibend; Krone regelmässig mit meist gedrehter Deckenlage; Staubfäden soviel, als Blumenblätter, mit diesen wechselnd; Fruchtknoten 1 fächrig; Kapselfrucht mit kleinen, eiweisshaltigen Samen an wandständigen Placenten.

Menyanthes trifoliata L. Bitterklee. Aus der Spitze des Wurzelstockes erhebt sich ein von 2 — 3 Blättern umgebener Schaft;

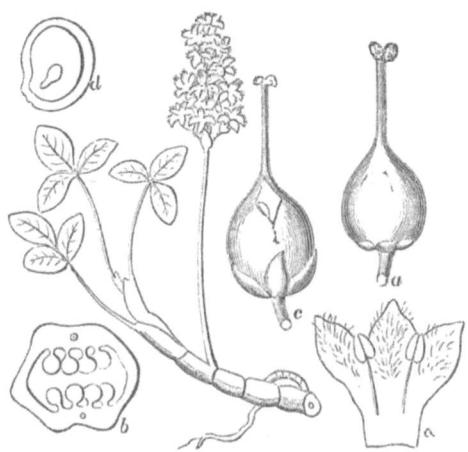

Menyanthes trifoliata.

Blätter mit Blattscheiden, lang gestielt, kahl, 3 theilig mit derben, rundlich eiförmingen, zugespitzten, schwach buchtig-gekerbten, hellgrünen Blättchen; Blüthen aus den Winkeln der Deckblätter entspringend, eine trugdoldenartige Aehre bildend; Kelch 5 theilig. Krone trichterförmig mit 5 theiligem Saume, die einzelnen Lappen bebartet; 1 Griffel mit 2 lappiger Narbe; Kapsel 1 fächrig, 2 klappig. Morastige Gegenden Deutschlands. Davon

Folia Trifolii fibrini.

Die sehr bitter schmeckenden Blätter, welche im Mai oder Juni gesammelt werden.

Bestandtheile: Menyanthin.

Gentiana lutea L. Enzian. Blätter elliptisch; 5 nervig; gestielte achselständige Blüthenwirtel; Kelch und Krone 5 spaltig; Lappen der Krone sternförmig ausgebreitet, lanzettförmig, 3 mal länger als die Röhre; Aetheren frei, nach dem Ausstäuben unverändert; 1 getheilter oder 2 Griffel mit 2 Narben; Kapsel einfächrig, 2 klappig. Alpen. Davon, aber auch noch von anderen Arten (G. Pannonica, punctata, purpurea).

Radix Gentianae.

Stücke der sehr langen, über 2,5 cm dicken, vielköpfig ästigen, längsgefurchten, oben quer-

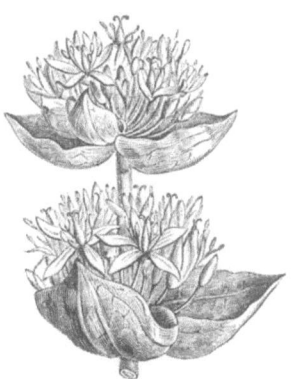

Gentiana lutea.

runzligen, röthlich braunen, festen, bisweilen etwas schwammigen Wurzel, von glattem, nicht fasrigem Bruche. Der Querschnitt lässt die nach aussen hellere, dünne Rinde durch einen dunkeln Cambiumring von dem dicken, mit concentrischen Kreisen versehenen, gelben Holzkörper getrennt erscheinen. Die Wurzeln sind durchaus stärkemehlfrei und schmecken sehr bitter.
Bestandtheile: Gentianin, Gentiopikrin, Farbstoff, Harz, Schleim.
Verwechselung: Rhiz. Veratri alb.

Erythraea Centaurium Persoon. Tausendgüldenkraut. Eckige, am Grunde einfache, nach oben trugdoldenartig-straussförmige Stengel mit unten wirtelständigen, oben gegenständigen, sitzenden, eiförmig länglichen, ganzrandigen, 3—5 nervigen, kahlen Blättern; Kelch 5 spaltig; Krone trichterförmig, roth gefärbt, 5 spaltig; Antheren nach dem Ausstäuben spiralig gewunden; 1 Griffel mit 2 Narben; linearische Kapselfrucht. Deutschland. Davon

Herba centaurii.

Das Kraut und die Blüthen der sehr bitter schmeckenden, im Juli oder August gesammelten, getrockneten Pflanze.

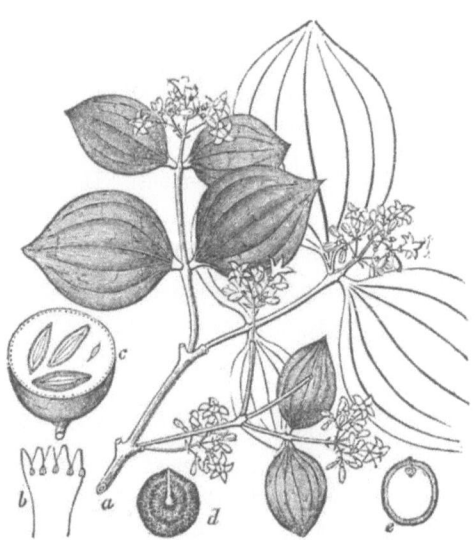

Strychnos nux vomica.
a Zweig, b Perigon, aufgeschnitten, c Frucht, d Same.

Bestandtheile: Centaurin, Erythrocentaurin, Harz, Wachs.
Verwechselungen: Erythraea pulchella Fries, von der Basis an gabelästig; Silene Ameria, hat nicht kantige Stengel und ist nicht bitter.

Fam. *Loganiaceae.* — Den Gedrehtblüthigen ähnlich, jedoch beide Karpelle zu einem 2 fächrigen Fruchtknoten verwachsen.

Strychnos nux vomica L. Brechnuss. Baumartiger Stamm mit gegenüberstehenden, ganzrandigen, ovalen, kahlen, 5 nervigen Blättern;

Blüthen in Trugdoldentrauben mit klappiger Blüthenlage; Kelch 5 spaltig; Krone trichterförmig mit 5 spaltigem Saume, am Schlunde kahl; 5 mit den Blättern abwechselnde Staubgefässe, Fruchtknoten 2 fächrig, mit sehr vielen mittelständigen Eichen und fadenförmigem Griffel; orange Beere durch Fleischigwerden der Scheidewände 1 fächrig, mit Muss erfüllt, in welchem die schildförmigen Samen liegen. Embryo am Grunde des hornartigen Eiweisses. Ostindien. Davon

Semen Strychni.

Scheibenförmige, kreisrunde, ca. 2,5 cm breite, in der Mitte mit Nabel versehene Samen, welche mit den Rändern zusammenhängen, innen hohl, aussen grau, mit einem sammthaarigen Ueberzuge bedeckt sind, sehr bitter schmecken und giftig sind.

Bestandtheile: Strychnin, Brucin, Igasurin, Strychnos- und Igasursäure, Harz, Fett.

Strychnos Ignatii Berg, Philippinen, davon Fabae St. Ignatii; Strychnos Tieuté Lechenault, Java, davon Upas radja (Pfeilgift); Strychnos Gujanensis Martins und Str. toxifera Schomburgk, Amerika, davon Curare (Urari, Pfeilgift). Gelsemium sempervirens Aiton, Central-Amerika. Davon Radix gelsemii.

Spigelia marylandica L. Pennsylvanien. Davon Rad. Spigeliae.

Fam. *Apocynaceae.* — Aehnlich den vorigen; mit freien Staubgefässen und körnigen Pollen.

Aspidosperma Quebracho Schlechtendahl. Davon Cort. Quebracho.

Alstonia scholaris B. Brown. Ostindien. Davon Cort. Dita.

Apocynum cannabinum L. Nord-Amerika. Davon Rad. Apocyn. cannabin.

30. Ordnung: Campanulaceae. Glockenblüthige. Kräuter mit wechselständigen einfachen Blättern; Blüthen einzeln oder in Köpfchen, Trauben oder Rispen; Kelch und Krone 5 zipfelig, nicht zusammengewachsen, letztere glockig oder röhrig; 5 Staubgefässe, meist frei, mit graden Antheren; Kapsel vielsamig, in Löchern oder Klappen aufspringend.

Fam. *Lobeliaceae.* — Blüthen zwittrig, unregelmässig, 2 lippig; Antheren oben zu einer den Griffel umgebenden Röhre verwachsen.

Lobelia inflata L. Kraut behaart; Stengel aufrecht, oben verzweigt; Blätter zerstreut, länglich, ungleich gesägt, die unteren kurzgestielt, abgestumpft, mit Drüsen und Borsten versehen; Blüthen klein, in Trauben, Kelch 5 spaltig, Blätter linienförmig und so lang, wie die 2 lippige, violette Krone, welche der Länge nach gespalten; 5 Staubgefässe mit vereinigten Antheren; 1 Griffel, dessen Narbe von einem Haarkranz umgeben ist; Kapsel mit einem 5 thei-

Herb. Lobeliae. — Fructus Colocynthidis.

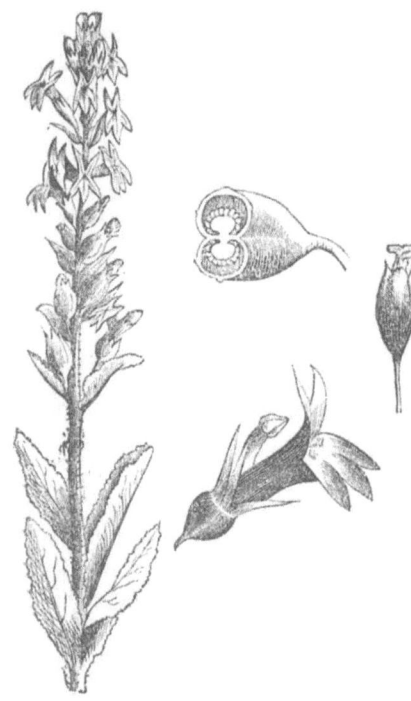

Lobelia inflata.

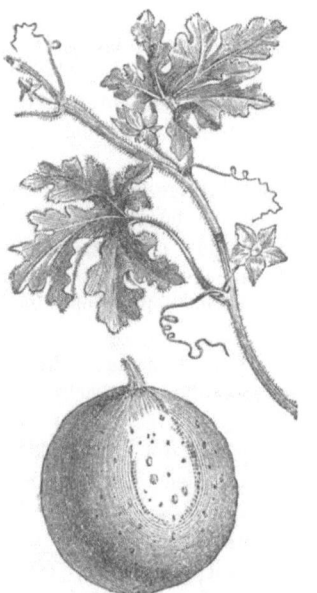

Citrullus Colocynthis.

ligen Kelche, gekrönt, aufgeblasen, 2fächrig, vielsamig. Nord-Amerika. Davon

Herba Lobeliae inflatae.

Das blühende, getrocknete. scharf schmeckende Kraut, welches in 2—400 g schweren, gepressten Paqueten, mit der Aufschrift: Lobelia. D. M. New-Libanon N. Y. in den Handel kommt.

Bestandtheile: Lobelin, Lobelacoin, Säure, Harz, Gummi, äther. Oel.

Fam. *Cucurbitaceae.* — Kletternde Kräuter mit Ranken und handförmigen, gelappten Blättern; Blüthen eingeschlechtig; Krone dem Kelchrande angewachsen; 5 Staubgefässe 3brüderig, der Blumenkrone eingefügt; Antheren geschlängelt; Frucht saftige Beere; Samen eiweisslos.

Citrullus Colocynthis Schrader (Cucumis Colocynthis L.); Stengel hingestreckt, fast borstenhaarig, mit kurzen Ranken; Blätter vielspaltig-gelappt, unten weisshaarig; Blüthen monöcisch; Krone fast rund; männliche mit 3brüdrigen Staubgefässen, mit eingeschnitten 3lappigen, wirtelförmig am Mittelbande befestigten Antheren; weibliche mit 3spaltigem Griffel und herznierenförmigen Narben; Kürbisfrucht mit wandständigen, eiweisslosen, zusammengedrückten, am Rande stumpfen Samen. Orient. Davon

Fructus Colocynthidis.

Getrocknete, geschälte, kuglige, apfelgrosse Beeren mit sehr leichtem, schwammigem, weisslichem und bitterem Fleische und im Fruchtmark liegenden Samen, die jedoch wirkungslos sind.

Bestandtheile: Colocynthin, Harz.

Cucurbita Pepo L. Kürbis.
Cucurbita Lagenaria L. Ostindien. Flaschenkürbis. Kalebasse.
Bryonia dioica L. Zaunrübe. Davon Rad. Bryoniae.
Cucumis Melo L. Asien. In Europa kultivirt. Melone.
Curcumis sativus L. Gurke.

29. Ordnung. Rubiinae. Krappartige.

Fam. *Rubiaceae*. — Bäume, Sträucher oder Kräuter mit gegenständigen, einfachen Blättern mit meist verwachsenen Nebenblättern, oft in Quirlen. Blüthen in Rispen oder Köpfchen, regelmässig, 4—5zählig, mit gesäumter Krone und blattartigem Kelch; Staubgefässe mit freien Antheren der Krone eingefügt; Fruchtknoten unterständig, 2fächerig; Fächer 1—mehrsamig mit axiler Placenta; Frucht 2fächerige Beere oder Kapsel, vielsamig, oder Steinbeere mit einsamigen Fächern.

Cinchona L. Chinarindenbaum. Bäume, deren ganzrandige, gegenüberstehende Blätter mit nebeneinanderliegenden, verwachsenen, blattartigen Nebenblättern versehen sind, Blüthen in Trauben, Rispen oder Doldentrauben; Kelch 5spaltig, bleibend; Krone trichterförmig, mit 5theiligem, sternförmigem Saume, dessen Lappen bebartet sind; 5 kurze, der Röhre angeheftete Staubgefässe; Antheren linearisch, vollständig umhüllt von der Röhre; 1 Griffel mit 2spaltiger Narbe; Kapsel von der Basis scheidewandspaltig, 2klappig aufspringend;

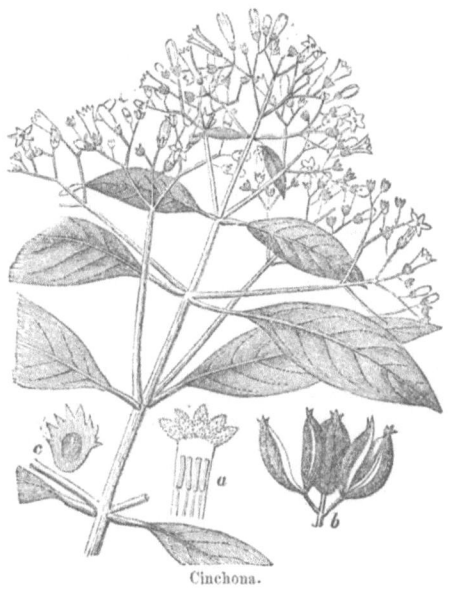

Cinchona.
a Blüthendurchschnitt, b Kapselfrüchte, c Same.

Samen aufsteigend übereinander liegend, geflügelt, eiweisshaltig. Die einzelnen Arten werden durch die Form der Blätter, ob sie unterhalb in den Achseln der Nerven feingrübig oder behaart sind, oder nach der Kapselfrucht unterschieden. Süd-Amerika. Java, Ceylon, Ostindien kultivirt. Davon

Cortex chinae.

Die Chinarinden werden nicht nach ihrer Abstammung, sondern nach ihrem Bau unterschieden und nach ihren Ausfuhrorten benannt. Die unendlich vielen in den Handel kommenden Sorten lassen sich nach ihrem Aeusseren eintheilen in **gelbe, rothe, braune** und **falsche Chinarinden**. Aufgerollte Rinden stammen von Aesten und Zweigen ab und bestehen aus Kork oder Borke, Mittelrinde (Parenchym) und Bast; flache Rinden stammen von Stämmen ab und haben entweder dieselben Schichten (bedeckte), oder es fehlen die äusseren Schichten, sodass nur der Bastkörper allein vorhanden ist (unbedeckte Rinden). Die Mittelrinde ist häufig von harzglänzenden, bogenförmigen Streifen (Periderm) durchzogen, welche allmälig vollständig in den Kork übergehen und beim Abwerfen der Borke Vertiefungen (bei den unbedeckten Rinden) zurücklassen. In der Mittelrinde befinden sich ferner häufig Steinzellen, durch Verdickung der Wände entstanden; Saftzellen, mit rothem Safte erfüllt; Saftröhren, welche auf dem Durchschnitt glänzend erscheinen und den sogenannten Harzring bilden. Bast- und Mittelschicht werden von Marktheilen durchzogen, welche jedoch nie ein strahliges Ansehen haben. Die Bastschicht besteht aus Bastzellen, welche sehr dicke Wände haben, lang gestreckt mit ihren Spitzen an einander liegen und so die Bastbündel bilden, welche wiederum von Parenchym umgeben sind. Die Bastzellen erscheinen auf dem Querschnitt als glänzend dunkle, bei durchscheinendem Licht als durchscheinend gelbliche Punkte im braunen Parenchym; ihre Stellung resp. Vertheilung dient vorzugsweise zur Bestimmung der Drogue. Officinell sind die Rinden sowohl des Stammes als der Aeste der kultivirten Cinchonen, vorzüglich von Cinchona succirubra und Ledgeriana, oft ungefähr 6 dcm lange, 1—4 cm breite, 2—4 mm dicke Röhren oder halbröhrenförmige Stücke von entsprechender Grösse. Diese brüchigen Röhren besitzen eine dünne, graubräunliche Korkschicht mit grossen Längsfurchen und kurzen Querrissen, die innere Oberfläche ist braunroth, faserig. Die so von der Pharmacopöe beschriebene Rinde ist die unter dem Namen Cort. Chinae Succirubra bekannte Handelssorte, welche zur Gruppe der Königschinarinden, und zwar zu den bedeckten Sorten, gehört. Als beste der Königschinarinden wird allerdings die als Calisayarinde bezeichnete betrachtet, indessen ist dieselbe, ebensowenig wie die vorzügliche „Monopolrinde von Bolivia", mehr officinell. Ebensowenig sind die Rinden der wildwachsenden südamerikanischen Cinchoneen mehr officinell.

Von braunen Rinden sind die Loxa-, die Guajaquil- und die Huanucorinde bemerkenswerthe Handelssorten. Diese kommen vor als aufgerollte, bis 3 cm dicke Zweigrinden von der Grösse eines Federkiels bis zu der eines kleinen Fingers, in der Mittelschicht mit Harzring versehen, Bruch nach aussen glatt, nach innen fasrig. Sie sind zimmtbraun, erstere mit aschgrauer Aussenfläche und vielen Querrissen, letztere mit stellenweis weisser Aussenfläche, längsrissig, aber mit geringer Querrissen. Verwechselungen sind kenntlich an dem Fehlen des Harzringes, wie an der glatten Oberfläche.

Die rothe Chinarinde bildet meist flache oder gewölbte, 0,5—2 cm dicke Stücke mit rothbrauner, bisweilen längsgefurchter, mit Korkwarzen besetzter, meist harter Borke, mit dickem, rothbraunem, fasrigem, auf dem Bruche splittrigem, auf dem Querschnitt glänzend gestricheltem Baste, welche, gekaut, bitter adstringirend schmecken. Verworfen werden sollen dünne, aufgerollte, leichte und hellfarbige Stücke. — Verwechselungen mit China rubiginosa, welche aufgerollt, rostfarbig und langfasriger ist.

Von gelben Rinden ist die Cuprea-, die Puerto Cabello- und die Maracaiborinde bemerkenswerth, von welchen die erstgenannte sehr reich an Alkaloiden ist, die jedoch im Allgemeinen nur als Fabrikrinden (zur Chininbereitung) Interesse haben.

Bestandtheile der Chinarinden: Chinin, Chinidin, Cinchonin, Cinchonidin, Aricin, Chinasäure, Chinagerbsäure, Chinovin, Chinovasäure, Chinaroth.

Werthschätzung: Der Werth der Rinden richtet sich in der Regel nach dem Gehalt an Alkaloiden. Im Allgemeinen sind die Stammrinden reicher an solcher, als wie die Zweigrinden; Klima und Standort der Mutterpflanze sind von grossem Einfluss. Die Cinchonen wachsen in Süd-Amerika zwischen dem 14. Grad N. Br. und dem 16. Grad S. Br. Bis zu einer Höhe von 3000 m über dem Meeresspiegel, vorzugweise in den kälteren, nebelreichen Regionen der Anden, entwickeln sich die alkaloidreicheren Bäume, während in den heisseren, trockenen Gegenden des Niederlandes die alkaloidärmeren Individuen wachsen. Seit Anfang der fünfziger Jahre sind von holländischer Seite (Hasskarl) Chinaplantagen auf Java angelegt, welche ebenso wie die, von englischer Seite in Ostindien an verschiedenen Punkten angebauten Kulturen, die besten Erfolge liefern. Während in der rothen Rinde ziemlich ebensoviel Chinin als Cinchonin enthalten ist, ist bei der Calisayarinde der Chiningehalt vorherrschend, während die braune Rinde vorwaltend Cinchonin enthält. Die Pharmakopöe verlangt von der officinellen Rinde einen Mindestgehalt von 2,1% Basen, während deren meist 3% vorhanden sind, bei der braunen 2%, bei der rothen 2,5%. Die Ermittelung des Gehaltes erfolgt nach der im chemisch-pharmaceutischen Theile besprochenen Methode.

Coffea arabica L. Kaffeebaum. Immergrüner, immerblühender, 5—10 m hoher Baum mit eirund-länglichen Blättern; Blüthen blattwinkelständig, gehäuft; rothe Beere 2fächrig; Samen auf dem Rücken gewölbt, vorn flach, mit einer Mittelfurche. Arabien, Sudan wild; Ost- und Westindien cultivirt. Davon Coffein.

Cephaëlis Ipecacuanha Willdenow. Stengel kriechend, dann aufrecht; Blätter länglich, oben scharf, unten weich; Nebenblätter borstig gespalten; Blüthenstand endständiges, gestieltes, von 4 herzförmigen Brakteen umhülltes Köpfchen; Kelch 5zähnig; Krone trichterförmig, 5lappig; 5 Staubgefässe mit halbverhüllten Antheren; 1 Griffel mit 2spaltiger Narbe; eiförmige, gekrönte Steinfrucht mit 2 harten 1samigen Steinen. Brasilien. Davon

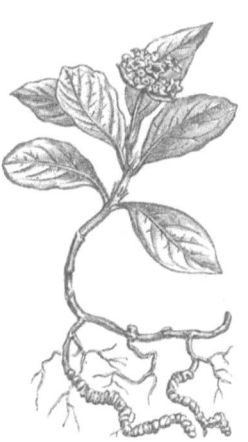

Cephaëlis Ipecacuanha.

Radix Ipecacuanhae.

Hin- und hergebogene, beiderseits verjüngte, 2—4 mm dicke Wurzel, welche geringelt höckrig erscheint, mit hellgrauer oder braungrauer hornartiger Rinde, welche häufig vom weisslichen Holz abgesprungen ist; der Querschnitt zeigt ein markloses, strahliges, poröses Holz und eine stärkere nicht strahlige Rinde. Der Geschmack ist widerlich bitter, der Geruch muffig. Die Pharmakopöe giebt als Mutterpflanze Psychotria Ipecacuanha an. Von dieser stammt jedoch eine Sorte falscher Ipecacuanha (Rad. Ipec. nigrae seu striatae). Diese ist stärker, als die echte, schwarzbraun, nicht regelmässig geringelt, sondern in weiten Zwischenräumen schwach abgeschnürt und mit Längsrunzeln versehen.

Bestandtheile: Emetin, Stärke, Fett, Harz.
Verwechselungen: Rad. Ipecac. albae ist nur schwach geringelt, hat eine mehlige Rinde und schmeckt zwar widerlich, aber nicht bitter.

Asperula odorata L. Waldmeister. Davon Herb. Asperulae.
Rubia tinctorum L. Orient. Färberröthe. Davon Rad. Rubiae tinct.

Fam. *Caprifoliaceae.* — Blüthen bisweilen unregelmässig, Fruchtknoten 2—5 fächrig, Nebenblätter meist fehlend; Frucht mehrsamige Beere.

Sambucus nigra L. Hollunder. Bäume mit weissem, schwammigem Mark; Blätter fiederspaltig, gegenüberstehend, länglich, gekerbt-gesägt, mit Nebenblättchen; Blüthen 5 strahlige, vielblüthige Trugdolden mit oberständigen, radförmigen, weissgelblichen Kronen und 5 zähnigen Kelchen; 5 Staubgefässe; kein Griffel, aber auf dem halbunterständigen Fruchtknoten 3 sitzende Narben; saftige Steinbeere mit 2—3 Kernen. Deutschland überall. Davon

Flores Sambuci.

Die bei trockener Witterung gesammelten und vorsichtig getrockneten, eigenthümlich riechenden Büthen.

30. Ordnung; Aggregatae. Kopfblüthige. Blüthen in Köpfchen mit Hülle; Kelch, Krone und Staubgefässe 5 zählig; letztere meist der Kronröhre eingefügt; 2—3 Karpelle, zum unterständigen, 1—2 fächrigen, 1 samigen Fruchtknoten verwachsen.

Fam. *Valerianae.* — Kräuter mit gegenständigen Blättern; Kelchsaum schwach gezähnt oder als Pappus; Krone trichterförmig, Staubgefässe unvollständig, mit freien Antheren; Fruchtknoten 3 fächrig, mit jedoch nur einem hängenden Samenknöspchen; Frucht Achaene.

Valeriana officinalis L. Baldrian. Kraut mit kriechendem, Nebenwurzeln treibendem Wurzelstock; Stengel aufrecht, stielrund, gefurcht; Blätter stengelumfassend, unpaarig fiedertheilig, mit lanzettförmigen, fast sägeförmigen Fiederblättchen; Blüthenstand Gabelrispe; Kelch kranzförmig eingerollt, später zu einem gefiederten Pappus sich entwickelnd; Krone trichterförmig, am Grunde höckrig, mit 5 spaltigem Saume; 3 Staubgefässe; 1 Griffel mit 3 spaltiger Narbe; Frucht saftlos, 1 fächrig, gekrönt; Same hängend, eiweisslos. Deutschland, Gebirge. Davon

Radix Valerianae.

Die einem bis 4 cm langen und 2,5 cm dicken Knollstock ausgewachsenen langen, bis 2 mm dicken, bis 10 dcm oder darüber langen, frisch weissen, getrocknet graubraunen, gestreiften Wurzeln, deren Querschnitt ein enges Mark, einen schmalen Holzring und eine starke Rinde zeigt. Die dickeren Wurzelstöcke sind innen mit Querfächern versehen. Geschmack aromatisch, bittersüsslich, brennend; Geruch stark, eigenthümlich.

Sammelzeit: Im Herbst.
Bestandtheile: Aether. Oel, Harz, Gummi.
Verwechselungen: Wurzelstöcke anderer Baldrianarten sind viel länger, dünner, theils geringelt, theils nur einseitig mit Nebenwurzeln versehen und haben einen schwächeren Geruch.

Fam. *Dipsaceae.* — Succisa pratensis Mönch. Davon Rad. Morsu diaboli.

Dipsacus L. Karde.

Fam. *Compositae.* — Kräuter oder Sträucher mit zerstreuten, nebenblattlosen Blättern; Blüthen in Köpfchen, einem gemeinschaftlichen Blüthenboden eingefügt, von einem Hüllkelch umgeben; Fruchtknoten unterständig, 1fächrig, 1eiig; Eichen aufrecht; Kelche zum Pappus werdend; Krone epigynisch, bei Zwitterblüthen mit 5zähnigem, bei weiblichen mit 3zähnigem Saum; 5 Staubgefässe, mit den Blättern abwechselnd; Antheren einwärts, mit den Rändern röhrig verwachsen; 1 Griffel mit 2 Narben; Schliessfrüchtchen mit eiweisslosem Samen.

Liguliflorae. Blüthen des Köpfchens sämmtlich mit zungenförmiger Krone.

Cichoraceae. Milchsaftpflanzen; Blüthen sämmtlich Zwitter, zungenblüthig; Griffel cylindrisch; Narbe zurückgerollt, bis zur Mitte mit Papillen besetzt.

Lactuca virosa L. Lattich. Stengel rispig mit wagerecht stehenden, mit pfeilförmiger Basis stengelumfassenden, länglichen, buchtig stachelspitzig gezähnten oder ungetheilten, auf der Mittelrippe mit Stacheln besetzten Blättern, und gestrahlten, wenig blüthigen Blüthenkörbchen; Hüllkelch ziegel-, dachförmig, cylindrisch; Pappus gestielt, haarig; schwarze Schliessfrüchte zusammengepresst, an der Spitze kahl. Deutschland. Davon

Lactucarium.

Der der verwundeten Pflanze ausfliessende, getrocknete Milchsaft; im Handel sind: L. Germanicum und L. Gallicum; letzteres minder wirksam.

Bestandtheile: Lactucon (Harz), Lactucin, Lactucasäure, Eiweiss, Zucker, Oxalsäure.

Taraxacum officinale L. Löwenzahn. Wurzel fleischig; Blätter rosettenartig gestellt, schrotsägeförmig, gezähnelt; Schaft 1köpfig; Hüllkelch becherartig; Pappus gestielt, haarig; Schliessfrucht verkehrt-eiförmig, eckig gefurcht, mit Höckerchen versehen. Deutschland. Davon

Radix Taraxaci.

Die getrocknete, 30 cm lange, an der Basis 2,5 cm dicke, cylindrische, unten schmalere, vielköpfige, längsgefurchte, schwarzbraune Wurzel, deren Querschnitt eine dicke, schwammige, weisse, von concentrischen Bastringen durchschnittene Rinde und ein fast markloses, citronengelbes, poröses Holz zeigt; sie schmeckt bitter und ist im Herbst zu sammeln.

Bestandtheile: Bitterstoff, Schleim.

Cichorium intybus L. Cichorie.

Tubuliferae. Blüthen sämmtlich röhrig, oder in der Mitte Scheibenblüthen mit röhriger und am Rande Strahlenblüthen mit zungenförmiger Krone.

Eupatoriaceae. Narben lang, keulig, mit Papillen umkleidet.

Tussilago Farfara L. Huflattig. Blätter rundlich herzförmig, buchtig, eckig, gezähnt, oben hellgrün, unten weiss, filzig; Schaft schuppig, 1köpfig; Blüthenhülle einfach; Randblüthen weiblich, zungenförmig, Scheibenblüthen Zwitter, röhrig, 5spaltig; Griffel oben knotenförmig verdickt; Narben zusammenhängend; Pappus haarig; Schliessfrucht fast rund. Deutschland. Davon

Folia Farfarae.

Die im Mai gesammelten und getrockneten Blätter.
Bestandtheile: Schleim, Bitterstoff, Gerbstoff.
Verwechselungen: Blätter von Petasitesarten, welche nierenförmig sind, theils auch unten grauwollig; Blätter von Lappaarten sind oval herzförmig, zugespitzt, unten mit hervortretendem Nervennetz.

Asteroideae Narben flach, oben kurzflaumig.
Inula Helenium L. Alant. Stengel aufrecht, rispig, zottig; Blätter gekerbt, runzlig, unten filzig, Wurzelblätter länglich, lang gestielt, Stammblätter eiförmig, stengelumfassend; Blätter des Hüllkelchs sparrig; Blüthenboden nackt; Strahlblüthen 1reihig, gleichfarbig, weiblich, die andern röhrig, zwittrig; Antheren am Grunde 2borstig; Pappus 1reihig, haarig, bleibend. Deutschland. Davon

Radix Hellenii.

Fleischige, 2—5 cm dicke, röthliche Wurzel, welche getrocknet hornartig ist, aber leicht feucht und zähe wird; auf dem Querschnitt unterscheidet man die durch einen dunklen Cambiumring von dem fleischigen Holze getrennte, starke Rinde, welche beide von breiten Markstrahlen durchschnitten werden; im Holze sind zahlreiche, glänzende Oelzellen und enge, citronengelbe Gefässbündel zerstreut; Wurzeläste ohne Mark. Die Wurzel, welche in 4 cm breiten Längsschnitten, mit den Wurzelästen zugleich in den Handel kommt, ist im Frühjahr oder Herbst zu sammeln.
Bestandtheile: Inulin, Helenin, Schleim, Harz.
Solidago Virgaurea L. Goldruthe.
Senecioideae. Narben lineal, pinselförmig, abgestutzt oder mit Fortsatz versehen. Anacylcus Pyrethrum L. Bertram. Davon Rad. Pyrethri.

Arnica montana L. Wohlverleih. Wurzelblätter verkehrt eiförmig, länglich, fast ganzrandig, 5nervig; Stammblätter je 2 oder 4 gegenüberstehend 1—3nervig; Blüthenstiele nebst Blüthenhülle drüsig behaart; Blüthen dottergelb; am Fruchtknoten und an der Blumenröhre weich behaart; Strahlenblüthen weiblich, zungenförmig, circa 4 mm breit, 3zähnig; Scheibenblüthen röhrig, zwittrig, 5zähnig; Antheren oben stumpf verwachsen; Pappus rauh, haarig, zerbrechlich; Frucht fast walzenförmig, gestreift. Gebirgspflanze, Deutschland. Davon

Flores Arnicae.

Es dürfen nur die vom Hüllkelch befreiten Blüthchen dispensirt werden. Bisweilen finden sich im Blüthenboden die schwarzen Larven der Wohlverleihfliege (Trypeta Arnica), welche sorgsam zu entfernen sind. Von den Blüthen anderer Kompositen sind sie durch den eigenthümlichen aromatischen Geruch zu unterscheiden.

Bestandtheile: Arnicin, äther. Oel, Harz, Gerbstoff.

Gnaphalium arenarium L. Immortelle. Davon Flor. Stoechados.

Artemisia Absinthium L. Wermuth. Kraut rispig, mit 3eckig rundlichen, langgestielten, weissgrauseidenhaarigen, 2—3fach fiederspaltigen, stengelumfassenden Blättern, deren letzte Lappen spatelförmig sind; oberste Blätter ungetheilt; Blüthenköpfchen fast kuglig, nickend; Blüthenboden zottig behaart; Blüthen klein und gelblich. Deutschland. Davon.

Herba Absinthii.

Das blühend gesammelte, von den dicken Stielen befreite, getrocknete, bitter schmeckende, gewürzig riechende Kraut.

Bestandtheile: Absinthiin, äther. Oel, Harz.

Artemisia vulgaris L. Beifuss, mit unten weissfilzigen Blättern und länglichen, aufrechten Blüthenköpfchen. Davon Herb. Artemisiae.

Artemisia Cina Berg. Stengel holzig, rispig, glatt; Blätter klein, graugrün, handförmig, doppelt-fiederspaltig, Lappen mit umgebogenem Rande und tiefer Mittelrippe; Blüthenköpfchen ährig, zu Büscheln vereinigt; Hüllkelch ziegeldachförmig; Blüthenboden nackt; sämmtliche Blüthen Zwitter; Früchtchen ohne Pappus; oberständige Scheibe verkleinert. Turkestan. Davon oder von A. maritima mit grossen Blüthenköpfen:

Flores Cinae.

Die noch geschlossenen, wenig blüthigen, länglich prismatischen, grüngelblich braunen, ca. 2 mm langen, unbehaarten Blüthenkörbchen, mit gekielten, häutig gerandeten, auf dem Rücken mit gelben Drüschen versehenen Hüllkelchblättern, deren äussere mehr rund und kleiner sind als die inneren; Geruch und Geschmack eigenthümlich. Es existiren im Handel mehrere Sorten, von denen jedoch nur die Levantinische angewendet werden darf.

Bestandtheile: Santonin, äther. Oel, Harz, Bitterstoff.

Verwechselungen: Indische Blüthen sind grösser, theils schon aufgebrochen, behaart; Berberische sind mehr kugelrund, weissgraufilzig.

Tanacetum vulgare L. Rainfarrn. Davon Flor. Tanaceti.

Achillea Millefolium L. Schafgarbe. Davon Flor., Herb. und Extr. Millefolii.

Matricaria Chamomilla L. Kamille. Stengeldolden traubenartig; Blätter kahl, doppeltfiederspaltig mit linienförmigen, stachelspitzigen Lappen; Blüthenköpfchen strahlig, mit ziegeldachförmigem Hüllkelch, kegelförmigem, hohlem, nacktem Blüthenboden, mit zungenförmigen, weissen Strahlen- und röhrenförmigen, gelben Scheibenblüthen; Pappus fehlend; Frucht gerippt. Deutschland. Davon

Flores Chamomillae vulgaris.

Die getrockneten, eigenthümlich stark riechenden und schmeckenden Blüthen.

Bestandtheile: Aether. Oel, Harz.

Verwechselungen: Pyrethrum inodorum Smith hat grössere, geruchlose Blumen und einen nicht hohlen Blüthenboden; Anthemis cotula L. stinkt; Anthemis arvensis L. geruchlos, beider Blüthenboden nicht hohl und mit Spreublättern besetzt.

Anthemis nobilis L. Römische Kamille. Davon Flor. Chamomill. Romae.

Spilanthes oleracea Jacq. Parakresse. Süd-Amerika. Davon Herb. Spilanthis oleraceae.

Cynareae. Griffel knotig verdickt, in eine fadenförmige Narbe verlängert oder in 2 Narben gespalten. Köpfchen meist zwittrige Röhrenblüthen, selten mit Zungenblüthen am Rande.

Calendula officinalis L. Ringelblume. Davon Flor. Calendulae.

Carlina acaulis L. Eberwurz. Davon Rad. Carlinae.

Cnicus benedictus L. Benediktenkraut. Blätter stengelumfassend, fast fusslang, buchtig fiederspaltig, stachlig-gezähnt, zottig behaart, mit geflügeltem Blattstiel versehen; Köpfchen von Deckblättern dicht umhüllt; Schliessfrucht rund, gestreift, kahl; Pappus doppelt, der äussere kurz, becherförmig, gezähnt; der innere 2reihig, 10 kurze und 10 lange Borsten mit einander abwechselnd. Deutschland. Davon

Herba Cardui benedicti.

Die bis 2 dm langen, bitter salzig schmeckenden Blätter, welche mit der Blüthe zugleich gesammelt werden.

Bestandtheile: Bitterstoff, Schleim.

Arctium Lappa L. Klette. Davon Rad. Bardanae.

Carduus Marianum L. Mariendistel. Mittelmeerländer. Davon

Sem. Cardui Mariae.

ANHANG.

ZOOLOGISCHE PHARMACOGNOSIE.

EINTHEILUNG DER THIERE
NACH CUVIER.

Vertebrata. Wirbelthiere.
Osteozoa.
Knochenthiere.

			Klasse
Warmes, rothes Blut; Herz mit 2 Herz- und 2 Vorkammern.	{	Säugen an Brüsten; gebären lebende Junge.	1. **Mammalia** Säugethiere.
		Keine Säugeorgane; legen hartschalige Eier; sind befiedert.	2. **Aves** Vögel.
Kaltes, rothes Blut; 1 Herz- und 1—2 Vorkammern.	{	Athmen durch Lungen; legen pergamenthäutige Eier.	3. **Reptilia** Reptilien.
		Athmen durch Kiemen; legen Rogeneier; Bewegung durch Flossen.	4. **Pisces** Fische.

Evertebrata. Wirbellose Thiere.
Entomozoa.
Gliederthiere mit hintereinander liegenden, beweglichen Ringeln.

Bewegungsorgane gegliedert.	Leib mit 3 Hautabschnitten, Kopf, Brust, Hinterleib; 6 Beine; 2 Fühler.	5. **Insecta** Insecten.
	Leib mit 2 Hauptabschnitten, Kopf und Brust verwachsen; 8 Beine; ohne Fühler.	6. **Arachnoidea** Spinnen.
	Leib mit vielen Abschnitten; krustig; 10—14 Beine; 2—4 Fühler.	7. **Crustacea** Krebse.
Bewegungsorgane ungegliedert oder fehlend.	Leib weich, gestreckt, geringelt ohne Kruste; keine Beine; in anderen Thieren oder frei lebend.	8. **Vermes** Würmer.

Malacozoa.
Weichthiere, ohne Ringelglieder, mit Mantel umgeben.

Kopf deutlich oder fehlend (Muscheln).   9. **Mollusca** Weichthiere.

Actinozoa.

Strahlthiere, ohne Mantel, Organe strahlig um den Mund gruppirt.

Klasse

Freibewegliche, nicht verwachsen.
- Leib gestreckt, mit lederartiger Hülle, oder flach oder kuglich, mit Kalkschale. — 10. **Echinodermata** Stachelhäuter.
- Leib gallertartig, ohne Hülle; Fangarme. — 11. **Acephala** Quallen.

Unbewegliche, zu einem ästigen Stamm verwachsene; Kalk absondernd. — 12. **Polypi** Polypen.

Protozoa.

Urthiere, ohne Mantel, Organe ohne erkennbares System gruppirt, mikroskopisch klein.

Mit contraktiler Blase, Verdauungshöhle, gewimpert. — 13. **Infusoria** Aufgussthierchen.

Ohne Blase, ungewimpert.
- Aus- und einziehbare Scheinfüsse. — 14. **Rhizopoda** Wurzelfüsser.
- Ohne Scheinfüsse; gegitterte Kieselpanzer. — 15. **Polycistinae** Gitterthierchen.

Apomorphozoa.

Auf der Grenze zwischen Thier- und Pflanzenwelt stehende, faserig filzige Körper, aus kontraktilen Zellen gebildet und von Gallert durchdrungen. — **Spongiae** Schwämme.

MAMMALIA.

Digitata (mit freien Zehen); Glires (Nagethiere, ohne Eckzähne), Palmipedia (Schwimmfüsser).

Castor Americanus Cuvier. C. Fiber L. Grösstes Nagethier (bis 1 m lang) Deutschlands und Asiens, braun, röthlich mit helleren Nuancen, mit glattem, breitem, grossbeschupptem Schwanze. An Flussufern gesellig. Davon

Castoreum.

Im Handel sind zwei Sorten: Canadisches und Sibirisches Bibergeil, indessen wird von der Pharmakopöe nur das Canadische gemeint; das Sibirische muss vom Arzt ausdrücklich verlangt werden. Die birnförmigen, abgeplatteten, mit dem schmalen Ende paarweis zusammenhängenden Beutel befinden sich im Innern der Thiere und münden in den Vorhautkanal resp. in den oberen Theil der Scheide; sie sammeln das von der Eichel resp. der Clitoris abgesonderte Smegma, welches frisch gelblich-braun, salbenartig, getrocknet dunkel und fest erscheint. Die Sibirischen Beutel sind unbehaart, verkehrteiförmig, prall, dunkelbraun, mit einer dicken Aussenhaut, welche sich in zwei Schichten trennen lässt, und zwei inneren, zarten Häuten, welche die braune, nicht glänzende, zerreibliche, mit Säuren aufbrausende, eigenthümlich starkriechende Bibergeilmasse faltig durchzieht. Die weingeistige Lösung wird durch Wasser milchig getrübt, auf Zusatz von Ammoniak wieder ziemlich klar; eine hellbraune, wässrige Lösung bleibt beim Erhitzen klar.

— Die **Canadischen** Beutel sind mehr länglich und flach, runzlich, schwärzlich, mit dicht angewachsener, nicht spaltbarer Aussenhaut und mit einer scheinbar harzigen, harten, glänzenden, schwächer riechenden Masse erfüllt. Die weingeistige Lösung wird von Wasser braunroth getrübt, und auf Zusatz von Ammoniak nicht wieder klar; eine wässrige Lösung ist fast farblos und wird beim Erhitzen gebräunt. Beide Sorten werden im Rauche getrocknet und nehmen davon die dunklere Farbe und einen eigenthümlichen Nebengeruch an.

Bestandtheile: Castorin, Harz, äth. Oel, kohlensaures Ammon, Salze.

Verfälschungen: Gallenblasen, Lederbeutel, Hodensäcke mit Gemischen von Aloë, Harz, trocknem Blute, Pech, Fleisch und Bibergeil erfüllt, bei aufmerksamer Prüfung leicht zu ermitteln.

Ungulata (Hufthiere) **Multungula** (Vielhufer, Zehen mehr, als 2 Hufe bildend). Setigera (Borstenthiere).

Sus scrofa L. varietas domesticus. Beine 4zehig; Eckzähne 3kantig, vorragend; 12 Vorderzähne; vielfarbig; 1—1,5 m lang, Gezüchtet. Davon

Adeps suillus.

Das durch Ausschmelzen des im Netz und an den Nieren hängenden Fettes gewonnene reinweisse, fast geruchlose Schmalz, welches bei 38—42° schmilzt und sich mit gleichen Theilen Aetzkalilauge und der Hälfte Weingeist zu einer wasserlöslichen Seife verkochen lässt.

Bestandtheile: Glyceride.

Verfälschungen: Wasser, Soda, Aetznatronlauge, Kochsalz, mineralische Substanzen; man erkennt solche durch längeres Erwärmen des Schmalzes in einem Reagenzglase und Stehenlassen, wobei sich die wässrigen Bestandtheile unten abscheiden.

Bisulca (Zweihufer, Wiederkäuer) Cervina (Gehörn voll, abwerfbar).

Moschus moschiferus L. Ohne Gehörn; Männchen mit hornartigen Eckzähnen; graubraun mit 2 weissen Längsstreifen; 1 m lang. Nord-Asien. Davon

Moschus.

Der Moschusbeutel ist eine Drüse am Bauche des männlichen Thieres, dicht vor der Ruthe und mit dem Präputium seitlich verwachsen; sein Inhalt ist Moschus. Die **Tonkinesischen** (Thibetanischen) Moschusbeutel sind fast rund, 3—4 cm breit, prall, auf der Bauchseite flach und kahl, auf der Aussenseite gewölbt, mit gelb-bräunlichen, an der Spitze dunkleren, steifen Haaren besetzt, welche der Fläche des Beutels angedrückt, um zwei fast in der Mitte befindliche Löcher — Absonderungskanal und Harnröhrenscheideöffnung — wirtelförmig aufgerichtet sind. Die Hülle der Beutel besteht aus der dicken äusseren Lederhaut, welche mit der mittleren Muskelhaut fest verwachsen ist, und der inneren dünnen, braunen, maschig vertieften Beutelwand; letztere umhüllt den Moschus. Dieser bildet eine aus weichen, krümeligen Körnern zusammengesetzte dunkle, braune, fettglänzende Masse, welche schwer zerreiblich, von bitterlichem Geschmack und von eigenthümlichem, durchdringendem nicht ammoniakalischem Geruche ist. Diese Sorte allein ist officinell. Die **Kabardinischen** (Russischen) Beutel sind mehr länglich, flacher, und nicht so prall, als die officinellen. Der Moschus selbst ist frisch schmierig, hellbraun, alt eckig-körnig, von schwachem, widerlichem, urinösem Geruch.

Bestandtheile: Aether. Oel, Fett, Extractivstoffe.

Verfälschungen: Durch Einstiche, nachdem dem Beutel Moschus entnommen, eingeführte Substanzen, Blei, Schrot, Sand, Asphalt, Harze, Catechu, trocknes Blut u. a. — Prüfung durch Loupe und Mikroskop; Moschus, auf Platinblech erhitzt, verbrennt ohne Empyreuma und lässt höchstens 8% Asche zurück; absoluter Alkohol (auch Benzin) löst wenig, der Auszug darf auf Wasserzusatz kaum getrübt werden (Harz). — Ein guter Beutel liefert mindestens 50% Moschus.

Bisulca. Cavicornia (Hornthiere, mit hohlen Hörnern).

Ovis aries L. Hausschaf. Hörner mit den Spitzen nach auswärts gekehrt; Haare meist kraus; das Männchen verschnitten, heisst Hammel. Davon

Sebum.

Weisser fester, bei 47° klar schmelzender, nicht ranzig riechender Talg.

Pinnipedia (Zehen flossenartig) Cetacea (Wale, Körper fischähnlich; 2 Vorderflossen; Ruderschwanz) Delphinodea (1 Spritzloch).

Physeter macrocephalus L. Pottwal. Zähne klein; zahlreich, nur im Unterkiefer; Kopf sehr gross; Rumpf schwarz, unten weisslich; anstatt der Rückenflosse eine längliche Erhöhung dem After gegenüber; ca. 20 m lang. Im nördlichen und atlantischen Meere gesellig. Davon

Cetaceum.

In den Höhlungen des Schädels und in einem von dort bis zum Schwanz verlaufenden Gefässe findet sich eine ölige Flüssigkeit, welche beim Erkalten sich in das officinelle Wallrath und in ein flüssig bleibendes Oel scheidet; durch Waschen mit heissem Wasser und Laugen, Umschmelzen und Koliren wird ersteres gereinigt. Es bildet so perlmutterglänzende, blättrige, schlüpfrige, durchscheinende Massen von schwachem Geruch und mildem Geschmack, vom spec. Gew. 0,94 bis 0,95, welche bei 50—54° schmelzen und in Aether oder heissem Weingeist löslich sind.

Bestandtheile: Palmitinsäure-Cetyläther und andere zusammengesetzte Aether.

Verfälschung: Stearinsäure, an verändertem spec. Gew., Schmelzpunkt, Mangel an Perlmutterglanz und körnig sprödem Bruch zu erkennen; Paraffin, durch Unlöslichkeit in Weingeist.

PISCES.

Osteacanthi (Grätenfische).

Malacopterygii (Weichflosser; Rückenflosse mit gegliederten, biegsamen Strahlen). Subbranchiales (Kehlweichflosser; mit Bauchflossen an der Kehlgegend) Gadini (Schellfische); Körper symmetrisch, langgestreckt, mit Schwimmblase.

Gadus morrhua L. Kabeljau. Schuppen weich; 3 Rücken-, 2 Afterflossen; 1 Bartfaden; gelbgrau, braungefleckt; Kiefern gleich lang; Seitenlinie gerade; Schwanzflosse abgestutzt; 1 m lang. Nordisches Weltmeer. Neufundland.

Gadus callarias L. Dorsch. Graugelblich, braungefleckt; Oberkiefer länger; Seitenlinie krumm. Fleisch von beiden schmackhaft, spaltet leicht (schellt). Ostsee. Davon, und von noch anderen Gadusarten

Oleum Jecoris Aselli.

Man unterscheidet **hellblanken**, durch Erwärmen im Wasserbade oder mittelst Wasserdämpfen gewonnen, und **braunblanken**, nach Abscheidung des ersteren durck stärkeres Erwärmen und Auspressen gewonnenen Leberthran; er muss klar sein und einen pikanten, nicht ranzigen Geruch haben. Brauner Fischthran wird durch Auskochen der Leberrückstände mit Wasser erhalten und abgeschöpft; übelriechend.
Bestandtheile: Glyceride, Gallenstoffe, Jod und Brom, Salze.
Verfälschungen: Andere Thransorten werden erkannt bei Zusatz von conc. Schwefelsäure zu einer Probe; reiner Leberthran giebt eine violette Färbung, welche später durch braunroth in schwarz übergeht, fremde Thrane zeigen diese Färbung nicht.

Chondracanthi (Knorpelfische).

Eleutherobranchii (Freikiemer, mit Kiemendeckel) Branchiostegi (Bedecktkiemer, mit Bauchflossen) Sturionini (Störfische, spindelförmig; Maul quer unter der Schnauze).

Accipenser Sturio L. Stör. Blaugrau; 1 Rückenflosse; ein Spritzloch hinter den Schläfen; 4 Bartfäden; Schnauze abgerundet, über zweimal so lang, als die Breite des Maules; Kopf mit Schildern gepanzert; Leib mit 5 Reihen strahlig gestreiften Knochenschildern, dazwischen kleine Knochenkerne; 2—6 m lang. Nord- und Ostsee, gesellig.

Accipenser Huso L. Hausen, Beluga. Blaugrau; Schnauze spitz, kürzer als die Breite des Maules; Schilder verschwindend, dazwischen nur Knochenspitzen; 2—6 m lang. Schwarzes und Caspisches Meer, Wolga. Davon und von noch mehr Accipenserarten Caviar und

Ichtyocolla.

Die Schwimmblase der bezeichneten Fischarten wird zerschnitten, an der Luft fast getrocknet und die innere, zarte Haut von den Stücken abgezogen; diese wird gepresst oder aufgewickelt und leyerförmig zusammengelegt. So bildet die Hausenblase fast hornartige, weissliche, durchscheinende, irisirende, geschmack- und geruchlose Häute, welche in kochendem Wasser oder kochendem verdünnten Weingeist fast völlig löslich sind; die Lösung wird beim Erkalten gallertartig. Handelssorten: Ia Saliansky, IIa Samova, ord. Beluga. Die **Russische Hausenblase** in Platten, Rollen oder Fäden gilt als die beste. **Ungarische oder naturelle Waare**, dicker, gelb, braun, in Wasser wenig löslich, ist minder brauchbar.
Bestandtheile: Leim, Ozmazom, Salze.

INSECTA.

Coleoptera.

Käfer, mit vollständiger Verwandlung; 4 Flügel, die oberen hornig, die unteren häutig.

Heteromera (Ungleichzeitige, die 4 ersten Füsse mit 5, die 2 letzten mit 4 Tarsengliedern). Trachelophora (Halskäfer; Unterkiefer an der Innenseite; mit hornigem Zahne; Kopf ganz frei, halsförmig abgeschnürt).

Lytta vesicatoria L. Pflasterkäfer. Spanische Fliege. Fühler schwarz, fadenförmig; Flügeldecken den Hinterleib bedeckend; goldfarbig grün glänzend; 1,5—3 cm lang; übelriechend. Auf Eschen, Liguster, Hollunder. Davon

Cantharides.

Die ganzen, getrockneten Thiere, welche im Juni oder Juli zu sammeln, sehr giftig sind und gut verschlossen aufbewahrt werden müssen. Die Hauptmasse der Canthariden kommt aus Ungarn und Russland; für den Preis ist der Markt in Pultawa ausschlaggebend.

Bestandtheile: Cantharidin.

Hymenoptera.

Aderflügler; mit 4 gleichartigen, nakten, geäderten Flügeln.

Monotrocha (Stechimmen; zwischen Hüfte und Schenkel nur ein Glied; Weibchen mit Wehr- oder Legestachel). Formicae (Ameisen; Vorderflügel ungefaltet; ungeflügelte Weibchen oder Geschlechtslose).

Formica rufa L. Waldameise. Kein Wehrstachel, sondern beissender Saft; Hinterleibstiel eingliedrig; Schuppe desselben fast herzförmig, ausgerandet; Bruststück der Arbeiter braunroth; Männchen schwarzbraun; 5—7 mm lang. In Wäldern colonieweise. Davon

Formicae.

Die ganzen Thiere zu Tinct. Formicarum, welche in der Weise gefangen werden, dass man im Juni oder Juli Flaschen in Ameisenhaufen gräbt, deren Hals inwendig mit Honig bestrichen ist.

Bestandtheile: Ameisensäure, äther. und fettes Oel.

Anthophilae (Blumenwespen; erstes Tarsenglied der Hinterbeine breit, behaart).

Apis mellifica L. Honigbiene. Mittellappen der Zunge fadenförmig; Hinterschienen zusammengedrückt, ohne Endstacheln; Leib dünn, schwarz, bräulichgrau behaart. Die Bienen leben gesellig in Stöcken über der Erde; ein Stock (Schwarm) besteht aus einer Königin (Mutterbiene; das einzige Weibchen, die grösste und längste, aus mehreren Hundert Drohnen (Männchen, welche nicht arbeiten, das Bagattungsgeschäft während des Schwärmens bei schönem Wetter verrichten und dann von den Arbeitsbienen getödtet oder verjagt werden) und aus mehreren Tausend Arbeitsbienen (verkümmerte weibliche). Letztere, mit Taschen versehen, bauen aus Sekretionen ihres Körpers Wachszellen (Waben), welche sie theilweise mit Honig erfüllen, theilweise zur Aufnahme der Eier benutzen, welche die Königin in sie hineinlegt, und aus welchen später nur männliche und weibliche Bienen hervorgehen, von welchen letztere sämmtlich bis auf die Königin wieder getödtet werden. Davon

Cera flava.

Die honigfreien, zusammengeschmolzenen, durchgeseihten Waben, welche eine gelbe, auf dem Bruche körnige, durch Handwärme erweichende Masse von eigenthümlichem Geruch, spec. Gew. 0,96, bei 62—63° schmelzend, bei 15° in 20 Theilen Aether löslich, darstellen. Reines Wachs muss beim Kochen mit 500 Th. Weingeist, sp. Gew. 0,830 fast völlig gelöst werden, beim Erkalten einen weissen krystallinischen Brei ausscheiden und ein neutrales Filtrat geben. Durch Einwirkung direkter Sonnenstrahlen auf das in dünnen Schichten ausgegossene Wachs wird dasselbe gebleicht (Cera alba).
Bestandtheile: zusammengesetzte Aether der Radikale einsäuriger Alkohole (Cetyl- und Myricylalkohol) mit fetten Säuren.
Verfälschungen: Fett — ein mit Wachs umwickelter Faden darf beim Verbrennen nicht Acrolein entwickeln; mineralische Körper — bleiben zurück bei der Lösung in Terpenthinöl; Harz — bleibt beim Verdampfen eines filtrirten Auszuges mit kaltem verdünnten Weingeist zurück. Reines Wachs muss im offic. Salmiakgeist von spec. Gew. 0,96 schwimmen.

Mel.

Frisch durchscheinend, seimig, mit der Zeit undurchsichtig, körnig, dunkler werdend, sehr süss, von eigenthümlichem Blumengeruch; in Wasser und in verdünntem Weingeist trübe löslich. Spec. Gew. 1,30. Importirt wird Chile-, Domingo-, Mexico- und Habanahonig.
Bestandtheile: Frucht- und Traubenzucker (der körnige Theil), Farb-, Schleim-, Riechstoffe, Wachs; beigemischt Pollenkörner.
Verfälschungen: Stärke, Mehl; eine Probe des Honigs mit dem doppelten Quantum Weingeist geschüttelt, giebt einen Niederschlag, welcher ausgewaschen unter dem Mikroskop geprüft werden kann. Saurer Honig ist durchaus zu verwerfen.

Hemiptera.

Halbflügler, Verwandlung unvollkommen; 2 obere, am Grunde hornige, am Ende häutige, 2 untere geaderte Flügel.

Aptera (Flügellose). Coccina (Schildläuse; Pflanzenschmarotzer; Männchen mit 2 Flügeln, Weibchen ungeflügelt, festsitzend).

Coccus Cacti L. Cochenille. Bluthroth; Männchen 3 — 4 m lang; mit schneeweissen Flügeln und 2 langen Schwanzborsten; Weibchen etwas grösser, eiförmig, unten flach oder hohl, oben convex, querrunzlig, weiss besprengt. Leben auf der Fackeldistel, Cactus Opuntia L. Ost- und Westindien. Davon

Coccionella.

Die ganzen weiblichen Thierchen, welche zerrieben ein rothschwärzliches Pulver geben, welches Weingeist roth färbt.
Bestandtheile: Farbstoff, Fett, Salze.
Verfälschungen: Blei. Thon, Steine — sinken unter beim Schütteln der Cochenille mit Chloroform.

VERMES.

Amulata (Ringelwürmer; ohne bewimperte Räderorgane am Kopf; Körper rund; nie in andern Thieren lebend). **Apoda** (Glattwürmer; mit Saugnäpfen anstatt der Fussborsten).
Sanguisuga medicinalis Savigny. Deutscher oder grauer Blutegel. Sauggruppen an beiden Körperenden; Maul mit 3 harten, kammartig eingeschnittenen Kiefern; körnig rauh, oben olivenfarbig, mit 6 hellrothen, schwarz punktirten Längsstreifen, unten grünlich-gelb, mit schwarzen Flecken und schwarzem Rand.
Sanguisuga officinalis Savigny. Ungarischer Blutegel. Glatt, oben schwärzlich-grün, mit sechs rostfarbigen, schwarzpunktirten Längsstreifen, unten olivenfarbig, nicht gefleckt, aber mit zwei schwarzen Streifen gezeichnet. Deutschland und Ungarn. Davon

Hirudines.

Die ganzen lebendigen Thiere.
Verwechselungen: Haemopis Sanguisorba Savigny, Pferdeegel, ist auf dem Rücken unregelmässig gefleckt und nicht mit Streifen gezeichnet.

AMORPHOZOA.

Spongia officinalis L. Fast kreiselförmig, oben gewölbt, mit kleinen Oeffnungen. Auf Felsen im Mittelmeer bis Indien. Davon

Spongiae.

Das durch Auswaschen und Klopfen von Schleim und Conchylien befreite Skelett, in möglicht zarten, hellgelben, kleinporigen Exemplaren. Wasch- oder Tafelschwamm.

Spongia utilissima Lamarck. Kreiselförmig, filzig, mit in Reihen stehenden Löchern. Amerikanische Küste. Davon

Spongiae Equorum.

Badeschwamm; geringere Sorte.

IV.

DIE APOTHEKE

UND

DIE IN IHR VORKOMMENDEN ARBEITEN

DER

RECEPTUR UND DEFECTUR.

Die Apotheke.

In jeder Apotheke müssen ausser der Wohnung des Verwalters vorhanden sein: die Offizin, das Laboratorium, der Arzneikeller, die Material- oder Vorrathskammer, die Stoss- und die Glaskammer, möglichst auch ein Kräuterboden.

Die Offizin muss im Erdgeschoss liegen, einen besonderen Eingang, möglichst nicht direkt von der Strasse aus, haben, gegen Staub, direktes Sonnenlicht und Kälte geschützt, heizbar, hell und trocken sein, und ausser dem für das Publicum bestimmten Warteraum den Receptir- und Handverkaufstisch, sowie die zur Aufnahme der Utensilien und Vorrathsgefässe bestimmten Repositorien, Gestelle und Schränke aus geruchlosem Holze haben. Die Schiebladengestelle müssen einige Centimeter von der Wand abgerückt bleiben, mit durchgehenden Fachwänden und Rückwand, und im Sockel mit Luftlöchern versehen sein oder auf Füssen stehen. Zur Aufbewahrung kleinerer Giftvorräthe muss ein Auxiliargiftschrank vorhanden sein. Die Signirung der Kästen und Standgefässe muss gleichmässig, deutlich und den Landesvorschriften entsprechend durchgeführt sein. Von Utensilien sind vorräthig zu halten: Tarir- und Handwagen verschiedener Grösse nebst den dazu gehörigen Gewichten; Mörser und Reibeschalen verschiedener Gestalt und Grösse, ihrer Bestimmung entsprechend signirt oder aufbewahrt; Löffel, Spatel und Kapsulatur, Mensuren von Porzellan und Zinn; Pillenmaschinen von Eisen und Holz; ein Dampfkochapparat nebst Zubehör; kleinere Filtrirvorrichtungen; Wasch- und Spülgeräth.

Auch das Laboratorium muss im Erdgeschoss liegen, hell, luftig und verschliessbar sein. Der Boden muss mit Steinplatten belegt und mit Rinne und Abflussloch versehen, die Decke gewölbt, die ganze Einfassung möglichst feuerfest sein. Wünschenswerth ist ein Wasserreservoir, welches, wo nicht überhaupt Wasserleitung vorhanden, durch eine Druck- und Hebepumpe von aussen gespeist wird. Von Heizvorrichtungen müssen vorhanden sein: ein Dampfapparat (Beindorff'scher Apparat) mit allem Zubehör, welcher mittels eigener oder zugeführter (gespannter) Dämpfe wirkt. Zum Zubehör gehören Infundirbüchsen, Abdampf- und Destillirvorrichtungen und Dampftrockenschränkchen; ferner ein Ofen mit direkter Feuerung; ein Kapellenofen mit Sandbad und Dom; ein tragbarer Windofen. Bisweilen zieht man vor, einen grösseren Destillirapparat nebst Kühlvorrichtung für sich aufzustellen. Der Trockenschrank ist gewöhnlich so angebracht, dass die abgeleiteten Feuergase durch Röhren streichen, welche im Innern des Schrankes angebracht sind. — Arbeiten, bei welchen übelriechende Gase oder Dämpfe entwickelt werden, werden am besten im Freien gemacht, indessen ist es gut, für kleinere Arbeiten dieser Art einen gut wirkenden, von Glaswänden umschlossenen, an einer Seite zugänglichen Abzug zu haben. — Eine gute Presse ist ein Hauptinventarstück jedes Laboratoriums. — Verschliessbare Schränke für Reagentien, volumetrische Lösungen und feinere analytische Geräthe, sowie zum Aufbewahren von Büchern, Aräometern und kleinerem Material müssen in ausreichender Menge vorhanden sein, ebenso wie die zur Aufstellung der grösseren Utensilien bestimmten Repositorien. Als Utensilien sind nöthig Kessel, Pfannen und Kasserollen von Eisen, Kupfer und Porzellan, Ansetzgefässe jeder Grösse, Kolben, Retorten, Schalen, Bechergläser, Trichter, Spatel, Tenakel, Strohkränze, Colatorien, Glasröhren, Gummischläuche und Kappen, Korkbohrer, Feilen, Quetschhähne, Holz- und Eisengestelle, Spirituslampen, Reagenzgläser, Titrirapparate, Thermometer, Araeometer, eine, möglichst in besonderer Kammer in Glaskasten befindliche feine, chemische und eine im Laboratorium selbst befindliche gröbere Wage nebst Gewichten. Kohlenkästen und Reinigungsutensilien dürften den Apparat ergänzen.

Der Medicinalkeller dient zur Aufbewahrung der Vorräthe flüssiger und solcher Stoffe, die durch Austrocknen an Güte verlieren (Kampher, Muskatöl, verwitternde Salze), sowie von Fetten und Oelen, Mineralwässern und Weinen. Er ist mit Stein gepflastert und gewölbt, muss durchschnittlich 10° Wärme haben, möglichst hell, stets verschliessbar sein. Er ist mit Repositorien versehen, die zur Aufnahme der Standgefässe dienen. Die Standgefässe sind so aufgestellt, dass die grössten am Boden, und die kleinsten auf den höchsten Brettern des Repositoriums stehen. Für die Giftstoffe muss ein besonderer Verschlag vorhanden sein. Phosphor wird gewöhnlich in einer verschliessbaren Wandnische aufbewahrt. Alle Gefässe müssen deutlich und haltbar signirt, gut verschlossen und der Natur ihres Inhalts entsprechend gruppirt sein. Zur Abhaltung des Staubes empfiehlt es sich, Blechhülsen oder irdene Kruken über die Hälse zu stürzen. Fässer und Ballons lässt man, wenn man nicht über sehr grosse Räume gebietet, meist nicht im Keller lagern, sondern bringt sie in einem kühlen Schuppen oder Gewölbe unter. Eine grössere Wage im Keller ist eine grosse Annehmlichkeit. Ein Platz zum Einfassen muss selbstverständlich vorhanden sein.

Die Vorraths- (Material-)Kammer dient zur Aufbewahrung trockener Drogen und Präparate. Auch sie muss hell und trocken sein. Ihre Einrichtung ist der der Offizin entsprechend, nur gröber gearbeitet, in grösseren Dimensionen ausgeführt und dichter zusammengedrängt. Die Repositorien mit Schiebekästen sucht man zu vermeiden und stellt möglichst mit Schiebedeckeln oder solchen zum Abheben versehene Kästen getrennt von einander auf. Grobe Pulver verwahrt man in Blechbüchsen oder Steingutgefässen, Extrakte in, mit Porzellan- oder Blechdeckeln versehenen, Porzellangefässen, Chemikalien in Stöpselgläsern auf. Jedes Aufbewahrungsgefäss muss deutlich und haltbar signirt sein, das ganze Arrangement wie im Keller. Der Giftschrank ist den gesetzlichen Vorschriften entsprechend ausgestattet und durch doppelten Verschluss von den anderen Einrichtungen getrennt. Zur Aufbewahrung von Spezialitäten pflegt ein besonderer Raum vorhanden zu sein, ebenso für Papiere, Pillengläser und Pappsachen. In die Materialstube gehört eine grosse Wage zum Nachwiegen der Drogen, zum Abwiegen der frischen Kräuter u. s. w., wenn solche nicht etwa im Hausflur oder in einem Schuppen sein sollte, nebst Gewichten. Ferner ein Tisch zum Einfassen und die nöthigen Hülfsmittel, wie Löffel, Kartenblätter etc. dazu; endlich Borstwische zum Abstäuben.

Die Stosskammer ist das Local, in welchem das Zerkleinern der Drogen ausgeführt wird. In ihr finden die der Zerkleinerung der Drogen gewidmeten Instrumente ihre Aufstellung und Aufbewahrung. Ein massiver Arbeitstisch ist ins beste Licht zu rücken. Grosse und kleine Mörser, welche, wenn sie nicht gebraucht werden, mit hölzernen Deckeln, in welchen Raum für die Pistille gelassen ist, bedeckt sind, stehen auf eichenen Klötzen. Die Schneidemesser ruhen auf ihren Unterlagen, oder hängen auf Haken an der Wand. Die mit Trommeln versehenen, signirten Siebe sind einem mit Thüren verschliessbaren Schrank, Reinigungsutensilien, wie Bürsten, Schippen, Wische sind in Kästen untergebracht. Jede Staubansammlung ist nach Kräften zu verhindern.

Die Glaskammer muss so eingerichtet sein, dass die dort aufbewahrten Gläser und Kruken ihrem Inhalte nach leicht aufzufinden sind. Vielfach ist mit der Flaschenkammer eine Spülkammer verbunden, eine Einrichtung, die grosse Annehmlichkeiten für sich hat.

Als Trockenboden kann der Hausboden dienen, vorausgesetzt, dass er gut gedielt und sauber gehalten ist. — Der Kräuterboden dient zur Aufbewahrung grösserer Vorräthe von Vegetabilien und ist oft mit dem Trockenboden verbunden. Zur Aufbewahrung dienen freie oder terassenförmig übereinander liegende, mit Klappdeckeln versehene Kästen oder Fässer, welche mit übergreifenden Deckeln (Holz mit Blechrand) verschlossen sind. Die Böden müssen vor Regen geschützt, luftig und trocken sein.

Die Arbeiten der Receptur.

Der Rezeptar hat die vom Arzt verschriebenen Rezepte kunstgemäss auszuführen. Die wichtigste aller Arbeiten ist das Wägen. Das Wägen wird auf Hand- oder Tarirwagen ausgefürt. Vor jedesmaligem Wägen ist die Richtigkeit der Wage zu prüfen. Das Tariren kann mit Schrotkörnern (auch mit Sand) oder mit Gewichten geschehen. Das Auflegen der Gewichte beim Tariren geschehe systematisch: stets das nächstfolgende kleinere oder grössere Gewichtsstück, bis das Gleichgewicht hergestellt ist. Beim Zusammenwiegen von Mixturen wird mit den kleinsten Mengen begonnen, sodann werden stets die grösseren den kleineren Mengen zugesetzt. Nur stark riechende Flüssigkeiten, wie Chlorwasser, Carbolsäure etc. werden einer Mixtur zuletzt zugefügt, damit die Dämpfe nicht den Inhalt anderer Gefässe verunreinigen. Gleichartiges ist stets mit Gleichartigem zu mischen; erst dann folgen ungleichartige Stoffe. Wo Niederschläge entstehen, ist das Fällungsmittel zuletzt zuzusetzen. Tropfen werden möglichst aus Tropfgläschen dispensirt, damit sie stets gleiche Grösse haben. —

Soll einer Mixtur ein unlöslicher Körper z. B. Ipecacuanha, Goldschwefel etc., oder mehr von einem Salze, als sich in der Flüssigkeit löst, zugefügt werden, so müssen die Pulver mit kleinen Mengen der Flüssigkeit angerieben und mit mehr derselben in die Flasche, die zur Aufnahme der Mixtur bestimmt ist, nachgespült werden. Ein Zerreiben findet statt behufs Mischung von Latwergen, Pulpen und flüssigem Storax und anderen Flüssigkeiten. Dem Zerreiben ähnlich ist das Auflösen der Extrakte, nur dass hier eben eine wirkliche Lösung erfolgt. Oelreiche Extrakte, wie Extract. Filicis und Extr. Cannabis müssen mit der Hälfte ihres Gewichtes Gummi arabicum und etwas Weingeist angerieben werden. Extraktlösungen müssen, wenn auch nicht immer klar, doch durchaus homogen sein. Das Lösen der Salze geschieht meist unter Anwendung von Wärme. Jede Salzlösung muss filtrirt werden, sei es auch nur durch entfettete Baumwolle. Wenn mehr Salz verordnet ist, als eine Flüssigkeit in Lösung zu halten vermag, ist dasselbe zu zerreiben und die Mixtur als Schüttelmixtur (Linctus) zu verabfolgen.

Schleime werden entweder durch Anreiben des Pulvers, welches der feineren Vertheilung wegen oft mit Zuckerpulver vermischt wird, mit heissem Wazser (Tragant), oder durch Schütteln mit heissem Wasser (Salep), oder durch Schütteln mit kaltem Wasser (Lein-, Quittensamen) oder durch Lösen in kaltem Wasser (Gummi arabicum) mit nachherigem Coliren bereitet.

Saturationen sind Salzlösungen, die frisch durch Sättigung einer vorgeschriebenen Säure durch ein vorgeschriebenes kohlensaures Alkali bereitet werden und möglichst viel freie Kohlensäure enthalten müssen.

Der fertigen Mixtur wird das Alkali zuletzt zugesetzt, sanft geschüttelt, und wird nicht mehr Kohlensäure herausgelassen, als unumgänglich nothwendig ist. Das Publikum ist bei der Abgabe darauf aufmerksam zu machen, dass beim Oeffnen der Flasche ein Paffen erfolgt.

Bei Abkochungen, für welche die Menge der anzuwendenden Subtanz nicht vorgeschrieben ist, wird auf 10 Th. Colatur 1 Th. Subtanz verwendet. Nur bei narkotischen Stoffen ist der Arzt verpflichtet, die Menge genau anzugeben, während bei stark schleimigen Substanzen dieselbe dem Ermessen des Apothekers anheim gegeben ist. Die Subtanz, aus welcher eine Abkochung bereitet werden soll, wird in einer Infundirbüchse mit kaltem Wasser begossen und eine halbe Stunde lang den Dämpfen des siedenden Wasserbades ausgesetzt; sodann wird das noch heisse Decoct colirt. Bei Aufgüssen findet hinsichtlich der Dosirung statt, was bei den Abkochungen angegeben ist. Zur Herstellung eines Aufgusses wird die Subtanz in einer Infundirbüchse mit heissem Wasser übergossen und so fünf Minuten lang den Dämpfen des kochenden Wasserbades ausgesetzt; nach dem Erkalten wird colirt. Bisweilen wird einem Decoct am Schlusse des Erhitzens noch eine Quantität Species zugesetzt (Decocto-Infusum); in solchen Fällen ist ebenfalls nach dem Erkalten zu coliren. Bisweilen geht dem Decoct eine Maceration voraus. Das Coliren durch wollene oder Leinwandcolatorien ist stets unappetitlich. Man wendet am besten Porzellanseiher mit vorgelegter Gaze an und filtrirt event. die fertige Mixtur nochmals durch entfettete Baumwolle.

Maceriren heisst kalt (bei 15°), Digeriren warm ausziehen (bis 50—75°). Abdampfen behufs Concentration einer Flüssigkeit findet stets in dem Wasserbade statt.

Emulsionen sind kunstgemäss bereitete homogene Mischungen von Oel, Balsam oder Harz mit wässrigen Flüssigkeiten. Bisweilen werden die Emulsionen aus ölhaltigen Samen direkt bereitet. — Samenemulsionen werden erhalten durch reibendes Anstossen der Samen erst mit wenig Wasser in einem Emulsionsmörser, bis ein feiner Brei entstanden ist, allmäliges Zufügen von mehr Wasser, und Coliren durch ein reines wollenes Colatorium. Wo nichts besonderes ordinirt ist, findet wie bei den Decocten das Verhältniss von 1 : 10 statt. — Oelemulsionen können auf zweifache Art bereitet werden. Entweder man wiegt 1 Th. Gummi Arabicum 2 Th. Oel und 1,5 Th. Wasser in einen geräumigen Emulsionsmörser znsammen und reibt die Mischung schnell und kräftig, bis sie völlig weiss, homogen und zäh ist, und beim Reiben knackt. Oder man bereitet im Emulsionsmörser einen Gummischleim aus 1 Th. Gummi und 2 Th. Wasser und setzt demselben unter ununterbrochenem kräftigen Umrühren 2 Th. Oel in kleinen Portionen zu, bis dasselbe völlig emulgirt ist. Ricinusöl wird schon von der Hälfte der sonst üblichen Gummimenge emulgirt. Der fertigen Emulsion setzt man dass übrige Wasser in kleinen Portionen und unter Umrühren hinzu. Statt des Gummi werden bisweilen Eidotter verordnet, besonders bei der Emulsion ätherischer Oele (Terpenthinöl). Ein Eigelb wird im Allgemeinen 7,52 g Gummi Arabicum gleich wirksam geschätzt. Mit Traganthschleim bereitete Emulsionen kommen sehr selten vor. Man nimmt auf 1 Th. Oel 0,05 Th. Traganth, rührt denselben mit etwas Zucker und 1 Th. warmem Wasser zum Schleim an und setzt das Oel unter kräftigem Reiben auf einmal oder in kleinen Portionen zu. — Ebenso wie Oelemulsionen werden Balsamemulsionen bereitet. — Gummiharze enthalten selbst Schleim genug und lassen sich im fein gepulverten Zustande durch Abschlämmen mit Wasser leicht emulgiren; besser ist natürlich ein Zusatz von Gummi oder Eigelb (die Hälfte vom Gewicht des Gummiharzes). Harzemulsionen sind unpraktische Arzneiformen. Sie werden bereitet wie die Gummiharzemulsionen und erfordern an Gummi mindestens die Hälfte ihres Gewichts; Jalapenharz wird mit etwas Alkohol verrieben, erfordert das dreissigfache seines Gewichtes Gummi und sollte nie als Emulsion verordnet werden. — Wachs wird mit dem gleichen Gewicht Gummi und mit dem anderthalbfachen Gewicht heissen Wasser emulgirt. — Kampher wird in (sehr wenig) Alkohol gelöst, mit der zehnfachen Menge Gummi und etwas Zucker unter ganz allmäligem Zusatz von Wasser verrieben. — Das Mischen von Lycopodium ist als eigentliches Emulgiren nicht anzusehen. Es muss so lange (trocken) zerrieben werden, bis das Pulver wie Wurmmehl aussieht und sämmtliche Zellwände zerrissen sind, sodass die Flüssigkeit eindringen kann.

Die Bereitung von Molken, Kumys und Kefir ist eigentlich Sache des Defectars. Da diese Sachen aber vom Receptar dispensirt werden, so möge ihrer hier auch Erwähnung gethan werden. Man unterscheidet süsse und saure Molken. Erstere werden mit Labessenz, letztere mit Alaun, Weinstein, Wein- oder Citronensäure bereitet (1 Th. auf 100 Th. Milch). Die Milch wird aufgekocht — bei der Bereitung süsser Molken nur erwärmt und in einem Porzellan- oder glasirten irdenen Gefäss mit dem betreffenden Zusatz versehen. Sobald die Milch geronnen ist, werden die Molken vom Käsestoff und Butterfett abcolirt und unfiltrirt auf Flaschen gezogen. — Aechter Kumys ist unter Zusatz von Honig und Hirsebrei vergorene Stutenmilch. Der deutsche Kumys wird aus Kuhmilch bereitet, in welcher 5% Milchzucker gelöst werden. Die Lösung wird mit gewaschener Hefe versetzt und warm (30°) gestellt bis Gährung eintritt. Dann wird eine Nacht hindurch kühl gestellt, colirt und in starkwandigen (Champagner) Flaschen einer 24 stündigen Nachgährung im Kellerraum überlassen. — Kefir wird ebenfalls aus Kuhmilch bereitet. Die aus russischen Steppenländern importirten Kefirknollen werden täglich mit der 4—5 fachen Menge lauwarmer Milch übergossen, bis sie ganz weiss sind und oben auf der Milch schwimmen. Sie werden sodann mit der 10 fachen Menge übergossen und unter sehr häufigem Umschütteln einen Tag bei Zimmertemperatur (20°) gelassen. Die sehr reichlich Kohlensäure entwickelte Flüssigkeit wird durch ein Porzellansieb abcolirt und bildet den Urkefir. Die Pilze (Knollen) werden mit Wasser abgespült und von neuem mit Milch übergossen u. s. w. Das Verfahren kann mit denselben Pilzen solange wiederholt werden, als sie reichliche Kohlensäureentwickelung in der Milch bewirken; dann müssen sie erneuert werden (gute Pilze bleiben 4 Wochen lang wirksam). Der Urkefir wird mit der 3 fachen Menge Kuhmilch vermischt, auf Flaschen, die etwa zu zwei Drittheilen voll sein dürfen und mit Patentverschluss versehen sind, gefüllt, und giebt so, nachdem er einen bis drei Tage lang stündlich umgeschüttelt worden, ein-, zwei- resp. dreitägigen Kefir.

Conserven sind jetzt kaum noch irgendwo gebräuchlich. Früher hatte man eine Rosenconserve und eine Maikäferconserve (von Meloës majalis). Blätter und Thiere werden in dünnen Lagen mit Zuckerpulver geschichtet.

Latwergen sind Mischungen von Pulver mit Syrup oder Honig vor der Konsistenz eines festen Breies, die der Haltbarkeit wegen vor dem Einfassen im Wasserbade erhitzt werden. Viehlatwergen, welche meist schleimige Pulver enthalten, werden mit Wasser angerührt.

Pasten sind teigartige Mischungen, die theils durch Anstossen (Zahn- und Aetzpasten), theils durch Schmelzen (Cacaopaste, Chokolade) bereitet werden

Gelatinen sind Abkochungen schleimreicher Substanzen, die meist mit Zucker versetzt werden, und beim Erkalten halbfeste, durchscheinende, beim Erschüttern zitternde Massen bilden. Auch durch Auflösen reiner Gelatine, Hausenblase und durch Abkochung geraspelten Hirschhorns lassen sich Gelatinen gewinnen, die mit Frucht- oder anderen Säften versetzt werden.

Das Kochen der Morsellen wird wohl stets im Labotorium besorgt, dennoch könnte es ja vorkommen, dass solche, mit wirksamen Medikamenten versehen (Wurmsamen etc.) auch einmal in der Rezeptur gemacht werden müssten. Um Morsellen zu kochen, wird bester Zucker in dem vierten Theil seines Gewichtes Wasser gelöst und so lange ohne Umrühren gekocht, bis eine mit einem Spatel herausgenommene und durch die Luft geschleuderte Probe zu Flocken erstarrt, die nicht unmittelbar zusammenfallen dürfen. Alsdann wird unter heftigem Umrühren das betreffende Medikament zugesetzt, worauf die Masse schnell in befeuchtete Holzformen ausgegossen und nach dem Erstarren in 1—2 Centimeter breite Stücke geschnitten wird.

Pastillen sind Arzneimischungen, die meist Zucker oder Chokolade zur Basis haben. Es wird erst bei Zucker mit Hülfe von Traganthschleim, eine Pasta angestossen. Dieselbe wird zu einer bestimmten Dicke ausgerollt; aus derselben werden mittelst eines Pastillenstechers von bestimmtem Umfange die Pastillen in Form runder oder ovaler Scheiben ausgestochen. Vielfach wird zum Anstossen nur ein verdünnter Weingeist, und zum Ausstechen ein Instrument benutzt, dem mittelst einer Stellvorrichtung ein bestimmtes Volumen zur Aufnahme der Substanz gegeben werden kann. Cacaopaste muss dicht vor dem Erstarren sein, bevor sie ausgestochen wird. Man wendet zum Ausrollen Bretter oder Metallplatten an, die mit Leisten von einer bestimmten Höhe begrenzt sind. Sowohl Brett, wie Rolle werden mit Puderzucker bestreut. Cacaopastillen werden nicht eigentlich ausgestochen, sondern durch den Stecher nur abgegrenzt; die zwischen ihnen verbleibende Masse wird nach dem Erkalten von neuem verarbeitet. — Hierher gehören auch die comprimirten Medikamente, die mittelst besonderer Pressvorrichtungen aus durchfeuchteten Pulvern hergestellt werden. Dieselben bilden den Uebergang zu den Tabletten, die meist aus Lakritzen und Salmiak bereitet werden. Diese und ähnliche Ingredienzien werden zu einer festen Masse angestossen, zu Schichten von 1 mm Dicke ausgerollt, im Trockenschrank getrocknet, und noch warm und biegsam für sich, oder nachdem mit Hülfe von Alkohol, Eiweiss oder Gummilösung Blattsilber aufgetragen, in parallelepipedische Stücke geschnitten.

Den Tabletten ähnlich, noch dünner, als diese, sind die Lamellen. Dieselben werden aus Gelatinelösung, welcher das betreffende Medicament (z. B. Extr. Secalis cornuti) beigemischt wird, bereitet. Die ziemlich dicke Lösung wird auf schwach geölte Zinnplatten ausgegossen, welche durch Riefen in kleine Quadrate getheilt und mit einem Rande versehen sind. Nachdem die Masse im Trockenschrank eine erfahrungsgemässe Konsistenz erlangt hat, wird sie von der Platte abgezogen und den Riefen folgend zerschnitten. Man nimmt gewöhnlich auf 1 Th. Gelatine 2 Th. Wasser und ebensoviel Extrakt.

Pillen sind kugelförmige Medikamente, die durch Ausrollen einer, durch Anstossen einer von pulverförmigen Körpern mit einem Bindemittel hergestellten plastischen Masse auf einer besonderen Maschine bereitet werden. Bisweilen verschreiben die Aerzte die Formel so, dass sich unmittelbar danach Pillen bereiten lassen. Vielfach wird aber nur ein wirksames Medikament verschrieben und dem Apotheker alles Uebrige überlassen. Man hat hierbei die Wahl des Bindemittels der Natur des verordneten Medikaments anzupassen. Ist die Pillenmasse zu weich (durch Ordination von zuviel eines Extraktes), so wird sie durch Zusatz von Rad. Althaeae, Rad. oder Succ. Liquiritiae fest gemacht. Ist sie zu fest oder ist gar nur Pulver verordnet, so wird sie durch Zusatz von Gummischleim plastisch gemacht. Bei Pulvern, die an und für sich wenig Schleim enthalten, oder bei Salzen zieht man Traganthschleim vor. Einem Sprödewerden der Pillen beugt man durch Glycerinzusatz vor. Aetherische Oele werden mit geschabtem Wachs verrieben; Balsame werden mit gleichen Theilen Wachs zusammengeschmolzen und nach dem Erkalten weiter verarbeitet. — Die Grösse und Schwere, bis zu welcher die Pillen formirt werden, ist sehr verschieden. Als normal gilt das Gewicht von 0,1 g, indessen werden Pillen bis 0,5 g und darüber verordnet. — Die ausgerollten Pillen werden mittelst eines Fertigmachers (Rotuleur) rund gemacht und entweder bestreut, oder überzogen. Wenn der Arzt nicht ein besonderes Streupulver vorschreibt wird Lycopodium verwendet; nur bei Eisenpillen wird vielfach Zimmt als usuell angenommen. Das Ueberziehen geschieht mit Blattgold oder Blattsilber, Zucker, Cacao, Gelatine, Collodium, Hornstoff, Tolubalsam und anderen Stoffen. Das Vergolden und Versilbern geschieht durch heftiges Schütteln in einer kugelförmigen Büchse, in welche die mit einem Tropfen Gummilösung befeuchteten Pillen und einige Metallblätter hineingegeben werden. Das Gelatiniren geschieht durch Eintauchen der auf Nadeln gespiessten Pillen in warme starke Gelatinelösung und nachheriges Trocknen. Das Ueberziehen mit Collodium gelingt häufig durch geschicktes Umschwenken der Pillen mit kleinen Mengen Collodium in einem hochwandigen Mörser, oder auf einem tiefen Teller. Iu derselben Weise, aber auch wie das Gelatiniren, geschieht das Ueberziehen mit Tolubalsamlösung, für welche jedoch meist Benzoetinktur genommen zu werden pflegt. Das Ueberziehen mit Cacao geschieht durch Eintauchen in die geschmolzene Masse. Das Candiren wird meist vom Conditor in einer Centrifuge besorgt.

Eine nicht mehr oder doch nur höchst selten gebräuchliche Arzneiform sind die Küchelchen (Kügelchen, Trochisci). Sie werden wie die Pillen bereitet, aber jede Pille wird mit cinem Stempel, der vielfach ein Emblem trägt, oft durch einen mit kreuz- oder sternförmigen Einschnitten versehenen Korken ersetzt wird, breit gedrückt.

Bissen (Boli) sind sehr grosse Pillen, die aus weicher Masse geformt werden.

Pulver sind trockene Arzneimischungen von mehr oder weniger feiner, aber immer homogener Beschaffenheit. Man unterscheidet einfache, gemischte, dispensirte und dividirte Pulver. Grosse Quantitäten gemischter Pulver schlägt man, um eine recht gleichmässige Mischung herbeizuführen und etwaige Klumpen zu beseitigen, durch ein Sieb. Sollen Extrakte oder Flüssigkeiten (Tinct. Opii) mit einem Pulver verrieben werden, so müssen dieselben vorher auf dem Wasserbade mit dem Pulver zusammen eingetrocknet werden. Aetherische Oele lassen sich mit Zucker gut verreiben. — Soll ein Pulver dosirt werden, so kann dasselbe entweder durch eine Theilung oder durch eine Vervielfältigung der ordinirten Menge geschehen; im ersteren Falle schreibt der Arzt: „divide in partes aequales No. X", in letzterem Falle: „dispense tales doses No. X". Gemischte Pulver, die stark riechende, flüchtige oder hygroskopische Stoffe enthalten, müssen iu Gläsern, dosirte Pulver in Wachskapseln abgegeben werden. Schlecht schmeckende Pulver werden wohl auch in Oblaten dispensirt. Man bedient sich zum Verschluss derselben besonderer Dispensirapparate, oder drückt einfach den befeuchteten Rand der einen ungefüllten auf den der gefüllten Oblate. Auch in Gelatinefalzkapseln und Hülsen werden Pulver dispensirt, doch sind die letzteren wenig in Aufnahme gekommen. — Für den Vieharzneigebrauch, sowie zu Umschlägen werden stets grobe Pulver dispensirt.

Species sind geschnittene Vegetabilien oder Theemischungen, die ebenfalls bisweilen in Einzeldosen verabfolgt werden.

Die dem äusseren Gebrauche dienenden **Augenwässer, Ohrwässer** und **Einspritzungen** sind meist einfache Mixturen, Salz- oder Extraktlösungen.

Linimente sind seifenartige Mischungen eines Oeles mit einer basischen Flüssigkeit. Nur der Opodeldoc ist eine mit Ammoniak und ätherischen Oelen versetzte wirkliche Seifenlösung.

Ueber die Bereitung der **Salben** giebt die Phormacopöe selbst die beste Belehrung. Es sollen schwerer schmelzbare Bestandtheile für sich oder unter Zusatz geringer Menge der leichter schmelzbaren Bestandtheile geschmolzen und die letzteren der geschmolzenen Masse unter Vermeidung jeder unnöthigen Temperaturerhöhung zugesetzt werden. Salben, welche aus Wachs oder Harz und Fetten (Oelen) bestehen, müssen nach dem Zusammenschmelzen bis zum Erkalten fleissig gerührt (agitirt) werden. Wässrige Flüssigkeiten werden den erkaltenden Salben unter Umrühren zugesetzt. Pulver müssen mit etwas Oel oder geschmolzener Salbe vor dem Zusetzen angerieben werden. Extrakte und Salze, mit Ausnahme des Brechweinsteins, sind vor dem Zusatze mit wenig Wasser anzureiben, oder darin zu lösen. Grosse Mengen spirituöser Flüssigkeit (Tinct. Myrrhae) müssen auf dem Wasserbade koncentrirt werden. Grössere Mengen wässriger Flüssigkeiten, als ein gewisses Quantum Fett zu binden vermag, werden oft durch einen geringen Zusatz von Oel oder Seifenpulver gebunden. Paraffinsalbe lässt man, nachdem sie nach dem Schmelzen einmal ordentlich erkaltet ist, ohne weiteres Umrühren erkalten. Das Mischen der Salben geschehe stets im Mörser, nie in der Kruke, die für die Abgabe bestimmt ist. Eine vorzügliche Mischung wird durch die in Frankreich überall gebräuchliche, bei uns ziemlich unbekannte Art mittelst einer sehr biegsamen, dünn- und breitblattigen Messerklinge auf einer Glas- oder Steinplatte bewirkt.

In ganz ähnlicher Weise, wie die Salben, werden die **Pflaster** bereitet. Das Mischen weicher Pflaster (z. B. der Kräuterpflaster) geschieht durch Kneten mit feuchten Fingern. Pflaster, welche Bleipflaster als Basis haben, erweicht man durch Uebergiessen mit heissem Wasser und malaxirt in einem metallenen Mörser, nachdem das abgekühlte Wasser abgegossen wurde. Pflaster, deren Wirksamkeit durch Behandeln mit Wasser leiden könnten, müssen im Wasserbade geschmolzen und halb erkaltet gemischt werden.

Sollen den Pflastern fremdartige Substanzen beigemischt werden, so müssen dieselben vorher in den geeigneten Zustand gebracht werden. Extrakte und Salze werden mit wenig Wasser angerieben oder darin gelöst. Unlösliche Körper dürfen nur als feinstes Pulver Verwendung finden und werden mit etwas Oel angerieben. Schwer schmelzbare, spröde Harze (Weihrauch, Myrrhe, Sandarac) werden feingepulvert direkt zugesetzt. Gummiharze werden im Wasserbade erweicht. Das

Salben. Stuhlzäpfchen. Vaginalkugeln.

Ausrollen der Pflaster geschieht, der Natur des Pflasters entsprechend, auf einer mit Wasser oder Oel befeuchteten Platte oder zwischen den Händen. Die ausgerollten Pflaster werden in Wachspapier gewickelt und in ein Konvolut gehüllt, welches mit Signatur zu versehen ist. — Bisweisen werden gestrichene Pflaster (Sparadraps) verlangt. In dem Falle werden die, wie beschrieben, erweichten Pflaster mit Hülfe einer langen, nicht zu elastischen Messerklinge, welche von Zeit zu Zeit in einer Spiritusflamme erwärmt wird, gleichmässig über Lammleder, Leinewand oder Seidentaffet vertheilt. Die Pflaster werden für gewöhnlich messerrückendick aufgetragen, Heftpflaster dünner, Cantharidenpflaster dicker. Rings um das Pflaster lässt man einen Rand von ca. 1 cm Breite frei. Pflaster, die an und für sich schlecht auf der Haut haften, werden auch wohl auf Heftpflaster gestrichen; beim Ausschneiden lässt man hier ebenfalls einen entsprechend grossen Heftpflasterrand stehen. Gestrichene Pflaster werden mit Wachs- oder Paraffinpapier bedeckt, aufgerollt und in ein Konvolut gehüllt, was zu signiren ist.

Stuhlzäpfchen (Suppositoria) sind feste Fettmischungen, die zur Aufnahme stärker wirkender Medikamente dienen und per anum eingeführt zu werden bestimmt sind. Die einfachsten Formen schneiden sich die Mütter für ihre Kinder selbst aus Seife. Bei den vom Arzt ordinirten Stuhlzäpfchen dient meist Cacaofett als Grundlage. Man kann dasselbe schmelzen, dem geschmolzenen Fett die gewünschten Medikamente, die, wie bei den Salben und Pflastern, hinreichend vorbereitet sein müssen, zumischen und die erkaltende Masse in Formen ausgiessen. Man hat hierzu Zinnformen, verfährt aber besser, wenn man kleine Düten von Wachspapier oder Stanniol macht, diese tief in feuchten Sand steckt, sie voll giesst und nach dem Erkalten schön zufaltet. Besser und gleichmässiger vertheilt durch die Masse wird der Zusatz, wenn die Masse nicht geschmolzen und ausgegossen, sondern aus geschabtem Cacaoöl in einem kaum lauwarm gemachten Mörser angestossen und die Masse in Formen gedrückt oder aus der Hand formirt wird. Die in den Handel kommenden hohlen Suppositorien, die nur mit dem Medikament für sich oder mit Fett zum Brei geformt, gefüllt und mit Stöpseln verschlossen werden, sind durchaus zu verwerfen, da sie den Intentionen des Arztes, eine bestimmte Menge einer von einem Medikament voll und ganz durchdrungenen Fettmasse langsam wirken zu lassen, nicht entsprechen.

Aus derselben Masse werden **Vaginalkugeln** verordnet, die die Gestalt eines Eies haben sollen und am besten mit der Hand formirt werden. Neuerdings ist beliebt worden, Vaginalkugeln aus Gelatine zu bereiten. Man verwendet zur Masse 2 Th. beste Gelatine, 6 Th. Gummischleim, 5 Th. Glycerin, löst und dampft bis auf 10 Th. ein. Nachdem der gewünschte Zusatz erfolgt ist, wird die noch fliessende Masse in schwach geölte Zinnformen ausgegossen.

Eins der wichtigsten Geschäfte für den Receptar ist das **Taxiren** der Recepte. Dasselbe muss systematisch geschehen. Man ermittelt zuerst die Preise für die verbrauchten Medikamente und setzt sie der Reihe nach unter einander, dann folgen die Arbeitspreise, zuletzt die Preise für die verwendeten Gefässe. So würden z. B. folgende Recepte:

Nr. 1.
Rcp. Cort. Granati 50,0
macera per horas 12 cum
Aq. dest. 500,0;
coque ad remanent. 200
colaturae adde
Extract. Filicis mar. 5,0
(Gummi arab. 10,0)
M.D.S. Nach Bericht.

Nr. 2.
Rcp. Bals. Copaiv.
Cerae flavae á 15,0
Cubebae plv. 30,0
m. f. pil. Nr. 200
D.S. Nach Bericht.

nach hiesiger Landestaxe folgendermassen zu berechnen sein:

Nr. 1.
Cort. Granati..... 50 Pf.
Aqua .... 15 „
Extr. Filcis ..... 1.00 „
Gummi arabic. ... 15 „
4 Wägungen .... 12 „
Maceriren .... 17 „
Decoct .... 34 „
Abdampfen ...... 30 „
Extractanreiben .. 15 „
Flasche.......... 25 „
3.10 Pf.

Nr. 2.
Bals. Copaiv. ..... 18 Pf.
Cera flava .... 18 „
Cubebae.......... 90 „
3 Wägungen ..... 9 „
Schmelzen .... 10 „
Anstossen .... 12 „
Ausrollen .... 70 „
Stöpselglas .... 35 „
2.60 Pf.

Allgemeine Regeln für die Receptur.

1. Bei der Annahme des Receptes wird der Name des Empfängers festgestellt. Ist derselbe undeutlich geschrieben oder gar nicht vorhanden, so wird das Fehlende ergänzt, oder der Name des Boten, oder eine Zahl auf das Recept geschrieben und dem Boten eine correspondirende Marke oder ein Coupon zur Legitimation übergeben.

2. Jedes Recept wird mindestens viermal durchgelesen, und zwar bei der Annahme, beim Anfertigen, beim Taxiren und beim Einschreiben.

3. Wer die Anfertigung eines Receptes begonnen, muss dieselbe auch vollenden, insbesondere die fertige Arznei auch selbst signiren.

4. Jede fertige Arznei ist unverzüglich zu signiren.

5. Alle Abweichungen und Zusätze sind auf dem Recepte zu vermerken, auch die Art des verwendeten Gefässes und der Ausstattung.

6. Sind Maximaldosen überschritten und kein Ausrufungszeichen gemacht, so ist dasselbe vom Arzt nachträglich zu erbitten. Sollte derselbe jedoch nicht zu erreichen sein, so ist nur die Maximaldosis zu dispensiren und dem Arzte Kenntniss davon zu geben.

Die Arbeiten der Defektur.

Die Defektur hat die Aufgabe, die Rohdrogen zur Dispensation vorzubereiten, pharmaceutische und chemische Präparate darzustellen, gekaufte Drogen und Präparate zu prüfen, **Defekte zu ergänzen** und in den Vorrathsräumen Ordnung zu halten.

Die Vorbereitung der Drogen besteht im **Sammeln, Trocknen und Zerkleinern der Vegetabilien**. **Blüthen, Blätter und Kräuter** einheimischer Pflanzen werden kurz vor dem Aufblühen oder während der Blüthezeit gesammelt. Nur in wenigen Fällen finden Ausnahmen statt und sind von der Pharmakopöe vorgezeichnet. Das Einsammeln muss bei trockenem, sonnigem Wetter, am besten früh morgens oder gegen Abend geschehen (beregnete Fliederblumen werden schwarz, Königskerzen misfarben, von Chamillen fallen die Randblüthen ab). Das Trocknen geschehe auf dem reingefegten, gedielten, luftigen Trockenboden. Das Ausstreuen ist so sparsam zu bewirken, dass sich die einzelnen Theile möglichst wenig berühren. Die lufttrockenen Vegetabilien werden, wenn nöthig, auf Horden im Trockenschrank nachgetrocknet. **Wurzeln und Wurzelstöcke** werden beim Beginn des Frühjahres oder beim Ausgange des Herbstes gesammelt, von perennirenden Pflanzen möglichst im dritten Jahre; die Wurzeln zweijähriger Pflanzen werden im zweiten Frühjahr gesammelt. Die Wurzeln werden gereinigt (gebürstet, gewaschen, gekämmt, appretirt), wo nöthig geschält, gespalten und getrocknet wie die Kräuter. **Rinden** sammelt man bei Beginn des Frühjahres von jungen Stämmen und kräftigen Aesten. **Früchte und Samen** werden im Zustande völliger Reife gesammelt (die Herbstzeitlose reift um Johanni des zweiten Jahres). — Die **Aufbewahrung** der Vegetabilien geschieht in Kisten oder Tonnen, die mit gut schliessenden Deckeln versehen sein müssen. Stark riechende Stoffe werden auch in Blechgefässen oder Fässern von gefülltem Papierstoff mit dicht schliessenden Deckeln aufbewahrt.

Das **Zerkleinern** der Drogen kann bestehen in einem Schneiden, Raspeln, Stossen, Mahlen, Präpariren oder Schlämmen. Der Grad der Zerkleinerung wird angegeben durch die Bezeichnung: grobe oder feine Species, grobes oder feines Pulver und wird durch vorschriftsmässiges Sieben erreicht. Als Schneideinstrumente dienen Schneide-, Stampf- und Wiegemesser, für den Grossbetrieb Schneidemaschinen, durch welche kubische Stücke erhalten werden. — Das Stossen wird im Mörser besorgt, dessen Keule vielfach mit einem federnden Baum in Verbindung gesetzt ist. — Mühlen werden durch Hand- oder Dampfbetrieb in Bewegung gesetzt. Für grobe Pulver werden geraubte, für feine Pulver geriefte Walzen eingelegt, die allmälig enger gestellt werden. Ueberall darf nur ein gut vorgetrocknetes Material zur Verwendung kommen. Gummiharze macht man durch Ausfrierenlassen spröde. — Das Präpariren mineralischer Stoffe geschieht durch Zerreiben kleiner Portionen in Mörsern mit rauhen Wandungen und rauhen Pistillen. Das Schlämmen (Laevigiren) wird in derselben Weise unter Beihülfe von Wasser ausgeübt. Vom zerriebenen Pulver wird der feine Schlamm von Zeit zu Zeit mit Wasser in ein anderes Gefäss abgespült und wird nach geschehenem Absetzen auf einem Filter gesammelt.

Als Species werden zerkleinerte Vegetabilien bezeichnet, welche durch Siebe mit 4—6 mm (zu Theemischungen) oder mit 2—3 mm (zu Umschlägen) Maschenweite geschickt worden sind. Das feine Pulver muss durch Absieben entfernt werden. Für Pulver müssen Siebe mit verschiedener Maschenweite vorhanden sein. Feinste Pulver werden durch Florsiebe, minder feine Pulver durch Haarsiebe geschickt. Zum Sieben der Species werden Draht- und Rohrsiebe verwendet. Est ist selbstverständlich, dass sämmtliche Siebe nach dem Gebrauch und vor dem Weghängen gut gereinigt werden müssen.

Die Darstellung pharmazeutischer Präparate kann bestehen in dem Ausziehen wirksamer Bestandtheile oder in der kunstgemässen Mischung von Drogen. Das Ausziehen geschieht entweder durch Destillation oder durch Digestion; concentrirte Auszüge werden Extrakte genannt. Der Destillation bedient man sich, um die in den Pflanzenstoffen enthaltenen flüchtigen Stoffe, sei es für sich (ätherische Oele), sei es in Wasser oder in Weingeist gelöst (destillirte Wässer oder Spiritusse) zu gewinnen. Man destillirt entweder über freiem Feuer oder aus dem Dampfbade und lässt auch in letzterem Falle Wasserdämpfe durch die in der Destillirblase befindlichen Ingredienzen streichen. Man erhält im ersteren Falle kräftigere Destillate, aber die Wasser werden bei längerer Aufbewahrung leichter schleimig, als die durch Dampfdestillation bereiteten. Da Wasser nur eine geringe Quantität ätherisches Oel zu lösen vermag, scheidet sich ein Mehr desselben an der Oberfläche aus. Um dasselbe zu gewinnen, wendet man als Vorlage eine Flasche an, welche seitwärts über dem Boden mit einem S förmigen, heberartig wirkenden Rohr versehen ist, welches sich bis an die Mitte des Flaschenhalses erhebt, und durch welches das Wasser abfliesst, während sich das Oel im Niveau des Flaschenhalses ansammelt (Florentiner Flasche). Bei Oelen, die specifisch schwerer als Wasser sind, wird das Wasser durch Auflösen von Kochsalz oder Glaubersalz verdichtet. Die Trennung des Oeles vom Wasser geschieht mittels eines Scheidetrichters. — Concentrirte Wässer werden aus einfachen hergestellt, indem man solche mit Weingeist versetzt und dann 10% davon abdestillirt. — Die destillirten Spiritusse werden stets im Dampfapparate abgezogen.

Durch Digestion werden Tincturen gewonnen. Die zerkleinerten Drogen werden mit dem 5—10fachen Gewicht Wasser, Weingeist oder Wein übergossen und 3—6 Tage lang bei 25—35° im verschlossenen Gefässe unter öfteren Umschütteln bei Seite gestellt. Sodann

Elixire. Extracte. Syrupe. 433

wird die Flüssigkeit abgepresst und nach 24stündigem Absetzen filtrirt. Zum Ausziehen von Rhabarber wird eine sehr schwache Potaschelösung verwandt; die Mehrzahl der Pflanzenstoffe wird mit verdünntem Weingeist, ölhaltige Stoffe werden mit Aetherweingeist, Harze mit starkem Weingeist ausgezogen. Homöopatische und narkotische Tincturen werden vielfach durch Vermischen der frisch gepressten Kräutersäfte mit Weingeist und Abfiltriren von den ausgefüllten Stärke- und Eiweissstoffen bereitet. Dunkel gefärbte Tincturen und solche, in denen Extrakte gelöst sind, heissen **Elixire**.

Zur Bereitung von **Extrakten** werden die gleichmässig zerkleinerten Rohstoffe je nach der Beschaffenheit derselben mit Wasser, Weingeist oder Aether macerirt oder digerirt. Die wässerigen Auszüge werden bis auf ein Drittel ihres Gewichtes eingedampft und nach mehrtägigem Absetzen kolirt. Weingeistige und ätherische Auszüge werden nach kurzem Absetzen filtrirt. Kolaturen und Filtrate werden im Wasserbade eingedampft, wozu mit Vortheil ein Vakuumapparat benutzt wird; von ätherischen Auszügen wird der Aether bei einer 50° nicht übersteigenden Temperatur abdestillirt. Narkotische Extrakte werden aus Auszügen erhalten, die bereitet werden, wie bei den narkotischen Tincturen angegeben ist. Hinsichtlich der Konsistenz unterscheidet die Pharmakopöe **dünne** Extrakte, von der Dicke des frischen Honigs; **dicke**, welche, erkaltet, sich nicht mehr ausgiessen lassen; und **trockene**, welche sich zerreiben lassen. Die letzteren werden durch Eindampfen, Austrocknen und Zerreiben der dicken Extrakte bereitet; narkotische Extrakte erhalten hierbei einen Zusatz von gleichen Theilen Süssholz. — Dicke Extrakte werden in Porzellan- oder Thonbüchsen, dünne in starken Flaschen, trockene in gut verschlossenen Flaschen in der Materialkammer aufbewahrt.

Behufs Herstellung der medicinischen **Syrupe** werden die kunstgemäss bereiteten Pflanzenauszüge mit dem Doppelten ihres Gewichtes bestem Zucker aufgekocht, worauf die Lösung kolirt oder filtrirt wird. Alle Syrupe mit Ausnahme des aus einer Emulsion bereiteten Mandelsyrupes müssen klar sein. **Fruchtsäfte** werden aus zerquetschten Früchten (Himbeeren, Kirschen) bereitet, die man behufs Zerstörung schleimiger und pektinöser Stoffe bei einer Temperatur von etwa 20° so lange vergären lässt, bis eine filtrirte Probe durch Zumischen eines halben Volumen Weingeist nicht weiter getrübt wird; dann wird abgepresst und filtrirt. Andere suchen die Entfernung der fermentirend wirkenden Stoffe durch einfaches Aufkochen und Filtriren der frisch gepressten Fruchtsäfte zu erreichen.

Medicinische **Honige** werden durch Eindampfen des geläuterten Honigs mit Pflanzenauszügen bereitet. — Syrupe und Honige müssen in trockene Flaschen gefüllt auf im Keller in nicht luftdicht verschlossenen Gefässen aufbewahrt werden.

Von denjenigen Präparaten, die durch Mischung in grösseren Mengen hergestellt werden, kommen vorzugsweise Salben und Pflaster in Betracht. — Bei der Bereitung der Salben ist derart zu verfahren, dass die schwerer schmelzbaren Körper für sich geschmolzen und dann die leichter schmelzbaren Körper nach und nach zugesetzt werden, wobei jede unnütze Temperaturerhöhung zu vermeiden ist. Salben, welche aus Wachs oder Harz und Fetten bestehen, müssen bis zum Erkalten gerührt werden; ebenso solche, welche während des Erkaltens einen Wasserzusatz erhalten sollen. Pulverförmige Körper müssen als feinstes Pulver mit etwas Fett oder geschmolzener Salbe vor dem Zusatze zur Hauptmasse angerieben werden. Salze, mit Ausnahme des Brechweinsteins, und Extrakte müssen mit wenig warmem Wasser angerieben werden. Zur Tödtung des Quecksilbers kann man etwas Aether oder Benzin verwenden. Paraffinsalbe lässt man ungerührt erkalten. Kräutersalben werden durch Digeriren der mit Weingeist durchfeuchteten Kräuter mit Fett im Wasserbade und Koliren erhalten. — Gekochte Oele werden in derselben Weise bereitet. Um eine schöne grüne Farbe zu erzielen, wurde die Digestion in einem kupfernen Kessel bewirkt und die Masse noch eine Nacht in demselben zur Abkühlung bei Seite gestellt; heutzutage färbt man mit Chlorophyllpräparaten nach. Beides ist unerlaubt. — Cerate sind Fett- und Harzmischungen, die den Uebergang zu den Pflastern bilden. Dieselben werden auf dem Wasserbade geschmolzen und in Kapseln von starkem Papier, besser in Zinnformen (cylindrische oder flache) ausgegossen. — Die Pflaster scheiden sich in gekochte und in gemischte Arten. Von den ersteren ist das wichtigste das Bleipflaster, welches gleichzeitig als Grundlage für viele andere gemischte Pflaster dient. Man erhält es durch Kochen der gut geglühten, fein gesiebten Glätte mit einer Mischung von Schweinefett und Olivenöl über mässigem Feuer, unter steten Umrühren und unter Zusatz von sehr kleinen Mengen warmen Wasser, bis die ursprünglich röthliche Farbe gelblich weiss geworden, an der Oberfläche grosse Blasen erscheinen und eine in kaltes Wasser getröpfelte Probe nach dem Erkalten plastisch erscheint. In ähnlicher Weise lässt sich Bleiweisspflaster herstellen, indessen schreibt die Phamarkopöe vor, dass dasselbe durch Zusammenschmelzen resp. Mischen von Bleipflaster, Oel und Bleiweiss bereitet werden soll. — Das Mutterpflaster wird durch Kochen von 1 Th. Mennige mit 2 Th. Olivenöl unter stetem Umrühren, bis die ursprünglich rothe Mischung unter plötzlichem Aufschäumen schwarzviolett erscheint, bereitet; sodann wird gelbes Wachs, und der erkaltenden Masse in Oel gelöster Kampher zugesetzt, worauf die Masse in Kapseln oder Schachteln gegossen oder zu Stangen ausgerollt wird. — Gemischte Pflaster, welche Bleipflaster zur Grundlage haben, sind: Gummipflaster, Heftpflaster, Bleiweisspflaster, Quecksilberpflaster und Seifenpflaster. Gummiharze, die dem Bleipflaster zugesetzt werden sollen, müssen vorher im Wasserbade mit wenig Wasser zusammen geschmolzen und kolirt werden und werden dem halb erkalteten Bleipflaster zugesetzt. Ebenso werden Harze für sich geschmolzen und dem geschmolzenen Bleipflaster zugesetzt.

Schwerschmelzende Harze werden als feinstes Pulver beigemischt. Quecksilber wird mit Terpenthin unter Zusatz von Terpenthinöl verrieben, welcher Mischung ein halb erkaltetes Gemisch von Bleipflaster und Wachs zugesetzt wird. Andere Pflaster dieser Art sind Mischungen von Harz, Wachs und Fetten, die häufig Zusätze eines färbenden Mittels, oder ätherischer Oele oder Kräuterpulver erhalten. Die Mehrzahl der Pflaster wird mit Wasser, Kräuterpflaster mit Oel ausgerollt. Letztere werden wohl auch zur besseren Haltbarkeit mit einem dünnen Lack überzogen. Das Formiren der Pflaster geschieht in grösseren Laboratorien durch Pressen der Masse durch Metallcylinder, deren Böden mit Oeffnungen verschiedenen Kalibers versehen sind. (Aehnliche Vorrichtungen dienen zur Herstellung des gereinigten Lakritzens). — Das Englische Heftpflaster wird durch wiederholtes Bestreichen von Seidentaffet, welches in einem Rahmen ausgespannt ist, mit Hausenblaselösung erhalten. Die Rückseite pflegt mit Benzoetinctur oder Tolubalsamlösung bestrichen zu werden. — Alle Pflaster, mit Ausnahme des Englischen, werden im Keller aufbewahrt, die Kräuter- und aromatischen Pflaster in Wachspapier gewickelt in Blechgefässen.

Die in pharmazeutischen Laboratorien vorkommenden Arbeiten zur Darstellung chemischer Präparate sind immer noch mannigfacher Art. Ein sich oft wiederholender Process ist das Auflösen der Metalle in einer Säure behufs Darstellung eines Salzes (Ferrum sulfuricum, Zincum sulfuricum, Argentum nitricum, Bismuthum subnitricum). Derartige Lösungen werden entweder in Stehkolben oder in Porzellanschalen vorgenommen und durch Wärme (Wasser- oder Sandbad) unterstützt. Wo Wasserstoff entweicht, darf kein Licht in der Nähe sein, wo Chlor, Salzsäure, Untersalpetersäure frei werden, muss für guten Abzug gesorgt sein.

Oefter noch kommen Sättigungsprocesse vor, Vorgänge, bei welchen durch Neutralisation von Säuren mit Oxyden oder kohlensauren Salzen anderssaure Salze gewonnen werden sollen. Das Sättigen mit Carbonaten muss stets unter Erwärmen resp. Erhitzen geschehen, um die Kohlensäure zu vertreiben, welche anders den Neutralitätspunkt nicht erkennen lassen würde. Der letztere ist beim Auflösen von Schwermetalloxyden durch Lakmuspapier nicht zu ermitteln und müssen in solchen Fällen von beiden Theilen stöchiometrisch genau berechnete Mengen verwendet werden. Vielfach werden die neu gebildeten Salze in gelöstem Zustande verwendet (als Liquores), andernfalls werden sie durch Krystallisation in ihre eigentliche Beschaffenheit übergeführt.

Vor allen Dingen hat man im wiederholten Umkrystallisiren ein Mittel in der Hand, ein überhaupt krystallisirbares Salz im Zustande grösster Reinheit zu gewinnen. Da eine Flüssigkeit bei einer gewissen Temperatur nur eine bestimmte Menge eines Salzes gelöst zu erhalten vermag, so muss bei abnehmender Temperatur und Koncentrirung des Lösungsmittels ein Ausscheiden dessen stattfinden, was jenes nicht mehr gelöst zu halten vermag. Wenn die Ausscheidungen hierbei mathematisch begrenzte Formen annehmen, vollzieht sich ein **Krystallisationsprocess**. Da sich hierbei nur gleichartige Theile vereinen, so ist es erklärlich, dass die Salze zu Krystallen werden, während nicht krystallisirbare Unreinigkeiten in der Flüssigkeit (der Mutterlauge) verbleiben. Die Trennung der Salze von einander beruht auf deren verschiedenen Löslichkeit resp. auf dem ungleichen Lösungsvermögen der Mutterlauge für verschiedene Krystallformationen. Um eine Lösung zum Krystallisiren zu bringen, wird sie eingedampft, bis sich ein Salzhäutchen auf ihrer Oberfläche zeigt; dann wird das Gefäss bei Seite gesetzt. Für viele Lösungen bestehen eigene Araeometer, die die Dichtigkeit angeben, bei welcher erfahrungsgemäss das ergiebigste Krystallisiren stattfindet. Vortheilhaft ist, die Lösungen nicht zu sehr zu concentriren und möglichst langsam und nicht zu tief abkühlen zu lassen, Gefässe mit rauhen, steilen Wänden (Thongefässe, Holzkübel) anzuwenden und einige schön gebildete Krystalle desselben Salzes in die Flüssigkeit aufzuhängen. In Fabriken werden vielfach Fäden oder Rohrstäbchen zum Ansetzen der Krystalle durch die Gefässe gezogen. Aus der von den Krystallen abgegossenen Mutterlauge lassen sich durch weiteres Eindampfen noch mehr, wenn auch unreinere Krystalle erhalten. — Kleine Krystalle erhält man durch gestörte Krystallisation, d. h. durch heftiges Umrühren der erkaltenden Lauge, oder durch Fällung mittels Weingeist. Die Krystalle werden auf Trichtern nun gesammelt und entweder mit concentrirten wässerigen Lösungen ihrer selbst, oder mit wenig Wasser oder Weingeist abgespült und im Trichter, zwischen Fliesspapier oder auf Ziegeln bei Zimmertemperatur getrocknet.

Bei **Fällungen** wird durch Wechselzersetzung zweier löslicher Körper ein neu entstandener unlöslich als feinstes Pulver ausgeschieden (präcipitirt). Im Princip wendet man sehr verdünnte Lösungen an und setzt unter stetem Umrühren das Fällungsmittel der anderen Flüssigkeit in feinstem Strahle zu, indessen finden auch Ausnahmen statt. Bisweilen ist das Präcipitat in einem Ueberschuss des Fällungsmittels löslich, und es muss in den Fällen eine genaue Berechnung und Anwendung stöchiometrischer Zahlen stattfinden. Auch die Temperatur der Lösungen ist von Einfluss auf das Ergebniss; je nach Umständen sind heisse Lösungen anzuwenden oder es wird kalt gefällt. Der Niederschlag wird auf einem Filter oder einem leinenen Kolatorium gesammelt und muss ausgesüsst (gewaschen), d. h. von den anhängenden Resten beider Lösungen, aus denen der Niederschlag hervorgegangen ist, befreit werden. Das Aussüssen auf dem Filter geschieht mittelst einer Spritzflasche. Auf dem Kolatorium gesammelte Niederschläge werden ins Fällungsgefäss zurückgefüllt und mit grossen Mengen Wasser angerührt; nach erfolgtem Absetzen wird das Waschwasser abgegossen (dekantirt) oder abgehebert. Diese Operation wird so oft wiederholt, bis die Prüfung des abgegossenen Wassers mit den entsprechenden Reagentien die nöthige Reinheit zeigt. Das Trocknen der Niederschläge geschieht im Filter, zwischen Fliesspapier oder auf Thonziegeln; von umfangreichen Niederschlägen wird die Hauptmenge des Wassers durch Abpressen entfernt.

Auch das Entwickeln von Gasen ist eine ziemlich häufig vorkommende Arbeit. Man bedarf dazu des Entwickelungsgefässes, der Waschflasche und der Vorlage. Als ersteres verwendet man einfache, starkwandige Flaschen oder Stehkolben, je nachdem die Entwicklung kalt oder unter Anwendung von Wärme geschieht. Das Entwickelungsgefäss ist mit einem doppelt durchbohrten Kork-, besser Gummistöpsel zu verschliessen. Die eine Oeffnung im Stöpsel dient zur Durchführung des rechtwinkelig gebogenen Gasleitungsrohres; durch die andere Oeffnung kann ein Trichterrohr geschoben werden, durch welche die zur Entwickelung aus dem bereits im Gefäss vorhandenen trockenen Material dienende Säure gegossen wird. Die letztere Vorrichtung kann unter Umständen fehlen. Das Waschgefäss ist eine mit drei Tuben versehene (Woulf'sche) Flasche. Durch die beiden äusseren Tuben sind mittelst dichtschliessender Gummistöpsel rechtwinklige Rohre geführt, von denen eins mittels eines Gummirohres mit dem aus dem Entwickelungsgefäss kommenden Gasleitungsrohr, das andere mit einem andern rechtwinklig gebogenen Rohr, welches in die Vorlage taucht, verbunden ist. Das Trichterrohr und das zuerst bezeichnete, in die Waschflasche geführte Rohr müssen in die Flüssigkeiten eintauchen; das Gasableitungsrohr und das zuzweit bezeichnete, in die Waschflasche geführte Rohr müssen dicht unter dem Stöpsel abgeschnitten sein. Durch den mittleren Tubus der Waschflasche wird, ebenfalls luftdicht, ein Sicherheitsrohr geführt, welches ebenso wie das in die Vorlage geführte Rohr in die Flüssigkeit eintauchen muss. Man hat Sorge zu tragen, dass alle Verbindungen gut schliessen. Ob die Gasentwicklung durch Erwärmen zu unterstützen sei, hängt von Umständen ab; bei der Entwicklung von Wasserstoff, Schwefelwasserstoff, Kohlensäure ist es z. B. nicht nöthig. Muss Erwärmen stattfinden, so wendet man ein Sandbad an; nur bei kleinen Gefässen ist ein Erhitzen über direktem Feuer mit untergelegtem Drahtnetz zu empfehlen. In der Vorlage ist gewöhnlich Wasser vorgeschlagen, welches mit dem entwickelten Gase gesättigt werden soll. Die Sättigung ist perfekt, wenn von der mit Glasstopfen versehenen Flasche nach kräftiger Durchschüttelung des Inhaltes der Stopfen abgeworfen wird. Ist nicht Wasser, sondern irgend eine Lösung in der Vorlage, die das Gas nicht absorbirt, sondern chemisch bindet, so wird viel Wärme frei und es muss für gute Abkühlung gesorgt werden.

Die Destillation ist eine Verflüchtigung von Flüssigkeiten mit darauf folgender Wiederverdichtung der Dämpfe. Als Destillationsgefässe verwendet man Retorten oder Kolben. Erstere haben gewöhnlich lange Hälse, die man direkt in die Vorlagen einführt; wenn die Hälse nicht lang genug, oder übermässig weit sind, werden sie mit einer Allonge verbunden. Letztere erhalten einen Aufsatz (Helm mit Abflussrohr) oder bei leicht flüchtigen Flüssigkeiten ein durch den

Stöpsel gehendes Ableitungsrohr. Die Vorlagen müssen gut gekühlt werden. Wendet man Kolben an, so werden dieselben auf Rohrkörbe oder Strohkränze gelegt, die von Wasser umgeben sind. Man belegt sie von oben mit Lappen und lässt aus einer Leitung kaltes Wasser in dünnem Strahle auf dieselben fliessen. Selbstverständlich muss für zweckmässigen Abfluss des Kühlwassers gesorgt werden. Wenn Eis zur Verfügung ist, legt man solches ins Kühlwasser und kann die Wasserleitung entbehren. Unter Umständen ist die Einschaltung eines besonderen Kühlers, durch welchen man ununterbrochen Wasser fliessen lässt, (Liebig'scher Kühler) vorzuziehen. Die Erwärmung des Destillationsgefässes geschieht entweder im Wasserbade, über Kohlenfeuer oder im Sandbade. Da bei Destillationen erst die flüchtigeren, dann die minder flüchtigeren Flüssigkeiten übergehen, so hat man hierin ein Trennungsverfahren für beide, ebenso wie man durch Destillation flüchtige von beständigen Körpern, die in der Retorte zurückbleiben, zu trennen vermag. Hierauf beruht das Wesen der Reinigung von Flüssigkeiten durch wiederholte Destillation (Rektifikation). Fraktionirte Destillation nennt man das Verfahren, bei welchem die Destillation insofern unterbrochen wird, als man bei einer gewissen regelmässigen Steigerung der Temperatur die Vorlagen wechselt und so das je für sich auffängt, was z. B. zwischen fünf und fünf oder zwischen zehn und zehn auf einander folgenden Wärmegraden überdestillirt ist.

Bei der Sublimation werden feste Körper verflüchtigt und durch Abkühlung wieder verdichtet. Auch die Sublimation hat den Zweck, die flüchtigen Körper von den nicht flüchtigen zu trennen; wiederholtes Umsublimiren ist ebenfalls als Reinigungsverfahren zu betrachten. Man pflegt die Sublimation bei wenig Material in Kolben, bei viel Material in ei- oder kugelförmigen eisernen Mulden vorzunehmen. Die etwa zum vierten Theil gefüllten Kolben werden mit einem Kreidestöpsel lose verschlossen und im Sandbade erhitzt. Nachdem der Prozess beendet, wird der obere Theil abgesprengt. Von dem erkalteten Glase ist das Sublimat durch leichtes Klopfen abzulösen. Zur Sublimation der Benzoesäure verwendet man Pappkästen in kubischer, Hutschachteloder Zuckerhutform, die mit glattem Papier ausgeklebt sind. Die grobgepulverte Benzoe wird in einer eisernen Pfanne über mässigem Kohlenfeuer erhitzt. Die Pfanne ist mit einem sehr flachen Trichter bedeckt, dessen kurze und sehr weite Röhre in den Kasten hineinragt und luftdicht mit demselben verbunden ist. Ueber die Oeffnung wird auch wohl Gaze aufgespannt, um ein Zurückfallen der sublimirten Säure in der Pfanne zu verhüten. Die Sublimation pflegt in 6—8 Stunden beendet zu sein.

Glüh- und Schmelzoperationen kommen nur selten noch in pharmaceutischen Laboratorien vor. Krystallwasserhaltige Salze werden in blanken eisernen Kesseln über Kohlenfeuer entwässert; Alaun entwässert man in einer Porzellanschale im Sandbade. Magnesium und

Zinkcarbonat werden in hessischen Tiegeln, die auf einen Stein gestellt und mit einem Thondeckel bedeckt werden, und von Kohlen rings umgeben sind, im Windofen geglüht. — Schmelzoperationen werden entweder ebenfalls in hessischen Tiegeln (z. B. Cyankalium aus Blutlaugensalz), oder in eisernen Grapen (Schwefelleber), oder in Porzellankasserolen (Höllenstein) vorgenommen.

Verpuffungen kommen kaum noch vor, denn selten wird das chemisch reine Kaliumcarbonat mehr aus Salpeter und Weinstein bereitet. Die getrockneten Substanzen werden gemischt, in Kegelform auf eine eiserne Platte gebracht und an der Spitze entzündet. Es ist dieselbe Arbeit, als wenn man eine bengalische Flamme abbrennt.

Eine sehr wichtige Arbeit für den Defektar ist die **Bestimmung des specifischen Gewichtes** der Flüssigkeiten und die Regulirung desselben. Die Bestimmung geschieht mittels Araeometer, mittels 50 g Gläser oder mittels der Mohr-Westphalschen Wage (siehe Physik. Theil). Das **Stellen (Reguliren)** wird mit Hilfe von Gehaltstabellen, die sich in allen chemischen Lehrbüchern finden, ausgeführt und soll an folgenden Beispielen gezeigt werden. Gesetzt den Fall, man habe 2,5 kg einer Salzsäure mit dem spez. Gew. 1,198, die auf das von der Pharmakopöe vorgeschriebene spez. Gew. von 1,124 gebracht werden soll. Das erstere entspricht nach der Ure'schen Tabelle einem Gehalt von 40 %, das letztere einem Gehalt von 25 % reiner Salzsäure (HCl). Mithin

$$25 : 40 = 2500 : x$$
$$x = \frac{2500 \times 40}{25} = 4000$$

Die 2,5 kg Salzsäure vom spez. Gew. 1,198 sind somit durch Verdünnen mit 1,5 kg Wasser auf 4 kg Säure zu bringen. — Oder man habe 5 kg Salmiakgeist vom spez. Gew. 0,900, der auf das vorgeschriebene Gewicht von 0,960 gebracht werden soll. Ersterer enthält nach der Carius'schen Tabelle 29 %, letzterer 10 % Ammoniak (NH_3). Mithin

$$10 : 29 = 5000 : x$$
$$x = \frac{29 \times 5000}{10} = 14500$$

Die 5 kg Salmiakgeist vom spez. Gew. 0,900 sind somit durch Zumischen von 9,5 l Wasser auf 14,5 kg zu bringen.

In ähnlicher Weise werden die Titrirflüssigkeiten hergestellt. Gesetzt, man habe eine grob eingestellte Normal-Kalilauge gegen Normal-Oxalsäure geprüft und ermittelt, dass statt 10 schon 8,6 cc zur Sättigung von 10 cc der Säure genügen. Habe man einen Vorrath von 850 cc der grob eingestellten Lauge, so würde zu berechnen sein:

$$8,6 : 10 = 850 : x$$
$$x = \frac{10 \times 850}{8,6} = 988$$

Der Vorrath würde somit durch Verdünnen mit 133 cc Wasser auf 988 cc zu bringen sein. In derselben einfachen Weise ist, wenn einmal Kalilauge fehlen sollte, aus der offizinellen Ammoniakflüssigkeit ein Normal-Alkali ex tempore herzustellen. Das Aequivalent des Ammoniaks (NH_3) ist 17. Ein Liter Normallauge hat somit 17 g oder 1,7 % Ammoniak zu enthalten. Da der offizinelle Salmiakgeist 10 % Ammoniak enthält, würde zu berechnen sein:

$$1{,}7 : 10 = 100 : x$$
$$x = \frac{100 \times 10}{1{,}7} = 587.$$

Es sind somit 100 cc offizineller Salmiakgeist durch Zumischen von 487 cc Wasser auf 587 cc zu bringen.

Etwas complizirter ist das Richtigstellen, wenn zwei Flüssigkeiten von verschiedenen spez. Gewichten verbunden sind. Gesetzt, man habe 5 l Weingeist vom spez. Gew. 0,9346 (= 50 Vol. %) und wolle durch Zumischen von einem Weingeist mit dem spez. Gew. 0,8161 (= 95 Vol. %) einen Weingeist vom spez. Gew. 0,8772 (= 75 Vol. %) herstellen, so calculirt man wie folgt: Der erste Weingeist enthält (75—50) 25 % Alkohol zu wenig, der letzte (95—75) 20 % zuviel; mithin

$$20 : 25 = 5 : x$$
$$x = \frac{25 \times 5}{20} = 6{,}25.$$

Somit sind die 5 l des 50 %igen Weingeistes mit 6,25 l des 95 %igen zu vermischen, um einen Weingeist von dem gewünschten Gehalt (75 %) zu bekommen.

Allgemeine Regeln für die Defektur.

1. Vor dem Einfassen sind die Signaturen des Stand- und des Vorrathsgefässes mit einander zu vergleichen.

2. Beim Giessen von Flüssigkeiten aus grossen Gefässen mache man reichlichen Gebrauch von Anwendung von Trichtern. Leicht entzündliche Flüssigkeiten, wie Aether, Benzin etc., werden nie anders, als durch Trichter umgegossen, auch nie bei der Beleuchtung frei brennender, sondern mindestens umschlossener Kerzen (Laternen), am besten bei Tageslicht.

3. Defekte werden nur in saubere Gefässe eingefasst; gefüllte Gefässe sind vor dem Wegstellen äusserlich nochmals zu reinigen.

4. Jeder Defekt wird zunächst auf eine Taschennotiztafel, dann auf die Hauptdefekttafel gebracht.

5. Ueber selbstbereitete Medikamente wird sorgsamst Buch geführt, insbesondere über die Ausbeute. Auf Ansatzflaschen ist Inhalt und Datum zu vermerken.

6. In kalte Gefässe von Glas, Porzellan oder Thonzeug dürfen nie kochend heisse Flüssigkeiten gegossen werden; auch dürfen derartige Gefässe — Porzellan nur mit besonderer Vorsicht — nie über freiem Feuer erhitzt werden.

7. Gefässe mit rundem Boden sind auf Strohkränze zu setzen.

8. Sämmtliche Vorrathsräume sind ununterbrochen rein und in aufgeräumtem Zustande zu erhalten; die Arbeitsplätze im Laboratorium sind täglich vor Schluss der Arbeit aufzuräumen.

9. Gekaufte Droguen sind mit der Faktur zu vergleichen, alsbald zu prüfen und bei Sorte zu bringen resp. zurückzustellen oder zu reklamiren.

10. Nie darf es an Brennmaterial oder Wasser im Laboratorium fehlen.

V.

PHARMACEUTISCHE BUCHFÜHRUNG
FÜF KLEINERE UND MITTLERE GESCHÄFTE.

Buchführung.

Die Buchführung des Apothekers bezweckt einmal, ihm selbst einen Ueberblick über den Umfang, die Rentabilität und die Leistungsfähigkeit seines Geschäftes, sowie über seine jeweiligen Vermögensverhältnisse, mit Bezug auf sein Geschäft, zu geben; sie bezweckt ferner, bei unglücklichem Geschäftsgange den Apotheker seinen Gläubigern gegenüber zu rechtfertigen, und bildet die einzig solide Unterlage für einen reellen Kauf oder Verkauf einer Apotheke. Der ganze Kern der Buchführung liegt in einer zweckmässigen Gegenüberstellung von „Einnahme" und „Ausgabe" und in dem sich daraus ergebenden Resultate. Wie solches zu erzielen sei, wird die Anleitung zum Gebrauche der folgenden, die Bücher repräsentirenden Tabellen, ergeben.

Die Einnahme setzt sich zusammen aus Receptur, Handverkauf und den Erträgen des Grundstückes. Sie kann sein eine „Soll-Einnahme", und bildet als solche das Conto, oder ist eine „Hat- (Effectiv-) Einnahme", und bildet als solche die Baar-Einnahme. Zur Controle der Receptur dient das Recept-Journal (Formular A), in welchem Monat, Datum, Jahreszahl, Nummer, Name des Patienten und dessen Wohnort, Receptcopie, Name des Arztes und Taxe, mit Angabe ob baar bezahlt, oder auf Conto entnommen, bemerkt wird. Die Conto-Recepte bleiben als Beläge in der Apotheke zurück. Einzelne Familien haben Recept-Contobücher, denen die Belagcopieen zu entnehmen sind. Täglich wird Kasse gemacht, und das, was nach Abzug der Baar-Receptur übrig bleibt, bildet den Baar-Handverkauf. Für diejenigen Handverkaufs-Gegenstände, die auf Conto entnommen werden, werden Beläge angefertigt, welche den Recept-Formularen an Form möglichst gleichkommen, um mit diesen gemeinschaftlich in Fascikel gebracht zu werden. Das gesammte Conto wird gebucht. Jeder Entnehmer erhält im Hauptbuch I (Formular E) ein besonderes Folium nach Angabe der Tabelle, dessen Nummer sowohl im Register, als oben auf dem Belagsfascikel vermerkt wird. Letztere werden, nach Buchstaben geordnet, in entsprechenden Räumen aufbewahrt, während das Buch selbst zum Ausschreiben der Rechnungen dient. Das Folium enthält ausser Namen des Empfängers, Datum, Jahreszahl und Angabe dessen, was empfangen wurde, den Preis dafür, in der mit „Debet" bezeichneten Colonne. Das, was der Folieninhaber bezahlt, wird in die mit „Credit" bezeichnete Colonne eingetragen. Das, was er schuldig bleibt, ist das Saldo; es wird beim Abschluss eines alten Conto in die

Credit-Colonne als letzter Posten eingetragen, und bei Eröffnung eines neuen in die Debet-Colonne als „Vortrag" gebracht.

Nachträglich bezahltes Conto wird zunächst dort gebucht, wo es angenommen wird. Hierfür ist in der Apotheke eine Kladde vorhanden, welche ausser diesen Notizen alle Zahlungsbemerkungen aufnimmt, welche aus dem Recept-Journal nicht ersichtlich werden, z. B. Miethserträge.

Die Daten, welche sich aus Recept-Journal (Hauptbuch I) und Kladde beim Kassemachen ergeben, werden in das Einnahme-Journal (Formular B) eingetragen. Es enthält dieses ausser Jahreszahl und Datum Colonnen für die Baar- und für die Conto-Einnahme, welche gemeinschaftlich den Gesammt-Geschäftsumsatz repräsentiren, eine Colonne für nachträglich bezahltes Conto und eine Rubrik für geschäftliche Bemerkungen. Für jeden Monat wird ein Folium angelegt, auf welchem hinreichend Platz für den nach Formular C anzufertigenden Monatsabschluss bleiben muss. Der Jahresabschluss wird auf einem besonderen Folium, nach Anleitung des Formulars D, gemacht.

Die Ausgaben können sich auf Geschäft und Grundstück oder auf Wirthschaft und Privatbedürfnisse beziehen. Sie werden dem Ausgabe-Journal (Formular E) in die entsprechenden Colonnen eingetragen. Jedem Monate wird ein Folium gewidmet, an dessen Fusse der Abschluss nach Formular F stattfindet. Der Jahresabschluss, nach Formular G, erfordert ein besonderes Folium.

Sehr übersichtlich und für kleinere Geschäfte nur zu empfehlen ist eine Vereinigung des Einnahme- und des Ausgabe-Journals derart, dass immer das linke Folium der Einnahme, das rechte der Ausgabe gewidmet ist.

Zweckmässig ist es, sämmtliche Ausgaben nach ihrer speciellen Verwendung zusammenzuziehen, und diese Umstellung dem Jahresschlusse beizufügen (Formular J). Bei gerichtlichen Verwaltungen ist eine solche Zusammenstellung unerlässlich.

Man zieht die Bilance (nach Formular H), indem man die Baar-Einnahme der Baar-Ausgabe gegenüberstellt. Diese Zahlen werden sich entweder decken, oder einen Ueberschuss zu Gunsten der ersteren ergeben. Dieser Ueberschuss, beim Abschlusse in Ausgabe gestellt, wird beim nächsten Abschlusse aber, gleichwie ein Saldo, der Einnahme vorgetragen oder aus dem Geschäft entfernt und dem Stammvermögen zugefügt.

Dem Hauptbuche I, welches den Debitoren gewidmet ist, entspricht das, den Creditoren gewidmete Hauptbuch II (Formular F'). Jede Rechnung und jede Zahlung wird hier genau gebucht. Da man als Debitor in ein anderes Verhältniss tritt, so ist die Bezeichnung der Colonnen dem entsprechend verändert. Der Abschluss erfolgt, wie bei Hauptbuch I angegeben.

Für alle Ausgaben, die im Laufe der Tage gemacht werden,

existirt eine Kladde, genau wie für die Einnahmen; aus dieser werden sie in das Ausgabe-Journal übertragen.

Sämmtliche Bücher, Facturen, Beläge, Frachtbriefe und Correspondenzen sind, wohl geordnet, zehn Jahre hindurch sorgfältig aufzubewahren.

Soll der augenblickliche Vermögensstand ermittelt werden, so schliesst man sämmtliche Conto's beider Hauptbücher ab. Die Summe der sich aus Hauptbuch I ergebenden Saldo's, zuzüglich des augenblicklichen Baarbestandes, bilden das Vermögen (Activa), während die Summe der sich aus Hauptbuch II ergebenden Saldo's die Schulden (Passiva) bilden. Aus der Differenz erklärt sich der Vermögensstand.

Bei der Uebernahme einer Apotheke oder deren Verwaltung ist ein Inventarverzeichniss anzufertigen. Dasselbe muss Auskunft über die Menge und den Werth der Utensilien und Vorräthe geben und ist mindestens alle zwei Jahr zu berichtigen. Vom Gesammtwerth der Utensilien wird jährlich eine gewisse Procentzahl für Abnutzung und Verbrauch abgeschrieben. Diese Summe wird aber in jedem gut geführten Geschäfte von derjenigen übertroffen werden, welche in dem specialisirten Verzeichniss (Formular J) für Utensilien in Ausgabe gekommen war, sodass der Gesammtwerth des Inventars thatsächlich nicht vermindert, sondern stets verbessert und vermehrt, mindestens aber auf demselben Niveau erhalten wird. — Die gehörige Ergänzung der verbrauchten Waarenvorräthe pflegt in einem normal verlaufenden Geschäft etwa ein Drittheil des Umsatzes zu erfordern.

Ueberschüsse werden zu Abzahlungen verwandt und müssen den Werth der, der Anzahlungssumme entsprechenden Zinsen, mindestens erreichen, oder werden dem Stammvermögen zugefügt. Das Stammvermögen selbst wird mit den Hypothekenveränderungen im Geheimbuch controllirt (Form. K), in welches auf Fol. Credit der Besitzstand und das in Baar oder in Papieren vorhandene Vermögen, auf Fol. Debet die Hypotheken eingetragen werden, mit welchem das Geschäft belastet ist.

Form. A. **Recept-Journal.**

Januar 1886.

Datum	No.	Patient	Wohnung	Receptcopie	Arzt	Baar M.	Pf.	Conto M.	Pf.
1.	1	Gottfr. Schulze	Kirchdorf	Sol Argent. nitr. 1:10	Schneider	—	60		
—	2	Marie Schröder	Langestr. 4	Ammon. mur. Succ. Liq. à 4, Aq. 200	Schmidt			—	80

Form. B.

Januar 1886.

Datum	Receptzahl	Baar		Conto		Gesammt-umsatz		Bezahltes Conto		Bemerkungen
		Recep-tur	Hand-verkauf	Recep-tur	Hand-verkauf					
		M. | Pf.	M. | Pf.	M. | Pf.	M. | Pf.	M. | Pf.		M. | Pf.		
1.	52	23 | 60	12 | 20	8 | 40	4 | 30	48 | 50		30 | 45		
2.										
3.										
4.										
5.										
6.										
7.										
8.										
9.										
10.	130	56 | 30	62 | 60	16 | 20	10 | 50	145 | 60		102 | 50		Jahrmarkt.
11.										
12.										
13.										
14.										
15.										
16.										
17.										
18.										
19.										
20.										
21.										
22.										
23.										
24.										
25.										
26.										
27.										
28.										
29.										
30.										
31.										
	1564	560 | 40	420 | 30	181 | 20	111 | 70	1273 | 60		680 | 50		

Form. C. **Monatsabschluss.**

Januar 1886.

1886	Baar-Einnahme		M.	Pf.
Januar	Receptur		560	40
	Handverkauf		420	30
	Bezahlte Rechnungen		680	50
	Miethen		300	—
	Sonstiges		—	--
		Summa M.	1961	20

Form. D. **Jahresabschluss.**

1886	Gesammt-			
	Umsatz		Baar-Einnahme	
	M.	Pf.	M.	Pf.
Januar	1 273	60	1 961	20
Februar				
März				
April				
Mai				
Juni				
Juli				
August				
September				
October				
November				
December				
Summa M.	15 230	50	16 320	40

Hauptbuch I u. II.

Form. E. **Hauptbuch I.**
Fol. 325.

Herr Carl Schüler, Kaufmann, Hier.

			Debet.		Credit.	
1886			M.	Pf.	M.	Pf.
Januar	3.	Mixtur	1	05		
Februar	10.	Pillen	2	10		
August	5.	1 Dtzd. Fl. Selterserwasser	3	—		
December	31.	Saldo			6	15
			6	15	6	15
		1887.				
Januar	1.	Saldo-Vortrag	6	15		
„	15.	An Baarzahlung			6	15

Form. F. **Hauptbuch II.**
Fol. 16.

Brückner, Lampe & Co., Leipzig.

			Credit.		Debet.	
1886			M.	Pf.	M.	Pf.
Januar	1.	An Saldo	351	60		
„	10.	Dem Reisenden A. Martens baar			351	60
„	15.	An Drogen, Kiste u. Emballagen M. 2.50				
		25 kg Ol. Provinc. I. . . „ 50.—				
		10 kg Gummi arab. natur. „ 20.—				
		100 gr Acid. salicyl. cryst. „ 2 30				
		u. s. w. „ 126.—	200	80		
„	18.	Per Storno für zurückgesandte Waaren			2	30
„	21.	Per Kassa, Extract. Carnis Liebig 5 Pfd.	45	—	45	—
Febr. bis	Juli	Diverse, einzelnen Facturen entsprechend	960	50		
Juli	30.	Saldo			1159	—
			1557	90	1557	90

Elsner, Leitfaden. 3. Aufl.

Form. E.   **Ausgabe-Journal.**

Januar 1886.

Datum	Bezeichnung des Objectes	Geschäft M.	Pf.	Haus und Wirthschaft M.	Pf.
1.	Diverse Neujahrsgeschenke und Almosen	5	—		
„	Wirthschaftsgeld pro Woche . . .			50	—
„	Gehalt pro Monat einem Gehülfen .	90	—		
„	Lohn pro Woche einem Stösser . .	15	—		
„	Zinsen an N. N. pro II. Semester 1886	1800	—		
2.	1 Ctr. Zucker, Aktiengesellschaft, per Kasse	42	—		
„	30 Rm. Eichen-Klobenholz . . .			90	—
	u. s. m.				
31.	Diverse specificirt, Drogenrechnungen etc.	600	—	180	—
		2552	—	320	—

Form. F.   **Monatsabschluss.**

1886	Baar-Ausgabe	M.	Pf.
Januar	Für Geschäft	2552	—
„	„ Wirthschaft	320	—
	Summa M.	2872	—

Form. G.   **Jahresabschluss.**

1886	M.	Pf.
Baar-Ausgabe im Januar	2 872	—
,, ,, Februar	481	—
,, ,, März		
,, ,, April		
,, ,, Mai		
,, ,, Juni		
,, ,, Juli		
,, ,, August		
,, ,, September		
,, ,, Oktober		
,, ,, November		
,, ,. December		
Summa M.	14 520	40

Form. H.   **Bilance.**

1886		Bilance	Credit		Debet	
			M.	Pf.	M.	Pf.
Decbr.	31.	Einnahme 1886	16 320	40		
		Ausgabe 1886			14 520	40
		Bestand resp. Ueberschuss . .			1 800	—
			16 320	40	16 320	40

Form. J.   **Specification.**

No.	Specification der Ausgaben	M.	Pf.
1	Zinsen	3 600	—
2	Steuern und Versicherungen	300	—
3	Gehälter, Löhne und Gratificationen	2 400	—
4	Drogen und Chemikalien	2 400	—
5	Specialitäten	300	—
6	Mineralwasser, Wein	300	—
7	Materialwaaren, Fett, Spiritus	900	—
8	Utensilien, Glas, Papier, Literatur	600	—
9	Frachten, Portos und Diverse	200	—
10	Heizung und Beleuchtung	300	—
11	Reparaturen und Bauten	220	40
12	Wirthschaft und Geschenke	3 000	—
13	Ueberschüsse resp. Bestand	1 800	—
	Summa M.	16 320	40

Form. K. **Geheimbuch.**

Fol. 5.

			Credit		Debet	
1887			M.	Pf.	M.	Pf.

Jan.	1.	Werth der Apotheke, und zwar
		  a. des Grundstückes . M. 25 000
		  b. des Inventars und der
		      Vorräthe . . . „ 25 000
		  c. des Privilegs . . . „ 25 000
			75 000	—		

		In Werthpapieren, nach dem Course vom 31. Decbr. 1886 (specialisirt) .	9 600	—		
		In Baar	950	—		
		Hypothek von F. Schulz in Dresden .			15 000	—
		„ vom Vorbesitzer N. in N.			30 000	—
		Wirklicher Besitz (Vermögen) . . .			40 550	—
			85 550	—	85 550	—

VI.

DIE
GESETZLICHEN BESTIMMUNGEN
ÜBER DIE
RECHTE UND PFLICHTEN
DER DEUTSCHEN APOTHEKERGEHÜLFEN.

ZUSAMMENGESTELLT

VON

Dr. H. BÖTTGER,
REDACTEUR DER PHARMACEUTISCHEN ZEITUNG.

Bekanntmachung,
betreffend die Prüfung der Apothekergehülfen.

Im Anschluss an die Bekanntmachung, betreffend die Prüfung der Apotheker, vom 5. März 1875 § 4 Nr. 2 (Centralblatt für das Deutsche Reich S. 167 fg.), hat der Bundesrath in Beziehung auf die Prüfung der Apothekergehülfen beschlossen, wie folgt:

§ 1. Die Prüfungs-Behörden für die Gehülfen-Prüfung bestehen aus einem höheren Medicinalbeamten oder dessen Stellvertreter als Vorsitzenden und zwei Apothekern, von denen mindestens Einer am Sitze der Behörde als Apothekenbesitzer ansässig sein muss.

Der Sitz der Prüfungs-Behörden wird von den Central-Behörden der einzelnen Bundesstaaten dauernd bestimmt.

Der Vorsitzende und die Mitglieder werden für drei Jahre von dem Vorsitzenden derjenigen Behörde ernannt, welche die Aufsicht über die Apotheken an dem Sitz der Prüfungs-Behörde führt.

Für die Prüfung von Lehrlingen, welche bei einem der Examinatoren gelernt haben, ist ein anderer Apotheker zu bestellen.

§ 2. Die Prüfungen werden in den Monaten Januar, April, Juli und Oktober jeden Jahres an den von dem Vorsitzenden der im § 1 bezeichneten Aufsichts-Behörde festzusetzenden Tagen abgehalten.*)

Die Anträge auf Zulassung zur Prüfung sind Seitens des Lehrherrn bei dem gedachten Vorsitzenden spätestens bis zum 15. des vorhergehenden Monats einzureichen; spätere Meldungen können erst für die nächste Prüfung berücksichtigt werden.

§ 3. Der Meldung zur Prüfung sind beizufügen:

1. das Zeugniss über den in § 4 Nr. 1 der Bekanntmachung vom 5. März 1875 geforderten Nachweis der wissenschaftlichen Vorbildung;**)

---

*) Durch Bundesraths-Beschluss vom 6. Decbr. 1878 wie folgt geändert: „Die Prüfungen werden in der zweiten Hälfte der Monate März, Juni, September und December jeden Jahres an den von dem Vorsitzenden der im § 1 bezeichneten Aufsichtsbehörde festzusetzenden Tagen abgehalten."

**) Die Vorschriften über den Nachweis der wissenschaftlichen Vorbildung, von welchem nach § 4 Nr. 1 der Bekanntmachung vom 5. März 1875 und § 3 Nr. 1 der Bekanntmachung vom 13. November 1875 die Zulassung zu den Prüfungen der Apotheker und der Apothekergehülfen abhängig ist, sind be-

2.*) das von dem nächstvorgesetzten Medicinal-Beamten (Kreisphysikus, Kreisarzt u. s. w.) bestätigte Zeugniss des Lehrherrn über die zurückgelegte**) vorschriftsmässige dreijährige, für den Inhaber eines zum Besuche einer Universität berechtigenden Zeugnisses der Reife, zweijährige Lehrzeit, sowie über die

reits bei der Zulassung als Apothekerlehrling zu beachten. Demgemäss dürfen nur solche junge Leute als Apothekerlehrlinge angenommen werden, welche das von einer als berechtigt anerkannten Schule, auf welcher das Latein obligatorischer Lehrgegenstand ist, ausgestellte wissenschaftliche Qualifications-Zeugniss zum einjährig-freiwilligen Militärdienst besitzen, oder welche dieses Zeugniss auf einer als berechtigt anerkannten Schule, in welcher jedoch das Latein nicht obligatorischer Lehrgegenstand ist, erhalten, alsdann bei einer der erstgedachten Schulen sich noch einer Nachprüfung im Latein unterzogen haben und auf Grund derselben nachweisen, dass sie auch in diesem Gegenstande die Kenntnisse besitzen, welche behufs Erlangung der bezeichneten Qualification erfordert werden. Es ist demnach besonders zu beachten, dass der Berechtigungsschein zum einjährig-freiwilligen Militärdienst zum Nachweise der Befähigung als Apothekerlehrling n i c h t ausreicht, sondern dass das vorbezeichnete Schulzeugniss unbedingt dazu erforderlich ist. Wir veranlassen die Herren Kreis-Physiker, die bei ihnen zum Eintritte als Apothekerlehrlinge sich präsentirten jungen Leute, resp. die Lehrherren derselben darauf aufmerksam zu machen, dass dieses Zeugniss auch bei der künftigen Anmeldung der Lehrlinge zur Gehülfen-Prüfung vorgelegt werden muss. (Rescript des Preuss. Minist. der etc. Med.-Angelegenheiten v. 9. Decbr. 1878.)

*) Durch Bundesraths-Beschluss vom 6: Decbr. 1878 wie folgt geändert: „Das von dem nächstvorgesetzten Medicinalbeamten (Kreis-Physikus, Kreisarzt u. s. w.) bestätigte Zeugniss des Lehrherrn über die Führung des Lehrlings, sowie darüber, dass der letztere die vorschriftsmässige dreijährige — für den Inhaber eines zum Besuche der Universität berechtigenden Zeugnisses der Reife, zweijährige — Lehrzeit zurückgelegt hat, oder doch spätestens mit dem Ablauf des betreffenden Prüfungsmonats zurückgelegt haben wird."

**) Hierzu ergingen folgende Erläuterungen:
I. Nach einer Mittheilung des Herrn Reichskanzlers ist es in letzterer Zeit mehrfach vorgekommen, dass Apotheker-Lehrlinge sich zur Gehülfen-Prüfung gemeldet haben, welche die vorgeschriebene Lehrzeit mit Unterbrechungen zurückgelegt hatten. Hierbei ist die Frage zur Erörterung gekommen, ob in derartigen Fällen die beantragte Zulassung zur Prüfung zu gestatten sei. Nach der Auffassung des Herrn Reichskanzlers ist unter der im § 3 Ziffer 2 der Bekanntmachung vom 13. Novemb. 1875 (Centr.-Bl. f. d. deutsche Reich S. 761) geforderten Lehrzeit nur eine solche zu verstehen, welche in unmittelbarer Aufeinanderfolge oder doch wenigstens ohne erhebliche Unterbrechung zurückgelegt ist, und zwar aus der Erwägung, dass eine zeitliche Zersplitterung der fachlichen Vorbildung die durch jene Vorschrift bezweckte Gründlichkeit derselben wesentlich zu beeinträchtigen geeignet ist. Dem Königlichen Regierungs-Präsidium mache ich hiervon Mittheilung mit dem ergebenen Ersuchen, bei der Zulassung von Apotheker-Lehrlingen zur Gehülfen-Prüfung den vorgedachten Grundsatz gegebenen Falls zu beachten. Hierbei will ich jedoch bemerken, dass auch nach der Ansicht des Herrn Reichskanzlers zur Verhütung etwaiger Härten bei dieser strengeren Auslegung der fraglichen Vorschrift, namentlich wenn es sich um Unterbrechungen der Lehrzeit handelt, welche ausserhalb der Willensbestimmung der Betheiligten liegen, oder durch besondere Verhältnisse gerechtfertigt werden, der Weg der Dispensation, wie er durch den Beschluss des Bundesraths vom 16. Oct. 1874 (§ 381 Ziffer 3 der Protokolle) eröffnet ist, nicht ausgeschlossen sein soll. In

Führung *) des Lehrlings während der letzteren. Ist bei der Meldung die Lehrzeit noch nicht vollständig abgelaufen, so kann die Ergänzung des Zeugnisses nachträglich erfolgen;**)

---

solchen Fällen also, wo das Königliche Regierungs-Präsidium eine Dispensation von der mehrgedachten Vorschrift rechtfertigen zu können glaubt, ist die Sache mir zur Entscheidung vorzulegen.
Berlin, den 10. Mai 1880.
Der Minister der geistl., Unterrichts- und Medicinal-Angelegenheiten.
Puttkammer.

II. Dem Königlichen Regierungs-Präsidium erwidere ich auf die Anfrage vom — ergebenst, dass die Cirkular-Verfügung vom 10. Mai v. Jahres (Min. Blatt f. d. i. V. Seite 135) sich nur auf solche Apotheker-Lehrlinge bezieht, bei denen eine ausserhalb ihrer Willensbestimmung liegende durch besondere Verhältnisse veranlasste Unterbrechung ihrer Lehrzeit stattgefunden hat. In solchen Fällen soll, wenn die Verhältnisse darnach angethan sind, zur Vermeidung von Härten eine Dispensation von dem Erforderniss einer ununterbrochenen Absolvirung der Lehrzeit nicht ausgeschlossen sein. Diese Dispensation kann jedoch nur denjenigen ertheilt werden, welche den durch die stattgehabte Unterbrechung entstandenen Ausfall an der vorgeschriebenen Dauer der Lehrzeit nachgeholt haben.

Ist die reglementmässige drei-, bezw. zweijährige Lehrzeit nicht absolvirt, so kann die Zulassung zur Gehülfen-Prüfung überhaupt nicht erfolgen.
Berlin, den 4. März 1881.
Der Minister der geistlichen, Unterrichts- und Medicinal-Angelegenheiten.
Im Auftrage: de la Croix.

III. Zur Vermeidung von vorgekommenen Unregelmässigkeiten bei Zulassung von Apotheker-Lehrlingen zur Gehülfen-Prüfung ersuche ich das Königliche Regierungs-Präsidium unter Bezugnahme auf den Erlass vom 21. December 1875 ergebenst, die dortige Apotheker-Gehülfen-Prüfungs-Commission gefälligst darauf hinzuweisen, dass eine Zulassung der Kandidaten zur Prüfung vor dem Ablauf der **vollen** im § 3 Nr. 2 der Bekanntmachung vom 13. Nov. 1875, betreffend die Prüfung der Apotheker-Gehülfen, festgesetzten Lehrzeit ohne vorgängige durch den Herrn Reichskanzler in Gemeinschaft mit mir erfolgte Dispensation unstatthaft ist.
Berlin, den 21. Mai 1880.
Der Minister der geistlichen, Unterrichts- und Medicinal-Angelegenheiten.
In Vertretung: v. Gossler.

*) Es ist mehrfach vorgekommen, dass die den Apotheker-Lehrlingen ertheilten Zeugnisse über die Lehrzeit, entgegen der Vorschrift der Bekanntmachung des Reichskanzlers vom 25. December 1879 (Amtsblatt des k. Staatsministerium des Innern 1880, S. 75), eine Aeusserung der Lehrherrn über die Führung der Lehrlinge nicht enthielten. Zur Verhütung der durch derartige Versäumnisse erwachsenden Nachtheile und Weiterungen haben die amtlichen Aerzte bei der ihnen obliegenden Bestätigung der fraglichen Zeugnisse Sorge zu tragen, dass die letzteren in jedem Falle mit einer Aeusserung des Lehrherrn über die Führung und die Leistungen des Lehrlings versehen werden. Nicht minder sind die Vorstände der für die Apotheker-Gehülfen-Prüfungen gebildeten Prüfungsbehörden anzuweisen, den Vollzug der erwähnten Vorschrift bei Würdigung der Anträge auf Zulassung von Apotheker-Lehrlingen zu den bezeichneten Prüfungen zu überwachen.
München, den 2. März 1882.   Frhr. v. Feilitzsch.

**) Nach Mittheilung des Vorsitzenden der Prüfungs-Commission für

3. das Journal, welches jeder Lehrling während seiner Lehrzeit über die im Laboratorium unter Aufsicht des Lehrherrn oder Gehülfen ausgeführten pharmaceutischen Arbeiten fortgesetzt führen und welches eine kurze Beschreibung der vorgenommenen Operationen und der Theorie des betreffenden chemischen Processes enthalten muss (Laborations-Journal).

§ 4. Nach Empfang der Zulassungs-Verfügung, in welcher auch der Termin der Prüfung bekannt gemacht wird, hat der Lehrherr dafür Sorge zu tragen, dass die von dem Lehrlinge zu entrichtenden Prüfungs-Gebühren im Betrage von 24 Mark an den Vorsitzenden der Prüfungs-Behörde eingezahlt werden und den Lehrling gleichzeitig dahin

---

Apotheker-Gehülfen haben sich bei den Prüfungen folgende Unzuträglichkeiten bemerklich gemacht:

1. Mehrfach konnte bei Anmeldung von Lehrlingen, welche die vorgeschriebene Dauer der Lehrzeit in verschiedenen Apotheken erfüllt hatten, dennoch nicht der Nachweis der völligen Lehrzeit erbracht werden, weil ein früherer Lehrherr das Zeugniss über die Führung und die Dauer der bei ihm verbrachten Lehrzeit entweder gänzlich verweigert oder die Verabfolgung an Bedingungen geknüpft hatte, welche der Lehrling zu erfüllen sich nicht verpflichtet erachtete.

2. In Fällen, wo ein Lehrling die Prüfung nicht bestand und für eine gewisse Zeitdauer behufs Wiederholung der Prüfung zurückgestellt wurde, ist demselben mehrfach die Fortsetzung der Lehrzeit in der Apotheke des Lehrherrn verweigert worden.

3. Bei Apothekenverkäufen haben die Ankäufer mit unter den in der Apotheke befindlichen Lehrling behufs Fortsetzung der Lehrzeit zu übernehmen sich geweigert oder denselben baldigst zu entfernen gewusst, wodurch für den Lehrling nachtheilige Unterbrechungen der Lehrzeit herbeigeführt wurden.

Diese die Apotheker-Lehrlinge schädigenden Missstände sind wesentlich dadurch hervorgerufen, dass sehr oft zwischen dem Lehrherrn und Lehrling theils gar keine bindende, theils nur ungenügende Vereinbarungen getroffen werden, in welchen insbesondere jene oben berührten Punkte keine genügende Berücksichtigung finden

Zur thunlichsten Beseitigung ist es deshalb geboten, darauf hinzuwirken, dass bei Annahme von Lehrlingen in Apotheken stets schriftliche Vereinbarungen getroffen werden, in welcher obige Punkte vorgesehen sind, und beauftragen wir sie deshalb nicht nur von dieser unserer Verfügung den Herren Apothekern ihres Kreises Kenntniss zu geben, sondern auch überall, wo es nicht geschehen sein sollte, auf Abschluss ausreichender Vereinbarungen hinzuwirken und gelegentlich von denselben Einsicht zu nehmen. Gleichzeitig wollen Sie darauf achten, dass bei Anmeldung eines Lehrlings, welcher bereits in einer anderen Apotheke einen Theil der Lehrzeit verbracht hat, stets ein den Verschriften entsprechendes Zeugniss über die verbrachte Lehrzeit vorgelegt wird; event. aber, falls dasselbe fehlt, haben Sie den Lehrherrn, wie den Lehrling auf die Folgen aufmerksam zu machen.

Ausserdem wollen Sie bei Anmeldung eines Lehrlings, denselben stets auf die Wichtigkeit genauer und bindender Vereinbarungen ausdrücklich hinweisen und insbesondere denselben auch auf die Folgen aufmerksam machen, welche aus einer unberechtigten, eigenmächtigen Aufgabe seiner Stelle, sowie aus nicht begründeten Unterbrechungen der Lehrzeit für ihn erwachsen.

Düsseldorf, den 16. März 1881.

Königliche Regierung, Abtheilung des Innern. v. Roon.

anzuweisen, dass er sich vor Antritt der Prüfung mit der Zulassungs-Verfügung und der Quittung über die eingezahlten Gebühren noch persönlich bei dem Vorsitzenden zu melden hat.

§ 5. Die Prüfung zerfällt in drei Abschnitte:
I. die schriftliche Prüfung,
II. die praktische Prüfung und
III. die mündliche Prüfung.

§ 6. I. Zweck der schriftlichen Prüfung ist, zu ermitteln, ob der Lehrling die ihm zur Bearbeitung vorzulegenden Materien, soweit dieses von ihm gefordert werden kann, beherrscht und seine Gedanken klar und richtig auszudrücken vermag.

Der Lehrling erhält drei Aufgaben, von denen eine dem Gebiete der pharmaceutischen Chemie, eine dem der Botanik oder Pharmakognosie und die dritte dem der Physik entnommen ist.

Die Aufgaben werden aus einer hierzu angelegten Sammlung durch das Loos bestimmt und sind sämmtlich so einzurichten, dass je drei von ihnen in sechs Stunden bearbeitet werden können.

Die Bearbeitung erfolgt in Clausur ohne Benutzung von Hülfsmitteln.

§ 7. II. Zweck der praktischen Prüfung ist, zu ermitteln, ob der Lehrling das für den Apothekergehülfen erforderliche Geschick sich angeeignet hat.

Zu diesem Behufe muss er sich befähigt zeigen:
1. 3 Recepte zu verschiedenen Arzneiformen zu lesen, regelrecht anzufertigen und zu taxiren;
2. ein leicht darzustellendes galenisches und ein chemisch-pharmaceutisches Präparat der Pharmacopoea Germanica zu bereiten.
3. 2 chemische Präparate auf deren Reinheit nach Vorschrift der Pharmacopoea Germanica zu untersuchen.

Die Aufgaben ad 2 und 3 werden aus je einer hierzu angelegten Sammlung durch das Loos bestimmt, die Recepte zu den Arzneiformen von den Examinatoren unter thunlichster Benutzung der Tagesreceptur gegeben.

Die Anfertigung der Recepte und Präparate, sowie die Untersuchung der chemischen Präparate geschieht unter Aufsicht je eines der beiden als Prüfungs-Kommissare zugezogenen Apotheker.

§ 8. III. Zweck der mündlichen Prüfung, bei welcher auch das während der Lehrzeit angelegte Herbarium vivum vorgelegt werden muss, ist, zu ermitteln, ob der Lehrling die rohen Arzneimittel kennt und von anderen Mitteln zu unterscheiden weiss, ob er die Grundlehren der Botanik, der pharmaceutischen Chemie und Physik inne hat, ob er die erforderlichen Kenntnisse in der lateinischen Sprache besitzt und sich hinlänglich mit den gesetzlichen Bestimmungen bekannt gemacht hat, welche für das Verhalten und die Wirksamkeit des Gehülfen in einer Apotheke massgebend sind.

Zu diesem Behufe sind:

1. dem Examinanten mehrere frische oder getrocknete Pflanzen zur Erkennung oder terminologischen Bestimmung, und
2. mehrere rohe Drogen und chemisch-pharmaceutische Präparate zur Erläuterung ihrer Abstammung, ihrer Verfälschung und ihrer Anwendung zu pharmaceutischen Zwecken, sowie bezw. zur Erklärung ihrer Bestandtheile und Darstellung vorzulegen;
3. hat derselbe 2 Artikel aus der Pharmacopoea Germanica in das Deutsche zu übersetzen;
4. sind von ihm die auf die bezeichneten Grundlehren und die Apotheker-Gesetze bezüglichen Fragen zu beantworten.

§ 9. Für die gesammte Prüfung sind zwei Tage bestimmt.

In der Regel dürfen nicht mehr als 4 Examinanten zu einer mündlichen Prüfung zugelassen werden.

§ 10. Ueber den Gang der Prüfung eines jeden Examinanten wird ein Protokoll aufgenommen, welches von dem Vorsitzenden und den beiden Mitgliedern der Kommission unterzeichnet und zu den Acten der in § 1 bezeichneten Aufsichts-Behörden genommen wird.

§ 11. Für diejenigen Lehrlinge, welche in der Prüfung bestanden sind, wird unmittelbar nach Beendigung der Prüfung ein von den Mitgliedern der Prüfungs-Behörde unterzeichnetes Prüfungs-Zeugniss ausgefertigt und dem Lehrherrn zur Ausstellung des von dem, dem Lehrherrn nächstvorgesetzten Medicinal-Beamten (Kreis-Physikus, Kreisarzt u. s. w.) mit zu unterzeichnenden Entlassungs-Zeugnisses zugestellt. In den Prüfungszeugnissen ist das Gesammtergebniss durch eine der Censuren „sehr gut", „gut", „genügend" zu bezeichnen (Best. d. R.-K. vom 23. Dcbr. 1882).

§ 12. Das Nichtbestehen der Prüfung hat die Verlängerung der Lehrzeit um 6 bis 12 Monate zur Folge, nach welcher Frist die Prüfung wiederholt werden muss.

Wer nach zweimaliger Wiederholung nicht besteht, wird zur weiteren Prüfung nicht zugelassen.

Ueber das Nichtbestehen ist von der Prüfungs-Behörde ein Vermerk auf der in § 3 Ziffer 1 genannten Urkunde zu machen.

§ 13. Vorstehende Bestimmungen treten mit dem 1. Januar 1876 in Kraft.

§ 14. Lehrlinge, welche vor dem 1. Oktober 1875 in die Lehre getreten sind, sind zur Prüfung auch dann zuzulassen, wenn sie den Nachweis der erforderlichen Vorbedingungen nach Massgabe des § 22 der Bekanntmachung vom 5. März 1875 führen.

Die Vorlegung des Laborations-Journals fällt bei den Lehrlingen, welche vor dem Inkrafttreten dieser Bekanntmachung in die Lehre getreten sind, für die Zeit, welche sie bis zum Inkrafttreten der Bekanntmachung in der Lehre zugebracht haben, da weg, wo nach den bisherigen Vorschriften die Führung eines Laborations-Journals nicht gefordert wurde.

Berlin, den 13. November 1875.

Der Reichskanzler.

In Vertretung: (gez.) Delbrück.

Circular-Verfügung vom 1. Mai 1876,
betreffend die Zusammenstellung von Aufgaben für die Prüfungen der Apothekergehülfen.

Um bei den Prüfungen der Apothekergehülfen eine möglichste Gleichmässigkeit in den Anforderungen der Examinanten zu erzielen, habe ich durch die technische Commission für pharmaceutische Angelegenheiten eine Zusammenstellung von Aufgaben entwerfen lassen, welche gemäss § 6, al. 2 und 3 der Bekanntmachung vom 13. November v. J. in Gebrauch genommen werden können, sowie von leicht anzufertigenden galenischen und chemisch-pharmaceutischen Präparaten etc., wie diese in § 7, Nr. 2 und 3 der allegirten Bekanntmachung vorgeschrieben sind.

Berlin, den 1. Mai 1876.

Der Minister der geistl., Unterrichts- und Medicinal-Angelegenheiten.

In Vertretung:

Sydow.

Die mit dem 1. Januar d. J. in Kraft getretene neue Ausgabe der Pharmacopoea Germanica hat mir Veranlassung gegeben, die bisher bei den Prüfungen der Apothekergehülfen nach Massgabe der diesseitigen Circular-Verfügung vom 1. Mai 1876 zu verwendende Zusammenstellung der Aufgaben für die Prüfungen der Apothekergehülfen einer Revision durch die technische Commission für die pharmaceutischen Angelegenheiten unter Zugrundelegung der Pharmacopoea Germanica editio altera unterziehen zu lassen.

Berlin, den 24. Mai 1883.

In Vertretung:

Lucanus.

Zusammenstellung von Aufgaben für die Prüfungen der Apothekergehülfen.

I. Pharmaceutische Chemie.

1. Aether. 2. Alkohol. 3. Alkaloide. 4. Aluminium und dessen Salze. 5. Antimon. 6. Arsenik. 7. Benzoësäure. 8. Blausäure, Bittermandelöl und Bittermandelwasser. 9. Bleiglätte, Bleiweiss und Mennige. 10. Borsäure und Borax. 11. Brom und dessen Salze. 12. Calcium und dessen Salze. 13. Karbolsäure und Kreosot. 14. Chlor und Chlorwasser. 15. Chloroform und Jodoform. 16. Eisen und dessen Salze. 17. Essigsäure. 18. Glycerin. 19. Jod und dessen Salze. 20. Kalium und dessen Salze. 21. Kohle. 22. Kupfer und dessen Salze. 23. Magnesium und dessen Salze. 24. Natrium und dessen Salze. 25. Pflaster. 26. Phosphor und Phosphorsäure. 27. Quecksilber und dessen Salze. 28. Reagentien. 29. Salicylsäure. 30. Salpetersäure. 31. Salzsäure. 32. Schwefel und Schwefelsäure. 33. Seifen. 34. Volumetrische Lösungen. 35. Weinstein und Weinsteinsäure. 36. Wismuth und dessen Salze. 37. Zink und dessen Salze.

II. Botanik und Pharmakognosie.

1. Adeps und Sebum. 2. Amylum und Dextrin. 3. Castoreum. 4. Cortex Chinae. 5. Cortex Frangulae. 6. Cortex Granati. 7. Crocus. 8. Flores Arnicae. 9. Flores Chamomillae. 10. Flores Cinae. 11. Flores Koso. 12. Flores Sambuci. 13. Flores Tiliae. 14. Flores Verbasci. 15. Folia Digitalis. 16. Folia Juglandis. 17. Folia Menthae crispae und piperitae. 18. Folia Sennae. 19. Fructus Anisi. 20. Fructus Foeniculi. 21. Fructus Juniperi. 22. Gummi-Arabicum. 23. Herba Absinthii. 24. Herba Conii. 25. Herba Hyoscyami. 26. Herba Violae tricoloris. 27. Lycopodium. 28. Manna. 29. Moschus. 30. Oleum Amygdalarum. 31. Oleum Jecoris Aselli. 32. Oleum Olivarum. 33. Oleum Ricini. 34. Opium. 35. Radix Altheae. 36. Radix Gentianae. 37. Radix Ipecacuamhae. 38. Radix Liquiritiae. 39. Radix Rhei. 40. Radix Sarsaparillae. 41. Radix Senegae. 42. Radix Valerianae. 43. Rhizoma Calami. 44. Rhizoma Filicis. 45. Rhizoma Iridis. 46. Rhizoma Zingiberis. 47. Saccharum. 48. Secale cornutum. 49. Semen Lini. 50. Semen Sinapis. 51. Semen Strychni. 52. Tubera Jalapae. 53. Tubera Salep. 54. Vina medicinalia.

III. Physik.

1. Thermometer. 2. Barometer. 3. Waagen. 4. Specifisches Gewicht. 5. Freier Fall der Körper. 6. Elektricität. 7. Magnetismus. 8. Wärme. 9. Adhäsion, Kohäsion und Attraktion. 10. Mikroskop. 11. Dampfmaschine. 12. Luftpumpe. 13. Aggregatzustände der Körper. 14. Polarisation. 15. Apparate zur Maass-Analyse.

Aufgaben für die Prüfungen der Apothekergehülfen. 465

IV. Galenische Mittel.

1. Aqua Cinnamomi. 2. Cuprum aluminatum. 3. Electuarium e Senna. 4. Elixir amarum. 5. Elixir e succo Liquiritiae. 6. Emplastrum Cantharidum ordinarium. 7. Emplastrum Cantharidum perpetuum. 8. Emplastrum Conii. 9. Emplastrum Lithargyri compositum. 11. Linimentum saponato-camphoratum. 12. Liquor Amonii anisatus. 13. Mucilago Gummi Arabici. 14. Mucilago Salep. 15. Oxymel Scillae. 16. Pilulae aloëticae ferratae. 17. Potio Riveri. 18. Pulvis aërophorus. 19. Pulvis Magnesiae cum Rheo. 20. Spiritus camphoratus. 21. Spiritus saponatus. 22. Syrupus Althaeae. 23. Syrupus Amygdalarum. 24. Syrupus Mannae. 25. Tinctura Cannabis Indicae. 26. Tinctura Jodi. 27. Tinctura Rhei aquosa. 28. Unguentum leniens. 29. Unguentum Glycerini. 30. Unguentum Kalii jodat. 31. Unguentum leniens. 32. Unguentum Paraffini. 33. Unguentum Sabinae. 34. Unguentum Zinci. 35. Vinum camphoratum. 36. Vinum stibiatum.

V. Chemisch-pharmaceutische Präparate.

1. Acidum benzoicum. 2. Acidum carbolicum liquefactum. 3. Acidum sulfuricum dilutum. 4. Ammonium chloratum ferratum. 5. Aqua chlorata. 6. Aqua hydrosulfurata. 7. Calcium phosphoricum. 8. Ferrum chloratum. 9. Ferrum jodatum saccharatum. 10. Hydrargyrum bijodatum. 11. Hydrargyrum jodatum. 12. Hydrargyrum oxydatum via humida paratum. 13. Hydrargyrum präcipitatum album. 14. Kalium sulfuratum. 15. Liquor Ammonii acetici. 16. Liquor Kalii acetici. 17. Liquor Kalii arsenicosi. 18. Liquor Plumbi subacetici. 19. Sapo kalinus.

VI. Chemische Präparate zur Prüfung.

1. Acidum aceticum. 2. Acidum benzoicum. 3. Acidum boricum. 4. Acidum citricum. 5. Acidum hydrochloricum. 6. Acidum nitricum. 7. Acidum phosphoricum. 8. Acidum salicylicum. 9. Acidum tannicum. 10. Acidum tartaricum. 11. Aether. 12. Aether aceticus. 13. Aqua Amygdalarum amararum. 14. Aqua chlorata. 15. Balsamum peruvianum. 16. Bismutum subnitricum. 17. Calcaria chlorata. 18. Chininum hydrochloricum. 19. Chininum sulfuricum. 20. Chloralum hydratum. 21. Chloroformium. 22. Ferrum pulveratum. 23. Glycerinum. 24. Hydrargyrum bijodatum. 25. Hydrargyrum chloratum. 26. Hydrargyrum jodatum. 27. Hydrargyrum präcipitatum album. 28. Kalium bromatum. 29. Kalium carbonicum. 30. Kalium chloricum. 31. Kalium jodatum. 32. Kalium nitricum. 33. Magnesia usta. 34. Morphinum. 35. Natricum bicarbonicum. 36. Natrium bromatum. 37. Natrium nitricum. 38. Natrium sulfuricum. 39. Stibium sulfuratum aurantiacum. 40. Strychninum nitricum. 41. Sulfur präcipitatum. 42. Tartarus depuratus. 43. Tartarus natronatus. 44. Tartarus stibiatus. 45. Zincum oxydatum. 46. Zincum sulfuricum.

Im Königreich Sachsen ist folgende

"Zusammenstellung von Aufgaben, welche für die Prüfung der Apothekergehülfen geeignet sind"

erschienen:

Schriftliche Aufgaben aus der Pharmaceutischen Chemie (§ 6).

1. Aether. 2. Alkohol. 3. Alcaloide. 4. Aluminium und dessen Salze. 5. Antimon. 6. Arsenik. 7. Benzoësäure. 8. Blausäure, Bittermandelöl und Bittermandelwasser. 9. Bleiglätte, Bleiweiss und Mennige. 10. Borsäure und Borax. 11. Brom und dessen Salze. 12. Calcium und dessen Salze. 13. Carbolsäure und Kreosot. 14. Chlor und Chlorwasser. 15. Chloroform und Jodoform. 16. Eisen und dessen Salze. 17. Essigsäure. 18. Glycerin. 19. Jod und dessen Salze. 20. Kalium und dessen Salze. 21. Kohle. 22. Kupfer und dessen Salze. 23. Magnesium und dessen Salze. 24. Natrium und dessen Salze. 25. Pflaster. 26. Phosphor und Phosphorsäure. 27. Quecksilber und dessen Salze. 28. Reagentien. 29. Salicylsäure. 30. Salpetersäure. 31. Salzsäure. 32. Schwefel und Schwefelsäure. 33. Seifen. 34. Volumetrische Lösungen. 35. Weinstein und Weinsteinsäure. 36. Wismuth und dessen Salze. 37. Zink und dessen Salze. 38. Ueber die hauptsächlichsten Produkte der trocknen Destillation des Holzes. 39. Ueber die hauptsächlichsten Produkte der trocknen Destillation der Stein- und Braunkohlen.

Schriftliche Aufgaben aus der Botanik und Pharmacognosie (§ 6).

1. Ueber die verschiedenen Blüthenstände. 2. Ueber die verschiedenen Blüthenformen. 3. Ueber die verschiedenen Blattformen. 4. Ueber die verschiedenen Arten der Früchte. 5. Ueber die verschiedenen Arten der Stengel und Wurzeln. 6. Familiencharakter der Compositen und Angabe der wichtigsten Drogen aus dieser Familie. 7. Desgleichen der Gramineen. 8. Desgleichen der Labiaten. 9. Desgleichen der Leguminosen. 10. Desgleichen der Papaveraceen. 11. Desgleichen der Ranunculaceen. 12. Desgleichen der Solaneen. 13. Desgleichen der Umbelliferen. 14. Ueber Drogen, welche flüchtige Oele enthalten. 15. Ueber Drogen, welche schleimige Bestandtheile enthalten. 16. Ueber Drogen, welche Harze enthalten. 17. Ueber Drogen, welche fette Oele enthalten. 18. Ueber Drogen, welche giftige oder heftig wirkende Stoffe enthalten.

Schriftliche Aufgaben aus der Physik (§ 6).

1. Thermometer. 2. Barometer. 3. Waagen und Gewichtssystem. 4. Specif. Gewicht. 5. Freier Fall der Körper. 6. Electricität. 7. Magnetismus. 8. Wärme. 9. Adhäsion, Cohäsion und Attraction. 10. Microscop. 11. Dampfmaschine. 12. Luftpumpe. 13. Aggregatzustände der Körper. 14. Apparate zur Maass-Analyse.

Galenische Mittel zur Darstellung (§ 7. 2).

1. Charta nitrata. 2. Cuprum aluminatum. 3. Electuarium e Senna. 4. Empl. Cantharid. ordinar. 5. Empl. fusc. camphor. 6. Empl. saponat. 7. Empl. Lithargyri comp. 8. Liniment. saponat. camphorat. 9. Liqu. Ammon. anisat. 10. Mucilag. Gummi Arabic. 11. Mucilag. Salep. 12. Oxymel Scill. 13. Pilul. aloëtic. ferrat. 14. Pulv. aërophor. 15. Pulv. Liquir. comp. 16. Pulv. Magnesiae c. Rheo. 17. Spir. camphor. 18. Spir. saponat. 19. Syrup. Althaeae. 20. Syrup. Amygdal. 21. Syrup. ferri jod. 22. Syrup. Rhei. 23. Syrup. Mannae. 24. Tinct. Cannab. Indic. 25. Tinct. Jodi. 26. Tinct. Rhei aquos. 27. Ungt. diachylon. 28. Ungt. Glycer. 29. Ungt. Hydrarg. alb. 30. Ungt. Hydrarg. rubr. 31. Ungt. Kalii jodat. 32. Ungt. leniens. 33. Ungt. Paraffin. 34. Ungt. Zinci. 35. Vin. stibiat.

Chemisch-pharmaceutische Präparate zur Darstellung (§ 7. 2).

1. Acid. boric. 2. Acid. carbolic. liquefact. 3. Acid. sulfuric. dilut. 4. Ammon. chlorat. ferrat. 5. Aqua calcis. 6. Aqua chlorat. 7. Aqua hydrosulfurat. 8. Ferr. chlorat. 9. Ferr. jodat saccharat. 10. Hydrarg. jodat. 11. Hydrarg. oxyd. via humida parat. 12. Kalium sulfurat. 13. Liq. Ammon. acetic. 14. Liq. ammon sulfurat. 15. Liq. Kalii acetic. 16. Liq. Kalii arsenic. 17. Liq. Plumbi subacetic. 18. Sapo Kalinus.

Chemische Präparate zur Prüfung (§ 7. 3).

1. Acid. acetic. 2. Acid. benzoic. 3. Acid. boric. 4. Acid. citric. 5. Acid. formicic. 6. Acid. hydrochlor. 7. Acid. lactic. 8. Acid. nitric. 9. Acid. phosphor. 10. Acid. salicyl. 11. Acid. sulfuric. 12. Acid. tannic. 13. Acid. tartaric. 14. Aether. 15. Aeth. acetic. 16. Aq. Amygdal. amar. 17. Aq. chlorat. 18. Balsam. Peruvian. 19. Bismut. subnitric. 20. Calcar. chlorat. 21. Chinin. hydrochloric. 22. Chinin. sulfuric. 23. Chloral. hydrat. 24. Chloroform. 25. Ferr. pulverat. 26. Ferr. reduct. 27. Glycerin. 28. Hydr. bijodat. 29. Hydr. chlorat. 30. Hydr. jodat. 31. Hydr. praecipitat. alb. 32. Kalium bromat. 33. Kalium carbonic. 34. Kalium chloric. 35. Kalium jodat. 36. Kalium nitric. 37. Magnesia usta. 38. Morph. hydrochlor. 39. Natr. bicarb. 40. Natr. chromat. 41. Natr. nitric. 42. Natr. phosphor. 43. Natr. sulfuric. 44. Stib. sulfurat. 45. Strychn. nitric. 46. Sulfur. praecipit. 47. Tartar. depurat. 48. Tartar. natronat. 49. Tartar. stibiat. 50. Zinc. oxydat. 51. Zinc. sulfuric.

Der § 8 der Bekanntmachung, betr. die Prüfung der Apothekergehülfen vom 13. November 1875 setzt fest, dass der Candidat in einer mündlichen Prüfung sich darüber ausweisen soll,

„ob er sich hinlänglich mit den gesetzlichen Bestimmungen bekannt gemacht hat, welche für das Verhalten und die Wirksamkeit des Gehülfen in einer Apotheke maassgebend sind."

Da das Leben indess noch weitere Ansprüche macht als obige Prüfungsvorschrift, mit deren blosser Befolgung ein Gehülfe nicht in allen Fällen auskommen wird, und es andererseits feststehender Rechtsgrundsatz ist, dass „Unkenntniss der Gesetze nicht schützt", soll in Nachstehendem die Rechtssphäre der Apothekergehülfen und zwar zunächst die allgemeine auf der Grundlage der Reichsgesetze, und dann die besondere, wie sie aus dem Rahmen der Apothekerordnungen der Einzelstaaten hervortritt, skizzirt werden. Die in diesem Buche gesteckte Aufgabe wird man dadurch als z. Th. überschritten ansehen dürfen, allein es ist anzunehmen, dass jeder Gehülfe für einen solchen aus der grossen Zahl der bestehenden Gesetze zusammengetragenen Führer durch die Servirzeit, der ihn in allen zweifelhaften Lagen über seine Rechte und Pflichten belehrt, dankbar sein wird. Für das Examen wird es sich im Wesentlichen nur um die Kenntniss der Bestimmungen der zweiten Kategorie, d. h. der landesmedicinal-polizeilichen (Abschnitt IV), handeln.

Wir beginnen mit den für jeden deutschen Apothekergehülfen verbindlichen Reichsgesetzen, innerhalb deren der Apotheker unter den nachstehenden Beziehungen in Betracht kommt.

I. Der Apothekergehülfe in gewerbegesetzlicher Beziehung.

Die gewerbliche Grundlage des deutschen Apothekenwesens ist die deutsche Gewerbeordnung vom 1. Juli 1883. Auf das Apothekergewerbe beziehen sich daraus laut Declaration des Reichskanzleramtes die §§ 29, 40, 41 (Absatz 2), 23, 53, 65 (Nr. 5), 80 (Abs. 1), 126 und 147. Der wichtigste der hier in Betracht kommenden Paragraphen ist der § 29, welcher lautet:

„§ 29. Einer Approbation, welche auf Grund eines Nachweises der Befähigung ertheilt wird, bedürfen Apotheker etc.

„Der Bundesrath bezeichnet, mit Rücksicht auf das vorhandene Bedürfniss, in verschiedenen Theilen des Bundesgebietes die Behörden, welche für das ganze Bundesgebiet gültige Approbationen zu ertheilen befugt sind, und erlässt die Vorschriften über den Nachweis der Befähigung. Die Namen der Approbirten werden von der Behörde, welche die Approbation ertheilt, in den vom Bundesrathe zu bestimmenden amtlichen Blättern veröffentlicht.

„Personen, welche eine solche Approbation erlangt haben, sind innerhalb des Bundesgebietes in der Wahl des Ortes, wo sie ihr Gewerbe treiben wollen, vorbehaltlich der Bestimmungen über die Errichtung und Verlegung von Apotheken (§ 6: — „Das gegenwärtige Gesetz findet keine Anwendung auf die Errichtung und Verlegung von Apotheken" —) nicht beschränkt.

"Personen, welche vor Verkündigung dieses Gesetzes in einem Bundesstaate die Berechtigung zum Gewerbebetrieb als Apotheker bereits erlangt haben, gelten als für das ganze Bundesgebiet approbirt."

Die Vorschriften über den Nachweis der zur Erlangung der Approbation als Apotheker erforderlichen Befähigung wurden vom Bundesrathe in der „Bekanntmachung, betr. die Prüfung der Apotheker vom 5. März 1875" erlassen. Dieselbe bestimmt, dass die Prüfungen an jeder Universität, ausserdem dem Collegium Carolinum in Braunschweig und den polytechnischen Schulen in Stuttgart und Karlsruhe sowie Darmstadt (Rescr. v. 6. Mai 1884) abgelegt werden können. Die Zulassung zur Prüfung ist nach § 4 der Bekanntmachung bedingt durch den Nachweis:

„1. der erforderlichen wissenschaftlichen Vorbildung. Der Nachweis ist zu führen durch das von einer als berechtigt anerkannten Schule, auf welcher das Latein obligatorischer Lehrgegenstand ist, ausgestellte wissenschaftliche Qualifications-Zeugniss für den einjährig-freiwilligen Militärdienst.*) Ausserdem wird zur Prüfung nur zugelassen, wer auf einer anderen als berechtigt anerkannten Schule dies Zeugniss erhalten hat, wenn er bei einer der erstgedachten Anstalten sich noch einer Prüfung im Latein unterzogen hat, und auf Grund derselben nachweist, dass er auch in diesem Gegenstande die Kenntnisse besitzt, welche behufs Erlangung der bezeichneten Qualification erfordert werden;

„2. der nach einer dreijährigen, für die Inhaber eines zum Besuche einer deutschen Universität berechtigenden Zeugnisses der Reife zweijährigen Lehrzeit vor einer deutschen Prüfungsbehörde zurückgelegten Gehülfenprüfung und einer dreijährigen Servirzeit,**) von welcher mindestens die Hälfte in einer deutschen Apotheke zugebracht sein muss;

„3. eines durch ein Abgangszeugniss als vollständig erledigt bescheinigten Universitätsstudiums von mindestens drei Semestern.

---

*) Die blosse, vor einer Commission erworbene Berechtigung zum einjährig-freiwilligen Dienst ist, wie bereits auf pag. 375 gesagt, zum Eintritt in die Pharmacie nicht genügend, vielmehr kann die Zulassung stets nur auf Grund eines Schulzeugnisses erfolgen. Welche Schulen als „berechtigt" im Sinne des Gesetzes anerkannt sind, ist bei den Directoren derselben zu erfahren.

**) Die Combinirung der dreijährigen Servirpflicht mit dem vorgeschriebenen dreisemestrigen Studium zum Nachweise der zur Zulassung zur Prüfung erforderlichen Qualification ist nicht gestattet. (Rescr. d. R.-K.-A. v. 3. April 1878). Ebenso darf die aushülfsweise Beschäftigung eines Pharmazeuten in einer Apotheke während seines Militärdienstes in Bezug auf die pharmazeutische Staatsprüfung als ein Conditionsjahr nicht in Anrechnung gebracht werden. (Bescheid des Preuss. Med.-Minist. v. 11. Febr. 1882, Ph. Ztg. 1882, No. 55).

Dem Besuche einer Universität steht der Besuch der pharmaceutischen Fachschule bei der Herzoglich Braunschweigischen polytechnischen Schule (Collegium Carolinum) so wie der Besuch der polytechnischen Schulen zu Stuttgart, Karlsruhe (und Darmstadt Bek. d. R.-K v. 6. Mai 1884) gleich.

Die Zeugnisse (1—3) sind in beglaubigter Form beizubringen."

Nach § 22 der Bekanntmachung sind diejenigen Kandidaten der Pharmacie, welche bereits vor dem 1. Oktober 1875 in die Lehre getreten waren, zur Prüfung auch dann zuzulassen, wenn sie die Erfüllung der nach den bisherigen Vorschriften hierfür erforderlichen Vorbedingungen nachweisen; jedoch haben die am 1. Oktober 1875 noch in der Lehre befindlichen Kandidaten eine drei- beziehungsweise zweijährige Lehrzeit (§ 4 Z. 2) und die am genannten Tage noch in der Servirzeit Begriffenen eine dreijährige Servirzeit darzuthun.

Die Gebühren für die gesammte Prüfung betragen 140 Mark.

Im Anschlusse an obige Bekanntmachung erschien unter dem 13. November 1875 die „Bekanntmachung, betr. die Prüfung der Apothekergehülfen," welche, ebenso wie die Ausführungsverordnung, welche die preussische Regierung zu dem § 7 derselben am 1. Mai 1876 resp. 24. Mai 1883 erlassen hat, Eingangs dieses Abschnittes abgedruckt ist.

Durch den § 29 der Gew.-Ordg. ist die Freizügigkeit sämmtlicher approbirter Apotheker und Apothekergehülfen im deutschen Reiche eingeführt worden. „Nachdem jetzt die Erlangung der Approbation als Apotheker auf Grund des § 29 der Gew.-Ordg. für sämmtliche Bundesstaaten des deutschen Reiches gleichmässig geordnet worden und im Anschlusse hieran betreffs Prüfung der Apothekergehülfen durch Beschluss des Bundesrathes vom 13. Novbr. 1875 ebenfalls für sämmtliche Bundesstaaten gleichmässige Bestimmungen getroffen worden sind, sind jetzt deutsche Apothekergehülfen in jedem Bundesstaate zu serviren berechtigt." (Bek. der Regierung zu Düsseldorf vom 28. Januar 1877.) Ausländische Gehülfen können in deutscher Apotheke nicht zugelassen werden. „Als Apothekergehülfe darf (in Deutschland) nur serviren, wer den massgebenden Vorschriften über die Prüfung der Apotheker durchweg genügt hat." (Bek. des R.-K. vom 13. Januar 1883.) „Demnach wird allen ausländischen Gehülfen das Serviren in deutschen Apotheken nur dann gestattet sein, wenn sie nicht nur die für Inländer vorgeschriebene Prüfung bestanden, sondern auch zuvor die Erfüllung derjenigen Bedingungen, an welche für Inländer die Zulassung zur Prüfung geknüpft ist, nachgewiesen haben."

Die Frage, ob Apotheker, welche zwar im Besitze der Approbation, aber nicht einer Apotheke sind, im Geschäftsverkehre sich als „Apotheker" bezeichnen dürfen, wurde in einer im Jahre 1874 spielenden Streitfrage vom Reichs-Oberhandelsgerichte bejaht, durch Entscheid des Württembergischen Geheim-Rathes vom 12. Juli 1875 dagegen

I. Der Apothekergehülfe in gewerbegesetzlicher Beziehung. 471

verneint. Der Letztere führte aus: „Das Recht der approbirten Pharmaceuten, sich im öffentlichen und Geschäftsverkehre, wie auch auf ihren Gewerbsschildern, gleichviel welches Gewerbe sie betreiben, als „Apotheker" zu bezeichnen, findet seine Begrenzung in der Verpflichtung der Medicinalbehörde, dafür zu sorgen, dass die Betriebslokale der wirklich koncessionirten Apotheken auf eine für Jedermann verständliche Weise äusserlich erkennbar gehalten werden." Ferner hat das kgl. preuss. Ober-Verwaltungsgericht durch Erkenntniss vom 14. Decbr. 1878 dahin entschieden, dass der Polizei auf Grund des Landrechtes im Interesse „der Erhaltung der öffentlichen Ordnung" das Recht zusteht, einem Drogisten die Führung des Titels „Apotheker" auf seinem Firmenschilde zu untersagen, gleichviel, ob er zur Führung dieses Titels im Uebrigen berechtigt ist oder nicht.

Die weiteren Bestimmungen der Gewerbe-Ordnung beziehen sich hauptsächlich auf den selbstständigen Apothekenbetrieb. Nach § 154 der Gew.-Ordg. v. 1. Juli 1883 finden die Bestimmungen der §§ 105—133 der Gew.-Ordg., welche von den Gesellen, Gehülfen und Lehrlingen handelt, auf Gehülfen und Lehrlinge in Apotheken und Handelsgeschäften keine Anwendung. Damit ist die frühere Bestimmung, wonach Apothekerlehrlinge zum Besuche der städtischen Fortbildungsschulen verpflichtet werden konnten, aufgehoben.

Dagegen findet das Krankenversicherungsgesetz vom 15. Juni 1883 eventuell auf Apothekergehülfen und -Lehrlinge Anwendung.

Der § 2 des Gesetzes sagt:

„Durch statuarische Bestimmung einer Gemeinde für ihren Bezirk oder eines weiteren Kommunalverbandes für sein Bezirk oder Theile derselben kann die Anwendung der Vorschriften des § 1 (Versicherungspflicht) erstreckt werden auf . . . Handlungsgehülfen und -Lehrlinge, Gehülfen und Lehrlinge in Apotheken."

Indess können diejenigen Gehülfen und Lehrlinge, welche einer bestehenden Kasse bereits angehören, zum Beitritt an eine Gemeinde-Krankenkasse nicht herangezogen werden. Der „deutsche Pharmaceuten-Verein" (Domizil Berlin) besitzt eine Kranken- und Sterbekasse, die für solche Fälle eine öffentliche Kasse ersetzt.

Ebenso findet das Unfallversicherungsgesetz v. J. 1884, welches Betriebsbeamten, deren Verdienst 2000 M. jährlich nicht übersteigt, der Versicherungspflicht unterstellt, auf diejenigen Pharmaceuten Anwendung, die in Apotheken sich befinden, die der Unfallversicherung angehören.

II. Der Apothekergehülfe in handelsgesetzlicher Beziehung.

Der Apotheker ist **Kaufmann** im Sinne des Handelsgesetzes; dies wurde bereits bei der Einführung desselben ausgesprochen und durch Entscheid des Reichs-Oberhandelsgerichts vom 19. Juni 1876 sowie durch zahlreiche Entscheide anderer höherer Gerichtsbehörden bestätigt. Er hat daher seine Firma in's Handelsregister eintragen zu lassen und Bücher zu führen, aus denen sein Vermögensstand ersichtlich ist. Für den Apothekergehülfen gilt der sechste Titel des „**Allgemeinen deutschen Handelsgesetzbuches**" (Art. 57—64), welcher „von den Handlungsgehülfen" handelt und wie folgt lautet:

Art. 57. Die Natur der Dienste und die Ansprüche des Handlungsgehülfen auf Gehalt und Unterstützung werden in Ermangelung einer Uebereinkunft durch den Ortsgebrauch oder durch das Ermessen des Gerichts, nöthigenfalls nach Einholung eines Gutachtens von Sachverständigen bestimmt.

Art. 58. Ein Handlungsgehülfe ist nicht ermächtigt, Rechtsgeschäfte im Namen und für Rechnung des Principals vorzunehmen. Wird er jedoch von dem Principal zu Rechtsgeschäften in dessen Handelsgewerbe beauftragt, so finden die Bestimmungen über Handlungsbevollmächtigte Anwendung.

Art. 59. Ein Handlungsgehülfe darf ohne Einwilligung des Principals weder für eigene Rechnung noch für Rechnung eines Dritten Handelsgeschäfte machen. In dieser Beziehung kommen die für den Procuristen und Handelsbevollmächtigten geltenden Bestimmungen zur Anwendung.

Art. 60. Ein Handlungsgehülfe, welcher durch unverschuldetes Unglück an Leistung seines Dienstes zeitweilig verhindert wird, geht dadurch seiner Ansprüche auf Gehalt und Unterhalt nicht verlustig. Jedoch hat er auf diese Vergünstigung nur für die Dauer von sechs Wochen Anspruch.

Art. 61. Das Dienstverhältniss zwischen dem Principal und dem Handlungsdiener kann von jedem Theile mit Ablauf eines jeden Kalendervierteljahres nach vorgängiger sechswöchentlicher Kündigung aufgehoben werden.*) Ist durch Vertrag eine längere oder kürzere Zeitdauer oder eine kürzere oder längere Kündigungsfrist bedungen, so hat es hierbei sein Bewenden. In Betreff der Handlungslehrlinge ist die Dauer der Lehrzeit nach dem Lehrvertrage und in Ermangelung vertragsmässiger Bestimmungen nach den örtlichen Verordnungen oder dem Ortsgebrauche zu beurtheilen.

---

*) **Die Ausstellung von Zeugnissen in beleidigender Form ist strafbar.** Im Jahre 1882 hatte ein preussischer Apotheker seinen Gehülfen im Abgangszeugniss bescheinigt, „seine empfehlenswerthesten Eigenschaften sind Faulheit, Bequemlichkeit und ein consequent ungezogenes Betragen." Der Gehülfe hatte hiernach eine Beleidigungsklage eingereicht, war aber damit abgewiesen worden, weil das Schöffengericht sich für unzuständig

Art. 62. Die Aufhebung des Dienstverhältnisses vor der bestimmten Zeit kann aus wichtigen Gründen von jedem Theile verlangt werden. Die Beurtheilung der Wichtigkeit der Gründe bleibt dem Ermessen des Richters überlassen.

Art. 63. Gegen den Principal kann insbesondere die Aufhebung des Dienstverhältnisses ausgesprochen werden, wenn derselbe den Gehalt oder den gebührenden Unterhalt nicht gewährt, oder wenn er sich thatsächlicher Misshandlungen oder schwerer Ehrverletzungen gegen den Handlungsgehülfen schuldig macht.

Art. 64. Gegen den Handlungsgehülfen kann insbesondere die Aufhebung des Dienstverhältnisses ausgesprochen werden:
1. wenn derselbe im Dienste untreu ist oder das Vertrauen missbraucht;
2. wenn derselbe ohne Einwilligung des Principals für eigene Rechnung oder für Rechnung eines Dritten Handelsgeschäfte macht;
3. wenn derselbe seine Dienste zu leisten verweigert oder ohne einen rechtmässigen Hinderungsgrund während einer den Umständen nach erheblichen Zeit unterlässt;
4. wenn derselbe durch anhaltende Krankheit oder Kränklichkeit oder durch eine längere Freiheitsstrafe oder Abwesenheit an Verrichtung seiner Dienste verhindert wird;
5. wenn derselbe sich thätlicher Misshandlungen oder erheblicher Ehrverletzungen gegen den Principal schuldig macht;
6. wenn derselbe sich einem unsittlichen Lebenswandel hingiebt.

Die interessante Frage, ob bei einem Dienst- resp. Handlungsgehülfen-Engagementsvertrage der Bedienstete dem neuen Geschäfts-

---

hielt, da Streitigkeiten der Gewerbetreibenden mit ihren Gehülfen etc., namentlich über den Inhalt von Zeugnissen, vor das Gewerbegericht gehörten. Auf die eingelegte Berufung hob die Strafkammer des Landgerichts in M. dies Urtheil auf und erkannte verurtheilend, indem es folgende Gründe entwickelte: Das Urtheil der Instanz verstosse gegen richtige Anwendung des § 120a des Gesetzes, betr. die Abänderung der Gewerbeordnung vom 17. Juli 1878. Bei den betr. Streitigkeiten, welche durch § 120a l. c. den Gewerbegerichten überwiesen werden, handele es sich um verweigerte oder thatsächlich unrichtige Zeugnisse, zu deren Erzwingung oder Berechtigung dem Gewerbe- oder Gemeindegerichte Ordnungsstrafen zu verhängen erlaubt sei, so dass also diesem zwar auch Strafgerichtsbarkeit zustehe. Ohne jeden Zweifel sei aber solche im Sinne der Strafprocessordnung ausgeschlossen. Handele es sich daher um Beleidigungen in einem Attest, so sei nicht das Gewerbe-, sondern das Schöffengericht zuständig. Was nun den Einwand des Angeklagten betreffe, er habe nach § 193 des Strafgesetzbuches das Recht, ein tadelndes Urtheil über die gewerblichen Leistungen seines Untergebenen auszusprechen, so sei dieser zwar an sich zutreffend, da aber aus der Form der Aeusserung, welche „Faulheit, Bequemlichkeit und ungezogenes Betragen" in ironischer Weise als empfehlenswerthe Eigenschaften darstelle, das Vorhandensein einer Beleidigung hervorgehe, könne der Schutz des § 193 l. c. dem Angeklagten nicht zu gute kommen. Demnach wurde auf 30 M. Geldstrafe event. drei Tage Haft erkannt.

erwerber gegenüber zur Fortsetzung des Dienstverhältnisses verpflichtet ist, hat das Reichs-Oberhandelsgericht unterm 25. Juni 1875 wie folgt beantwortet:

"Ob bei einem Dienst- resp. Handlungsgehülfen Engagementsvertrage der Bedienstete dem Geschäftserwerber das Dienstverhältniss fortsetzen, resp. dessen Vertragserfüllung als die in seinem Vertrage ihm gewährleistete gelten lassen muss, sofern der Erwerber das Geschäft unter früherer Firma im alten Umfange fortsetzt, lässt sich nicht abstract entscheiden. Wesentlich wird für jeden concreten Fall sein, inwieweit durch einen solchen Uebergang eine Veränderung des Leistungsinhalts des ursprünglichen Vertragsverhältnisses eintritt oder nicht. Will man nun selbst annehmen, dass ohne Zweifel für den Bediensteten nicht blos das Geschäft, in das er eintritt, sondern auch die individuelle Person seines Principals für bestimmend bei der Vertragseingehung zu erachten ist, so können doch die besonderen Umstände des Falles bewirken, dass trotz des Eintritts eines neuen Principals eine Veränderung des Vertragsinhalts nicht stattfindet, oder dass dieselbe doch derartig geringfügig wird, dass sich aus ihr ein Widerspruch des Bediensteten nicht rechtfertigen lässt."

Der Uebergang eines Geschäftes auf einen neuen Bewerber löst demnach keineswegs die bestehenden Vertragsverhältnisse ohne Weiteres auf; vielmehr kann unter Umständen die Verpflichtung des Bediensteten zum Bleiben in seiner Stellung bis zum Ablauftermine seines Dienstvertrages ausgesprochen werden.

III. Der Apothekergehülfe in strafgesetzlicher Beziehung.

Das deutsche Strafgesetzbuch enthält keinen besonderen Abschnitt über das Apothekenwesen, wie z. B. das österreichische, spricht sich auch keineswegs wie dieses klar darüber aus, ob, beziehungsweise unter welchen Umständen und in welchem Maasse den Apothekenbesitzer eventuell eine Mitschuld an den Vergehen und Uebertretungen seiner Gehülfen und Lehrlingen trifft. Während das österreichische Strafgesetzbuch in jedem Paragraphen (§§ 345 — 355) vorausschickt, ob derselbe gegen einen Apothekenbesitzer, einen Provisor oder einen Gehülfen beziehungsweise gegen Mehrere zu gleicher Zeit gerichtet ist, stellt das deutsche Strafgesetzbuch die strafbaren Handlungen nur überhaupt und im Allgemeinen unter Strafe, unbekümmert darum, wer sie begeht. Soweit in den Apothekenordnungen darüber nicht genauere Bestimmungen enthalten sind, wird sich im Allgemeinen der Grundsatz aufstellen lassen, dass der Apothekenbesitzer für die Uebertretungen der zur Sicherung des Apothekenbetriebes erlassenen Verwaltungsvorschriften verantwortlich ist, während sich Gehülfen und Lehrlinge für die von ihnen begangenen Handlungen, welche unter einen der unten angegebenen Paragraphen des Strafgesetzbuches fallen, selbst zu verantworten haben. Letzteres ist namentlich dem § 17 des preussischen Reglements über die Lehr- und Servirzeit etc. vom 11. August 1864 gegenüber, welches ungenau sagt, „dass der Apothekenbesitzer für die Arbeiten der Gehülfen verantwortlich ist" fest zu halten. Die Strafe, welche einen Apothekergehülfen wegen fahrlässiger Tödtung trifft, beträgt neuerdings meist 3—6 Monate Gefängniss. Das Recht zur Ausübung seines Berufes darf ihm indess in Folge einer solchen Handlung, ebensowenig wie dem approbirten Apotheker,*) weder dauernd noch vorübergehend aberkannt werden.

Unter den Vorschriften des Strafgesetzbuches sind von jedem Gehülfen in besonders gewissenhafter und peinlicher Weise die zu beachten, welche über den Verkauf von Abortivmitteln handeln. Dieselben lauten:

§ 218, Al. 3. Dieselben Strafvorschriften (5 Jahre Zuchthaus) finden auch auf Denjenigen Anwendung, welcher mit Einwilligung der Schwangeren die Mittel zu der Abtreibung oder Tödtung der Frucht bei ihr angewendet oder ihr beigebracht hat.

§ 219. Mit Zuchthaus bis zu 10 Jahren wird bestraft, wer einer Schwangeren, welche ihre Frucht abgetrieben oder getödtet hat, gegen Entgelt die Mittel hierzu verschafft, bei ihr angewendet oder ihr beigebracht hat.

§ 220. Wer die Leibesfrucht einer Schwangeren ohne deren Wissen oder Willen vorsätzlich abtreibt oder tödtet, wird mit Zuchthaus nicht unter 2 Jahren bestraft. Ist durch die Handlung der Tod der Schwangeren verursacht worden, so tritt Zuchthausstrafe nicht unter 10 Jahren oder lebenslängliche Zuchthausstrafe ein.

Die weiteren Bestimmungen des Strafgesetzbuches lauten:

§ 222. Wer durch Fahrlässigkeit den Tod eines Menschen verursacht, wird mit Gefängniss bis zu 3 Jahren bestraft. Wenn der Thäter zu der Aufmerksamkeit, welche er aus den Augen setzte, vermöge seines Amtes, Berufes oder Gewerbes besonders verpflichtet war, so kann die Strafe bis auf 5 Jahre Gefängniss erhöht werden.

§ 230. Wer durch Fahrlässigkeit die Körperverletzung eines Anderen verursacht, wird mit Geldstrafe bis zu 300

---

*) Der § 53 der Gew.-Ord. v. 1. Juli 1869 lautet:
„Die im § 29 bezeichneten Approbationen können von der Verwaltungsbehörde nur dann zurückgenommen werden, wenn die Unrichtigkeit der Nachweise dargethan wird, auf Grund deren solche ertheilt worden sind, oder wenn dem Inhaber der Approbation die bürgerlichen Ehrenrechte aberkannt sind, im letzteren Falle jedoch nur für die Dauer des Ehrverlustes."

Thalern oder Gefängniss bis zu 2 Jahren bestraft. War der Thäter zu der Aufmerksamkeit, welche er aus den Augen setzte, vermöge seines Amtes, Berufes oder Gewerbes besonders verpflichtet, so kann die Strafe auf 3 Jahre erhöht werden.

§ 231. In allen Fällen der Körperverletzung kann auf Verlangen des Verletzten neben der Strafe auf eine an denselben zu erlegende Busse bis zum Betrage von 2000 Thalern erkannt werden. Eine erkannte Busse schliesst die Geltendmachung eines weiteren Entschädigungsanspruches aus. Für diese Busse haften die zu derselben Verurtheilten als Gesammtschuldner.

§ 232. Die Verfolgung leichter vorsätzlicher, sowie aller durch Fahrlässigkeit verursachter Körperverletzungen (§§ 223, 230) tritt nur auf Antrag ein, insofern nicht die Körperverletzung mit Uebertretung einer Amts-, Berufs- oder Gewerbspflicht begangen worden ist. Die in den §§ 195, 196 und 198 enthaltenen Vorschriften finden auch hier Anwendung.

§ 300. Rechtsanwalte, Advokaten, Notare, Vertheidiger in Strafsachen, Aerzte, Wundärzte, Hebammen, **Apotheker, sowie die Gehülfen dieser Personen** werden, wenn sie unbefugt Privatgeheimnisse offenbaren, die ihnen kraft ihres Amtes, Standes oder Gewerbes anvertraut sind, mit Geldstrafe bis zu 500 Thalern oder mit Gefängniss bis zu 3 Monaten bestraft. Die Verfolgung tritt nur auf Antrag ein.

§ 367, Al. 5. Mit Geldstrafe bis zu 150 Mark oder mit Haft wird bestraft: Wer bei der **Aufbewahrung** oder bei der **Beförderung von Giftwaaren, Schiesspulver** oder anderen **explodirenden Stoffen** oder **Feuerwerken**, oder bei **Ausübung der Befugniss zur Zubereitung** oder **Feilhaltung** dieser **Gegenstände, sowie der Arzneien** die deshalb ergangenen Verordnungen nicht befolgt.

Die Strafbestimmungen, welche die Apothekerordnungen enthalten (Ordnungsstrafen), werden im nächsten Abschnitte angegeben sein.

IV. Der Apothekergehülfe in medicinalpolizeilicher Beziehung.

Wir gelangen nunmehr zu den eigentlichen „Berufspflichten des Apothekers" und machen damit den Uebergang von der Reichs- zur Landesgesetzgebung. Die einzige reichsgesetzliche Vorschrift, die hier vorliegt, ist die mit dem 1. Januar 1883 in Kraft getretene **Pharmacopoea Germanica Editio alt.**, welche hinsichtlich der **Bereitung, Aufbewahrung** und **Prüfung der Arzneimittel** für sämmtliche Apotheker des deutschen Reiches maassgebend ist. Für den Gehülfen namentlich beachtenswerth ist die auf pag. 317 abgedruckte Tabelle

(Maximaldosentabelle), welche von den stark wirkenden Stoffen die Dosis angiebt, die der Arzt auf Recepten zum innerlichen Gebrauch nicht überschreiten darf, ohne ihr ein Ausrufungszeichen beizufügen. Fehlt der Arzt gegen diese Vorschrift, so ist ihm das Recept zur Korrektur zurückzusenden; in keinem Falle aber ohne vorheriges Benehmen mit dem Arzte eine die Angaben der genannten Tabelle überschreitende Dosis zu dispensiren (§ 367, Al. 5 des Str.-Ges.-Buches). Der Apotheker wird übrigens gut thun, nicht nur die Dosen der in obiger Tabelle verzeichneten Stoffe, sondern auch der „quae eandem fere vim habent" sorgfältig zu kontrolliren, da der Fall vorgekommen ist, dass ein Apotheker wegen eines in der Tabelle A. nicht verzeichneten starkwirkenden Mittels in grosser Dosis auf Grund des Fahrlässigkeitsparagraphen (§ 222) verurtheilt wurde.

Die weiteren hier maassgebenden Bestimmungen finden sich in den **Apothekerordnungen der Einzelstaaten** und ihren Nachträgen etc., auf die wir nunmehr eingehen:

Preussen.

Die Grundlage des preussischen Apothekenwesens ist die Apotheker-Ordnung vom 11. Octbr. 1801, welche in drei Titel zerfällt. Tit. 1 handelt von den Apothekern überhaupt, von den Lehrlingen, von den Apothekergehülfen und von den Provisoren. Aus dem achten Abschnitt ist nur der § 14 hervorzuheben, welcher lautet:

„Die Ausübung der Apothekerkunst erstreckt sich aber weder auf ärztliche, noch chirurgische Verrichtungen."

Die Ausübung der Arztpraxis ist gegenwärtig im Allgemeinen an Jedermann freigegeben; indess da nach § 144 der Gew.-Ordg. die für die einzelnen Gewerbetreibenden bestehenden, besonderen Berufspflichten in Kraft bleiben, und die Nichtausübung ärztlicher Verrichtungen zu den Berufspflichten des Apothekers gehört, so bleibt dieser von der Freigebung des Arztgewerbes unberührt (Min.-Verf. v. 23. Sept. 1871).

Der Abschnitt „von den Apothekergehülfen" lautet:

§ 18. Der solchergestalt mit dem Lehrbriefe *) versehene Lehrling wird nun ein Apothekergehülfe. Als solcher übernimmt er in der Apotheke, bei welcher er sich engagirt, eben die allgemeinen Verpflichtungen, unter welchen der Principal, dem er sich zugesellt, zur öffentlichen Ausübung dieses Kunstgewerbes von Seiten des Staates autorisirt ist. Er muss sich daher sogleich mit denjenigen landesherrlichen Medicinalgesetzen und Verordnungen bekannt machen, welche das pharmaceutische Fach betreffen, damit er in Beobachtung derselben, soweit sie auf ihn Bezug haben, sich nichts zu Schulden kommen lassen möge.**)

---

*) Die Beglaubigungen der Servirzeugnisse der Apothekergehülfen durch die Kreisphysiker sind stempelfrei (Min.-Verf. v. 23. Mai 1876).
**) Jeder Gehülfe und Lehrling soll im eigenen Besitze eines Exemplares der neuesten Ausgabe der Pharmacopöe sich befinden (Min.-Verf. v. 21. Jan. 1850 u. 20. Febr. 1851).

Bei der Receptur· hat er alle Behutsamkeit und Genauigkeit in Dispensirung der verschiedenen Arzneimittel anzuwenden. Zu dem Ende muss er die Vorschrift des Recepts nicht nur zuvor mit Aufmerksamkeit überlesen, sondern auch das angefertigte Medikament nicht eher aus der Hand stellen, bevor er nicht das Recept nochmals mit Bedacht gelesen und von der geschehenen richtigen Anfertigung und Signatur sich überzeugt hat. Im Laboratorio muss er die Komposita und Präparata, nach Vorschrift der Pharm. Boruss. (Germanica) reinlich, ordentlich und gewissenhaft bereiten und wohl bezeichnet aufbewahren.

Uebrigens wird von jedem konditionirenden Apotheker vorausgesetzt, dass er den Inbegriff seiner Obliegenheiten kenne und stets vor Augen habe; dass er demzufolge als ein rechtschaffener Gehülfe und Mitarbeiter seines Principals die ihm anvertrauten Geschäfte mit Fleiss und Treue abwarte, ohne dabei die wissenschaftlichen Kenntnisse seines Faches zu versäumen; dass er sich vorzüglich auch eines guten moralischen Wandels befleissige, gegen Jedermann höflich und bescheiden sei, aller ausschweifenden und verführerischen Gesellschaften sich enthalte, keine unnöthigen und unanständigen Besuche in der Officin annehme und überall in Erfüllung seiner Pflichten den ihm untergeordneten Lehrlingen mit musterhaftem Beispiele vorangehe.

§ 19. Die Bestimmung des Gehaltes und der sonstigen Emolumente eines Gehülfen hängt von dem schriftlichen Verein beider Theile ab.

Die weitere Ausführung dieser Bestimmungen findet sich in dem „Reglement über die Lehr- und Servirzeit der Apothekergehülfen vom 11. Aug. 1864", dessen hier in Betracht kommende Parapraphen wie folgt lauten:

§ 16. Der Gehülfe steht zu dem Apothekenbesitzer, seinem Principal, in dem persönlichen Verhältniss eines ihm für den Geschäftsbetrieb Dienenden und ist dessen Anordnungen pünktlichen Gehorsam schuldig. Der Apothekenbesitzer darf dem Gehülfen das Dispensiren von Arzneimitteln in der Officin (das Receptiren) und die Anfertigung von pharmaceutischen Präparaten im Laboratorium (das Defektiren) selbstständig überlassen, ist aber für die Arbeiten des Gehülfen verantwortlich. Während kurzer, zufälliger Abwesenheit des Apothekenbesitzers ist der Gehülfe dessen Stellvertreter. Bei längerer Entfernung vom Geschäft (Reisen) aber ist der Apotheker, falls sein Gehülfe nicht bereits die Approbation als Apotheker erlangt haben sollte, verpflichtet, einen approbirten Apotheker als seinen Stellvertreter anzunehmen und dies dem Kreisphysikus anzuzeigen.

§ 17. Der Gehülfe, welcher die Approbation als Apotheker noch nicht erlangt hat, ist verpflichtet, die als Lehrling erworbene pharmaceutische Ausbildung durch Uebung und Privatstudium zu vervollständigen. Hierzu ist er von dem Principal anzuhalten und mit Anweisung zu versehen. Das während der Lehrzeit begonnene Laborationsjournal hat er ordnungsmässig fortzusetzen, mit Erlaubniss des Principals botanische Excursionen zu machen und sein Herbarium zu erweitern. Der Gehülfe muss den Lehrlingen in allen Beziehungen mit gutem Beispiel vorangehen und in der Unterweisung derselben den Principal gewissenhaft unterstützen.

Der Abschnitt „von den Provisoren" lautet:

§ 21. Ein Candidat der Pharmacie, wenn ihm die Direction einer Apotheke übertragen wird, führt den Namen Provisor.

§ 22. Niemand kann zum Provisor angenommen werden, der nicht die Lehr- und wenigstens drei Servirjahre überstanden, auch die geordnete Prüfung ausgehalten hat.

§ 23. Er ist an alle, den Betrieb der Apothekerkunst betreffende Gesetze und Verordnungen gebunden und besonders dafür verantwortlich, dass in der Apotheke, welcher er vorsteht, das Kunstgewerbe im ganzen Umfange vorschriftsmässig ausgeübt werde, zu welchem Ende er approbirt und dessen Vereidigung verfügt werden muss.

§ 24. Seine Verhältnisse gegen den Eigenthumsherrn der Apotheke bestimmt der mit ihm schriftlich abzuschliessende Kontrakt.

Der Tit. II der Apotheker-Ordnung lautet (theilweise im Auszuge):

§ 1. Die pharmaceutische Praxis gehört ihrer Natur nach zu denjenigen Gegenständen, welche die strengste Aufsicht Unseres Ober-Collegii Medici et Sanitatis und der von selbigem abhängenden Provinzial Collegiorum erheischen. Aus dieser Ursache sind, ausser der den Medicinalbehörden obliegenden allgemeinen Wachsamkeit über die Apotheken noch insbesondere die Visitationen derselben eingeführt . . .

§ 2. Bei gewöhnlichen Revisionen hat der Apotheker den dazu ernannten Commissarien vorzulegen: 1. das Privilegium und die auf dessen Besitz sich beziehenden Documente; 2. die Approbation . . . oder wenn die Apotheke durch einen Provisor verwaltet wird, die Confirmation; 3. die Pharmacopoea, die Arzneitaxe, das Medicinal-Edict, die Apotheker-Ordnung nebst Nachträgen; 4. das Elaborationsbuch; 5. die Giftscheine; 6. das Herbarium vivum; 7. einige Pakete taxirter Recepte.

§ 3. Die Gehülfen haben ihren Lehrbrief und Testimonium vorzuzeigen, einige zur Prüfung ihrer Fähigkeiten ihnen vorzulegende Fragen aus der Materia pharmaceutica und der Chemie zu beantworten, ein Pensum aus der Pharm. Boruss. (Germanica) ins Deutsche zu übersetzen, auch eine Probe ihrer Handschrift ad Acta zu geben.*)

---

*) Die Instruction über das Verfahren bei Apothekenrevisionen vom 21. Okt. 1819 erläutert diese Bestimmung im § 6 noch näher wie folgt: „Die in der Apotheke befindlichen Gehülfen und Lehrlinge müssen nach ihrem Vor- und Zunamen und Alter aufgeführt werden; auch muss auf den vorzulegenden Zeugnissen bemerkt werden, bei wem erstere gelernt und bisher servirt haben. Letztere müssen ihr von dem Physikus bisher erhaltenes Prüfungsattest vorzeigen. Die Gehülfen und Lehrlinge müssen in der pharmaceutischen Chemie

§ 4. Auf ähnliche Art werden auch die Lehrlinge in Rücksicht ihrer Fähigkeiten und Fortschritte, nach Verhältniss ihrer zurückgelegten Lehrzeit geprüft.

§ 5. Die Apotheker nebst ihren Gehülfen und Lehrlingen sind verpflichtet, den Commissarien weder bei genereller Besichtigung der Officin etc. noch bei specieller Prüfung der Arzneimittel nach dem vorgeschriebenen Verzeichnisse irgend Hindernisse in den Weg zu legen, vielmehr selbigen mit Achtung und Bereitwilligkeit entgegenzukommen, die von selbigen geschehenen Erinnerungen und Belehrungen bescheiden anzunehmen und den von selbigen etwa für nöthig erachteten Anordnungen willige Folge zu leisten. In streitigen Fällen aber haben sie ihre Gegeneinwendungen bescheiden zu Protokoll zu geben und die Entscheidung von der Behörde zu erwarten.

§ 7. Ausserdem stehen die Apotheker immerwährend unter der unmittelbaren Aufsicht der Physiker oder derjenigen Personen, denen sonst die Aufsicht von der oberen Behörde übertragen worden, als deren Pflicht es ist, die Apotheken von Zeit zu Zeit zu besuchen und Acht zu geben, ob darin Alles wohl hergehe und in gutem Stande gehalten werde, daher denn auch ein Apotheker, wenn er auf mehrere Tage oder Wochen verreisen will, verbunden ist, die Aufsicht über seine Officin einer dazu qualificirten Person, die während seiner Abwesenheit nöthigenfalls die Verantwortung übernimmt*), zu übertragen und solches dem Physikus des Ortes anzuzeigen.

Der Tit. III der Apotheken-Ordnung handelt „von den Pflichten der Apotheker in Anschaffung, Bereitung und Aufbewahrung der Medicamente überhaupt" und hat folgenden Wortlaut:

§ 1. a) Ein jeder Apotheker in Unseren Landen ist schon durch seinen geleisteten Eid verpflichtet, stets dafür zu sorgen, dass seine Apotheke diejenigen sowohl rohen als zubereiteten Arznei-Mittel, welche in der nach Maassgabe für grössere und kleinere Städte entworfenen Designation specificirt sind, in bestmöglichster Beschaffenheit und Güte und in einer den Bedürfnissen des Orts angemessenen Menge vorräthig

---

und Botanik geprüft werden, und von ihrer Handschrift eine Probe zu den Acten gegeben werden, da es unumgänglich nothwendig ist, dass der Apotheker eine gute leserliche Hand schreibt; auch muss ein Jeder, von den Gehülfen sowohl als Lehrlingen, eine oder ein paar Vorschriften aus der Pharmacopöe mündlich ins Deutsche übersetzen, und wenn sie nicht die erforderlichen Kenntnisse in der lateinischen Sprache besitzen, so muss ihnen die mehrere Vervollkommnung in derselben von den Commissarien zur strengsten Pflicht gemacht werden. — Durch Min.-Verf. v. 27. Septbr. 1877 ist die bisherige Nachprüfung der Gehülfen anlässlich der Revisionen aufgehoben, während es bezüglich der Nachprüfung der Lehrlinge bei den vorhandenen Bestimmungen verbleibt.

*) § 151 der Gew.-Ordg. v. 1. Juli 1883 bestimmt: „Sind polizeiliche Vorschriften von dem Stellvertreter eines Gewerbetreibenden bei Ausübung des Gewerbes übertreten worden, so trifft die Strafe den Stellvertreter; ist die Uebertretung mit Vorwissen des verfügungsfähigen Vertretenen begangen worden, so verfallen beide der gesetzlichen Strafe."

enthalte. Die einfachen Arznei-Mittel aus dem Thier- und Pflanzenreiche muss er im Durchschnitte alle zwei Jahre, die gebräuchlichsten aber, oder die durch die Zeit leicht an der Kraft verlieren, alle Jahre frisch und in gehöriger Güte und Menge anschaffen, zur rechten Zeit einsammeln, säubern, mit allem Fleisse trocknen, und in saubern, dichten Gefässen unter richtiger Bezeichnung aufbewahren. Gleichergestalt muss er auf die kunstgemässe Bereitung der pharmaceutischen und chemischen Praeparata alle Aufmerksamkeit und Sorgfalt richten. Bei Anfertigung derselben hat er sich genau an die Vorschriften der Pharmacopoea Borussica*) zu halten und darf er sich dabei keine willkürlichen Abweichungen erlauben. Jedoch ist ihm unverwehrt, neben den nach der Pharmacopoea Borussica angefertigten Praeparatis und Compositis, dergleichen auch nach anderweitigen Dispensatoriis oder besondern Vorschriften vorräthig zu halten, wenn dergleichen von den Aerzten verlangt werden.

b) Die Apotheker sind zwar überhaupt angewiesen, die chemischen Arznei-Mittel selbst zu bereiten. In dem Falle aber, dass sie in der eigenen Anfertigung gehindert sind, oder ihre bedürftige Menge dazu zu gering ist, müssen sie sich damit aus einer anderen guten inländischen Apotheke versorgen, dürfen aber dergleichen nicht von gemeinen Laboranten oder ausländischen Drogisten kaufen.**)

§ 2. a) Sobald ein Recept zur Bereitung in die Apotheke gebracht wird, auf welches der Arzt das Datum, die Jahreszahl, den Namen des Patienten, und, wenn dem Apotheker dessen Hand nicht bekannt ist, auch seinen eigenen Namen geschrieben haben muss,***) so ist der Apotheker verpflichtet, es entweder selbst zu verfertigen oder einem tüchtigen Gehülfen, allenfalls auch einem Lehrlinge, welcher aber wenigstens drei Jahre in der Lehre gestanden† und sich wohl applicirt haben muss, zur Bereitung zuzustellen. Sowohl die Apotheker, als deren Gehülfen und Lehrlinge, sind verbunden, die Arznei-Mittel auf einem mit Gittern umgebenen Receptir-Tische nach Vorschrift der Recepte ohne Aufschub vorsichtig und pünktlich zu bereiten, die angefertigten Medicamente daselbst bis zur Abholung zu bewahren, und solche nebst den Recepten so wenig während der Anfertigung als nachher jemanden vorzuzeigen, noch weniger Abschriften davon zu geben

---

*) Gegenwärtig Pharm. Germanica Ed. alt., Berlin 1882.
**) Die preuss. Einf.-Verordg. zur Pharm. Germ. II. v. 9. Dezbr. 1882 hebt diese Beschränkung auf und macht den Apotheker nur noch dafür verantwortlich, dass die von ihm gekauften Waaren gut und rein sind.
***) Zur näheren Erläuterung dieser Anweisung liegen mehrere Rescripte seitens der Bezirksregierungen vor, die Formalitäten betreffen, auf deren Befolgung der Apotheker und namentlich der Gehülfe anbetrachtlich der gegenwärtigen Stellung der Aerzte nicht allzusehr dringen dürfen wird. — Homöopathische Recepte dürfen nicht zurückgewiesen werden (Rescript vom 9. März 1873).
† Da die Lehrzeit gegenwärtig überhaupt nur 3 resp. 2 Jahre beträgt, muss dies entsprechend geändert werden.

oder nehmen zu lassen. Damit auch derjenige, welcher am Receptir-Tische die Medicamente zusammenmischt, nicht gestört werde, so soll ausser den in die Officin gehörigen Personen, Niemand zu solchen zugelassen werden.*)

b) Bei der Receptur muss die strengste Genauigkeit, Ordnung und Reinlichkeit herrschen. Sämmtliche Gefässe und Instrumente müssen stets rein und sauber, auch Waagen und Gewichte im accuraten Zustande gehalten werden. Auch das Reinhalten der Seihetücher zu Decocten und Infusionen ist nicht zu vernachlässigen. Mixturen, Pulver, Pillenmassen etc., zu denen salinische und metallische Präparata kommen, dürfen in keinem metallischen, sondern sollen in steinernen, gläsernen oder porcellanen Mörsern bereitet werden. Zu scharfen, heftig wirkenden Mitteln, als Quecksilber-Sublimat, ingleichen zu stark riechenden, als Moschus und Asa foetida, sollen besondere Mörser und Waageschaalen gehalten werden. Der in einigen Apotheken noch übliche Gebrauch, Pulver- und Pillenschachteln mit Goldpapier auszufuttern, wovon die darin aufbewahrten Arznei-Mittel leicht mit Kupfertheilchen verunreinigt werden, wird hiermit untersagt.

c) Bei Dispensirung der Arznei-Mittel soll nichts gemessen, vielweniger nach dem blossen Augenmaasse genommen, sondern alles ordentlich und genau abgewogen werden. Bei den Wässern kann jedoch das Abmessen wohl statt haben, nur müssen die eigens dazu bestimmten Mensuren nach dem absoluten Gewicht des Wassers richtig abgetheilt sein. Sollten auch noch Aerzte im Gebrauch haben, Vegetabilien manipulweise zu verschreiben, so sollen diese dennoch gewogen, und statt eines Manipuls bei Kräutern eine halbe Unze, und bei Blumen drei Drachmen nach Gewicht genommen werden.

d) Zu mehrer Verhütung, dass keine Verwechslung der Medicamente sich zutragen möge, soll in der Apotheke jedesmal der Name des Patienten, welcher auf dem Recepte steht, ingleichen der Name des Apothekers, bei welchem das Recept verfertigt worden, nebst dem Dato, auf der Signatur bemerkt werden**). Auch soll auf der Signatur die auf dem Recept bestimmte Gabe und Zeit des Einnehmens nicht mit Ziffern bezeichnet, sondern jedesmal mit Buchstaben deutlich und leserlich geschrieben werden.

---

*) Durch Min.-Rescr. v. 11. Nov. 1820 ist für den Ausschank geistiger Getränke und durch Min.-Verf. v. 26. Juli 1860 für den Ausschank künstlicher Mineralwasser in Apotheken festgesetzt, dass in dem einen wie in dem anderen Falle hierzu ein besonderes Lokal benutzt und der Ausschank nur von Personen, welche mit dem Apothekergeschäfte gar nichts zu thun haben (nicht von Gehülfen und Lehrlingen), besorgt werden muss.
**) Auf jedes Recept, welches in einer Apotheke angefertigt wird, hat Derjenige, welcher es angefertigt hat, seinen vollen und deutlichen Namen zu schreiben (Min.-Verf. v. 2. Aug. 1871). — Die Verwendung von Mineralwasser- und Liqueurflaschen, welche in ihrer Glasmasse die Bezeichnung ihres ursprünglichen Inhaltes enthalten, ist zur Abgabe von Flüssigkeiten in der Receptur wie im Handverkaufe untersagt (Min.-Verf. v. 27. Okt. 1876).

Ebenso muss die Taxe der Medicamente auf den Recepten, wenn sie bei erfolgender Bezahlung zurückgegeben werden, mit deutlichen Ziffern bemerkt sein.

e) Da doch die Erfahrung gelehrt, dass öfters diejenigen Arzneien, welche die Patienten auf Verordnung ihres Arztes zum zweiten oder öfternmale machen lassen, nicht vollkommen gleich, sondern in Farbe, Geschmack und Geruch verschieden sind, und hierdurch den Patienten verdächtig werden, so soll derjenige Apotheker, in dessen Officin dergleichen Nachlässigkeiten erweislich gemacht worden, in 5 Thaler Strafe verfallen. Damit man aber wisse, wer den Fehler bei der Reïteratur begangen, so soll Derjenige, der solche verfertigt, jedesmal seinen Namen auf die Signatur schreiben.

f) In gleiche Strafe soll derjenige Apotheker genommen werden, welcher die ihm zugeschickten Recepte, es sei bei Tage oder bei Nacht, nicht sogleich ohne Aufhaltung verfertigt, den Handkauf vorzieht und die Patienten ohne Noth auf die Medicin warten lässt. Besonders sollen diejenigen Recepte, die mit cito bezeichnet worden, sogleich bereitet, und die Arzneien den Boten, welche die Recepte einhändigen, mitgegeben werden.

g) Uebrigens sollen solche von approbirten Aerzten und Wundärzten einmal verschriebenen und verfertigten Recepte, welche Drastica, Vomitoria, Menses et Urinam moventia, Opiata und andere dergleichen stark wirkende Medicamente enthalten, ohne Vorwissen und Bewilligung des Arztes zum andernmale nicht wieder gemacht werden, weil dergleichen Mittel, die, zur rechten Zeit verordnet, von guter Wirkung gewesen, dem Kranken, wenn er solche zur Unzeit nimmt, den Tod zu Wege bringen können.

h) Wenn dem Apotheker in den verschriebenen Recepten ein Irrthum oder Verstoss von der Art, dass davon ein Nachtheil für den Patienten zu besorgen sei, bemerklich werden sollte, so hat er sogleich dem Arzte, welcher das Recept verschrieben, seine Bedenklichkeit und seine Zweifel bescheiden zu eröffnen. Wenn der Arzt den Verstoss nicht anerkennt, und auf Anfertigung des Recepts nach seiner Vorschrift besteht, so kann es der Apotheker zwar auf dessen Verantwortung verfertigen, doch hat er zu seiner eigenen Rechtfertigung den Fall sogleich dem Physicus, oder wenn dieser das verdächtige Recept verschrieben hätte, dem competenten Collegio Medico anzuzeigen.

i) Sollte es sich zutragen, dass ein verschriebenes Ingredienz nicht vorräthig oder sogleich nicht anzuschaffen sei, so darf der Apotheker nicht willkürlich ein anderes dafür substituiren oder etwas hinweglassen, sondern er hat solches sofort dem Arzte anzuzeigen, und es diesem zu überlassen, an dessen Statt ein andres Mittel von gleicher Eigenschaft zu verordnen.

k) Da auch verlauten will, dass noch hier und da unbefugte Personen sich mit innerlichen und äusserlichen Curen befassen; so wird den Apothekern hiermit anbefohlen, sich der Verfertigung solcher

Recepte, die von dazu nicht qualificirten Personen verschrieben worden, zu enthalten und sich hierunter lediglich nach dem § 5 pag. 28 Unsers Medicinal-Edicts vom Jahre 1725 zu achten; am wenigsten aber Medicamente von heftiger und bedenklicher Wirkung, als Drastica, Vomitoria, Mercurialia, Narcotica, Emmenagoga, namentlich auch Resina und Tinctura Jalapae, von der Hand, ohne ein von einem approbirten Arzte verschriebenes Recept verabfolgen zu lassen.

1. Es haben demnach alle und jede Apotheker in Unsern Landen, bei Vermeidung von Fünf bis Zwanzig Thaler Strafe auf jeden Contraventionsfall, und bei wiederholter Contravention bei noch höherer Geldstrafe, sich nach diesen Verordnungen zu achten, auch bei Vermeidung gleicher Strafe dafür zu sorgen, dass von ihren Gehülfen und Lehrlingen dieselben auf das Genaueste befolgt werden; gleichwie sie für das, was ihre Gehülfen oder andere zu ihrem Hause gehörige Personen hierin zuwider handeln, schlechterdings einstehen müssen, obschon ihnen das Recht vorbehalten bleibt, ihren Regress an gedachte Personen zu nehmen.

Im Anschluss an die Apotheker-Ordnung, bezw. zur Erläuterung der lit. g und k des § 2 Tit. III erschien die **Ministerial-Verordnung, betr. die Abgabe starkwirkender Medicamente im Handverkauf und auf ärztliche Recepte, vom 3. Juni 1878.**

I. Die in dem beiliegenden Verzeichniss aufgeführten Stoffe dürfen in den Apotheken, unbeschadet der für den gewerblichen Verkehr mit Giftwaaren maassgebenden Vorschriften,*) an das Publikum nicht ohne schriftliche Ordination (Recept) eines approbirten Arztes**)

---

*) Die für den gewerblichen Verkehr mit Giftwaaren in Apotheken maassgebenden Vorschriften sind in dem „Anhange zur rev. Apotheker-Ordnung", sowie in den später erschienenen Bezirks-Polizeiverordnungen enthalten. Nach ersterem gehören zu den directen Giften: Alle Arsenikalia, als weisser Arsenik, Operment, Rauschgelb, Fliegenstein, oder der uneigentliche sogenannte Kobalt, ferner Merc. subl. corros., Merc. praec. ruber., ingleichen Euphorbium und weisse Niesswurz. Diese Gifte darf der Apotheker im Handverkauf nur allein zur Verwendung als Vieharzmittel, zum technischen Gebrauche für Maler, Färber und andere Künstler und Handwerker, die deren zu ihren Arbeiten bedürfen, ingleichen zur Tilgung schädlicher Thiere gegen gültigen Giftschein, verkaufen. Durch Min.-Verf. v. 21. März 1845 wurden diese Bestimmungen auf Phosphor und Phosphorkleister ausgedehnt. Selbstredend dürfen auch alle übrigen, in obigem Verzeichniss mit aufgeführten Giftstoffe als Vieharzneimittel oder zu technischen Zwecken gegen Giftschein verkauft werden.

**) Was die von nichtapprobirten Aerzten verschriebenen Recepte anlangt, so lautet die Verordnung vom 8. März 1870 bekanntlich: „Recepte, welche von nichtapprobirten Aerzten oder Wundärzten verschrieben sind, sind die Apotheker nur dann anzufertigen berechtigt und verpflichtet, wenn die verschriebene Arznei lediglich aus solchen Mitteln besteht, welche auch im Handverkaufe abgegeben werden dürfen. Ausgeschlossen hiervon sind insbesondere die in den Tabellen B und C der Pharmacopoe aufgeführten Medicamente und Gifte." An Stelle des Schlusssatzes tritt nunmehr der Passus: „Ausgeschlossen hiervon sind insbesondere *die in dem Verzeichniss zur Verordnung vom 3. Juni 1878* aufgeführten Medicamente und Gifte."

(Wundarztes, Zahnarztes, Thierarztes), insbesondere also auch nicht im Handverkauf verabfolgt werden.

II. Folgende Arzneien:
1. Brechmittel*);
2. Arzneien, welche zum innerlichen Gebrauche, zu Augenwässern, Injektionen, Inhalationen oder Klystieren bestimmt sind.
   a) Wenn sie einen der in dem beiliegenden Verzeichniss mit einem Kreuz (†) bezeichneten Stoffe oder wenn sie Quecksilberpräparate, mit Ausnahme von Calomel, schwarzem Schwefelquecksilber oder Zinnober, in irgend welcher Menge, enthalten,
   b) wenn in ihnen Opium oder dessen Präparate, Codeinum, narkotische Extrakte oder narkotische Tinkturen in einer, die höchste in Tabula A der Pharmacopoea Germanica für diese Medikamente angegebenen Einzelgabe übersteigenden Menge enthalten sind,

dürfen nur auf jedesmal erneute, schriftliche, mit Datum und Unterschrift versehene Anweisung eines approbirten Arztes öfter als einmal angefertigt werden.**)

3. Arzneien, welche Auflösungen von Morphium und dessen Salzen enthalten, unterliegen der Vorschrift der Nr. 1 und 2 und zwar, wenn die Auflösung zu Injektionen bestimmt ist, in allen Fällen, die Menge des Morphiums etc. mag so gering sein als sie wolle, wenn sie aber zu innerlichem Gebrauche oder zu Klystieren bestimmt ist, in dem Falle, dass die Menge des verordneten Morphiums etc. den in der Nr. 2b bezeichneten Betrag, also nach der dort gedachten Tabula A 0,03 Gramm übersteigt.***)

Berlin, den 3. Juni 1878.

Der Minister der etc. Medicinal-Angelegenheiten.

I. V.: Sydow.

Verzeichniss
derjenigen Stoffe, welche in den Apotheken unbeschadet der für den gewerblichen Verkehr mit Giftwaaren massgebenden Vorschriften ohne

---

*) Als Brechmittel im Sinne dieser Verordnung sind wohl nur die vom Arzt als solche signirten oder durch ihren Gehalt an Emeticis sich unzweifelhaft als solche kennzeichnende Medicamente zu betrachten. Hauptsächlich kommen hier Tartarus stibiatus, Pulv. rad. Ipecacuanhae und Cupr. sulfuricum in Betracht.

**) Der Repetition von Recepten, welche einen oder mehrere der genannten Stoffe zum äusserlichen Gebrauche (mit Ausnahme von Augenwässern, Inhalationen, Injektionen und Klystieren) enthalten, würde natürlich nichts im Wege stehen.

***) Die bestehenden Special-Verordnungen über die Anfertigung von Recepten, welche Morphium enthalten, treten durch obige Bestimmungen ausser Kraft. — Für Morphium-*Pulver* gilt die Bestimmung ad 2b.

schriftliche ärztliche Verordnung an das Publikum nicht verabfolgt werden dürfen: *)

Acetum Colchici
— Digitalis
— Sabadillae
†Acidum arsenicosum
† — hydrocyanicum
†Aconitinum et ejus salia
†Aethylenum chloratum
†Aether phosphoratus
†Amylum nitrosum
†Apomorphinum et ejus salia
Aqua Amygdalar amararum
— Lauro-Cerasi
— Opii
†Arsenicum jodatum
†Atropinum et ejus salia
†Bromalum hydratum
Bromum
†Brucinum et ejus salia
†Butyl-chloralum hydratum
†Cantharides et Cantharidinum
†Chininum arsenicicum
†Chloralum hydrat. crystall.
†Chloroform. (ungemischt)**)
Codeinum et ejus salia
†Colchicinum
†Coniinum et ejus salia
†Curare
†Curarinum sulfuricum
†Digitalinum
†Eserinum sulfuricum
Euphorbium
Extractum Aconiti
— Belladonnae
— Cannabis Indicae
— Colocynthidis

Extractum Colocynthidis compos.
— Conii
— Digitalis
— Fabae Calabaricae
— Gratiolae
— Hyoscyami
— Ipecacuanhae
— Lactucae virosae
— Opii
— Pulsatillae
— Sabinae
† — Secalis cornuti
— Stramonii
— Strychni aquosum
— Strychni spirituosum
— Toxicodendri
Faba Calabarica
Ferrum jodatum saccharatum
Folia Belladonnae
— Digitalis
— Hyoscyami
— Stramonii
Fructus Colocynthidis praepar.
Gutti
Herba Cannabis Indicae
— Conii
— Gratiolae
†Hyoscyaminum
Hydrargyri praeparata
Jodoformium
Kali causticum fusum
Kalium jodatum
Lactucarium
†Liquor Hydrar. nitr. oxydul.
†Liquor Kali arsenicosi***)

---

*) Alle in diesem Verzeichnisse *nicht* angeführten Stoffe, also auch die auf Grund früherer Auslegungen des § 2 lit. g und k der Apoth.-Ordg. dem freihändigen Verkauf der Apotheker entzogenen Arzneiwaaren (Bandwurmmittel, Chinin, Chinarinde, Mohnköpfe, Aloë) dürfen als Drogen in Apotheken auch ohne ärztliche Verordnung an das Publikum verabfolgt werden.

**) Eine Arzuei zum innerlichen Gebrauche unter deren Bestandtheilen Chloroform sich befindet, darf unbeanstandet repetirt werden.

***) Die Verf. v. 28. Oktbr. 1810, wonach Solut. arsenicalis nur unter ganz besonderen Cautelen dispensirt werden darf, ist durch die Einreihung dieses Medikamentes in obige Liste hinfällig geworden. (Min.-Verf. vom 12. Juni 1884.)

Morphinum et ejus salia
Narceinum
Narcotinum
†Natrum arsenicicum
†Nicotinum et ejus salia
†Oleum Amygdal. amar. aeth.
† — Crotonis
† — Sabinae
† — Sinapis
Opium
†Phosphorus
†Picrotoxinum
†Pilocarpinum hydrochl. cryst.
Plumbum jodatum
†Pulvis arsencialis Cosmi
— Ipecacuanhae opiatus
Radix Belladonnae
— Hellebori viridis
— Ipecacuanhae
— Scammoniae
Resina Jalapae
— Scammoniae
Rhizomata Veratri albi
Sapo jalapinus
†Secale cornutum
Semen Colchici
— Hyoscyami
— Stramonii
— Strychni
†Strychninum et ejus salia
Sulphur jodatum
Summitates Sabinae
Syrupus Ferri jodati
— opiatus
Tartarus stibiatus
Tinctura Aconiti
— Belladonnae

Tinctura Caladii seguini
— Cannabis Indicae
— Cantharidum
— Colchici
— Colocynthidis
— Digitalis
— Digitalis aetherea
— Eucalypti globuli
— Euphorbii
— Gelsem. sempervir.
— Hellebori viridis
— Ipecacuanhae
— Opii benzoica
— — crocata
— — simplex
— Resinae Jalapae
— Secalis cornuti
— Stramonii
— Strychni
— Strychni aetherea
— Toxicodendri
Tubera Aconiti
— Jalapae
†Unguentum ars. Hellmundi
Unguenta cum Extractis narcoticis parata
Unguentum hydrargyri praecipitati albi
— hydrargyri rubrum
— Tartari stibiati
†Veratrinum
Vinum Colchici
— Ipecacuanhae
— stibiatum
Zincum cyanatum
— lacticum
— valerianicum.

Auf Ew. pp. gefälligen Bericht vom 5. April d. J. erwidere ich ergebenst, dass Coso, Cortex Granati, Rhizoma Filicis und andere s. g. Bandwurmmittel, als Drogen von den Apothekern auch ohne ärztliche Verordnung an das Publikum verabfolgt werden dürfen, da diese Stoffe nicht zu denjenigen gehören, welche nach Massgabe der diesseitigen Cirkular-Verfügung vom 3. Juli 1878 betreffend die Abgabe stark wirkender Medikamente im Handverkauf und auf ärztliche Recepte, nur auf ärztliche schriftliche Verordnung abgegeben werden sollen. Andererseits aber kann es keinem Zweifel unterliegen, dass es sich in denjenigen Fällen, in welchen die genannten Mittel von den Apothekern speciell zum Zwecke der Abtreibung des Bandwurmes in **bestimmter Form und Dosis, mit Gebrauchsanweisung** versehen anempfohlen und im Handverkaufe abgegeben werden, nicht sowohl um die den Apothekern zweifellos zustehende Zubereitung und Feilhaltung von Arzneimitteln, als vielmehr um die Ausübung einer ärztlichen Thätigkeit handelt, welche ihnen nach § 14 Tit. I der revidirten Apotheker-Ordnung vom 11. Oktober 1801 nicht gestattet und ausserdem noch durch die diesseitige Verfügung vom 23. September 1871, betreffend das Betreiben ärztlicher Praxis durch die Apotheker ausdrücklich untersagt ist. Hiernach kann die Cirkular-Verfügung vom 11. März 1861 durch die vorhin angeführte generelle Verfügung vom 3. Juni 1878 als dem ganzen Umfange nach aufgehoben nicht erachtet werden.

Berlin, den 9. Juli 1884.

Der Minister d. geistlichen, Unterr.- u. Medicinalangelegenheiten

I. A.: (gez.) Greiff.

Bayern.

Die bayrische Apotheker-Ordnung datirt vom 27. Januar 1842. Sie zerfällt in sieben Titel, von denen der dritte handelt „**Von der Befähigung und gewerblichen Stellung des Apothekenpersonals.**" Derselbe zerfällt wiederum in drei Kapitel und zwar 1. **von der Befähigung zur selbstständigen Geschäftsführung in einer Apotheke**; 2. **von der Lehrzeit und den persönlichen Verhältnissen der Lehrlinge**; 3. **von der Servirzeit und den persönlichen Verhältnissen der Apothekergehülfen**. Das erste und zweite Kapitel sind gegenwärtig durch reichsgesetzliche Bestimmungen überholt;*) das dritte lautet wie folgt:

§ 22. Das Befähigungs-Zeugniss bildet die unerlässliche Vorbedingung, um in einer Apotheke als Gehülfe serviren zu können. Von dieser Regel tritt nur bei Ausländern insofern eine Ausnahme ein, als

---

*) Nach einer Verf. des bayr. Ministeriums vom 2. April 1878 sind die Bestimmungen des § 10 der Apotheker-Ordnung vom 27. Jan. 1842 durch die Reichsgewerbe-Ordnung vom 21. Juni 1869 nicht berührt. Das letztere Gesetz hat sich nämlich in Betreff des Apothekergewerbes darauf beschränkt, das Approbationswesen einheitlich zu regeln (§ 29) und auszusprechen, dass durch die Centralbehörden Taxen für die Apotheker festgesetzt werden können (§ 80). Im Uebrigen hat die bezeichnete Gewerbe-Ordnung die Bestimmungen der Landesgesetze über die Errichtung und Verlegung von Apotheken und den Verkauf von Arzneimitteln (§ 6) über die Berechtigung der Apotheker, Gehülfen und Lehrlinge anzunehmen (§ 41), sowie über die Verhältnisse der Gehülfen und Lehrlinge aufrecht erhalten.

sie sich über ein mit entsprechendem Erfolge bereits im Auslande bestandenes, der (obigen) Lehrlingsprüfung gleich zu achtendes Examen gehörig auszuweisen vermögen.

§ 23. Der aus der Lehre Entlassene ist gehalten, vor Antritt der Universitätsstudien noch drei Jahre als Gehülfe in einer unter Leitung eines approbirten Pharmaceuten stehenden Apotheke zu serviren und während dieser Zeit seine fernere theoretische und praktische Ausbildung sich möglichst angelegen sein zu lassen.

§ 24. Derselbe ist in allen dienstlichen Verrichtungen für strenge Beobachtung der durch gegenwärtige Apotheker-Ordnung oder sonst durch Gesetze oder Verordnungen vorgezeichneten, dahin bezüglichen Normen speciell verantwortlich, und in diesem Sinne auch bei dem Conditionsantritte durch den Gerichtsarzt auf Handgelübde zu verpflichten. Seinem Principal schuldet er Achtung, Treue und Gehorsam, unbeschadet jedoch der im Abs. 1 ausgesprochenen Verantwortlichkeit.

§ 25. Bei dem Austritte des Gehülfen aus der Condition wird demselben von dem Apothekenvorstande unter Rückgabe seiner inzwischen verwahrten Atteste ein förmliches Servirzeugniss ausgefertigt, welches über religiöses und sittliches Betragen, Fleiss, Treue und wissenschaftliche Fortschritte des Gehülfen nach den Hauptrubriken: „vorzüglich, gut (gross) oder ungenügend" sich gewissenhaft zu verbreiten hat und mit dem Visa des Gerichtsarztes zu versehen ist.

§ 26. Die Aufnahme und Entlassung jedes Gehülfen ist durch den Apothekenvorstand nicht nur bei dem Gerichtsarzte, sondern auch bei der Districtspolizeibehörde zur Anzeige zu bringen.

§§ 27 u. 28. (Betrifft das Universitätsstudium; gegenwärtig reichsgesetzlich geregelt.)

§ 29. Der Befähigungsausspruch (Approbation) bildet für den betreffenden Gehülfen nach § 7 die unerlässliche Vorbedingung, um einer Apotheke als Provisor vorstehen, oder sich um Verleihung einer selbstständigen Apothekersconcession bewerben zu können.

§ 30. Die Wirkung des Befähigungsausspruches erlischt, wenn der approbirte Pharmaceut vor Erlangung einer selbstständigen Apothekenverwaltung während eines Zeitraumes von mindest fünf Jahren der literarischen sowohl als praktischen Beschäftigung mit Pharmacie entweder gänzlich oder doch nur mit geringen Unterbrechungen sich zu enthalten gezwungen war. Solchen Falles ist dessen Zulassung zu einer Concession oder zum Provisorate durch eine wiederholte Erstehung der Approbationsprüfung bedingt.

Ausserdem kommen aus dem V. Titel der Apotheker-Ordnung „Von der Geschäftsführung in den Apotheken" für den Gehülfen noch die §§ 59—63 in Betracht, welche wie folgt lauten:

§ 59. Der Apothekenvorstand oder ein Gehülfe muss in der Regel von Morgens sechs bis Abends zehn Uhr in der Officin, und ausser diesen Stunden doch in deren Nähe sich befinden, so dass er von den Arzneisuchenden mittelst eines Glockenzuges jederzeit herbeigerufen werden kann.

IV. Der Apothekergehülfe in medicinalpolizeilicher Beziehung.

§ 60. Alles, was irgend auf den Geschäftsbetrieb störend einzuwirken geeignet ist, darf in den Geschäftslokalen, namentlich in der Officin, nicht geduldet werden. Es versteht sich hiernach von selbst, dass unnütze und zerstreuende Gespräche, gesellschaftliche Zusammenkünfte, Trinkgelage, Tabakrauchen und sonstige derlei Excesse daselbst in keiner Weise Platz greifen können.

§ 61. Die Receptur kann entweder von dem Apothekenvorstand oder von hinlänglich dazu befähigten Gehülfen, von Lehrlingen aber nur unter specieller Aufsicht besorgt werden. Unter allenfalls vorhandenen mehreren Gehülfen soll mit der Receptur und der Bereitung der Präparate gehörig gewechselt, jedoch die Repetition einer Arznei, wenn thunlich, dem früheren Receptator übertragen werden.

§ 62. Der Receptirende hat nachstehende Vorschriften pünktlich zu beobachten:

1. Nur Recepte berechtigter . . . ärztlicher Individuen dürfen gefertigt werden.
2. Bei Concurrenz mehrerer Recepte sind vor Allem die als dringend ausdrücklich bezeichneten, sodann die für entfernt wohnende Kranke bestimmten, und hierauf die übrigen nach ihrer Priorität zu dispensiren.
3. Die angefangene Fertigung eines Receptes soll so wenig als möglich durch andere Arbeiten unterbrochen werden.
4. Wenn ein Recept undeutlich geschrieben ist, einen in der Officin nicht verfügbaren Stoff enthält, oder andere irgend erhebliche Anstände darbietet, so ist mit Unterlassung jeder Substitution oder sonstigen eigenmächtigen Vorschreitens mit dem ordinirenden Arzte sich zu benehmen.
5. Geringfügige, das Datum oder den Namen des Kranken betreffende Mängel können in der Apotheke selbst nach Thunlichkeit berichtigt werden, desgleichen der Mangel der Gebrauchsformel bei nicht heroischen Mitteln in dem Falle, wenn das Benehmen mit dem ordinirenden Arzte Schwierigkeiten unterliegt.
6. Die der gefertigten Arznei beizufügende Signatur ist, je nachdem erstere zu innerlichem oder äusserlichem Gebrauche dient, auf weisses oder rothes Papier zu schreiben, und muss den Namen des Kranken, die Gebrauchsformel und das Datum — und zwar bei Repetitionen sowohl das Datum der Ordination als das der Repetition — enthalten, auch ihrem Inhalte nach den minder gebildeten Abnehmern überdies mündlich noch genügend erklärt werden. Ebenso ist der Signatur am Rande der Name des Receptators beizufügen.
7. Bei alsbaldiger Bezahlung der Arznei ist deren Preis auf dem Recepte in arabischen Zahlen deutlich zu bemerken und dabei, wenn die Abnahme für eine öffentliche Adresse geschieht, nach seinen einzelnen Factoren genau zu specificiren.
8. Repetitionen drastisch wirkender oder für öffentliche Anstalten

bestimmter Arzneien dürfen nur auf ausdrückliche Anordnung des betreffenden ärztlichen Individuums vollzogen werden.

§ 63. Bereits gefertigte Recepte ist der Apotheker nur ausnahmsweise aufzubewahren verpflichtet . . .

Zur theilweisen Abänderung beziehungsweise Ergänzung obiger Bestimmungen erschien die „Kgl. Verordnung, betr. die Zubereitung und Feilhaltung von Arzneien", vom 25. April 1877, deren § 19 wie folgt lautet:

§ 19. Die Apotheker sind verpflichtet:
1. Sich alles Ordinirens unbedingt zu enthalten.
2. Innerhalb der Grenzen der in § 11 aufgestellten Verpflichtung jede Arznei nach ärztlicher Ordination unweigerlich zu bereiten und abzugeben, und zwar auch an Personen, welche mit der Bezahlung von früher bezogenen Arzneien im Rückstande sind, wenn die Abgabe vom Arzte als dringend bezeichnet wird.
3. Recepte, welche solche Mittel enthalten, die in der Tabelle B und C der Pharm. Germ. aufgeführt sind, nur dann zu fertigen oder fertigen zu lassen, wenn der Name des verordnenden Arztes, das Datum der Verordnung, sowie die Gebrauchsanweisung deutlich geschrieben sind.
4. Repetitionen heftig wirkender Arzneien, z. B. von Brechmitteln, Atropinlösungen, Morphium-Injectionen, stärkeren Morphium-Arzneien und Chloralhydrat, sowie der auf Rechnung öffentlicher Anstalten verschriebenen Arzneien nur auf schriftliche ärztliche Anordnung auszuführen.
5. Im Falle ein Arzt grössere Gaben eines Arzneimittels, als die im Anhange zur Pharm. Germ. (Tabelle A) als die höchsten aufgeführten ohne Hinzufügung des Zeichens ! verordnet, sich über die Zulässigkeit der Abgabe der Arznei zunächst mit dem Arzte, welcher das Recept verschrieb, oder im Bedürfnissfalle mit einem anderen Arzte zu benehmen.
6. Bei der Abgabe der auf ärztliche Anordnung bereiteten Arzneien die auf dem Recepte bemerkte Gebrauchsanweisung auf der Signatur anzuführen und zu der letzteren bei Arzneien zu innerlichem Gebrauche weisses, bei Arzneien zu äusserlichem Gebrauche hingegen rothes Papier zu verwenden.
7. Die Recepte von Personen, welche notorisch nicht zu den berechtigten Medicinalpersonen gehören, sowie Recepte, aus deren Fassung anzunehmen ist, dass sie nicht von einer berechtigten Medicinalperson herrühren, unbedingt zurückzuweisen.

Sachsen.

Das Königreich Sachsen besitzt keine das Apothekerwesen regelnde Apothekerordnung; die bezüglichen Verordnungen sind in älteren, zum Theil veralteten Mandaten enthalten. So das Mandat vom 17. Octbr. 1820, welchem wir die Bestimmung entnehmen, dass die Apotheker verpflichtet sind, auch Arzneien anzufertigen, welche in dem Dispensatorium (Pharmacopoea) nicht enthalten sind. Die wichtigste, bei der Receptur zu beobachtende Verordnung ist die nachstehende vom 16. August 1876:

Ohne besondere Genehmigung des Arztes, welcher das Recept verschrieben hat, oder eines anderen legitimirten Arztes oder Wundarztes auf der Signatur oder auf dem Recepte selbst dürfen in Zukunft auf blosses Verlangen Derjenigen, auf welche die betreffenden Recepte lauten, beziehentlich ihrer Angehörigen und Beauftragten, **nicht wiederholt angefertigt werden:**

1. **Von den Recepten für den innerlichen Gebrauch:**
   a) Solche, auf welchen Eines von den in der Tabelle B der Pharmacopoea Germanica (S. 394) namhaft gemachten Arzneimitteln (medicamenta cautissime asservanda), ingleichen Digitalin und Chloroform (bei welchem auch die Verwendung zu Inhalationen als innerlicher Gebrauch gilt), gleichviel in welcher Gabe, verschrieben ist.
   b) Solche, auf welchen die in der Tabelle C. der Pharmacopoea Germanica (S. 395) namhaft gemachten Arzneimittel (medicamenta caute servanda) in einer, in der einzelnen Gabe den 5. Theil der in der Tabelle A. (S. 391) bezeichneten Maximaldosis überschreitenden Menge, Chloralhydrat, wenn die Maximaldosis von 4,0; Secale cornutum, wenn die Maximaldosis von 0,6 und Extractum Secalis cornuti, wenn die Maximaldosis von 0,3 überschritten ist, verordnet sind. — Auf solche Recepte, auf welchen Medicamente verschrieben sind, die zwar in der Tabelle C. sich vorfinden, für welche aber in der Tabelle A. eine Maximaldosis nicht angegeben ist, findet demnach das vorstehende Verbot nicht Anwendung.
   c) Solche, auf welchen homöopathische Arzneien bis zur 3. Verdünnung (diese mit eingeschlossen) verschrieben sind.
2. **Von den Recepten für den äusserlichen Gebrauch:**
   a) Solche, auf welchen ein Mittel aus der Tabelle B. der Pharmacopoea Germanica, gleichviel in welcher Dosis, zu besagtem Gebrauche verschrieben sind, jedoch mit Ausnahme von Hydrargyrum oxydatum rubrum, Hydrargyrum praecipitatum album und Veratrinum.
3. **Alle Recepte**, auf welchen ein Arzneimittel für subcutane Injectionen aus den Tabellen B. und C. der Pharmacopoea Germanica oder eines der vorstehend unter 1 a und 2 b aufgeführten Arzneimittel zu gleichem Gebrauche verschrieben ist.

Diese Bestimmung wurde durch Verordnung vom 24. März 1877 dahin modificirt: 1. dass Santonin nicht unter die Bestimmungen derselben fällt; 2. dass Recepte, welche zu der in 1 b genannten Klasse gehören, auf Bestellung zuverlässiger Personen ausnahmsweise auch ohne besondere ärztliche Verordnung repetirt werden können; 3. dass die Bestimmung unter 1 c der Verordnung sich nur auf solche homöopathische Arzneien bezieht, deren Grundstoffe zu den Mitteln der Tab. B. der Pharmacopoe gehören.

Nach der Revisions-Instruction vom 25. April 1839 soll die Revision sich auch „auf die Anzahl und die Kenntnisse des darin arbeitenden Personals" erstrecken. Durch Ministerial-Verordnung vom 6. April 1878 ist indess angeordnet, dass gelegentlich der Apothekenrevision nur die Lehrlinge auf ihre wissenschaftliche Bildung zu prüfen sind, während bei den Gehülfen die Vorzeigung des Gehülfen-Prüfungs-Diplomes genügt.

Württemberg.

Die württembergische Min.-Verf. vom 1. Juli 1885, betr. die Einrichtung und den Betrieb der Apotheken bestimmt bezüglich der Gehülfen folgendes:

§ 15. Der Apothekenvorstand hat von der Anstellung eines Gehülfen, auch wenn dieser die Approbation als Apotheker schon erlangt hat, dem Oberamtsphysikat sofort, jedenfalls aber bei dem Eintritt des Gehülfen, unter Vorlage des Prüfungszeugnisses des letzteren, beziehungsweise der Approbationsurkunde, Anzeige zu erstatten. Findet der Oberamtsarzt, dass die Anstellung des Gehülfen wegen mangelnden Nachweises der hierzu erforderlichen Qualifikation zu beanstanden sei, so hat er hiervon dem Oberamt behufs Veranlassung des Weiteren Mittheilung zu machen.

Auch von dem Austritt jedes Gehülfen ist seitens des Apothekenvorstandes dem Oberamtsphysikat sofort Anzeige zu machen. Zugleich ist dem Gehülfen von dem Apothekenvorstand ein Sevirzeugniss auszustellen und dem Oberamtsphysikat zur Beurkundung vorzulegen.

§ 16. Kein Apotheker darf einen Lehrling annehmen, welcher nicht die für die Apothekergehülfenprüfung vorgeschriebene wissenschaftliche Vorbildung besitzt.

Diejenigen Apotheker, welche vor dem 1. Januar 1872 in Württemberg die Apothekerprüfung bestanden haben und zum Lehrlingsunterricht nicht für befähigt erkannt worden sind, dürfen auch fernerhin Lehrlinge nicht halten.

In Apotheken, in welchen Gehülfen angestellt sind, dürfen ebensoviele Lehrlinge gehalten werden. Vorstände von Apotheken, in welchen kein Gehülfe angestellt ist, dürfen in der Regel keinen Lehrling annehmen. Ausnahmen können nur von der Kreisregierung nach Vernehmung des Medicinalkollegiums zugestanden werden.

Sofern es hiernach zur Annahme eines Lehrlings einer vorherigen Erlaubniss der Polizeibehörde nicht bedarf, hat der Apothekenvorstand spätestens mit dem Eintritt des Lehrlings unter Vorlage eines Nachweises über die Vorbildung desselben dem Oberamtsphysikat hiervon Anzeige zu machen, welches, wenn ein Anstand nicht obwaltet, den vorgelegten Nachweis dem Apothekenvorstand mit der Bescheinigung über die erfolgte Anmeldung wieder zurückgiebt, **andernfalls** aber dem Oberamt zur Veranlassung des Weitern Mittheilung macht.

§ 17. Der Lehrherr hat, abgesehen von den für ihn durch den Lehrvertrag übernommenen Verpflichtungen, für die Ausbildung der Lehrlinge durch praktische Anweisung und Uebung in der pharmaceutischen Technik, sowie durch gründlichen theoretischen Unterricht in der Pharmacie und deren Hilfswissenschaften Sorge zu tragen, und muss zu diesem Zwecke mit den dem Stande der Wissenschaften entsprechenden Lehrmitteln versehen sein.

Der Lehrherr hat darauf zu halten, dass

1) jeder Lehrling über den wichtigsten Inhalt der das Apothekerwesen betreffenden Verfügungen, namentlich bezüglich der Abgabe von Arzneien und Giften, sowie die Maximaldosen unterrichtet wird,

2) sich aus von ihm selbst gesammelten Pflanzen ein systematisch geordnetes Herbarium vivum in folio anlegt, welches mindestens 150 Species richtig bezeichnet enthalten muss, und über seine pharmaceutisch-chemischen Arbeiten ein fortlaufendes Journal führt, das bei den Präparaten eine kurze Beschreibung der vorgenommenen Operationen und der Theorie des betreffenden chemischen Prozesses nebst Angabe des Datums enthalten muss. Die Zahl derselben muss für das erste Lehrjahr 6 bis 12 und für die folgenden mindestens je 24 betragen.

Der Lehrherr ist dafür verantwortlich, dass der Lehrling diese Präparate selbst anfertigt, und hat letzterem hierzu, unter Umständen lediglich zum Zwecke des Unterrichts, besondere Gelegenheit zu geben.

3) Der Lehrherr hat dem Lehrling nach beendigter Lehrzeit, auch wenn das Lehrverhältniss vor dem vertragsmässigen Zeitpunkt aufgelöst wird, ein Zeugniss über die Dauer der Lehrzeit und die während derselben erworbenen Kenntnisse und Fertigkeiten, sowie über sein Betragen auszustellen und dem Oberamtsphysikat zur Bestätigung vorzulegen.

§ 18. Ein Apothekenvorstand, welcher ohne Gehülfen ist, darf sich von der Apotheke nur auf kurze Zeit und nach getroffener Vorkehr dafür, dass er im Falle des Bedarfs unverzüglich herbeigerufen werden könne, entfernen. Bei länger dauerndem Verlassen des Wohnorts, namentlich über Nacht, ist von ihm für Stellvertretung zu sorgen, und rechtzeitig den Aerzten des Orts Anzeige zu machen. In Oberamtsstädten genügt Anzeige an den Oberamtsarzt.

Bei einer Abwesenheit von einer Woche bis zu zwei Monaten oder bei Krankheit ist von jedem Apothekenvorstand dem Oberamtsarzt und zugleich, wenn die Apotheke sich nicht am Sitze eines solchen befindet, den Aerzten des Wohnorts rechtzeitige Anzeige zu erstatten und die Art der Stellvertretung anzugeben. Zu Stellvertretern für den Apothekenvorstand dürfen in der Regel nur approbirte Apotheker, nicht approbirte Gehülfen aber blos ausnahmsweise und nicht länger als auf 14 Tage bestellt werden, wenn über ihre Befähigung und Zuverlässigkeit kein Zweifel besteht. Ist im letztern Fall der von dem Apothekenvorstand aufgestellte Stellvertreter zu beanstanden, so hat der Oberamtsarzt dem Oberamt, von welchem entspechende weitere Verfügung zu treffen ist, Anzeige zu machen. Zu einer 2 Monate übersteigenden Abwesenheit ist die Erlaubniss der Kreisregierung erforderlich.

Die über die Abgabe der Arzeneien handelnden Vorschriften derselben Verfügung lauten:

§ 21. Den Apothekern ist gestattet, die unter den sogenannten Handverkauf entfallenden Arzneimittel (einfach oder gemischt) an das Publikum abzugeben, auch den Empfängern über deren Gebrauchsweise Auskunft zu ertheilen, dagegen verboten, irgend welche Stoffe oder Zubereitungen als Heilmittel gegen Krankheiten oder körperliche Beschwerden öffentlich anzukündigen oder bei deren Abgabe auf den Signaturen als solche anzupreisen und sich — Fälle dringlicher Noth z. B. Verbrennung, Vergiftung, in welchen ärztliche Hülfe sofort nicht zu beschaffen ist, ausgenommen — mit der Berathung und Behandlung kranker Menschen und Thiere zu befassen.

§ 22. Sämmtliche Arzneimittel, soweit sie in der in Geltung befindlichen Pharmacopoe enthalten sind, müssen, wenn nicht im einzelnen Fall vom Arzt eine andere Zubereitungsweise vorgeschrieben wird, nach den Bestimmungen dieser Pharmacopoe zubereitet werden.

Bestehen für die Darstellung zusammengesetzter Arzneimittel, welche in der Phamacopoe nicht aufgeführt sind, verschiedene Vorschriften, so muss von dem Arzte, der sie verordnet hat, die Art der Zusammensetzung beziehungsweise die Magistralformel genau bezeichnet sein.

§ 23. Die Apotheker sind verpflichtet, jede Arzneiverordnung (Recept) welche von einer berechtigten Medicinalperson regelrecht verschrieben ist, zu jeder Zeit ohne Verzug vorschriftsmässig anzufertigen und abzugeben, wenn der Betrag der Taxe baar bezahlt wird, oder die Dringlichkeit der Abgabe durch das Wort „Cito" oder ein ähnliches durch den Verordnenden selbst auf dem Recepte ausdrücklich beurkundet ist.

Die Ausfertigung der mit „Cito" bezeichneten Verordnungen hat zeitlich der aller übrigen vorzugehen.

§ 24. Finden sich in einem Recepte Verstösse gegen die Vorschriften in Hinsicht auf die Maximaldosen, so hat der Apotheker, wenn es Zeit und Umstände gestatten, das Recept dem betreffenden Arzte zur vorschriftsmässigen Bestätigung oder Abänderung in einem geschlossenen und adressirten Umschlag zurückzugeben. Wenn jedoch in dringenden Fällen der Arzt nicht sofort zu erreichen ist, so hat der Apotheker die Gewichtsmenge des betreffenden Arzneimittels auf die Hälfte der Maximaldosis herabzusetzen und bei allen Verordnungen, welche Kinder betreffen, besonders wenn sie Opium oder dessen Präparate enthalten, diesfalls ganz besondere Vorsicht obwalten zu lassen.

Diese Abänderungen sind auf dem Recepte vorzumerken und dem ordinirenden Arzte alsbald zur Kenntniss zu bringen.

§ 25. Ist in einem Recepte ein offenbarer Irrthum anderer Art enthalten, ist dasselbe unleserlich geschrieben, sind neue Arzneimittel oder dem Apotheker unbekannte-Magistralformeln angewendet oder fehlt es im Falle des § 22 Abs. 2 an der erforderlichen Bezeichnung und dergleichen, so hat der Apotheker das Recept dem betreffenden Arzte zur Berichtigung zuzustellen und die Anfertigung bis auf weiteren Bescheid zu unterlassen.

§ 26. Die Annahme und Ausführung von solchen Verordnungen, mit welchen unter verabredeten, dem Uneingeweihten unverständlichen Zeichen oder Wörtern, besondere Arzneimittel verstanden sind, sowohl in Form von Recepten, als von schriftlichen Gebrauchsanweisungen, ist den Apothekern verboten.

§ 27. Jede Arznei muss mit einer Signatur, welche zugleich die Firma der Apotheke trägt, versehen sein (vergl. § 3· Ziff. 11.)

Diese Bestimmung gilt auch für alle Abgaben von Arzneimitteln im Handverkauf.

§ 28. Bezahlte Recepte sind, jedoch nur versehen mit der Taxation und dem Stempel der Apotheke auf Verlangen zurückzugeben. Der Apotheker hat aber in diesem Falle eine vollständige Abschrift mit specificirter Taxation aufzubewahren.

Die Einsichtnahme eines Receptes im Original oder in Abschrift, darf demjenigen Arzte, welcher das Recept verschrieben hat oder seinem Stellvertreter nicht verweigert, anderen Personen dagegen, wenn sie dazu nicht ausdrücklich ermächtigt sind, nicht gestattet werden.

Die in dem Besitze des Apothekers verbleibenden Recepte und Abschriften sind ohne Ausnahme nach Jahrgängen und alphabetisch geordnet 10 Jahr lang aufzubewahren.

Die „Dienstanweisung für die Apothekenvisitation" vom 1. Juli 1883 sagt:

VIII. In Betreff des Personals sind die Befähigungsnachweise der Gehülfen, deren Anmeldung bei dem Oberamtsarzt und die Einhaltung der Vorschriften über Annahme und Ausbildung der Lehrlinge einer Prüfung zu unterstellen.

Baden.

In Baden bestimmt die Verordnung, den Geschäftsbetrieb in den Apotheken betreffend, vom 29. Mai 1880:

§ 1. Als Gehülfe kann in einer Apotheke nur beschäftigt werden, wer die Gehülfenprüfung nach den für das deutsche Reich maassgebenden Bestimmungen abgelegt hat.

Die Uebernahme der Verwaltung und die Anstellung von Gehülfen muss der Apotheker unter Vorlage der Approbationsurkunde, beziehungsweise des Prüfungszeugnisses dem Bezirksarzte anzeigen.

§ 18. Die Apotheker sind verpflichtet, die von einem approbirten Arzte verordneten Arzneien ohne Verzug und genau nach der Ordination zu bereiten oder bereiten zu lassen.

Bei der Abgabe von Arsenikalien haben sich die Apotheker nach der Verordnung vom 25. November 1865 § 5 zu richten, dahin lautend:

"Arsenikalien dürfen nur an solche Personen abgegeben werden, welche deren zu ihrem Gebrauche bedürfen und dem Verkäufer in dieser Hinsicht vollkommen bekannt sind, oder sich durch ein Zeugniss der Ortspolizeibehörde hierüber ausweisen. Der Empfang des Giftes muss von dem Käufer oder Abnehmer in ein von dem Verkäufer anzulegendes vom dem Bezirksamt mit Seitenzahl und Handzug versehenes besonderes Buch unter Angabe seines Namens, Standes, Wohnorts, der Art und Menge, sowie des Gebrauchszweckes und der Zeit der Abgabe des Giftes eingetragen werden."

§ 19. Die von einem Arzte verschriebenen Arzneien können für denselben Kranken auf Bestellung zuverlässiger Personen, von denen ein Missbrauch nicht zu erwarten ist, wiederholt angefertigt werden, wenn nicht der Arzt durch den Vermerk: "ne repetatur" die Wiederholung untersagt hat.

Ausgenommen sind Lösungen, die Morphium oder dessen Salze enthalten und zu subcutanen Injectionen bestimmt sind, Brechmittel, Arzneien, bei denen nach ärztlicher Vorschrift die in Anlage A der Pharmacopoea Germanica angegebenen Maximalmengen bestimmter Stoffe in der Einzelgabe oder in der Tagesgabe überschritten werden, endlich Arzneien, die zum innerlichen Gebrauch, zu subcutanen Injectionen, zu Inhalationen, oder zu Klystieren bestimmt sind und folgende Stoffe enthalten: Acid. arsenicosum et praeparata arsenicalia. Aconitinum et ejus salia. Amylenum nitrosum. Atropinum et ejus salia. Chloralum hydratum. Chloroformium immixtum. Coniinum et ejus salia. Digitalinum. Hydrargyrum bijodatum, — bichloratum, — jodatum. Phosphorus. Strychninum et ejus salia.

§ 20. Im Falle ein Arzt in einer Ordination die für gewisse Arzneimittel in Tabula A der Pharmacopoea Germanica aufgeführten Maximaldosen überschreitet, ohne Hinzufügung des Zeichens !, hat sich der Apotheker mit dem Arzte vor Verabreichung des Arzneimittels zu benehmen, oder, wenn dies nicht möglich ist, die Dosis auf die Hälfte der Maximaldosis herabzusetzen, dem Arzte aber unverzüglich Anzeige zu erstatten.

§ 21. Die Ausübung der Heilkunde ist den Apothekern untersagt. Ein Nebengewerbe darf der Apotheker nur mit Genehmigung des Ministeriums des Innern betreiben.

§ 22. Die Apotheker sind verpflichtet, die Arzneien, zu deren Bereitung sie verbunden sind, auch ohne vorgängige Bezahlung zu verabfolgen, wenn

der Arzt auf dem Recepte den Fall als dringlich bezeichnet, oder wenn

ein von dem Armenrathe als Armenarzt bestellter oder für den einzelnen Fall beauftragter Arzt das Recept mit dem Vermerke: Armenarzt (Armensache) der Gemeinde N. N. versieht, und die Gemeinde nicht eine andere Apotheke zur Abgabe von Arzneien an Arme bestimmt hat.

498   IV. *Der Apothekergehülfe in medicinalpolizeilicher Beziehung.*

§ 23. Die Preise für Arzneistoffe, Arbeiten und Gefässe dürfen die Ansätze der jeweiligen Arzneitaxe nicht übersteigen.

§ 24. Alle Recepte müssen längstens innerhalb drei Tagen specificirt, unter Angabe des Preises der einzelnen Stoffe, Arbeiten, Behältnisse auf dem Recepte selbst taxirt werden. Die Recepte sind sofort nach deren Anfertigung in ein Buch mit fortlaufenden Nummern einzutragen, die entsprechende Nummer ist auf die Gefässe, die Umhüllung oder die Signatur mit dem Namen der Apotheke zu setzen. Nach erfolgter Zahlung sind die Recepte den Bestellern zurückzugeben.

Hessen.

Für das Grossherzogthum Hessen ist die Medicinal-Ordnung vom 25. Juni 1861 massgebend; und zwar sind die hier in Betracht kommenden Paragraphen die folgenden:

§ 54. Nur solche Arzneivorschriften, welche von approbirten Aerzten, Wund- und Veterinärärzten vorgeschrieben und unterzeichnet sind, dürfen in Apotheken verfertigt werden. Die Arzneien müssen bei Tage wie bei Nacht mit Bereitwilligkeit, ohne allen Verzug, genau nach der Vorschrift bereitet und abgereicht werden. Arzneivorschriften von Unbefugten sind dem Kreisarzt zu überliefern.

§ 55. Zum Handverkaufe sind nur diejenigen Arzneistoffe erlaubt, welche in der gesetzlichen Arzneimitteltaxe näher bezeichnet sind. Andere Arzneimittel dürfen nicht ohne Vorschrift eines Arztes abgegeben werden.

§ 57. Jeder Besitzer oder Verwalter einer Apotheke ist für die Verrichtungen seiner Gehülfen und Lehrlinge in dem Apothekergeschäft verantwortlich und hat demnach eine genaue Aufsicht über dieselben zu führen.

§ 59. Der Apothekenvorsteher darf nur solche Gehülfen halten und in seinem Geschäfte verwenden, welche ihre Prüfung entweder vor der Ober-Medicinal-Direction oder bei einer anderen deutschen Prüfungscommission bestanden haben, deren Prüfungszeugnisse von dem Minister des Innern für zulässig erklärt sind.*)

Mit Genehmigung des Kreisarztes kann in besonders geeigneten Fällen, wenn der neuaufzunehmende Gehülfe sich nicht genügend legitimiren kann, der Eintritt provisorisch geschehen, der Apothekenvorstand hat aber den anzunehmenden Gehülfen unverzüglich zum nächsten Prüfungstermine bei der Ober-Medicinal-Direction unter Bei-

---

*) Der Eintritt als Gehülfe in hessische Apotheken ist jedem Pharmaceuten gestattet, der sich durch Vorlage eines von einer Prüfungscommission des deutschen Reiches ausgestellten Prüfungszeugnisses legitimirt. Ueber die Zulässigkeit von Zeugnissen, die nicht von Prüfungscommissionen oder von ausserdeutschen Prüfungsbehörden ausgestellt sind, entscheidet in jedem Einzelfalle das Ministerium. (Min.-Verf. v. 10. Jan. 1872).

Ueber das Serviren ausländischer Gehülfen in deutschen Apotheken bestehen z. Z. reichsgesetzliche Vorschriften. (Bek. vom 13. Januar 1883).

legung der Legitimationszeugnisse desselben anzumelden und zur Prüfung zu stellen.*) Im Falle der Gehülfe diese Prüfung nicht genügend bestehen sollte, ist der betreffende Apotheker alsbald nach der ihm durch den Kreisarzt zugegangenen Weisung zur Entlassung desselben verpflichtet. Die ausländischen, gleichwie die inländischen Gehülfen sind bei ihrer erstmaligen Anstellung im Grossherzogthum vom Kreisarzt auf die den Gehülfendienst betreffenden Bestimmungen zu verweisen.

Von dem Eintritt wie von der Entlassung jedes Gehülfen hat der Apothekenvorstand dem Kreisarzt jedesmal binnen 24 Stunden bei Vermeidung von Ordnungsstrafen schriftlich Anzeige zu machen.

Thüringen.

Wie überhaupt die sämmtlichen Apothekerordnungen, so sind namentlich die der thüringischen Kleinstaaten inhaltlich im Wesentlichen so übereinstimmend, dass wir uns mit dem Abdruck eines einzigen derselben begnügen können. Die sachsen-weimar'sche Medicinalordnung vom 1. Juli 1858 enthält folgende hierher gehörige Bestimmungen:

§ 123. Die Gehülfen haben die gesetzlichen Vorschriften über das Apothekenwesen, nächstdem aber die Anweisungen des technischen Vorstandes der Apotheke bescheiden und pünktlich zu befolgen, insbesondere auch der pharmaceutischen und sittlichen Ausbildung der Lehrlinge sich nach Kräften mit zu unterziehen.

§ 124. Die Zulassung als Gehülfe in einer Apotheke ist jedesmal bedingt durch einen dem Amtsphysicus sofort vorzulegenden und sodann von dem Apotheker zu verwahrenden Erlaubnissschein der Orts-Polizeibehörde.

§ 125. Ein solcher Schein darf nur ausgefertigt werden, nachdem sich der Bewerber ausgewiesen hat: 1. über das Bestehen einer 4jährigen Lehrzeit in einer öffentlichen Apotheke durch einen von dem Lehrherrn ausgestellten und vom zuständigen Amtsphysicus bestätigten Lehrbrief;**) 2. über seine Fachkunde durch ein nach vorschriftsmässiger Prüfung vom Amtsphysicus ausgestelltes Zeugniss; 3. über sein ordnungsmässiges Betragen durch ein vom Amtsphysicus bestätigtes Zeugniss seines Principals. Für Zeiten, wo der Gehülfe in einer Apotheke nicht angestellt gewesen ist, sind Zeugnisse der betreffenden Orts-Polizeibehörde erforderlich: 4. darüber, dass er seit einem Jahre in einer Apotheke des nämlichen Ortes nicht conditionirt oder aber die Genehmigung seines letzten Principals zum Eintritt in das neue Verhältniss erhalten hat. Der Aushändigung des Zulassungsscheines muss

---

*) Die Ober-Medicinal-Direction ist seit dem 1. Jan. 1877 aufgehoben. An Stelle derselben fungirt gegenwärtig eine Ministerial-Abtheilung für öffentliche Gesundheitspflege. Die Gehülfen-Prüfungen werden von einer besonderen Commission abgenommen.

**) Gegenwärtig durch die Bestimmungen der Reichsbekanntmachung v. 13. Novbr. 1875 ersetzt.

ferner vorangehen II. die gehörige Verpflichtung des Bewerbers vor einer inländischen Polizeibehörde. Dieselbe ist nur einmal für allemal erforderlich.

§ 126. Hinsichtlich der Zulassungsscheine für ausländische Gehülfen, welche mit einem glaubwürdigen Fähigkeitszeugnisse versehen sind, finden nur die Bestimmungen unter 3, 4 und II. des § 125 Anwendung.

Ueber den Geschäftsbetrieb in den Apotheken äussert sich die Min.-Verf. v. 15. Juli 1858:

§ 13. Kein Recept, welches ein Mittel enthält, in dessen Handverkauf der Apotheker gesetzlich nicht völlig unbeanstandet ist, darf angefertigt werden, wenn es nicht zugleich die Unterschrift einer zu der Verordnung berechtigten Medicinalperson, das Datum, den Namen des Kranken und die zur Verhütung von etwa zu besorgenden Personen-Verwechselungen noch erforderlichen näheren Bezeichnungen des Kranken enthält. Jedoch ist auch die Anfertigung solcher Recepte erlaubt, welche statt des Namens und sonstiger Bezeichnung des Kranken die Worte: „für einen Ungenannten" enthalten.

§ 14. Recepte, in welchen sich ein giftiges oder sonst heftig oder bedenklich wirkendes Mittel verschrieben findet, dürfen nur auf jedesmalige schriftliche, mit Datum und Namensunterschrift versehene Anordnung des Verfassers oder einer anderen dazu befugten Medicinalperson wiederholt bereitet werden.

§ 15. (Hierfür ist die Bestimmung des § 3 der Min.-Verf. v. 10. Octbr. 1872 eingetreten, nach welcher Recepte, auf welchen ein Mittel der Tab. A der Pharm. Germ. ohne ein Ausrufungszeichen verschrieben ist, dem Arzte zurückzusenden sind. Ist derselbe nicht zu erlangen, so hat der Apotheker mit Genehmigung des Kranken oder dessen Angehörigen das Recept dem Amtsphysikus eventuell einem anderen Arzte zu unterbreiten.)

§ 16. Lehrlinge dürfen Recepte nur unter specieller Aufsicht des Apothekers oder eines Gehülfen anfertigen.

§ 17. Die Recepte sind streng nach der Zeitfolge ihres Eingangs zu bereiten, jedoch vor allen übrigen immer diejenigen, welche ein Arzt schriftlich oder mündlich als besonders dringlich bezeichnet hat.

§ 18. Jede nach einem Recept bereitete Arznei ist ohne Verzug genau mit der vorgeschriebenen Signatur und mit dem Namen des Anfertigers, oder falls eine besondere Anfertigung nicht stattgefunden hat, des Verabreichers, endlich auch, wenn nicht sofort Zahlung erfolgt und daher das Recept nicht gleich zurückgegeben wird, mit dem Preise zu bezeichnen. Demnächst muss jede solche Arznei bis zum Abholen auf ihr Recept gestellt werden. Für Mittel zum innerlichen Gebrauch ist die Signatur auf ein weisses, für äusserliche Mittel auf blaues Papier zu schreiben.

§ 19. Der Apotheker darf in der Regel auf keine Arznei über eine halbe Stunde höchstens warten lassen. Ausnahme hievon findet statt bei Decocten, Pillen etc.

§ 20. Bei Abholung von gefährlichen Arzneien aus den Apotheken hat derjenige, welcher sie aushändigt, dem Empfänger thunlichst geeignete Belehrung und Warnung zu ertheilen.

§ 21. Vor 10 Uhr Abends darf die Officin nicht geschlossen werden.

Braunschweig.

Ueber die Stellung der Gehülfen ordnet die Bekanntmachung des Ober-Sanitäts-Collegiums vom 25. Novbr. 1872 an:

Die Gehülfen der Apotheker müssen geprüft und beeidet sein.

Die Prüfung der Gehülfen geschieht durch Herzogliches Ober-Sanitäts-Collegium (jetzt Gehülfen-Prüfungs-Commission). Sie unterbleibt, wenn die Gehülfen von einem Medicinal-Collegio oder einer Prüfungs-Commission des Auslandes geprüft worden und in der Prüfung bestanden sind. Die Apotheker haben das Prüfungszeugniss der anzunehmenden Gehülfen dem Physicus ihres Bezirks einzusenden, welcher, wenn dasselbe für genügend befunden wird, die Genehmigung ertheilt; dass der Gehülfe im Herzogthum fungiren darf. Genügt das Zeugniss nicht oder kann ein Zeugniss nicht beigebracht werden, so ist der Gehülfe bei dem Ober-Sanitäts-Collegium durch den Physicus zur Prüfung anzumelden. Die Beeidigung der Gehülfen geschieht durch das Ober-Sanitäts-Collegium, entweder unmittelbar nach bestandener Prüfung, oder wenn solche in dem oben angegebenen Falle nicht stattfindet, auf vorgängige Anmeldung des Physicus. In diesem Falle behält das Ober-Sanitäts-Collegium sich vor, eventuell die Herzoglichen Kreisdirectionen, bezüglich die Amtsgerichte um Vornahme der Beeidigung zu ersuchen. Die Eidesformel lautet:

„Ich gelobe und schwöre, dass ich den Bestimmungen der allgemeinen Medicinalgesetze und der Reichspharmacopoe, sowie den Verordnungen des Herzoglichen Ober-Sanitäts-Collegiums treu nachkommen, die mir als Gehülfen obliegenden Arbeiten willig und gewissenhaft ausführen, in mir zweifelhaften Fällen den Rath meines Principals einholen, auf strenge Ordnung und Reinlichkeit in den verschiedenen Geschäfts-Localitäten halten und mich so betragen will, wie es einem ehrliebenden Apotheker-Gehülfen geziemt, so wahr mir Gott helfe."

In dem über die Beeidigung aufzunehmenden Protocolle hat der Gehülfe zugleich das Versprechen zu ertheilen, seine Fortbildung nicht zu vernachlässigen und sich die Ausbildung der Lehrlinge angelegen sein zu lassen.

Ueber die „besonderen Rechte und Verflichtungen des Apothekers" handelt die Medicinalordnung vom 25. Octbr. 1865 in den §§ 86—92. Die hier in Betracht kommenden lauten:

§ 87. Die Apotheker sind verpflichtet, die verordneten Arzneien bei Tage und bei Nacht so schnell als möglich anzufertigen. Sind auf einem Recepte die festgestellten Maximaldosen von heftig wirkenden Arzneimitteln überschritten, so gelten für solche Fälle die Bestimmungen der Pharmacopoe. Solche Recepte haben die Apotheker nicht abzuliefern, sondern aufzubewahren. Der Verfertiger einer Arznei hat seinen Namen auf die Rückseite des Receptes zu schreiben und Abschrift des Receptes in ein Buch einzutragen.

§ 88. Die Abgabe einer mittelst Recept verordneten Arznei darf aus dem Grunde vom Apotheker nicht verweigert werden, weil nicht sofort Bezahlung erfolgt, wenn schleunige Anfertigung der Arznei vom Arzte gefordert wird.

§ 89. Die Apotheker haben sich jederzeit an die Bestimmungen der festgestellten Arzneitaxe zu halten. Auf jedem Recept soll der Preis in Zahlen bemerkt und nach erfolgter Zahlung das Recept zurückgegeben werden, den im § 87 erwähnten Fall ausgenommen.

§ 90. Wiederholte Ueberschreitungen der Arzneitaxe in einer Apotheke ist neben der Polizeistrafe auch disciplinarisch zu bestrafen. Machen sich Gehülfen solcher Ueberschreitungen schuldig, so trifft die Strafe doch den Apotheker mit Vorbehalt eines Regresses gegen den Schuldigen.

V. Die militärpharmaceutischen Verhältnisse der Apotheker.

Die Dienstverhältnisse der Militärpharmaceuten sind durch die Heerordnung vom 28. Sept. 1875 geregelt, die gegenwärtig im ganzen deutschen Reiche (mit Einschluss Bayerns) gilt. Die Heerordnung zerfällt in die „Rekrutirungsordnung" und in die „Landwehrordnung". Aus ersterer kommen hier die Paragraphen in Betracht:

§ 6.[3] Zum Dienst als Pharmaceuten werden nur zum einjährigfreiwilligen Dienst berechtigte junge Leute *) nach erlangter Approbation als Apotheker zugelassen (§ 20).

§ 16.[6] Einjährig-Freiwillige und Unterofficiere, welche sich zur Beförderung zu Officieren des Beurlaubtenstandes eignen, erhalten bei ihrer Entlassung aus dem activen Dienst neben den Führungsattesten Qualifikationsatteste, welche von den Kommandeuren der Regimenter oder selbstständiger Bataillone aufgestellt werden. Qualifikationsatteste zur Weiterbeförderung für Unterärzte und Pharmaceuten werden durch den Corps-Generalarzt ausgestellt.

§ 18. Der einjährig-freiwillige Dienst**) wird entweder mit der Waffe, oder als Pharmaceut oder als Unterrossarzt abgeleistet.

---

*) Die Berechtigung zum einjährig-freiwilligen Dienst darf nicht vor vollendetem 17. Lebensjahre nachgesucht werden. Der Nachweis derselben ist bei Verlust des Anrechts spätestens bis zum 1. April des ersten Militärpflichtjahres (Kalenderjahr, in welchem das 20. Lebensjahr vollendet wird) zu erbringen.

**) Jeder Militärpflichtige ist in dem Aushebungsbezirke gestellungspflichtig, in welchem er sich zur Stammrolle melden muss, d. h. wo er seinen dauernden Aufenthalt hat.

Zurückgestellte Militärpflichtige sind beim Ablauf der ihnen bewilligten Zurückstellung im Bezirk derjenigen Ersatzcommission gestellungspflichtig,

V. Die militärpharmaceutischen Verhältnisse der Apotheker.

§ 20.[1] Die einjährig-freiwilligen Pharmaceuten genügen ihrer aktiven Dienstpflicht durch Dienst in einer Militär-Apotheke.

2. Sie erhalten ausserdem Unterricht in dem Sanitätsdienst im Felde und den Dienstobliegenheiten eines Feld-Apothekers. Die näheren Bestimmungen hierüber trifft der Corps-Generalarzt.[*]

3. Wer sich nach Ausfall einer vor Beendigung seiner aktiven Dienstzeit abzuhaltenden Prüfung das Qualifikations-Attest zum Ober-Apotheker erwirbt, tritt als Unterapotheker zur Reserve über. Andernfalls wird er als Pharmaceut zur Reserve beurlaubt.

Der II. Theil der Heerordnung, die „Landwehrordnung" bestimmt:

§ 10. Den an das General-Kommando einzureichenden Standesnachweisen werden folgende namentliche Listen beigegeben: a) für den Corps-Generalarzt eine Liste der Unterärzte, Unterapotheker, Pharmaceuten und der den Sanitätscorps nicht angehörenden approbirten Aerzte des Beurlaubtenstandes und der Ersatzreserve I. Klasse.

§ 14.[8] Die Ober-Apotheker gehören zu den oberen Militärbeamten, die Unter-Apotheker und Pharmaceuten zu den unteren Militärbeamten. Die Beförderung zum Unter-Apotheker erfolgt durch den Corps-Generalarzt, zum Ober-Apotheker auf Vorschlag des Corps-Generalarztes durch das Kriegsministerium.

§ 17.[5] Die Offiziere, Sanitätsoffiziere und oberen Militärbeamten des Beurlaubtenstandes nehmen an den Kontrolversammlungen in Uniform[**]) Theil.

---

welche ihre Zurückstellung verfügt hat. Wünschen sie sich anderwärts zu gestellen, so haben sie bei genannter Ersatzcommission die Ueberweisung nach dem neuen Gestellungsort zu beantragen.

Zurückstellungen erfolgen durch die Ersatzcommission bis zum 1. Octbr. des 4. Militärpflichtjahres (23. Lebensjahr). Wer während dieses Zeitraums die Approbation noch nicht erhalten hat, aber als Pharmaceut dienen will, hat bei der Ersatzcommission seine fernere Zurückstellung nachzusuchen. Das Gesuch ist rechtzeitig, unter Vorlegung des Berechtigungsscheines und kurzer Angabe der Gründe, ev. Beifügung eines Attestes des Vorsitzenden der pharmaceutischen Prüfungscommission über den Zeitpunkt der Beendigung der Prüfung, bei der Ersatzcommission anzubringen.

Bis zum 1. Octbr. des 6. Militärpflichtjahres (25. Lebensjahres) kann die Zurückstellung von Jahr zu Jahr erfolgen.

Ueber diesen Zeitpunkt hinaus finden Zurückstellungen auf Antrag seitens der Ersatzcommission nur ausnahmsweise in der Ministerialinstanz statt.

[*]) Gegenstand des Unterrichts und der Prüfung sind nur die allgemeinen Dienstverhältnisse der Militärpharmaceuten und der Dienst derselben in den Friedens- und Feldlazarethen. Fragen rein pharmaceutisch-technischen Inhalts sind ausgeschlossen.

[**]) Die Militär-Pharmaceuten haben Uniform anzulegen bei Revisionen oder Besichtigungen des Lazareths; ferner bei allen an ihre Vorgesetzten abzustattenden Meldungen und bei sonstigen dienstlichen Verrichtungen ausserhalb des Lazareths (Verordnung v. 24. März 1877). Die Uniformirung des militärisch-pharmaceutischen Personals wurde durch Cab.-Ordre vom 13. Febr. 1877 wie folgt geregelt: 1. *Corps-Stabs- und Feld-Stabs-Apotheker, Ober-Apotheker, Feld-Apotheker*. Waffenrock: Von dunkelblauem Tuch mit Kragen und schwedischen Aufschlägen von demselben Tuch, carmoisinrothen

504 V. *Die militärpharmaceutischen Verhältnisse der Apotheker.*

Im Anschlusse an den obengenannten § 14 der Landwehrordnung erschien ferner die Bekanntmachung am 23. Novbr. 1875 betr. die Beförderung der Pharmaceuten des Beurlaubtenstandes, welche lautet:

1) Sämmtliche zur Zeit vorhandene approbirte Pharmaceuten des Beurlaubtenstandes sind von den Corps-Generalärzten zu Unter-Apothekern zu befördern.

2) Die Beförderung der zur Zeit noch nicht approbirten Pharmaceuten des Beurlaubtenstandes erfolgt nach Vorlegung der Approbation als Apotheker.

3) Wer künftig wegen Nichtbestehens der im § 20, 3 der Rekrutirungs-Ordnung vorgeschriebenen Prüfung als „Pharmaceut" zur Reserve entlassen wird, kann nach Ablauf eines Jahres behufs Erlangung des Qualifications-Attestes zum Ober-Apotheker, beziehungsweise Beförderung zum Unter-Apotheker zu einer Nachprüfung zugelassen werden. Dieselbe ist in dem Garnison-Lazareth am Stationsort des Corps-Generalarztes desjenigen Armee-Corps, in dessen Bezirk Petent seinen Aufenthaltsort hat, vorzunehmen. Bezügliche Gesuche sind durch

---

Vorstössen vorn herunter, an den Taschenleisten, um Kragen- und Aermel-Aufschläge, silbernen, mit blauer Seide durchwirkten Epaulettaltern mit Unterfutter von dunkelblauem Tuch mit vergoldeten gewölbten glatten Knöpfen. — Die Corps-Stabs- und Feld-Stabs-Apotheker tragen auf den Epaulettaltern eine goldene Rosette. — Ueberrock: Von schwarzem Tuch mit Kragen von dunkelblauem Tuch, carmoisinrothen Vorstössen um den Kragen, die Aermel-Aufschläge und an den Taschenleisten, carmoisinrothem Klappenfutter, silbernen mit blauer Seide durchwirkten Epaulettaltern mit Unterfutter von dunkelblauem Tuch, mit vergoldeten flachen Knöpfen. — Die Corps-Stabs- und Feld-Stabs-Apotheker tragen auf den Epaulettaltern eine goldene Rosette. — Beinkleider: Graue Tuchbeinkleider der Infanterie-Officiere mit carmoisinrothen Vorstössen in den Seitennähten. — Epauletts resp. Achselklappen: Epauletts mit goldenem, gepresstem Kranz mit Feldern von carmoisinrothem Tuch und Unterfutter von dunkelblauem Tuch, Einfassung von goldener Tresse und in der Mitte der Füllung das Wappenschild. — Mantel resp. Paletot: Von dem Grundtuch und nach dem Schnitt der Mäntel resp. Paletots der Infanterieofficiere; mit vergoldeten gewölbten Knöpfen, der Kragen von dunkelblauem Tuch mit carmoisinrothem Vorstoss. — Mütze: von dunkelblauem Tuch mit carmoisinrothem Vorstoss um den Besatz und den Rand des Deckels. — Degen und Portepee: Infanterie-Officier-Degen, Portepee von Silber mit dunkelblauer Seide. — Helm: Lederhelm mit eckigem Vorder- und abgerundetem Hinterschirm, vergoldetem Beschlag; mit glatter Spitze, heraldischem Adler (ohne Devisenband) mit dem Namenszuge F. R. schwarzsilberner Kokarde und goldenen convexen Schuppenketten. — 2. *Unter-Apotheker* und einjährig-freiwillige *Pharmaceuten*. Waffenrock: Desgl. wie ad 1 und ohne Epaulettalter. — Ueberrock: Keinen. — Beinkleider Desgl. wie ad 1. — Epauletts resp. Achselklappen: Achselklappen von carmoisinrothem Tuch mit goldener Einfassungs-Tresse. Auf den Achselklappen der Einjährig-Freiwilligen fällt die Einfassungs-Tresse weg, dagegen sind die Achselklappen mit einer schwarz und weissen Schnur eingefasst. — Mantel resp. Paletot: Desgl. wie ad 1 mit vorstehend beschriebenen Achselklappen. — Mütze: Desgl. wie ad 1. — Degen und Portepee: Infanterie-Officier- Degen, Portepee von Gold mit dunkelblauer Seide. — Helm: Desgl. wie ad 1.

Vermittelung des Landwehr-Bezirks-Commandos an den Corps-Generalarzt zu richten.

4) Unter-Apotheker, welche dem Beurlaubtenstande mindestens 2 Jahre bei tadelloser Führung angehören, können auf ihren an das Bezirks-Commando zu richtenden Antrag durch den Corps-Generalarzt dem Kriegs-Ministerium zur Beförderung zum Ober-Apotheker in Vorschlag gebracht werden. Den Vorschlägen sind die Nationale der Betreffenden nach dem Schema der Landwehr-Stammrolle, beizufügen.

5) Die Beleihung eines Unter-Apothekers mit einer etatsmässigen Feld-Apothekerstelle hat die Beförderung desselben zum Ober-Apotheker zur Folge.

Apotheker, welche ihrer Dienstpflicht mit der Waffe genügt haben, können im Bedarfsfalle als Feld-Apotheker eingezogen werden, haben indess keinerlei Anspruch auf eine solche Stellung.

Register.

A.

	Seite
Abdampfen	24. 423
Abendroth	32
Abies	316
Abietinsäure	252
Abkochung	423
Absinthiin	240
Absorbtionsvermögen	21
Acacia	378. 382
Accipenser	413
Accommodationsvermögen	36
Accumulatoren	61
Acephala	410
Acetaldehyd	213
Acetophenon	248
Aceton	215
Acetum	217
Acetum pyrolignosum	217
Acetylen	202
Achaenium	299
Achillea	405
Achromasie	31
Acidum aceticum	218
— — dilutum	219
— arsenicosum	102
— benzoïcum	248
— boricum	110
— carbolicum	244
— chloro-nitricum	97
— chromicum	172
— chrysophanicum	254
— citricum	225
— formicicum	216
— hydrochloricum	78
— hydrocyanicum	114
— lacticum	222
— nitricum	95
— — fumans	96
— oleïnicum	220
— phosphoricum	99
— pyrogallicum	247
— salicylicum	250
— stibicum	106

	Seite
Acidum subsulfurosum	91
— succinicum	221
— sulfuricum	91
— tannicum	251
— tartaricum	224
— valerianicum	219
Aconitin	265
Aconitsäure	226
Aconitum	342
Acorus	316
Acotyledones	299
Acramphibryae	294
Acroleïn	209
Acrylsäure	209
Actinozoa	410
Adeps	410. 229
Adhäsion	4. 15
Adianthum	311
Adventivknospe	294
Aecidiomycetes	308
Aehre	296
Aepfelsäure	223
Aequatorialströme	25
Aequivalentgewicht	67
Aërodynamik	17
Aërostatik	17
Aerugo	180
Aesculin	239
Aesculinae	355
Aethan	201
Aethane	200
Aether	213
— aceticus	227
— zusammengesetzte	226
Aetherische Oele	432
Aethiops mineralis	194
Aethusa	359
Aethyl	200
Aethylaether	213
Aethylaldehyd	213
Aethylalkohol	207
Aethylchlorid	204
Aethylen	201

Register.

	Seite
Aethylenchlorid	204
Aethylidenchlorid	204
Aethylwasserstoff	201
Aethylschwefelsäure	203
Aetzkali	119
— lauge	120
Aetzkalk	150
Aggregatae	402
Aggregatzustand	4
Agrimonia	370
Agropyrum	319
Akustik	42
Alae	297
Alabaster	148
Alant	404
Alaun	157
Albumen	300
Albumin	273
Alburnum	294
Aldehyde	213. 247
Algen	304
Algarothpulver	106
Alizarin	254
Alkalimetalle	115
Alkalisch-Erdmetalle	147
Alkaloide	258
Alkanna	359
Alkohole	205. 247
Alkoholradikale	199
Alkylene	201
Allium	323
Alloxan	275
Alloxansäure	275
Allyl	209
Allylalkohol	209
Aloë	323
Aloin	239
Alpinia	325
Althaea	348
Alumen	157
— ustum	158
Alumina hydrata	155
Aluminit	156
Aluminium	155
— acetat	158
— oxyd	155
— silicat	158
— sulfat	156
— sulfuricum	156
Alunit	157
Alstonia	397
Ameise	414
Ameisensäure	216
Amethyst	111
Amentaceae	328
Amentum	296

	Seite
Amidbasen	231
Amide	231
Amidobenzol	243
Amidoazoverbindungen	243
Amidoessigsäure	218
Amidoverbindungen	243
Ammoniacum	364
Ammoniak	94
Ammonium	143
— aceticum	146
— -basen	231
— bromatum	144
— carbonicum	145
— chloratum	143
— chlor. ferratum	143
— hydrosulfid	145
— hydroxyd	144
— oxalat	146
Ampelideae	356
Ampère'sche Regel	55
Amphibryae	293
Amphispermium	299
Amphitrop	300
Amygdalae	372
Amygdaleae	372
Amygdalin	239
Amygdalus	372
Amylalkohol	209
Amylen	202
Amylium nitrosum	227
Amylum	236
— Marantae	327
— Tritici	319
Anacardium	354
Anacyclus	404
Analyse	67
Ananassa	325
Anatropus	299
Andreaeaceae	310
Anemometer	21
Aneroidbarometer	18
Anethol	256
Anethum	364
Angelicasäure	220
Angiospermae	316
Anhydride	73
Anhydrit	148. 151
Anilin	243
Anis	361
Annulata	416
Anode	54
Anreiben	422
Anthemis	406
Antherae	297
Antheridia	304
Anthidium	296

	Seite		Seite
Anthocerotae	310	Argentum sulfuricum	189
Anthrachinon	254	Argilla	155
Anthriscus	365	Arillus	300
Anthurus	297	Aristolochia	382
Antichlor	138	Aristolochiaceae	382
Antidotum Arsenici	164	Arnica	404
Antimonoxyd	106	Arnicin	240
Antimon	104	Aroideae	316
— pentachlorid	105	Aromatische Verbindungen	240
— pentasulfid	108	Arrac	209
— pentoxyd	107	Arrarobamehl	254
— trichlorid	105	Arragonit	148. 150
— trioxyd	106	Arrowroot	327
— trisulfid	107	Arsen	101
— wasserstoff	105	— -blüthe	101
Antimonige Säure	106	— -chlorid	102
Antipyrin	269	— -disulfid	104
Antophylli	368	— -erze	101
Apatit	148. 150	— -jodid	102
Apetalus flos	296	— -kies	101
Apfel	371	— -pentoxyd	103
Apfelsine	357	— -säure	103
Apiol	256	— -trioxyd	102
Apium	359	— -trisulfid	104
Apis	414	— -wasserstoff	102
Apocyneae	397	Arsenige Säure	102
Apocynum	397	Arsenik	102
Apomorphin	262	Artemisia	405
Apomorphozoa	410	Arthante	330
Apothecium	307	Artocarpeae	332
Apotheke	419	Arum	316
Appendiculäre Theile	292	Asa foetida	364
Aprikose	372	Asarum	383
Aptera	415	Ascomycetes	306
Aqua Amygdal. amar.	114	Asken	306
— Calcariae	150	Askobasidien	308
— chlorata	77	Asparagin	221
— destillata	87	Aspidium	311
— hydrosulfurata	89	Aspidosperma	397
— phagedaenica flava	194	Asperula	401
— — nigra	193	Asplenium	312
— Laurocerasi	115	Astatische Nadeln	55
Arabin	238	Asteroideae	404
Aräometer	14	Astragalus	375
Arachis	379	Atherman	23
Araliaceae	365	Atmosphärendruck	18
Arachnoidea	409	Atom	3. 67
Arbor	293	Atomgewicht	67
Arbutin	239	Atomwärme	29
Archangelica	363	Atropa	387
Archegonium	309	Atropin	263
Archimedisches Gesetz	13	Atropinum sulfuricum	264
Arctostaphylos	383	Aufbewahrung der Vegetabilien	431
Arctium	406	Ausdehnung der Körper	3
Argentum foliatum	187	Aufguss	423
— nitricum	188	Aufgussthiere	410

Register. 509

	Seite
Auflösen	422. 435
Auftrieb	13
Auge	35. 293
Aufspringen	297
Aurantiaceae	350
Auro-Natrium chloratum	196
Ausdauernd	293
Ausdehnungscoëfficient	24
Ausläufer	293
Aussenkelch	297
Aussenrinde	294
Aussenwüchsige	294
Avena	319
Aves	409
Axillum	293
Azobenzol	242
Azurit	178

B.

Bacca	299
Bacteriaceae	303
Baden, Separatbestimmungen	496
Bärentraube	383
Bärlapp	312
Balata	258. 383
Baldrian	402
— säure	219
Balgklappen	295
Ballistische Curve	10
Balsame	258
Balsamea	354
Balsamifluae	366
Balsamodendron	354
Balsam. Canadense	316
Balsamum Copaivae	376
— Gurjun	346
— de Mecca	354
— Peruvianum	380
— Tolutanum	381
Barosma	350
Barilla	134
Barometer	17
Baryum	147
— -chloratum	147
— -hydroxyd	147
— -nitrat	148
— -sulfat	148
Basen	71
Basidien	306. 308
Basidiomycetes	308
Bassorin	238
Bast	294
Bastbündel	292
Bastgewebe	291
Batterie, elektrische	40
—, galvanische	43

	Seite
Bauchpilze	308
Baum	293
Baumwolle	349
Bauxit	135. 155
Bayern, Separatbestimmungen	488
Becherhülle	295
Beere	299
Beerenzapfen	299
Beifuss	405
Beharrungsvermögen	3
Belladonna	387
Benedictenkraut	406
Benzaldehyd	247
Benzin	201
Benzoë	384
Benzoësäure	248
Benzol	242
Benzolring	241
Benzolsulfonsäure	242
Benzophenol	244
Benzylalkohol	247
Benzoylglykokoll	249
Berberideae	338
Bergkrystall	111
Bernsteinsäure	221
Bertholletia	368
Bertram	404
Berührungselektricität	52
Berührungsfläche	299
Berufungskraut	393
Beugung des Lichts	38
Beta	333
Bewegung	5. 11. 17
Biber	410
Bibergeil	410
Bicornes	383
Bilder, geometrische	35
— physische	33
Bilirubin	276
Biliverdin	276
Bilsenkraut	386
Birne	371
Bismuthum nitricum	185
Bissen	427
Bitterklee	395
Bittermandelöl	247
Bittermandelwasser	114
Bittersalz	153
Bitterstoffe	239
Bittersüss	388
Bixaceae	345
Blanquettesoda	134
Blasentang	305
Blatt	294
Blattfläche	295
Blattkissen	295

	Seite		Seite
Blattknospe	295	Borsäure	110
Blattlage	294	Borsäureweinstein	130
Blattnarbe	295	Bortrichlorid	110
Blattscheide	295	Boswellia	354
Blattstellung	295	Botanik	291
Blattstiel	295	Bournonit	180
Blattwinkel	293	Bovist	309
Blauholz	381	Bractea	295
Blausäure	114	Brandpilze	308
Blei	180	Brauneisenstein	159
— -essig	184	Braunschweig, Separatbestimmungen	501
— -erze	180		
— -glätte	181	Braunstein	190
— -glanz	180. 186	Brassica	345
— -oxyde	181	Brayera	369
— -stein	187	Brechnuss	396
— -weiss	183	Brechung des Lichtes	33
— -zucker	183	Brechweinstein	130
Blitzableiter	51	Brechwurzel	401
Blüthe	296	Brennglass	35
Blüthenboden	296	Brennpunkt	35
Blüthenbüschel	297	Brennweite	33
Blüthendecke	297	Brenzcatechin	245
Blüthenknospe	294	Brom	81
Blüthenkopf	296	— -ammonium	143
Blüthenkörbchen	296	— -kalium	116
Blüthenkuchen	296	— -natrium	132
Blüthenscheide	295	— -säuren	82
Blüthenschwanz	296	— -wasserstoff	82
Blüthenstand	296	Bromeliaceae	325
Blüthenstaub	297	Brombeere	371
Blume	297	Brucin	262
Blumenblätter	297	Brückenwage	6
Blutegel	416	Brutbecher	309
Blutfibrin	273	Bruthäufchen	307
Blutlaugensalz	121	Brutknospen	294. 309
Blutstein	164	Brutzellen	306
Bocksdorn	375	Bryonia	399
Bockshorn	373	Buchführung	441
Bodenblüthig	296	Buchweizen	333
Bogenlicht	54	Büchse	310
Bohne	379	Buettneriaceae	347
Boletus cervinus	308	Bulbotuber	293
— Laricis	309	Bulbus	293
Boli	427	— Allii	323
Bolus	155. 158	— Scillae	323
Bor	109	— Victorialis long.	323
Boracit	109	— Victorial. rotund.	325
Boragineae	385	Buntkupfererz	177
Borago	386	Burseraceae	354
Borax	139	Bussole	47
Boraxweinstein	130	Buttersäure	219
Borke	292	Butylalkohol	209
Borneen	255	Butylchloralhydrat	215
Baronatrocalcit	109	Butylen	202

C.

	Seite		Seite
Cacao	347	Carbonyl	112
Caesalpinia	381	— -chlorür	112
Caesalpineae	381	Carboxyhydroxyl	74
Calabarin	270	Cardamomarten	258
Calcaria chlorata	149	Carduus	406
— carbonicum	150	Carex	318
— chloratum	149	Carica	366
— phosphoricum	151	Caricae	332
— sulfuricum	151	Carina	297
— usta	149	Carlina	406
Calcium	148	Carnin	276
Calendula	406	Carpellum	298
Callitris	314	Carpogon	305
Calomel	190	Carpophyllum	296
Calophyllum	346	Carposporeae	305
Calorie	25. 29	Carrageen	306
Calyciflorus	296	Carum	360
Calyx	297	Caryophyllaceae	334
Calyptra	310	Caryophylli	368
Cambialgewebe	294	Caryophyllinsäure	253
Cambium	293	Caryopsis	299
Camera obscura	35	Casein	273
Campanulaceae	397	Cassavamehl	357
Camphersäure	255	Cassia	381. 336
Camphora	255. 355	Castor	410
Camphinsäure	255	Castoreum Canadense	410
Campylosperm	299	— Sibiricum	410
Campylospermae	365	Catechu	378
Campylotrop	299	Caudex	293
Canarium	354	Caulis	293
Cannabis	332	Caviar	413
Cannabineae	332	Cayennepfeffer	388
Canella	345	Cellulose	238
Canellaceae	345	Cement	150
Cantharis	414	Cementkupfer	177
Cantharidin	256	Centrifugalkraft	10
Caoutchouc	258	Centripetalkraft	10
Capillarität	15	Centrospermeae	333
Capitulum	296	Cephaëlis	401
Caprifoliaceae	402	Cera	415
Capronsäure	219	Cerasin	238
Caprylalkohol	209	Cerate	434
Caprylsäure	219	Ceratonia	382
Capsella	345	Ceresin	201
Capsicum	389	Cerotinsäure	219
Capsula	299	Cerussa	183
Caput mortuum	91	Cerylalkohol	209
Caramel	233	Cetaceum	412
Carbamid	232	Cetraria	307
Carbinol	205	Cetylalkohol	209
Carbo	112	Chalaza	299
Carbolsäure	244	Characeae	304
Carbaminsäure	232. 276	Chareae	304
Carbonate	113	Chavica	330
Carboneum sulfuratum	143	Chaerophyllum	365
		Chelidonsäure	226

	Seite		Seite
Chemie	67	Claviceps	306
Chenopodiaceae	334	Clusiaceae	345
Chenopodium	334	Cnicus	406
Chinaalkaloide	266	Cocain	272
Chinarindenbaum	399	Coccionella	416
Chinasäure	252	Cocculus	338
Chinicin	267	Coccus	415
Chinidin	267	Cochlearia	344
Chininum	266	Cocos	317
— bisulfuricum	267	Codëinum	262
— ferro citricum	268	Coeloblasteae	304
— hydrochloricum	268	Coelosperm	299
— sulfuricum	267	Coelospermae	365
Chinoidin	268	Coenanthium	297
Chinolin	242	Coenobieae	304
Chinolinbasen	255	Coffea	401
Chinon	246. 252	Coffeinum	269
Chiosterpenthin	354	Cohäsion	3. 15. 23
Chlor	76	Colchicaceae	321
Chloral	214	Colchicin	259
Chloralum hydratum	214	Colchicum	321
Chlorammonium	143	Coleochaeteae	305
Chloressigsäure	219	Coleoptera	358
Chlorkalk	149	Colla piscium	358
Chloroform	202	Collodium	239
Chlorophyllaceae	303	Colocynthidin	239
Chlorsäuren	80	Colombowurzel	338
Cholesterin	276	Colophonium	315
Cholin	276	Columbin	240
Chondracanthi	332	Columella	299
Chondrin	274	Columniferae	346
Chondrus crispus	305	Colutea	381
Choripetalae	328	Comensäure	226
Chrom	171	Commissura	229
— -erze	171	Communicirende Röhren	12
— -oxyde	171	Commutator	59
— -säure	172	Compensationspendel	24
Chroolepideae	304	Complementärfarben	30
Chrysarobin	254	Compositae	403
Chrysophansäure	254	Compressionspumpe	17
Cicuta	359	Compositae	403
Cichoraceae	403	Concavspiegel	33
Cichorium	403	Conchae praeparatae	150
Cinchona	399	Condensatoren	49
Cinchonicin	269	Confervaceae	304
Cinchoninum	269	Conhydrin	265
— sulfuricum	269	Conidien	306
Cinnamol	252	Coniferae	313
Cinnamomum	335	Coniferin	239. 248
Circularpolarisation	40	Coniinum	265
Cistiflorae	345	Conium	365
Citraconsäure	226	Conjugatae	304
Citrone	351	Connectivum	297
Citronensäure	225	Conserven	425
Citrullus	398	Constante Ketten	43
Citrus	350	Constantes Niveau	19

Register. 513

	Seite		Seite
Contortae	393	Cuminum	365
Convexspiegel	33	Cupriarsenitacetat	186
Convolvulaceae	384	Cupricarbonat	178
Convolvulin	240	Cuprioxyd	178
Convolvulus	384	Cuprooxyd	178
Copaifera	376	Cuprum aceticum	180
Copal	377	— aluminatum	179
Corallin	244	— oxydatum	178
Corallineae	306	— sulfuricum	179
Cordiceps	307	— — ammoniatum	179
Coriandrium	365	Cupuliferae	329
Coriaria	381	Curare	397
Cormophyta	302	Curarin	263
Corolla	297	Curcuma	327
Coronula	297	Cutin	238
Cortex	294	Cyan	113
Cortex Cascarillae	358	— kalium	121
— Chinae Calisayae	399	Cyanophyceae	303
— — fuscus	399	Cyansäure	115
— — ruber	399	Cyanwasserstoff	114
— Cinnamomi Cassiae	336	Cyathium	297
— — Zeylon	336	Cydonia	371
— Copalchi	359	Cymen	257
— Dita	397	Cymol	245
— Frangulae	356	Cymophenol	245
— Fruct. Aurantii	352	Cynareae	406
— — Citri	352	Cynometra	377
— — Juglandis	330	Cyperaceae	318
— Granati	369	Cystocarpium	305
— Mezerei	369	Cytoblast	291
— Quebracho	397	**D.**	
— Quercus	329		
— Quillajae	371	Dactyli	318
— Salicis	330	Daemonorops	318
Corymbus	296	Dammara	316
Costae	299	Dampfkessel	27
Cotyledo	360	Dampfmaschinen	27
Crocin	240	Daphne	369
Crocus	324	Daphnin	240
Croton	358	Datura	386
Crotonaldehyd	220	Daucus	365
Crotonchloralhydrat	215	Dauermycelium	306
Crotonsäure	220	Declination	47
Cruciferae	344	Deckblatt	295
Cruciflorae	343	Decoct	423
Crustaceae	409	Defectur	431
Cryptogamae vasculares	310	Dehiscentia	297
Cubebae	331	Delphinium	342
Cucumis	399	Depression	15
Cucurbita	399	Destillation	437
Cucurbitaceae	398	Destillirte Spiritusse u. Wässer	432
Culmus	293	Dextrin	237
Cumarin	253	Dextrose	233
Cumarsäure	253	Diadelphisch	298
Cuminaldehyd	248	Dialypetalae	328
Cuminol	248	Dialypetalus	297

Elsner, Leitfaden. 3. Aufl.

514 *Register.*

	Seite		Seite
Dialyse	16	Dynamik	5
Dialysepalus	297	Dynamit	227
Diamagnetismus	62	Dynamoelektrische Maschinen	61
Diamant	233		
Diaphragma	298	**E.**	
Diaspor	155	Eau de Javelle	122
Diastas	207	Eau de Labarraque	134
Diatherman	23	Ebenaceae	383
Diatomaceae	304	Ebene, schiefe	6
Diazoamidoverbindungen	243	Ebenholz	183
Dichloraethan	204	Eberesche	371
Dichlormethan	202	Eberwurz	406
Dichromsäure	172	Ebur ustum	112
Dicotyledones . . . 294. 300.	328	Ecbolin	259
Didynamia stamina	298	Echinodermata	410
Differenzialthermometer	23	Echo	43
Diffusion	16	Edison'sche Lampe	54
Digallussäure	251	Ehrenpreis	390
Digeriren	423	Eibisch	259
Digitaletin	240	Ei, Eichen	298
Digitalin	239	Eiche	329
Digitalis	389	Eikern	299
Dimethyl	201	Eimund	299
Dimethylbenzol	243	Einfallsloth	33
Dimethylketon	215	Einfallswinkel	34
Dinitrokresol	245	Einzelfrucht	298
Diopter	37	Eisen	159
Dioptrik	34	— -erze	159
Diospyrinae	383	— -glanz	159
Dioxybenzol	245	— -hut	342
Dioxymethylanthrachinon	254	— -kraut	393
Dipsaceae	402	— -oxyd	164
Dipsacus	402	— -oxydul	164
Dipterocarpeae	346	— -pecherz	101
Dipteryx	375	— -salmiak	143
Discomycetes	307	— -vitriol	166
Discus	296	— -zucker	165
Dispersionsvermögen	31	Eisessig	218
Dissepimentum	299	Eiweiss	273
Dissociation	4	Eiweisskörper	273
Dolde	296	Elaeopten	256
Doldentraube	296	Elaidinsäure	220
Dolomit . . . . 148.	152	Elais	318
Dorema	364	Elaphomyces	308
Dornen	292	Elaterae	310
Dost	391	Elayl	201
Drachenblut	375	— -chlorür	204
Droseraceae	345	Elasticität	4
Drüsen	292	Elektricitäten	48
Druck der Flüssigkeiten	12	—, thierische	63
Druckpumpe	9	Elektrische Vertheilung	49
Drummond'sches Licht	35	Elektrisirmaschinen	50
Drupa	299	Elektromotorische Kraft	52
Dulcamarin	240	Elektrophor	49
Dulcit . . . . 236.	212	Elektrolyse	54
Dünne Blättchen	39	Elektromagnetismus	55

Register.

	Seite		Seite
Elektrometer	48	Exosascus Pruni	306
Elektroskop	48	Expansionskraft	4
Element	3. 67	Extracte	433
Elemi	354	Extract. Carnis Liebig	274
Elettaria	325		
Elixire	433	**F.**	
Emanationstheorie	29	Faba Calabarica	379
Embryo	300	— St. Ignatii	397
Emetin	269	— Tonco	375
Emplastra	184	Fächer	297
Emulsin	114	Fällen	436
Emulsionen	423	Färberröthe	401
Endgeschwindigkeit	9	Fahlerze	177
Endlicher's System	301	Fahne	297
Endocarpium	299	Fallgesetze	9
Endogenae	293	Farben	30
Endosmose	16	— subjective	32
Endumsprosser	294	Fasciculus	297
Engelwurz	363	Faserstoff	238
Entomozoa	409	Fata morgana	34
Enzian	395	Fatsia	365
Epicarpium	299	Faulbaum	356
Epidermalgewebe	292	Federalaun	157
Epigyn	296	Fehling'sche Lösung	234
Equisetinae	311	Feige	332
Erbse	379	Fel Tauri depuratum	276
Erdbeere	370	Feminus flos	296
Erdfernrohr	38	Fenchel	362
Erdnuss	379	Fer Quévenne	161
Erdmagnetismus	47	Fernrohre	37
Erdmetalle	155	Ferrioxyd	164
Erdwärme	22	Ferrisalze	160
Ergotine	259	Ferridcyankalium	122
Ericaceae	383	Ferridcyanwasserstoffsäure	164
Erithryt	212	Ferrocyankalium	121
Erythraea	396	Ferrocyanwasserstoffsäure	164
Erythroglucinsäure	223	Ferrooxyd	164
Erythroxylon	354	Ferrosalze	160
Eserin	270	Ferrosulfid	164
Essence de Mirban	243	Ferrum carbonicum	165
Essig	217	— chloratum	162
Essigsäure	218	— citricum ammoniatum	169
— -Aethyläther	227	— — oxydatum	168
Ester	226	— iodatum	163
Eucalyptus	368	— — saccharat.	164
Eugenia	368	— lacticum	169
Eupatoriaceae	404	— oxydatum fuscum	164
Euphorbia	357	— — saccharat. solub.	165
Euphorbiaceae	357	— phosphoricum	167
Euphorbium	357	— pulveratum	160
Evacuiren	20	— pyrophosphoricum cum Ammon. citrico	168
Evertebrata	409		
Exanthium	297	— reductum	161
Exidia	308	— sesquichloratum	162
Exogenae	294	— sulfuratum	164
Exophloeum	294	— sulfuricum	166

	Seite		Seite
Ferrum sulfuricum siccum	166	Folia Coca	354
Ferula	363	— Eucalypti	368
Festigkeit	4	— Farfarae	404
Fette, natürliche	229	— Hyoscyami	386
Fettkörper	198	— Jaborandi	350
Feuerschwamm	309	— Juglandis	330
Feuerspritze	19	— Laurocerasi	372
Feuerstein	111	— Malvae	348
Fibrin	273	— Matico	331
Fibroin	274	— Melissae	392
Fibrose	238	— Menthae crispae	390
Fibrovasalstrang	292	— — piperitae	390
Ficus	332	— Nicotianae	387
Filamentum	297	— Rosmarini	392
Filicinae	311	— Rutae	334
Fingerhut	389	— Salviae	392
Fische	409	— Sennae	381
Flaschenzug	6	— Stramonii	386
Flechten	307	— Theae	345
Fleischmilchsäure	223	— Toxicodendrii	354
Flieder (Hollunder)	402	— Trifolii fibrini	395
Flores Acaciae	372	Fol. Uvae Ursi	383
— Arnicae	405	Folium	294
— Aurantii	350	Foucault'sches Pendel	11
— Calendulae	406	Formeln, chemische	71
— Chamomillae Rom.	406	Formicae	414
— — vulgarum	406	Formyltrichlorid	202
— Cinae	405	Formyltrijodid	203
— Kosso	370	Fowler'sche Lösung	126
— Lamii	286	Fragaria	370
— Lavandulae	390	Frangulin	240
— Malvae arboreae	348	Frangulinae	355
— — vulgaris	348	Franklin'sche Tafel	50
— Millefolii	405	Frauenhofer'sche Linien	31
— Paeoniae	342	Fraxinus	394
— Rhoeados	343	Frucht	299
— Rosae	371	— -äther	228
— Sambuci	402	— -blätter	296
— Stoechados	405	— -hülle	299
— Tiliae	346	— -knoten	298
— Tanaceti	405	— -träger	299. 306
— Trifolii	374	— -zucker	234
— Verbasci	389	Fructus	299
Florideae	305	— Alkekenghi	388
Flos	296	— Amomi	368
Fluorescenzerscheinungen	32	— Anethi	364
Flussspath	111	— Anisi stellati	341
Flügel	297	— — vulgaris	361
Focus	33	— Aurantii immaturi	350
Föhre	314	— Cannabis	332
Foeniculum	362	— Capsici	388
Folia Althaeae	348	— Cardamomi	326
— Aurantii	350	— Carvi	360
— Belladonnae	387	— Ceratoniae	382
— Bucco	350	— Citri	350
— Digitalis	389	— Cocculi	339

Register.

	Seite
Fructus Colocynthidis	399
— Coriandrii	365
— Cumini	365
— Cynosbati	371
— Foeniculi	362
— Juniperi	313
— Lauri	337
— Mori	332
— Myrtilli	383
— Papaveris	343
— Petroselini	359
— Phellandrii	362
— Rhamni catharticae	356
— Rubi Idaei	370
— Sabadillae	322
— Vanillae	328
Frutex	293
Fucoideae	304
Fucus crispus	305
— vesiculosus	305
Fugenfläche	299
Fundamentalabstand	24
Fungus Chirurgorum	309
— Laricis	308
— Sambuci	308
Funiculus umbilicalis	298
Furchen	299
Fuselöl	209

G.

	Seite
Gadus	413
Gährungsmilchsäure	223
Gänsefuss	278
Galbanum	364
Galbulus	299
Galgant	325
Galeopsis	393
Galipot	314
Gallae	329
Galläpfelgerbsäure	251
Galle	276
Gallussäure	247. 250
Galmey	172
Galvanische Batterie	53
Galvanische Ketten	52
Galvanischer Strom	52
Galvanismus	52
Galvanometer	55
Galvanoplastik	54
Gamopetalae	383
Gamopetalus	297
Garcinia	345
Gase, Gleichgew. u. Bewegung	16
Gasometer	21
Gasteromycetes	308
Gasentwickelung	437

	Seite
Gaultheria	383
Gebläse	21
Gefässe	291
— -bündel	292
— -kryptogamen	310
— -pflanzen	292
Gegenläufig	299
Gelatinen	425
Gelbbleierz	180
Gelsemium	397
Gemma	294
Gemmae Populi	330
Gemmula	300
Gentiana	395
Gentianeae	394
Gerbsäuren	250
Germen	298
Gerste	319
Geräusche	43
Gesetzeskunde	454
Geum	370
Gewerbgesetzl. Bestimmungen	468
Gewicht, absolutes und spez.	5
Gewitter	51
Giftsumach	321
Gigartina mamillosa	305
Gigartineae	305
Gitterthierchen	410
Gladiolus	325
Glandulae Lupuli	332
Glanzkobalt	101
Glaserz	186
Glaskammer	421
Glauberit	137
Glaubersalz	137
Gleichgewicht	5. 11. 17
— labiles und stabiles	8
Gliadin	273
Gliederthiere	409
Globulin	273
Glomerulus	297. 305
Glonoin	227
Glumaceae	318
Glutin	274
Glühen	438
Glühlicht	54
Glyceride	229
Glycerine	211
Glycerinsäure	223
Glyceryltricarbonsäure	221
Glycyrrhiza	374
Glycyrrhizin	240
Glykocholsäure	276
Glykole	209
Glykolsäure	222
Glykose	133

	Seite
Glykoside	239
Gnadenkraut	390
Gnaphalium	405
Goa-Powder	254
Gold	196
— -ruthe	404
— -schwefel	108
Goldene Regel der Mechanik	6
Gonidien	307
Gossypium	349
Gradläufig	299
Gramineae	319
Gramme'scher Ringinductor	59
Grana Tiglii	359
Graphit	112
Grasährchen	296
Gratiola	390
Gratiolin	240
Grauspiessglanzerz	104
Gravitation	4
Griffel	298
Grundfarben	30
Grünbleierz	180
Grünspahn	177. 180
Gruinales	349
Guajacol	246
Guajacum	350
Guaranin	271
Gummi arabicum	382
— -harze	258
Gurjunbalsam	346
Gurke	399
Gutta Percha	258
Gutti	346
Gymnoasci	306
Gymnospermae	298. 312
Gynandrae	327
Gynandria stamina	298
Gynophorum	296
Gyps	148. 151

H.

	Seite
Haare	292
Haarkies	156
Haematin	273
Haematoxylon	381
Haemoglobin	273
Häubchen	310
Hafer	319
Hagel	26
Hagelfleck	299
Hagenia	369
Halbstrauch	293
Halm	293
Halogene	75
Haloidsäuren	72

	Seite
Hammerschlag	177
Handelsgesetzliche Bestimmungen	472
Hanf	332
Harnige Säure	275
Harnsäure	275
Harnstoff	232
Harnzucker	233
Harze	258
Haselwurz	383
Hauhechel	373
Hausenblase	413
Hausschwamm	309
Hautpilze	308
Hebel	5
Heidelbeere	383
Helenin	240. 256
Helleborin	240
Helleborus	342
Helvellaceae	307
Hemiptera	415
Hepar Antimonii	108
Hepatica	342
Herba	293
— Absinthii	405
— Adianth. aurei	310
— Artemisiae	405
— Asperulae	401
— Botryos Mexicanae	334
— Bursae pastoris	345
— Cannabis Indicae	332
— Capillor. Veneris	311
— Cardui benedicti	406
— Centaurii	397
— Chenopodii ambros	334
— Cochleariae	344
— Conii	365
— Equiseti	311
— Galeopsidis	392
— Gratiolae	390
— Hepaticae	342
— Hyperici	345
— Hyssopi	391
— Lactucae	403
— Linariae	390
— Lobeliae	398
— Majoranae	391
— Mari veri	393
— Marubii	392
— Meliloti	374
— Origani cretici	391
— Polygalae	355
— Prunellae	392
— Pulmonariae arborei	308
— Rorellae	345
— Saniculae	359

Register. 519

	Seite
Herba Satureiae	391
— Scordii	393
— Serpylli	391
— Siteritidis	392
— Spilanthis	406
— Tanaceti	405
— Thymi	391
— Verbenae	393
— Veronicae	390
— Violae tricoloris	335
Herbstzeitlose	322
Hermaphroditicus flos.	296
Heronsbrunnen	17
Hessen, Separatbestimmungen	498
Heterotrop	300
Hevea	357
Hilum	298
Himbeere	370
Himmelsfarbe	32
Hippomane	357
Hippursäure	249
Hirschhornsalz	145
Hirudines	416
Höhlungen	291
Höllenstein	189
Hörbarkeitsgrenze der Töne	46
Hohlspiegel	33
Hohlzahn	392
Hollunder	402
Holz	294
— -bündel	292
— -essig	217
— -geist	206
Homoguajakol	246
Honig	234. 415. 433
Honigdrüsen	297
Hopfen	332
Hordeum	319
Hornsilber	186
Hüllen	295
Hüllkelch	295
Hülse	299
Huflattich	404
Humulus	332
Hundspetersilie	359
Hura	357
Hut	308
Hutpilze	308
Hydrargillit	155
Hydrargyrum bichlorat. corr.	191
— bijodatum rubrum	192
— chloratum mite	190
— — vapore parat.	191
— cyanatum	193
— depuratum	190
— jodatum	192

	Seite
Hydrargyrum nitricum oxydul.	195
— oxydatum rubrum	193
— oxydulatum	193
— praecipitatum album	195
— sulfuratum nigrum	194
— — rubrum	194
— via humida paratum	194
Hydraulik	11
Hydraulische Presse	12
Hydrochinon	246
Hydrocumarsäure	190
Hydrogen	75
Hydro-Oyxgengas-Mikroskop	35
Hydrostatik	11
Hydrostatische Wage	13
Hydroxyl	74
Hygrometer	26
Hygroscopie	21
Hymemomycetes	308
Hymenium	306
Hymenoptera	414
Hyoscyamin	264
Hyoscyamus	386
Hypanthium	296
Hypericaceae	345
Hyphomycetes	308
Hypnon	248
Hypogynus	296
Hypothese	3
Hypoxanthin	276
Hyssopus	391
Hysterophytae	332

J.

Jahresring	294
Jalapin	240
Jamesonit	180
Jasminum	394
Jatorrhiza	338
Jervin	259
Ichtyocolla	413
Igasursäure	262
Illicium	341
Imidbasen	231
Immersion	37
Imperatoria	365
Inclination	47
Indigo	374
Indigofera	374
Inductionsapparate	58
Inductionserscheinungen	57
Inductionsströme	57
Indusium	311
Inferum germen	296
Inflexion	15
Influenz	47

	Seite
Infusoria	410
Infusum	423
Ingwer	326
Innenrinde	294
Innenwüchsige	293
Inosit	236. 276
Inosinsäure	276
Insecta	409
Insertion	296
Instrumente, musikalische	45
Intercellulargänge	291
Intercellularsubstanz	291
Interferenz	15. 38. 41
Internodium	293
Intervall	44
Inula	401
Inulin	237
Inventur	445
Invertzucker	234
Jod	82
Jodkalium	118
Jodnatrium	133
Jodoformium	203
Jodsäuren	85
Jodum	82
Jodwasserstoff	84
Johannisbeere	366
Johannisbrod	382
Jone	54
Ipecacuanha	401
Ipomea	385
Irideae	324
Iris	324
Irradiation	36
Isländisches Moos	207
Isoëteae	312
Isonandra	383
Isomerie	74
Itaconsäure	226
Judasohren	308
Judenkirsche	388
Jugae	199
Juglandeae	330
Juglans	330
Juniperus	313
Jungermanniaceae	310
Jussieu's System	302

K.

	Seite
Kätzchen	296
Kaffeebaum	401
Kalebasse	399
Kaleidoskop	33
Kairin	255
Kali causticum fusum	119
Kalium	116

	Seite
Kalium aceticum	128
— bicarbonicum	124
— bichromicum	126
— bisulfuricum	126
— bromatum	116
— carbonicum	123
— chloratum	116
— cyanatum	120
— ferri-cyanatum	122
— ferro-cyanatum	121
— hypermanganicum	127
— hydroxyd	118
— jodatum	118
— nitricum	125
— oxyd	119
— sulfocyanatum	121
— sulfuratum	170
— sulfuricum	125
— tartaricum	128
Kalkspath	148. 150
Kamala	357
Kamille	405
Kaolin	155. 158
Kapsel	299
— -frucht	299
Karde	402
Kartoffel	388
Kathode	54
Katoprik	33
Kautschuk	357. 383
Kefir	424
Keil	7
Keimbläschen	299
— -früchtchen	299
— -körner	299
— -sack	299
— -schlauch	299
Keimen	300
Keimling	300
Kelch	297
— -blatt	297
— -blüthig	296
— -kätzchen	297
Kelpsoda	134
Keratin	274
Kermes minerale	108
Kern	300
— -pilze	306
Ketone	213. 248
Kiefer	315
Kiel	297
Kiesel	111
Kieselfluorwasserstoff	111
Kieselgur	111
Kieselsäure	111
Kieselzinkerz	172

Register. 521

	Seite
Kieserit	153
Kino	374
Kirschlorbeer	372
Klangfarbe	45
Klatschrose	342
Kleber	273
Kleesäure	220
Kleist'sche Flasche	49
Klette	406
Knallbüchse	17
Knallgas	86
Knäuel	297
Knochenthiere	409
Knolle	293
Knollzwiebel	293
Knoppern	330
Knöspchen	300
Knospe	294
Knospenhülle	295
Knospenträger	298
Knoten	293
Kochsalz	131
Königskerze	388
Königswasser	97
Körper, allgemeine Eigenschaften derselben	1
Kohl	345
Kohle	112
Kohlendioxyd	112
Kohlenhydrate	233
Kohlenlicht	54
Kohlenoxyd	112
Kohlensäureanhydrid	112
Kohlenstoff	112
Kohlenstoffskelett	198
Kohlenstoffsulfid	113
Kohlenstofftetrachlorid	112
Kohlenstoffverbindungen	197
Kohlenwasserstoffe	200. 242
Kohlrübe	345
Kolben	296
Kompass	47
Kork	293
Korkgewebe	293
Kormophyten	292
Korund	155
Kossin	240
Kraft, lebendige	10
Krameria	377
Krankheiten der Pflanze	300
Krauseminze	391
Kraut	293
Kräuterboden	421
Krautstengel	293
Kreatin	276
Kreatinin	276

	Seite
Krebse	409
Kreide	148. 150
Kreide, schwarze	158
Kreosol	246
Kreosot	246
Kresol	245
Kresylalkohol	245
Kreuzblume	297. 355
Kreuzdorn	356
Krimstecher	38
Krönchen	297
Krone	297
Krümelzucker	233
Krummläufig	300
Kryolith	135. 157
Kryptogamen	303
Krystallin	273
Krystallisiren	436
Krystallsystem	15
Kümmel	360
Kürbis	399
Kürbisfrucht	299
Kupfer	177
— -erze	177
— -glanz	177
— -glimmer	101
— -kies	177
— -lasur	177
— -nickel	101
— -oxyde	178
— -schwärze	177
— -stein	177
— -vitriol	179
Kumys	424
Kurzsichtigkeit	36

L.

	Seite
Labiatae	390
Labiatiflorae	388
Laboratorium	419
Lactose	236
Lactuca	403
Lactucarium	403
Lacunae	291
Lärche	315
Lärchenschwamm	309
Lagerpflanzen	303
Lakmus	307
Lamellae	308
Lamellen	426
Lamina	295
Laminaria	305
Lamium	393
Lapides Cancrorum	150
Larix	315

	Seite
Latente Wärme	25
Laterna magica	35
Lattich	403
Latwergen	425
Laubmoose	310
Laubpflanzen	303
Laurineae	334
Laurinsäure	219
Laurus	337
Lavandula	390
Lebendige Kraft	10
Lebensgefässe	292
Lebermoose	310
Leberthran	412
Leblanc Process	134
Legumen	299
Legumin	273
Leguminosae	373
Lehm	158
Lein	349
— -kraut	390
— -ölsäure	220
— -samen	349
Leiocom	237
Leitungswiderstand	53
Lens	379
Lepidolith	141
Leuchtfeuer	33
Leucin	273
Levisticum	363
Levulose	234
Liber	294
Lichen Islandicus	307
Lichenes	306
Lichenin	237
Licht	29
Licht, chemische Wirkungen desselben	42
Lichtempfindung	36
Lichtstärke	30
Lichtstrahl	30
Liebstöckel	363
Lignose	238
Lignum	294
— Campechianum	381
— Fernambuci	381
— Guajaci	350
— Quassiae	357
— Santalinum	374
— Sassafras	336
Lilak	394
Liliaceae	320
Linaceae	349
Linaria	390
Linctus	422
Linde	346

	Seite
Linien, isoclinische, isogonische und isodynamische	47
Linimente	230. 428
Linné's System	301
Linse	379
Linsen	34
— -erz	101
Linum	349
Liquidambar	366
Liquor Aluminii acetici	158
— Ammon. acetici	146
— — caustici	144
— Ferri acetici	168
— — chlorati	162
— — oxychlorati	162
— — sesquichlorati	162
— — sulfurici oxydatum	167
— Hollandicus	204
— Hydrarg. nitric. oxyd.	195
— Kalii acetici	128
— — arsenicosi	126
— — caustici	120
— — hypochlorosi	122
— Natri caustici	134
Liquor Natrii chlorati	134
— Natri hydrici	134
— Plumbi subacetici	184
— seriparus	274
— Stibii chlorati	105
Liter	5
Lithargyrum	181
Lithium	141
— carbonicum	142
— -chlorid	142
Lobelia	397
Lobeliaceae	397
Locomotive	28
Loculi	297
Löffelkraut	344
Lösung	15
Löwenmaul	390
Löwenzahn	303
Loganiaceae	396
Lorbeer	337
Lorbeerkampher	256
Lorcheln	307
Loupe	35
Luftballons	21
Luftbilder	32
Luftdruck	17
Luftpumpe	20
Lungenkraut	386
Lupinus	379
Lycopodiaceae	312
Lycopodium	312
Lytta	414

M.

	Seite
Maassanalyse	248
Maceriren	423
Macis	339
Magnesia usta	152
Magnesit	152
Magnesium	152
— carbonicum	153
— citricum	154
— silicicum	154
— sulfuricum	154
Magnete	46
Magneteisenstein	46. 159
Magnetelektricität	55
Magnetische Constanten	47
Magnetismus	46
Magnoliaceae	340
Mais	319
Majoran	391
Malachit	177. 178
Malacozoa	409
Mallotus	357
Maltose	236
Malva	347
Malvaceae	347
Mammalia	409
Mandeln	372
Mandioca	357
Mangan	170
Manganum hyperoxydatum	170
— sulfuricum	170
Manihot	357
Manna	394
— -esche	394
Mannit	336. 212
Manometer	20
Manzanillenbaum	357
Maranta	327
Marantaceae	327
Marchantiaceae	310
Margarin	229
Mariendistel	406
Mariotte'sches Gesetz	17
Mark	294
Markstrahlen	293
Marmor	148. 150
Marrubium	392
Marum	392
Maschinen	7
Masculus flos	296
Mastix	354
Materialkammer	420
Matricaria	405
Mechanik, goldene Regel derselben	7
Mechanische Wärmetheorie	22

	Seite
Medicinalkeller	420
Medicinalpolizeiliche Bestimmungen	476
Medulla	294
Meerschaum	152
Meerzwiebel	323
Mehlthaupilze	306
Mel	415
Melakonit	173
Melaleuca	367
Malanthaceae	321
Mel depuratum	234
Melicitose	236
Melilotus	374
Melissa	392
Melitose	236
Melone	399
Melonenbaum	366
Menispermeae	338
Menispermum	339
Mennige	182
Mentha	390
Menthol	256
Menyanthes	394
Menyanthin	240
Mercuro- und Mercuridverbindungen	190
Mergel	158
Merulius	309
Mesocarpium	299
Mesoxalsäure	275
Metaantimonsäure	107
— -phosphorsäure	100
— -weinsäure	225
Metalle, edle	186
—, unedle	159
Metalloide	75
Meter	4
— -kilogramm	7
Meteoreisen	159
Methan	200
Methylalkohol	206
— -benzol	243
— -benzoyl	248
— -chlorid	202
— -phenylketon	284
— -prophylphenol	245
— -protocatechualdehyd	248
— -wasserstoff	260
Methylenchlorid	202
Meum	364
Miargyrit	186
Mikrometer	37
Mikrophon	62
Mikropyle	299
Mikroskop	37

	Seite
Milchgefässe	292
Milchzucker	236
Militärpharmaceutische Bestimmungen	502
Millon'sche Reaction	283
Mimoseae	378
Minium	182
Mirabilit	137
Mirbanöl	242
Mittelband	297
Mittelrinde	294
Mittelstöcke	292
Mixtur	422
Mixtura sulfurica acida	207
Mohn	343
Mohr'sche Wage	14
Molekül	3. 67
Molekulargewicht	67
Molekularwirkungen	15
Molken	425
Mollusca	409
Monadelphisch	298
Monobromkampher	255
Monochloraethan	204
Monochlormethan	202
Monocotyledones	293. 300
Monopetalus	297
Moose	309
Morcheln	307
Morgenroth	32
Morphinum	250
— aceticum	261
— hydrochloricum	261
— sulfuricum	261
Morsellen	425
Morus	332
Moschus	411
Moscovade	235
Motoren, elektromagnetische	57
Mucorinae	304
Multiplicator	55
Murexid	275
Muschelkalk	148
Musci	342
Muscin	274
Muscineae	309
Muskatbaum	339
Mutterkorn	307
Mutternelken	368
Mycelium	306
Mycoderma	217
Mycomycetes	304
Mycose	236
Myopie	36
Myosin	273
Myosotis	386

	Seite
Myricilalkohol	209
Myristica	339
Myristicaceae	339
Myristicinsäure	219
Myristin	229
Myronsäure	228
Myrosin	228
Myroxylon	379
Myrrha	354
Myrtaceae	367
Myrtiflorae	367

N.

	Seite
Nabel	299
— -strang	299
— -streifen	299
Nachhallen	43
Nacktsamig	234
Naht	297
Napellin	208
Naphtalin	254
Narbe	298
Natrium	131
— aceticum	140
— benzoicum	140
— bicarbonicum	136
— boracicum	139
— bromatum	132
— carbonicum	134
— — purum	135
— — siccum	136
— chloratum	131
— hydroxyd	133
— jodatum	133
— nitricum	136
— oxyd	133
— phosphoricum	138
— pyrophosphoricum	139
— salicylicum	141
— santonicum	141
— silicicum	139
— subsulfurosum	137
— sulfuricum	137
— — siccum	137
Natur	3
— -beschreibung	3
— -lehre	3
— -wissenschaft	3
Nebel	26
Nebenkrone	297
Nebenwurzel	292
Nectaria	297
Nectrieae	306
Nelkensäure	253
Nerven	295

Register.

	Seite
Nessel	393
Neuter, flos	296
Newton'sches Gesetz	4
Nicholson'sche Wage	13
Nicol'sche Prismen	40
Nicotiana	387
Nicotin	264
Niesswurz	322. 342
Nigella	342
Nitrilbasen	231
Nitrobenzol	243
Nitrocellulose	238
Nitrogen	93
Nitroglycerin	227
Nobert'sche Gitter	37. 39
Nodus	293
Nordlicht	63
Notorrhizeae	344
Nothorhizeus	300
Nucleus	299
Nudus flos	296
Nuss	299
Nüsschen	299
Nux	299

O.

	Seite
Oberhäutchen	291
Oberständig	296
Obertöne	45
Oblaten	427
Ochrea	294
Ocker	158
Oculiren	294
Oedogoniaceae	304
Oelbaum	393
Oelbildendes Gas	201
Oele, ätherische	256
Oele, gekochte	434
Oelsäure	220
Oelstriemen	229
Oenanthe	362
Oenanthsäure	219
Offizin	419
Ohm'sches Gesetz	53
Olea	393
Oleaceae	393
Olefine	201
Olein	229
Oleum Amygdalarum	229
— Anisi	257
— Aurantii Flor.	257
— Bergamottae	257. 352
— Cacao	229. 347
— Cadinum	314
— Cajeputi	257. 367

	Seite
Oleum Calami	257. 317
— Carvi	257. 360
— Caryophyllor	257. 368
— Cinnamom. Cass.	257. 336
— — Zeylon	257
— Citri	257
— Cocois	229. 318
— Crotonis	229. 359
— Eucalypti	368
— Foeniculi	257. 362
— Jasmini	394
— Jecoris Aselli	229. 413
— Juniperi bacc.	257. 313
— Lauri	229. 337
— Lavandulae	257. 390
— Limettae	351
— Lini	229. 349
— Lini sulfurat.	89
— Macidis	257. 340
— Majoranae	391
— Menthae	257. 391
— Myristicae	229. 340
— Olivarum	229. 393
— Origani	391
— Papaveris	229. 343
— Palmae	318
— Rapae	229
— Ricini	229. 358
— Rosae	257. 371
— Rosmarini	257. 391
— Sinapis aether.	228
— Therebinthinae	256. 315
— Thymi	257. 391
Olibanum	354
Olivenerz	101
Ononin	240
Ononis	373
Oogonien	304
Oosporeae	304
Operment	101
Operngucker	38
Ophrydeae	327
Opium	343
Opiumalkaloide	343
Orchis	327
Origanum	391
Orlean	345
Orseille	307
Orthophosphorsäure	99
Orthoploceae	344
Orthoplozeus	300
Orthotropus	299
Orthosperm	299
Orthospermae	359
Orthoxybenzaldehyd	248
Orthoxybenzoësäure	250

526   *Register.*

	Seite
Orthoxybenzylalkohol	247
Oryza	319
Ossa Sepiae	150
Osteacanthi	413
Osteolith	148
Osteozoa	409
Ovis	412
Ovulum	298
Oxalsäure	220
Oxalursäure	275
Oxybenzol	244
Oxychinolinaethylhydrür	255
Oxygen	85
Oxysäuren	72
Oxytoluol	245
Oxyzimmtsäure	253
Ozokerit	201
Ozon	86

P.

Pacinotti's Ringinductor	59
Paeonia	342
Palmae	317
Palmitin	229
Palmitinsäure	219
Panicula	296
Papaver	342
Papaveraceae	342
Papayaceae	366
Papayotin	366
Papilionaceae	373
Papin'scher Topf	26
Parabansäure	275
Paracellulose	238
Paracorolla	297
Paraffin	201
Paraffine	200
Parakresse	406
Parallelogramm der Geschwindigkeit	8
Parallelogramm der Kräfte	5
Paranüsse	368
Paraphysen	306
Parastamina	297
Paraweinsäure	225
Parenchym	291
Parietalis	298
Parmeliaceae	307
Pasta Guarana	354
Passatwinde	25
Passiflorinae	366
Pasten	425
Pastillen	425
Paullinia	354
Pectinstoffe	239

	Seite
Pendelgesetze	10
Pepo	299
Pepsin	274
Pepton	274
Peranthodium	296
Pergamentpapier	238
Perianthium	297
Pericarpium	299
Perigonium	297
Perigynisch	296
Periklas	152
Perisporeacei	306
Peristomium	310
Perithecium	306. 307
Peronosporeae	304
Perspective	37
Petalith	141
Petalum	297
Petersilie	359
Petiolus	295
Petroleum	201
Petroselinum	359
Peucedanum	365
Pezizeae	307
Pfeffer	339
Pfefferkraut	391
Pfeffermünze	390
Pfeifenthon	155
Pfeilgift	397
Pfirsich	372
Pflanzenschleim	238
Pflaster	231. 429. 434
Pflaume	372
Propfreis	294
Phanerogamen	313
Pharmaceutische Chemie	49
Pharmacognosie	280
Pharmakolith	101
Phaseolus	379
Phenole	244
Phenolphtaleïn	244
Phenolsulfosäure	176. 244
Phenylaethylen	252
Phenylakroleïn	252
Phenylakrylsäure	253
Phenylalkohol	244
Phenylallylalkohol	252
Phenylamin	243
Phenylpropylalkohol	247
Phenylpropylen	252
Phenylwasserstoff	242
Phloëm	292
Phloridzin	240
Phoenix	318
Phosgengas	112
Phosphor	97

Register. 527

	Seite
Phosphorescenzerscheinungen	32
— -säuren	99
— -wasserstoffe	98
Phosphorit	97
Photographie	42
Phyllotaxis	295
Phyllum	297
Physalis	388
Physeter	412
Physikalischer Theil	1
Physostigma	379
Physostigmin	270
Picraena	352
Piknometer	14
Pikrinsäure	245
Pikrotoxin	240
Pillen	427
Pilocarpin	271
Pilocarpus	350
Pimenta	368
Pimpinella	360
Pinit	236
Pinus	314
Pipette	18
Piper	331
Piperaceae	330
Pirus	371
Pisces	409
Pistacia	354
Pistillum	298
Pisum	379
Pix	315
Placenta	299
Plagionit	180
Planta perennis	293
Plantagineae	393
Plantago	393
Planté'sches Element	61
Platin	196
— -moor	197
— -salmiak	197
— -schwamm	197
Platinum bichloratum	197
Pleurenchym	292
Pleurorrhizeae	344
Pleurorrhizeus	300
Plumbago	112
Plumbum aceticum	183
— jodatum	182
— tannicnm	146
Plumula	300
Pneumatische Röhren	20
Pockholz	333
Podetium	307
Podophyllin	338
Podophyllum	338

	Seite
Pogostemum	286
Polarisation	38
Polarströme	25
Pollen	298
Pollenschlauch	298
Pollinarien	298
Pollinodium	306
Polyadelphisch	298
Polycarpieae	334
Polychroit	257
Polycistineae	410
Polycotyledones . . . 294.	300
Polygala	355
— -blüthe	297
Polygalaceae	355
Polygoneae	333
Polygonum	334
Polymerie	74
Polypen	410
Polypodiaceae	311
Polypodium	311
Polyporus	308
Polystichum	244
Polytrichum	310
Pomaceae	315
Pomeranze	351
Populin	240
Populus	330
Potasche	123
Potentilla	370
Porré	323
Praecipitat, weisses	195
Praefloratio	294
Preisselbeere	383
Presbyopie	36
Preussen, Separatbestimmungen	477
Primordialschlauch	291
Propan	201
Propionsäure	219
Propylalkohol	209
Propylamin	232
Propylen	202
Propylglycerin	211
Prosenchym	291
Proteïnkörper	273
Prothallium	310
Protonema	310
Protophyta	303
Protoplasma	291
Protozoa	410
Prunella	393
Prunus	372
Prüfungsordnung für Deutschland	457
Pterocarpus	374
Pulmonaria	386

	Seite		Seite
Pulpa Tamarindorum	375	Radix Morsu diaboli	402
Pulver	427	— Ononidis	373
Punica	368	— Pimpinellae	361
Pycniden	305	— Pyrethri	404
Pyridin	255	— Ratanhae	378
Pyrenomycetes	306	— Rhei	333
Pyroantimonsäure	107	— Rubiae tinct.	401
Pyrogallol	247	— Saponariae	334
Pyrolusit	170	— Sarsaparillae	320
Pyrometer	24	— Scammoniae	385
Pyrophosphorsäure	100	— Senegae	355
Pyroxylin	239	— Serpentariae	383
		— Spigeliae	397
		— Succisae	402
Q.		— Taraxaci	403
Quallen	410	— Valerianae	402
Quarzsand	111	Rainfarn	405
Quassia	352	Raketen	36
Quassiin	239	Ramalineae	307
Quecksilber	189	Ranke	295
Quendel	391	Ranunculaceae	341
Quercit	212. 236	Raphanus	345
Quercus	329	Raphe	299
Quillaja	371	Raps	229
Quitte	371	Raseneisenstein	159
		Rauschgelb	101
		Raute	350
R.		Reagentien	277
Racemus	296	Realgar	101
Rad an der Welle	6	Real'sche Presse	12
Radicale, zusammengesetzte.	197	Receptaculum	296
Radicula	300	Receptur	422
Radieschen	345	Rectificiren	438
Radix	292	Rechtsweinsäure	180
— Alkannae	359	Reflexion, totale	34
— Althaeae	348	Regeln, allgem., für die Defectur	440
— Angelicae	363	— — — Receptur	430
— Apocyni	397	Regen	25
— Asari	383	Regenbogen	32
— Bardanae	406	Reibung	7
— Bryoniae	399	Reibungscoëfficient	7
— Carlinae	406	Reibungselektricität	48
— Caryophyllatae	370	Reichardtit	153
— Chinae	321	Reif	26
— Colombo	338	Reis	319
— Consolidae	386	Reispapier	365
— Gelsemii	397	Reptilien	409
— Gentianae	395	Resina Dammar	316
— Helenii	404	— Draconis	318. 375
— Hellebori viridis	342	— Guajaci	350
— Imperatoriae	365	— Jalapae	385
— Ipecacuanhae	401	— Laccae	359
— Levistici	363	— Pini	314
— Liquiritiae glabrae	374	— Scammonii	385
— — mundata	374	Resonanz	45
— Mei	364	Resorcin	245

Register.

	Seite
Rettig	375
Rhabarber	333
Rhachis	296
Rhamneae	355
Rhamnin	240
Rhamnus	355
Rheotom	58
Rheum	333
Rhizoma	292
— Calami	317
— Caricis	318
— Curcumae	327
— Filicis	311
— Galangae	325
— Graminis	320
— Imperatoriae	365
— Iridis	324
— Polypodii	311
— Tormentillae	370
— Veratri	322
— Zedoariae	259. 327
— Zingiberis	326
Rhizopoda	410
Rhodankalium	121
Rhododendron	383
Rhus	330. 354
Ribes	366
Ribesiaceae	366
Ricciaceae	310
Ricinus	359
— -ölsäure	220
Rinde	293
Ringelblume	406
Rippen	299
Rispe	296
Roccelleae	308
Röhrengänge	291
Rohrpost	19
Rohrzucker	235
Roggen	319
Rolle	6
Rosa	370
Rosaceae	369
Rosiflorae	369
Rosettekupfer	177
Rosmarinus	393
Rosolsäure	244
Rostpilze	308
Rothbleierz	172
Rotheisenstein	159
Rothgültigerz	186
Rothkupfererz	177
Rothspiessglanzerz	104
Rothtanne	314
Rottlera	357
Rubia	401

	Seite
Rubiaceae	399
Rubin	155
Rubus	370
Rübchen	345
Rum	209
Rumex	333
Runkelrübe	334
Ruta	350
Rutaceae	350
Rutinsäure	219

S.

Sabadilla	322
Sabadillin	259
Sabina	313
Saccharomycetes	303
Saccharimeter	41. 236
Saccharose	235
Saccharum	235. 320
— Lactis	236
Sachsen, Separatbestimmungen	491
Sadebaum	314
Saffran	324
Saftfäden	306
Saftgänge und -behälter	292
Sago	318
Salbei	392
Salben	230. 428. 434
Salep	328
Salicaceae	330
Salicin	240
Salicornia	334
Salicorsoda	134
Salicylaldehyd	248
Salicylalkohol	247
Salicylsäure	250
Saligenin	247
Salix	330
Salmiak	143
Salmiakgeist	144
Salpeter	125. 136
Salpetersäuren	95
Salpetrigsäure-Aethylaether	226
— — Amylaether	227
— — Glycerinaether	227
Salsola	334
Salvia	392
Salze	72
Salzsäure	78
Sambucus	402
Same	300
Samenhüllen	300
Samenlappen	300
Samenmantel	300
Samenschale	300

Elsner, Leitfaden. 3. Aufl.

	Seite		Seite
Samenträger	300	Schlagende Wetter	200
Sammeln der Vegetabilien	431	Schlauchpilze	306
Sandaraca	314	Schlehdorn	372
Sandriedgras	318	Schleierchen	308. 311
Sanguis Draconis	375	Schleime	422
Sanguisuga	416	Schleimsäure	233
Sanicula	359	Schleimzucker	234
Santoninum	253	Schleuderer	310
Santonsäure	253	Schliessfrucht	299
Saphir	155	Schlippe'sches Salz	86
Sapindaceae	354	Schmelzen	438
Sapo kalinus	230	Schmelzpunkt	25
— medicatus	230	Schmetterlingsblume	297
— venetus	230	Schnabel, Process	187
— viridis	230	Schnee	26
Saponaria	334	Schötchen	299
Sapotaceae	393	Schote	299
Saprolegniaceae	304	Schraube	7
Sargassum	305	Schwamm	410
Sarkin	275	Schwärmspore	306
Sarsaparille	320	Schwarzdorn	372
Sassafras	337	Schwarzgültigerz	186
Sättigen	435	Schwarzkupfer	177
Sättigungscapacität	26. 67	Schwarzpappel	330
Säugethiere	409	Schwarzwurz	386
Saturationen	422	Schwefel	88
Satureia	391	— -ammonium	145
Sauerampfer	333	— -chlorür	90
Sauerkirsche	372	— -eisen	164
Sauerstoff	85	— -kalium	120
Saugheber	19	— -kohlenstoff	113
Saugpumpe	19	— -leber	120
Säule	299	— -milch	89
Säuren	71. 215. 248	— -säuren	91
Saxifragineae	369	— -wasserstoff	89
Scapus	293	Schweflige Säure	91
Schaaf	412	Schwein	411
Schachtelhalme	311	Schweinfurter Grün	180
Schallgewölbe	43	Schwere	4
Schalllehre	52	— der Luft	17
Schafgarbe	405	Schwermetalle, edle	151
Schaft	293	— unedle	159
Schatten	30	Schwerpunkt	8
Scheibe	296	Schwerspath	148
Scheibenpilze	307	Schwertlilie	324
Scheidewand	299	Schwingungsebene	40
Scheinfrucht	299	Schwingungszahlen	39
Schellack	359	Scilla	323
Scherbenkobalt	101	Scitamineae	325
Schiefe Ebene	6	Sclerotium	306
Schieferthon	158	Scorodosma	364
Schierling	365	Scrophulariaceae	388
Schiessbaumwolle	239	Sebum	229. 412
Schimmelpilze	304	Secale	319
Schizocarpium	299	— cornutum	307
Schizomyzetes	303	Secundairbatterieen	61

	Seite		Seite
Seesalz	131	Solanum	388
Sehen	36	Solidago	404
Sehweite	36	Sonnenmikroskop	35
Seidelbast	369	Sorbit	212. 236
Seifen	230	Sorbus	371
Seifenkraut	234	Soredium	307
Seitenketten	199	Sorus	244
Selaginellae	312	Spadiciflorae	316
Sellerie	359	Spadix	296
Semen	300	Spaltfrucht	299
— Card. Mariae	406	Spaltöffnungen	292
— Colchici	322	Spaltpilze	303
— Cydoniae	371	Spanische Fliege	414
— Cynosbati	371	Spanischer Flieder	394
— Erucae	345	Spanischer Pfeffer	388
— Foeni Graeci	373	Spannkraft des Dampfes	26
— Lini	349	Spatheisenstein	159
— Myristicae	340	Species	428. 432
— Nigellae	342	Specifisches Gewicht	13. 439
— Paeoniae	342	Specifische Wärme	28
— Papaveris	343	Spectralanalyse	31
— Psyllii	393	Spectrum	30
— Quercus tost.	329	Spelzen	249
— Sinapis	345	Spermatium	306. 307
— Staphisagriae	342	Spermogonium	306. 307
— Stramonii	386	Sphacelia	241
— Strychni	397	Sphaerococcus	305
Semiinferum germen	298	Sphaeroploceae	304
Senecioideae	404	Sphagnaceae	310
Senf	345	Spica	296
Senföl, künstliches	211	Spicula	296
Sepalum	297	Spiegel	33
Serpentin	152	Spiegeleisen	159
Seta	310	Spiegelteleskop	37
Sideritis	393	Spiessglanzbutter	108
Sieden	26	Spiessglanzleber	108
Siedepunkt	25	Spigelia	397
Silber	136	Spilanthes	406
— -erze	186	Spinacia	334
— -glätte	181	Spinat	334
— -kupferglanz	186	Spindel	296
Silicium	111	Spinell	155
Siliciumfluorid	111	Spinnen	409
Siliciumwasserstoff	111	Spiritus	208
Silicula	299	— Aetheris chlorati	204
Siliqua	299	— — nitrosi	226
Siliqua dulcis	382	— vini Cognac	209
Silvin	125	Splint	294
Simarubeae	352	Spodumen	141
Sinapis	345	Spongiae	416
Smilaceae	320	Spongin	274
Smilax	320	Sporangium	306
Smirgel	155	Spore	306
Soda	134	Sporenlager	306
Solanaceae	386	Sporenschlauch	306
Solanin	263	Sporenstütze	306

34*

Sporocarpium	305
Sporogonium	310
Sporophorum	298
Spreublätter	295
Spritzflasche	17
Sprödglaserz	186
Sprosse	294
Sprudelstein	119
Stachelbeere	366
Stachelhäuter	410
Stacheln	292
Stärke	236
— -gummi	237
— -zucker	233
Stahl	160
Stahlkugeln	130
Stamen	297
Stamm	293
Stassfurtit	109
Statik	5
Statisches Moment	6
Staubbeutel	297
Staubfaden	297
Staubgefäss	297
Staude	293
Stearin	229
Stearinöl	220
Stearinsäure	219
Stearopten	255
Stechapfel	386
Stechheber	18
Steckling	294
Stegocarpae	310
Steinblei	187
Steinfrucht	299
Steinklee	374
Steinsalz	131
Stempel	298
Stempelträger	296
Stengel	293
Stengelglied	293
Stereoskop	37
Sternanis	341
Steuern der Schiffe	48
Stickstoff	93
— -säuren	94
Stickstoffhaloidverbindungen	94
Stibium oxydatum	106
— sulfuratum aurant.	108
— — nigrum	107
— — rubeum	108
Stiefmütterchen	345
Sticta	308
Stigma	298
Stipes	293
Stipites Dulcamarae	388

Stock	293
Stockrose	347
Stolones	293
Stosskammer	421
Strafgesetzliche Bestimmungen	474
Strahlthiere	410
Stramonium	386
Strauch	293
Strauss	296
Striemen	234
Strobilus	296
Stroboskop	36
Stroma	306
Stromstärke	53
Struvit	152
Strychnaceae	396
Strychninum	262
— nitricum	262
Strychnos	396
Stuhlzäpfchen	429
Stylospore	306
Stylus	298
Styraceae	384
Styrax	366. 384
Styrol	252
Styrolverbindungen	252
Styron	253
Suberin	238
Sublimat	191
Sublimation	438
Süssholz	374
Succus Dauci	365
Suffrutex	293
Sulci	299
Sulfocarbonate	113
Sulfocarbonsäure	113
Sulfocyansäure	115
Sulfocyansäure-Allyläther	228
Sulfosäuren	72
Sulfur	89
— depuratum	89
— jodatum	90
— praecipitatum	90
— sublimatum	89
Sulfuryl	93
Summitates Sabinae	314
— Thujae	314
Sumpferz	159
Sumpfgas	200
Superum germen	296
Suppositoria	429
Sus	410
Sutura	297
Sylvinsäure	252
Symphytum	386
Sympetalae	383

Register. 533

	Seite
Syngenesia stamina	298
Synthese	67
Syntonin	273
Syringa	394
Syrupus ferri jodati	163
— — oxydati	165
Syrupe	433
Systeme, Pflanzen-	301

T.

	Seite
Tabak	387
Tabelle zur Erkennung der Alkaloide	272
— zur Erkennung der officinellen Chemicalien	280
Tabletten	416
Tacamahaca	346
Talcum	154
Talkspath	152
Talkstein	152
Tamarindus	375
Tanacetum	405
Tangentialkraft	10
Tangentenbussole	55
Tanne	316
Tannin	251
Tapioka	318. 357
Taraxacin	240
Taraxacum	403
Tartarus boraxatus	130
— depuratus	129
— ferratus	130
— natronatus	129
— stibiatus	130
Taucherglocke	17
Taurin	276
Taurocholsäure	276
Tausendgüldenkraut	396
Taxiren	429
Tegmentum	294
Tegmen	300
Telegraph	56
Telephon	61
Teleskop	38
Temperatur, gleichschwebende	45
Tenorit	178
Tension	17
Tereben	257
Terebintaceae	330
Terebinthina	315
Terephthalsäure	257
Terminalknospe	294
Ternstroemiaceae	345
Terpentin	315
Terpentinöl	256

	Seite
Terpinol	257
Terpinhydrat	257
Terra de Sienna	158
Tetradynamia stamina	298
Teucrium	393
Testa	300
Thälchen	299
Thalamiflorus	296
Thalleiochin	267
Thallin	255
Thallophytae	292. 303
Thallus	303
Thau	26
Thaumatrop	36
Thea	345
Theca	306. 310
Theer	315
Thein	271
Theilbarkeit	3
Thenardit	137
Theobroma	347
Theobromin	271
Theorie	3
Theorie, elektro-chemische	44
Thermo-Elektricität	63
Thermometer	24
Thiocyansaures Kalium	121
Thioschwefelsäure	138
Thiosinammin	228
Thoneisenstein	159
Thon	158
Thonschiefer	158
Thuja	314
Thüringen, Separatbestimmungen	499
Thymeleae	369
Thymen	245
Thymian	391
Thymol	245
Thymus	391
Thyrsus	296
Tiglium	359
Tilia	346
Tiliaceae	346
Tinctura Jodi	84
Tincturen	432
Tinkal	109. 139
Tollkirsche	387
Toluol	243
Toluphenol	245
Tolylalkohol	247
Töne	43
Tonkabohne	375
Tonleitern	44
Topas	111
Toricelli'sche Leere	17

Register.

	Seite
Trägheit	3
Tragacantha	375
Traube	296
Traubenzucker	233
Tremellini	308
Tricarballylsäure	221
Trichloraldehyd	214
Trichlormethan	202
Trichogyne	305
Tricoccae	356
Trifolium	374
Trigonella	373
Trijodmethan	203
Trimethylamin	232
Trinitrophenol	245
Trioxybenzoësäure	250
Triphyllin	141
Tripyroxylin	239
Triticum	319
Trochisci	427
Trockenboden	421
Trocknen der Vegetabilien	431
Trona	134
Trüffeln	308
Trugdolde	297
Trugdoldentraube	297
Trugrispe	297
Truncus	293
Tuber	293
Tubera Aconiti	342
— Ari	316
— Jalapae	384
— Salep	328
Tubiflorae	384
Tuberacei	308
Turbinen	12
Turio	294
Turiones Pini	314
Tussilago	404
Tute	295
Tyrosin	273

U.

	Seite
Uhr, elektrische	75
Ulvaceae	304
Umbella	296
Umbelliferae	359
Umbra	158
Umsprosser	293
Umständig	296
Undulationstheorie	29
Undurchdringlichkeit	3
Unguentum Hydrargyri	190
Unterbrechungshammer	58
Unterkelch	296
Unterphosphorige Säure	99
Unterschweflige Säure	91
Unterständig	296
Upas radja	397
Urao	134
Urari	397
Uredinae	308
Urethane	276
Urginea	223
Urthiere	410
Urticaceae	331
Ustilagineae	308

V.

	Seite
Vaccinium	383
Vaccuumapparat	26
Vagina	295
Vaginalkugeln	429
Valeriana	402
Valerianeae	402
Valliculae	299
Valonen	329
Vanilla	328
Vanillin	248
Varecsoda	134
Vasculose	238
Vaselin	201
Vaucheriaceae	304
Veilchenmoos	304
Veilchenwurzel	324
Velum	308
Veratrin	259
Veratrum	322
Verbascum	388
Verbena	393
Verdunsten	25
Vergissmeinnicht	386
Vermes	409
Veronica	390
Verpuffen	439
Vertebrata	409
Vertheilung, elektrische	49
Verwachsenblättrig	383
Vexillum	297
Vibrationstheorie	29
Vicia	379
Vinum	356
— Pepsini	274
Viola	345
Violaceae	345
Vitriolbleierz	180
Vitis	356
Vittae	299
Vögel	409
Volvocineae	304
Vorrathskammer	420

W.

	Seite
Wachholder	313
Wachs	415
Wärme	22
Wage	8
Wägen	422
Wässer, concentrirte	432
Waizen	319
Waldmeister	401
Walkererde	158
Walnuss	330
Wandständig	298
Wasser	87
Wasserfälle	12
Wasserstoff	75
— hyperoxyd	88
— oxyd	86
Wasserfenchel	362
Wasserglas	139
Wasserluftpumpe	20
Wasserschierling	359
Weichselkirsche	372
Weichthiere	409
Weide	330
Wein	356
Weingeist	207
Weinsäure	224
Weinstein	129
Weissbleierz	180. 183
Weissspiesglanzerz	104
Weisstanne	316
Weitsichtigkeit	35
Wellenbewegung	15
Wellenlängen	39
Wermuth	405
Werthigkeit	198
Werthigkeitscoëfficient	67
Wicke	379
Winde	23
Windbüchse	17
Windrose	47
Wintereae	341
Wintergreenöl	383
Wirbellose	409
Wirbelthiere	409
Wismuth	184
— -glanz, — ocker	184
— -oxyde	185
Witherit	147
Wohlverleih	404
Wolken	26
Wollastonit	148
Würmer	409
Württemberg, Separatbestimmungen	493
Würzelchen	300
Wunderbaum	359
Wurfgeschwindigkeit	9
Wurmfarn	311
Wurzel	292
— -faser	292
— -füssler	410
— -stock	292

X.

Xanthin	275
Xylem	292
Xyloidin	237
Xylol	243

Y.

Ysop	391

Z.

Zapfen	196
Zaunrübe	399
Zea	319
Zelle	291
Zellgewebe	291
Zellpflanzen	292
Zerkleinern	431
Zerreiben	422
Zimmt	336
— -aldehyd	252
— -alkohol	252
— -säure	253
Zincum aceticum	175
— chloratum	173
— lacticum	175
— oxydatum	173
— sulfocarbolicum	176
— sulfuricum	174
Zingiberaceae	325
Zingiber	326
Zink	172
— -blüthe	172
— -erze	172
— -oxyd	173
— -weiss	173
Zinnober	189. 194
Zitterpilze	308
Zittwer	325
Zittwersamen	405
Zoëtrop	36
Zoologie	406
Zoosporeae	304
Zuckerarten	233
Zuckerfarbe	233

	Seite		Seite
Zuckerrohr	320	Zwiebelbrut	293
Zuckersäure	220. 233	Zygophylleae	350
Zug	23	Zygomycetes	304
Zwiebel	293. 323	Zygosporeae	30

Druckfehler-Berichtigung.

Seite 122 Zeile 12 von oben lies „Kalium" statt Kali.

Seite 359 Zeile 23 von oben ist irrthümlicherweise die Ordnung Umbelliflorae nochmals als 17. statt als **18.** Ordnung bezeichnet; es tritt demgemäss eine Verschiebung der folgenden Ordnungsnummern (18—30) um eins derart ein, dass es Seite 397 Zeile 15 von unten heissen muss: **31.** Ordnung: Campanulaceae.

Ferner muss es heissen:

Seite 399 Zeile 6 von oben: **32.** Ordnung: Rubiinae.

Seite 402 Zeile 14 von oben: **33.** Ordnung: Aggregatae.

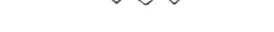

Buchdruckerei von Gustav Lange jetzt Otto Lange, Berlin.

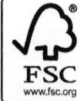

MIX
Papier aus verantwortungsvollen Quellen
Paper from responsible sources
FSC® C105338

If you have any concerns about our products,
you can contact us on
ProductSafety@springernature.com

In case Publisher is established outside the EU,
the EU authorized representative is:
**Springer Nature Customer Service Center GmbH
Europaplatz 3, 69115 Heidelberg, Germany**

Printed by Libri Plureos GmbH
in Hamburg, Germany